AUF DEM WEGE ZU EINER ANTHROPOLOGISCHEN PSYCHIATRIE

GESAMMELTE AUFSÄTZE

VON

JÜRG ZUTT

PROFESSOR FÜR PSYCHIATRIE UND NEUROLOGIE
AN DER JOHANN-WOLFGANG GOETHE UNIVERSITÄT FRANKFURT A. M.

MIT 6 ABBILDUNGEN

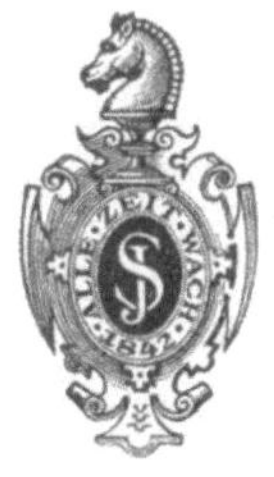

SPRINGER-VERLAG BERLIN HEIDELBERG GMBH
1963

Ursprünglich erschienen bei Springer-Verlag OHG. Berlin • Göttingen • Heidelberg 1963
Softcover reprint of the hardcover 1st edition 1963

Library of Congress Catalog Card Number 62-22376

ISBN 978-3-642-85695-2 ISBN 978-3-642-85694-5 (eBook)
DOI 10.1007/978-3-642-85694-5

Vorwort

Aus der Fülle dessen, was uns im Lauf der Jahrzehnte eines Lebens in der Klinik erfahrbar begegnet, was sich uns dort zuspricht, vernehmen wir nur einen kleinen Teil. Das meiste aber zieht an uns vorüber, ohne in uns eine Spur zu hinterlassen. Wir vernehmen zunächst das, worauf wir von unseren Lehrern und der übernommenen Lehre verwiesen werden, was unseren zeitbedingten, theoretischen Vorstellungen entspricht. Es zeugt schon von einer guten empirischen Begabung, wenn einer sieht, was ihm keiner gezeigt hat. Gerade dem guten Empiriker drängt sich die Erkenntnis auf, wie vieles, was uns an sich offenbar sein könnte, gleichwohl verborgen, daß unser Wissen immer zur Bescheidenheit mahnendes Stückwerk bleibt, immer im Hinblick auf das Ganze des erfahrbar Begegnenden ein Torso.

Schließlich kann es uns drängen, das Geschaute und Gedachte zur Sprache zu bringen, es niederzuschreiben. In dieser freudvoll-mühevollen Arbeit entsteht aber ein neues Problem: Nicht jedem ist es gegeben, im Ganzen, in einem ausgewogenen Überblick, ohne sich in Einzelheiten zu verlieren und ohne über Problematisches oberflächlich hinwegzugehen, das zu sagen, was er sagen sollte und möchte. So kommt es dann zu kasuistischen Beiträgen mit Fallinterpretationen, Stellungnahmen zu Einzelfragen, zusammenfassenden Darstellungen größerer Zusammenhänge, die aber alle über sich hinausweisen, insofern sie transparent bleiben, auch für eine im Ganzen individuelle Weise das Begegnende zu erfahren, das Erfahrene zu ordnen und darzustellen. Dem Mißverhältnis von Erfahrbarem und wirklich Erfahrenem entspricht das Mißverhältnis von Sagbarem und wirklich Gesagtem.

Diesem Bewußtsein des Unvollkommenen und Unvollständigen entsprang mein Wunsch nach Herausgabe dieser Gesammelten Aufsätze und dem Verständnis des Verlages, dem freundschaftlich-dankenswerten Verständnis von Herrn Dr. Ferdinand Springer zumal, für die Berechtigung dieses Wunsches, verdankt er seine Verwirklichung. Trotz aller im Laufe der Jahrzehnte eingetretenen Wandlungen meiner Auffassungen und Stellungnahmen, die sich in dieser Sammlung von Aufsätzen unschwer aufzeigen lassen — das Referat über die Entwicklungstendenzen in der modernen Psychiatrie bedeutet in diesem Sinne einen gewissen Wendepunkt — ist eine zugrundeliegende, gleichbleibende Richtung des Betrachtens, Denkens und Sagens unverkennbar, nämlich das Auf-dem-Wegesein zu einer anthropologischen Psychiatrie. Gerade aus meinem jüngsten Versuch einer zusammenfassenden Darstellung meiner Auffassungen in dem Artikel über „Verstehende Anthropologie, Versuch einer anthropologischen Grundlegung der psychiatrischen Erfahrung“ (*Forschung und Praxis*, Springer-Verlag 1962) wird, gleichsam von einem Ziel her, der Weg sichtbar, der zu ihm hingeführt hat.

Dazu einige erläuternde Bemerkungen: In der ersten und dritten Arbeit der vorliegenden Sammlung ist diese Verstehende Anthropologie im wesentlichen vorweggenommen, sie ist darin enthalten. Was ich damals als „Innere Haltung" beschrieben habe, das denke ich heute als „gelebter, willkürlich beweglicher, erscheinender, welthafter Leib". Ich erinnere mich sehr wohl, wie unzufrieden ich seinerzeit war mit der Formulierung, die Innere Haltung sei ein „Bewußtseintatbestand", dem ein körperlicher Funktionskomplex zugeordnet ist. Die Erfahrung hat mich gelehrt, daß solche scheinbar nur sprachlich begründeten Unzufriedenheiten die Stelle anzeigen, wo ein Problem verdeckt ist. So war es auch hier: Innere Haltung, erscheinender Leib sind nicht primär, ursprünglich „Tatbestände des Bewußtseins", sondern Weisen des praereflexiven, gelebten Lebens. Erst die Konzeption eines ursprünglich gelebten Lebens hat dem Phänomen der inneren Haltung als gelebter, erscheinender Leib den richtigen Ort innerhalb einer anthropologischen Ordnung zugewiesen. Zum Bewußtseinstatbestand wird innere Haltung, erscheinender Leib erst dann, wenn der Mensch sich im Akt des reflektierenden Selbstbewußtseins sich selbst, auch seinem Leibsein sich zuwendet. Unverändert blieb die wichtige Unterscheidung der Haltung vom Affektiven, des erscheinenden vom tragenden Leib, wie die Einsicht, daß fundamentale Wandlungen in dem ehemals als Haltung umschriebenen Bereich manchen sogenannten schizophrenen Symptomen zugrundeliegen, und als solche zutreffend zu interpretieren sind. In der dritten Arbeit über Konstruktive Apraxie, insbesondere in der „Analyse der konstruktiven Leistung", ist vorweggenommen und enthalten, expliziert an der isolierten, nicht automatisierten Bewegung, was ich in der Verstehenden Anthropologie beschrieben habe als die Möglichkeit des Menschen, aus dem leiblichen Eingefügtsein in seiner jeweiligen Weltsituation herauszutreten, sich selbst, die eigene Situation, ja den eigenen Leib, die eigene innere Haltung als Tatbestand des reflektierenden Bewußtseins zu haben, woraus dann unter anderem erwächst, daß der Mensch nicht nur in der Lage ist „sich zu bewegen", sondern auch „Bewegungen", aber nur isolierte — nicht automatisierte — „auszuführen". Diese kurzen Hinweise scheinen mir sachlich gerechtfertigt, um die Wegrichtung aufzuzeigen, die auch die Auswahl dieser Gesammelten Aufsätze bestimmt hat.

Daß der Aufsatz über den Geisteszustand des Reichstagsbrandstifters van der Lubbe mit Aufnahme gefunden hat, geschieht nicht nur des historischen Interesses halber, das er beanspruchen kann. Die Anregung zur Publikation ging seinerzeit von Bonhoeffer aus. In der Beurteilung des Falles gab es keine Meinungsverschiedenheiten. Die Abfassung ist bis auf einige vereinzelte Ergänzungen von mir. Mir scheint, daß in dieser Darstellung etwas zur Anschauung kommt von der ärztlich-wissenschaftlichen Gesinnung, die durch das Vorbild Bonhoeffers ruhig und sicher die Berliner Klinik beherrschte. Es zeigt sich etwas von der auch in aufgeregten Zeiten unbeirrbaren Sachlichkeit, von der unbefangenen Offenheit für das einmalige der Person und des Falles und der vorsichtigen und natürlichen Anwendung wissenschaftlicher Termini zur Klärung der gestellten Fragen und schließlich auch zur gutachtlichen Aussage. Es ist schwer abzuschätzen, was alles ich Bonhoeffer als Lehrer verdanke. Sicher verdanke ich ihm das Entscheidende für meine frühen psychiatrisch-neurologischen Erfahrungen, von denen mein Denken ausging. Sicher verdanke ich ihm eine schöne Auffassung davon, was klinische Wissenschaft sein kann: Undogmatische Freiheit des Fragens und notwendige Bewährung jeder wissenschaftlichen Aussage an der Erfahrung und gegen freimütige Kritik. Ich verdanke ihm die Einsicht, daß wissenschaftliche Phantasie nicht in theoretischen Spekulationen sich verflüchtigen darf, sondern am empirischen Tatbestand wachsen und sich bewähren muß, daß kein Forschungsprogramm von einem Lehrer ausgegeben und von Schülern erfüllt zu werden braucht, sondern daß es darauf ankommt, eine Atmosphäre zu schaffen, in der die inneren wissenschaftlichen Möglichkeiten individueller Personen zur Entfaltung kommen können. Wir waren damals — wenn man so will — der Zeit voraus, wir haben nichts oder nur weniges hinzu zu lernen, wenn heute freiere Formen der Organisation klinischer Zusammenarbeit gefordert werden. Den Gesprächen, die damals in Berlin geführt wurden, habe ich vieles zu verdanken, in erster Linie denen mit Victor E. v. Gebsattel, Heinrich Scheller und Erwin Straus. Sie sind frühe Gefährten gewesen auf dem Wege zu einer anthropologischen Psychiatrie. In späteren, den Würzburger und Frankfurter Jahren, sind jüngere Mitarbeiter mit ihren anregenden Gedanken dazu gekommen.

Die Berliner Klinik und ebenso die Würzburger und Frankfurter Nervenkliniken sind psychiatrisch-neurologische Kliniken. Was in diesen „Gesammelten Aufsätzen" steht, konnte nur in einer solchen Klinik entstehen, in der in gleicher Weise z. B. depressive Gehemmtheiten, katatone Stuporen und Hyperkinesen, organische Ratlosigkeiten, apraktische Störungen, Aphasien, Agnosien, Zwangsgreifen und Zwangsblicken zur Beobachtung kommen. Ich habe im letzten der Aufsätze zur Frage der institutionellen Verbindung von Psychiatrie und Neurologie Stellung genommen. Ich habe gegenüber den heutzutage da und dort vorhandenen zentrifugalen, trennenden Tendenzen zur Besonnenheit gemahnt. Es scheint mir richtig, an dieser Stelle noch einmal darauf einzugehen:

Die psychiatrisch-neurologische Klinik ist nicht zu groß, zu umfangreich und von einer einzelnen Persönlichkeit nicht mehr zu überschauen, wie das heute von vielen, allerdings nur von solchen, die nicht in einer solchen Klinik leben, d. h. sie nicht kennen, behauptet wird. Sogar Theoretiker glauben mitreden und mitentscheiden zu können. Gewiß, die psychiatrisch-neurologische Klinik ist von einer schönen Weite und anregenden Mannigfaltigkeit ihrer eigenen Problematik, aber sie ist nicht unübersichtlich, unübersehbar und so bedrückend und belastend. Allerdings muß man wissen, was Klinik ist. Klinik ist das, was im Umgang mit den Kranken geschieht. Dieser Umgang, d. h. dieses Fragen, Zuhören, Untersuchen, Betrachten und Betasten, Diagnosen erwägen, Pflegen, Trösten, Aufrichten, durch alle Arten der Behandlung zum besten Ende, wenn möglich zur Heilung führen, das ist Klinik. Wer die Kunst dieses differenzierten Umgangs beherrscht, ist ein guter Arzt. Gewiß kann die moderne Klinik ohne Laboratorien und Hilfswissenschaften nicht auskommen, nicht nur wegen der Forschung, auch wegen der alltäglichen Diagnostik und Therapie. In der Klinik haben die Laboratorien aber im wesentlichen eine dienende Funktion. Man vergesse nicht, daß die meisten praktisch tätigen Ärzte fast ohne Laboratorien arbeiten, und daß der Rang ihres ärztlichen Wirkens, wie gesagt, davon abhängt, ob sie den Umgang mit den Kranken im oben dargelegten Sinne gelernt haben oder nicht.

Die in unserer Zeit vorhandenen zentrifugalen Tendenzen haben ihren Grund im raschen, differenzierenden Wachstum selbständiger Grundlagenwissenschaften mit eigenen Fragestellungen. Sie sind in ihren Ergebnissen für die Klinik von größtem Interesse und größter Bedeutung. Gelingt es, diese Grundlagenwissenschaften: philosophische und naturwissenschaftliche Anthropologie, Psychologie und Verhaltensforschung, Neurophysiologie, auch Neurochemie, Neuroanatomie und Neuropathologie, in menschliche und räumliche Nähe der psychiatrisch-neurologischen Klinik zu bringen, so können beide, die Grundlagenwissenschaften und die Klinik, von dieser Begegnung nur Anregung haben und Nutzen. Aber um Eigenwert und Bedeutung der Klinik noch einmal ausdrücklich hervorzuheben: Der beste und einfallsreichste Vertreter einer der genannten Grundlagenwissenschaften, einer der sein Fach überblickt und Wesentliches zu seinem Fortschritt und zur Bereicherung diagnostischer und therapeutischer Möglichkeiten in der Klinik beigetragen hat, steht einem Kranken völlig hilflos gegenüber. Den Umgang mit Kranken lernt man eben nur in der Klinik. Wo das Bewußtsein ihrer hohen Bedeutung gegenüber den Grundlagenwissenschaften, vor allem gegenüber dem, was das Mikroskop erschließt, zurücktritt oder gar schwindet, da liegt für die Ausbildung der Ärzte und für unser ganzes ärztliches Wirken auch in Kliniken und Krankenhäusern eine für unsere Zeit typische, große Gefahr. In diesem Sinne sind die „Gesammelten Aufsätze“ zugleich der Dank an eine hervorragende Institution: Die Nervenklinik, in der Psychiatrie und Neurologie in natürlicher Weise zu einer klinischen Einheit integriert sind. Und sie sind eine Mahnung: Was sich bewährt hat, das sollte man bewahren.

Nonrod im Odenwald J. Zutt

Inhaltsverzeichnis

A. Klinik und Theorie

1. Die innere Haltung *

Eine psychologische Untersuchung und ihre Bedeutung für die Psychopathologie, insbesondere im Bereich schizophrener Erkrankungen

Wir begegnen im Bereich der Symptomatologie der Psychosen, ganz besonders bei schizophrenen Erkrankungen symptomatologisch oft sehr bedeutsamen Äußerungen von Patienten, die unserem Verständnis die allergrößten Schwierigkeiten bereiten, weil wir nicht in der Lage sind, die diesen Äußerungen zugrunde liegenden Erlebnisweisen in eine verständliche Beziehung zu anderen Tatbeständen psychischen Geschehens zu bringen oder sie auf die Störung eines uns aus der Psychologie des Normalen bekannten psychischen Tatbestandes zurückzuführen. Man denke an die Angaben Schizophrener, ihre Gedanken oder Bewegungen würden beeinflußt, sie ständen unter Hypnose oder sie seien gar nicht die Persönlichkeiten, für die sie selbst und andere sie bisher gehalten hatten. Wir wissen nicht, worauf wir die solchen Äußerungen zugrunde liegenden Erlebnisweisen beziehen sollen. Anders verhält es sich z. B. mit Selbstvorwürfen und Befürchtungen Depressiver. Die die depressive Erkrankung charakterisierende krankhafte Veränderung der Affektlage hat wie jede Affektlage Gesunder einen Einfluß auf die Selbsteinschätzung und die zwischen Optimismus und Pessimismus liegenden Erwartungen künftigen Schicksals. Es sind uns hier aus dem normalen psychischen Erleben Zusammenhänge bekannt, die für das Verständnis der krankhaften Erlebnisse von einleuchtendem Wert sind. Es besteht ein sinnvoller Zusammenhang zwischen depressiver Verstimmung, Selbstvorwürfen und Befürchtungen. Solche sinnvollen Beziehungen können wir für die oben angeführten Erlebnisweisen Schizophrener nicht angeben. Sie sind für uns charakteristische Symptome, bleiben aber in einem besonderen Sinne unverständlich, weil ihnen jede Beziehung untereinander und zu normalpsychologischen Erlebnisweisen zu fehlen scheint.

Es ist nicht richtig, zur Charakterisierung unserer Verständnislosigkeit solchen Symptomen gegenüber zu sagen, solche Erlebnisweisen seien nicht einfühlbar. Es ist uns nämlich auch nicht einfühlbar, wenn ein Depressiver sagt, er habe das ganze Unglück der Welt verschuldet und werde ins Zuchthaus geworfen. Aber wir erkennen einen sinnvollen Zusammenhang zwischen diesen beiden Äußerungen untereinander und zu dem depressiven Affekt. Nehmen wir ein Beispiel aus einem anderen Gebiet, den symptomatischen Psychosen: Aus einer Störung der Kombinationsfähigkeit zusammen mit Angst sehen wir leicht eine paranoische Verkennung der Vorgänge in der Umgebung entstehen.

* Aus der Nerven-Klinik der Charité, Berlin (Direktor: Geh. Rat Bonhoeffer). — Mschr. Psychiat. Neurol. 73, 52 (1929).

Wir sehen hier wieder verständliche Beziehungen. Der Bewußtseinsgestörte erfaßt die Situation nicht richtig, die Angst disponiert an sich schon zu Situationsverkennungen in bestimmtem Sinn. Es ist uns daher verständlich, aber doch nicht einfühlbar, wenn ein solcher Kranker sagt, er sei im Krankenhaus und solle lebendig verbrannt werden. Nicht die Einfühlbarkeit ist also der wesentliche Vorteil, den wir diesen Fällen gegenüber im Gegensatz zu den angeführten schizophrenen Erlebnisweisen haben, sondern, daß es sich dabei um Störungen psychischer Tatbestände, wie z. B. Bewußtsein oder Affekte, handelt, die wir aus unserer Kenntnis normalpsychologischer Vorgänge kennen, und daß wir mannigfache verständliche Beziehungen zwischen den einzelnen Erlebnissen antreffen. Wenn auch das auf diesem Wege liegende ideale Ziel der Forschung, mit Sicherheit die Grundstörungen namhaft zu machen, aus denen sich die ganze Symptomatologie eines Falles ableiten läßt, trotz großer Bemühungen in dieser Richtung nirgends eindeutig erreicht ist, so ist es doch von unbestreitbarem Wert, wenn es gelingt, einzelne Symptome mit anderen in einen verständlichen Zusammenhang zu bringen oder sie auf die Störung von Tatbeständen, die im normalpsychologischen Geschehen erfaßt sind, zurückzuführen.

Im Folgenden soll nun versucht werden, einen psychologischen Tatbestand zu umschreiben und in seinen Beziehungen zu anderen psychischen Tatbeständen zu untersuchen, von dem wir annehmen, daß ihm für das Verständnis psychopathologischer Erlebnisse, insbesondere innerhalb der Schizophrenie eine wesentliche Bedeutung zukommt. Wir meinen diesen Tatbestand, wenn wir davon sprechen, daß ein Mensch eine *irgendwie charakterisierbare Haltung* einnehme. Wir sprechen in diesem Sinne beispielsweise von einer freundlichen, einer ablehnenden, von einer soldatischen oder von einer philosophischen Haltung. *Was für einen psychischen Tatbestand meinen wir, wenn wir so von einer Haltung sprechen?* Läßt sich dieser Tatbestand näher umschreiben? Welchen Einwirkungen unterliegt er, welcherlei Einwirkungen gehen von ihm aus? Das sind Fragen, deren Beantwortung wir anstreben müssen.

Es liegt in der Natur einer derartigen Untersuchung, daß sie unvollständig bleiben muß. Überall sehen wir in der großen Einheit unserer Bewußtseinsvorgänge eine solche Vielheit begrifflich isolierbarer Einzeltatbestände erscheinen, die in der verschiedenartigsten Weise auf das Gesamt unserer Bewußtseinsvorgänge wieder Bezug haben, daß es unmöglich erscheint, für einen einzigen derartig isolierbaren Tatbestand charakteristische Eigenschaften zu beschreiben und Beziehungen aufzuweisen, derart, daß unsere Beschreibung den tatsächlichen Verhältnissen annähernd gerecht wird. In einer Ganzheit (Gestalt), wie es unser bewußtes Erleben darstellt, kann kein isolierbarer Teil ganz verstanden werden, ohne daß die Ganzheit verstanden wird. Und davon sind wir gewiß weit entfernt.

Die Schwierigkeiten, auf die wir stoßen, wenn wir an unsere Untersuchung herantreten, hängen mit der Frage zusammen, worauf es beruht, daß manche psychischen Tatbestände für die introspektive Erfassung und damit eine Untersuchung leichter zugänglich sind als andere. Für die Affekte z. B., die ja, seitdem es überhaupt eine Psychologie gibt, als isolierbare psychische Gegebenheiten studiert wurden, scheint in dieser Beziehung eine Erklärung darin zu liegen, daß zeitlich beschränkte erhebliche Schwankungen der Affektqualität und der Intensität, und gerade hohe Intensitätsgrade, sie aus dem Ganzen unseres ununterbrochenen Erlebens derart hervortreten lassen, daß eine günstige Situation zur introspektiven und behavioristischen Beobachtung geschaffen wird. Die Situation hochgradiger Angst eignet sich jedenfalls zur Erfassung dessen, was mit Affekt gemeint ist, und zum Studium der Einwirkung der Affektvorgänge auf unser Denken und Handeln besser als eine Situation ausgeglichener oder leicht ängstlicher Stimmung. So kann es also eine bestimmte Situation sein, in der ein psychischer Tatbestand, der gleichwohl dauernd im ununterbrochenen Erlebnisstrom eingebettet ist, unserer Beobachtung besonders gut zugänglich wird. Wir werden also zunächst eine solche Situation aufzusuchen haben, in der für den hier in Frage stehenden Gegenstand diese Bedingung erfüllt ist.

Die Situation, in der der gemeinte Tatbestand am leichtesten zu erfassen und zu studieren ist, ist die Art kindlichen Spiels und des Spiels von Erwachsenen, in der *die Betreffenden etwas darstellen, was sie nicht sind.* Gemeint ist das Kind, das einen Erwachsenen, ein Pferd, eine Lokomotive darstellt, oder der Erwachsene, der eine andere Person imitiert, z. B. zum Zwecke der Karikierung, besonders natürlich der Schauspieler, der eine literarische Figur darstellt.

Was geht bei solchen Anlässen deutlich erkennbar in uns vor? Wir erkennen, daß wir zu einem Zeitpunkt, der von uns willkürlich bestimmbar ist, etwas in uns in Gang setzen, eine innere Haltung einnehmen, die der Idee des darzustellenden Wesens entspricht. Der Ausdruck, „etwas in Gang setzen", scheint aus dem Grunde dem Sachverhalt am besten zu entsprechen, weil wir in dem Augenblick, in dem wir die Haltung einnehmen, sofort das Gefühl haben, daß sich in uns etwas konstitutiert hat, das damit unserem Ich gegenüber eine gewisse Selbständigkeit erlangt hat. Die Richtigkeit dieses Gefühls erweist sich aus folgenden weiteren Beobachtungen: Aus dieser eingenommenen Gesamthaltung heraus entwickeln sich die Einzelhandlungen der Darstellung selbständig. Wenn wir z. B. einen übertrieben eingebildeten Menschen darstellen wollen, so entschließen wir uns nicht einzeln, die Augenbrauen hochzuziehen, die Lider zu senken, die Mundwinkel herunterzuziehen, den Kopf zurückzulegen, die Arme mit übertrieben gespreizten Fingern zu verschränken usw., sondern alle diese Teilhandlungen entspringen selbständig aus der eingenommenen inneren Haltung. Ja noch weiter: Sind wir z. B. in Gesellschaft, so werden wir auch auf Anregungen aus der Umgebung in einer der eingenommenen Gesamthaltung entsprechenden Art und Weise reagieren, ohne daß wir uns im einzelnen zu überlegen brauchen, wie das Wesen, dessen Darstellung wir anstreben, sich verhalten würde. (Nur zur Hervorhebung dieses Sachverhaltes sei hier angeführt, daß eine solche Einzelüberlegung für die Darstellung nicht nur nicht notwendig ist, sondern, wie leicht introspektiv zu erkennen, im Ablauf der Darstellung störend wirkt.) Wenn wir die in dem erwähnten Erlebnis der spielerischen Darstellung erkennbaren, für unsere Untersuchung wichtigen Erscheinungen vorläufig zusammenfassen wollen, so können wir sagen: *Wenn wir die der Idee eines fremden Wesens entsprechende Haltung einnehmen, so erkennen wir in uns einen psychischen Tatbestand, aus dem unsere Handlungen mit einer erkennbaren Selbständigkeit hervorgehen, während unser Ich ihm betrachtend gegenüberstehen kann.* Anders ausgedrückt können wir sagen: die eingenommene innere Haltung repräsentiert in den angeführten Situationen eine handelnde fremde Persönlichkeit oder ein handelndes fremdes Wesen. Das betrachtende Ich wahrt gleichzeitig seine eigenen Realitätsbeziehungen und damit das Bewußtsein des Spielerischen des Vorgangs.

Es ist für uns nicht von Bedeutung, der Frage nachzugehen, in welche Kategorie bekannter Bewußtseinsqualitäten dieser in der Situation spielerischen Darstellens erfaßbare psychische Tatbestand eingeordnet werden könnte. Wichtig ist für uns nur, diesen Tatbestand als ein isolierbares Phänomen (wie etwa die Affekte!) herausgehoben zu haben. Somit haben wir die Möglichkeit, von der gewonnenen Einsicht aus die Bedeutung dieses Phänomens in unserem Gesamterleben zu studieren. Wir nennen dieses Phänomen die *„Innere Haltung“*. Wir wählen diese Bezeichnung in Anlehnung an die sprachgebräuchliche Bezeichnung Haltung, von der wir ausgegangen waren. Es wird sich im weiteren Verlaufe der Untersuchung ergeben, daß diese sprachgebräuchliche Bezeichnung sich auf denselben Tatbestand bezieht wie unser Terminus.

Nachdem wir so den Gegenstand unserer Untersuchung aufgezeigt haben, wenden wir uns der Frage zu, welche charakteristischen Eigenschaften wir an diesem Untersuchungengegenstand zu erkennen vermögen.

Es ist da zunächst darauf hinzuweisen, daß zwischen dem Phänomen der inneren Haltung und der Haltung und Bewegung unseres Körpers ganz besonders enge Beziehungen bestehen. Wir haben gesehen, daß aus der eingenommenen inneren Haltung motorische Akte selbständig hervorgehen. Wir können aber auch leicht erkennen, daß dasselbe innere Erlebnis ohne die Ausführung der betreffenden motorischen Akte nicht hervorzurufen ist. Wir können nicht, wovon man sich leicht überzeugen kann, innerlich die Haltung eines übertrieben eingebildeten Menschen einnehmen und betrachtend diesem selbständigen Phänomen gegenüberstehen, ohne daß wir die entsprechenden Bewegungen tatsächlich ausführen. Man kann natürlich die Vorstellung haben, daß man eine irgendwie charakteristische innere Haltung, z. B. die eines eingebildeten Menschen einnehmen würde. Es ist aber zwischen dem Erlebnis dieser Vorstellung und dem Erlebnis, das man hat, wenn man sich wirklich, wenn auch nur spielerisch, in der betreffenden Art gebärdet, ein sehr wesentlicher Unterschied, durchaus vergleichbar dem Unterschied zwischen dem Erlebnis der Trauer und etwa der Vorstellung, daß man traurig wäre. *Wir sehen also, daß der Bewußtseinstatbestand der inneren Haltung an das Motorium als eine Bedingung gebunden ist.* Noch deutlicher sehen wir diese innige Verbundenheit, wenn wir irgendeine besonders ausdrucksvolle Haltung absichtlich, gewissermaßen experimentell, einnehmen, z. B. die Haltung eines andächtig Betenden. Wir nehmen dabei innerlich wahr, daß diese eingenommene körperliche Haltung unmittelbar als das Erlebnis, „ein Betender zu sein“, in unserem Bewußtsein repräsentiert ist, auch wenn wir gar nicht beabsichtigen, zu beten, sondern lediglich zum Zwecke des Experiments die angegebene Haltung einnehmen. *Die betreffende körperliche Haltung, beziehungsweise die betreffenden ausgeführten Bewegungen sind also unmittelbar, und zwar entsprechend dem ihnen innewohnenden Sinn in unserem Bewußtsein repräsentiert.* „Unmittelbar im Bewußtsein repräsentiert“ soll heißen: Wir können nichts von einem zwischen der Bewegungsausführung und dem Erlebnis der Sinnhaftigkeit dieser Bewegung vor sich gehenden Erkenntnisvorgang beobachten. Wenn wir uns betend niederwerfen, so ist es nicht so, daß wir dann zunächst erkennen, in welcher Situation sich unser Körper befindet, und dann aus dieser Erkenntnis heraus, aus diesem Wissen, die Sinnhaftigkeit unserer Körperhaltung erleben. Wir können uns das etwa an folgendem Beispiel, in dem das Wissen um den bestimmten Sinn einer Bewegung sich mit dem der Bewegung innewohnenden Sinn nicht deckt, klarmachen: Wenn wir mit einem anderen Menschen verabreden, er soll in dem Augenblick zu uns herankommen, in dem wir uns gemütlich auf eine Bank setzen, so wissen wir zwar, daß dieser unserer Bewegung in Beziehung auf unsere Verabredung ein bestimmter Sinn zukommt; es entsteht in uns aber nicht die diesem Sinn entsprechende innere Haltung, etwa die des Heranwinkenden, sondern die unmittelbar durch die ausgeführte Bewegung in unserem Bewußtsein erlebte innere Haltung des gemütlich Platznehmenden. Das Wissen um den Sinn einer Bewegung oder einer Haltung vermittelt uns also nicht das Erlebnis dieser Sinnhaftigkeit, sondern die Bewegung hat ihren Sinn unabhängig von solchem Wissen.

Wir sehen, daß es sich bei den hier besprochenen Bewegungsvorgängen um Ausdrucksbewegungen handelt. Es ist eine sprachliche Variante, ob wir sagen, den Bewegungen und Haltungen wohnt ein bestimmter Sinn inne, oder sie drücken einen bestimmten Sinn aus. Die engen Beziehungen, die zwischen Ausdrucksbewegungen und Ausdruckserlebnis, zwischen äußerer Körperhaltung und innerer Haltung im Sinne dieser Ausführungen bestehen, sind den Physiognomen wohl bekannt. Eine interessante Anwendung davon findet sich in der Anweisung Lavaters, man solle, um den Sinn eines fremden Gesichtsausdrucks besser zu verstehen, versuchen, diesen mit dem eigenen Gesicht nachzumachen. Käme es auf ein Wissen an, um die Stellung der Körperteile zueinander, so könnte man dieses Wissen aus dem Anblick des fremden Menschen ebenso schöpfen. Und wenn man auch, was ja unbedingt zuzugeben ist, beim Anblick fremden Verhaltens den Ausdrucksgehalt dieses Verhaltens erfaßt, so ist es doch ein besonderes Erlebnis, das diesen Ausdrucksgehalt in einer besonderen Weise vermittelt, wenn man die Bewegungen des anderen nachmacht. Man nimmt ja wohl schon eine bestimmte innere Haltung ein, um solche Bewegungen nachzumachen; man kann dabei aber wahrnehmen, daß an der eingenommenen Haltung zuweilen Korrekturen erforderlich sind, da die äußere Haltung der des Vorbildes nicht entspricht. Durch solche Korrekturen gewinnt man ein genaueres Verständnis für die innere Haltung des Originals.

Es ist hier noch einem möglichen Einwand zu begegnen. Man könnte einwenden, daß z. B. ein gleichgültig Nehmender und ein bedächtig Nehmender unter Umständen beide genau die gleiche Bewegung ausführen. Es könne demnach an dem oben aufgestellten Satz, daß das Erlebnis der inneren Haltung an die Ausführung einer für die betreffende Haltung bezeichnenden Bewegung als an eine Bedingung gebunden sei, nicht festgehalten werden. Auf diesen Einwand ist zweierlei zu erwidern: Erstens ist es gar nicht sicher, daß zwei Bewegungen, z. B. des Armes, die unserer Beobachtung gleich erscheinen, in ihren feineren koordinatorischen Vorgängen auch gleich sind. Wir haben kein Mittel, das zu entscheiden. Zweitens aber, und das ist das Wichtigere, *hat jede Bewegung eines Teiles unseres Körpers ihren ausdrucksmäßigen Sinn und damit ihre Bedeutung für die innere Haltung nur in ihrer Bezogenheit auf die Gesamthaltung des Körpers.* Einleuchtende Belege hierfür sind unschwer zu finden: Wenn wir z. B. die Augenbrauen hochziehen und die Stirn in Querfalten legen, so erleben wir dabei ausdrucksmäßig etwas ganz anderes, wenn wir gleichzeitig die Hand lauschend hinter das Ohr halten, wie wenn wir mit dem Finger drohen, oder etwa suchend auf dem Boden umhersehen. Wir sehen also, daß der erhobene Einwand leicht zu entkräften ist, und daß es bei der Feststellung bleibt, daß das Erlebnis der inneren Haltung an bestimmte Körperhaltungen und Bewegungen gebunden ist.

Wenn wir nun unsere Untersuchungen fortsetzen und im folgenden zunächst der wichtigen Frage nachgehen, welche verschiedenartigen Beziehungen zwischen dem Ich und dem Bewußtseinstatbestand der inneren Haltung bestehen können, so kann das nicht geschehen, ohne daß wir versuchen, es nun auch in anderen Erlebnissituationen als denen absichtlicher spielerischer Darstellung zu erfassen und in seiner Bedeutung zu bewerten. Denn darin lag gerade das Charakteristische der zur introspektiven Erfassung besonders günstigen Situation, daß das Ich, als Repräsentanz der lebensgeschichtlich gewordenen Persönlichkeit mit ihren Beziehungen zur Realität, der inneren Haltung in besonderer Weise, eine Betrachtung ermöglichend, gegenüberstand. Wie verhält sich diese Beziehung in anderen Situationen?

Nehmen wir als Ausgangspunkt der Untersuchung folgenden Vorgang: Wir stellen in derselben spielerischen Art wie zuvor den übertrieben eingebildeten Menschen nunmehr einen wütend schimpfenden Droschkenkutscher dar, den wir vielleicht tatsächlich kurz vorher gesehen haben. Wir sind wieder in der Lage, das Phänomen der inneren Haltung in uns introspektiv zu erfassen. Wie steht es nun aber mit dem Menschen, den wir darstellen, selbst? Hat er nicht auch eine innere Haltung eingenommen? Gehen nicht auch bei ihm aus dieser eingenommenen inneren Haltung die Einzelheiten seiner Handlungen selbständig hervor? Worin besteht dann aber der Unterschied? Der Unterschied besteht natürlich in der Stellungnahme des Ich. Die eingenommene innere Haltung ist nicht die eines fremden Wesens, sondern die Haltung der eigenen Persönlichkeit. Anders ausgedrückt: *Das Ich des Originals identifiziert sich mit der eingenommenen inneren Haltung, das Ich des spielerisch Darstellenden identifiziert sich nicht.* Wir können aber weiter den Mann darstellen, wie er sich auf seinem Sitz zurechtsetzt, den Kopf schüttelt, die Zügel anzieht, hält, absteigt, eine Pfeife anzündet, murmelt, lächelt usw. Immer wieder besteht zwischen der Situation des spielerisch Darstellenden und der Situation des Originals derselbe Unterschied bezüglich der Stellungnahme des Ich. Den Bewußtseinstatbestand der inneren Haltung, wie wir ihn in der für die introspektive Erfassung günstigsten Situation der spielerischen Darstellung kennen gelernt haben, müssen wir in allen diesen Handlungen auch des Originals als beteiligt annehmen. Diese Feststellung braucht uns in keiner Weise wunderzunehmen; wir müssen uns nur vergegenwärtigen, daß und warum die Situation des Originals, in der sich das Ich mit der inneren Haltung identifiziert, zur Erfassung des Bewußtseinstatbestandes der inneren Haltung ungeeignet ist:

Wir haben ja gesehen, daß alle Bewegungsvorgänge entsprechend ihrem Ausdrucksgehalt in unserem Bewußtsein repräsentiert sind. Andererseits aber wissen wir, daß wir es der besonderen Beziehung unseres Ich zu dieser Repräsentanz unserer Bewegungsvorgänge in der Situation der spielerischen Darstellung zuzuschreiben haben, daß dieses Erlebnis der inneren Haltung introspektiv erfaßbar wurde. Das erfassende Subjekt, das betrachtend gegenüberstehende, ist ja aber das Ich, dieselbe psychische Instanz, von der wir in der Situation des Originals sagen müssen, daß sie sich mit der eingenommenen Haltung identifiziert. Identifikation mit einem Vorgang und Beobachtung eines Vorgangs sind aber Zuständlichkeiten, die sich gegenseitig gradweise ausschließen. Die Identifikation ist der Zustand höchster subjektiver Beteiligung; Beobachtung erfordert aber Gegenüberstellung, Objektivierung. So enthält dieser allgemeine Gesichtspunkt die Erklärung, warum unsere Ausgangssituation geeignet ist, den Tatbestand der inneren Haltung hervortreten zu lassen, und warum er in der Situation des Originals unserer Beobachtung verborgen bleiben muß, auch wenn er, wie wir annehmen müssen, an dem Handlungsvorgang des Originals beteiligt ist.

Diese Feststellung schließt aber die Behauptung in sich ein, daß mit der Umschreibung des Bewußtseinstatbestandes der inneren Haltung etwas Allgemeingültiges zur Psychologie der Handlung überhaupt ausgesagt worden ist. Insofern nämlich, als die notwendige Konsequenz aus dem Vorhergesagten die ist, daß *die innere Haltung ganz allgemein bei jeder unserer Handlungen beteiligt ist.* Wir erinnern uns daran, daß wir gesagt haben, daß die von der inneren Haltung ausgehenden Bewegungen Ausdrucksbewegungen sind. Und wir stehen vor einer weiteren Konsequenz unserer Überlegungen: Es müssen demnach *alle unsere Bewegungen auch Ausdrucksbewegungen sein.* Auch in dieser Hinsicht befinden wir uns in Übereinstimmung mit physiognomischen Anschauungen. So sagt KLAGES: Jede Handlung zeigt „Ausdruckszüge und in ihnen die Lebenseinheit des Handelnden". Das heißt, jede Handlung, auch die kleinste Zweckhandlung, wie das Nehmen eines Buches vom Tisch, ist gleichzeitig auch eine Ausdrucksbewegung, nämlich insofern, als es eben eine reine Nur-Zweckhandlung überhaupt nicht gibt. Wir können nicht ein Buch nehmen, ohne daß Ausdrucksmäßiges mit einfließt. Das heißt, wir werden es z. B. gleichgültig, heftig, hastig oder schüchtern nehmen. Und wenn sich in solcher oder ähnlicher Art charakterisierbare Ausdruckszüge in der Handlung nicht finden, so wird sie immer noch insofern Ausdruckszüge enthalten, als das Individuelle, „die Lebenseinheit des Handelnden" in ihr ausgedrückt ist.

Aus der Erkenntnis heraus, daß alle unsere Handlungen durch die innere Haltung gestaltet bzw. modifiziert werden, müssen wir annehmen, daß *dem Bewußtseinstatbestand der inneren Haltung ein biologisches Geschehen zugrunde liegt,* von dem wir aus zwei verschiedenen Erfahrungen etwas wissen. Die eine dieser Erfahrungen basiert auf der introspektiven Erfassung und hat den geschilderten Bewußtseinstatbestand zum Gegenstand. Die andere Erfahrung stammt aus der behavioristischen Beobachtung und bezieht sich auf die ausdrucksmäßige Gestaltung unserer Bewegungsvorgänge, besonders auf die Einheitlichkeit dieser ausdrucksmäßigen Gestaltung, auf die wir im weiteren Verlauf unserer Überlegungen noch genauer eingehen werden. Wir können so von einem Bewußtseinstatbestand sprechen, soweit es sich um die erlebte Bewußtseinsrepräsentanz dieses biologischen Geschehens handelt. Soweit es sich um die Einwirkung auf die Bewegungsvorgänge handelt, sprechen wir von einem Funktionskomplex der inneren Haltung.

Also der Funktionskomplex der inneren Haltung ist ganz allgemein bei allen unseren Handlungen, deren Ausdrucksgehalt bestimmend, beteiligt. Wenn wir das, was wir in der Situation der spielerischen Darstellung als Funktion der inneren Haltung erfaßt haben, auf den gewöhnlichen (nicht spielerisch darstellenden) Handlungsvorgang anwenden, so müssen wir annehmen, daß wir beim gewöhnlichen Handlungsvorgang eine unseren augenblicklichen Tendenzen adäquate innere Haltung einnehmen, und daß sich aus dieser inneren Haltung unsere weiteren Handlungen mit derselben Selbständigkeit entwickeln, wie wir sie im Falle der spielerischen Darstellung erkannt haben. Wir werden, falls die innere Haltung nicht geändert wird, auch auf Anregungen aus der Umgebung in einer dieser inneren Haltung entsprechenden Art und Weise reagieren. Zwischen Ich und Bewegungsvorgang müssen wir uns gewissermaßen einen Funktionskomplex „eingeschaltet" denken, aus dem heraus sich die Bewegungsvorgänge mit der erwähnten nicht näher definierbaren Selbständigkeit entwickeln, und durch den dauernd der Ausdrucksgehalt unserer jeweiligen Körperhaltungen und unserer Bewegungsvorgänge im Bewußtsein repräsentiert ist. Läßt sich dieser Bewußtseinstatbestand in der gewöhnlichen Handlung auch aus den angeführten Gründen introspektiv nicht erfassen, so gibt es doch andererseits auch keine Erfahrung, die einer solchen Annahme widerspricht.

Nachdem wir gesehen haben, daß wir den Bedeutungsbereich der inneren Haltung auf alle unsere Handlungsvorgänge ausdehnen müssen, erscheint es wichtig, eine Abgrenzung des Handlungsbegriffes vorzunehmen. *Unter Handlung verstehen wir hier die sinnvolle Bewegungstätigkeit der gesamten willkürlich innervierbaren Muskulatur.* Vegetative Vorgänge, Bewegungsvorgänge der willkürlich nicht innervierbaren Muskulatur fallen nicht unter unseren Begriff der Handlung. Es ist ja ohne weiteres klar, daß der oben geschilderte Willensvorgang, durch den man eine bestimmte Haltung einnimmt, „etwas in sich in Gang setzt", wie wir uns dort ausdrückten, nicht denselben direkten bestimmenden Einfluß auf das vegetative System hat, wie auf die Bewegungsvorgänge der willkürlich innervierbaren Muskulatur. Es ist darauf hinzuweisen, daß auch die Repräsentanz solcher vegetativer Vorgänge in unserem Bewußtsein (Kraftgefühl, Unbehagen, u. ä.), auch wenn sie eine deutliche Tendenz zeigen, unsere innere Haltung zu beeinflussen, keinesfalls mit dem von uns gemeinten Bewußtseinstatbestand der inneren Haltung gleichgesetzt werden dürfen. Wir werden später die Abgrenzung der inneren Haltung von einem anderen isolierbaren, wichtigen Bewußtseinstatbestand, von den Affekten, eingehender durchführen. Hier handelt es sich zunächst darum, festzustellen, daß *das Erlebnis „ein in irgendeiner Art und Weise Handelnder" zu sein, ein unlöslicher Bestandteil des willkürlichen Handlungsvorganges ist,* und daß es *keine Bewegungsvorgänge unserer willkürlich innervierbaren Muskulatur gibt, die nicht durch dieses spezifische Erlebnis in unserem Bewußtsein repräsentiert sind.*

Überblickt man nach dieser Abgrenzung das Gesamt der Bewegungsvorgänge, von denen wir die besonders enge Beziehung zu dem Bewußtseinstatbestand der inneren Haltung aufgezeigt haben, so erkennen wir die bekannte, in diesem Zusammenhang erwähnenswerte Tatsache, daß nicht allen Bewegungsvorgängen ein gleich hoher Ausdruckswert zukommt. Die Hände sind in dieser Hinsicht z. B. den Füßen ebenso überlegen, wie die Gesichtsmimik wieder die Ausdrucksmöglichkeit der Hände übertrifft. Dieser unmittelbar einleuchtende Wertunterschied verschiedener Körperregionen hinsichtlich des Ausdruckswertes ist im wesentlichen ein Unterschied in der Differenzierungsfähigkeit des Ausgedrückten durch die betreffende Körperregion. Den höchsten Ausdruckswert auf Grund der höchsten Differenzierungsfähigkeit besitzen unter allen Bewegungsvorgängen zweifellos die Sprachbewegungen.

Aus unseren bisherigen Beispielen ging zum Teil schon hervor, wir haben aber noch nicht ausdrücklich darauf hingewiesen, *daß das Sprechen selbstverständlich mit zu den Handlungsvorgängen gehört, auf die sich unsere Ausführungen bezogen.* Wir brauchen uns aus dem Gesagten nur das Beispiel der schauspielerischen Darstellung einer literarischen Figur in Erinnerung zu rufen. Wir sehen daran, daß das Sprechen mit den übrigen pantomimischen Äußerungen unseres Körpers eine untrennbare Einheit bildet. Man kann ja leicht an sich die Beobachtung machen, daß es nicht möglich ist, eine sprachliche Äußerung zu tun und gleichzeitig mit dem übrigen Körper dem Ausdrucksgehalt dieser sprachlichen Äußerung widersprechende Gestikulationen auszuführen. Man kann zwar nach vorheriger Überlegung absichtlich eine ausdrucksmäßig widersprechende Geste zu einer sprachlichen Äußerung tun. Es ist aber nicht möglich, diese Geste entsprechend dem ihr innewohnenden Sinn weiterzuentwickeln, während gleichzeitig der andere Ausdrucksgehalt sprachlich weiter dargestellt wird. Sobald vielmehr der die widersprechende Geste ausführende Körperteil weiter in die Handlung eingreift, geschieht dies in einer der bestehenden inneren Haltung entsprechenden Art und Weise. Man kann aus diesen Tatsachen zweierlei erkennen: *Es besteht gleichzeitig immer nur eine ausdrucksmäßig bestimmbare innere Haltung.* (Was nichts damit zu tun hat, daß zu andersartigen Handlungen disponierende Tendenzen gleichzeitig in der handelnden Person vorhanden sein können! Auch das werden wir später am Beispiel des Affekts genauer erörtern.) Ferner können wir daraus sehen, *daß das Sprechen tatsächlich mit den anderen Bewegungsvorgängen zusammen eine Einheit bildet, die bezüglich ihrer ausdrucksmäßigen Gestaltung abhängig ist von der bestehenden inneren Haltung.* (Wir gewinnen hier ein besseres Verständnis für die bekannte Erscheinung, daß man im telephonischen Gespräch, z. B. mit einer Respektsperson, sinnloserweise respektvolle Gestikulationen ausführt.)

Das von dem Bewegungsvorgang des Sprechens abstrahierte Sprachphänomen hat in unserem Leben eine so hohe Bedeutung, daß es vielleicht nicht überflüssig ist, daran zu erinnern, daß das Sprechen ein reiner Bewegungsvorgang unserer willkürlich innervierbaren Muskulatur ist. Ein wesentlicher

Unterschied gegenüber den anderen Körperbewegungen liegt nur in der sinnlichen Wahrnehmbarkeit der Sprachbewegungen. Entsprechend der verborgenen Lage der wesentlichen Teile der beteiligten Muskulatur sind diese Bewegungsvorgänge hauptsächlich akustisch wahrnehmbar im Gegensatz zur optischen Wahrnehmbarkeit der übrigen Ausdrucksbewegungen. Das Hören der eigenen Sprache findet auf dem Gebiet der übrigen Bewegungen seine Analogie im Sehen der Bewegungen besonders im Spiegel. Es wäre interessant zu wissen, ob es der Taubstummheit analoge Phänomene bei Blindgeborenen hinsichtlich der Mimik und Gestikulation gibt.

Wenn wir sagen, daß die Sprachvorgänge in ihrem Ausdrucksgehalt mit den übrigen Bewegungsvorgängen als eine Einheit zu betrachten sind, die zur jeweiligen inneren Haltung in der beschriebenen engen Beziehung stehen, so wissen wir, welches weitgreifende, bedeutungsvolle Problem damit berührt wird. Was alles müssen wir als den Ausdrucksgehalt der Sprache ansehen? Was alles an einer sprachlichen Äußerung ist bestimmt durch den inneren Zustand des Sprechenden, und was ist bestimmt durch die äußeren Tatbestände, auf die die Äußerung Bezug hat? Wir sehen uns außerstande, befriedigende Antworten auf diese Frage zu geben. Nicht nur Fragen der Syntax, des persönlichen Stils, der Betonung, der rhythmischen Gliederung der Sprache, sondern ebenso Fragen der Dialekte und der verschiedenen Sprachen verschiedener Völker spielen hier eine Rolle. (Der Unterschied zwischen Haus und maison liegt ja nicht in der sachlichen Beziehung.) Wir können sagen, daß bestimmt auch in der Bildung des einzelnen Wortes innere Zuständlichkeiten gestaltend auf den spezifischen Sprach-Bewegungsvorgang einwirken, daß also auch auf die Bildung des einzelnen Wortes die innere Haltung von Einfluß ist. Es ist wichtig, sich diese Tatsache klargemacht zu haben, da sie geeignet ist, uns Erfahrungstatsachen aus dem Gebiete der Psychopathologie (auf das wir hier ausnahmsweise vorausgreifen wollen) verständlich zu machen: Wir begegnen dort Fällen, in denen wir neben Eigentümlichkeiten des persönlichen Stils, der Betonung, der rhythmischen Gliederung der Sprache, auch dialektähnliche Bildungen und Wortneubildungen antreffen. Es liegt dort nahe, daran zu denken, daß die innere Haltung in solchen Fällen symptomgestaltend wirksam ist.

Mit den hier andeutungsweise umrissenen Problemen sind aber die Fragen nicht erschöpft, die sich für uns ergeben, wenn wir die Sprachvorgänge in ihrer Beziehung zur inneren Haltung untersuchen. Zwei Dinge müssen uns noch beschäftigen: *Die unvollkommenen Sprachvorgänge und das sprachlich formulierte Denken.*

Unvollkommene, rudimentäre Sprachvorgänge können wir zahlreich beobachten. So kann man z. B. den Mund vollkommen geschlossen halten und von den Sprachbewegungen nur die Rachen-, Gaumen- und Atembewegungen ausführen. Es kommt dann natürlich zu einem unvollkommenen akustischen Phänomen; man hat aber durchaus das Erlebnis, ein Sprechender zu sein, und zwar ein ausdrucksmäßig in bestimmter Art und Weise Sprechender. So kann man in verschiedenem Grade unvollkommene Sprachvorgänge beobachten; als unvollkommensten vielleicht den Vorgang, daß entsprechend dem sprachlich formulierten Denken die Atembewegungen in ihrem rhythmischen Ablauf beeinflußt werden. Solche rudimentären Bewegungsvorgänge sind nun nicht auf das Gebiet der Sprachbewegungen beschränkt. Sie sind auch auf dem Gebiet der übrigen Ausdrucksbewegungen etwas ganz Gewöhnliches. Wenn wir z. B. die Hände gefaltet haben und etwa unsere Äußerung: „Ich weiß das nicht" gestikulatorisch begleiten wollen, so nehmen wir die Hände mit nach oben zeigenden Handflächen und gespreizten Fingern auseinander und falten sie wieder. Wir können aber auch nur zwei korrespondierende Finger der beiden Hände leicht anheben und wieder senken. Diese unvollkommene Bewegung hat denselben Sinn wie die vollkommene. Sie entspricht qualitativ derselben inneren Haltung, ebenso wie ein unvollkommener Sprachvorgang qualitativ derselben inneren Haltung entspricht wie ein vollkommener.

In diesem Zusammenhang hat nun das sprachlich formulierte Denken besonderes Interesse. Wenn wir oben gesagt haben, daß die rhythmische Beteiligung der Atemmuskulatur entsprechend dem sprachlich formulierten Denken als der unvollkommenste Sprachbewegungsvorgang anzusehen ist, so muß uns dabei schon auffallen, daß neben dem Bewegungsrudiment, als das wir die Beteiligung der Atemmuskulatur ansehen können, ein so vollkommener Sprachvorgang wie das sprachlich formulierte Denken einhergeht. Wir müssen ja annehmen, daß jedem Sprachvorgang ein sprachlich formulierter Denkvorgang entspricht, während es nicht zweifelhaft ist, daß es umgekehrt Denkvorgänge gibt, die nicht sprachlich formuliert zu sein brauchen. Die experimentelle Psychologie hat die Frage zu klären versucht, ob dieses sprachlich formulierte Denken von Innervationsvorgängen begleitet ist, die zwar für unsere unbewaffneten Sinnesorgane nicht als Bewegungsvorgänge manifest werden, die aber trotzdem als unvollkommene Bewegungsvorgänge anzusehen wären. Die Untersuchungen haben zu keinem eindeutigen Ergebnis geführt.

Aber gleichgültig, wie diese Frage zu entscheiden ist, so können wir jedenfalls folgendes für unsere Überlegungen Wichtige hervorheben: Wir können zwar sprechen, und gleichzeitig können Denkvorgänge in uns ablaufen, die mit dem Gesprochenen gar nichts zu tun haben. So können wir einem Menschen etwas eingehend auseinandersetzen und z. B. gleichzeitig die Beobachtung machen, daß an seiner Kleidung verschiedene Unordentlichkeiten sind, woraus wir den Schluß ziehen, daß seine Charaktereigenschaften oder seine finanzielle Lage nicht den von uns gehegten Erwartungen entspricht. Der Denkvorgang, der zu diesem Schluß führt, kann aber nicht sprachlich formuliert sein. Denn es kann nur *ein* sprachlich formulierter Denkvorgang gleichzeitig statthaben, wenn auch andersartige Denkprozesse gleichzeitig vor sich gehen können. Wir müssen uns nun weiter folgendes vergegenwärtigen: Wird gleichzeitig mit einem sprachlich formulierten Denkvorgang tatsächlich gesprochen, so kann eben nur das gleichzeitig sprachlich formuliert Gedachte gesprochen werden. *Durch diese vollkommene Abhängigkeit des Sprachvorgangs vom gleichzeitigen sprachlich formulierten Denkvorgang und umgekehrt wird der Vorgang des sprachlich formulierten Denkens mit in die Einheit der hier gemeinten Handlungsvorgänge, der Bewegungsvorgänge der willkürlich innervierbaren Muskulatur einbezogen,* wenn es auch nicht gelingt, durch experimentelle Untersuchungen Innervationsvorgänge nachzuweisen, die das sprachlich formulierte Denken begleiten. Wir müssen annehmen, daß auch derartige Denkvorgänge ebenso wie das Sprechen und die Bewegungen des übrigen Körpers durch die eingenommene innere Haltung hinsichtlich ihres Ausdrucksgehaltes bestimmt werden. Und in der Tat können wir folgende Beobachtung machen: Wenn wir z. B. in Erwartung eines Menschen sprachlich formuliert denken: „ich denke nicht daran, mich gerade jetzt stören zu lassen", so sind dadurch die gleichzeitig möglichen Gestikulationen ebenso bestimmt, wie wir sie in unseren vorhergehenden Ausführungen durch die gleichzeitigen sprachlichen Äußerungen bestimmt gesehen haben. Denken wir etwa in der gleichen Situation anstatt der ersten Formulierung: „Er ist ja so vernünftig. Wenn ich ihm die Gründe sage, kommt er sicher ein anderes Mal!" Wenn wir nun gleichzeitig irgendwelche Bewegungen mit dem Körper ausführen, so sehen wir, daß unsere Gestikulation wieder durch den Ausdrucksgehalt des sprachlich formulierten Gedankens bestimmt ist, insofern es nicht möglich ist, gleichzeitig dem Ausdrucksgehalt des gedachten Satzes widersprechende Gestikulationen auszuführen. Wir können also daraus sehen, daß *durch einen sprachlich formulierten Denkvorgang in uns eine bestimmte innere Haltung gegeben ist, die dann die uns schon bekannte Einwirkung auf die Gesamtgestikulation hat.*

Wichtig ist für uns, daß dieser letzte Satz zweifellos umkehrbar ist. Wir haben ja gesehen, daß auch durch bestimmte, ausgeführte Bewegungen, z. B. der Extremitäten, in uns eine bestimmte innere Haltung hervorgerufen wird. Haben wir aber eine bestimmte innere Haltung eingenommen, so hat diese innere Haltung auf alle unsere Bewegungsvorgänge, und wie wir jetzt sagen müssen, auch auf die sprachlich formulierten Denkvorgänge einen den Ausdrucksgehalt bestimmenden Einfluß. So ist es uns also möglich, festzustellen, daß irgendwelche *Körperbewegungen einen bestimmenden Einfluß auf eine Art von Denkvorgängen haben, nämlich auf die sprachlich formulierten.* Es wäre sicher interessant und von Wichtigkeit, von hier aus der Frage weiter nachzugehen, ob auch auf andere Denkprozesse eine Einwirkung besteht, und welcher Art diese Einwirkung ist. Ohne sehr viel weiter in denkpsychologischen Überlegungen auszuholen, wäre aber die Klärung dieser Frage bestimmt nicht zu fördern. Bestimmte Einwirkungen gehen von jedem Bewußtseinsvorgang auf jeden anderen aus. Daher müßte sich jede Untersuchung, die wie die vorliegende darauf gerichtet ist, einen isolierbaren Bewußtseinstatbestand zu untersuchen, ins Endlose verlieren, sollten alle derartigen Einwirkungen Berücksichtigung finden.

Wir sind von den rudimentären Ausdrucksbewegungen ausgegangen, um die Zugehörigkeit der sprachlich formulierten Denkvorgänge zu den Bewegungsvorgängen und deren gemeinsame Beziehung zur inneren Haltung aufzuzeigen. Wir haben bei der Besprechung der rudimentären Ausdrucksbewegungen gesagt, daß durch eine rudimentäre Bewegung qualitativ dieselbe innere Haltung hervorgerufen würde, wie durch die vollkommene Ausdrucksbewegung. Nun ist daran zu erinnern, daß ja die allermeisten unserer Ausdrucksbewegungen insofern unvollkommene Ausdrucksbewegungen sind, als nicht der gesamte Bewegungsapparat entsprechend dem Sinn der einen Ausdrucksbewegung in Gang gesetzt wird. Es ist vielmehr so, daß meistens die Sprache, als das differenzierteste und hochwertigste Ausdrucksorgan die Führung hat, während die Gestikulation des übrigen Körpers nur in geringem Maße die sprachliche Äußerung begleitet. (Beim Kind ist zweifellos die Gesamtbeteiligung viel stärker als beim Erwachsenen. Wir brauchen uns nur zu beobachten, wie wir kindliches Verhalten nachahmen, um das zu erkennen!)

Wie verhält es sich aber mit den ruhenden Teilen unseres Körpers, die an dem augenblicklichen Gebärdenspiel nicht teilnehmen? Ist die bestehende innere Haltung ohne Bedeutung für sie, und sind diese ruhenden Körperteile nicht auch in irgendeinem Sinn in unserem Bewußtsein repräsentiert?

Wir verdeutlichen uns das Gemeinte an einem Beispiel: Versetzen wir uns in die Situation, daß wir ruhig mit verschränkten Armen und übergeschlagenen Beinen sitzend einen Menschen aus unserem Zimmer weisen, etwa mit den Worten: „Machen Sie, daß Sie hinauskommen!" Würde nun diese sprachliche Äußerung mit Ausdrucksbewegungen des übrigen Körpers unterstützt, so könnten diese nur in der Art erfolgen, wie sie durch die in den gesprochenen Worten charakterisierte Haltung bestimmt ist. Es versteht sich von selbst, daß gleichzeitig eine Hemmung besteht für Bewegungsabläufe, deren ausdrucksmäßiger Gehalt der bestehenden inneren Haltung widerspricht. Darin liegt aber eine *Einwirkung der inneren Haltung auf die ruhenden Körperteile, insofern diese nur dem ausdrucksmäßigen Gehalt der bestehenden inneren Haltung entsprechend bewegt werden können, falls sie in Aktion treten.*

Bezogen auf den zeitlichen Ablauf, liegt darin eine *Wirkung auf das zeitlich Folgende.* Wenn wir auch noch ruhig sitzen und die Arme verschränkt haben, so liegt in der eingenommenen Haltung doch schon bestimmt, daß wir in der Weiterentwicklung der Handlung etwa aufstehen und nach der Tür weisen werden, während es ohne Änderung der inneren Haltung nicht möglich wäre, sich z. B. auf das Kanapee zu legen und eine Zigarette anzuzünden. Da wir damit nach dem bisher Gesagten nicht nur einen Einfluß der inneren Haltung auf alle unsere Bewegungsvorgänge einschließlich der Sprachbewegungen annehmen müssen, sondern ebenso eine Determination für die etwa folgenden sprachlich formulierten Gedanken, so heißt das, daß diese *Wirkung auf das zeitlich Folgende im Bereich des sprachlich formulierten Denkens eine Wirkung auf die Richtung unserer Assoziationen ist.*

Nun haben wir aber in dem angeführten Beispiel (wir sitzen mit übergeschlagenen Beinen und haben die Arme verschränkt) eine Körperhaltung, die nichts von der aggressiven drohenden Haltung ausdrückt, die wir sprachlich zum Ausdruck bringen. Es würde unseren ersten Ausführungen, wonach jede Körperhaltung entsprechend dem ihr innewohnenden Sinn in unserem Bewußtsein repräsentiert ist, nicht entsprechen, anzunehmen, daß eine solche Repräsentation in diesem Falle nicht statthat. Oder aber man könnte demnach doch verschiedene innere Haltungen gleichzeitig erleben? Man könnte gleichzeitig ein gemütlich Ausruhender und ein energisch Fordernder sein? Wir müssen uns diese Fragen folgendermaßen beantworten: *Es besteht natürlich eine Repräsentanz der ruhenden Körperteile.* Wir erleben etwas anderes, wenn wir anstatt in der angegebenen Weise zu sitzen, uns zum Aufstehen anschicken oder uns drohend aufrichten und nach der Tür zeigen. Bei darauf gerichteter Selbstbeobachtung können wir erkennen, daß die Körperhaltung behaglicher Ruhe, die wir in unserem Beispiel innehaben, in unserem Bewußtsein etwa so repräsentiert ist, daß wir zwar innerlich ruhig sind und nicht die Absicht haben, uns aus dieser Ruhe bringen zu lassen, während wir sprachlich zum Ausdruck bringen, daß wir nicht daran denken, uns durch den anderen Menschen stören zu lassen, und daß der andere damit zu rechnen hat, daß wir diese Absicht auch durchzusetzen wissen. Es handelt sich nun bei diesem *Haltungs- und Bewegungsgesamt keineswegs um ausdrucksmäßig widersprechende Bewegungsanteile, sondern* das Ganze läßt sich sehr wohl verstehen als eine *qualitative Nuance der inneren Haltung.* Man kann ruhig sein und gleichzeitig von einem anderen die sofortige Ausführung einer Handlung verlangen. Um widersprechende Haltungen würde es sich z. B. in folgendem Fall handeln: Wir weisen einem Menschen die Tür, indem wir mit der Hand auf die Tür zeigen. Würden wir nunmehr, durch irgendein Vorkommnis bestimmt, unseren Entschluß ändern und den anderen doch zum Bleiben auffordern, so wäre es nicht möglich, die Hand in Richtung auf die Tür ausgestreckt zu lassen. Wir würden die Repräsentanz dieser widersprechenden Geste in unserem Bewußtsein als störend empfinden und dieses Störende gleichzeitig als die Tendenz zur Veränderung der Armhaltung erleben.

Wir ersehen aus diesen Beispielen, daß es eine außerordentlich große Nuancierungsfähigkeit des Ausdruckserlebnisses gibt, so daß scheinbar widersprechende Einzelgesten als eine qualitativ bestimmt nuancierte Gesamthaltung erlebt werden. Man denke z. B. an den Vorgang, daß sich jemand kämpfend zurückzieht, wobei an sich aggressive und ausweichende Gesten zu einer solchen Gesamthaltung vereinigt sind.

Wir müssen annehmen, daß ein fast dauernder Wechsel solcher Nuancierungen unserer inneren Haltung statthat. Dabei ist aber zu bedenken, daß bestimmte Grundhaltungen sehr lange bestehen und unser Handeln bestimmen können. Manche Haltungen, die aus bestimmenden Wesenszügen hervorgehen, können fast dauernd die innere Haltung und damit das Handeln eines Menschen bestimmen: so Aufrichtigkeit, Stolz, Liebenswürdigkeit, Bedächtigkeit. Aus diesen Grundhaltungen heraus entwickeln sich die Nuancen von Einzelhaltungen, wie z. B. Entgegenkommen, Abweisen, Begrüßen, Verabschieden. *In diesem Sinn kann man von einem Aufbau der inneren Haltung sprechen.* Diese Beispiele können natürlich nur andeuten, wie verschiedenartige psychische Zustände auf die Gestaltung unserer inneren Haltung von Einfluß sein können. Wir sehen aber doch, daß der *Nuancierungsfähigkeit Grenzen gesetzt* sind, daß es widersprechende Gesten gibt, die nur als widerspruchsvoll erlebt werden können, woraus die Tendenz zur Veränderung der betreffenden Ausdruckshaltung entsteht. *Diese Grenze ist offenbar bestimmt durch das Prinzip des Handelns.*

Es ist nicht richtig, daß die Einheitlichkeit unseres Handelns die Folge einer gleichartigen Einheitlichkeit der Gesamtheit unserer gleichzeitigen Bewußtseinsvorgänge ist. Wir können ja durchaus widersprechende Tendenzen irgendwie im Bewußtsein repräsentiert haben, in unserem Beispiel die Tendenz, der Besuch möge bleiben, und er möge weggehen. Es ist eine Frage des Entschlusses, welcher Tendenz gemäß wir handeln wollen. Handeln wir aber, so können diese beiden Tendenzen eventuell zu einer abwartenden Haltung führen oder zu einer reserviert freundlichen zusammengeschlossen werden, die widersprechenden Tendenzen können aber nicht dazu führen, daß wir verschiedene innere Haltungen gleichzeitig einnehmen und etwa die eine sprachlich, die andere mit Gebärden ausdrücken. So selbstverständlich diese Feststellung auf den ersten Blick erscheint, so können wir doch gerade an diesem selbstverständlichen Sachverhalt sehen, welche wichtige Instanz in unserem Handlungsvorgang die innere Haltung darstellt, indem sie dauernd unseren willkürlichen Bewegungsapparat im Sinne einer einheitlichen Handlungstendenz beherrscht, wenn auch andere Tendenzen gleichzeitig in unserem Bewußtsein lebendig sind.

Wir erkennen so die innere Haltung als den das Ausdrucksmäßige unseres gesamten Handelns bestimmenden und repräsentierenden Bewußtseinstatbestand. Wir müssen demnach annehmen, daß irgendwelche andere Bewußtseinstatbestände erst dann einen Einfluß auf unser Handeln gewinnen, wenn wir die dem betreffenden Bewußtseinstatbestand entsprechende innere Haltung eingenommen haben. Daß es tatsächlich so ist, wollen wir im folgenden an einer Untersuchung zeigen, die sich mit den *Beziehungen der inneren Haltung zu den Affekten* beschäftigt.

Wenn jemand traurig ist, so kann er sich der Trauer hingeben. Das heißt, er kann die Haltung des Trauernden einnehmen, seine Gebärden entsprechen seiner Affektlage, wir können diese Affektlage aus seinen Gebärden erkennen. Man kann sich aber auch anders verhalten. Man kann seiner Umgebung die Trauer verbergen, man kann — und eine so ausgesprochene Situation erleichtert die Beobachtung der Tatsachen, auf die es uns hier ankommt — seiner Umgebung gegenüber sogar ein lustiges Verhalten zur Schau tragen. Es ist eine sehr sonderbare Bewußtseinssituation, der wir hier gegenüberstehen, und die Frage erscheint durchaus berechtigt: Ist ein Mensch in solcher Situation, in den Augenblicken solchen Verhaltens eigentlich lustig, oder ist er traurig? Es ist natürlich falsch, anzunehmen, es handele sich bei solchem Verhalten gewissermaßen nur um eine äußere, körperliche Fassade, der Zustand des Bewußtseins sei unverändert. Darin, daß es nicht so ist, können wir eine Bestätigung dafür sehen, daß unsere Ausdrucksbewegungen entsprechend dem ihnen innewohnenden Sinn in unserem Bewußtsein repräsentiert sind. Aber andererseits kann doch gewiß gar nicht darüber diskutiert werden, daß etwa eine traurige und eine heitere Affektlage nebeneinander gleichzeitig bestehen. Eine solche widersinnige Erklärung ist aber auch nicht nötig, um den Bewußtseinszustand, von dem hier die Rede ist, dem Verständnis näherzubringen. Wenn wir, obwohl wir traurig sind, uns wie ein Lustiger gebärden, die Haltung eines lustigen Menschen einnehmen und dadurch irgendwie das Erlebnis haben, ein lustiger Mensch zu sein, so haben wir dieses Erlebnis doch nicht in derselben Weise, wie wenn auch gleichzeitig eine heitere Affektlage bestehen würde. Die traurige Affektlage besteht fort, und wenn man sich selbst beobachtet, kann man die Fortdauer des traurigen Gefühls erkennen. Wir können also danach sagen, daß das *Erlebnis der inneren Haltung auch dann nicht mit einem Affekterlebnis gleichgesetzt werden darf, wenn der wesentliche Ausdrucksgehalt dieser Haltung aus der Affektsphäre stammt.* Wir haben es hier nur mit einem

Sonderfall des allgemeinen Tatbestandes zu tun, den wir zu Beginn unserer Untersuchungen so charakterisiert haben, daß wir sagten, es stellt jemand etwas dar, was er nicht ist. In dem Sonderfall, von dem hier die Rede ist, stellen wir eben einen lustigen Menschen dar, während wir es tatsächlich nicht sind. Wir müssen also sagen, ein solcher Mensch ist zwar traurig, er hat aber die innere Haltung eines Lustigen. (Darin, daß in der James-Langeschen Affekttheorie der Unterschied zwischen Affekt und innerer Haltung nicht gemacht wird, liegt ein grundlegender Fehler. Durch den Bewegungsvorgang wird nicht ein Affekt, sondern nur eine dem Sinn der Bewegung entsprechende innere Haltung hervorgerufen!)

Der Affekt der Traurigkeit ist gleichzeitig mit der inneren Haltung der Lustigkeit ein Tatbestand des Bewußtseins. Im Bewußtsein sind also ausdrucksmäßig widersprechende Tatbestände vorhanden. Unser Handeln in dem oben umgrenzten Sinne wird aber von der aktuellen inneren Haltung bestimmt.

Wie konnte es uns aber oben berechtigt erscheinen, die Frage aufzuwerfen, ob ein Mensch, der traurig ist, aber die Haltung eines Lustigen annimmt, ob ein solcher Mensch lustig oder traurig ist? Dies rührt offenbar daher, daß das Erlebnis der inneren Haltung mit dem Ausdrucksgehalt irgendeines Affekterlebnisses, also z. B. mit dem Ausdrucksgehalt der Freude, eine große Ähnlichkeit mit dem Erlebnis einer wirklichen freudigen Affekt-Erregung hat. *Das „vollkommene" Erlebnis einer freudigen Erregung haben wir nämlich nur, wenn wir auch die diesem Affekt adäquate innere Haltung einnehmen, wenn wir uns dem betreffenden Affekt hingeben!* Die innere Haltung bringt unsere Affektlage nicht nur nach außen hin, der Umwelt gegenüber, sondern gewissermaßen auch nach innen, dem Ich gegenüber (ein zweites Mal), zum Ausdruck. Nehmen wir nun die der freudigen Erregung entsprechende innere Haltung ein, ohne daß tatsächlich eine solche Erregung in uns statthat, so ist das dadurch hervorgerufene Erlebnis dem vollkommenen Affekterlebnis, zu dem sowohl die spezifische Affektlage, wie die entsprechende innere Haltung gehört, so ähnlich, daß wir die Frage aufwerfen können, wie wir die Gesamtpersönlichkeit dann hinsichtlich ihrer Stimmungslage charakterisieren sollen.

Wir können von hier aus etwas Genaueres darüber sagen, was damit gemeint ist, wenn wir von einer Affektäußerung eines Menschen sagen, sie sei echt oder sie sei nicht echt. Die *echte Affektäußerung entspringt aus der dem tatsächlichen Affekterlebnis adäquaten inneren Haltung, bei unechten Affektäußerungen besteht eine Differenz zwischen dem Ausdrucksgehalt der inneren Haltung und der tatsächlichen Affektlage.* Von einem unechten Affekt*erlebnis* kann man insofern sprechen, als man damit die Einwirkung der dem tatsächlich vorhandenen Affekt nicht entsprechenden inneren Haltung auf das Ich meint.

Bei den geschilderten Erscheinungen braucht es sich nicht immer nur um solche Fälle zu handeln, in denen der bestehende Affekt und die angenommene innere Haltung sich widersprechen. Wir können eine Haltung einnehmen, als ob wir nicht in dem Maße traurig wären, wie wir es tatsächlich sind, wir können aber auch eine Haltung annehmen, in der die vorhandene Traurigkeit übertrieben wird. Auch in solchen Fällen handelt es sich um unechte „Affektäußerungen“ und unechte „Affekterlebnisse“. Hiermit ist natürlich gar nichts darüber ausgesagt, welche Tendenzen dazu führen, daß die innere Haltung der bestehenden Affektlage nicht entspricht. Es kann sich z. B. um die Tendenz handeln, die Aufmerksamkeit auf sich und den bestehenden Affektzustand zu lenken, ebenso können aber auch andere dauernde Wesenszüge, wie Stolz oder Verschlossenheit, ihren Einfluß auf die qualitative Gestaltung der inneren Haltung geltend machen.

Zwischen den beiden Erlebnisarten, den Affekten und den Haltungen, besteht ein bisher nicht ausdrücklich hervorgehobener sehr *wichtiger Unterschied. Wir können,* wie wir gesehen haben, *unsere innere Haltung willkürlich ändern.* Wir können auch eine bestimmte innere Haltung (z. B. zur schauspielerischen Darstellung) willkürlich hervorrufen. *Einen solchen Einfluß auf die Affekte haben wir nicht.* Wir können nicht, wenn wir wollen, freudig erregt sein oder traurig.

Diese Gegenüberstellung erinnert uns daran, daß wir die innere Haltung nach unseren Untersuchungen in einen besonders engen gegenseitigen Zusammenhang mit den Willkürbewegungen bringen mußten. Wir sehen in der Tatsache der willkürlichen Beeinflußbarkeit des Haltungserlebnisses eine Bestätigung für die Richtigkeit unserer Auffassung, daß innere Haltung und die Gesamtheit unserer willkürlichen Bewegungsvorgänge, unser Handeln, als eine Einheit anzusehen sind.

Ganz anders verhält es sich mit den Affekten. Es würde hier zu weit führen, in extenso auf die Entstehungsbedingungen der Affekte einzugehen. Soviel kann nur gesagt werden: Die Affekte scheinen im normalen Erleben eine Reaktion auf die subjektiv für real gehaltene Lebenssituation zu sein (Wir *werden affiziert.* Wir *nehmen* aber eine Haltung *ein.* Der Unterschied in den Aktivitätsbeziehungen liegt schon in den Worten!) Wollen wir einen bestehenden Affekt ändern, so denken wir nach, suchen nach Argumenten, um unser Urteil über die Situation zu ändern, die den Affekt hervorgerufen hat. *Durch die Einnahme einer dem Affekt nicht entsprechenden inneren Haltung ändern wir nicht den betreffenden Affekt, sondern wir schränken nur seine Wirkung in unserem Gesamterleben ein, insofern unser Handeln nicht eine Funktion unserer Affekte, sondern eine Funktion der inneren Haltung ist.*

Es bestehen aber andere bekannte Beziehungen zwischen Affekten und körperlichen Vorgängen, nämlich Vorgängen des vegetativen Systems. Herzklopfen, Erblassen, Erröten, Schweißausbruch, Veränderungen der Verdauungsvorgänge, Appetitstörungen sind bekannte Begleiterscheinungen von Affekterlebnissen. Ohne zu der Frage Stellung zu nehmen, welcher Art diese Beziehungen sind, noch zu der Auffassung, die JAMES und LANGE vertreten haben, daß die körperlichen Vorgänge das Primäre seien, läßt sich aus der von uns gewonnenen Einsicht aus folgendes sagen: Die enge Beziehung der Affekte zu den geschilderten körperlichen Erscheinungen erhellt außer aus der Gleichzeitigkeit aus der beiden Vorgängen gemeinsamen Unabhängigkeit vom Willen. Ebenso wie wir die Herzaktion, das Vasomotorium, die Verdauungsvorgänge nicht direkt durch einen darauf gerichteten Entschluß zu beeinflussen in der Lage sind, ebensowenig können wir unsere Affektlage ändern. Und, um es noch einmal hervorzuheben, ebenso wie wir unsere Willkürbewegungen durch einen daraufgerichteten Entschluß beeinflussen können, ebenso können wir auch eine bestimmte innere Haltung einnehmen.

Jeder vorhandene Affekt hat nun deutlich die Tendenz, die ihm adäquate innere Haltung hervorzurufen (Trauer beugt uns nieder, Freude richtet uns auf). Wir können diese Tendenzen deutlich erleben. Denn es bedarf einer fühlbaren psychischen Anstrengung, eine dem Affekt nicht entsprechende innere Haltung einzunehmen. Die Intensität des Affektes kann auch einen so hohen Grad erreichen, daß es überhaupt dem betreffenden Menschen nicht möglich ist, diesem Einfluß auf die innere Haltung zu widerstehen. Der Sprachgebrauch nennt solche Menschen, vom Affekt „überwältigt", sie sind außerstande, „sich zu beherrschen". *Eine umgekehrte Einwirkung*, die von der eingenommenen inneren Haltung auf die Affektvorgänge statthat, *scheint es nicht zu geben.* Überall scheint es sich um indirekte Einwirkungen zu handeln. Wenn z. B. ein Mensch über seine Trauer hinwegkommt, dadurch daß er in einer lustigen Gesellschaft ist, und die Fröhlichkeit der anderen mitmacht, so scheint die Wirkung immer wieder darin zu liegen, daß eine Veränderung seines Urteils über die Gesamtsituation stattgefunden hat. Tritt aber eine solche Urteilsänderung nicht ein, so bleibt auch die Wirkung auf den Affekt aus.

Mit einer solchen Einwirkung auf den Affekt könnte die andere Tatsache verwechselt werden, daß die eingenommene innere Haltung einen gewissen Einfluß auf das Ich hat. Wenn wir, obwohl wir traurig sind, ein lustiges Verhalten an den Tag legen, so können wir uns „über die Trauer hinwegtäuschen". Wir haben die innere Haltung eines Lustigen, handeln wie ein Lustiger, und das Ich erlebt diese Haltung als eine Befreiung von dem passiven Erleben des der Willkür nicht unterworfenen Affekts. Es drückt sich darin eine Beschränkung der Wirkung des bestehenden Affekts aus, gleichzeitig natürlich ein Gradmesser der Intensität des bestehenden Affekts. Es drückt sich darin aber auch aus, daß eine gewisse Identifikation mit der eingenommenen Haltung doch besteht. Wir identifizieren uns eben so weit mit der eingenommenen Haltung, daß wir uns über den bestehenden Affekt hinwegtäuschen können.

Um es ganz allgemein zu sagen: *die eingenommene innere Haltung hat auf das Ich insofern einen Einfluß, als eine deutliche Tendenz des Ich besteht, sich mit der eingenommenen inneren Haltung zu identifizieren.* Wenn wir zu Beginn unserer Untersuchungen sagten, daß in der Situation der spielerischen Darstellung die Möglichkeit besteht, den Tatbestand der inneren Haltung zu objektivieren und sich gleichzeitig des Spielerischen des Vorgangs bewußt zu bleiben, so trifft dies gewiß zu. Jeder, der zum Zwecke einer solchen spielerischen Darstellung eine bestimmte innere Haltung einnimmt, wird die Richtigkeit dieser Beobachtung erkennen können. Trotzdem ist aber in einer solchen Situation deutlich zu fühlen, daß eine gewisse Beteiligung des Ich doch besteht, eine gewisse Tendenz des Ich, sich mit der eingenommenen inneren Haltung zur Zeit der Darstellung zu identifizieren. Es ist das der Vorgang, den man vulgärpsychologisch als das „Hineinleben in eine Rolle" bezeichnet. Man hat aber für denselben Vorgang auch einen anderen Ausdruck, man sagt von einem Darsteller: „Er wird von seiner Rolle fortgerissen". In diesen beiden verschiedenen Ausdrucksweisen scheint ein wichtiger Hinweis auf die Umkehrbarkeit des Aktivitätsverhältnisses zwischen Ich und innerer Haltung zu liegen. Das Ich kann sich aktiv mit einer Haltung identifizieren, sich in eine Rolle hineinleben, es geht aber auch von der eingenommenen Haltung eine Wirkung auf das Ich aus.

Die so beschriebene Einwirkung der inneren Haltung auf das Ich bildet eine Ergänzung zu unseren Untersuchungen über die Beziehungen zwischen innerer Haltung und Ich, die wir oben aufgenommen hatten, und die uns zu der Erkenntnis der Bedeutung der inneren Haltung für unser gesamtes Handeln geführt hatten. Solche Einwirkungen auf das Ich kennen wir aus vielen charakteristischen Situationen des täglichen Lebens: Wenn wir z. B. unentschlossen sind, einen Weg zu machen, dessen Notwendigkeit wir aber einsehen, so nehmen wir eine besonders entschlossene Haltung ein, gehen aufrecht mit raschen kräftigen Schritten. Dies tun wir nicht nur, um unsere Unentschlossenheit vor anderen zu verbergen, wir tun das auch, wenn wir allein sind. Wir profitieren dabei von der Einwirkung unserer inneren Haltung auf unser Ich. Wenn wir befürchten, unsere Selbstbeherrschung zu verlieren, so schlagen wir Arme und Beine übereinander, sprechen besonders bedächtig, mit Pausen, damit uns die Wut nicht „packt". Wenn wir fühlen, daß wir unangebrachter Weise ärgerlich werden, so lächeln wir. Wenn wir befürchten, lachen zu müssen, so machen wir ein besonders ernstes Gesicht. Aber auch andern gegenüber machen wir von der Einwirkung der inneren Haltung auf das Ich Gebrauch. Wir nützen die erzieherische Wirkung aus, die dadurch ermöglicht wird, daß eine auf unsere Anordnung eingenommene körperliche Haltung eine dementsprechende innere Haltung hervorruft und dadurch eine Einwirkung auf das Ich, auf die Persönlichkeit hat. Die Haltungen, die dabei naturgemäß ausschließlich in Frage kommen, sind die der Ergebenheit, der Verehrung und des Gehorsams. Die in religiösen Gemeinschaften vorgeschriebenen Gebetshaltungen, das Niederknien, die militärischen Haltungen, das Sprechen bestimmter Gebete und Formeln gehören hierher.

Überblicken wir von hier aus das Ergebnis unserer Untersuchung:

Wir haben aus der Gesamtheit unseres Bewußtseins einen Bewußtseinstatbestand herausgehoben, dem wir für unser Handeln (die Gesamtheit unserer sinnvollen, willkürlichen Bewegungsvorgänge, einschließlich der sprachlich formulierten Denkvorgänge, von denen nicht mit Sicherheit gesagt werden kann, ob sie von rudimentären Bewegungsvorgängen begleitet sind), *die allergrößte Bedeutung beimessen müssen. Diesen Bewußtseinstatbestand haben wir die innere Haltung genannt. Jede Handlung setzt voraus, daß wir eine bestimmte innere Haltung einnehmen. Wir nehmen an, daß diesem Bewußtseinstatbestand ein biologisches Geschehen zugrunde liegt, das als Funktion die Einheitlichkeit unseres ausdrucksmäßigen Handelns bestimmt. Wir können so auch von einem Funktionskomplex der inneren Haltung sprechen.*

In der gewöhnlichen Handlung identifiziert sich das Ich vollkommen mit der inneren Haltung. In der Situation der spielerischen Darstellung erreicht diese Identifikation einen so geringen Grad, daß die introspektive Erfassung auf Grund der Objektivierung der inneren Haltung möglich ist. Eine gewisse Einwirkung der inneren Haltung auf das Ich im Sinne der Auslösung einer Identifizierungstendenz besteht aber immer.

An dem Beispiel der Affekte haben wir gezeigt, daß andere Bewußtseinstatbestände einen Einfluß auf unser Handeln nur dann gewinnen, wenn die dem betreffenden anderen Bewußtseinstatbestand entsprechende innere Haltung eingenommen wird. Wir können so z. B. das Erlebnis der Trauer, gewissermaßen in der inneren Haltung noch einmal erleben, wir können aber auch eine dem Affekt nicht entsprechende innere Haltung einnehmen und damit die Einwirkung des betreffenden Affekts auf unser Handeln ausschließen, während wir seine Einwirkung auf das Ich einschränken.

In dieser theoretisch möglichen, immerhin künstlichen Isolierung erkennen wir, daß durch die innere Haltung in uns gewissermaßen eine ganze Persönlichkeit repräsentiert ist. Gerade darin, daß andere Bewußtseinsbestände, wie z. B. die Affekte oder Charaktereigentümlichkeiten, ihrem Ausdrucksgehalt nach in der inneren Haltung repräsentiert und wiedererlebt werden können, liegt die Tatsache begründet, daß dieses qualitativ so vielgestaltige Bewußtseinsphänomen als die *Repräsentanz unserer Gesamtpersönlichkeit* angesprochen werden muß, *insofern wir Handelnde sind. Hierin liegt eine große Bedeutung der inneren Haltung. Es gibt keinen anderen Bewußtseinstatbestand, der eine derartige Bedeutung in unserem Erleben hat.* Die Möglichkeit eines derartigen Erlebnisses, sich gewissermaßen in der inneren Haltung noch einmal als Gesamtpersönlichkeit zu erleben, fundiert die Erlebnisweise des spielerisch Darstellenden, z. B. des Schauspielers, sie fundiert aber auch das Problem „Sein“ und „Erscheinen“. Darüber hinaus glauben wir aber, daß gerade in dieser Eigenschaft der inneren Haltung ihre wesentliche Bedeutung für das Verständnis mancher psychopathologischer Erlebnisweisen, die sich auf die Veränderung der Persönlichkeit beziehen, zu sehen ist.

Gegen diese wichtige, den Aufbau der Persönlichkeit betreffende Erkenntnis kann es nicht als Einwand gelten, daß ein besonderer, objektivierender, reflektierender Bewußtseinszustand dazu gehört, zu dieser Erkenntnis zu gelangen, so als ob diese Erkenntnis gewissermaßen nur für die Dauer dieses besonders gearteten Bewußtseinszustandes zutreffend sei. Derselbe objektivierende Bewußtseinszustand ist ganz allgemein erforderlich, um zu irgendeiner introspektiven Erkenntnis zu gelangen, so z. B. auch, um aus der introspektiven Erfahrung irgend etwas über das Erlebnis eines Affektes auszusagen. Ist der Traurige einfach traurig und gibt sich dieser Trauer hin, so ist er nicht in der Lage, diesen Zustand gleichzeitig zu beobachten und zu studieren. Er kann den Zustand der Traurigkeit aber sehr wohl beobachten und studieren, ohne daß sich deshalb der Affekt der Traurigkeit zu ändern braucht. Sonst besäßen wir ja ein sehr einfaches Mittel, den Affekt zu ändern. Aber es gehört zu dieser introspektiven Beobachtung des Affektes derselbe Vorgang, wie er zur Beobachtung der inneren Haltung gehört, daß das Ich seine Identifizierung mit dem betreffenden Bewußtseinstatbestand verringert und nach dem früher ausgesprochenen Grundsatz entsprechend der Verringerung der Identifizierung die Objektivierung und damit die Möglichkeit der Beobachtung des Tatbestandes erreicht.

Die Tatsache, daß die innere Haltung in uns gewissermaßen eine Gesamtpersönlichkeit repräsentiert, daß wir uns selbst als eine handelnde Persönlichkeit erleben können, erscheint noch aus einem besonderen Grunde von großer

Wichtigkeit. Wir wissen ja, daß wir auf die qualitative Gestaltung der inneren Haltung einen willkürlichen Einfluß haben! *So muß es also möglich sein, daß wir uns als eine Persönlichkeit erleben, die wir tatsächlich gar nicht sind.* Diese Konzeption braucht uns nicht zu überraschen. Wir brauchen uns nur an unsere Ausgangssituation, die spielerische Darstellung, an das Erleben des Schauspielers, zu erinnern, und wir haben ein lebendiges Beispiel für das, was wir hier meinen.

Wir wenden uns jetzt aber einer anderen typischen Situation zu, in der wir finden werden, daß die innere Haltung auch, und zwar gerade dadurch, daß wir uns in ihr als eine Persönlichkeit erleben können, die wir tatsächlich nicht sind, eine bedeutsame Rolle spielt. Es handelt sich um die normalpsychologisch außerordentlich bedeutungsvolle *Situation, die dadurch charakterisiert ist, daß wir so sein möchten, wie ein uns als Vorbild dienendes Wesen.* Es kann das natürlich eine bestimmte reale Person sein, ebenso aber ein erdachtes Wesen, etwa ein Idealbild, das wir uns von uns selbst gemacht haben. Die Bedeutung dieses Wunsches, so zu sein, wie ein uns als Ideal vorschwebendes Wesen ist für die psychologische Entwicklung des Menschen besonders in der psychoanalytischen Literatur eingehend gewürdigt worden und hat dort zu der Aufstellung des Begriffes des Ichideals geführt, gewissermaßen eines zweiten Ichs, das in uns das Wesen repräsentiert, das wir gerne sein möchten.

Sehen wir zunächst einen ganz feststehenden Tatbestand aus diesem Gebiet an, den Wunsch des Kindes, ein Erwachsener zu sein. In wie vielen Spielen, in denen die für irgendwelche Betätigungen Erwachsener charakteristischen Gebärden nachgemacht werden, realisiert das Kind spielerisch diesen Wunsch.

Wir sehen bei diesen Spielen also die spielerische Darstellung in den Dienst der oben charakterisierten Wunschtendenz gestellt. Das Kind will dabei natürlich nicht nur so aussehen wie ein Erwachsener, sondern es *ist* entsprechend unseren früheren Ausführungen in gewissem Sinne ein Erwachsener. Es erstrebt mit dem Spielen die Wirkung auf die anderen und auf sich selbst. Auch die Anfänge des Alkoholtrinkens und des Rauchens gehen z. B. auf den Wunsch zurück, das Verhalten der Erwachsenen nachzuahmen und dabei die innere Haltung des Trinkenden oder Rauchenden, d. h. des Erwachsenen, auf sich einwirken zu lassen, ohne daß zunächst ein sinnlicher Genuß damit verbunden ist. Jedermann weiß auch, daß alle Errungenschaften des heranwachsenden jungen Menschen an Gerätschaften der Erwachsenen besondere Freude machen durch die Möglichkeit, die charakteristischen Gestikulationen damit ausführen zu können. Unzählige Male wird am ersten Tag auf die erste Uhr gesehen, die dabei immer wieder aus der Tasche gezogen werden muß. Alle Möglichkeiten der Bewegung mit dem ersten Spazierstock werden erschöpft, und ähnliches. Gewiß wirken bei diesen Verhaltensweisen der Kinder andere Momente in derselben Richtung mit. Der Reiz der Neuheit überhaupt, das Ungewohnte, das die Aufmerksamkeit auf sich zieht; aber die Beziehungen zum kindlichen Spiel sind zu eng und zu offensichtlich, als daß sie übersehen werden könnten. Aus diesem Spiel ist ein halber Ernst geworden.

Es könnte hier ein Einwand erhoben werden, der wiederum geeignet wäre, unsere Behauptung in Frage zu stellen, daß nur bestimmte ausgeführte Handlungen in uns das Erlebnis einer bestimmten inneren Haltung bedingen. Es könnte nämlich eingewendet werden, daß gerade bei den angeführten kindlichen Verhaltensweisen Kleidung und Gerätschaften eine außerordentlich große Rolle spielen. Es ist nun die Frage, in welcher Weise können diese Dinge auf unsere innere Haltung einwirken. Zunächst ist auf folgendes Bedacht zu nehmen: Es handelt sich gerade bei den angeführten Spielen sehr häufig auch um Wirkungen, die hauptsächlich auf andere ausgeübt werden sollen. Diese Wirkungen können natürlich durch Kleidungen und Geräte, die dem andern als zu der darzustellenden Person gehörig bekannt sind, erreicht werden, ohne daß die innere Haltung des Darstellenden beeinflußt wird. Wenn z. B. ein Mädchen die Kleidung ihrer Schwester anzieht und es so einrichtet, daß die Freundin, die getäuscht werden soll, sich ihr von rückwärts nähert, so kann die Wirkung auf die Freundin vollkommen sein, während das Mädchen über den gelungenen Scherz lacht und innerlich gar nichts von dem Erlebnis hat, ihre Schwester zu sein. Als Wesentliches für unsere Fragestellung ist das Folgende in Betracht zu ziehen: Manche Gerätschaften und Kleidungsstücke ermöglichen erst bestimmte Ausdrucksbewegungen und Verhaltensweisen. Man denke an die charakteristische Art von Frauen, den langen Rock durch Zusammenraffen vor Schmutz zu schützen, die von jungen Mädchen so gerne nachgeahmt wurde, an die Art, sich auf den Kinderwagen zu stützen, um bei Wendungen die Vorderräder hochzuheben, an die Art, die Hände in bestimmt geschnittene Taschen zu stecken. In allen diesen Fällen ist die Kleidung bzw. das Gerät nur indirekt auf die innere Haltung wirksam, insofern, als eine Ausdrucksbewegung dadurch erst ermöglicht wird, die dann, wie immer Ausdrucksbewegungen, eine spezifische, modifizierende Wirkung auf unsere innere Haltung haben. Wir sehen also, daß Kleidungsstücke und Gerätschaften im wesentlichen nur insofern einen Einfluß auf unsere innere Haltung haben, als sie bestimmte Ausdrucksbewegungen erst ermöglichen. D. h. sie haben einen indirekten Einfluß. Das Problem ist damit nicht erschöpft, wir werden aber in anderem Zusammenhang noch einmal darauf zurückkommen müssen.

Zur weiteren Untersuchung wählen wir die jedem wohlbekannte Situation, daß in einem unter irgendeinem gemeinsamen Gesichtspunkt geschlossenen Kreis von Menschen die einzelnen Mitglieder versuchen, dem Führer der Gemeinschaft zu gleichen. Es ist gleichgültig, welche Tendenzen dabei wirksam sind, das Streben nach einer gewissen Vollkommenheit, wie sie der selbstgewählte Führer nach dem subjektiven Urteil des Nachfolgenden besitzt, oder das Streben, sich die Gunst des Führers zu erwerben. Man kann unter solchen Umständen die ganz gewöhnliche Beobachtung machen, daß solche Menschen sich sehr viel von der Gestikulation und Mimik des Vorbildes aneignen und von seiner Art zu sprechen. Man könnte zunächst glauben, daß diese Ähnlichkeit im ausdrucksmäßigen Verhalten durch die Gleichheit des Aufgabenkreises bedingt sei. Eine solche Auffassung wird aber durch die Erfahrung leicht widerlegt, daß große Verschiedenheiten unter Gemeinschaften bestehen, die sich zwar mit dem gleichen Aufgabenkreis, aber unter anderer Führung beschäftigen. Nicht selten führt eine Diskrepanz des gesamten Persönlichkeitsniveaus zwischen Original und Anhänger zu der in Wallensteins Lager so hübsch charakterisierten Situation: „Wie er räuspert und wie er spuckt, das habt ihr ihm glücklich abgeguckt, aber sein Genie, ich meine, sein Geist...“ Gerade aber an diesen Fällen kann man lernen, daß diese Angleichung im ausdrucksmäßigen Verhalten, diese Übernahme der inneren Haltung nicht auf intellektuelle Einsichten bezüglich der gemeinsamen Aufgaben, sondern auf Bestrebungen zurückzuführen ist, die auf die Identifizierung mit einem Ichideal gerichtet sind. Daß diese Vorgänge außerdem meist ohne Beteiligung bewußter Absichten ablaufen, geht daraus hervor, daß die Träger solcher Ausdrucksbewegungen meistens selbst gar nichts davon wissen, und, falls man sie darauf aufmerksam macht, häufig überrascht und verwundert sind. Es ist gegen die angeführten Tatsachen kein Gegenbeweis, daß es innerhalb solcher Gemeinschaften Menschen gibt, die in ihrem ausdrucksmäßigen Verhalten weder mit dem Führer, noch sonst einem Gemeinschaftsmitglied Ähnlichkeiten aufweisen. Man kann ja natürlich einer Arbeitsgemeinschaft angehören und z. B. dem Führer gegenüber sich in Opposition befinden, also in keiner Weise die Einstellung haben, die zur Übernahme der inneren Haltung des anderen erforderlich ist. Das Beispiel der Arbeitsgemeinschaft ist ja auch nur gewählt, weil die Angleichung des ausdrucksmäßigen Verhaltens sich dort am ehesten für die Beobachtung manifestiert, wo Vorbild und Schüler zusammen zu beobachten sind. Im übrigen braucht das Vorbild aber natürlich gar nicht der äußeren Arbeitsgemeinschaft entnommen zu sein, der ein Mensch zugehört.

Es ist klar, daß bei diesen Erlebnissituationen wieder der uns bekannte Tatbestand vorliegt, daß eine handelnde fremde Person zur Darstellung gebracht wird, daß es sich also bei der Angleichung des ausdrucksmäßigen Verhaltens, die wir beobachten, um eine Funktion der inneren Haltung handelt. Wir müssen daher annehmen, daß die von uns beschriebenen, verschiedenen Beziehungen der inneren Haltung zu Körperhaltungen und Bewegungen, wie die Beziehungen zum Ich und anderen Bewußtseinstatbeständen, auch hier vorhanden sind. Die Beziehungen zum Ich zeigen sich hier in einer zwar leicht erkennbaren, aber bisher nicht besprochenen Art: *Obwohl es sich nämlich um Haltungen fremder Personen handelt, identifiziert sich das Ich mit der eingenommenen inneren Haltung ebenso, wie wenn es sich um die Darstellung der eigenen Persönlichkeit handeln würde.*

Die so charakterisierte Situation soll uns als Ausgangspunkt für weitere Untersuchungen dienen. Sie beansprucht unser Interesse aus zwei Gründen. Der erste Grund ist die psychologische Situation des passiven Situationspartners. Wir sehen bei ihm *die Möglichkeit zu vollkommenen Selbsttäuschungen* gegeben, indem *die von verehrten Führerpersönlichkeiten übernommenen Haltungen so erlebt werden, als ob sie aus eigenen Persönlichkeitstendenzen entspringen würden.* Es hängt natürlich von der Persönlichkeit des passiven Partners ab, ob bei dem geschilderten Vorgang eine geschmacklose Kopie fremden Verhaltens resultiert, oder ob die zunächst aus Identifikationsbestrebungen übernommene Haltung individuell weiterentwickelt werden kann. Es hängt ja gewiß schon von der Persönlichkeit des passiven Partners ab, inwieweit überhaupt Haltungen fremder Persönlichkeiten, die dem eigenen Wesen nicht entsprechen, in der geschilderten, zu Selbsttäuschungen führenden Art übernommen werden können. Ein lebendiges Beispiel für eine derartige Selbsttäuschung ist etwa ein Berufssoldat, der unter dem Einfluß seiner ihm als Vorbild dienenden Umgebung eine dauernde soldatische, unerschrockene Haltung einnimmt, die seinem tatsächlichen Wesen gar nicht entspricht. Die Erfahrung hat gezeigt, daß es solche Menschen gab, die gewiß auf dem Kasernenhof und bei Felddienstübung nicht wußten, daß sie im Kriege angesichts der wahren Gefahr versagen mußten, weil ihr eigenes Wesen der eingenommenen Haltung nicht entsprach, weil sie die Eigenschaften soldatischen Mutes nicht besaßen, sondern den Mut nur in der eingenommenen Haltung erlebten. Es ist selbstverständlich, daß solche Selbsttäuschungen in den Jahren der menschlichen Entwicklung von besonderer Bedeutung sind, in denen Zuneigung und Abneigung andern Menschen gegenüber im Vergleich zur sachlichen Beurteilung fremder Persönlichkeiten eine überragende Rolle spielen, und in denen gleichzeitig das Problem der Selbstwertfindung vor immer neue Aufgaben führt.

Der zweite Grund, dessentwegen die geschilderte Situation unser Interesse weiterhin beansprucht, liegt darin, daß wir hier über die Probleme der individuellen Psychologie hinausgeführt werden zu solchen der *Gemeinschaftspsychologie.* Es kann uns ja nicht wundernehmen, daß wir im Laufe unserer Untersuchungen zu gemeinschaftspsychologischen Problemen gelangen, wenn wir uns darauf besinnen, daß das Ausdrucksmäßige unseres Handelns eine Funktion der inneren Haltung ist. *Das Ausdrucksmäßige des Handelns ist aber die wichtigste Quelle unseres Wissens von fremdem Erleben überhaupt, und infolgedessen die wichtigste Grundlage für alle zwischenmenschlichen Beziehungen.* Es gibt neben der erwähnten noch zwei andere Quellen solchen Wissens um fremdes Erleben. Das Ausdrucksmäßige der gewachsenen Körperform des andern und die erkennbaren Veränderungen des Körpers auf Grund von Vorgängen im vegetativen Nervensystem (z. B. Zittern, Erröten, Erblassen). Unbestreitbar aber stehen diese beiden Quellen an Bedeutung hinter den an die willkürlichen Bewegungsvorgänge gebundenen Handlungsvorgängen weit zurück. (Man denke nur an die Sprache.) Dieselbe große Bedeutung nun, die wir der inneren Haltung beimessen müssen, für die Möglichkeit, etwas vom fremden Erleben zu wissen, kommt ihr naturgemäß ebenso für den umgekehrten Vorgang zu, für die Mitteilung eigenen Erlebens an Fremde. Da nun die beiden andern Wissensquellen um fremdes Erleben, die Körperform und die Vorgänge des autonomen Nervensystems, der willkürlichen Beeinflussung nicht unterliegen, können wir sagen: *Die innere Haltung ist (vermöge des durch sie bestimmten Ausdrucksgehalts unseres Handelns) der Bewußtseinstatbestand, durch den allein wir in der Lage sind, willkürlich von unserem Erleben dem Fremden Kunde zu geben und umgekehrt von seiner Seite willkürlich zu empfangen.* Diese grundsätzliche Klarstellung müssen wir den Betrachtungen vorausstellen, die sich auf die gemeinschaftspsychologische Bedeutung der inneren Haltung beziehen. Wir wenden uns nun wieder unserer Ausgangssituation zu, in der wir eine Angleichung des ausdrucksmäßigen Verhaltens an dasjenige der Führerpersönlichkeit beobachten konnten. Unsere Beobachtung zeigt uns, daß die Angleichung in der Art erfolgte, daß der passive Partner davon nichts wahrzunehmen braucht. Wir wissen, daß wir natürlich in der

Lage sind, eine fremde, also natürlich auch eine uns zum Vorbild dienende Person, mit bewußter Absicht nachzuahmen. Um einen solchen Vorgang handelt es sich aber hier nicht, sondern es handelt sich um eine Angleichung unseres Verhaltens, die ohne das Zutun einer besonderen Absicht erfolgt.

Wir glauben, daß diese beobachtete Angleichung einen Sonderfall der allgemeineren Tatsache darstellt, daß *in jeder Gemeinschaftssituation dauernd eine spezifische Reaktion unserer inneren Haltung auf das uns von den Gemeinschaftspartnern entgegengebrachte Verhalten statthat.* Das Besondere unseres speziellen Falles liegt darin, daß wir der Führerpersönlichkeit verehrend gegenüberstehen, so daß wir sein möchten wie diese selbst. Daraus folgt, daß die spezifische Reaktion auf das Verhalten des Führers die Angleichung ist. Dieses Besondere wollen wir aber zunächst beiseite lassen, und uns mit dem aufgestellten Satz näher beschäftigen, daß in jeder Gemeinschaftssituation eine spezifische Reaktion auf das Verhalten der Gemeinschaftspartner statthat, ohne daß eine Absicht dazu vorliegt, ja manchmal, ohne daß wir diese Reaktion bemerken.

Das könnte eine Banalität sein. Es ist selbstverständlich, daß in einer Gemeinschaftssituation eine solche spezifische Reaktion erfolgt. Das was uns hieran jetzt interessiert, und was wir genau untersuchen wollen, ist *die Art des Willenserlebnisses, das wir auf Grund einer solchen Reaktion haben,* denn auf die Art des Willenserlebnisses bezog sich ja zweifellos unsere Beobachtung, daß wir nicht absichtlich, sondern unabsichtlich, manchmal sogar, ohne daß wir es bemerken, unser ausdrucksmäßiges Verhalten dem einer anderen Person angleichen.

Wir haben schon einmal zu Beginn unserer Untersuchung eine Differenzierung von Willensvorgängen (auch dort auf Grund introspektiver Erkenntnis, also genauer gesagt: eine Differenzierung von Willens*erlebnissen*) vorgenommen, bei der Schilderung des Vorganges der spielerischen Darstellung. Wir sagten dort, daß wir eine bestimmte innere Haltung einnehmen, und daß aus dieser eingenommenen Haltung die einzelnen Handlungen mit einer gewissen Selbständigkeit hervorgehen. So sicher nun diese Differenzierung zu Recht besteht, so kann doch nicht gesagt werden, daß die „mit einer gewissen Selbständigkeit" aus der eingenommenen Haltung hervorgehenden Handlungen nicht durch Willensvorgänge bewirkt und von Willenserlebnissen begleitet wären. Aber der Unterschied besteht. Und es ist ein Unterschied in der Art des Willenserlebnisses; ein Unterschied, der sich als ein solcher der Intensität des spezifischen Willenserlebnisses charakterisieren ließe. Es ist derselbe Unterschied, dem wir dort begegnen, wo wir von *„automatisierten" Willenshandlungen* sprechen im Gegensatz zu Willenshandlungen, die nicht automatisiert sind, in denen die einzelnen Teile der Gesamthandlung durch einzelne Willensakte bewirkt werden. Hier liegt ja schon in der Bezeichnung „automatisierte Willenshandlung" die Auffassung beschlossen, daß es sich auch hier immerhin noch um Willensvorgänge handelt. *Die Nebeneinanderstellung dieser beiden Handlungsvorgänge, der automatisierten und der aus einer eingenommenen Haltung mit einer gewissen Selbständigkeit hervorgehenden, ist mehr als ein Vergleich. Sie entspricht vielmehr, wie wir sehen werden, einer Wesensverwandtschaft der beiden Vorgänge.* Beide Vorgänge werden eingeleitet durch einen besonderen Willensakt, der als „Entschluß“ bezeichnet werden kann, und der sich phänomenologisch von dem Willenserlebnis, das die fortlaufende Handlung begleitet, deutlich unterscheidet. Für beide Vorgänge wirkt es störend, die Handlung geht schlechter vonstatten, wenn im Verlauf der Handlung auf einzelne Teile derselben ein besonderer Willensakt gerichtet wird; dies ist eine Beobachtung, die für die automatisierten Bewegungsvorgänge allgemein bekannt ist, und auf die wir zu Beginn unserer Untersuchung in bezug auf die dort von uns geschilderten Bewegungen bei spielerischen Darstellungen hingewiesen haben.

Wenn wir nun genauer überlegen, was wir unter automatisierten Willenshandlungen verstehen, so sehen wir, daß es sich dabei *nicht um rein motorisches Geschehen* handelt [1]. Das Gehen gehört z. B. zu den automatisierten Bewegungsvorgängen. Unter automatisiertem Gehen versteht man nun durchaus nicht den automatisierten Bewegungsvorgang an sich, losgetrennt von der Gesamtsituation, sondern wir verstehen darunter auch die richtige Reaktion auf besondere Leistungsbedingungen. Wenn wir also z. B. auf einer Ebene gehen und kommen an eine Stufe, so werden wir, ohne daß ein besonderer Entschluß zu erfolgen braucht, hinauf oder hinunter gehen. Diese richtige Reaktion gehört durchaus zu dem Tatbestand, den man als automatisiertes Gehen bezeichnet. Es sind beim Gehen hauptsächlich optische und kinästhetische Reize, welche die zentripetalen Vorgänge bewirken, auf die unsere Reaktion erfolgt. (Daß diese zentripetalen Reize zu dem Vorgang erforderlich sind, kann man leicht daran sehen, wenn man versucht, im Liegen Gehbewegungen in der Luft auszuführen. Es resultiert dann — entsprechend den ganz anderen zentripetalen Reizen — eine Bewegung, die vielmehr dem Radfahren zu vergleichen ist!) Kleine Unebenheiten des Bodens bewirken solche kinästhetischen Reize. Laufen wir eine Treppe, möglicherweise mit Überspringen von Stufen, hinunter, so wird dieses Automatisierte des Vorgangs besonders eindrucksvoll bewußt, wie übrigens auch gerade dabei beobachtet werden kann, wie der automatisierte Vorgang, dessen glatter Ablauf, durch Willensakte, die auf einzelne Teile der Gesamtaktion gerichtet sind, gestört wird. Wir sehen so deutlich, daß es sich hierbei nicht um einen motorischen Vorgang handelt, sondern, daß ein *sensomotorischer Vorgang automatisiert* ist. Dasselbe können wir natürlich ebenso bei anderen derartigen Vorgängen feststellen, also z. B. bei einem Geiger, der ein Stück, das er noch nie gesehen hat, vom Blatt spielt, oder bei einem Menschen, der etwas nie Gelesenes vorliest. Man kann dabei sogar die Beobachtung machen, daß es gar nicht leicht ist, den vorgeschriebenen Text irgendwie abzuändern, ohne daß der Vorgang des Vorlesens oder des Spielens erheblich gestört wird. Es ist also so, daß wir, nachdem wir uns „angeschickt“ haben, eine solche Gesamthandlung auszuführen, die Einzelakte dieser Gesamthandlung durch sensorische Vorgänge — *von dem handelnden Individuum aus gesehen, passiv* — geleitet werden können.

Nehmen wir nun Situationen menschlicher Gemeinschaft, Situationen, in denen das Handeln zweier Menschen aufeinander gegenseitig Bezug hat, z. B. zwischen einem Verfolger und dem Verfolgten. Der eine hat den Entschluß

[1] Wir folgen hier einer von E. Strauss vertretenen, aber nicht publizierten Auffassung.

gefaßt, zu fliehen, der andere, den Fliehenden zu verfolgen. Im Verfolger und im Verfolgten werden aber die Einzelheiten des Handlungsverlaufs durch das Verhalten des Partners bestimmt. Wieder sehen wir, daß Einzelheiten der Handlung passiv durch sensorische Erlebnisse geleitet werden. Diese sensorischen Erlebnisse in der Gemeinschaftssituation gründen sich aber auf Handlungsvorgänge des Situationspartners. Infolge davon kann man den Tatbestand so formulieren, daß *bestimmte Handlungsvorgänge in der Gemeinschaftssituation passiv durch Handlungsvorgänge des Situationspartners im einzelnen ihre Gestaltung erfahren.*

An dieser letztgeschilderten Situation des Verfolgers und des Verfolgten läßt sich unschwer erkennen, daß *die beiden Begriffsbildungen der automatisierten Handlung und der aus einer inneren Haltung selbständig hervorgehenden sich auf denselben Tatbestand beziehen.* Daß das Laufen in den verschiedenen Richtungen zu den automatisierten Bewegungen gehört, ist nicht zu bezweifeln. Andererseits kann man aber auch sagen, daß der eine Partner die innere Haltung des Verfolgers einnimmt, und daß aus dieser inneren Haltung die einzelnen Bewegungen selbständig wie auch bei dem Fliehenden hervorgehen. Das kann man sich noch eindrucksvoller klarmachen, wenn man nicht an eine reale Situation, sondern z. B. an spielende Kinder denkt. Die Situation kann nach Spielregeln oder auf Verabredung in jedem Augenblick gewechselt werden, indem der eine oder der andere abwechselnd die Haltung des Verfolgers oder des Fliehenden annimmt. Der Unterschied zwischen den beiden Bezeichnungen ist der, daß an demselben Vorgang verschiedene Gesichtspunkte hervorgehoben werden. In dem Begriff „automatisierte Willenshandlung" liegt der Nachdruck auf der Entwicklung solcher Handlungsvorgänge von der Aneinanderreihung einzelner Willensakte, einzelner Bewegungsvorgänge bis zu ihrem ohne solche Willenserlebnisse möglichen „automatischen" Ablauf. In unserer aus dem Studium der inneren Haltung hervorgegangenen Begriffsbildung liegt der Nachdruck auf dem phänomenologischen Tatbestand solcher vollentwickelter Handlungsvorgänge und ihrer Beziehung zur inneren Haltung, ohne auf ihre Entstehung Bezug zu nehmen.

Das, was für unsere Untersuchung als wesentliches Ergebnis aus diesen Überlegungen hervorgeht, ist folgendes: *Auch die passive Gestaltung unseres Handelns auf Grund sensorischer Erlebnisse erfolgt „automatisch". D. h. auf das spezifische Willenserlebnis bezogen: Man hat bei solchen Einzelhandlungen das Erlebnis einer geringeren Willensintensität: Die Handlungen erfolgen mit einer gewissen Selbständigkeit automatisch.* Dieser Tatsache haben wir zu Beginn unserer Untersuchungen Rechnung getragen, ohne dort näher darauf einzugehen, als wir sagten, daß wir nach Einnahme einer bestimmten inneren Haltung in der Absicht spielerischer Darstellung auch auf Anregungen aus der Umgebung in der Art und Weise reagieren, wie es dem Wesen des Dargestellten entspricht, ohne daß wir uns im einzelnen zu überlegen brauchen, wie das betreffende Wesen handeln würde. *Wir unterliegen also in der Gemeinschaftssituation einem dauernden passiven Einfluß auf unser Handeln in der Art, daß ein besonderer Willensakt dazu gehört, sich diesem Einfluß zu widersetzen. Es ist also nicht so, daß ein besonderer Willensakt dazu nötig ist, um auf das Verhalten des anderen zu reagieren, wie man annehmen könnte, sondern umgekehrt.* Diese Tatsache hat eine große Bedeutung.

Wir müssen uns hier an etwas früher Gesagtes erinnern, nämlich daran, daß jeder Bewegungsvorgang entsprechend dem ihm innewohnenden Sinn unmittelbar in unserem Bewußtsein durch eine Modifizierung unserer inneren Haltung repräsentiert ist. Daraus ergibt sich widerspruchslos im Zusammenhang mit dem Vorhergesagten, *daß unsere innere Haltung in der Gemeinschaftssituation eine dauernde Modifikation durch das Verhalten unserer Situationspartner erfährt. Als Spezialfall einer solchen passiven Modifikation ist der Vorgang anzusehen, daß eine Angleichung des ausdrucksmäßigen Verhaltens an das einer zum Ichideal gewordenen Führerpersönlichkeit erfolgt.*

Wir wollen den dargestellten Sachverhalt der Modifikation unserer inneren Haltung in der Gemeinschaftssituation noch an wenigen Beispielen erläutern. Die Beispiele sollen vor allem zeigen, daß die von uns hervorgehobene Reaktion von Affektreaktionen zu unterscheiden ist, die selbstverständlich auch als Folge des Verhaltens unserer Situationspartner vorkommen. Wir können dabei als bekannt voraussetzen, was wir über die Beziehungen zwischen Affekt und innerer Haltung ausgeführt haben. Nehmen wir an, wir haben uns über einen Menschen geärgert. Wir sind allein und geben uns dem Ärger über sein Verhalten hin, wir „schimpfen innerlich“ auf ihn. In dieser Situation tritt uns die betreffende Person unerwartet gegenüber. Nehmen wir weiter an, die betreffende Person sei eine „Respektsperson“, der gegenüber wir die Haltung eines liebenswürdig zuvorkommenden Menschen einzunehmen gewohnt sind. Wir können in einer solchen Situation beobachten, wie durch die Erscheinung der betreffenden Persönlichkeit ein Einfluß auf unser Verhalten ausgeübt wird, wir werden „automatisch“ unsere Verbeugung machen, die entgegengestreckte Hand ergreifen, uns etwa dem eingeschlagenen Wege des Betreffenden anschließen, wenn wir dazu aufgefordert werden. Es ist nun durchaus möglich, daß das aktuelle Verhalten der betreffenden Person gar nicht dazu angetan ist, unseren Ärger zu beschwichtigen. Im Gegenteil, unser Ärger kann in dieser Situation neue Nahrung finden. Trotzdem fühlen wir die Einwirkung des Verhaltens der betreffenden Persönlichkeit auf unsere innere Haltung und damit auf unser Verhalten. Es ist zu diesem Vorgang auch nicht unbedingt notwendig, daß wir die betreffende Persönlichkeit schon kennen, daß wir also schon gewöhnt sind, in einer spezifischen Art und Weise auf ihr Verhalten zu reagieren. Wir können z. B. jemanden zum ersten Male aufsuchen, um ihm energisch die Meinung zu sagen. Die Ausführung dieses Vorsatzes kann unterbleiben, weil wir beispielsweise durch das Imposante oder Liebenswürdige seiner Gesamterscheinung „bezwungen“ werden. Haben wir den Betreffenden dann verlassen, so können wir sehr unzufrieden mit uns sein, weil wir unserem Vorsatz nicht treu geblieben sind, weil wir dem vorhandenen Zornaffekt nicht in unserem Verhalten Ausdruck verliehen haben, sondern passiv dem Einfluß des fremden Verhaltens auf unsere innere Haltung unterlegen sind.

Es ist an diesen Beispielen nicht das Wesentliche, daß wir tatsächlich letzten Endes nicht entsprechend dem vorhandenen Affekt und der intellektuellen Einsicht folgend handeln. Ob dieses Ergebnis resultiert, ist ja auch eine Frage der Stärke des vorhandenen Affekts (man kann ja auch zornig herausplatzen), beziehungsweise eine Frage des Einflusses des Ichs auf die innere Haltung (man kann ja auch dem fremden Einfluß widerstehen). Das Wesentliche an diesen Beispielen ist vielmehr, daß eine solche Einwirkung fremden Verhaltens auf unsere innere Haltung überhaupt statthat, was natürlich an solchen Beispielen am besten zu demonstrieren ist, in denen sich dieser Einfluß gegen Affekt und intellektuelle Einsicht durchsetzt. Mit diesem Einfluß haben wir uns in jeder Gemeinschaftssituation auseinanderzusetzen.

Diese wechselseitige Einwirkung in Gemeinschaftssituationen, dieses Hinüber- und Herüberwirken des ausdrucksmäßigen Verhaltens von einem Situationspartner auf den andern deckt sich unseres Erachtens weitgehend mit dem von K. BÜHLER aufgestellten Begriff der *„Steuerung"* im seelischen Kontakt. Bei ihm heißt es: „Faktum ist, daß im seelischen Kontakte eine gegenseitige Steuerung des Benehmens und des Erlebens des Partners stattfindet". Es ist eine glückliche Begriffsbildung *von einer gegenseitigen Steuerung des Benehmens und Erlebens* zu sprechen. BÜHLER kommt es in seiner Arbeit wesentlich auf das Kontaktverstehen, auf die Erfassung des „Du" im seelischen Kontakt an. Zweifellos ist sein Begriff der Steuerung weiter gefaßt, als wir ihn hier anzuwenden gedenken. Zweifellos sind z. B. auch gegenseitige Affektwirkungen bei ihm darunter zu verstehen. Trotzdem glauben wir, den Begriff nicht mißverständlich und nicht mißverstanden anzuwenden, wenn wir hier von einer *gegenseitigen Steuerung der inneren Haltung* sprechen, um kurz den Tatbestand, den wir an den voraufgegangenen Beispielen erläutert haben, zu charakterisieren. BÜHLER führt als Beispiel die Situation an, daß A. dem B. mit Mordabsichten auf der Straße folgt. Das Benehmen des A., z. B. sein Weg, wird, so sagt BÜHLER, von dem des B. bestimmt, gesteuert. Bei „zweipoligem Geschehen vermag jeder Partner in wechselndem Ausmaß das Benehmen und Erleben des andern in einer spezifischen Weise zu steuern". An anderer Stelle: „Es ist jedoch nicht ausgeschlossen, daß mir dies und das vom Einfluß eines anderen auf mich erst nachträglich an der Veränderung meines eigenen Benehmens auffällt, und zwar durch die Sinne, mit denen ich meinen Körper und seine Bewegungen wahrnehme". Wir sehen an diesen wenigen Beispielen die Übereinstimmung unserer Beobachtungen mit den Bühlerschen, an denen der Begriff der Steuerung gebildet worden ist.

Mit der Herausarbeitung des Begriffs der passiven Steuerung der inneren Haltung durch den Situationspartner in der Gemeinschaftssituation ist das angeschnittene Problem noch nicht erledigt. Es ist noch daran zu erinnern, daß man von einer Gemeinschaftssituation nicht nur dann sprechen kann, wenn ein Partner körperlich gegenwärtig ist. Im Gegenteil, wir müssen sagen, daß die *Situation der völligen Isolierung eine Fiktion ist. Ganz ohne Bezug auf „andere" ist unser Erleben nie.* Die Wirkung des Führers auf unser Verhalten hört nicht auf, wenn er das Zimmer verlassen hat, die Wirkung der Eltern nicht, wenn sie gestorben sind. Gerade die oben angeführte Instanz des Ichideals ist ein plausibles Beispiel eines solchen dauernden Situationspartners. Diese Beispiele können genügen, um darzutun, daß *wir dauernd in unserem Verhalten durch den Einfluß anderer Persönlichkeiten, auch wenn sie nicht körperlich anwesend sind, „gesteuert" werden*, und zwar entsprechend der Bedeutung, die die Betreffenden in unserem gesamten Leben haben.

Wir können an dieser Stelle einen Gedankengang noch kurz weiter führen, den wir bei der Besprechung des Einflusses der Bekleidung auf unsere innere Haltung aufgenommen hatten. Wir haben dort gesagt, daß die wesentliche Wirkung von Bekleidungsgegenständen auf unsere innere Haltung darin beruht, daß bestimmte Ausdrucksbewegungen durch sie erst ermöglicht werden. Unsere Kleidung und unsere Gebrauchsgegenstände gehören aber auch in einer anderen Beziehung in den Rahmen dieser Betrachtungen, nämlich insofern, als eben nicht nur die anderen Menschen in ihrer Erscheinungsweise, sondern natürlich alle belebten Wesen, und darüber hinaus auch die unbelebte Natur, für uns einen ausdrucksmäßigen Gehalt hat. Ein Berggipfel kann einsam und stolz, ein Tal einladend und freundlich sein, ein Mauerrest ein trotziger Zeuge vergangener Zeit, und soweit diese Dinge Ausdrucksmäßiges „verkörpern", sind wir ihrer Einwirkung im Sinne der Steuerung unserer inneren Haltung ausgesetzt. Dahin gehört z. B. unsere Einstellung zu manchen Landschaften, abgesehen von deren klimatischer Einwirkung auf unser Befinden. Dahin gehört aber natürlich auch unser Bestreben, die uns umgebende tote Natur (Städte, Wohnungen, Kleider), in bestimmter Weise, d. h. künstlerisch, in einem bestimmten Stil zu gestalten. Es ist nicht zu übersehen, braucht aber in diesem Zusammenhang nicht weiter ausgeführt zu werden, von wie großer Bedeutung diese Gesichtspunkte für das Kunstschaffen und die Kunstwirkung sind (Arbeiten von KOHNSTAMM, KLAGES u. a.).

Es ist zweckmäßig, an dieser Stelle unserer Untersuchung unter Bezugnahme auf das früher über den Bewußtseinstatbestand der inneren Haltung Gesagte noch einmal hervorzuheben, *worauf sich der geschilderte Einfluß des „Situationspartners" (im weiten Sinne des Wortes) erstreckt. Er erstreckt sich auf die ausdrucksmäßige Gestaltung unserer gesamten willkürlichen Handlungsvorgänge. Es besteht so also ein Einfluß auf unsere sinnvollen Bewegungsvorgänge einschließlich der Sprache, ferner auf bestimmte, nämlich die sprachlich formulierten Denkvorgänge, und auf die ausdrucksmäßige Repräsentation aller dieser Vorgänge in unserem Bewußtsein, eben auf die innere Haltung selbst. Mit diesem Einfluß auf die innere Haltung selbst gewinnt der Situationspartner eine Einwirkung darauf, wie wir uns selbst als handelnde Persönlichkeiten erleben, in dem Sinne, daß wir uns selbst in der inneren Haltung als eine handelnde Gesamtpersönlichkeit erleben,* wie wir es im Verlauf unserer Untersuchung eingehend dargestellt haben.

Hierzu ist noch folgendes zu sagen: *Der Einfluß, der von einem anderen Menschen in der geschilderten Weise auf uns ausgeübt wird, begegnet einem Einfluß, der dauernd von unserem konstitutionell gegebenen Wesen auf die innere Haltung ausgeübt wird.* Charakterisierbar ist dieses Wesen beispielsweise durch die isolierbaren Tatbestände individueller Charakter- und Affekteigentümlichkeiten oder des Intelligenzniveaus. *Aus den von solchen Tatbeständen ausgehenden dauernden Einflüssen entsteht eine innere Habitualhaltung der Persönlichkeit.* Wir wissen, daß in diesen Habitualhaltungen selbst für die absichtliche schauspielerische Darstellung fremden Wesens Grenzen gegeben sind, so daß man sagen kann, einem Schauspieler sei es nicht möglich, eine bestimmte Rolle zu verkörpern, weil sie „ihm nicht liegt". Auf derselben

Bestimmtheit durch persönliche Wesenseigentümlichkeiten und deren Einfluß auf die Entwicklung von Habitualhaltungen beruht die Tatsache, daß im normalen zwischenmenschlichen Verkehr auf verschiedene ausdrucksmäßige Verhaltensweisen bei verschiedenen Menschen verschiedene Haltungsreaktionen erfolgen. *Die Verschiedenartigkeit dieser Reaktionen bewegt sich zwischen den beiden Polen der Aneignung und der Ablehnung*, zwischen der Bejahung und Verneinung der fremden Person; und eine dieser beiden polaren Gegensätzlichkeiten liegt jeder derartigen Reaktion zunächst zugrunde.

Damit kommen wir zu dem „Besonderen", das wir aus unserer Betrachtung ausgeschaltet hatten, dem Besonderen, das in unserem Ausgangsbeispiel von der Angleichung der inneren Haltung an die innere Haltung einer verehrten Führerpersönlichkeit zur Folge hatte, daß die Reaktion auf das Verhalten des Führers eben die Angleichung war. *Dieses Besondere ist die auf Grund der eigenen Wesenseigentümlichkeiten entwickelte Grundhaltung, die in dem als Beispiel gewählten Falle so geartet war, daß die im Sinne dieser Wesenseigentümlichkeiten vorbildliche Persönlichkeit zum Führer gewählt und so bejaht wurde.* Die Verschiedenheiten zwischen Führer und Nachfolger sind trotz der notwendigen Ähnlichkeit immer noch groß genug, daß (dem eigenen Wesen fremde) Haltungen übernommen werden und so Selbsttäuschungen entstehen können. Es ist zweifellos in der normalen menschlichen Situation gar nicht für alle Menschen leicht, unter dem dauernden Einfluß anderer die dem eigenen Wesen entsprechende Grundhaltung zu entwickeln. Hierauf weist HERMANN HESSES Satz hin: „Ich wollte ja nichts, als das zu leben, was aus mir heraus wollte. Warum war das so schwer?"

Dieses Besondere, die Grundhaltung eines Menschen, kann nun aber natürlich auch derart sein, daß er den anderen, der ihm gegenübertritt, ablehnt, daß der Betreffende verneint wird. Dann kann der andere nicht zum verehrten Führer werden, sondern es entsteht ihm gegenüber eine ablehnende feindliche Haltung. Aus dieser Haltung resultiert natürlich, daß es nicht zur Angleichung an das Ausdrucksmäßige des fremden Verhaltens kommt. Es kommt aber doch zu einer Veränderung des eigenen ausdrucksmäßigen Verhaltens im Sinne der Steuerung unserer Haltung. Auch hierbei kann es zu Verhaltensweisen kommen, die aus dem passiven „Gesteuertwerden" zu erklären sind und nicht als adäquater Ausdruck des eigenen Wesens anzusehen sind. Man denke etwa an einen Jungen in den Flegeljahren, der durch das ermahnende Verhalten seiner Umgebung zu besonderen Ungezogenheiten veranlaßt wird. Das dem eigenen Wesen inadäquate wird in solchen Fällen meistens die Übertreibung vorhandener Wesenszüge durch Handlungen sein.

Es handelt sich bei den geschilderten gegenseitigen Einflüssen *um suggestive Vorgänge,* falls man den Begriff der Suggestion so weit faßt, wie dies etwa von E. STRAUS, mit dessen Auffassung wir im wesentlichen übereinstimmen, geschehen ist. Auch BÜHLER (der die Arbeit von STRAUS nicht berücksichtigt hat) spricht aus, „daß seelischer Kontakt mit Suggestion in einem weiten, aber nicht gebräuchlichen Sinne des Wortes identisch ist". Nach STRAUS sind suggestive Vorgänge in jedem Wirerlebnis wirksam, da in jeder Mitteilung der mitgeteilte Inhalt über sich hinausweist auf den Mitteilenden hin. „Insofern daher die einzelnen Äußerungen nicht nur in ihrer Bedeutung und entsprechenden sachlichen Verknüpfung, sondern auch als ein lebendiger Teil des Äußernden erlebt wird, gelten die zwischen dem Äußernden und dem Aufnehmenden bestehenden Beziehungen für sie mit." Wir sind nun der Meinung, daß *jede Äußerung als lebendiger Teil des Äußernden erlebt werden kann, insofern sie Ausdrucksmäßiges enthält,* das heißt, insofern sie auf innere Zuständlichkeiten des Äußernden hinweist, *also eine Funktion der inneren Haltung ist.*

Wir wollen auf das Gebiet der Suggestion nicht in Extenso eingehen. Nur auf einige wichtige Punkte wollen wir hinweisen, wobei wir uns auf die Straussche Arbeit beziehen. Zunächst finden wir auch hier wieder die polaren Gegensätzlichkeiten der Bejahung und der Verneinung fremder Personen als wesentliche Gesichtspunkte, entscheidend dafür, ob es zur Suggestion oder zur Repudiation (so nennt STRAUS den Vorgang der Ablehnung des fremden Einflusses) kommt. Auch hier sehen wir, daß die Einwirkung der fremden Persönlichkeit nicht an die dauernde Anwesenheit des Suggestors gebunden ist, daß suggestive Einflüsse in Abwesenheit des Suggestors in weitem zeitlichem Abstand vom Vorgang der Aneignung oder Ablehnung aktualisiert werden können.

STRAUS sagt nun: „*Im Falle der Bejahung* der fremden Person, in den Wirerlebnissen, *wird die Welt des anderen* dem Grade der Bejahung entsprechend mit *zu der eigenen. Im Falle der Verneinung* wird die *eigene Welt scharf gegen die fremde abgegrenzt." Wir müssen hier die Frage aufwerfen, was gemeint sei mit den Worten: „Die Welt des anderen"*. Einschränkungen sind selbstverständlich: Erinnerungsbesitz, erworbene Fähigkeiten, Talente, die sicher mit zu der Welt des anderen gehören, werden nicht angeeignet. Angeeignet werden aber Stellungnahmen und Urteile zunächst zu solchen Tatbeständen, zu denen sie uns der Suggestor ausdrücklich mitteilt. Wir fragen uns nun aber weiter: Ist diese ausdrückliche Mitteilung eine notwendige Bedingung, oder liegt in der Bejahung der suggerierenden Person noch eine weitere Aneignung der Welt des anderen, insofern als *Urteile und Stellungnahmen potentia übernommen* werden, die realisiert werden können, ohne daß zu dem betreffenden Tatbestand das Urteil oder die Stellungnahme des Suggerierenden gewußt wird. *Die Frage ist sicher zu bejahen*[2], *es liegen solche Urteile und Stellungnahmen potentia vor.* Sehen wir an einem Beispiel, wie wir uns diesen Vorgang genauer zu denken haben: Eine Mutter sucht mit ihrem schwer erkrankten Kind den Arzt auf. Der Arzt gewinnt suggestiven Einfluß auf die geängstigte Frau, und ohne daß die Frau die sachliche Motivierung des ärztlichen Urteils verstehen kann, begründet er in ihr die überzeugte Stellungnahme zu der Erkrankung des Kindes, es sei nichts Schlimmes, in wenigen Tagen werde das Kind gesund werden. Er gibt ihr einige Anweisungen, die die Frau mit der überzeugten Gewißheit solcher Fälle ausführen wird. Nun kann aber die Mutter alsbald vor Entscheidungen gestellt werden, die in der Besprechung mit dem Arzt nicht ausdrücklich erwähnt worden sind, z. B. ob es erforderlich sei, daß jemand bei dem Kind Wache hält. Sachliche Erfahrungen über die möglichen Vorkommnisse bei der Erkrankungsart des Kindes hat sie nicht. Sie kann sich auch nicht das Urteil des Arztes aneignen, denn sie kennt es nicht.

---

[2] Auch STRAUS bejaht diese Frage.

Möglicherweise überlegt sie sich, was der Arzt wohl raten würde. Aus Mangel an sachlichen Einsichten wird diese Überlegung aber eine ganz andere sein, als sie der Arzt selbst auf die gestellte Frage hin anstellen würde. Von Einfluß auf das Handeln der Frau wird die innere Haltung sein, die sie unter der Einwirkung des Arztes eingenommen hat, und die sich etwa als sichere Sorglosigkeit kennzeichnen läßt. Insofern eine bestimmte innere Haltung vom Suggestor übernommen ist, liegen auch Urteile und Stellungnahmen potentia bereit. *Man übernimmt eine Haltung, man gewinnt eine Einstellung zu den Dingen und damit übernimmt man die subjektive Welt des anderen, der unsere Haltung in dieser Weise modifiziert hat.* (Die Begriffe Haltung und Einstellung unterscheiden sich dadurch, daß im Begriff Einstellung die Beziehung auf ein Objekt mit gegeben ist. Im übrigen sind es Synonyma, die beide ihre Beziehung zum Motorischen gleicherweise im Wortstamm bekunden.) Es ist in unserem Beispiel wieder die Beziehung zum Affekt bemerkenswert. Wir haben gesagt, eine Veränderung des Affekts wird bewirkt durch Veränderung der subjektiven Wirklichkeit. Die Tatsache des gegenwärtigen Arztes, desjenigen, der helfen kann, ist eine solche Veränderung. Weiter aber wird die subjektive Realität durch die veränderte Einstellung zu den Dingen, die passiv übernommene innere Haltung, geändert. „Die Welt des anderen wird übernommen," sagt STRAUS. Diese übernommene Welt ist aber subjektive Realität. Und somit ist von hier aus die Möglichkeit zu einer Änderung des Affektes gegeben.

Fassen wir zusammen, was sich aus der Untersuchung von Gemeinschaftssituationen für den Bewußtseinstatbestand der inneren Haltung ergeben hat:

Die innere Haltung bzw. die von ihr abhängigen Willkürbewegungen sind neben gewachsener Körperform und sinnlich wahrnehmbaren Vorgängen des autonomen Nervensystems die wichtigste Quelle unseres Wissens um fremdes Erleben und das einzige Mittel, unser Erleben willkürlich Fremden zu übermitteln. Neben der Bestimmbarkeit der inneren Haltung vom Ich aus ergibt sich aus unseren Untersuchungen das Bestehen einer Einwirkung fremden Verhaltens auf unsere innere Haltung. Man kann von einer Steuerung der inneren Haltung sprechen. Diese Steuerung ist eine dauernde, da die Situation der völligen Isolierung eine theoretische Fiktion ist. Die reaktive Änderung unserer inneren Haltung erfolgt mit derselben Unabhängigkeit von unserem Willen, wie die unter dem Begriff der automatisierten Willenshandlungen verstandenen Handlungsvorgänge. Es darf eines besonderen Willensaktes, im Bewußtsein repräsentiert durch ein etwa als Entschluß charakterisierbares Willenserlebnis, um der Einwirkung des fremden Verhaltens zu widerstehen. Die aus der Reaktion der inneren Haltung resultierende Haltungsqualität ist abhängig von der aus dem eigenen Wesen herausentwickelten Habitualhaltung. Es handelt sich bei den geschilderten Steuerungsvorgängen um Vorgänge suggestiver Art in dem weiten von STRAUS *vertretenen Sinne. Es ist wichtig, noch einmal herauszuheben, daß mit der Einwirkung auf die innere Haltung der Situationspartner einen Einfluß auf alle die Vorgänge und Erlebnisse gewonnen hat, von denen wir gesehen haben, daß sie von der inneren Haltung abhängen. Es sind dies alle unsere willkürlichen Handlungsvorgänge, einschließlich des Sprechens, ferner die sprachlich formulierten Denkvorgänge, also auch die Richtung unserer sprachlich formulierten Assoziationen. Ferner wissen wir, daß die innere Haltung einen gewissen Einfluß auf das Ich hat, auf Grund der bestehenden Identifikationstendenz des Ich. Und wir wissen außerdem, daß die innere Haltung uns dem Ich gegenüber als Gesamtpersönlichkeit repräsentiert, insofern wir handeln. Auch auf das Wesen dieser Gesamtpersönlichkeit erstreckt sich also der Einfluß des Situationspartners.*

Bevor wir dazu übergehen, psychopathologische Erfahrungstatsachen in ihrer Beziehung zur inneren Haltung zu studieren, haben wir uns noch mit der Frage auseinanderzusetzen, die gerade für die Anwendung unseres Begriffes innerhalb der Psychiatrie wichtig ist: *In welcher Beziehung steht der von uns geschilderte Bewußtseinstatbestand zu dem, was man seit* BLEULER *in der Psychiatrie als Affektivität bezeichnet?* BLEULER selbst will unter Affektivität verstanden wissen: „Die Gefühle von Lust und Unlust, denen wir die Affekte anreihen müssen." Auf die selbstgestellte Frage, was diese Affektivität nun eigentlich sei, gibt er folgende Ausführungen zur Antwort: „Ich möchte lieber die Affektivität mit den Willensvorgängen zu einer begrifflichen Einheit verschmelzen; denn viel enger als mit den intellektuellen Vorgängen (Empfinden, Denken) hängt die Affektivität mit den *Strebungen,* den *Trieben,* dem *Willen* zusammen. Da wird es kaum möglich, die beiden psychischen Gebilde auch nur theoretisch dem Wesen nach voneinander zu trennen; es ist fast, wie wenn Affekt und Strebung eins wären und wir mit diesen Begriffen nur zwei verschiedene Seiten des einen Vorgangs theoretisch isoliert hätten."

Es ist wichtig, daran zu erinnern, daß es BLEULER bei der Aufstellung des Begriffs wesentlich darum zu tun war, innerhalb der vielen mit „Gefühl" bezeichneten Vorgänge solche intellektueller Art abzutrennen und so die Affektivität herauszuheben. Wir müssen aber seiner Begriffsbestimmung entgegenhalten, daß sehr Verschiedenartiges und sehr wohl theoretisch Trennbares in dem Begriff nach der selbstgegebenen Bestimmung enthalten ist. Zum Teil sind es passive Erlebnisse entsprechend dem ursprünglichen Sinn des Wortes Affekt, gleichzeitig aber Vorgänge psychischer Aktivität: Trieb und Willensvorgänge, Strebungen. Die Zusammenfassung dieser verschiedenartigen Erlebnisweisen unter einem Begriff ist wohl nur verständlich auf dem Boden einer deterministischen Willensauffassung, wie sie BLEULER immer vertreten hat. Es erübrigt sich wohl, daran zu erinnern, wie fruchtbar trotz dieser notwendigen Einwendungen der Begriff der Affektivität in der Psychiatrie geworden ist, z. B. in der Frage der Demenzzustände. Daß der Begriff in dieser Weise fruchtbar sein konnte, rührt von der durch ihn gegebenen Grenzfestsetzung gegenüber intellektuellen Vorgängen her.

Wir glauben nun, mit Recht anzunehmen, daß der von uns beschriebene Bewußtseinstatbestand, die innere Haltung, undifferenziert unter den affektiven Vorgängen bisher mitverstanden wurde. Man hat im psychiatrischen Sprachgebrauch die Begriffe der affektiven Haltung und affektiven Einstellung geprägt, ohne sich gewissenhaft Rechenschaft zu geben, was unter Haltung in diesem Zusammenhang zu verstehen sei (wozu man besonders durch die Tatsache hätte veranlaßt werden können, daß man auch gelegentlich von intellektuellen Haltungen spricht). *Wir halten eine theoretische Abtrennung der Hal-*

tungen von dem, was man unter dem unscharfen Begriff Affektivität bisher zusammengefaßt hat, schon aus dem Grunde für erforderlich, weil in dem Wort Affektivität eine enge Beziehung zu den Affekten gegeben ist, die nach dem, was unsere Untersuchung über die Beziehungen zwischen Haltungen und Affekten ergeben hat, für die Haltungen nicht besteht. Durch diese falsche Blickrichtung auf die Affekte hin konnte es geschehen, daß andererseits die engen Beziehungen, die zwischen der inneren Haltung eines Menschen und seiner Körperhaltung und den Körperbewegungen bestehen, wenn nicht übersehen, so doch nicht richtig gewürdigt worden sind, obwohl der Hinweis deutlich genug in dem Wort Haltung etymologisch gegeben ist.

Es ist selbstverständlich, daß der Bewußtseinstatbestand der inneren Haltung wie im normalen Erleben ebenso bei den verschiedenartigsten psychopathologischen Erscheinungen im Gebiet psychischer Erkrankungen eine Rolle spielt. Da es sich in der vorliegenden Untersuchung darum handelt, den Wert der gewonnenen Erkenntnis innerhalb der Psychiatrie zu erweisen, werden wir nicht versuchen, die Bedeutung der inneren Haltung an möglichst vielen Beispielen in der ganzen Ausdehnung psychiatrischen Wissens aufzuzeigen, sondern wir werden uns auf einige geeignete Beispiele beschränken. Das Ziel dieser psychopathologischen Studien haben wir in den einleitenden Ausführungen charakterisiert, als wir sagten, daß es wertvoll erscheinen müsse, wenn es gelingt, psychopathologische Erscheinungen, die erfahrungsgemäß als Symptomkomplexe, Symptomverkuppelungen, gleichzeitig vorkommen, in einen verständlichen Zusammenhang zu bringen. Wir haben dort auch näher ausgeführt, was in diesem Zusammenhang mit verständlich gemeint ist. Es kann gelingen, zu zeigen, daß die Gleichzeitigkeit mehr als ein zufälliges Nebeneinander sein kann, daß ein solches scheinbar zufälliges Nebeneinander psychologischen Zusammenhängen entspricht, wie wir sie z. B. für die manischen und melancholischen Symptomkomplexe kennen. In vielen Fällen werden wir etwas Neues nicht zu sagen haben. Das Bekannte wird sich aber von einem etwas veränderten Standpunkt aus unserem Verständnis besser erschließen, als dies bisher der Fall gewesen ist.

So liegt es z. B. bei den Erscheinungen, denen wir im Verlauf einer hysterischen Reaktion gegenüberstehen, und den damit aufgeworfenen psychopathologischen Problemen. Es ist eine ganz allgemeine Erfahrung, die in der täglichen intuitiven klinischen Diagnostik eine wesentliche Rolle spielt, daß man bei diesen Fällen einem übertriebenen Ausdrucksverhalten begegnet. Man nennt dieses Verhalten demonstrativ, theatralisch. Diese Bezeichnungen sind für den psychologischen Vorgang sicher besonders kennzeichnend, es ist nur wichtig, daß man dabei im Auge behält, daß die Demonstration nicht allein nach außen auf die Umgebung gerichtet ist, sondern bei echten hysterischen Erscheinungen mindestens ebenso nach innen. Wir wissen, daß ausgeführte Ausdrucksbewegungen in uns das Erlebnis einer bestimmten inneren Haltung hervorrufen. Der Hysterische nimmt unter irgend welchen besonderen Umständen eine solche Haltung ein, nämlich die eines in irgend welcher Art und Weise kranken Menschen. Es handelt sich dabei um die Darstellung eines

Wesens — in diesem Falle eines kranken —, das der betreffende Patient tatsächlich nicht ist. Um nun die eingenommene innere Haltung zu erhalten, ist es notwendig, der eingenommenen Haltung entsprechende Ausdrucksbewegungen auszuführen. Dadurch entsteht, dem normalen Verhalten gegenüber, natürlich ein Überschuß an Ausdrucksbewegungen und wir verstehen von hier aus, weshalb motorische Symptome aller Art in der Symptomatologie der Hysterie eine so große Rolle spielen.

In der hysterischen Reaktion handelt es sich für den Patienten darum, die eingenommene innere Haltung eines irgendwie Kranken zu erhalten. Nun haben wir gesehen, von wie großer Bedeutung hierfür die Umgebung und deren Ausdrucksverhalten auf Grund der gegenseitigen Steuerung der inneren Haltung ist. In Übereinstimmung damit wissen wir aus vielfacher klinischer Erfahrung, von welcher entscheidenden Bedeutung für die Entstehung, Weiterentwicklung und „Heilung" hysterischer Reaktionen das Verhalten der Umgebung, das Milieu ist. Man spricht aus dieser Erfahrung heraus geradezu von krankmachendem Milieu. Wenn eine wochenlang dauernde hysterische Abasie in der Klinik ohne besondere Behandlung, im wesentlichen auf Grund sachlicher Einstellung der Umgebung und Fehlens des häuslichen Milieus mit seiner häufigen Mischung von ängstlicher Fürsorge mit versteckten Vorwürfen schwindet, so ist das darauf zurückzuführen, daß die spezifische Steuerung durch die Umgebung weggefallen ist, worauf es dem Individuum nicht mehr möglich ist, die innere Haltung des Gelähmten aus eigenen Impulsen aufrecht zu erhalten. Es kann durchaus falsch sein, gerade aus einem so raschen Wechsel des Verhaltens auf zweckbewußte Simulation zu schließen. Die Grenzen zwischen Simulation und Hysterie sind bestimmt keine scharfen. Es sind Unterscheidungen, die sich auf den Grad der Identifizierung des Ich mit der eingenommenen Haltung beziehen, und da gibt es eben gradweise Abstufungen. Der zweckbewußte Simulant entspricht dem absichtlich spielerisch Darstellenden aus unseren normal-psychologischen Betrachtungen, während sich der echt Hysterische zweifellos der Situation der Selbsttäuschung nähert, das heißt, der vollkommenen Identifizierung. Der eine Abasie Simulierende würde sich nach wenigen Tagen in der Klinik vielleicht sagen, daß es keinen Zweck hat, die Simulation fortzuführen, weil er sich zu unangenehmen Situationen aussetzen würde. Bei der echten Hysterie hingegen ist die Wirkung, wie oben ausgeführt, auf den Wegfall der spezifischen Steuerung durch das häusliche Milieu zurückzuführen und auf die anders geartete Einwirkung der Klinikumgebung auf die innere Haltung. Diese Erklärung wird doch den Erfahrungen an vielen Fällen mehr gerecht, in denen wir den Eindruck gewinnen, daß die Beseitigung der hysterischen Erscheinungen bei den Patienten das Gefühl einer gewissen Befreiung hervorruft.

Eine große Gefahr droht der inneren Haltung als Trägerin der hysterischen Erscheinungen von seiten der Affekte. Wir wissen, daß die Affekte einen Einfluß auf die innere Haltung haben, daß die Tendenz besteht, eine dem bestehenden Affekt adäquate innere Haltung einzunehmen. Ein verzweifelt trauriger oder ein gereizt ärgerlicher Affekt wird das Bestehen einer Abasie nicht stören, im Gegenteil, es kann auch von hier aus der bestehenden inneren Haltung ein erhaltender Impuls zufließen. (Wir erinnern daran, was wir über die Nuanzierungsfähigkeit der Gesamthaltungen gesagt haben.) Gerade gereizt ärgerliche Affektlagen sind ja auch häufig zusammen mit hysterischen Erscheinungen zu beobachten. Nun unterliegt aber der Affekt nicht der willkürlichen Beeinflußbarkeit vom Ich aus wie die innere Haltung, sondern ist im wesentlichen eine Reaktion auf die für real gehaltene Umgebung. Ruft nun die umgebende Realität etwa den Affekt zufriedener Heiterkeit oder freudiger Erwartung hervor, so kann es schwer sein, trotz der Einwirkung dieses Affektes die Haltung subjektiven Leidens zu erhalten. Wir sehen so, wie der inneren Haltung im Dienste der hysterischen Reaktion aus der Umgebung auf zwei Wegen Gefahren drohen: Unmittelbar durch die Steuerung der inneren Haltung und auf dem Weg über die Beeinflussung durch die Affekte. Wir verstehen darum, weshalb wir bei Hysterischen so sehr oft Verhaltensweisen antreffen, die auf eine möglichste Absperrung von der Realität, von der gesamten Umgebung hinzielen: Augen schließen, um nichts zu sehen, Schreien, um nichts akustisch wahrzunehmen, Konvulsionen mit scheinbarer Bewußtlosigkeit, um durch die Bewegungen die bestehende innere Haltung zu erhalten und die Aufmerksamkeit von den Vorgängen in der Umgebung abzulenken.

Einer Möglichkeit ist noch zu gedenken, die im Verlauf hysterischer Reaktionen eine Rolle spielen kann, wobei es dann zu echten Affektsteigerungen und in Folge davon wohl auch gelegentlich zu Dämmerzuständen kommen kann. Wenn die Identifikation mit der eingenommenen inneren Haltung einen hohen Grad erreicht, so daß der Tatbestand der Selbsttäuschung gegeben ist, so kann es natürlich auf diesem Wege zu einer Verkennung der Realität z. B. in dem Sinne kommen, daß eine echte Angstentwicklung erfolgt. Daß echte Angst in höheren Intensitätsgraden zu Bewußtseinseinschränkungen und zu — auch vasomotorisch bedingten — Dämmerzuständen führen kann, unterliegt wohl keinem Zweifel. Aber es scheint, daß es zu einer solchen Entwicklung, falls nicht schon die objektive Situation Anlaß zur Angstentwicklung bietet, nur kommt, wenn es sich um besonders geartete Individuen handelt.

Diese besondere Artung, von der hier die Rede ist und deren genauere psychologische Definition wir im folgenden versuchen wollen, würde die Wesenseigentümlichkeit der zu hysterischen Reaktionen neigenden Persönlichkeiten ausmachen. Denn die dämmerzustandsartigen Bilder im Verlauf einer hysterischen Reaktion sind wohl die ausgesprochensten und schwersten Erscheinungen, die im Rahmen der hysterischen Reaktionen überhaupt beobachtet werden. Man ist wohl zu dem Schluß berechtigt, daß gerade diese schwersten Erscheinungen nur bei solchen Individuen auftreten können, die die schwersten konstitutionellen Mängel im Sinne der zu hysterischen Reaktionen disponierenden Konstitutionsanomalie aufweisen.

Versucht man auf Grund der hier vertretenen theoretischen Auffassungen das Wesen dieser Konstitutionsanomalie zu umschreiben, so kommt man zu folgender Formulierung: *Es handelt sich um Individuen, bei denen eine bestehende innere Haltung einen besonders starken Einfluß auf das Ich hat, wobei verständlicherweise gleichermaßen die Fähigkeit des Ich, auf die innere Haltung einen Einfluß auszuüben, vermindert zu sein scheint.* Es sind dies Menschen, die, falls eine innere Haltung in ihnen hervorgerufen ist, besonders leicht der Einwirkung unterliegen, die wir oben mit der vulgärpsychologischen

Formulierung charakterisiert haben: „Ein Darsteller wird von seiner Rolle fortgerissen“. Es handelt sich dabei um die Veränderung eines aus dem Normalen her bekannten gegenseitigen Einwirkungsverhältnisses. Ob man dabei primär an eine geringere Einwirkungsfähigkeit des Ich oder umgekehrt an eine erhöhte Wirksamkeit der inneren Haltung denken soll, ist nicht zu sagen. Effektiv natürlich hat die beschriebene Veränderung des gegenseitigen Einwirkungsverhältnisses eine Schwächung der vom Ich ausgehenden Impulse zugunsten der von der inneren Haltung ausgehenden Einwirkungen zur Folge.

Es ist selbstverständlich und an dieser Stelle vielleicht noch einmal hervorzuheben, daß mit der Annahme einer solchen Anomalie die Annahme verbunden ist, daß bei solchen Individuen alle Bewußtseinszustände und Vorgänge im Sinne der angenommenen Anomalie verändert sind. Wir haben aber keine Möglichkeit, diese Veränderung der Gesamtgestalt des Bewußtseins begrifflich zu erfassen. Wir können nur typische Verhaltensweisen solcher Individuen mit der angenommenen Anomalie in Beziehung setzen und uns die Frage vorlegen, ob unsere Annahme geeignet ist, die betreffenden Verhaltensweisen zu erklären. Wir glauben im vorliegenden Fall dazu in der Lage zu sein.

Überlegen wir uns zunächst einige Konsequenzen allgemeinerer Natur, die sich aus der angenommenen Anomalie ergeben. Wir wissen, daß das Einnehmen einer bestimmten inneren Haltung ein Bestandteil einer jeden Willenshandlung ist. Wir haben gesehen, daß dieser vom Ich ausgehende Impuls wichtig ist, um Einwirkungen zu begegnen, die von Affekten aus oder auf Grund von Steuerwirkungen aus der Umgebung auf die innere Haltung eines Menschen ausgeübt werden. Auf Grund unserer Annahme müssen wir erwarten, daß die vom Ich ausgehenden Tendenzen, z. B. die auf Grund logischer Überlegungen gebildeten Entschlüsse, eine relativ geringe Einwirkung auf das Handeln der betreffenden Individuen haben werden im Vergleich zu den Einwirkungen, die von den Affekten und vom Ausdrucksverhalten der Umgebung ausgehen. Von solchen Menschen können wir erwarten, daß sie in ihrem Handeln weniger durch sachliche Erwägungen als durch affektbetonte Erlebnisse und das Verhalten ihrer Umgebung bestimmt werden. Wir können erwarten, daß sie Schwierigkeiten haben werden, die ihrem eigentlichen Wesen entsprechenden Tendenzen durchzusetzen, woraus ein unsteter Lebenswandel, der die normale individualitätsbedingte Zielstrebigkeit vermissen läßt, entsteht. Besonders leicht werden solche Menschen unter den Einfluß willensstarker Persönlichkeiten geraten, man wird bei ihnen einen besonders hohen Grad von Suggestibilität finden. Zusammengefaßt kann man diese Eigenschaft als eine durch unsere psychopathologische Annahme bestimmt charakterisierte Art von Willensschwäche bezeichnen. Diese Willensschwäche und die aufgeführten Einzelzüge sind uns aus den Lebensgeschichten Hysterischer wohl bekannt.

Den Vorgang der hysterischen Reaktion, den wir als Einnahme der inneren Haltung eines irgendwie kranken Menschen dargestellt haben, werden wir bei solchen Menschen natürlich besonders leicht antreffen. Es entspricht der heutigen Auffassung über das Wesen der hysterischen Reaktion, daß eine derartige Reaktion prinzipiell bei jedem Menschen möglich ist. Unsere Darstellung stimmt mit dieser Auffassung überein. Derartige Reaktionen werden aber bei gesunden Individuen, wenn diese nicht gerade einem sehr starken

Affekt unterliegen, stets der Simulation nahe bleiben, während Hysterische sehr leicht zu Identifikationen und damit zu Selbsttäuschungen kommen werden.

Etwas können wir hier dem Verständnis noch näher bringen, nämlich die Tatsache, daß hysterische Reaktionen meist aus Affekterlebnissen heraus entstehen, deren Einwirkung auf die innere Haltung die Hysterischen in höherem Maße unterliegen als gesunde Individuen, da sie keine ausreichenden Impulse vom Ich aus entgegenzusetzen haben. Darin, daß es aber nicht bei dem affektentsprechenden Ausdrucksverhalten bleibt, sondern zur Einnahme einer inneren Haltung eines irgendwie Kranken kommt, liegt die Willensbeteiligung, die Mitwirkung des Ich, die bei keiner hysterischen Reaktion mit Ausnahme vorübergehender Dämmerzustände zu fehlen scheint. Hier ist die Stelle, die durch vielfache klinische Erfahrung erhärtete Tatsache zu erwähnen, daß sich die Hysterie aus einem „Wunsch" (Bleuler), aus einer „inhaltlich bestimmt gearteten Willensrichtung" (Bonhoeffer) entwickelt. Diese Auffassungen finden ihre Bestätigung in unserer Betrachtungsweise darin, daß wir die Beteiligung eines vom Ich ausgehenden Impulses annehmen müssen, um das Zustandekommen der spezifischen qualitativen Nuance der inneren Haltung im Sinne des Krankseins zu erklären. Es mag sein, daß bestimmte Mißempfindungen, die einen Affekt begleiten, oder etwa zufällig auftretende motorische Erscheinungen, wie Zittern oder zufällige Körperstellungen oder ein Schwächegefühl zu solchem Verhalten die Veranlassung geben, trotzdem müssen wir eine gewisse Einflußnahme des Ich in allen solchen Fällen annehmen. Die hier entwickelte psychopathologische Darstellung vermag der „Wunschtheorie" nur hinzuzufügen, weshalb bestimmte von uns in ihrer konstitutionellen Abart charakterisierte Individuen zum Zweck der Realisierung dieses Wunsches gewissermaßen in der Lage sind, den Weg der hysterischen Reaktion zu beschreiten. Den Wunsch krank zu sein hatte im Kriege bestimmt mancher Soldat. Aber es hatte nicht jeder die innere Möglichkeit, die innere Haltung des Kranken so stark in sich wirksam werden zu lassen, daß der Zustand einer hysterischen Reaktion entstand. (Die Meinung, daß es sich bei allen hysterischen Erscheinungen um klar bewußte Simulationen handelt, wird heute wohl nur noch so vereinzelt vertreten, daß sie unberücksichtigt bleiben kann. Nur diese Meinung würde die Annahme einer besonderen konstitutionellen Anomalie der Art, wie wir sie hier beschrieben haben, überflüssig erscheinen lassen.) Daß es dann gerade bei Individuen, die in dem hier vertretenen Sinne psychopathisch veranlagt sind, auf dem Boden einer hysterischen Reaktion zu vollkommenen Selbsttäuschungen und auf diesem Wege zu Dämmerzuständen infolge starker Affektwirkungen kommen kann, haben wir oben schon ausgeführt.

In der Auswirkung normaler Affekte werden wir unter der Annahme der von uns umschriebenen Anomalie gleichfalls mit charakteristischen Erscheinungen zu rechnen haben, die sich aus dem ableiten lassen, was wir im normalpsychologischen Teil unserer Betrachtungen ausgeführt haben. Ohne eine besondere Stärke der Affekterregbarkeit vorauszusetzen, müssen wir nämlich annehmen, daß normale Affekte einen besonders starken Einfluß auf die innere Haltung haben, der dadurch in Erscheinung tritt, daß sich der bestehende

Affekt besonders leicht in entsprechenden Ausdrucksbewegungen auswirkt, weil die einem solchen lebhaften Ausdrucksverhalten normalerweise entgegenstehenden vom Ich ausgehenden Impulse nicht die gleiche Wirksamkeit haben als beim Gesunden. Vulgärpsychologisch ausgedrückt: Solche Leute sind nicht imstande sich zu beherrschen. Infolge davon gewinnen die bestehenden Affekterregungen dauernd auf das gesamte Handeln solcher Menschen einen relativ hohen Einfluß, womit — und das ist das Entscheidende für die hier vorgetragene Auffassung — nichts über die Stärke des Affekts ausgesagt ist, die das normale Maß nicht zu überschreiten braucht. Dies erscheint wichtig zur psychopathologischen Differenzierung solcher Fälle von einer anderen Gruppe von Psychopathen, den Erregbaren, die von fast allen Bearbeitern des Psychopathiegebietes als eine selbständige Gruppe klinisch herausgehoben wurde. Dabei handelt es sich um Individuen, bei denen die Intensitätsschwankungen der Affekte besonders groß zu sein scheinen. Es sind meist Zustände von ängstlicher oder trauriger Verzweiflung oder Zustände von sinnloser Wut und aus diesen Affekten hervorgehende Handlungen, die die Patienten in die ärztliche Beobachtung bringen. (Freudige Erregungen werden weniger beachtet, wohl zum Teil aus demselben Grunde, aus dem reaktive manische Verstimmungen kaum jemals in ärztliche Behandlung kommen im Gegensatz zu den vielen reaktiven Depressionen. Die aus dem freudigen Affekt entspringenden Handlungen werden in sozialer Beziehung anders gewertet. Auch rufen die vegetativen Wirkungen des freudigen Affekts im allgemeinen nicht das subjektive Gefühl eines krankhaften Zustandes hervor. Nur plötzliche, sehr heftige freudige Erregungen können zu vorübergehenden subjektiv beschwerlichen Erscheinungen führen.) Die starken Affekterregungen sind durch deutliche vegetative Begleitsymptome charakterisiert und durch die Tatsache, daß das Gesamtverhalten der betreffenden Patienten ausdrucksmäßig durch den bestehenden Affekt bestimmt wird. Es fehlen die typisch hysterischen Erscheinungen. Solche Menschen sind nicht in der Lage sich zu beherrschen, weil der abnorm starke Affekt sie mitreißt, nicht weil sie sich in die durch den Affekt angeregte Haltung zu leicht hineinleben. Auch in ihrem allgemeinen Lebenswandel unterscheiden sie sich von den zuvor charakterisierten Psychopathen in wesentlichen Punkten. Ihr Lebensgang ist meist recht zielstrebig, sie geraten durchaus nicht leicht unter flüchtigen Einfluß, haben starke Gefühlsbeziehungen zu ihrer nahen Umgebung. Unter dafür günstig gelagerten Umständen kann es zu echten paranoischen Reaktionen kommen. Die Zielstrebigkeit ihres Lebenswandels entsprechend den echten Tendenzen der eigenen Individualität und die Behauptung dieser Zielstrebigkeit gegenüber fremden Einflüssen läßt uns erkennen, daß bei solchen Menschen die ihr gesamtes Handeln bestimmende innere Haltung wesentlich durch die Tendenzen des eigenen Wesens bestimmt wird, daß sie nicht dazu neigen, fremden Steuerungseinflüssen in Selbsttäuschungen zu unterliegen. Die daraus entwickelten Habitualhaltungen befähigen sie auch nach Abklingen des Affekts nach Beseitigung der realen Ursachen für diese Erregung zu einer klaren Stellungnahme zu den im Affekt begangenen Handlungen. Dies kommt daher, daß diese Menschen, sobald der Affekt abgeklungen ist, zu ihrer Habitualhaltung zurückkehren und von hier aus ihr Handeln in der Erregung als aus dem Rahmen ihres Gesamtverhaltens herausfallend erkennen können. Diese Einsichtigkeit, diese kritische Stellungnahme, die in typischen Fällen pathologischer Affektsteigerungen nach mehr oder weniger kurzer Zeit sich von selbst einzustellen pflegt, setzt eine aus dem eigenen Wesen herausentwickelte Habitualhaltung voraus, von der aus das eigene Verhalten beurteilt wird.

Ganz anders liegt dies bei den zu hysterischen Reaktionen neigenden Individuen. Dort kann es wohl zu lebhaften Reuereaktionen kommen, besonders unter dem Einfluß eines Milieus, das eine solche Reaktion anregt. Aber solche Stellungnahmen sind nicht nachhaltig; man wundert sich oft darüber, wie leicht solche Haltungen wieder verschwinden und anders gearteten Platz machen. Es ist dies nur ein Spezialfall der mangelnden Stabilität der inneren Haltung auf Grund der von uns aufgezeigten psychopathologischen Anomalie. Ja, es ist eine bekannte klinische Erfahrung, daß gerade rasches Umschlagen der Einstellung zum eigenen Verhalten, rasches Nachgeben gegenüber den Tendenzen des augenblicklichen Milieus prognostisch ungünstig zu werten ist.

Wir haben in unseren normalpsychologischen Ausführungen auf die Bedeutung der inneren Haltung für die Selbsteinschätzung der Persönlichkeit hingewiesen. Im Hinblick auf das dort Gesagte ergibt sich für solche Individuen, bei denen der Bewußtseinstatbestand der inneren Haltung zu einer abnorm hohen Wirksamkeit im Gesamterleben gelangt, eine relativ beherrschende Bedeutung der von innen heraus oder aus der Umgebung angeregten Haltungen und der durch diese Haltungen gegebenen Persönlichkeitserlebnisse. Es muß so der psychopathologische Tatbestand resultieren, den Bonhoeffer unter Zugrundelegung des Wernickeschen Begriffs des Persönlichkeitsbewußtseins als Labilität des Persönlichkeitsbewußtseins bezeichnet hat. Bonhoeffer sieht in dieser Anomalie die psychopathologische Grundlage für gewisse degenerative Psychosen, die in ihrer Symptomatologie den phantastischen Pseudologen sehr nahestehen. Für die phantastischen Pseudologen, wie sie Delbrück zum erstenmal klinisch herausgehoben hat, hält Bonhoeffer die Labilität des Persönlichkeitsbewußtseins für charakteristisch.

Es unterliegt keinem Zweifel, daß der Begriff des labilen Persönlichkeitsbewußtseins sich auf den psychopathologischen Tatbestand bezieht, der von uns so beschrieben wurde, daß eingenommene innere Haltungen, die ja nach unseren normal-psychologischen Betrachtungen dem Ich gegenüber eine Gesamtpersönlichkeit repräsentierten, eine abnorm starke Wirkung in unserem Gesamterleben haben. Wir denken dabei nur nicht primär an eine mehr oder weniger große Festigkeit eines bestimmten Vorstellungskomplexes, sondern bringen diese abnorme Erlebnisweise in Zusammenhang mit anderen psychopathologischen Tatbeständen, wie sie sich uns aus normalpsychologischen Betrachtungen ergeben haben.

Während wir nun zu diesem Begriff durch Überlegungen über das Wesen der hysterischen Reaktion und die konstitutionelle Anomalie solcher Individuen, die zu hysterischen Reaktionen disponiert sind, gekommen sind, wendet ihn Bonhoeffer auf eine andere Gruppe von Psychopathen an, die phantastischen Schwindler. Das typische Verhalten solcher Patienten läßt ja nun gar keinen Zweifel darüber, daß es sich um den Gesamtvorgang der Darstellung einer Persönlichkeit handelt, die die betreffenden Menschen tatsächlich nicht sind. Dieses Verhalten ist ja gar nicht anders zu erklären als damit, daß sie sich in die eingenommene Haltung hineinleben. Auch die Vorgeschichten solcher Patienten sind in derselben Weise charakterisiert, wie wir es oben für die zu hysterischen Reaktionen disponierten Individuen gezeigt haben. Wir sind nun in der Tat der Auffassung, daß diese beiden Psychopathengruppen im Grunde genommen auf derselben psychopathologischen Minderwertigkeit beruhen, auf der abnorm überwiegenden Bedeutung der inneren Haltung im Gesamtbewußtsein oder, was auf dasselbe hinausläuft, auf der Labilität des Persönlichkeitsbewußtseins. Wir glauben, daß es akzidentelle Persönlichkeitsmomente sind, die das klinische Bild modifizieren, so daß es das eine Mal zu wesentlich hysterischen Zuständen, das andere Mal zu Pseudologien kommt. Phantasiebegabung und Betriebsamkeit sind an sich gewiß keine Eigenschaften, die ohne weiteres zu den pathologischen gerechnet werden können, auch nicht eine gehobene Stimmungslage, wie wir sie bei vielen Pseudologen antreffen. Es scheint aber leicht verständlich, wie solche Wesenseigentümlichkeiten bei Menschen, die den von uns gekennzeichneten konstitutionellen Mangel aufweisen, zu dem Bilde der Pseudologia phantastica führen können. Auch klinisch finden sich Anhaltspunkte für die Richtigkeit der hier vertretenen Auffassung in der häufigen Kombination beider Erscheinungen bei demselben Individuum. So fand KRAEPELIN bei mehr als der Hälfte seiner Fälle ausgesprochene hysterische Erscheinungen. Auch DELBRÜCK hat schon auf diese Tatsache in seiner Arbeit hingewiesen. Er schreibt sogar: „Etwas unserem Symptom (der phantastischen Pseudologie) ganz Analoges sind meines Erachtens die hysterischen Anfälle". Aus diesem Satz geht eine weitgehende Übereinstimmung mit der hier vertretenen Auffassung hervor, insofern darin nicht nur auf das Zusammenvorkommen der beiden Erscheinungsweisen hingewiesen, sondern auch deren psychopathologische Gleichheit behauptet wird. Wir werden auf diese mit der unsrigen übereinstimmenden Auffassung auch noch durch andere Bemerkungen DELBRÜCKS hingewiesen, so wenn er sagt, eine Patientin glaube sich mit der betreffenden Person (für die sie sich ausgibt) identisch, oder es sei das ein Vorgang, wie etwa bei einem spielenden Kinde.

Wir glauben, daß diesen beiden Gruppen von Psychopathen noch eine dritte zugefügt werden muß, die gleichfalls den von uns für die Hysterischen charakterisierten konstitutionellen Defekt aufweisen: Die Haltlosen. Obwohl bei diesen Psychopathen Schwindeleien auch phantastischer Art recht häufig sind, worauf auch KRAEPELIN hinweist, so stehen diese doch nicht so im Vordergrund, daß sie den phantastischen Pseudologen zugerechnet werden könnten. Vielmehr ist das am meisten hervortretende Symptom dieser Gruppe eben die Haltlosigkeit, womit nichts anderes gemeint ist, als der von uns zu den Wesenszügen der Hysterischen gerechnete Mangel an individualitätsbedingter Zielstrebigkeit des Lebenswandels und die geringe Widerstandskraft gegen fremde Einflüsse. So wären die Haltlosen als der eigentlich reinste Typ dieser Gruppe von Psychopathen anzusehen, deren Psychopathie auf der von uns charakterisierten Anomalie beruht, daß die innere Haltung dem Ich gegenüber eine abnorm erhöhte Wirksamkeit hat. Entsprechend dieser Auffassung wäre es richtig, die ganze Gruppe unter der Bezeichnung „Haltlose" zusammenzufassen. Akzidentelle Wesenszüge, die an sich durchaus dem Bereiche des

Gesunden angehören, und Einwirkung des Milieus führen dazu, daß diese Psychopathien sich bald unter dem Bilde der Pseudologie, bald durch hysterische Zustände klinisch manifestieren. Wir werden es nicht anders erwarten können, als daß zwischen diesen Erscheinungsformen derselben psychopathischen Anlage zahlreiche Übergänge und Kombinationen vorkommen, wie dies tatsächlich der Fall ist.

Will man versuchen, die akzidentiellen Wesenszüge und Milieufaktoren zu bestimmen, die der Differenzierung in die drei klinischen Erscheinungsformen zugrunde liegen, so würde es im Rahmen der vorliegenden Untersuchung zu weit führen, im einzelnen diese Frage zu erörtern. Wir müssen uns mit einigen Hinweisen begnügen. Für den Prototyp der Haltlosen, die schon immer unter dieser Bezeichnung zusammengefaßte Gruppe, sind akzidentielle Wesenszüge in dem hier gemeinten Sinne nicht beizubringen, ihr Verhalten und ihre typischen Lebensgeschichten leiten sich aus der Grundstörung ab. Es läßt sich für diese, wie natürlich auch für die anderen mit derselben Grundstörung behafteten Individuen nur sagen, daß ihnen eine gleichbleibende, enge Umgebung arbeitsamer, sachlich orientierter Bürgerlichkeit schwer zu ertragen ist. Diese Umgebung stellt Anforderungen an sie, denen sie auf Grund ihrer mangelhaften Anlage nicht gewachsen sind. Man erwartet von ihnen aus der eigenen Individualität entwickelte Stellungnahmen, Einstellungen, Haltungen und daraus hervorgehende Leistungen. Dazu sind sie aber nicht in der Lage. Außerdem können sie in einer engen Umgebung, wo die persönlichen Gegensätze am konsequentesten ausgetragen werden und infolgedessen an die individualitätsbedingte Habitualhaltung besonders große Anforderungen gestellt werden, natürlicherweise leicht in Konflikte kommen. Sie treiben daher leicht dem in Großstädten stationären und dem wandernden und reisenden Vagabundentum zu. Im neuen Milieu zeigen sie dann immer wieder die an ihnen besonders auffällige Fähigkeit, sich erstaunlich rasch auf die neue Umgebung einzustellen und dadurch ihrer Umgebung in der ersten Zeit leicht den Eindruck besonders befähigter Menschen zu machen. Diese ganz ausgesprochene Eigenschaft der raschen Einstellung auf ein neues Milieu, die aus unserer theoretischen Auffassung leicht verständlich ist, bringt sie auch leicht in Berührung mit manchen Berufen, die ihrem Bedürfnis nach Milieuwechsel und Anpassung an fremde Tendenzen entgegenkommen. So scheint es, als ob z. B. unter den weiblichen, freien Krankenpflegerinnen relativ häufig solche Psychopathinnen sind, die in diesem Beruf auch vorübergehend gute Leistungen zeigen. Bemerkenswert ist die Tatsache, auf die Bonhoeffer schon hingewiesen hat, daß solche Individuen die für Gesunde unerträgliche Situation der beschäftigungslosen Isolierung oft erstaunlich gut ertragen, so daß man aus dem äußeren Verhalten an eine hebephrene Verblödung denken kann. Wir verstehen dieses Verhalten, wenn wir uns vergegenwärtigen, welche entscheidende Bedeutung für ihr Verhalten die Anregungen von außen haben, die in dieser Situation auf das äußere beschränkt sind.

Für die Pseudologen haben als akzidentielle Wesensmomente, wie wir oben schon sagten, Phantasiebegabung und eine gewisse Betriebsamkeit eine entscheidende Bedeutung, hinter der die Umstände des jeweiligen Milieus, was das Zustandekommen der Pseudologien anlangt, an Bedeutung zurücktreten.

Die hysterischen Erscheinungen sind im Gegensatz hierzu wesentlich durch die äußere Situation bedingt. Wir sehen sie besonders häufig im Zusammenhang mit peinlichen Erlebnissen auftreten (Aufdeckung von Schwindeleien, Verhaftungen) oder in unangenehmen Zwangssituationen, aus denen sich die betreffenden Menschen aus eigener Kraft nicht zu befreien imstande sind. Typisch hierfür ist die Hysterika, die in einer unglücklichen Ehe gebunden lebt, ohne von sich aus die Kraft zu einem Ausweg zu finden, ohne entscheidenden fremden Einfluß in wirtschaftlicher Abhängigkeit von dem Mann. Solche und ähnliche Situationen, für die die zeitliche Dauer und relative Unabänderlichkeit des peinlichen Zustandes unter den zu hysterischen Reaktionen Anlaß gebenden Situationen das Charakteristische ist, sind diejenigen, die am ehesten zu lange Zeit hindurch dauernden hysterischen Zuständen führen. Bei solchen lange Zeit dauernden hysterischen Zuständen, die im Vergleich zu den passageren hysterischen Reaktionen ja recht selten sind, kann man auch wieder, wenn auch weniger ausgesprochen, die von BONHOEFFER geschilderte Indolenz gegenüber der für den Gesunden unerträglichen Situation der Tätigkeitslosigkeit beobachten.

Die Frage, inwieweit Hysterische und Pseudologen selbst an die Richtigkeit ihrer Darstellungen und Erzählungen glauben, hat stets berechtigtes Interesse hervorgerufen. Im Sinne unserer theoretischen Auffassung heißt die Frage, ob die Identifikation mit der eingenommenen, dem tatsächlichen Wesen nicht entsprechenden inneren Haltung so hohe Grade erreichen kann, daß der Tatbestand der Selbsttäuschung gegeben ist. Wir halten es für wahrscheinlich, daß solche Zustände vorkommen. Wir müssen ja auf Grund der von uns beschriebenen Anomalie annehmen, daß sich die innere Haltung dauernd in einer für den Gesunden nicht nacherlebbaren Weise im Bewußtsein solcher Menschen auswirkt. Wir können darüber nur sagen, daß das Ich der Einwirkung der inneren Haltung in höherem Maße unterliegt, als dies bei Gesunden der Fall ist. Die Tatsache aber, daß es leichter zu Identifikationen kommt, läßt es wahrscheinlich erscheinen, daß es ceteris paribus auch zu höheren Identifikationsgraden kommt als beim Gesunden, womit immerhin die Möglichkeit von vollkommenen Selbsttäuschungen zuzugeben ist.

Auf eine typische Haltung ist noch hinzuweisen, die für die Haltlosen in bestimmten Situationen charakteristisch ist: Der Trotz. Man muß sich aber vorerst darüber klar werden, daß unter Trotz nicht immer das gleiche verstanden wird. Es werden zwei völlig verschiedene Zustände so bezeichnet. Wir werden versuchen, den Unterschied zwischen den beiden Zuständen an Beispielen aufzuzeigen: Ein in die Gefangenschaft geratener Soldat wird von seinen Feinden mit Erschießen bedroht, wenn er nicht an seinen eigenen Kameraden Verrat übt. Er schweigt und bleibt bei dieser trotzigen Haltung, was man ihm auch antun mag, um ihn zum Verrat zu bewegen. Wir sehen hier einen Menschen, auf dessen innere Haltung sowohl von dem Verhalten der Umgebung ausgehend, wie auch von der Affektseite her die stärksten Einwirkungen stattfinden. Trotzdem sind die von dem Ich ausgehenden Impulse stark genug, die aus der Individualität entwickelten, lebensgeschichtlich begründeten Habitualhaltungen aufrecht zu erhalten. Ein solcher Mensch trotzt fremden Zumutungen durch freien Entschluß, gebunden nur durch die in seiner

Individualität gegebene Wesensart. Ganz anders gelagert ist die andere psychologische Situation, die auch mit Trotz bezeichnet zu werden pflegt: Ein Kind steht bei seinen Eltern mit Recht im Verdacht, etwas Unerlaubtes getan zu haben. Die Eltern fragen das Kind und trotz aller Bemühungen gelingt es nicht, aus ihm ein Wort herauszubekommen. Das Kind sieht die Eltern nicht an (es entzieht sich der optisch gegebenen Steuerwirkung), senkt den Kopf, es trotzt, und es macht ihm die allergrößte Mühe, auch wenn es ganz gerne wollte (und das ist eben das Wichtigste), einzugestehen, was es getan hat. Es bedarf oft großer Mühe und Überredung, nur das einfache Wort „Ja“ aus einem solchen Kinde herauszubekommen. Es leuchtet ein, daß wir hier einer ganz anderen psychologischen Situation als der erst geschilderten gegenüberstehen. Das Kind kann unter der Einwirkung des Affekts, der ängstlichen Befürchtung und unter der Einwirkung des ausdrucksmäßigen Verhaltens der Umgebung, auch wenn es will, nicht durch einen Impuls vom Ich aus die innere Haltung einnehmen, die die Gesamthandlung des Geständnisses ermöglicht. Wir erkennen deutlich den Unterschied der beiden, gleicherweise mit Trotz bezeichneten psychologischen Situationen. Im ersten Fall gewinnen die Impulse vom Ich aus gegen die stärksten Einwirkungen, die von den Affekten und aus der Umgebung her auf die innere Haltung stattfinden, die Oberhand. Im zweiten Fall ist es dem Menschen angesichts der Einwirkungen der Affekte und der Steuerwirkungen aus der Umgebung gerade nicht möglich, seine Ichimpulse im Handeln, also in der inneren Haltung wirksam werden zu lassen. Im ersten Falle besteht die völlige Freiheit des Handelns trotz dieser Einwirkungen, im zweiten Fall ist die Freiheit des Handelns, die Möglichkeit zur Willkürhandlung verloren gegangen. Die Gleichheit der beiden Situationen liegt darin, daß beide Menschen eine von ihnen geforderte Handlung nicht tun. Das eine Mal aber, weil die äußeren physischen Bedingungen für ein der eigenen individualitätsbedingten Überzeugung entsprechendes Handeln nicht gegeben sind, das andere Mal aber, weil die inneren Bedingungen fehlen, die der individualitätsbedingten Überzeugung gemäße innere Haltung einzunehmen. In beiden Fällen kommt es zu einem äußerlich ähnlichen Verhalten.

Wir können das geschilderte kindliche Verhalten natürlich schon wegen seiner Häufigkeit nicht dem pathologischen zurechnen. Es ist außerdem daran zu erinnern, daß natürlich auch bei Kindern trotziges Verhalten vorkommt, das der erstgeschilderten Situation entspricht, wenn das auch sicher sehr viel seltener ist. Nun begegnen uns in der Klinik gelegentlich psychopathische Patienten, die dem kindlichen Alter entwachsen sind, bei denen wir aber, falls wir mit ihnen den Versuch machen, ihre Lebensgeschichte eingehend zu besprechen, genau dem gleichen Verhalten begegnen. Sie sind nicht in der Lage, sich über die ihnen peinlichen Dinge auszusprechen. Häufig kann man bei gutem Rapport von ihnen die Angabe hören, sie möchten sich gerne aussprechen, sie seien aber dazu nicht in der Lage. Manchmal gelingt es längere Zeit gar nicht, den notwendigen Rapport mit ihnen herzustellen, weil es ihnen nicht möglich ist, die trotzige Haltung zu überwinden, was gelegentlich mit oberflächlichen Begründungen motiviert wird. Solche Patienten nehmen es einem niemals übel, wenn man sich die Mühe macht, die Dinge, die sie einem verschweigen, durch Nachforschungen in Erfahrung zu bringen. Der ärztliche Rapport gewinnt gewöhnlich durch solche scheinbar gegen den Willen der Patienten vorgenommene Klarstellungen, falls sie mit ausreichender Konsequenz durchgeführt werden, und es ergibt sich meist die Möglichkeit, die Patienten zur Befolgung des ärztlichen Rates und zu einer gewissen intellektuellen Einsicht zu bringen. Dieser geschilderte psychologische Vorgang, der bei oberflächlicher Betrachtung ebenso befremdlich erscheinen muß wie die häufige Dankbarkeit hysterischer Patienten gegen Ärzte, die „Gewaltheilungen" mit ihnen vorgenommen haben, findet seine natürliche Erklärung in der psychologischen Einsicht, daß das so geschilderte trotzige Verhalten, ebenso wie die hysterische Reaktion, wesentlich auf der Unfähigkeit der betreffenden Persönlichkeiten beruht, unter dem Einfluß der Situation die der eigenen Individualität entsprechende innere Haltung durch einen Willensimpuls vom Ich aus einzunehmen. Die scheinbar gegen den Willen solcher Menschen gerichteten Maßnahmen führen zur Befreiung aus einer für solche Menschen bedrückenden Situation der inneren Handlungsunfähigkeit.

Das geschilderte trotzige Verhalten ist eine typische Verhaltensweise der Haltlosen. Es ist der Zustand hilfloser Handlungsunfähigkeit, in den diese Menschen durch die Situation hineingedrängt werden, mit der allgemeinen Tendenz der Abwehr aller aus dieser Situation hervorgehenden Anregungen. Die Einwirkungen aus der Umgebung und die Einwirkungen der Affekte sind entsprechend unseren bisherigen Ausführungen im Bewußtsein solcher Menschen von erhöhter Wirksamkeit auf die innere Haltung im Vergleich zu den vom Ich ausgehenden Willensimpulsen. Wir können also das Verhalten solcher Menschen aus dieser Anomalie heraus verstehen. Wir müssen uns aber die Frage vorlegen, weshalb es denn unter den geschilderten Umständen nicht zu der anderen, gleichfalls aus derselben Anomalie verständlichen Reaktion des vollkommenen Nachgebens, zum Geständnis, zur Reue und zur Selbstanklage kommt.

Zunächst ist daran zu erinnern, daß es zu solchen Reaktionen des vollkommenen Nachgebens, wie wir sie oben als prognostisch ungünstig erwähnt haben, tatsächlich manchmal kommt. Ob es zu der einen oder anderen Reaktion kommt, hängt davon ab, ob die Person, der die Patienten gegenüberstehen, bejaht oder verneint wird. Wird sie im Augenblick bejaht, so resultiert die Anpassung, wird sie aber verneint, so kommt es zur Trotzreaktion. (Die Trotzreaktion kann durch hysterisches Verhalten oder durch Pseudologien verdeckt werden. Die reine Trotzreaktion zeigt klarer die Handlungsunfähigkeit und ist weniger leicht mit psychologisch anders motiviertem Verhalten zu verwechseln.) Ob es zur Bejahung oder zur Verneinung der augenblicklichen Situation und des Situationspartners kommt, hängt entsprechend unserer Auffassung vom Wesen haltloser Psychopathen in erhöhtem Maße von psychologischen Umständen ab, die beim Gesunden zwar auch eine Rolle spielen, aber beim Haltlosen je nach dem Grade der Haltlosigkeit von überwiegender Bedeutung sind. Die innere Haltung, die zu Beginn der Situation auf Grund vorhergehender Erlebnisse besteht, spielt eine erhebliche Rolle. So kommt es, daß z. B. die feindliche Haltung, die aus einem Konflikt mit den Eltern oder den Behörden entstanden ist, leicht auch auf den Arzt übertragen wird und zu einer in der Situation ganz unsinnigen Ablehnung des Arztes führt. Es wird aber auch verständlich, daß es im Gegensatz dazu dem Arzt durch freundliches, entgegenkommendes Verhalten fast ausnahmslos möglich ist, einen guten Rapport auf dem Boden der Bejahung durch den Patienten herzustellen. So wird das objektiv als unsachlich imponierende Verhalten solcher Psychopathen aus der gekennzeichneten Grundanomalie heraus verständlich. Man versteht so, wie es immer wieder bei solchen Menschen in weit ausgesprochenerem Maße als bei Gesunden zu Verhaltensweisen kommt, die ihrem eigenen Interesse widersprechen, daß die Bejahung oder Verneinung einer Situation gewissermaßen zufälliger ist und daß bei ihnen auch die intellektuelle Einsicht in das Unsachliche und dem eigenen individualitätsbedingten Streben Abträgliche ihres Verhaltens keine Macht über ihr Handeln gewinnt. (Gerade zu Verhaltensweisen, die dem eigenen individualitätsbedingten Streben abträglich sind, kommt es auch unter besonders starken Affekten. Wir glauben aber, daß bei den Haltlosen vielmehr die „unechten Affekte" entsprechend unseren Ausführungen hierüber die wesentliche Rolle spielen.)

Wir haben schon daran erinnert, daß die klinischen Erfahrungen auf die engen Beziehungen zwischen den drei Gruppen von Psychopathen hinweisen, die wir unter der gemeinsamen Gruppe der Haltlosen zusammenfassen, worin wir eine Bestätigung für die Richtigkeit unserer theoretischen Auffassung sehen können. Unter den theoretischen Versuchen in dieser Richtung erinnern wir an die Ausführungen von KLAGES, der in der Symptomatologie der Psychopathien einen psychopathologischen Tatbestand für alle Psychopathien gleichermaßen kennzeichnend hält und so nur mehr von einer Psychopathie spricht. Nach seiner Auffassung leidet der psychopathische Charakter an lebensnotwendigen Selbsttäuschungen. Um zu dem Wesen der Sache durchzudringen, sagt KLAGES, „müßten wir ermitteln, *warum* Minderwertigkeitserlebnisse stattfinden, warum sie nicht als solche gewußt werden und wie sie es anstellen, Wertfiktionen zu erzeugen, die dem Bewußtsein des Trägers die Mängel, denen sie entstammen, verschleiern, und es müßte vor allem ermittelt werden, ob die Ursachen dessen mehrfältig sind oder auf eine Grundursache zurückgehen". Wir können mit KLAGES nicht übereinstimmen, daß alle Psychopathien als charakteristischen Wesenszug die lebensnotwendigen Selbsttäuschungen darbieten. Wir sind der Meinung, daß die konstitutionell Depressiven, die Hypomanischen, die Affekterregbaren, die Epileptoiden an Schwierigkeiten leiden, die nicht integrierend durch falsche Selbsteinschätzungen charakterisiert sind. Man könnte im Gegenteil die Auffassung vertreten, daß gewisse psychopathische Typen gerade unter der Unfähigkeit leiden, sich im gesunden Ausmaß Selbsttäuschungen zu überlassen. Dem konstitutionell depressiven Zweifler z. B. fällt eine entschlossene Tat darum so schwer, weil ihm das zu einer entschlossenen Tat erforderliche Maß von Fähigkeit zur Selbsttäuschung fehlt. Jede entschlossene Tat setzt voraus, daß andersgerichtete Wesenstendenzen für die Zeit des Handelns zurückgedrängt werden, so daß sie auf die innere Haltung ohne Einfluß sind. Wenn eine solche Tat zu einem praktischen Erfolg führt, so ist damit nicht bewiesen, daß der Vollbringer sein eigenes Wesen richtig eingeschätzt hatte. Es ist nur gezeigt, daß die Fähigkeit zu entschlossenem Handeln Erfolg im Leben bringt. Der konstitutionell depressiv Veranlagte, der sich zu der Tat nicht entschließen kann, weiß um sein eigenes Wesen und dessen Wert viel mehr. Kommt es bei ihm zur Unterschätzung des eigenen Wertes und so zu einer Täuschung über sich selbst, so ist diese Selbsttäuschung doch von einer ganz anderen Art, als wir sie oben für die Haltlosen nachgewiesen haben, und kann nicht mit ihr gleichgesetzt werden. Für die unter den Haltlosen zusammengefaßten Psychopathen scheint die von KLAGES gegebene Charakterisierung aber zuzutreffen. Bei ihnen ist die Täuschung über das eigene Wesen auf Grund der Überwertigkeit der inneren Haltung im Bewußtsein der charakteristische Wesenszug. Die Formulierung von KLAGES läßt die Dinge aber so erscheinen, als ob die unerforschte Grundlage der psychopathischen Anlage die Notwendigkeit zur Selbsttäuschung schaffe in dem Sinne, daß der normale Vorgang der Selbsttäuschung bei solchen Menschen gewissermaßen in den Dienst einer für sie lebenswichtigen Tendenz gestellt würde. Wir glauben auf Grund unserer Ausführungen, daß man richtiger von einer gesteigerten *Fähigkeit* zur Selbsttäuschung sprechen sollte als von einer gesteigerten Notwendigkeit. In diesem Sinne scheint das Problem der Selbsttäuschung oder der Labilität des Persönlichkeitsbewußtseins wenigstens für die Gruppe der Haltlosen unter den Psychopathen von zentraler Bedeutung zu sein.

Nach KRAEPELINS Auffassung von dem Wesen der hier besprochenen psychopathischen Persönlichkeiten handelt es sich dabei um Erscheinungsformen der seelischen Unreife, um die Folge einer Entwicklungshemmung. Diese Auffassung steht mit unserer theoretischen Darstellung ohne weiteres im Einklang. Es ist ja aus dem kindlichen Verhalten leicht zu sehen, daß die vom Ich auf die innere Haltung ausgehenden Impulse nicht dieselbe Einwirkung haben wie beim Erwachsenen. Affekte können weniger beherrscht werden. Steuerungseinflüsse sind von erhöhter Wirksamkeit. Die Fähigkeit zu hohen Identifikationsgraden in spielerischer Darstellung zeigt sich in vielen Spielen. Es ist interessant, daran zu denken, wie diese dem Kinde natürliche psychologische Situation in der kindlichen Entwicklung, in der Zeit des Lernens sinnvoll und zweckentsprechend ist, während sie — in späteren Jahren persistierend — zur Unfähigkeit führt, die gestellten Aufgaben in der Gesellschaft zu erfüllen. Diese Überlegung erklärt es, daß so viele Haltlose in die ersten Konflikte geraten, wenn sie dem Elternhaus und der Schule entwachsen sind, während sie bis dahin häufig zu den recht Erfolgreichen gezählt haben.

Was wir im vorhergehenden über die psychopathologischen Erscheinungen bei bestimmten Psychopathien sagen konnten, ließ Zusammenhänge zwischen Erscheinungsformen dieser Psychopathien in einem etwas anderen Licht erscheinen und förderte in manchen Punkten wohl auch das Verständnis für diese Zusammenhänge. Die geschilderten Zusammenhänge selbst waren im Grunde genommen aber bekannt. Anders liegt dies auf dem Gebiet der Schizophrenien. Hier wird es uns möglich sein, durch die aus der Umschreibung des Bewußtseinstatbestandes der inneren Haltung gewonnenen Erkenntnisse wesentliche Beziehungen zwischen psychopathologischen Phänomenen zu erkennen, Beziehungen, die bisher nicht gesehen werden konnten. Es wird uns auch möglich sein, etwas genaueres über den psychologischen Ort der Störung auszusagen, aus der sich die für die schizophrenen Erkrankungen charakteristischen Symptome entwickeln.

Bevor wir an die eigentliche Aufgabe, die Untersuchung der Symptomatologie der Schizophrenien in ihrer Beziehung zu dem Bewußtseinstatbestand der inneren Haltung herantreten, müssen wir einige Bemerkungen über den klinischen Gegenstand unserer Untersuchung, die Symptomatologie der Schizophrenien vorausschicken.

Alle Autoren stimmen darin überein, daß Störungen des Bewußtseins im Sinne der Helligkeit des Bewußtseins ebensowenig zu den typischen schizophrenen Symptomen zu rechnen sind, wie Störungen des Bewußtseins im Sinne der Auffassungs- und Denkstörung, wie sie bei den amentiellen Zustandsbildern symptomatischer Psychosen zur Beobachtung kommen. Viele schizophrene Erkrankungen zeigen nie derartige Störungen, und da, wo sie ausschließlich vorkommen, nämlich im akuten Stadium der Erkrankungen, sind sie z. T. wohl als Kombination mit symptomatischen Psychosen aufzufassen (so z. B. bei manchen im Wochenbett ausbrechenden Fällen). Aber bei plötzlich einsetzenden, heftigen schizophrenen Prozessen kann es auch, ohne daß es sich um die Kombination mit einer andersartigen Gehirnschädigung handelt, zu symptomatischen Zustandsbildern kommen. Das Auftreten derartiger Zustandsbilder hat man sich wohl in der Weise zu denken, daß der akut und heftig einsetzende schizophrene Prozeß nicht nur die für ihn typischen, elektiven Schädigungen setzt, sondern darüber hinaus Schädigungen im Sinne exogener (etwa toxischer) Prozesse bewirkt. Die Symptome, die auf eine derartige Schädigung des Gehirns zu beziehen sind, liefern ebensowenig einen Hinweis auf die Art des zugrundeliegenden Prozesses, wie dies im allgemeinen bei symptomatischen Psychosen der Fall zu sein pflegt. Man muß sich deshalb im klaren sein, daß auch bei unzweifelhaft schizophrenen Erkrankungen im akuten Stadium nicht alle psychopathologischen Erscheinungen als spezifisch für den schizophrenen Prozeß angesehen werden dürfen.

Andererseits wissen wir aber, daß sowohl amentielle Zustandsbilder, wie auch Dämmerzustände anderer als schizophrener Genese, zuweilen unüberwindliche differentialdiagnostische Schwierigkeiten gegenüber der Schizophrenie machen können, worauf Bonhoeffer hingewiesen hat. Es ist daher auch nicht angängig, aus dem Auftreten einzelner gewöhnlich im Verlauf schizophrener Erkrankungen auftretender Symptome die Diagnose Schizophrenie zu stellen. Daran muß erinnert werden im Hinblick auf die gegenwärtige Diskussion über exogen ausgelöste Schizophrenien, wo nur allzu leicht auf Grund von Einzelsymptomen ein Fall der Gruppe der Schizophrenien zugerechnet zu werden scheint. Man denke nur an die von verschiedenen Autoren hervorgehobene Tatsache, daß bei epileptischen Ausnahmezuständen wahrscheinlich alle für Schizophrenien charakteristischen Symptome gefunden werden können. Erst neuerdings hat dies Krapf in einer eingehenden Arbeit wieder gezeigt, und man wird ihm recht geben müssen, wenn er sagt, daß das Vorkommen von Bewußtseinstrübungen mit hoher Wahrscheinlichkeit für eine epileptische Erkrankung spricht.

Zur Klarstellung der Situation wird man daher die Forderung erheben müssen, daß der Diskussion über die Ätiologie und Art schizophrener Prozesse nur solche Fälle zugrunde gelegt werden dürfen, die so eingehend studiert worden sind und diagnostisch so klar liegen, daß wenigstens ihre Zuordnung zu der Gruppe schizophrener Erkrankungen in ihrer heutigen Ausdehnung keinem Zweifel mehr unterliegen kann.

Sind diese Überlegungen notwendig, um auf Schwierigkeiten und Gesichtspunkte hinzuweisen, die in der gegenwärtigen Diskussion über die Ätiologie schizophrener Prozesse nicht überall die Beachtung zu finden scheinen, die ihnen zukommt, so ist auf der anderen Seite zuzugeben, daß in den wichtigsten Bearbeitungen der Psychopathologie der Schizophrenien diese Gesichtspunkte durchaus gewürdigt worden sind. Man kann sagen, daß die Symptome selbst von allen Autoren im wesentlichen gleich gesehen worden sind. Hier gehen die Meinungen auseinander bezüglich der Bewertung einzelner Symptome, der Theorie ihrer Entstehung und des psychologischen Zusammenhanges zwischen ihnen.

Die prinzipiellen Ordnungsgesichtspunkte, die für diese Überlegungen maßgebend sein müssen, hat neuerdings Berze begrifflich klar herausgearbeitet. Es handelt sich um die Unterscheidung zwischen primären und sekundären Symptomen und der psychotischen Grundstörung. „Psychotische Primärsymptome sind unmittelbar konstatierbare Symptome, die sich von anderen, sekundären Symptomen nur dadurch unterscheiden, daß sie in keiner Weise psychologisch weiter zurückgeführt werden können. Die psychotische Grundstörung dagegen ist phänomenologisch an sich nicht aufzeigbar." „Die Primärsymptome einer bestimmten Psychose können noch so zahlreich sein und ihre gemeinsame Grundlage doch in einer einzigen, einheitlichen Grundstörung haben. Ganz falsch ist es also, die Versuche, die Grundstörung zu ermitteln, als ein Suchen nach *einem* Kardinalsymptom hinzustellen. Ebenso falsch ist die Annahme, der eigentlichen psychotischen Grundstörung müsse ein ‚durchgängiges' Symptom entsprechen." Es ist klar, was gemeint ist: Die Unterbrechung der Sehbahn an irgendeiner Stelle kann die Grundstörung eines krankhaften Zustandes sein. Der Ausfall eines bestimmten Teiles des Gesichtsfeldes ist ein primäres Symptom; ein anderes die Atrophie eines Sehnerventeils; die Unfähigkeit, eine Strecke richtig zu halbieren, ein sekundäres. Für psychiatrische Krankheitsbilder ist diese begriffliche Klarstellung im wesentlichen bisher ein Programm. Die Schwierigkeit liegt darin, daß uns die psychologischen Einsichten fehlen, um aus den psychopathologischen Gegebenheiten auf die zugrundeliegende Funktionsstörung zu schließen.

Berze kommt zwar zur Aufstellung des Begriffs der „Insuffizienz der psychischen Aktivität" bzw. neuerdings der „Hypotonie des Bewußtseins" als Grundstörung schizophrener Erkrankungen, sagt aber selbst, daß wir nicht in der Lage seien, die daraus abgeleiteten primären Symptome zu nennen.

Doch es kann hier nicht unternommen werden, die bisherige Entwicklung der psychopathologischen Auffassungen über die schizophrenen Zustände darzustellen. Es kann im Verlauf der folgenden Darstellung auch nicht überall der Zusammenhang hergestellt werden zu verwandten Auffassungen anderer Autoren. So fruchtbar das im einzelnen sein könnte, würde es die Darstellung im ganzen unerträglich belasten. Es wird daher nur in einzelnen Fällen auf die Ansicht anderer Autoren bezug genommen werden; wo es aus den ausgeführten Gründen nicht geschieht, werden die Zusammenhänge dem Kundigen ohnehin offenbar sein.

Im Interesse einer übersichtlichen Darstellung soll hier das letzte Ergebnis der Untersuchungen und Überlegungen, die dieser Arbeit zugrunde liegen, vorangestellt werden. Dieses letzte Ergebnis ist eine theoretische Konsequenz. Sie kann folgendermaßen formuliert werden:

Die Grundstörung, die der spezifisch schizophrenen Symptomatologie zugrunde liegt, besteht in einer Störung der Beziehungen zwischen Ich und innerer Haltung.

Diese Grundstörung selbst ist nicht unmittelbar erfaßbar, wir können sie nur daraus erschließen, daß wir sehen, wie verschiedene primäre Symptome, die wir psychologisch nicht aus anderen Symptomen ableiten können, auf dem Boden einer solchen Grundstörung entstehen können, wie gerade diese Kombination primärer Symptome, wie wir sie bei schizophrenen Erkrankungen antreffen, auf die von uns angenommene Grundstörung bezogen werden kann. Aus der Zahl sicherer Primärsymptome greifen wir drei heraus, für die wir der Reihe nach in eingehenden Untersuchungen die Ableitbarkeit aus der angenommenen schizophrenen Grundstörung aufzeigen wollen:

1. Die Willensstörung und die Veränderung des Willenserlebnisses, das Beeinflussungsgefühl.
2. Die Störung des Kontaktes mit der Umwelt, den Autismus.
3. Die schizophrenen Wahnerlebnisse.

1. *Die schizophrene Willensstörung und die Veränderung des Willenserlebnisses, das Beeinflussungsgefühl.*

Die schizophrene Willensstörung besteht darin, daß es dem Kranken nicht mehr möglich ist, sein Handeln vom Ich aus durch Willensimpulse zu leiten, wie dies normalerweise der Fall ist. Der Einfluß des Ich auf die innere Haltung ist abgeschwächt oder aufgehoben. Der Willensakt, durch den die aktuellen Tendenzen unseres Wesens in Handlungen umgesetzt werden, ist beeinträchtigt.

Diese Definition hat nichts damit zu tun, ob man eine prinzipielle Freiheit des Willens annimmt oder eine deterministische Willensauffassung hat. Wir können die Tendenzen unseres Wesens nicht bestimmen, wir kennen sie zuweilen gar nicht, wie wir gesehen haben. Ob wir einen Einfluß auf ihre Gestaltung, einen Einfluß im Sinne der inneren Freiheit der Willensbestimmung haben, steht hier auch gar nicht zur Diskussion. Es handelt sich vielmehr um die Tatsache, daß wir normalerweise, wie wir gesehen haben, in der Lage sind, so zu handeln, wie es den augenblicklich bewußten Tendenzen unseres Ich entspricht. Es ist dies der spezifische Willensakt, den wir als das Einnehmen einer bestimmten inneren Haltung gekennzeichnet haben. Um das Problem der Willensfreiheit oder -unfreiheit im Sinne einer deterministischen Willensauffassung hier abzugrenzen, vergegenwärtige man sich den Vorgang, daß jemand sich entschließt, einen lang gehegten Vorsatz zu einem bestimmten Zeitpunkt zur Ausführung zu bringen. Normalerweise kann er zu diesem selbst gewählten Zeitpunkt die beabsichtigte Handlung in Gang setzen. Dieser Vorgang hat mit dem Problem der Willensfreiheit noch nichts zu tun. Dieses Problem hebt erst an bei der Frage, ob der Handelnde zu dem betreffenden Vorsatz gekommen ist auf Grund einer freien Willensentscheidung, oder ob eben dieser Vorsatz die Resultante verschiedener Strebungen ist. Den Vorsatz aber *in die Tat umzusetzen,* ist in jedem Falle mit derjenigen Freiheit möglich, die alle unsere Willkürhandlungen als solche (im Gegensatz zu den vegetativen Funktionen) auszeichnet.

Die Äußerungen Schizophrener, die auf eine Störung des Willens hinweisen, sind sehr zahlreich. Beispiele sind in allen Lehrbüchern zu finden. Die Häufigkeit solcher Äußerungen erscheint besonders bedeutungsvoll, wenn man bedenkt, daß wir auch von gebildeten Kranken nicht erwarten können, daß sie den psychologischen Ort ihrer Störung immer anzugeben wissen. Gerade bei der Willensstörung wird man erwarten können, daß die Störung häufig nicht als eine solche der Willensfunktion erlebt oder mindestens dargestellt wird, sondern als Störung der durch die beeinträchtigte Funktion unmöglichen oder erschwerten Handlung. Da wir nach unseren Überlegungen über den Einfluß der inneren Haltung auf das sprachlich formulierte Denken infolge der angenommenen Willensstörung auch eine solche der Denkvorgänge annehmen müssen, ist es gewiß einleuchtend, wenn wir z. B. aus BERZES Kasuistik auch Äußerungen, wie: „Es ist so, als ob das willkürliche Denken zurückgehalten würde“, „ich kann aus eigenem gar nicht denken“, „ich kann das Denken nicht leiten“ mit zu den Äußerungen rechnen, die auf die von uns angenommene Willensstörung bezug haben.

Können diese häufigen Äußerungen auch als Argument für das Vorliegen einer Willensstörung überhaupt betrachtet werden, so dürfen wir natürlich daraus nicht entnehmen, diese Störung sei auch ohne weiteres mit der von uns genau definierten Willensstörung identisch. Es wäre ja denkbar, daß die Kranken damit wirklich eine „Abschwächung jener gemütlichen Regungen, welche dauernd die Triebfeder unseres Wollens bilden“ (KRAEPELIN) meinten. Es könnten ja wirklich die „affektiven und assoziativen Vorgänge (BLEULER) an Intensität eingebüßt haben, deren Resultante unser Wille (im Sinne der Strebungen) ist.

Hier kann zunächst auf eine wichtige klinisch-psychiatrische Erfahrungstatsache hingewiesen werden, die geeignet ist, in dieser Frage als selbständiges Argument klärend zu wirken. In den endogenen Depressionszuständen tritt eine deutliche Erschwerung der Willensleistung zutage, die depressive Hemmung. Wir wissen, daß sie bis zur völligen Handlungsunfähigkeit, zum depressiven Stupor führen kann. In leichteren Fällen schon hören wir von den Kranken, daß alles Interesse in ihnen erloschen sei, daß sie zu nichts Lust, keine Energie haben, daß das Triebleben darniederliegt. Auch sie klagen häufig über Willenlosigkeit. Hier aber weisen uns in der Tat alle Angaben der Patienten, die ja im Vergleich zu den Schizophrenen meist ausgezeichnet ihre Störungen darzustellen wissen, darauf hin, daß es sich um eine Störung im Sinne der Herabsetzung derjenigen Vorgänge handelt, die die Intensität unseres Gesamtwillens im Sinne der Strebungen ausmachen. Hier finden wir aber gerade nichts von schizophrenen Symptomen. (Es ist hier nicht die Stelle, auf diagnostisch unklare Fälle einzugehen.) Dieses Fehlen kann mit als ein Argument dafür gewertet werden, daß ein Darniederliegen der genannten Antriebskräfte nicht die Willenlosigkeit der Schizophrenen fundiert. (Mit Antriebsstörungen in einem besonderen Sinne, die für das Verständnis hyperkinetischer und akinetischer Psychosen bedeutungsvoll sind, werden wir uns im weiteren Verlauf unserer Untersuchung noch zu befassen haben.)

Derselbe klinische Gesichtspunkt, der uns hier zur Ablehnung der Annahme brachte, die schizophrene Willensstörung bestehe in einer Beeinträchtigung der Antriebsmomente, wie etwa bei der endogenen Depression, kann uns andererseits als Argument für die Richtigkeit unserer Auffassung von der schizophrenen Willensstörung dienen, wenn es gelingt, die Ableitbarkeit verschiedener schizophrener Primärsymptome von derselben Grundstörung aufzuzeigen, auf die wir die schizophrene Willensstörung beziehen können, und so ihr gleichzeitiges Auftreten verständlich zu machen. Wir werden daher immer wieder auf diese angenommene Grundstörung bezug nehmen müssen. Für die von uns definierte Willensstörung besteht ja kein Zweifel, daß sie aus der angenommenen Grundstörung, der Beeinträchtigung der Beziehungen zwischen Ich und innerer Haltung, abgeleitet werden kann.

Zunächst wollen wir genauer überlegen, welche unmittelbaren Folgen aus der schizophrenen Willensstörung hervorgehen. Der normale Impuls vom Ich aus, mit dem wir eine Handlung „in Gang setzen", versagt. An der Auswirkung dieses Willensaktes kann man zwei verschiedene Seiten unterscheiden. Erstens veranlassen wir damit, daß in einem bestimmten Zeitpunkt überhaupt eine Handlungsleistung erfolgt. Weiterhin aber bestimmen wir durch die Qualität der eingenommenen inneren Haltung das ausdrucksmäßige des betreffenden Handlungsvorganges. In einer Kampfsituation kann man sich z. B. sehr gut vorstellen, daß diese beiden Seiten des Willensaktes nicht in gleicher Weise zur Auswirkung gelangen. Ein Streitender will, nachdem sich die Gegner einige Zeit drohend gegenübergestanden haben, seinen Gegner rücksichtslos angreifen. In dem Moment des Angriffs hebt der andere drohend und unerwartet die Waffe. Es kann nun folgender Vorgang resultieren: Zwar erfolgt ein energischer Handlungsvorgang, wie er in dem Willensimpuls intendiert war. Aber unter dem starken Steuerungseinfluß des gegnerischen Verhaltens kommt es nicht zu dem rücksichtslosen Angriff, sondern zu einem Ausweichen, zur Flucht. Wir wissen aus unseren normalpsychologischen Überlegungen schon von verschiedenen Einwirkungen auf die qualitative Gestaltung unserer inneren Haltung, und es ist uns daher verständlich, daß unter dem Einfluß der Steuerung durch den Gegner in unserem Beispiel ein qualitativ anderes Verhalten, als es ursprünglich intendiert war, resultiert. Was aber die erste Seite des Vorganges anlangt, das „in Gang setzen" einer Handlung überhaupt, müssen wir noch einige Überlegungen anstellen.

Es handelt sich um die Frage, ob der von uns gekennzeichnete Willensakt einer Energieentfaltung entspricht, ob das Willenserlebnis, das wir dabei haben, die Bewußtseinsrepräsentanz einer zentrifugal gerichteten Energieentfaltung darstellt, deren Auswirkung der Bewegungsvorgang selbst ist, oder ob dieser Willensakt latente Energien frei macht, selbst aber nur einen gewissermaßen regulierenden Einfluß auf diese Energien hat.

Unsere Erfahrungen über Reaktivbewegungen lassen zunächst erkennen, daß, auch wenn dem Willensakt eine Energieentfaltung entspricht, dies gewiß nicht die einzige Energiequelle ist, aus der Handlungen überhaupt hervorgehen. Wir sitzen z. B. ruhig in ein Buch vertieft. Plötzlich wird unsere Tür aufgerissen, wir fahren herum und richten den Blick auf die Tür. Wir wissen, die Qualität unseres ausdrucksmäßigen Verhaltens wird hier passiv durch das Geschehen in unserer Umgebung gesteuert. Aber in diesem Beispiel ist es doch so, daß das Zustandekommen der Handlung überhaupt ohne den spezifischen Willensakt vom Ich aus erfolgt. Darin liegt ja der Sinn der Unterscheidung zwischen initiativen und reaktiven Handlungsvorgängen. Also erfolgt hier ein Handlungsvorgang, der ebenso vom Ich aus in Gang gesetzt werden könnte, ohne diesen spezifischen Willensakt. Die dabei wirksame Energie, die sich in dem Handlungsvorgang auswirkt, kann also nicht aus diesem spezifischen Willensakt stammen. Jedenfalls müssen wir, auch wenn wir annehmen, daß in dem Willensakt eine Energieentfaltung statthat, annehmen, daß dies nicht die einzige Energiequelle ist, aus der Handlungen überhaupt hervorgehen.

Diese Überlegungen haben für das hier in Frage stehende Problem eine über das theoretische hinausgehende Bedeutung. Wir sehen ja, daß gerade in hyperkinetischen Zuständen bei schizophrenen Erkrankungen lebhafteste Handlungsvorgänge ablaufen. Müßten wir auf Grund der schizophrenen Willensstörung annehmen, daß damit eine Herabsetzung der Energie zu Handlungsvorgängen überhaupt gegeben ist, so müßte unsere theoretische Auffassung derartigen Zuständen gegenüber versagen. Diesen Einwand hat GRUHLE in bezug auf BERZEs „Insuffizienz der psychischen Aktivität" gemacht, indem er sagte, es sei nicht möglich, den Erscheinungen gerecht zu werden, wenn man ihnen nur ein „Minusmoment" als Erklärung zugrunde lege. Nun hat BERZE auf diese Einwände sehr einleuchtend Stellung genommen. Er sagt, diese Überproduktivität sei nicht „Aktivität, die im Sinne spontaner Betätigung aus der Persönlichkeit fließt". Es liege „vielmehr Reaktivität vor, erzwungen durch z. Z. außerhalb der Persönlichkeit stehende Einstellungen". Daß dies aber geschehen könne, liege gerade an der „dynamischen Insuffizienz der Persönlichkeit". Wir sehen, wie weit sich die hier vorgetragenen Auffassungen mit denen BERZEs decken.

Wenn sich nun BERZE die Frage vorlegt, was für Faktoren infolge der dynamischen Insuffizienz der Persönlichkeit zu erhöhter Geltung gelangen, so findet er, daß Affekt- und Instinktkreise hier in Betracht kommen. Wir fragen uns: wird eine so allgemeine Charakterisierung den durch die klinischen Tatsachen aufgeworfenen Problemen gerecht? Zweifellos drängt uns eine starke Affekterregung und eine starke Triebspannung zu Handlungen. Damit scheint aber das Problem der Antriebsenergien und ihrer Bewußtseinsrepräsentanz nicht erschöpft. Die Klinik stellt uns vor Fragen, die eine besondere Besinnung erfordern. Für das Problem, auf das wir hier stoßen, versuchen wir folgendermaßen die richtige Fragestellung zu formulieren: Können wir irgendetwas über eine solche Antriebsenergie für unser Handeln aussagen, die gleichermaßen vom Ich aus oder durch Vorgänge in unserer Umgebung zur Entfaltung gebracht werden kann. Können wir etwa verschiedene spezifische Antriebsenergien differenzieren? Wir wissen über diese Dinge kaum etwas. Wir sprechen von Affekthandlungen, Triebhandlungen. THIELE hat unter dem Begriff der Dranghandlung hier eine besondere Differenzierung vorgenommen. Diese Differenzierung ergab sich ihm aus dem Studium frühenzephalitischer Folgezustände. Er verweist in jener Arbeit auf die motorisch überlebhaften Psychopathen, bei denen er wesensverwandte Mechanismen „vielleicht als konstitutionellen Dauerzustand“ wirksam sieht. Suchen wir für unsere Fragestellung Rat im Bereich klinischer Erfahrung, so bieten sich uns auch zunächst diese Psychopathentypen. Wir sehen hier eine offensichtlich gesteigerte oder enthemmte Antriebsenergie sich in lebhaften Handlungsvorgängen entladen, eine Antriebsenergie, die zweifellos ihrem Wesen nach nichts mit erhöhter Trieb- oder Affektspannung zu tun hat. Ebenso wenig mit einer gesteigerten Trieb- oder Affektspannung haben nach dem klinischen Eindruck, den man von solchen Zuständen gewinnt, die hyperkinetischen Zustände im Verlauf schizophrener Erkrankungen zu tun. (Es braucht wohl nicht ausdrücklich betont zu werden, daß der gleichartige Schluß aus diesen beiden Erfahrungsbereichen — den Psychopathien und gewissen hyperkinetischen Psychosen — auf das Vorhandensein einer spezifischen, motorischen Antriebsenergie nicht zu irgendeiner Gleichsetzung dieser beiden pathologischen Zustände führen muß.) Es soll durch den Hinweis auf derartige Zustände dargetan werden, daß es klinische Erfahrungen dafür gibt, daß möglicherweise eine spezifisch motorische Antriebsenergie angenommen werden muß. Und es wäre daran zu denken, daß diese spezifische motorische Antriebsenergie auf verschiedene Weise bei Initiativhandlungen und bei Reaktivhandlungen zur Wirksamkeit gebracht werden kann.

Welchen Bedingungen es unterliegt, ob es zu lebhaften Handlungsvorgängen oder zu deren Darniederliegen kommt, wenn infolge der schizophrenen Grundstörung der Willensakt vom Ich aus, durch den diese spezifische Energie zur Entfaltung gebracht werden kann, beeinträchtigt ist, wissen wir nicht. Von diesen Bedingungen muß es aber abhängen, ob es zu hyperkinetischen oder hypokinetischen Zustandsbildern kommt. Wir müssen annehmen, daß es sich hier um eine Störung handelt, die der schizophrene Prozeß in manchen Fällen setzt, die aber von der von uns angenommenen Grundstörung verschieden zu sein scheint.

Wir werden also zwei theoretisch trennbare Folgen der schizophrenen Willensstörung zu erwarten haben: Die erste besteht in der Unfähigkeit, Handlungen überhaupt in Gang zu setzen. Ratlos akinetische Zustände zeigen diese innere Situation der Kranken am reinsten. Man sieht oft deutlich, wie sie einer Aufforderung folgen möchten, wie sie eine Antwort geben möchten, aber es kommt zu keiner Handlung. Dieselbe Unfähigkeit kann sich auch während des Verlaufs einer Handlung einstellen, wie überhaupt die Störungen sich nicht in jedem Augenblick der Erkrankung in gleicher Weise bemerkbar machen. Es handelt sich hier um die als Sperrungen bekannten Erscheinungen. Es ist den Kranken nicht möglich, eine Handlung in Gang zu setzen. Sie sind nicht in der Lage, das, was sie bewegt, „sich selbst“ darzustellen. Wenn die Erscheinung längere Zeit andauert, so resultiert ein schizophrener Stuporzustand.

Man hat gelegentlich auf die Ähnlichkeit solcher Zustände mit hysterischen Stuporen hingewiesen. Wir glauben, daß solchen Vergleichen mehr als eine äußere Ähnlichkeit entspricht. Der psychologische Ort der Störung ist derselbe (wir erinnern an das über den Trotz der Haltlosen Gesagte!), nur ist die Störung von anderer Art und kommt anders zustande. Bei den hysterischen

Stuporen, denen vergleichsweise etwa Examensstuporen und Verdutztheiten anderer Art zur Seite gestellt werden können, kann von einer an sich intakten Fähigkeit auf Grund aktueller situationsbedingter Schwierigkeiten kein Gebrauch gemacht werden. Bei den Schizophrenen ist die Fähigkeit (der Selbstdarstellung!) selbst durch den Prozeß beeinträchtigt, so daß auch in Situationen, die dem Gesunden und Haltlosen in dieser Richtung keine Schwierigkeiten machen, die Fähigkeit zum Handeln, zur Selbstdarstellung verloren geht. In diesem Sinne kann man GRUHLE beistimmen, wenn er bei den Schizophrenen von Zuständen chronischer Perplexheit oder Verdutztheit spricht. Mit dieser Auffassung der Stuporzustände ist eine bekannte klinische Erfahrungstatsache dem Verständnis besser zugänglich zu machen. Wir wissen, daß es oft möglich ist, von den Kranken über gleichgültige Daten ihres Lebens Auskunft zu erhalten, während die Sperrung sofort einsetzt, sobald man Dinge berührt, die für sie bedeutungsvoll sind, wenn man über ihre „Komplexe" mit ihnen sprechen will. Wir wissen, daß es schon dem Gesunden „leichter" ist, das Resultat einer Rechenaufgabe zu sagen, oder seine Adresse, den Namen seines Geburtsortes zu nennen, als sich über Dinge zu äußern, die ihm „nahe" gehen. Ob uns solche Äußerungen in diesem Sinne schwer oder leicht fallen, ist davon abhängig, ob sich der zur Handlung erforderliche Entschluß, die Einwirkung des Ich auf die innere Haltung gegen starke andere Einwirkungen, von Affekten ausgehend oder Steuerungen, durchsetzen muß. Es leuchtet sicher ein, daß diese anderen Einwirkungen desto geringer sind, je gleichgültiger die aktuellen Themen für die handelnde Persönlichkeit sind. Daher kann es nach Einsetzen der schizophrenen Willensstörung den Kranken zwar noch möglich sein, über solche gleichgültige Dinge auszusagen, während sie sofort versagen, wenn man Themen anschlägt, die sie näher berühren.

Schizophrene Stuporen sehen häufig organisch aus. Dies ist kein Einwand gegen den hier unternommenen Versuch einer psychologischen Erklärung. Wir müssen uns daran erinnern, daß wir auf Grund unserer Überlegungen zu der Annahme gebracht worden sind, dem Bewußtseinstatbestand der inneren Haltung liege ein biologisches Geschehen zugrunde. Wir wissen nun nicht, wie sich dieses biologische Geschehen im Bereich unserer Willkürbewegungsorgane auswirkt, wenn diese Auswirkung unter krankhaften Bedingungen, vom Einfluß des Ich mehr oder weniger losgelöst, erfolgt. Es wird aber nicht als eine zu wenig begründete Hypothese angesehen werden können, wenn man vorsichtig die Vermutung äußert, daß das organische Gepräge solcher Stuporzustände, Erscheinungen wie etwa die Flexibilitas cerea, auf die Wirkung dieses biologischen Geschehens unter krankhaft veränderten Bedingungen zu beziehen sein wird. Auch kann man in diesem Zusammenhang noch einmal an die Annahme einer spezifisch motorischen Energie erinnern, die uns im Verlauf unserer Überlegungen angezeigt erschien, und die unter der Voraussetzung der schizophrenen Grundstörung gleichfalls zu pathologischer Auswirkung gelangen muß.

Die zweite Art von Symptomen, die wir infolge der schizophrenen Willensstörung werden erwarten können, beruht auf der Unfähigkeit des Ich, die innere Haltung im Sinne ihrer qualitativen Gestaltung zu beeinflussen. Das heißt, wenn es trotz der schizophrenen Willensstörung zu Handlungsvorgängen kommt, so unterliegt die qualitative Gestaltung dieser Handlungsvorgänge nicht mehr in dem Maße wie beim Gesunden dem Einfluß der vom Ich ausgehenden Impulse.

Die so geschilderte psychologische Situation erinnert daran, was WERNICKE über die Motilitätspsychosen gesagt hat. Es heißt dort, daß bei diesen Psychosen „derjenige große Komplex von Vorstellungen, welcher das Ich repräsentiert", das Bewußtsein der Persönlichkeit in unserem Sinne, „von der Bewegungsmaschine des Körpers, die es zu beherrschen gewohnt war, gewissermaßen losgelöst ist, daß es den Bewegungsvorgängen, die trotzdem statthaben, oder auch dem Stillstand dieser Maschine als Zuschauer gegenübersteht". Wir müssen dieser Auffassung nur eine Ergänzung hinzufügen. Entsprechend dem psychologischen Ort, den wir der schizophrenen Willensstörung zugewiesen haben, sind diese Bewegungsvorgänge, denen das Ich machtlos als Zuschauer gegenübersteht, im Bewußtsein entsprechend dem ihnen innewohnenden Sinne repräsentiert. Diese Bewegungsvorgänge bleiben in der engen gegenseitigen Verbundenheit mit der inneren Haltung, wie wir es beim normalen Bewegungsvorgang aufgezeigt haben, sie bleiben sinnvoll. Kniet ein Schizophrener auf die Erde nieder, ohne daß an diesem Bewegungsvorgang ein Willensimpuls vom Ich aus beteiligt ist, so hat er auch das Erlebnis ein Betender zu sein, etwa wie wir es haben, wenn wir des Experimentes halber eine solche Bewegung ausführen, deren differenzierter Sinn uns durch die Bewegung im Bewußtsein repräsentiert ist. Nicht die „Bewegungsmaschine" *allein* ist abgespalten, sondern *mit* den Bewegungsvorgängen die sinnvolle Repräsentanz dieser Bewegungsvorgänge, die innere Haltung. Die Bewegungsvorgänge bleiben sinnvolle Handlungen. Aber das Ich hat den Einfluß auf die Gestaltung und zum Teil, wie wir gesehen haben, auch auf ihr Zustandekommen überhaupt verloren. In dieser Tatsache, die unsere Ergänzung zu WERNICKEs Ausführungen zum Ausdruck bringen soll, liegt der fundamentale Unterschied begründet, der zwischen schizophrenen Bewegungsstörungen und anderen organischen, dem äußeren Aspekt nach ähnlichen, besteht. Immer sind die schizophrenen krankhaften Bewegungsvorgänge sinnvolle Handlungen und bewirken deshalb, insofern sie vom Ich „losgelöst" sind, eine Veränderung des Sinngefüges in unserem Bewußtsein. Darin liegt der Grund, weshalb die schizophrenen Störungen der Bewegungsvorgänge immer mit psychotischen Erscheinungen einhergehen, und weshalb noch niemand trotz der äußeren Ähnlichkeiten mancher Zustandsbilder eine Katatonie gesehen hat, bei der die Psyche so intakt war, wie dies etwa bei den striären Bewegungsstörungen der Fall ist.

Trotz der Mannigfaltigkeit der Verlaufsmöglichkeiten schizophrener Psychosen, gehört es zu den Seltenheiten, daß Pat. über diese Zustände, in denen sie die Machtlosigkeit, das eigne sinnvolle Handeln zu beherrschen, erleben, zusammenhängend genaue Auskunft geben können. Dies hängt mit der Unfähigkeit zur Selbstdarstellung und mit der Weiterentwicklung des schizophrenen Prozesses zusammen, mit der Entstehung des schizophrenen Defektes. Immerhin erfahren wir gelegentlich bei besonders guten Remissionen von den Patienten charakteristische Äußerungen, die unsere Auffassung bestätigen. So konnte eine unserer Patientinnen, nach einem akuten hyperkinetischen Schub über diese Frage der Willensstörung sehr gut Auskunft geben. Sie war während der klinischen Vorlesung dauernd ausgesprochen hyperkinetisch in allen möglichen gezierten Stellungen umhergetanzt, ohne an sie gerichtete Fragen zu beantworten. Sie hatte gute Erinnerung an dieses Erlebnis. Sie sagte: Es sei ihr „schrecklich peinlich" gewesen, sie habe aber „wie unter einem Zwang" gehandelt, sie habe „das Gefühl der Willenlosigkeit" gehabt. Wir sehen, daß unter günstigen Verlaufsbedingungen die Kranken sogar berichten können, daß die machtlos gewordene Instanz, das die Persönlichkeitstendenzen repräsentierende Ich, zu einer adäquaten Erfassung der Situation kommen kann, ohne auf die Handlungsvorgänge dementsprechend einwirken zu können.

Derartige Äußerungen, die sich auf den Willensvorgang selbst beziehen und die Unfähigkeit des Ich, gestaltend auf die innere Haltung einzuwirken, darstellen, gehören aber immerhin zu den Seltenheiten. Sehr häufig dagegen treffen wir bei den Kranken auf Äußerungen, die sich auf eine Veränderung des *Willenserlebnisses* beziehen, in dem Sinne, daß die Handlungen als nicht von der eigenen Person bewirkt, sondern unter fremdem Einfluß zustande gekommen erlebt werden. Solche Kranke sagen, die Bewegungen und Handlungen würden ihnen „gemacht", sie handeln unter einem Zwang von außen, sie stehen unter Hypnose, Suggestion. Ein Patient BERZEs sagte, die alienomotorischen Antriebe überwiegen die propriomotorischen. Wir können wohl mit Recht erwarten, daß wir in diesen Äußerungen, die sich auf eine Veränderung des *Willenserlebnisses* beziehen, einen wichtigen Hinweis auf die Veränderung des *Willensvorganges* und auf die spezifische Art dieser Veränderung erblicken können.

Solche Äußerungen können prinzipiell auf zwei verschiedene Arten zustandekommen. Es kann sein, daß in der spezifischen Art des betreffenden pathologischen Erlebnisses mit gegeben ist, durch einen äußeren Einfluß bewirkt worden zu sein. In diesem Falle handelt es sich also um die adäquate sprachliche Darstellung eines besonderen Erlebnisses. Es wäre aber auch denkbar, daß in dem Erlebnis zunächst nur gegeben wäre, nicht durch einen intentionalen Akt des Ich zustandegekommen zu sein. Die Vorstellung von der Beeinflussung wäre dann auf dem Wege der Schlußfolgerung zustande gekommen. Diese Schlußfolgerung lautet: Wenn ich nicht handle, und es kommt doch zu einer Handlung, so muß diese wohl auf einen fremden Einfluß zurückzuführen sein. Im Verlauf langdauernder Halluzinosen z. B. scheinen sich gelegentlich solche Erklärungsideen einzustellen. BONHOEFFER weist im Falle einer toxischen Halluzinose darauf hin, daß die Idee der Gedankenübertragung dort auf dem Wege der Schlußfolgerung entstanden ist. Er hält dies für wichtig gegenüber solchen „Erklärungsvorstellungen schizophrener Genese", bei denen er den „persönlichkeitsfremden Charakter der Gedanken" für das charakteristische hält. Diese Ausführungen BONHOEFFERs beziehen sich auf den hier gemeinten Unterschied. Allerdings könnte es mißverständlich sein, und man sollte vielleicht vermeiden, überhaupt von Erklärungsvorstellungen zu sprechen, wenn der persönlichkeitsfremde Charakter der Gedanken das Erlebnis, diese Gedanken seien durch Fremdbeeinflussung entstanden, fundiert. Die Erklärungsvorstellung ist ja das Ergebnis einer sekundären logischen Bearbeitung. Das echte schizophrene Erlebnis der Gedankenübertragung scheint aber nicht durch eine solche sekundäre logische Bearbeitung der Erlebnisse zu entstehen, sondern eben unmittelbar durch den persönlichkeitsfremden Charakter, durch die andere Art, wie diese Erlebnisse im Bewußtsein gegeben sind. Man denke etwa an das déjà vécu, um sich das Gesagte zu verdeutlichen. Es sind ja meist ganz alltägliche Erlebnisse, die dort auf einmal in einer besonderen Art erlebt werden. Die erlebten Inhalte sind nicht derart, daß sie zu einer Schlußfolgerung, dasselbe in der gleichen Weise schon einmal erlebt zu haben, Anlaß geben. Trotzdem sind uns derartige Erlebnisse unmittelbar anders gegeben, das heißt mit dem Charakter des déjà vécu. Ebenso können dem Schizophrenen bestimmte Handlungsvorgänge mit dem besonderen Charakter gegeben sein, durch Fremdbeeinflussungen zu entstehen.

Es sind ja auch bei Schizophrenen durchaus nicht immer Gedanken, die auf Grund ihres eigenartigen Inhalts zu der Schlußfolgerung, durch fremden Einfluß zustande gekommen zu sein, Anlaß geben. Besonders einleuchtend wird dies, wenn wir zum Vergleich die Gedanken Depressiver und Zwangskranker heranziehen. Diese Kranken sagen oft, daß die Gedanken gegen ihren Willen auftauchen, und daß sie in Widerspruch zu ihren eigenen Wesenstendenzen stehen. Trotzdem kommen sie nicht — man könnte fast sagen, sonderbarerweise — zu dem Erlebnis, unter fremdem Einfluß zu stehen. Einer unserer Kranken, ein Fall akuter Schizophrenie, hatte den Gedanken, sich das Leben nehmen zu müssen. Er hatte das Gefühl, „daß dieser Gedanke von anderen ausginge". Wie oft drängen sich bei zirkulär depressiven Kranken derartige Gedanken auf, jedoch ohne daß sie von Beeinflussungsgefühl begleitet sind. Wir müssen also sagen, daß es bei Schizophrenen Erlebnisse gibt, die den Charakter, durch den Einfluß anderer zustande gekommen zu sein, an sich tragen.

Berechtigt uns nun diese Veränderung des Willenserlebnisses zu einem Rückschluß auf die besondere Art der Störung des Willensvorganges? Können wir etwa in den Angaben der Kranken, die sich auf die Veränderung des Willenserlebnisses beziehen, einen Hinweis auf die Tatsache sehen, daß sie die Möglichkeit verloren haben, auf die qualitative Gestaltung des Handlungsvorganges durch Impulse vom Ich aus einzuwirken? Wir glauben uns zu diesem Rückschluß berechtigt.

Wenn wir uns daran erinnern, was wir im normalpsychologischen Teil über die Steuerungseinflüsse gesagt haben, so ergeben sich unter der Annahme der von uns charakterisierten Willensstörung folgende Überlegungen: Ohne Einwirkung des Ich kommen normalerweise Handlungsvorgänge im wesentlichen unter dem Steuerungseinfluß der Umwelt in erster Linie natürlich unter der Einwirkung des Verhaltens anderer Menschen zustande. *Besteht also die von uns angenommene Willensstörung, durch die der Patient nicht mehr in der Lage ist, seine innere Haltung wie normal zu beeinflussen, sich z. B. als einen Angreifenden zu erleben, wann er will, und es kommt unter den pathologischen Bedingungen der Schizophrenie trotzdem zu sinnvollen Handlungsvorgängen, so erscheint es einleuchtend, daß diese Handlungen so erlebt werden, als ob sie unter dem Steuerungseinfluß anderer Menschen erfolgten, d. h. die Kranken werden das Erlebnis haben, unter dem Einfluß anderer zu handeln.*

Kronfeld hat die „schizophrenen Veränderungen des Bewußtseins der Aktivität" einer phänomenologischen Untersuchung unterzogen. Er sieht die „Möglichkeit versperrt, derartige [er meint automatische (d. Ref.)], psychomotorische Abläufe als dem Ich zugehörig zu erleben. Es besteht eine Inkongruenz zwischen dem intentionalen Vollzug dieser Akte und der Bewußtseinsrepräsentation derselben, insofern als das aktive Ich dabei nicht erlebt zu werden vermag". „Es fällt also für das Erleben hier ein Teil aus, dadurch mangelt dem konstituierten Objekt dieser Akte das erlebnismäßige Bewußtsein, durch intentionale Akte des Ich gegeben worden zu sein." Wir glauben auf Grund unserer Überlegungen, daß KRONFELD sehr richtig sagt, daß die Möglichkeit versperrt ist, gewisse psychomotorische Abläufe als dem Ich zugehörig zu erleben. Wir glauben aber, daß das aktive Ich aus dem Grunde nicht bei diesen Abläufen erlebt zu werden vermag, weil gewisse intentionale Vollzüge des Ich infolge der schizophrenen Willensstörung nicht mehr möglich sind, und nicht etwa nur deshalb, weil eine Inkongruenz zwischen dem intentionalen Vollzug dieser Akte und der Bewußtseinsrepräsentanz derselben besteht. Wir denken daher nicht an eine Inkongruenz zwischen dem intentionalen Vollzug der betreffenden Akte und ihrer Bewußtseinsrepräsentanz, sondern sind im Gegenteil der Meinung, daß die häufigen, übereinstimmenden Äußerungen der Kranken, ihre Handlungen kämen auf Grund von Fremdbeeinflussung zustande, eine zutreffende, adäquate Erfassung der Tatsache darstellen, daß diese Handlungen in der Tat so zustande kommen, als seien sie durch Steuerungseinflüsse aus der Umwelt bewirkt. Schon normalerweise gibt es ja, wie wir an den Reaktivbewegungen gesehen haben, Handlungsvorgänge, an deren Zustandekommen mindestens intentionale Vollzüge des Ich, wie sie für Initiativhandlungen charakteristisch sind, nicht beteiligt sind. Hat daher der Handelnde im Erlebnis einer Reaktivhandlung das Bewußtsein aktiven Handelns, so könnte man eher hier von einer Inkongruenz zwischen dem intentionalen Vollzug und dessen Bewußtseinsrepräsentation sprechen. Unreflektiert hat man ja in unserem Beispiel einer Reaktivhandlung — ich wende mich nach der plötzlich aufgerissenen Tür um —, zweifellos das Erlebnis aktiven Handelns, „ich wende mich um"! Wir haben ja auch das Erlebnis aktiven Denkens, wenn „es in uns denkt". Man verhält sich diesen aufsteigenden Gedanken gegenüber ja nicht anders als der ägyptische König zu der aufgehenden Sonne, der er jeden Morgen kurz vor ihrem Aufgang den Befehl gab, zu erscheinen. Denken wir zum Beispiel an das Handeln der Haltlosen, deren Handeln, wie wir gesehen haben, in so hohem Maße durch die Steuerungseinflüsse aus der Umgebung bestimmt wird, so müssen wir uns eigentlich wundern, daß sie dabei nicht das Erlebnis haben, unter fremdem Einfluß, passiv zu handeln. Wir müssen annehmen, daß dies aus dem Grunde nicht der Fall ist, weil sowohl beim Gesunden wie beim Haltlosen stets die Möglichkeit, wenn auch nur potentiell vorhanden bleibt, entgegen den Steuerungseinwirkungen zu handeln. *Sind aber die Beziehungen zwischen Ich und innerer Haltung in dem Sinne gestört, daß die Fähigkeit, auf die Gestaltung der inneren Haltung einzuwirken, auch potentiell beeinträchtigt ist, so kommt es entsprechend der Veränderung der Funktion zu einer Veränderung des Bewußtseins der Aktivität, zu einem pathologischen Willenserlebnis: Dem schizophrenen Beeinflussungsgefühl.*

Wir müssen uns hier aber selbst einen Einwand machen. Ergeben sich aus unserer Annahme, die Beziehungen zwischen Ich und innerer Haltung seien gestört, so daß das Ich den gestaltenden Einfluß auf die innere Haltung durch Willensimpulse verliert, nicht Konsequenzen, die mit der klinischen Erfahrung in grobem Widerspruch stehen? Man könnte aus unserer Annahme ja ableiten, daß tatsächlich die aktuellen Umweltvorgänge auf die innere Haltung und damit auf das Handeln der Kranken von einem derart überwiegenden Einfluß würden, daß ihr Verhalten auf die einfache Formel zu bringen wäre: Die Fremdanregungen überwiegen die Eigenanregungen. Wir müßten dann ja erwarten, daß bestimmten Einwirkungen von außen bestimmte aus diesen Anregungen verständliche Reaktionen folgen würden. Die Kranken müßten besonders leicht zu leiten sein. Wäre das richtig, würden die Kranken ein derartiges Verhalten zeigen, so wäre es sicher auch niemandem schwer verständlich geblieben, weshalb die Schizophrenen immer wieder davon sprechen, sie werden beeinflußt, sie hätten keinen eigenen Willen, sie seien Automaten, mit denen die anderen machen, was sie wollen. Die als Echosymptome und als Befehlsautomatie bekannten Erscheinungen sind zwar aus diesen Überlegungen heraus verständlich, wir kommen noch auf sie zurück. Trotz dieser Symptome lehrt aber die klinische Erfahrung, daß das Handeln im allgemeinen nirgends unbeeinflußbarer ist als gerade bei den Schizophrenen. Die Kranken, die immer wieder darüber klagen, daß sie ihren Willen verloren haben, daß ihre Handlungen ihnen gemacht werden, daß sie unter Suggestion stehen, sind in Wirklichkeit im ganzen genommen die Unbeeinflußbarsten, deren Handlungen, wie die keines anderen Menschen aus endogenen Motiven zu entspringen scheinen. Wie können wir uns diesen Gegensatz erklären?

In diesen Überlegungen zeigt sich uns schon die Problematik, der wir in den kommenden Untersuchungen gegenüberstehen werden. Die Willensstörung beeinträchtigt die Fähigkeit, die innere Haltung entsprechend den aktuellen Tendenzen der Gesamtpersönlichkeit zu gestalten. Es erfolgen trotzdem Handlungsvorgänge, die infolge der Willensstörung so erlebt werden, als seien sie durch Steuerungseinflüsse bewirkt. So ist das schizophrene Beeinflussungsgefühl fundiert. Nur einzelne Erscheinungen der schizophrenen Symptomatologie, die Echosymptome und die Befehlsautomatie, entsprechen der Erwartung, daß nach Auftreten der Willensstörung die Steuerungseinwirkungen einen überwiegenden Einfluß auf das Handeln der Kranken gewinnen. Im allgemeinen sehen wir vielmehr, daß die aktuelle Situation auf das Handeln der Kranken einen gegenüber dem normalen deutlich verminderten Einfluß hat. Hier liegt das Problem des Autismus, das uns in einem besonderen Abschnitt beschäftigen wird. Nach alledem fragt sich aber, wie die jeweiligen inneren Haltungen, aus denen die aktuellen Handlungen entspringen, bei den Schizophrenen zustande kommen, nachdem die Impulse vom Ich aus und auch die Einwirkungen der aktuellen Umwelt in dieser Beziehung an Bedeutung eingebüßt haben. Auf diese Frage werden wir noch im Zusammenhang mit dem Beeinflussungsgefühl eingehen, wir werden ihr wieder begegnen bei der Besprechung der Veränderung des Persönlichkeitsbewußtseins der Schizophrenen, beim schizophrenen Wahn.

Hier haben uns zuerst die Echosymptome und die Befehlsautomatie zu beschäftigen. Die Erscheinungen sind bekannt. Befehlsautomatische Kranke kann man, ohne eine Erklärung dafür zu geben, auf einen Stuhl steigen lassen, man kann sie auf den Boden sitzen lassen, und sich dort auf den Bauch legen, man kann sie die Zunge zeigen lassen, auch wenn man ihnen droht, hineinzustechen. Bei den Echosymptomen kommt es zur Nachahmung auch ganz unsinniger Bewegungen. Es scheint, als ob derartige Erscheinungen, wenn man die Aufmerksamkeit darauf richtet, häufiger zu beobachten sind, als es im allgemeinen angenommen wird. Wir haben häufig gesehen, daß derartige Symptome die Erklärung für sonst unverständliches, sonderbares Verhalten abgeben. So unterhielten wir uns mit einer Pat. über den Tod ihres Vaters, der kurz vor Ausbruch der Psychose erfolgt war, und dessen Erwähnung stets eine deutliche Affektreaktion im Sinne der Traurigkeit auszulösen pflegte. Unvermittelt begann die Kranke zu lachen. Da wir auf diese Beobachtungen eingestellt waren, fiel uns auf, daß gerade eine andere Pat. laut zu lachen begonnen hatte, ein Vorgang, der auf einer unruhigen Abteilung leicht entgehen kann. Ein anderer Kranker stand während der Unterhaltung ohne Grund auf einmal aus dem Bett auf: gerade war sein Gegenüber aus dem Bett aufgestanden, um zur Toilette zu gehen. Alle diese Verhaltensweisen sind nicht nur äußerlich, sondern auch dem Wesen nach dem Negativismus entgegengesetzt. Sehr eindrucksvoll war das bei einer Katatonika zu sehen, die von ihrer Mutter zur Aufnahme gebracht wurde. Die Kranke sollte an das Fenster treten, war aber nicht zum Aufstehen von der Bank zu bewegen. Jede Aufforderung führte nur zu verstärkter Abwehr. Als aber die Mutter, der das Verhalten der Tochter peinlich war, aufstand, um die Tochter zum Aufstehen zu überreden, stand diese mit der Mutter zusammen auf. Als dann die Mutter, um die Untersuchung nicht zu stören, dazu aufgefordert, wieder Platz nahm, setzte sich die Tochter sofort wieder neben sie. Es handelte sich natürlich nicht um ein ängstliches Zustandsbild, nicht um ein ängstliches Anklammern an die Mutter. Die Patientin war echopraktisch der Mutter gegenüber, aber negativistisch gegen den Arzt eingestellt. Diese beiden Handlungstendenzen standen sich hier deutlich gegenüber. Ähnliche Zustände sieht man oft bei Kranken, die nur von bestimmten Personen das Essen nehmen, dasselbe Essen, gegen dessen Annahme von anderen Personen sie sich kurz vorher aufs heftigste gesträubt hatten.

Ebenso wie dem Negativismus eine prinzipielle Ablehnung, so liegt den Echosymptomen eine prinzipielle Bejahung zugrunde. Diese Bejahung scheint für Echosymptome und Befehlsautomatie eine conditio sine qua non, erklärt aber natürlich nicht das Primitive solcher Reaktionen. Um dieses Moment, das eigentlich charakteristische für die Echosymptome, dem Verständnis näher zu bringen, ist es notwendig, einige Überlegungen vorauszuschicken. Wir wissen, daß der Einfluß des Ich auf die innere Haltung beeinträchtigt ist. Wir müssen uns klar darüber sein, daß mit dieser Veränderung innerhalb der Bewußtseinsvorgänge verschiedene Konsequenzen verbunden sind, von denen wir bisher nur einige näher untersucht haben, die wir sehr wahrscheinlich in ihrer Gesamtheit aber gar nicht zu überblicken oder gar zu erfassen vermögen. Wir müssen in der Einwirkung des Ich auf die Haltungen auch eine Wirkung sehen, die wir am besten als eine synthetische Funktion des Ich charakterisieren. Ein Mensch kann morgens eine Gemeinheit einem anderen gegenüber begehen und am Abend eine hilfreiche Tat vollbringen. Ein anderer, der davon weiß, wird vielleicht nicht verstehen können, daß es beide male derselbe Mensch gewesen sei. Der Täter selbst mag sich fragen, wie er zu so widersprechendem Verhalten kommen kann. Aber er wird beides als seine eigenen Taten erleben, die innere Verantwortung für sein Handeln bleibt erhalten, die Taten werden dem Ich, derselben Gesamtpersönlichkeit zugehörig, erlebt. Dies ist eine Folge der normalen Beziehungen zwischen Ich und innerer Haltung, wodurch der Zusammenhang zwischen der aktuellen, handelnden Persönlichkeit und dem Ich gewährleistet ist. So reagiert beim Gesunden auch immer die ganze lebensgeschichtlich gewordene Persönlichkeit auf die aktuellen Umweltvorgänge und nicht nur die gerade bestehende innere Haltung, weil der vom Ich ausgehende Willensimpuls auf die Gestaltung der inneren Haltung und somit auf das aktuelle Handeln einen Einfluß hat. Aus jeder qualitativ differenzierten inneren Haltung können ja auf Umweltvorgänge stets entsprechende, qualitativ charakterisierbare Reaktionen hervorgehen. Wenn jemand die innere Haltung eines Abwehrenden eingenommen hat, wird er auf die Umweltsvorgänge anders und spezifisch im Sinne des Abwehrens reagieren, anders als aus der inneren Haltung des Angreifenden heraus. Durch die normalen Beziehungen der inneren Haltung zum Ich kommt es nun zustande, daß die Handlungsreaktionen nicht entsprechend der gerade — man könnte sagen im Hinblick auf das aktuelle Ereignis zufällig — bestehenden inneren Haltung erfolgen. Es wird vielmehr auf Grund der gesamten Wesenstendenzen der lebensgeschichtlich gewordenen Persönlichkeit durch den vom Ich ausgehenden Willensimpuls eine Modifizierung der inneren Haltung bewirkt und so eine Handlungsreaktion, die nicht aus der zufällig bestehenden inneren Haltung, sondern aus der vom Ich aus modifizierten inneren Haltung hervorgeht. So ist es zu verstehen, daß unter normalen Verhältnissen jeder Handlungsvorgang als aktuelle Repräsentanz der gesamten lebensgeschichtlich gewordenen Persönlichkeit aufgefaßt werden kann. Auf die Störung der Einwirkungsmöglichkeit des Ich auf die innere Haltung durch die schizophrene Willensstörung ist es zurückzuführen, daß das Verhalten der Kranken etwas unberechenbares hat, etwas zufälliges. Wenn wir durch eine Anregung überhaupt eine Reaktion von den Kranken bewirken, so reagiert nicht mehr, wie beim Gesunden die lebensgeschichtlich gewordene und sich weiter entwickelnde Gesamtpersönlichkeit, sondern die in der eingenommenen inneren Haltung repräsentierte aktuelle, handelnde Persönlichkeit. Diese aktuelle, handelnde Persönlichkeit unterscheidet sich von der gesunden aktuellen, handelnden Persönlichkeit dadurch, daß das Ich die Fähigkeit verloren hat, durch Modifikation der inneren Haltung Wesenstendenzen in bezug auf die gegenwärtige Situation zu aktualisieren, die in der gerade bestehenden inneren Haltung nicht aktualisiert sind.

Es leuchtet wohl ein, daß durch diese geschilderte Einwirkung des Ich auf die innere Haltung auch eine Differenzierung des Ausdrucksgehaltes der Haltungen erfolgt. Wir müssen daran erinnern, was wir im normalpsychologischen Teil über den Aufbau der Haltungen gesagt haben. So wird es verständlich, daß als Folge der schizophrenen Willensstörung einzelne innere Haltungen, die aber nicht die gesamten Wesenstendenzen der Persönlichkeit repräsentieren, das Verhalten der Kranken beherrschen. Minkowski hat unter dem Begriff „Attitudes“ derartige Zustände beschrieben, in denen die Kranken z. B. dauernd als „Fragende“ oder als „Bedauernde“ auf alle Umweltanregungen reagieren. Wir dürfen es wohl auf den gleichen Mangel zurückführen, daß bei den Kranken noch primitivere, innere Haltungen isoliert das ganze aktuelle Handeln beherrschen können. So können wir uns denken, daß die innere Haltung genereller Unterwürfigkeit (Befehlsautomatismus) oder generellen Widerstrebens (Negativismus) oder die zur einfachen Gebärdenresonanz führende innere Haltung (Echosymptome) für das Handeln der Kranken auf Grund der schizophrenen Grundstörung bestimmend werden können. Vom Gesichtspunkt des Aufbaues der inneren Haltung aus handelt es sich bei allen diesen Erscheinungen um Zerfallserscheinungen. In der handelnden Persönlichkeit, der aktuellen inneren Haltung, ist, wie wir gesagt haben, nicht mehr die lebensgeschichtlich gewordene Gesamtpersönlichkeit repräsentiert, sondern es kommt zum Wirksamwerden isolierter Haltungen, ja zum Wirksamwerden von Haltungen, wie etwa die zur Gebärdenresonanz führende, von der wir wissen, daß sie in einer bestimmten Phase der frühkindlichen Entwicklung eine große Rolle spielt, die aber für den erwachsenen Menschen isoliert gar nicht mehr erlebt zu werden vermag. Wir können noch spielerisch etwa die Haltung eines dauernd fragenden Kindes einnehmen; man versuche aber eine innere Haltung einzunehmen, aus der das dauernde Nachmachen fremder Handlungen selbständig hervorgeht. Dazu ist man nicht in der Lage, es bedarf vielmehr immer eines von neuem auf das Nachmachen gerichteten, besonderen Entschlusses, um sich so zu verhalten. Echosymptome, Befehlsautomatie und Negativismus sind also nur besonders auffällige Folgeerscheinungen des durch die schizophrene Grundstörung beeinträchtigten normalen Handlungsablaufes, bedingt durch das Wirksamwerden primitiver, isolierter Haltungen. Es muß aber in diesem Zusammenhang darauf aufmerksam gemacht werden, daß auch kompliziertere Verhaltensweisen befehlsautomatisch zustande kommen können, d. h., einfach ein Nachgeben gegenüber fremden Steuerungseinwirkungen darstellen. Solche befehlsautomatischen Handlungen sind als solche nur sehr viel schwerer zu erkennen, weil sie schwerer von normalem Nachgeben, vom normalen Befolgen fremder Anregungen zu unterscheiden sind. Manche Kranke scheinen zunächst ganz unauffällig liebenswürdig, entgegenkommend in ihrem Verhalten. Daß es sich dabei trotzdem um ein pathologisches Verhalten im Sinne der Befehlsautomatie handeln kann, zeigt sich erst dann, wenn solche Kranke in derselben liebenswürdigen Weise auf sinnlose Anregungen von seiten des Untersuchers eingehen, z. B. fünfmal hintereinander die Hand zu geben.

Wir wollen uns an dieser Stelle noch kurz der Frage zuwenden, wodurch die Art des Handelns bestimmt wird, wenn das Ich seinen Einfluß in dieser Richtung verloren hat, wie wir gesehen haben, und nachdem die Steuerwirkungen der aktuellen Situation gleichfalls an Einfluß eingebüßt haben, wie wir in dem Abschnitt über den Autismus sehen werden. Mit diesen beiden Arten von Einwirkungen entfällt die Notwendigkeit, der aktuellen realen Umwelt handelnd Rechnung zu tragen. Charakteristische Wesenstendenzen, die im gesunden Erleben in der handelnden Persönlichkeit nicht ungehemmt zur Entfaltung kommen können (z. B. Ichidealbildungen), werden sich rücksichtslos durchsetzen, und werden — wir können darin jetzt nur eine Konsequenz unserer bisherigen Überlegung erblicken —, auch im grotesken Widerspruch mit der realen Umgebung das Handeln der Kranken bestimmen. Frühere Steuerwirkungen, die für die Entwicklung der betreffenden handelnden Persönlichkeit von Bedeutung gewesen sind, werden gleichfalls von Einfluß auf das Handeln sein können. Wir erinnern daran, was wir im normalpsychologischen Teil sagten, daß die Steuerwirkungen nicht an die aktuelle Gegenwart des Partners gebunden sind, vielmehr darüber hinaus Wirksamkeit behalten, sofern die betreffende Einwirkung in Beziehung auf die Wesensart des betreffenden Menschen bedeutungsvoll gewesen ist. Es handelt sich hier um die Residuen früherer Erlebnisse, die man im Anschluß an die Züricher Schule als Komplexe bezeichnet. Von den auf die Inhalte gerichteten Forschern, besonders natürlich von psychoanalytisch eingestellten, ist immer betont worden, wie unverhüllt in den Äußerungen der Schizophrenen die Komplexe zutage treten. Dies kann uns nach unseren Überlegungen nicht wundernehmen. Die Psychoanalyse sieht ja gerade den wesentlichen Wert eines Erlebnisses in seinen Beziehungen zu früheren bedeutungsvollen Erlebnissen und läßt dahinter seine individuelle, aktuelle Bedeutung zurücktreten. Dem Erleben des Gesunden wird sie mit dieser Auffassung bestimmt nicht gerecht. Die schizophrene Grundstörung schafft aber Verhältnisse, die zu einem Bedeutungsverlust der aktuellen Erlebnisse an individuellem Wert führen und zu einer überwiegenden Einwirkung früherer Steuerungseinflüsse auf das aktuelle Handeln, wie es die Psychoanalytiker bei den Kranken unverhüllt finden. In Parallele hierzu kann man allgemein aus der klinischen Erfahrung sagen, daß so wenig die aktuelle Umwelt die Kranken offensichtlich beeinflußt, so sehr sind sie oft beherrscht von den Beziehungen zu Menschen, die in früheren Tagen für sie von bedeutendem Einfluß gewesen sind. Eltern, Gatten, Kinder, Geliebte, die wesentlichen Menschen aus den beruflichen Beziehungen gelangen zu überragender Bedeutung. Für den Gesunden längst vergessene Einwirkungen, die jedenfalls auf sein aktuelles Handeln keinen wesentlich bestimmenden Einfluß gewinnen könnten, können solche Kranke u. U. völlig beherrschen. Man denke etwa an die Patientin Jungs, deren stereotype Bewegung im Endzustand als die Identifikation mit dem Jugendgeliebten erkannt werden konnte.

Bevor wir uns weiter mit der Frage beschäftigen, welche Erlebnisweisen aus dem pathologischen Zustandekommen und Bestehenbleiben innerer Haltungen verständlich werden, wenden wir uns zunächst der Frage des Autismus zu.

Die Störung des Kontaktes mit der Umwelt, der Autismus

Der Autismus ist eines der charakteristischen Symptome schizophrener Erkrankungen. Von Minkowski wurde er neuerdings als Verlust des lebendigen Kontakts mit der Wirklichkeit in den Mittelpunkt seiner psychologischen Auffassungen von der Schizophrenie gestellt. Schon Bleuler sagte, die Schizophrenen verlieren den Kontakt mit der Wirklichkeit. Nun ist kein Zweifel, daß z. B. bei Kranken mit getrübtem Bewußtsein oder schwer Depressiven, die alles Interesse an der Umwelt, ja sogar an den eigenen Kindern, verloren haben, der Kontakt mit der Wirklichkeit gleichfalls gestört ist. Kein erfahrener Kliniker, der die Zustandsbilder hat auf sich wirken lassen, wird aber annehmen, daß es sich bei diesen Arten des Kontaktverlustes um Störungen handelt, die dem schizophrenen Autismus wesensverwandt sind. Daraus erhellt, daß durch die Bezeichnung Kontaktverlust mit der Wirklichkeit das spezifische des schizophrenen Autismus nicht erfaßt ist. MINKOWSKI hat in dieser Richtung, auf Bergsonschen Anschauungen fußend, wesentliches zur genaueren Umschreibung des schizophrenen Autismus geleistet. Was aber auch bei seiner Bearbeitung trotzdem unbefriedigend bleibt, ist die Aufstellung des „Verlustes des lebendigen Kontaktes mit der Wirklichkeit" als einer Grundstörung, die weiter nicht auf einen bestimmten, faßbaren Funktionsausfall zurückgeführt werden kann. Hier scheint eine wesentliche Ergänzung und Vertiefung auf Grund der hier vertretenen Auffassung möglich zu sein. Wir nehmen einige Beispiele als Ausgangspunkt für unsere Überlegungen:

Bei BLEULER finden wir die folgenden: „Eine Patientin glaubt, der Arzt wolle sie heiraten, er sagt ihr täglich das Gegenteil; das ist aber ganz wirkungslos. Eine andere singt in einem Anstaltskonzert, aber viel zu lange. Das Publikum lärmt; das ficht sie aber nicht an, und da sie endlich fertig ist, geht sie sehr befriedigt an ihren Platz". Einer unserer Kranken, der zur Zeit der Ozeanflüge erkrankt, schickt seinem Onkel, von dem er weiß, daß er zur kleinsten Reise zu ängstlich ist, ein Telegramm, in dem er ihm zu seinem bevorstehenden Ozeanflug Glück wünscht. Welche Art von Kontaktstörung mit der Umwelt ist aus diesen Beispielen zu erkennen?

Daß Patientinnen sich erotisch an den behandelnden Arzt attachieren und sich mehr oder weniger ernst mit dem Gedanken beschäftigen, er wolle sie vielleicht heiraten, ist gewiß nichts ungewöhnliches und sicher nicht im Sinne eines Kontaktverlustes zu werten. Ebenso nicht, daß eine andere sich als Sängerin produzieren will, oder unser Patient Lust hat, sich über seinen Onkel lustig zu machen. Was aber alle drei Fälle im Sinne einer spezifischen Kontaktstörung auszeichnet, ist folgendes: Das aktuelle Verhalten der Umwelt hat auf ihr Handeln einen im Vergleich zum gesunden verminderten Einfluß. Die Steuerungseinflüsse der aktuellen Umgebung verlieren an Wirksamkeit. Ein gesundes Mädchen könnte vielleicht ihre Heiratsgedanken einer Freundin gegenüber äußern, dem Arzt gegenüber brächte sie bestimmt davon kein Wort heraus, zumal, wenn dieser sie einmal ausdrücklich zurückgewiesen hat. Eine gesunde singende Dilettantin würde gewiß durch die ersten Mißfallensäußerungen aus dem Publikum in ihrem Handeln außerordentlich beeinträchtigt und wäre nicht einer derart pathologisch gesteigerten Podiumsicherheit fähig, wie die zweite Kranke BLEULERs. Ein gesunder Junge könnte seiner Mutter oder einem Kameraden im Scherz den Gedanken eines solchen Telegrammes an den Onkel erwähnen, er könnte aber über das Autoritative des Milieus der älteren Generation nicht so hinweggehen, wie unser Patient.

Rufen wir uns als Gegensatz ein Beispiel aus unseren normalpsychologischen Überlegungen ins Gedächtnis: Ein Mensch hat sich über seinen Vorgesetzten geärgert, er „schimpft innerlich". Währenddessen tritt ihm unerwartet der Vorgesetzte entgegen. Der Geärgerte wird sich trotz seines Ärgers unter der

Einwirkung des ausdrucksmäßigen Verhaltens der vorgesetzten Persönlichkeit konventionell liebenswürdig betragen. Wir sehen aus dem Vergleich dieser normalen Verhaltensweise mit den angeführten Beispielen aus der schizophrenen Psychopathologie deutlich, worin sich das normale und krankhafte Verhalten unterscheiden. Im Falle des Gesunden sehen wir trotz starker aktueller Eigentendenzen, daß diese Tendenzen unter dem Einfluß des Verhaltens der Umgebung nicht für das aktuelle Handeln bestimmend werden können. Wir wissen, daß dies auf den Steuerungseinfluß, den die Erscheinung des anderen auf uns ausübt, zurückzuführen ist. In den pathologischen Fällen ist das Charakteristische, daß gegen unsere Erwartung, die aus der Erfahrung an normalem Verhalten erwachsen ist, diese Steuerungseinflüsse einen verminderten oder gar keinen Einfluß mehr auszuüben scheinen.

Wir haben im normalpsychologischen Teil darauf hingewiesen, daß ein übermäßig starker Affekt oder ein besonderer Willensimpuls vom Ich aus, ein besonderer Entschluß, auch entgegen dem erwähnten Steuerungseinfluß eine beabsichtigte Handlungsweise durchzusetzen vermag. Das Verhalten unserer Kranken gibt uns aber keinen Grund auf das Bestehen einer besonderen Affekterregung zu schließen, oder daran zu denken, daß ein besonderer Entschluß ihrem sonderbaren Verhalten zugrunde läge. Man hat vielmehr durchaus den Eindruck, daß sich die eigenen aktuellen Handlungstendenzen, die Konsequenzen aus der gerade bestehenden inneren Haltung, infolge der Wirkungslosigkeit der aktuellen Steuerungseinflüsse aus der Umgebung besonders leicht durchsetzen.

Wir müssen uns das sonderbare Verhalten der Kranken also dadurch erklären, daß die Auswirkung der aktuellen Steuerungseinflüsse aus der Umgebung im Bewußtsein der Kranken gegenüber dem normalen Erleben beeinträchtigt ist. Wir fragen uns, welche Bedeutung kann für diese Erlebnisveränderung die von uns angenommene schizophrene Grundstörung haben? Vergegenwärtigen wir uns noch einmal die normalpsychologischen Verhältnisse: Wir nehmen an, daß die Steuerungseinflüsse aus der Umgebung einen direkten modifizierten Einfluß auf unsere innere Haltung haben. Weiter nehmen wir an, daß normalerweise die aktuelle innere Haltung, also auch die durch Steuerungseinflüsse modifizierte, einen gewissen Einfluß auf das Ich hat, insofern als eine Tendenz zur Identifikation mit der bestehenden inneren Haltung immer besteht. So kommt es, daß wir uns in jedem Augenblick in einer besonderen Art für unser Handeln verantwortlich fühlen. Nehmen wir an, was durch die angenommene Grundstörung sehr wohl erklärbar ist, daß auch diese Beziehungen zwischen Ich und innerer Haltung, die Einwirkung der inneren Haltung auf das Ich beeinträchtigt ist, so können wir daraus tatsächlich ableiten, daß nunmehr auch die Steuerungseinflüsse der aktuellen Umgebung im Bewußtsein an Bedeutung verlieren. Die Gesamtpersönlichkeit des Kranken fühlt sich nicht mehr in dem Maße, wie der Gesunde für das Handeln verantwortlich, es entfällt das Bedürfnis, im Handeln dauernd entsprechend den Tendenzen der Gesamtpersönlichkeit repräsentiert zu sein. *Das Ich, die Repräsentanz der lebensgeschichtlich gewordenen Persönlichkeit, wird durch die Steuerungseinwirkungen aus der Umwelt je nach dem Grade der Störung in geringerem Maße oder überhaupt nicht mehr berührt. Diese durch die schizophrene Grund-*

störung bedingte Beeinträchtigung des normalen Geschehens fundiert die schizophrene Kontaktsstörung mit der Umwelt: den Autismus.

Es ist wichtig, sich darüber klar zu werden, welche Konsequenzen sich aus diesem Funktions- und Erlebnisausfall ergeben. Durch die intakten Beziehungen zwischen Ich und innerer Haltung sind wir als sinnvoll handelnde Persönlichkeiten in die aktuelle Umwelt hineingestellt. Auf der Intaktheit dieser Beziehungen beruht es, daß wir das Bedürfnis empfinden, in jedem Augenblick der aktuellen Situation handelnd Rechnung zu tragen, und zwar derart, daß wir uns als die lebensgeschichtlich gewordenen Gesamtpersönlichkeiten, die wir sind, durch unsere Handlungen repräsentiert fühlen. Dieses Hineingestelltsein in die aktuelle Situation gewinnt durch die Möglichkeit, handelnd einzugreifen, und durch die von der Umgebung ausgehende spezifisch auf unser Handeln gerichtete Steuerungseinwirkung eine besondere, die Aktualität der im Jetzt gegebenen Erlebnisse wesentlich fundierende Bedeutung. Hier ergeben sich bestimmt wichtige Beziehungen zum Erlebnis der psychologischen Zeit. Wenn Minkowski sagt, bei den Schizophrenen verliere das Erlebnis „Ich-Hier-Jetzt" an Bedeutung, so stimmen wir dem auf Grund der angestellten Überlegungen zu. Das aktuell Gegenwärtige hat seine besondere Stellung in unserem Erleben z. T. bestimmt dadurch, daß wir handelnd darauf einwirken können, und daß es uns zum Handeln, zur Entfaltung der Persönlichkeit (Minkowski), anregt, nötigt. Wir müssen zur aktuellen Umwelt irgendwie handelnd Stellung nehmen. Tritt in dieser Hinsicht eine Störung ein, so daß Anregung und Fähigkeit zur Stellungnahme vermindert sind, so muß gleichzeitig eine Rückwirkung auf das Erlebnis der psychologischen Zeit eintreten, indem das „Jetzt" an Bedeutung verliert. Wir glauben, daß sich von hier aus ein Zugang zum Verständnis für die Veränderungen des Zeiterlebnisses bei Schizophrenen überhaupt eröffnet, können auf diese Fragen aber hier im einzelnen nicht eingehen. (Es soll hier nur noch als Hinweis von Interesse daran erinnert werden, daß wir bei den Haltlosen im Gegensatz zu den Schizophrenen annehmen müssen, daß entsprechend der erhöhten Bedeutung, die in ihrem Erleben die innere Haltung hat, eine Veränderung des Zeiterlebnisses insofern eintritt, als das Erlebnis Ich-Hier-Jetzt eine erhöhte Bedeutung gewinnt. Diese Auffassung hat im Hinblick auf das bekannte Verhalten dieser Psychopathen etwas unmittelbar einleuchtendes.)

Die Veränderung des Erlebnisses Ich-Hier-Jetzt bei den Schizophrenen zeigt sich klinisch übrigens eindrucksvoll, wenn man solche Patienten nach langer Zeit in Anstalten wieder besucht. Sie verhalten sich oft genau so, wie wenn man sie gestern das letzte Mal gesprochen hätte, sie lassen sich, obwohl sie einen wiedererkennen, in ihrer Tätigkeit kaum stören, sprechen dann oft über die gleichen Dinge, die sie schon vor Jahren vorbrachten. „Wiedersehen" bedeutet ihnen nichts als Erlebnis. Das Erlebnis des Wiedersehens ist ja aber ein besonderer Fall des Erlebnisses der Aktualität, das bei den Schizophrenen an Bedeutung verloren hat.

Die Art, wie die Schizophrenen die aktuelle, reale Umwelt erleben, ist bestimmt nicht einfühlbar, wir werden auch keine Erlebnisweisen aus dem Bereich des Normalen zum Vergleich heranziehen können. Wir hören ja von den Kranken häufig Äußerungen, alles sei verändert, sonderbar, anders wie früher, und wir können diese veränderte Gegebenheitsweise wohl mit Recht auf den geschilderten Erlebnisausfall beziehen. Im normalen Erleben ist jeder Wahrnehmungsvorgang durch seine Beziehungen zu uns als handelnden Persönlichkeiten, durch seine Einwirkung auf unsere innere Haltung, durch unsere Einstellung zu den Dingen, dauernd spezifisch modifiziert. Das gesamte Wahrnehmungserlebnis ist nicht dasselbe, wenn wir uns derselben realen Umwelt gegenüber angreifend oder abwehrend verhalten. Es kann nun immerhin die Frage aufgeworfen werden, ob in manchen schizophrenen (akinetischen) Zuständen reine, gewissermaßen nur registrierende Wahrnehmungsvorgänge, ohne Beziehung zur handelnden Persönlichkeit, einstellungsfrei erlebt werden können. Eine solche Annahme wird durch die klinische Erfahrung nahegelegt, da sehr häufig die Patienten von den Vorgängen in der Umgebung, zu denen sie offensichtlich gar nicht Stellung nehmen, sehr viel wissen. BLEULER spricht von passiver Aufmerksamkeit: „Daneben aber wird merkwürdig viel von den Ereignissen registriert, um die sich die Patienten nicht kümmern. Die Auslese, die die normale Aufmerksamkeit unter den Sinneseindrücken trifft, kann bis auf Null herabgesetzt sein, so daß fast alles registriert wird, was den Sinnen zugeht."

Die augenfälligsten Veränderungen auf Grund der beschriebenen Störung werden wir naturgemäß im Verhalten der Kranken in Gemeinschaftssituationen erwarten können, wie das ja aus unseren Anfangsbeispielen schon deutlich hervorging. Wir gewinnen hier ein besseres Verständnis für die bekannte klinische Erfahrung, daß die Kranken durch die aktuelle Situation nicht tangiert werden. Sie gewinnen keinen Kontakt mit der Umgebung, die anderen wissen nichts Rechtes mit ihnen anzufangen. Ohne sich in größerer Erregung zu befinden, nehmen sie oft bei ungetrübtem Bewußtsein nicht die geringste Rücksicht auf die Umgebung. Ein jugendlicher Hebephrener kann so den Ärzten, die er zum erstenmal sieht, mit schnoddrigen Witzen und Frechheiten antworten, die ganz dem Repertoir einer Lausbubenunterhaltung entnommen sind; er kann über den Besuch seiner Mutter, die weinend an seinem Bett sitzt, unberührt hinweggehen und taktlose Bemerkungen über einen sichtlich schwer kranken Nachbarpatienten machen. Alle diese Benehmensarten sind aus der Klinik zu gut bekannt, als daß es notwendig wäre, weitere Beispiele anzuführen. Wir können die Störung auch deutlich werden lassen, wenn wir uns selbst den Kranken gegenüber der Situation nicht entsprechend betragen. Man kann sie gewöhnlich mitten im Satz eines Gespräches stehen lassen, ohne daß sie darauf reagieren. Man kann ihnen einen Stuhl anbieten, der unsinnig plaziert im Zimmer steht, sie setzen sich ruhig darauf. Die verminderte Auswirkung der Steuerungseinflüsse im Bewußtsein der Kranken zeigt sich auch an vielen kleinen Absonderlichkeiten, an einem Mangel vieler kleiner Ausdrucksmodulationen, die den guten gegenseitigen Rapport mit gesunden Menschen fundieren. Alle die kleinen mimischen Hilfen, die in der Unterhaltung Gesunder eine große Rolle spielen, finden bei den Kranken nicht den gewohnten Widerhall. Sie zeigen vielmehr das, was man mit dem Terminus „steifes Verhalten" bezeichnet hat. Manche alte Schizophrene bekommen so etwas geradezu starres in ihre Mimik.

Ein Fall soll hier noch als Beispiel angeführt werden, weil der Kranke die Störung in ungewöhnlicher Weise erlebte, wenngleich sie recht charakteristisch war. Er machte folgende Angaben: Früher sei er sehr gehemmt gewesen. Es sei ihm fast unmöglich gewesen, frei seine Meinung zu sagen, es sei ihm schwer gefallen, sich um eine Stellung zu bewerben, oder gar sich irgendwo zu beschweren. Jetzt fühle er sich im Gegensatz zu früher viel freier. Er habe sich in der Vorlesung Herrn Geheimrat gegenüber vollkommen frei aussprechen können. Er sei aus seinem Geschäft (Restaurantangestellter) entlassen worden, weil er (schon krank) dort randaliert hatte und hinausgeworfen wurde. Es machte ihm gar nichts aus, wieder dahin zu gehen und seine Dienste anzubieten; er sei entschlossen wieder von vorne anzufangen, wenn die Geschäftsführer das wollten, in einer untergeordneten Stellung. Überhaupt sei ihm die Umgebung viel gleichgültiger geworden. Die Leute könnten ihm sagen, was sie wollten, könnten ihn beleidigen, das sei ihm gleich. Auf die Frage, ob es ihm auch gleich sei, etwa ein paar Wochen auf der unruhigen Abteilung zuzubringen, versichert der besonnene Kranke überzeugend, das sei ihm bestimmt ganz gleich. Er wurde experimenti causa zur unruhigen Abteilung verlegt. Wir trafen ihn dort im größten Lärm eines anderen Kranken so ruhig ein Buch lesend, daß er den herankommenden Arzt nicht bemerkte. Er sagte, er sei selbst erstaunt, er höre den Anderen gar nicht, er las unbeirrt ruhig konzentriert sein Buch. Wir sehen, wie es sich hier deutlich um die von uns beschriebene Störung handelt, durch die eine Verminderung des Einflusses der Steuerwirkungen aus der aktuellen Umgebung hervorgerufen ist. Die Störung wird aber von dem Patienten nicht als ein Verlust, sondern als eine Befreiung von seiner früheren Gehemmtheit erlebt. Man könnte daran denken, daß es sich hier gar nicht um eine solche Störung im Sinne des Autismus handelt, sondern um die Folge einer pathologisch gehobenen Stimmungslage. Aber erstens befand sich der Patient nicht in einer gehobenen Stimmungslage, sondern war lediglich ausgeglichen und ruhig. Andererseits würde eine gehobene Stimmungslage zwar erklärlich machen können, daß er eine gewisse Unbefangenheit seiner Umgebung gegenüber zur Schau tragen würde, aber keinesfalls, daß es ihm gleichgültig wäre anstatt auf der ruhigen Abteilung auf der unruhigen Abteilung zu sein, oder daß es ihm gleichgültig wäre, wenn andere ihn beleidigen. Eine gehobene Stimmungslage könnte ihn zuversichtlich erwarten lassen, daß er derartigen Unannehmlichkeiten aus der Umgebung sachgemäß, ruhig begegnete und die richtigen Mittel und Wege finden werde, sich vor solchen Dingen zu bewahren. Hier handelt es sich aber doch ausgesprochen darum, daß der Kranke fühlt, daß die Einwirkung der aktuellen Umgebung derart vermindert ist, daß ihn alle Unannehmlichkeiten nicht mehr tangieren.

Es gibt nun ein Symptom, das bei Schizophrenen außerordentlich häufig zu beobachten ist und mit der als Autismus gekennzeichneten Störung identisch zu sein scheint, obwohl man es bisher nicht in diesem Zusammenhang gesehen hat. Die Kranken erweisen sich gegen eine passive Veränderung ihrer Körperstellung auffallend gleichgültig, es scheint ihnen gar nichts zu machen, wenn man mitten in einer Unterhaltung ihren Kopf herunter beugt und in der Unterhaltung fortfährt. Sie antworten dann, ohne eine wesentliche Reaktion zu zeigen, in dieser Stellung. Oder wir ziehen eine schimpfende Kranke an dem Arm, so daß sie allmählich soweit aus dem Bett hängt, daß sie zu fallen droht; sie schimpft ruhig weiter. Dieses Symptom findet sich oft zusammen mit akinetischen Zuständen, kommt aber darüber hinaus viel häufiger vor. Manchmal ist das äußere Verhalten der Kranken so wenig akinetisch und so geordnet, daß man das Gefühl hat, man werde sich so sonderbar, wie es zur Prüfung auf dieses Symptom erforderlich ist, gar nicht verhalten können. Es ist gerade dann besonders eindrucksvoll, die geringe Reaktion derartiger Kranker zu bemerken. Wie haben wir uns dieses Verhalten zu erklären?

Jeder weiß, welch unangenehmen Eingriff es bedeutet, wenn von anderen Personen Stellungsänderungen an unserem Körper vorgenommen werden, die nicht durch die Situation streng indiziert sind, wie es etwa Hilfeleistungen sind. Derartige körperliche Einwirkungen sind deshalb so sehr unangenehm, weil sie einen ganz besonders schweren Eingriff insofern bedeuten, als durch die passive Änderung unserer Körperstellung unsere innere Haltung zwangsläufig eine Veränderung erfährt, weil die Stellung unseres Körpers eben niemals eine rein körperliche Fassade ist, sondern immer sinnvoll in unserem Bewußtsein repräsentiert. Eine passive Änderung unserer äußeren Körperhaltung hat daher zur Folge, daß wir uns entsprechend dieser Veränderung auch anders als Handelnde repräsentiert fühlen. Verändert der Partner unsere Körperstellung, so verändert er damit die Art, wie wir uns als aktuell handelnde Persönlichkeit erleben. Durch unsere widerstrebende Reaktion suchen wir die Integrität dieser uns in der aktuellen Umwelt darstellenden Persönlichkeit wiederherzustellen oder zu sichern. Ob es sich um Steuerungswirkungen durch fremde Ausdrucksbewegungen oder um passive Veränderungen unserer Körperstellung handelt, das was unseren Widerstand herausfordert, ist die beiden Geschehnissen gemeinsame Tatsache der Einwirkung auf unsere innere Haltung. Wenn ich jemanden auffordere, mein Zimmer zu verlassen, so liegt darin die Tendenz, daß der andere sich als einen Gehorchenden, Hinausgeworfenen erleben soll, und der andere erlebt diese Tendenz als Steuerungswirkung. Er kann dieser Tendenz widerstehen. Wenn ich ihn anpacke und hinausdränge, so erlebt er, er kann sich innerlich dagegen wehren, wie er mag, etwas davon, ein Fliehender, ein Nachgebender zu sein. Die Tatsache, daß er seine äußere Haltung nicht entsprechend seinen Tendenzen gestalten kann, daß er gezwungenermaßen etwas anderes in seinen Bewegungen erlebt, daß seine innere Haltung zwangsweise von außen eine Veränderung erfährt, macht es aus, daß solche körperlichen Eingriffe so besonders schwer empfunden werden. Aber diese Veränderung der inneren Haltung gelangt ja nach unseren Überlegungen im Bewußtsein der Kranken nicht mehr zu derselben Auswirkung wie beim Gesunden. So ist es zu erklären, daß sie gegen derartig schwere Eingriffe, wie die passive Veränderung ihrer Körperhaltung so geringe Reaktionen zeigen. Dieses Symptom weist uns also auf dieselbe Störung hin, die den Autismus fundiert, es ist ein Ausdruck dieser Störung, der Beeinträchtigung der Beziehungen zwischen Ich und innerer Haltung.

In engem Zusammenhang mit der schizophrenen Kontaktstörung stehen Erscheinungen, die eine sehr wesentliche Rolle im Zustandsbild schizophrener Prozesse spielen. Das Darniederliegen des Affektlebens, insbesondere das Nachlassen des Interesses. Alle Beobachter stimmen darin überein, daß die Affekte nicht erloschen sind, daß „die Fähigkeit der Psyche Affekte zu produzieren“ (BLEULER) erhalten bleibt. Gelegentliche heftige Affekterregungen bei anscheinend affektlosen Kranken zeigen das deutlich.

Angesichts dieser durch die klinische Erfahrung begründeten Annahme bleibt zur Erklärung des „affektlosen“ Verhaltens der Kranken nur die eine Möglichkeit, daß die subjektiven Anlässe zu Affekterregungen an Bedeutung verlieren oder sie einbüßen. Im allgemeinen kann man nun über diese Anlässe zu Affekterregungen sagen, daß sie in dem Erlebnis der aktuellen subjektiv für real gehaltenen Umwelt enthalten sind. Wir wissen aber, daß dieses Erlebnis durch die schizophrene Grundstörung eine Veränderung erfährt, daß die spezifische Einwirkung der Umwelt auf unsere innere Haltung an Auswirkung im Bewußtsein verliert. Es ist natürlich nicht leicht, im komplexen gesunden Erleben den Anteil aufzuzeigen, den diese Steuerungseinflüsse jeweils an dem Gesamt des Erlebnisses einer aktuellen Situation ausmachen. Man kann versuchen, sich diese Verhältnisse etwa an einem Beispiel klar zu machen: Der Assistent einer Klinik, der seine Wohnung in der Klinik hat, will seine Ferien dazu ausnützen, die Literatur eines bestimmten Gebietes zu studieren. Dies soll aus echtem Interesse geschehen, so daß er sich auf die Tätigkeit freut. Zur Ausführung dieses Planes verreist er in einen entlegenen Ort, um möglichst wenig „gestört“ zu werden. Er weiß sehr wohl, daß er sich so seiner Aufgabe besser wird widmen können, als wenn er in seiner Wohnung in der Klinik verbleiben würde. Weshalb? Die aktuellen Vorgänge in der Klinik wirken störend. Es würde ihm nichts nützen, sich zu vergegenwärtigen, daß er Ferien hat und infolge davon die aktuellen Vorgänge nicht zu beachten braucht, oder daß die wertvolle Häufung von klinischen Erfahrungen an der individuell verfügbaren Zeit eine Grenze hat, daß er den Dingen ja auch durch eine Reise aus dem Wege gehen würde: Die aktuellen Geschehnisse der Klinik werden ihn zur Teilnahme anregen, werden es ihm erschweren, sich ruhig handelnd seinem Vorhaben zuzuwenden. Ebenso wie die hingestreckte Hand eines Situationspartners durch Steuerung der inneren Haltung anregt, die eigene Hand wiederzugeben, oder eine Frage eine Antwort verlangt, so verlangen die aktuellen Ereignisse in der Klinik die handelnde Teilnahme. Die Türen an fremden Häusern in einem Gebirgsdorf regen nicht an hineinzutreten, schwerer ist es an der Tür der eigenen Abteilung vorüberzugehen. Das Interesse an den Dingen hinter dieser Abteilungstür ist natürlich auch in dem Gebirgsdorf nicht erloschen, sie sind aber nicht aktuell gegeben, und es fehlt daher auch die Steuerung der inneren Haltung, sich diesen Dingen aktuell handelnd zuzuwenden. Man kann natürlich diesen Einwirkungen widerstehen, aber dies erfordert eine besondere Willensleistung, die im einzelnen vielleicht nicht als besonderes Willenserlebnis zum Bewußtsein kommt, aber in dem Gefühl repräsentiert ist, daß es schwerer wird, sich zu konzentrieren und sich den beabsichtigten Studien handelnd zuzuwenden, die hierzu erforderliche innere Haltung einzunehmen.

Dieselben Einwirkungen, die wir in dem Beispiel als „Störungen“ aufzeigen konnten, wirken naturgemäß in der Situation, in der sich ein Mensch mit den Dingen, von denen diese Einwirkungen ausgehen, beschäftigen *will*, also im Fall des Assistenten während des Semesters, als dauernde Anregungen sich den aktuellen Gegebenheiten handelnd zuzuwenden. Die Steuerungseinwirkungen aus der aktuellen Umwelt tragen so dazu bei, sein Interesse dauernd wach zu halten und das Interesse durch die der aktuellen Situation entsprechende innere Haltung zu betätigen.

Es ist nun eine ganz bekannte Erfahrung, daß schizophrene Erkrankungen, besonders im Beginn oftmals dadurch augenfällig werden, daß die Kranken die Teilnahme an den aktuellen Umweltvorgängen vermissen lassen. Ohne eine besondere Begründung hören sie inmitten ihres gewohnten Milieus auf, ihre beruflichen und familiären Pflichten zu erfüllen. Wenn auch andere Symptome, vor allem wahnhafte Erlebnisse meist bald das Zustandsbild derart beherrschen, daß dieses Nachlassen des Interesses nicht mehr so im Vordergrund steht, so bleibt dabei doch immer deutlich, wie wenig die aktuelle Umwelt den Kranken bedeutet. Es ist damit nicht gesagt, daß solchen Kranken Erfolg im Leben, oder berufliches Vorwärtskommen nichts mehr bedeutet. Diese Strebungen treten in den Wahninhalten noch oft sehr deutlich in Erscheinung. Das charakteristische ist vielmehr die mangelnde Teilnahme an der aktuellen Umgebung. Es ist damit genau dasselbe wie mit dem Darniederliegen der Affekte. (Das Interesse ist ja wohl den Affekten zuzurechnen.) Auch da wissen wir, daß die Affekte nicht „erloschen“ sind. Wir können uns aber nicht darüber wundern, wenn das Affektleben verflacht, daß die beim Gesunden zu beobachtenden Affektschwankungen zurücktreten, da wir ja annehmen müssen, daß diese Schwankungen der Affekterregung mit dem Erleben der aktuellen Umwelt und ihrer Veränderungen in ursächlicher Beziehung stehen. *Dieses Erlebnis der aktuellen Umwelt verliert aber bei den Schizophrenen an Bedeutung und damit schwinden auch die Anlässe zu Schwankungen der Affektintensität, bzw. der Intensität des Interesses, oder diese Anlässe verlieren zumindest erheblich an Bedeutung.*

Diese Auffassung kann eine Verdeutlichung erfahren durch den Vergleich mit der ganz andersartigen Interessenstörung, die bei endogenen Depressionen zur Beobachtung kommt. Diese Kranken klagen sehr oft über eine Abnahme des Interesses, es ist ihnen alles gleichgültig, in schweren Fällen selbst die wichtigsten Dinge, wie das Schicksal der eigenen Kinder. Hier haben wir es mit der größten Wahrscheinlichkeit tatsächlich mit einer Veränderung des Affektlebens zu tun. Wir können aber bei diesen Kranken sehr gut beobachten, daß die Steuerungseinflüsse der aktuellen Umgebung an Bedeutung nicht verloren haben. Das gewohnte Milieu verliert nicht die Wirkung als aktuelle Umwelt, die zur handelnden Teilnahme drängt, und die Kranken erleben diesen Konflikt, in den sie durch die fortdauernden Anforderungen der aktuellen Umgebung geraten, sehr stark. Es ist eine bekannte klinische Erfahrung, daß solche Kranke sich subjektiv erleichtert fühlen, wenn man sie aus dem häuslichen Milieu herausnimmt, sie durch ärztlich autoritative Maßnahmen von den beruflichen Verpflichtungen entbindet und in der gleichmäßigen Umgebung der Klinik aktuelle Anforderungen von ihnen fern hält.

Der Unterschied zwischen den beiden psychopathologischen Erlebnisweisen ist klar. Bei den Depressiven die Unfähigkeit, den aktuellen Umweltanforderungen gerecht zu werden, obwohl diese Umweltanforderungen unvermindert stark erlebt werden, auf der anderen Seite bei den Schizophrenen „die erhaltene Fähigkeit der Psyche, Affekte zu produzieren“, aber die aktuelle Umwelt verliert im Bewußtsein der Kranken an Bedeutung, der lebendige Kontakt mit der Wirklichkeit geht verloren. Ein französischer Kritiker hat MINKOWSKI eingewandt, man könne doch den lebendigen Kontakt nicht verlieren in der Weise, wie man ein Taschentuch aus der Tasche verliert. MINKOWSKI hat das bestimmt auch nicht angenommen. Er weiß sehr wohl, daß hier eine Lücke in seiner psychologischen Darstellung klafft, indem es ihm nicht möglich war, den Verlust des Kontaktes in Beziehung zu bestimmten faßbaren psychologischen Tatbeständen zu setzen. Hier können unsere psychopathologischen Untersuchungen ergänzen. Der Bedeutungsverlust der aktuellen Umwelt kann verständlich werden aus der von uns umschriebenen spezifischen Kontaktstörung, die ihrerseits auf die Beeinträchtigung der Beziehungen zwischen Ich und innerer Haltung zurückgeführt werden kann. Aus derselben Grundstörung konnten wir ebenso die spezifisch schizophrene Willensstörung und das veränderte Willenserlebnis, das Beeinflussungsgefühl verstehen, und wir werden weiterhin sehen, daß uns aus dieser Störung auch spezifisch schizophrene Wahnerlebnisse verständlich werden können.

Die schizophrenen Wahnerlebnisse

Hört jemand dauernd halluzinatorisch die Stimmen seiner Angehörigen hinter einer Tür und folgert daraus, daß seine Angehörigen sich in dem Raum hinter dieser Tür aufhalten, so stellt diese Folgerung eine Wahnidee dar. Er kommt zu dieser Wahnidee auf Grund eines pathologischen Erlebnisses, der Halluzination, auf dem Wege der Schlußfolgerung. Diese Art der Wahnbildung ist typisch für diejenige Wahnform, die als Erklärungswahn, als Wahnbildung auf Grund des erhaltenen Kausalitätsbedürfnisses bezeichnet wird. Die Wahnbildung selbst ist also nichts Pathologisches, sondern ein sekundäres Symptom, das auf ein pathologisches Geschehen nur hinweist. Derartige Wahnbildungen sind bei Erkrankung mit lebhaften Halluzinationen wohl am häufigsten, etwa bei toxischen Halluzinosen. Im Bereich schizophrener Erkrankungen spielen sie bestimmt eine untergeordnete Rolle in bezug auf ihre psychopathologische Bedeutung und die Häufigkeit ihres Vorkommens.

Für die spezifisch schizophrene Wahnbildung ist eine prinzipiell andere Genese anzunehmen. GRUHLE hat einleuchtend gezeigt, daß das Wesentliche ein primäres, psychologisch nicht weiter rückführbares Wahnerlebnis ist, ein Bedeutungserlebnis. Die Dinge der Außenwelt gewinnen eine besondere Bedeutung, ohne daß man von den Patienten etwas erfahren kann, was zu dem Erlebnis dieser besonderen Bedeutung Anlaß sein könnte. GRUHLE ist in zweierlei Hinsicht zuzustimmen: Erstens in der Auffassung, daß die Dinge der Außenwelt auf einmal eine besondere wahnhafte Bedeutung bekommen, ohne daß ein erkennbarer äußerer oder innerer Anlaß dazu vorliegt; ferner darin, daß in dieser Erlebnisweise ein spezifisch schizophrenes Symptom zu sehen sei.

Wir haben im vorhergehenden Abschnitt schon einmal auf die Beziehungen hingewiesen, die zwischen der gleichzeitig bestehenden inneren Haltung und dem Wahrnehmungserlebnis bestehen. Wir haben dort gesagt, es sei für das Wahrnehmungserlebnis nicht das Gleiche, ob wir Angreifende sind oder uns verteidigen. In beiden Fällen ist der rein apperzeptive Wahrnehmungsvorgang ein gleichbleibender Bestandteil zweier differenzierbarer Handlungen. Die Differenz der Handlungsvorgänge, der inneren Haltungen, bleibt nicht ohne Einwirkung auf das komplexe, gesamte Wahrnehmungserlebnis. Der intentionale Akt, der den Wahrnehmungsvorgang konstituiert, muß von dem intentionalen Akt unterschieden werden, der in der Stellungsnahme, der Einnahme einer bestimmten inneren Haltung enthalten ist. Wir haben auf die Notwendigkeit dieser Unterscheidung hingewiesen, als wir die Möglichkeit in Betracht zogen, daß in manchen akinetischen, schizophrenen Zuständen die Umwelt rein registrierend wahrgenommen werde, ohne daß eine bestimmte innere Haltung das Wahrnehmungserlebnis modifiziert. Diese Unterscheidung wird auch in den hier folgenden Überlegungen von Wichtigkeit sein. Niemals begegnen wir in der Schizophrenie Erscheinungen, die uns daran denken lassen, daß eine Störung des Wahrnehmungsvorganges selbst vorliege. Solche Störungen müßten zu Erscheinungen führen, wie sie uns etwa im Gebiet der gnostischen Störungen begegnen.

Welche Modifikation erfährt nun aber das gesamte Wahrnehmungserlebnis durch die Veränderungen der inneren Haltung? Wir können versuchen, zur Lösung dieser Frage zu gelangen, indem wir uns wieder der Möglichkeit entsinnen, die gleiche Situation und somit auch dieselbe Wahrnehmungssituation unter Einnahme verschiedenartiger innerer Haltungen zu erleben, nämlich in der Situation spielerischer Darstellung. Wir vergegenwärtigen uns zunächst einige Beispiele. Ein kleiner Junge nimmt sich einen einfachen Besen zwischen die Beine und spielt damit Pferd und Reiter. Er streichelt über die Borsten, die für ihn zur Pferdemähne werden. Er steckt den Besen in einen Papierkorb und läßt das Pferd fressen. Ein Schauspieler stellt den Romeo dar. Er hat das Erlebnis Romeo zu sein, in dem Maße, als er sich mit der eingenommenen inneren Haltung identifiziert. Im gleichen Maße ist auch die Darstellerin der Julia seine Geliebte, gleichgültig, ob diese Darstellerin an einem Abend ein kleines blondes oder am nächsten ein großgewachsenes Wesen mit dunklem Haar ist. Sie ist entsprechend der inneren Haltung, die *er*, der Schauspieler, eingenommen hat, ein Wesen, das sich in Liebe nach ihm verzehrt, wenn auch von Liebe zu ihm ebenso wenig die Rede ist, wie von Freßlust bei dem Besen des spielenden Kindes. Den beiden Beispielen ist gemeinsam, daß eine Veränderung der inneren Haltung eine Veränderung der Umwelt zur Folge hat. Es wird die Welt des dargestellten Wesens erlebt, und die wahrgenommenen Gegenstände erfahren so einen Bedeutungswandel. Sie sind in Beziehung auf uns, als handelnde Persönlichkeiten, etwas anderes geworden. Denselben Bedeutungswandel können wir z. B. erkennen, wenn wir in einer Gesellschaft zum Scherz etwa die Rolle eines Kellners spielen. In dem Augenblick, in dem wir die entsprechende innere Haltung einnehmen, verändert sich wieder die Umwelt für uns. Nehmen wir an, durch eine Verkleidung würde es uns gelingen, die Rolle des Kellners unbemerkt zu spielen, so ist es besonders deutlich, daß die Umwelt selbst und ihr Verhalten zu dem Bedeutungswandel, den sie erfährt, keinerlei Anlaß gibt. Aus Leuten, die uns respektvoll, gesellschaftlich entgegenzutreten haben, sind auf einmal Leute geworden, die uns nach Belieben Anordnungen erteilen können. Was zuvor eine Ungezogenheit gewesen wäre, z. B. das Geschenk eines Geldbetrages für eine kleine Hilfeleistung, wird zur Liebenswürdigkeit, was vorher eine Liebenswürdigkeit gewesen wäre, z. B. die Einladung zu einem Besuch, wird sinnlos, unverständlich oder herablassender, verletzender Spott.

Wir wissen, daß die Veränderung des Persönlichkeitsbewußtseins nicht immer in so auffälligem Widerspruch zu wirklichem Wesen und wirklicher Stellung des betreffenden darstellenden Menschen zu stehen braucht, wie in den angeführten Beispielen. Wir wissen auch, daß die Identifikation mit der eingenommenen inneren Haltung einen solchen Grad erreichen kann, daß der Tatbestand der Selbsttäuschung gegeben ist. Ein Mensch, der auf Grund irgendwelcher Erlebnisse und Strebungen seine eigene Bedeutung überschätzt, z. B. ein Assistent, der sich für einen bedeutenden Wissenschaftler hält, unterliegt unter Umständen einer derartigen Selbsttäuschung. Auch in einem solchen Fall verändert sich die Umwelt. Die tägliche Kleinarbeit seines Berufes erscheint ihm als störende Inanspruchnahme, während sie ihm zuvor vielleicht für eine wichtige Quelle der Erfahrung gegolten hat. Bleibt ihm der äußere Erfolg versagt, so kann er leicht darin eine Verständnislosigkeit und unfreundliche Absicht der maßgebenden Persönlichkeiten sehen. Auch hier ist es derselbe Vorgang wie in unseren ersten Beispielen. Die veränderte innere Haltung bedeutet eine Veränderung des Persönlichkeitsbewußtseins, und damit ist eine Veränderung der Umwelt gegeben. Die psychologische Situation ist gegenüber den ersten Beispielen insofern anders gelagert, als es sich nicht mehr um das spielerische Einnehmen einer bestimmten inneren Haltung und somit um eine spielerische Umdeutung der Umweltgegebenheiten handelt. Mit dem psychologischen Tatbestand der vollkommenen Selbsttäuschung ist vielmehr gleichzeitig der andere Tatbestand der vollkommenen Täuschung über die Umwelt gegeben. Diese selbst hat damit für das wahrnehmende Subjekt eine Veränderung erfahren, einen Bedeutungswandel. Der hier aufgezeigte spezifische Bedeutungswandel der Umwelt hat somit immer eine Veränderung des Persönlichkeitsbewußtseins zur Voraussetzung, wobei dem Subjekt nicht diese selbst, sondern nur die Umweltsveränderung als solche zum Bewußtsein zu kommen braucht.

Im gesunden Erleben kommt es im allgemeinen zu einer hinreichend adäquaten Erfassung der realen Umwelt. Es würde im Rahmen dieser Arbeit zu weit führen, die Frage eingehend zu erörtern, welchen psychologischen Tatsachen es zuzuschreiben ist, daß eine derart adäquate Erfassung jeder individuellen Situation möglich ist. Wir müssen annehmen, daß die von uns aufgezeigten Beziehungen zwischen innerer Haltung und Ich, ferner die normale Auswirkung der Steuerungseinflüsse in unserem Bewußtsein hierfür Bedingungen sind. Es ist ja z. B. klar, daß wir durch handelndes Eingreifen in eine Situation die Reaktionen unserer Umgebung wieder als Steuerwirkungen auf unsere innere Haltung erleben und so handelnd die Umwelt gewissermaßen befragen können. Wir können weiter annehmen, daß die Fähigkeit zu dauernden, wenn auch geringfügigen Modifikationen der inneren Haltung und die große Nuancierungsfähigkeit der inneren Haltung selbst hierfür von Wichtigkeit sind.

Sind diese Vorgänge auch nicht alle ohne genauere Untersuchungen zu übersehen, so läßt sich etwas aus unseren bisherigen Überlegungen doch mit

Sicherheit sagen: Erfährt die Umwelt einen Bedeutungswandel durch eine Veränderung der inneren Haltung, ist die innere Haltung in diesem Sinne für das wahnhafte Erlebnis von ursächlicher Bedeutung, so können wir erwarten, daß im Verlaufe derartiger wahnhafter Erkrankungen auch Anzeichen der Veränderung des durch die innere Haltung fundierten Persönlichkeitsbewußtseins in Erscheinung treten. Das Ergebnis unserer Überlegungen war ja das, daß entsprechend der Veränderung der inneren Haltung und der damit verbundenen Veränderung des Persönlichkeitsbewußtseins, der Art wie wir uns als handelnde Persönlichkeit erleben, gleichzeitig eine Veränderung der Umwelt gegeben ist. Wir müssen dann also Erscheinungen antreffen, die auf eine derartige Veränderung des Persönlichkeitsbewußtseins hinweisen. Solche Erscheinungen sind nun bekanntermaßen bei schizophrenen Erkrankungen ebenso häufig wie bezeichnend. Die Kranken glauben, daß sie z. B. große Politiker oder Propheten, Erfinder oder vertauschte Fürstenkinder seien. Die Beispiele für derartige Veränderungen des Persönlichkeitsbewußtseins ließen sich leicht um viele vermehren. Wir begnügen uns zunächst mit dem Hinweis auf derartig augenfällige Veränderungen der genannten Art und fragen uns, wie solche Wahnerlebnisse auf die schizophrene Grundstörung bezogen werden können.

Wir haben gesehen, wie schizophrene Willensstörung, Beeinflussungserlebnis und Autismus eine Folge dieser Grundstörung sind, die die normalen Beziehungen zwischen Ich und innerer Haltung beeinträchtigt. Die innere Haltung ist damit aus den normalen Beziehungen mit dem Ich gewissermaßen herausgelöst, und wir können nicht sagen, welchen Umständen es nunmehr zuzuschreiben ist, welcher Art die jeweils bestehende innere Haltung ist. Von diesen Umständen (die zweifellos im gesunden Erleben auch wirksam sind) allein oder in überwiegendem Maße und eben nicht mehr von den Einwirkungen des Ich hängt es ab, welcher Art die aktuelle handelnde Persönlichkeit ist, als die sich der Kranke nunmehr erleben *muß. In der geschilderten Lösung der inneren Haltung aus ihren normalen Beziehungen zum Ich und in der Tatsache, daß nunmehr unter veränderten Entstehungsbedingungen, den Einwirkungen des Ich entzogen, Veränderungen der inneren Haltung sich vollziehen, sind die schizophrenen, wahnhaften Persönlichkeitsveränderungen begründet. Mit dieser wahnhaften Veränderung des Persönlichkeitsbewußtseins erfährt gleichzeitig die Umwelt eine wahnhafte Veränderung, einen wahnhaften Bedeutungswandel.* Man muß so vielleicht in einem gewissen Gegensatz zu Gruhle doch sagen, daß das primäre Wahnerlebnis nicht das Erlebnis einer besonderen Bedeutung der Wahrnehmungsgegenstände sei, sondern auf das Erlebnis der veränderten Persönlichkeit zurückgeführt werden könne. In dieser Persönlichkeitsveränderung wäre somit der innere Anlaß für die von Gruhle aufgezeigten Wahnerlebnisse zu sehen. Die Persönlichkeitsveränderung selbst ist aber eine unmittelbare Folge der schizophrenen Grundstörung.

Die klinischen Tatsachen stellen uns aber noch vor einige Fragen, die weiterer Überlegungen bedürfen. Sehr häufig beginnen schizophrene Erkrankungen damit, daß die Patienten die Beobachtung machen, daß die Menschen in ihrer Umgebung sich eigenartig verhalten, überall, wohin sie kommen, beschäftigen sich die Menschen mit ihnen, machen sich Zeichen, Bemerkungen fallen ihnen auf, sie gewinnen den Eindruck, daß etwas gegen sie im Gange ist. Der Verfolgungswahn ist im Entstehen. In dieser sehr häufigen Variation des schizophrenen Beziehungswahns hat man nach den Angaben der Patienten wirklich den Eindruck, daß das Primäre ein besonderes Bedeutungserlebnis sei, durch das die Umweltvorgänge anders im Bewußtsein gegeben sind. Es könnte scheinen, als ob unsere Auffassung, daß diese Erlebnisweise auf eine Veränderung des Persönlichkeitsbewußtseins zu beziehen sei, hier nicht zutreffe, da man zunächst darüber von den Patienten nichts erfährt. Dieser Anschein wird zum Teil dadurch erweckt, daß man zur Charakterisierung der die Persönlichkeitsveränderung im vorliegenden Falle begründenden inneren Haltung eine passive Bezeichnung wählen muß. Man müßte sagen: der betreffende Kranke erlebt sich als einen Verfolgten. Nun muß man aber zugeben, daß man die innere Haltung eines Verfolgten, Geliebten, oder Auserwählten oder sonst wie in seiner inneren Haltung passiv zu charakterisierenden ebenso einnehmen kann, wie die eines in diesem Sinne aktiv Handelnden. Man kann hierzu allgemein sagen, daß die in dieser Hinsicht denkbaren Erlebnismöglichkeiten ebenso zahlreich sind wie die Möglichkeiten spielerischer Darstellung. Und man kann die Rolle des ruhelos flüchtenden Parricida ebenso spielen wie die des Befreiers Tell. Für die Entstehung des Wahnes, verfolgt oder geliebt zu sein, braucht darum nicht unbedingt primär eine Veränderung der Wahrnehmungsgegebenheiten angenommen zu werden. Es kann hier ebenso wie bei anderen Wahninhalten das primär Krankhafte die Veränderung der inneren Haltung und die dadurch begründete Veränderung des Persönlichkeitsbewußtseins sein.

Eine weitere Überlegung ist noch erforderlich, die uns verständlich macht, warum die Veränderungen des in der inneren Haltung gegebenen Persönlichkeitsbewußtseins nicht gleich als solche erlebt werden. Besonders bei einem allmählichen Beginn der Erkrankung kommt es nicht gleich zu erheblichen Veränderungen des Persönlichkeitsbewußtseins, derart, daß sie dem Patienten und auf Grund seiner Äußerungen dem Arzt als solche imponieren. Eine derartige leichte Persönlichkeitsveränderung kann z. B. nur darin bestehen, daß der Kranke sich für einen selbstsicheren, klügeren Menschen hält, der relativ hochgesteckte Ziele bestimmt erreichen wird. Diese Ziele brauchen aus den bisherigen Lebensaufgaben gar nicht herauszufallen. Der Kranke kann so das in der krankhaft entstandenen inneren Haltung gegebene Persönlichkeitserlebnis noch als dem Ich zugehörig erleben. Er handelt nun *anders* als früher, sein früheres Verhalten erscheint ihm vielleicht unrichtig. Die Persönlichkeitsveränderung besteht in einem solchen Falle darin, daß Tendenzen, die vielleicht auch schon zuvor als Wünsche in der Persönlichkeit bestanden haben, in der inneren Haltung in der Art zur Auswirkung kommen, daß das in den Wünschen intendierte Ziel der Persönlichkeitsentwicklung als schon erreicht erlebt werden kann. Die Kranken *sind* plötzlich derartige bedeutende Persönlichkeiten, wie sie es sein möchten. Die innere Beziehung derartiger Zustände zu dem Erlebnis der spielerischen Darstellung und zu psychopathischen Pseudologien liegt auf der Hand. Der Unterschied in der psychologischen Situation ist aber der, daß im Falle der spielerischen Darstellung und der psychopathischen Pseudologie die Modifikation der inneren Haltung, die dem

Erlebnis zugrunde liegt, unter Beteiligung eines Willensimpulses vom Ich aus zustande kommt und weiterhin vom Ich aus einem gestaltenden Einfluß unterliegt. Hier aber, bei den schizophrenen Veränderungen des Persönlichkeitsbewußtseins, handelt es sich um keine Willensbeteiligung, sondern die Modifikation der inneren Haltung vollzieht sich unter den krankhaften Bedingungen der schizophrenen Grundstörung unabhängig von den im gesunden Erleben entscheidenden Willensvorgängen. Weder die Tendenzen des Ich, der Repräsentanz der lebensgeschichtlich gewordenen Gesamtpersönlichkeit, noch die Vorgänge in der realen Außenwelt (letztere infolge des Autismus), können einer solchen krankhaften Entwicklung des Persönlichkeitsbewußtseins hemmend im Wege stehen. Der krankhafte Prozeß setzt ein, und die wahnhafte Veränderung des Persönlichkeitsbewußtseins *vollzieht sich, sie geschieht.* Alle Vorstellungen über diese Wahnbildungen, die an Willensbeteiligungen irgendwelcher Art denken lassen, wie die Vorstellung der Kompensation oder der Flucht in die Krankheit, die im Bereich psychogener Erkrankungen wertvoll sein können, werden hier irreführend. Der Tremor einer echten Schüttellähmung ist auch keine Kompensation für die verloren gegangene Beweglichkeit. Eine leichte Persönlichkeitsveränderung wie die geschilderte kann nun einem Kranken zuerst an dem veränderten Verhalten der Umwelt, das heißt an dem Bedeutungswandel, den die Umweltvorgänge erfahren haben, bemerkbar werden. Es fällt ihm auf, daß die Menschen sich anders verhalten. Ihre Gebärden gewinnen eine veränderte Bedeutung durch die leichte, möglicherweise unbemerkte Veränderung des Persönlichkeitsbewußtseins. Erst allmählich folgen die schwereren Persönlichkeitsveränderungen, die unmittelbar als solche dem Kranken zum Erlebnis und so der ärztlichen Exploration zugänglich werden.

Wir haben gezeigt, welche Art von Einwirkungen auf die innere Haltung, die wir in unseren normalpsychologischen Betrachtungen aufzeigen konnten, nach Einsetzen der schizophrenen Grundstörung beeinträchtigt sind. Hier begegnet uns nun aber wieder die Frage, welches die Einwirkungen auf die innere Haltung sind, die nunmehr von überwiegendem Einfluß werden und zu Veränderungen der inneren Haltung führen, die die wahnhaften Persönlichkeitserlebnisse und so den wahnhaften Bedeutungswandel der Umwelt bewirken. Wir haben früher darüber gesagt, daß charakteristische Wesenstendenzen sich in einer Art und Weise rücksichtslos gegen die Tendenzen der lebensgeschichtlich gewordenen Gesamtpersönlichkeit und gegen die aktuellen Steuerungseinflüsse der Situation durchsetzen können, wie dies im gesunden Erleben nicht möglich ist. Wir haben auch darauf aufmerksam gemacht, daß frühere Steuerungseinflüsse von erheblicher Bedeutung für die Gestaltung der inneren Haltung werden können. Wir können diesen recht vorläufigen Formulierungen aus den Erfahrungen an schizophrenen Wahnerlebnissen noch folgende Überlegungen ergänzend hinzufügen: Überblickt man die Fülle der schizophrenen Wahnerlebnisse nach ihrer inhaltlichen Seite, so zeigt sich, daß die Inhalte aus der Sphäre der wesentlichen menschlichen Umweltbeziehungen unter diesen Wahninhalten in hohem Maße vorherrschen: Erlebnisse religiösen und kosmischen Inhalts, solche aus dem Gebiete zwischen-menschlicher Beziehungen, irdisches Machtstreben, Erotik und Sexualität stehen bei den Patienten der verschiedensten Berufs- und Gesellschaftsklassen gleichermaßen im Vordergrund. Demgegenüber scheint es nicht ohne Interesse, daß z. B. hypochondrische Wahninhalte im Vergleich mit depressiven Erkrankungen fast völlig zurücktreten. Diese Erfahrung berechtigt vielleicht zu der Vermutung, daß hierin und im Vorherrschen von Wahninhalten aus der Sphäre der zwischenmenschlichen und allgemeinen menschlichen Umweltbeziehungen eine Bestätigung zu sehen sei für unsere Auffassung, daß durch die schizophrene Erkrankung eine Störung in dem für diese Beziehungen so wesentlichen Vorgang des sinnvollen Handelns, der Entfaltung der Persönlichkeit, wie MINKOWSKI sich ausdrückt, gesetzt wird.

Unter den Wahninhalten kommt dem Beeinträchtigungswahn, dem Verfolgungswahn, vielleicht eine besondere Bedeutung zu. Die Kranken glauben, das Ziel feindlicher Absichten ihrer Umgebung zu sein. Derartige Wahninhalte sind auch außerhalb des Schizophreniegebietes besonders häufig. Diese Häufigkeit und die Erfahrung, daß sie gerade im Beginn wahnbildender Psychosen eine große Rolle spielen, berechtigt wohl zu der Annahme, daß die durch die Erkrankung geschaffene Situation mit diesen Inhalten in einer besonderen Beziehung steht. Man muß daran denken, daß das durch die Erkrankung hervorgerufene Gefühl der Insuffizienz das Erlebnis begründet, von den anderen, mit denen der soziale Kampf um die Selbstbehauptung in seiner zivilisierten Form geführt wurde, nunmehr bedroht und überwältigt zu werden. Derartige Erlebnisinhalte können natürlich im Verlauf der verschiedenartigsten psychischen Erkrankungen auftreten. Unsere Bemerkung bezieht sich ja nur auf das Inhaltliche, nicht auf die Art der Wahnerlebnisse, durch die sich die verschiedenen Erkrankungen hauptsächlich voneinander unterscheiden.

Wir haben gesehen, wie unter den durch die schizophrene Grundstörung veränderten Bedingungen innere Haltungen krankhaft unter dem überwiegenden Einfluß bestimmter Wesenstendenzen entstehen können. Steuerungseinflüsse aus der Umwelt, Willensimpulse vom Ich kommen nicht mehr zur Auswirkung wie beim Gesunden. So sind Einwirkungen auf die innere Haltung gestört, die, wie wir oben sagten, dazu beitragen, eine dauernde Modifikation der inneren Haltung herbeizuführen, durch die eine adäquate Erfassung der Umweltgegebenheiten, wie sie beim Gesunden statthat, gewährleistet wird. Bestimmte Haltungsqualitäten können so bei den Kranken über lange Zeit, ja immer bestehen bleiben. Dies drückt sich im Gebiete des Handelns natürlich im Stereotyp-werden bestimmter Handlungsvorgänge aus. In dem uns hier interessierenden Gebiet der Wahnbildung kommt es so zur Festigung bestimmter Persönlichkeitserlebnisse und zu gleichsinnigen Umdeutungen aller Umweltgegebenheiten. Überall finden die Kranken in den Umweltvorgängen wieder Bestätigungen für ihre Wahnideen, weil diese Umweltvorgänge eine entsprechende Umdeutung erfahren. Es wird ihnen so unmöglich, der Individualität der aktuellen Situation gerecht zu werden. Überall finden sie wieder Zeichen dafür, daß ein Komplott gegen sie geschmiedet ist, daß sie zu Besonderem berufen sind, oder für andere Wahninhalte. Hierin, in der Unfähigkeit, das Individuelle einer Situation zu erfassen, liegt neben dem Autismus ein Grund, weshalb wir bei den Kranken ein Erlöschen des Interesses für die tatsächlichen Umweltvorgänge sehen, die ihre gesunde Mitwelt interessieren. Diese Umweltvorgänge sind für die Kranken verändert, sie haben einen Bedeutungswandel erfahren. Sie sind in ihrem Bedeutungsgehalt eintönig und gleichbleibend geworden wie der schizophrene Wahn selbst.

Wir können nach unseren bisherigen Überlegungen verstehen, daß es unter der Voraussetzung der schizophrenen Grundstörung zur pathologischen Entstehung bestimmter innerer Haltungen und zu deren Bestehenbleiben kommt. Die Grundstörung hat aber noch eine weitere psychopathologische Erscheinung zur Folge. Ebenso, wie wir gesehen haben, daß die unter den veränderten Verhältnissen der Grundstörung zustande kommenden Handlungen im Bewußtsein anders gegeben sind, wie diese Handlungen erlebt werden, als seien sie durch fremden Einfluß bewirkt, ebenso werden die unter denselben krankhaften Voraussetzungen entstandenen Haltungen und die durch sie fundierten Persönlichkeitserlebnisse anders erlebt, als das unter normalen Verhältnissen möglich ist. Wir haben im gesunden Erleben die verschiedenen Arten, wie die innere Haltung als Persönlichkeitserlebnis erlebt zu werden vermag, auf die verschiedenartigen, möglichen Beziehungen zwischen Ich und innerer Haltung bezogen. Wir haben dort gesehen, daß diese Persönlichkeitserlebnisse nur dann als real erlebt werden können, wenn das Ich sich mit der betreffenden inneren Haltung identifiziert. Wird diese Identifikation nicht vollzogen, so trägt das in der inneren Haltung repräsentierte Persönlichkeitserlebnis den Charakter des Spielerischen. „Ich gebärde mich, als ob ich ein Prinz wäre, weiß aber sehr wohl, daß ich es nicht bin", heißt die adäquate sprachliche Darstellung dieses Erlebnisses. Wir haben gesehen, wie es beim Haltlosen infolge einer besonderen konstitutionellen Anomalie, leichter zur Identifikation mit derartigen Persönlichkeitserlebnissen kommt, d. h. zu dem Erlebnis: „Ich bin ein Prinz". Beim Schizophrenen ist nun eine neue Erlebnisweise möglich, deren adäquate sprachliche Darstellung etwa lauten muß: „Ich bin beides, die bisherige, lebensgeschichtlich gewordene Persönlichkeit und — gleichfalls realiter — ein Prinz". Aus den zahlreichen Äußerungen der Kranken, die derartige Erlebnisse erweisen, müssen wir schließen, daß im Gegensatz zum gesunden Erleben, *die in der inneren Haltung fundierten Persönlichkeitserlebnisse als real erlebt werden können, auch dann, wenn die Identifikation nicht vollzogen worden ist. Es bestehen zwei Persönlichkeiten nebeneinander* und dementsprechend nebeneinander zwei verschiedene Umweltorientierungen. So entsteht die „doppelte Buchführung" BLEULERS. Manche Kranke geben an, was die hier vorgetragene Auffassung bestätigt, daß zeitweilig die wahnhafte Persönlichkeit handelt, spricht usw., in anderen Zeiten wieder die lebensgeschichtlich gewordene Persönlichkeit. Man sieht, wie so der sinnvolle Handlungsvorgang, die innere Haltung, für die Kranken subjektiv real zum Träger eines besonderen, wahnhaften Persönlichkeitserlebnisses wird.

Die Veränderung, die im Bewußtsein der Kranken durch das Auftreten dieser neuartigen Erlebnisse entsteht, kommt mindestens zu Beginn der Erkrankung sehr vielen, wenn auch nur vorübergehend zum Bewußtsein. Sie geben nicht nur an, daß ihnen die Umweltvorgänge anders, sonderbar erscheinen, was durch den Autismus hinreichend erklärt werden kann, sie geben uns darüber hinaus an, die Umweltvorgänge erschienen ihnen wie gemacht, gespielt, es erschiene ihnen alles wie Theater. Ob in dieser sehr häufigen Formulierung eine zutreffende Erfassung der tatsächlich bestehenden Beziehungen der neuartigen Erlebnisse mit dem normalen Erlebnis der spielerischen Darstellung vorliegt, mag dahingestellt bleiben. Jedenfalls beziehen sich diese Äußerungen auf den veränderten Realitätscharakter, den die Umweltgegebenheiten durch die pathologisch entstandenen inneren Haltungen gewonnen haben.

Trotz der Sicherheit, mit der wir aus den angeführten Tatsachen auf eine Störung der Beziehungen zwischen Ich und innerer Haltung schließen müssen, unterliegt es keinem Zweifel, daß *die Möglichkeit zur Identifikation des Ich mit der bestehenden inneren Haltung auch nach Einsetzen der schizophrenen Grundstörung erhalten* ist. So scheint es bei manchen akuten Zuständen vorübergehend und im Verlauf chronischer Prozesse dauernd zu einer völligen Identifikation mit der krankhaft entstandenen inneren Haltung zu kommen, so daß das Bewußtsein von dem Erlebnis, die Wahnpersönlichkeit zu sein, völlig erfüllt ist. Eine Kranke, die in unserer Klinik einen akuten hyperkinetischen schizophrenen Schub durchgemacht hatte, sagte uns auf die Frage, wie sie über ihren Willen in der Zeit der Krankheit denke: „Mir erscheint es so, als ob die Willenstätigkeit genau dieselbe ist, wie beim normalen Seelenzustand, meistens weiß sie sich doch auch energisch durchzusetzen. Die gesunde Seele ist auf den Grund gegangen, der Mensch ‚setzt sich in Szene‘, nimmt irgendeine Form und Gestalt an, unter der er weiter vegetiert. Diese Puppe mag sich vorkommen wie Napoleon oder ein Sackträger, jedenfalls hält sie das körperliche Leben einigermaßen aufrecht. Das vollzieht sich mit deutlichem Knacks. Man läßt dem Willen seinen Willen, die Schutzvorrichtung tritt in Aktion. Clown ist ein ganz guter Sammelbegriff, kann er doch von der Tragik eines König Lear und von der Komik eines Truthahnes sein, ohne die Maske zu wechseln. Sein Glück ist es, wenn er sich eines Tages wieder besinnt, daß seine Zivilgarderobe für ihn bereit hängt, und ihm noch die Kraft zu der ganz bewußten, gesteigerten Willenstätigkeit bleibt, sich wieder mit ihr zu bekleiden". Wir sehen hier sehr gut aus der Selbstschilderung der Kranken, „man läßt dem Willen seinen Willen", den Vorgang der Identifikation mit der krankhaft entstandenen inneren Haltung. Vollkommen übereinstimmend mit unserer Auffassung ist die Deutung, die FÖRSTERLING 1904 für einen Fall von Motilitätspsychose mit auffallend kindlichem Verhalten gegeben hat: Das „Umschlagen der Persönlichkeit in das Kindliche kann man sich wohl denken als ein gewisses Draufeingehen auf das ungewollte, wunderliche sprachliche Verhalten". „Sie paßt sich schließlich dem Unvermeidlichen, dem geänderten Sprechmechanismus an." „So folgt ihr kindliches Gebahren konsequent aus den Konzessionen, die sie dem Unabänderlichen auf Kosten des Persönlichkeitsbewußtseins macht."

Wir sehen deutlich zwei unterscheidbare Vorgänge: Die inneren Haltungen entstehen in krankhafter Art und Weise. Sie sind für den Kranken da und haben einen bestimmenden Einfluß auf sein sinnvolles Handeln. Sie haben infolge der schizophrenen Grundstörung einen besonderen Erlebnischarakter. Das Ich wahrt trotzdem noch seine Realitätsbeziehungen ähnlich wie beim Vorgang spielerischer Darstellung. Nur haben diese Erlebnisse infolge der schizophrenen Grundstörung den Charakter subjektiver Realität. So ergibt sich die „doppelte Buchführung". In dieser Situation kommt es nun zu einem weiteren differenzierbaren Vorgang: „Man läßt dem Willen seinen Willen", „man macht dem Unabänderlichen Konzessionen auf Kosten des Persönlichkeitsbewußtseins", das Ich identifiziert sich mit der krankhaft entstandenen inneren Haltung.

Derselbe Vorgang der Identifikation kann sich auch im Verlauf chronischer Prozesse einstellen, die Kranken versinken dann in ihren Wahn. Es ist dies ein Rest normalen Geschehens, auch wenn die Identifikation vollzogen wird, und so durch diesen an sich normalen Vorgang das ganze Zustandsbild eine Verschlimmerung erfährt. Aber daß diese Freiheit, die Identifikation zu vollziehen oder nicht, relativ zu der Schwere und Akuität des Prozesses, erhalten bleiben kann, ist immerhin als ein Rest der normalen Beziehungen zwischen Ich und innerer Haltung anzusehen. Beim Abklingen akuter Schübe gewinnen die Kranken, wie unsere Patienten „die Kraft zu der ganz bewußten gesteigerten Willenstätigkeit" wieder, und mit zunehmender Gesundung kann die Identifikation wieder aufgehoben werden, die innere Haltung unterliegt wieder dem gestaltenden Einfluß der vom Ich ausgehenden Willensimpulse. Auch in manchen chronischen Zuständen kann der Schizophrene seine Handlungsfreiheit in der Realität wenigstens in beschränktem Maße erhalten. Auch hier hängt es davon ab, ob die Identifikation mit der krankhaft entstandenen inneren Haltung vollzogen wird oder nicht. Hier ist vielen, wenn auch nicht allen, ein geringes Maß von Handlungsfreiheit verblieben.

Es ist wichtig, diesen Vorgang der Identifikation, als einen Rest normalen Verhaltens, hervorzuheben. Hier liegen Möglichkeiten, die Kranken vor dem völligen Versinken in den Wahn zu bewahren. Denn hier und nur hier können psychotherapeutische Bemühungen bei chronischen Fällen Erfolg haben. Wenn wir die Erfahrungen gerade der letzten Jahre über die Erfolge mit Arbeitstherapie mit dieser theoretischen Auffassung in Beziehung setzen, so scheinen diese Erfahrungen uns recht zu geben. Es gelingt, durch disziplinarische Maßnahmen, viele Kranke zum Handeln in der Realität zu bringen. Allmählich gelingt es so, manche von ihnen an eine beschränkte Tätigkeit zu gewöhnen. Wie man den Soldaten durch bestimmte körperliche Haltungen zum Gehorsamen und den Anhänger einer Kirche zum Andächtigen macht, so gelingt es auf diese uns aus den normalpsychologischen Überlegungen bekannte Art, den Kranken zum Arbeiter, zum Tischler oder Buchbinder zu machen. Damit ist erreicht, daß die Identifikation mit der den Wahn fundierenden inneren Haltung keine dauernde und vollkommene mehr sein kann.

Die angestellten Überlegungen aus dem Gebiete der Schizophrenie mögen genügen, um zu zeigen, daß die durch unsere normalpsychologischen Untersuchungen gelungene Erfassung und Umschreibung des Bewußtseinstatbestandes der inneren Haltung für die in diesem Gebiete liegenden psychopathologischen Probleme fruchtbar sein kann. Es erwies sich, daß verschiedene psychologisch nicht ableitbare Symptome: Willensstörung, Stuporzustände und verändertes Willenserlebnis, die spezifisch schizophrene Störung des Kontaktes mit der Umwelt, wahnhafte Persönlichkeitserlebnisse und wahnhafte Umdeutung der Umweltgegebenheiten auf die gleiche Grundstörung bezogen werden können. Will man selbst dieser letzten theoretischen Konsequenz unserer

Überlegungen, der Aufstellung der schizophrenen Grundstörung, nicht folgen, so bleibt doch als wesentliches Ergebnis unserer Untersuchungen, daß diese Symptome untereinander insofern in Beziehung stehen, kein sinnloses Nebeneinander darstellen, als unsere normal-psychologischen Untersuchungen uns gezeigt haben, daß Willensvorgänge und Willenserlebnisse, Kontakt mit der Umwelt und Persönlichkeitsbewußtsein psychologisch eng zusammengehören. Das war das Ziel unserer Untersuchungen und wir glauben, es erreicht zu haben.

In Beschränkung auf dieses Ziel konnten viele Gedankengänge nicht weiter verfolgt werden, obwohl das allgemeinere Interesse der Psychopathologie schizophrener Erkrankungen dazu Anlaß geben konnte. Weite Gebiete der schizophrenen Symptomatologie sind gar nicht berührt worden. Weitere Untersuchungen werden dartun müssen, inwieweit auch in jenen Gebieten die hier entwickelten psychologischen Auffassungen von Wert sind.

Viele Autoren haben die Eigentümlichkeiten des schizophrenen Denkens zum Ausgangspunkt ihrer Untersuchungen über die Psychologie der Schizophrenie genommen. Auch BERZEs wichtige Arbeiten basieren wesentlich auf der Analyse der schizophrenen Denkstörung. Gerade aus seinen Arbeiten und insbesondere aus seinen letzten Formulierungen geht hervor, daß wir auch von dieser Seite her zu dem Ergebnis gelangen, daß die *wesentliche Störung in einer Beeinträchtigung zentraler Anteile des sinnvollen Handlungsvorganges* zu sehen ist. Auch im Denken spielen diese Handlungsvorgänge eine Rolle. Denken ist in gewissem Sinne ein „Handeln". Wir erinnern an das, was wir im normalpsychologischen Teil über das sprachlich formulierte Denken gesagt haben. BERZE sagt: „Ein zentraler Faktor" ist bei den Kranken unzulänglich geworden, „eine höhere Regulation". „Rein psychologisch betrachtet ist der fragliche zentrale Faktor das aktive Ich, bzw. die Persönlichkeit mit den als von ihr ausgehend erlebten determinierenden Tendenzen oder, kurz gesagt: Die aktuelle Persönlichkeit. Bei der Schizophrenie liegt also eine Unzulänglichkeit, eine Insuffizienz der aktuellen Persönlichkeit vor." „Dem Idealverhältnisse des Wachzustandes, daß sämtliche *in der potentiellen Persönlichkeit,* im Selbst, *enthaltenen Entfaltungsmöglichkeiten* ständig sozusagen in der aktuellen Persönlichkeit kulminieren, stehen also bei der Schizophrenie mehr oder weniger flüchtige Momentpersönlichkeiten gegenüber." Es bedarf gewiß keiner besonderen Auseinandersetzung, um zu zeigen, wie diese Formulierungen auf dieselben zentralen Bewußtseinsvorgänge Bezug haben, wie unsere eigenen Untersuchungen. Diese Übereinstimmung leuchtet unmittelbar ein. Die Ergebnisse unserer eigenen Überlegungen stehen auch mit denen BERZEs in keinem Widerspruch. Sie bilden vielmehr eine wesentliche Ergänzung. Der *zentrale Faktor,* der *insuffizient* geworden ist, sind die *vom Ich ausgehenden Willensimpulse.* Die Momentpersönlichkeiten, die im schizophrenen Erleben zu einer besonderen Bedeutung gelangen, sind die durch die bestehenden inneren Haltungen repräsentierten Persönlichkeitserlebnisse. Die aktuelle Persönlichkeit im Sinne BERZEs ist das Persönlichkeitserlebnis, das im gesunden Erleben dann entsteht, wenn in der inneren Haltung die aktuellen Tendenzen der lebensgeschichtlich gewordenen Gesamtpersönlichkeit zur Auswirkung gelangen, das Ich sich also mit der bestehenden inneren Haltung völlig identifiziert. Das was wir als „aktuelle handelnde Persönlichkeit“ im Laufe unserer Untersuchungen bezeichnet haben, entspricht nicht dieser „aktuellen Persönlichkeit“ Berzes. Wir meinen damit das Persönlichkeitserlebnis, das in der aktuellen inneren Haltung gegeben ist, auch dann, wenn das Ich die Identifikation nicht vollzieht. Wir glauben aber, daß man den durch die Begriffe „aktuelle Persönlichkeit“ und „Momentpersönlichkeit“ aufgeworfenen Problemen nur gerecht werden kann, wenn man berücksichtigt, daß neben dem Ich die innere Haltung Trägerin eines Persönlichkeitserlebnisses sein kann.

Der Wert dieser Übereinstimmung mit den auf breiter klinischer Basis aufgebauten theoretischen Schlußfolgerungen Berzes liegt darin, daß die aus unseren Überlegungen sich ergebende Konsequenz hierdurch eine Bekräftigung erfährt, die Konsequenz, daß wir als *Grundstörung* der schizophrenen Erkrankungen *eine Störung der zentralen Anteile des sinnvollen Handlungsvorganges* anzusehen haben. Beispiele aus Arbeiten mehrerer Autoren, die in gleichem Sinne verwertbar sind, könnten leicht beigebracht werden. Der eigene Wert der hier angestellten Überlegungen ist in folgendem zu sehen: Durch die Erfassung und Umschreibung des Bewußtseinstatbestandes der inneren Haltung und durch die Darstellung seiner Beziehung zu anderen isolierbaren Tatbeständen des Bewußtseins gelingt es einen Einblick zu bekommen in die psychologischen Vorgänge, die diesen zentralen Anteil des sinnvollen Handlungsvorganges ausmachen. So gelingt es den psychologischen Ort einer Störung anzugeben, aus der schizophrene Primärsymptome hergeleitet werden können. Dies glauben wir für einige derartige schizophrene Symptome gezeigt zu haben.

Zahlreich sind die Fragen, die sich erheben, nachdem der neue Gesichtspunkt sich durch die vorliegende Arbeit als brauchbar zur Bearbeitung der psychopathologischen Probleme im Bereich schizophrener Erkrankungen erwiesen hat. Wir wissen, daß es notwendig sein wird, auch die anderen Gebiete schizophrener Symptomatologie mit der hier vertretenen Auffassung in Beziehung zu setzen. Aber auch weitere Probleme als die durch die Symptomatologie aufgeworfenen erscheinen möglicherweise in einem neuen Licht. Wir haben in unseren Betrachtungen über die „Haltlosen“ unter den Psychopathen darauf hingewiesen, daß die Beziehungen zwischen Ich und innerer Haltung konstitutionell bei verschiedenen Menschen verschiedenartig sein können, daß hier Beziehungen bestehen zur Veränderung dieser Verhältnisse im Verlauf der gesunden Entwicklung des Individuums. So kann es sein, daß wir die Bedeutung der konstitutionellen Eigenart der präpsychotischen Persönlichkeit und ihres Lebensalters zur Zeit der Erkrankung für die symptomatologische Gestaltung des Einzelfalles besser begreifen können. Hier könnte man z. B. an die klinische Erfahrung anknüpfen, daß offenbar kaum einmal unter den präpsychotischen Persönlichkeiten Pseudologen oder andere Haltlose getroffen werden.

Eine weitere Frage wäre die, ob es unsere Überlegungen verständlich erscheinen lassen, daß gelegentlich bei nicht schizophrenen Psychosen Symptome, die als charakteristisch für schizophrene Erkrankungen anzusehen sind, auftreten. Es muß hier daran erinnert werden, daß wir eine Einwirkung der Affekte auf die innere Haltung aufzeigen konnten, die bei genügend starker

Affekterregung die vom Ich ausgehenden Willensimpulse unwirksam werden lassen kann. Ein Schreck kann uns „festwurzeln“, eine Freude „mitreißen“, Trauer „niederschmettern“. Wir haben ja auf die psychologischen Zusammenhänge zwischen Affektstupor und schizophrener Willensstörung hingewiesen. So erscheint es nicht ausgeschlossen, daß gerade pathologische, lange Zeit andauernde, Affekterregungen zu einer relativen Unfähigkeit des Ich führen können, auf die innere Haltung wie im normalen Erleben einzuwirken. Ebenso kann vielleicht angenommen werden, daß in manchen Zuständen von Bewußtseinsbeeinträchtigung die normale Willenstätigkeit im Sinne der vom Ich auf die innere Haltung ausgehenden Willensimpulse, gestört ist. Wir wissen ja, daß es in diesen Zuständen besonders leicht zu Affekthandlungen kommt, was dieser theoretischen Auffassung entspricht. Treten in einem krankhaften Zustand diese beiden Störungen, die krankhafte Affekterregung und die Bewußtseinsbeeinträchtigung zusammen auf, so muß es nach unseren Überlegungen immerhin möglich erscheinen, daß so eine Störung der Beziehungen zwischen Ich und innerer Haltung entsteht, die das Auftreten der von uns besprochenen schizophrenen Symptome erklären kann. Nur wenn die Symptome bei vollkommener Bewußtseinshelligkeit und ausgeglichener Affektlage in Erscheinung treten, sind sie beweisend für eine schizophrene Erkrankung, denn nur dann muß es sich um eine Störung handeln, die die Beziehungen zwischen Ich und innerer Haltung direkt beeinträchtigt, um die schizophrene Grundstörung. Diese Auffassung deckt sich auch mit der klinischen Erfahrung, daß manche Verhaltensweisen der Schizophrenen, z. B. die völlige Unbeeinflußbarkeit durch logische Argumente, erst dadurch den spezifisch schizophrenen Charakter haben, daß es sich um vollkommen besonnene Patienten in ausgeglichener Affektlage handelt, während wir diese Art der Diskussionsunfähigkeit bei einem bewußtseinsgetrübten Individuum in starker Affekterregung als ausreichend psychologisch motiviert ansehen würden. Wir können uns aus diesen Überlegungen das Vorkommen schizophrener Symptome als Folge des betreffenden nicht schizophrenen, krankhaften Prozesses denken, ohne auf den vieldeutigen Begriff des schizoiden Konstitutionsfaktors allein zur Erklärung solcher psychopathologischer Tatsachen angewiesen zu sein.

Unter der großen Zahl der heute allgemein zu den schizophrenen Psychosen gerechneten Erkrankungen gibt es eine Gruppe, die nach dem Symptombild, Verlauf und Ausgang eine Sonderstellung unter den schizophrenen Erkrankungen einzunehmen scheinen. Es sind dies die „hyperkinetischen Psychosen“. Die Symptomatologie der akuten Zustände ist beherrscht von der Hyperkinese, der Verlauf ist meist ein ausgesprochen periodischer, die Wiederherstellung eine so weitgehende, die Krankheitseinsicht so ausgesprochen, daß vom Zurückbleiben eines Defektes nur schwer gesprochen werden kann. Pohlisch hat versucht, den so charakterisierten Psychosen eine nosologische Sonderstellung zuzuweisen. Er vertritt die Auffassung, daß es sich um einen Symptomenkomplex handelt, der bei verschiedenartigen Erkrankungen auftreten kann. Wichtig scheint immerhin, daß in der Symptomatologie dieser Psychosen neben den hyperkinetischen Erscheinungen spezifisch schizophrene Symptome, wie Willensstörungen, Beeinflussungsgefühl, Veränderungen des Persönlichkeitsbewußtseins und wahnhafte Umweltvorgänge eine sehr wesentliche Rolle spielen. Gleichzeitig ist deutlich zu erkennen, daß stärkere Affekterregungen nicht von wesentlicher Bedeutung sind. Wir haben schon früher darauf aufmerksam gemacht, daß gerade derartige Zustände die Annahme nahelegen, daß es sich hier um die Erregung einer spezifisch motorischen Energie handelt. Wir haben auch gesagt, daß es sich hier um eine Störung handelt, die der schizophrene Prozeß in manchen Fällen verursacht, die aber von der von uns umschriebenen Grundstörung verschieden ist. Es wäre nun denkbar, daß, ebenso wie wir Psychosen kennen, die wesentlich durch eine pathologische Affekterregung charakterisiert sind, die genannten hyperkinetischen Psychosen wesentlich auf eine pathologische Erregung der spezifisch motorischen Antriebsenergie bezogen werden müssen. Wir könnten uns so vorstellen, daß eine Störung der Beziehungen zwischen Ich und innerer Haltung statthat, weil die Einwirkungsmöglichkeit des Ich gegenüber der zu lebhaftesten Handlungsvorgängen führenden Erregung der motorischen Antriebsenergie versagen, daß es so zu Willensstörung und Veränderung des Willenserlebnisses kommt, wie bei den echten Schizophrenien, ebenso zu anderen schizophrenen Symptomen, wie Veränderung des Persönlichkeitsbewußtseins und Umweltumdeutungen. Das Ich steht den unter krankhaften Bedingungen zustande gekommenen Handlungsvorgängen ebenso machtlos gegenüber wie unter der Voraussetzung der schizophrenen Grundstörung. Die innere Haltung gewinnt so im Bewußtsein eine veränderte Bedeutung und Verselbständigung, ohne daß die Beziehungen zwischen Ich und innerer Haltung selbst durch den zugrunde liegenden Prozeß direkt gestört zu sein brauchen: Daraus würde sich erklären lassen, daß nach Abklingen der krankhaften Erregung eine besonders gute Wiederherstellung erfolgt, da man dann ebenso wie etwa nach dem Abklingen einer pathologischen Angsterregung, die Wiederkehr normaler Verhältnisse wird annehmen müssen.

Es wäre vielleicht von Interesse, die akinetischen Zustände, die gelegentlich bei derartigen Kranken zur Beobachtung kommen, genauer zu untersuchen, um zu sehen, ob sie gegenüber akinetischen Zuständen im Verlauf anderer schizophrener Psychosen psychopathologische Besonderheiten bieten.

Diese kurzen Ausführungen mögen genügen, um zu zeigen, wie verschiedenartig die Fragen sind, die durch die in der vorliegenden Arbeit vertretenen psychologischen Auffassungen aufgeworfen werden. Erneute klinische Untersuchungen müssen zeigen, wieweit diese Auffassungen geeignet sind, der psychiatrischen Forschung zu dienen.

Literatur

Berze: Die primäre Insuffizienz der psychischen Aktivität. Leipzig und Wien 1914. — Berze: Psychologie der Schizophrenie. Berlin 1929. — Bonhoeffer: Klinische Beiträge zur Lehre von den Degenerationspsychosen. Zwanglose Abhandlungen aus dem Gebiet der Geistes- und Nervenkrankheiten. Halle 1907. — Bonhoeffer: Wie weit kommen psychogene Krankheitszustände und Krankheitsprozesse vor, die nicht der Hysterie zuzurechnen sind. Allg. Ztschr. f. Ps., Bd. 68, 1911. — Bonhoeffer: Die Psychosen im Gefolge von akuten Infektionen, Allgemeinerkrankungen und inneren Erkrankungen. Leipzig und Wien, 1912. — Bonhoeffer: Zur Frage der fortschreitenden und stationären Wahnbildung bei narkotischen Dauervergiftungen. Allg. Ztschr. f. Ps., Bd. 84, 1926. — Bleuler: Affektivität, Suggestibilität und

Paranoia. Halle 1906. — BLEULER: Dementia praecox. Leipzig und Wien 1911. — BLEULER: Lehrbuch. Berlin 1918. — BÜHLER: Die Krise der Psychologie. Jena 1927. — DELBRÜCK: Die pathologische Lüge. Stuttgart 1891. — FÖRSTERLING: Ein Fall von Motilitätspsychose mit vorwiegender Beteiligung der Sprache. Mschr. f. Ps., XV, 1904. — GRUHLE: Psychologie der Schizophrenie. Berlin 1929. — KLAGES: Ausdrucksbewegungen und Gestaltungskraft. Leipzig 1923. — KLAGES: Bemerkungen zur sogenannten Psychopathie. „Der Nervenarzt". Bd. I, 4. — KRAEPELIN: Lehrbuch. VIII. Auflage. 1913. — KRAPF: Epilepsie und Schizophrenie. Arch. f. Ps., Bd. 83, 4, 1928. — KRONFELD: Über schizophrene Veränderungen des Bewußtseins der Aktivität. Ztschr. f. d. g. N. u. Ps., Bd. 74, 1922. — MINKOWSKI: La Schizophrenie. Paris 1927. — POHLISCH: Der hyperkinetische Symptomenkomplex und seine nosologische Stellung. Bln. 1925. — STRAUS: Wesen und Vorgang der Suggestion. Berlin 1925. — THIELE: Zur Kenntnis der psychischen Residuärzustände nach Enzephalitis epidemica bei Kindern und Jugendlichen. Berlin 1926. — WERNICKE: Grundriß der Psychiatrie. Leipzig 1900.

2. Über das Wachträumen*

Eine psychologische Studie

Den Antrieb zu dieser Arbeit gab nicht allein das theoretische Interesse an der psychologischen Analyse der mit „Wachträumen" bezeichneten Zustände, sondern die Erwartung, daß eine solche analytische Betrachtung über dieses engumgrenzte theoretische Interesse hinaus etwas zu leisten vermag für das Verständnis solcher psychopathischer Typen und psychotischer Zustände, bei denen Wachträumen erfahrungsgemäß eine erhebliche Rolle spielen.

Zunächst ist folgendes bemerkenswert: Es besteht eine auffällige Übereinstimmung der Auffassung darüber, welche Art von Zuständen gemeint ist, wenn man von Wachträumen spricht. Diese Übereinstimmung findet sich durchaus nicht nur unter Fachkollegen. Auch Patienten und gesunde Laien wissen im allgemeinen gut bzw. verstehen es sehr rasch, worauf sich der Ausdruck bezieht. Es ist offenbar ein besonderer Zustand, der sich deutlich für das erlebende Subjekt von anderen Erlebnisweisen abhebt. Der Charakter dieser Erlebnisweise ließe sich etwa vorläufig so angeben: es werden bestimmte erstrebte, also irreale Situationen mit einer besonderen Lebendigkeit erlebt.

Diese leichte Erfaßbarkeit erklärt es wohl auch, daß in der Literatur die Bezeichnung „Wachträume" oftmals verwandt wird, ohne daß man eine genaue Definition für nötig hält. Werden solche Definitionen gegeben, so weichen sie untereinander nicht unerheblich ab, bleiben meist recht unbestimmt und halten zum großen Teil einer Kritik, die die gemeinten Zustände im Auge behält, nicht stand. So definiert JAHRREIS das Wachträumen als eine besondere Art des gelockerten Denkens, eine besondere Art, sich seinen Gedanken zu überlassen. Es unterscheide sich von den übrigen Formen des gelockerten Denkens nach Anlaß und Inhalt. Der Inhalt sei im gewöhnlichen gelockerten Denken belanglos. Im Wachträumen dagegen würden Luftschlösser gebaut. Es sei das autistische Denken BLEULERs in geringerer Dosis, die Wirklichkeit werde abgebogen. BUMKE spricht von einem halbwillkürlichen Spiel mit

* Aus der Psychiatrischen und Nervenklinik der Universität Berlin (Direktor: Geh. Rat Bonhoeffer). — Mschr. Psychiat. Neurol. 76, 188 (1930).

angenehmen Vorstellungen, von einer krankhaft gesteigerten Einbildungskraft, von einem Sichverlieren in Phantasievorstellungen. JASPERS schildert an Stelle einer theoretischen Definition einen Wachträumer, einen Menschen im Gefängnis: „Er phantasiert sich in die Situation, daß er fabelhaft viel Geld hat, Schlösser baut, Städte anlegt usw. Er phantasiert in dem Maße, daß er sich der Realität und der Irrealität gar nicht mehr recht bewußt ist. Er zeichnet große Pläne auf Packpapier und erlebt aufs Anschaulichste, wie er in dieser neuen Situation *sich benimmt, handelt, Menschen beglückt.*" (Vom Referenten hervorgehoben.)

Wir werden gleich eine eigene Definition für das Wachträumen geben. Zuvor soll aber auf eine weitere Übereinstimmung unter den psychiatrischen Autoren — neben derjenigen bezüglich des gemeinten psychologischen Gegenstandes — hingewiesen werden, die darin besteht, daß es im allgemeinen immer die gleichen bestimmten psychopathischen Typen und krankhaften Zustände sind, bei denen Wachträume als häufige und charakteristische Züge hervorgehoben werden. Man wird BUMKE zustimmen, wenn er außerhalb der Psychopathologie bei Kindern häufiges Wachträumen für normal hält. Im Bereich der Psychopathologie finden wir dann immer wieder bei verschiedenen, auch älteren Autoren den Hinweis auf die Häufigkeit derartiger Zustände bei Hysterischen und Pseudologen. BUMKE hält die Neigung zu Wachträumereien für wichtig bei der Entstehung von Haftpsychosen. Ferner ist bekannt, welche große Bedeutung MINKOWSKI dem Wachträumen zuschreibt für das Verständnis schizophren-autistischer Wahngebilde, die sich nach seiner Auffassung von den Wachträumereien psychopathischer Individuen nur durch den Verlust des lebendigen Kontaktes mit der Wirklichkeit unterscheiden. Auch BUMKE sieht den Unterschied des schizophrenen Autismus von den Wachträumen, „der gesteigerten Phantasietätigkeit mancher Psychopathen" darin, daß diese die Kritik für die Irrealität ihrer Phantasiegebilde doch nur ausnahmsweise so vollkommen verlieren wie jene. Diese hier kurz dargestellte Übereinstimmung der Autoren in der Frage des Vorkommens häufiger Wachträume bei bestimmten Persönlichkeitstypen und krankhaften Zuständen berechtigt eben, wie wir glauben, zu der Annahme, daß eine genauere psychologische Analyse des Wachträumens zum Verständnis dieser Persönlichkeitstypen und Krankheitszustände beitragen kann.

Wir haben oben gesehen, daß bei der Beschreibung des Wachträumers, die JASPERS gibt, der Gesichtspunkt auftaucht, daß dieser in der phantasierten Situation handelt. Wir halten diesen Gesichtspunkt für wesentlich. JASPERS sagt dort, der Wachträumer „erlebt aufs Anschaulichste, wie er in der Situation handelt". Es würde dem Sprachgebrauch durchaus entsprechen, hier gleichsinnig zu sagen, er „stellt sich vor", wie er handelt. Wir werden später zeigen, welche Bewandtnis es mit dem Gebrauch des Begriffes Vorstellung in diesem Zusammenhang hat. Gleichgültig aber, ob wir sagen, der Wachträumer erlebt zu handeln oder er stellt sich vor zu handeln, wir halten den in solchen Wendungen gekennzeichneten besonderen Charakter des wachträumerischen Zustandes für wichtig. Wir stellen den weiteren Betrachtungen hierüber die eigene Definition voraus, in der das Moment des Handelns, das bei JASPERS zuerst Erwähnung fand, besondere Bedeutung gewinnt, und von der wir glauben, daß sie die als Wachträume charakterisierten Zustände erfaßt: *Der Wachträumer handelt in der vorgestellten Situation eines erstrebten und erreichten Zieles.*

Für die nachfolgenden Überlegungen sind zwei Punkte von besonderer Bedeutung: Erstens gilt es zu zeigen, daß das Handeln des Subjekts — in der vorgestellten Situation eines erreichten Zieles — tatsächlich eine charakteristische Eigentümlichkeit des wachträumerischen Zustandes ist. Zweitens ist die Frage zu klären, wie dieses Handeln geschieht, wie es zu diesem Erlebnis des Handelns kommen kann, was es heißt, der Wachträumer stellt sich vor, er handle.

Für die Entscheidung der ersten Frage erscheint es wertvoll, die psychologische Situation des Wachträumers mit einer andern in Vergleich zu setzen, die neben den zum Vergleich anregenden psychologischen Gleichartigkeiten Differenzen aufweist, die geeignet sind, das Wesentliche auf beiden Seiten augenfällig hervortreten zu lassen: Die psychologische Situation eines Menschen, der einen Plan entwirft. Beiden Situationen ist es gemeinsam, daß sie aus einer Strebung des Individuums hervorgehen, ein bestimmtes Ziel zu erreichen. Hinsichtlich dieses Ursprungs aus Strebungen oder Wünschen der Persönlichkeit, die auf ein bestimmtes erstrebtes Ziel gerichtet sind, unterscheiden sich Plan und Wachtraum nicht. Auch im Rahmen eines Planes kann es zweckmäßig, ja notwendig sein, sich das erreichte Ziel vorzustellen. Wir vergegenwärtigen uns das Gemeinsame und den Unterschied leicht an einem Beispiel. Wenn ich beabsichtige, mir eine leere Wohnung einzurichten und mich mit diesem Plan beschäftige, so werde ich zweckmäßigerweise versuchen, mir vorzustellen, wie die einzelnen Räume mit den in Aussicht genommenen Einrichtungsgegenständen aussehen. (Zweifellos ist die Fähigkeit zu lebhaften Vorstellungen dieser Art nicht bei allen Menschen gleich. Mit der Fähigkeit oder Neigung zu Wachträumen hat diese Differenz zwischen einzelnen Individuen nichts zu tun.) Ich werde mir möglicherweise auch vorstellen, daß Menschen bei mir zu Besuch sind, um zu berücksichtigen, daß auf eine auch für diesen Fall zweckentsprechende Anordnung der Räume und Möbel Bedacht genommen wird. Alles dies hat mit einem Wachtraum noch nichts zu tun. Der wachträumerische Zustand beginnt erst dann, wenn ich mir vorstelle, daß die Wohnungseinrichtung vollendet ist, und daß ich nunmehr in der Situation dieses erreichten Zieles handle. Nämlich, daß ich z. B. von der neuen Einrichtung Gebrauch mache, Gäste empfange, ihnen die Einrichtung zeige, sie bitte, Platz zu nehmen, ihre Reaktion auf die neue Situation erlebe, kurz, dann, wenn ich mir vorstelle, daß ich mich in der neu eingerichteten Wohnung bewege, gebärde, in ihr handle.

Es muß hier einer weitverbreiteten Meinung widersprochen werden, daß etwas Charakteristisches des Wachtraumes darin liege, daß das darin vorgestellte Ziel von den realen Möglichkeiten sehr weit abweicht, daß es sich dabei um Luftschlösser handelt. Die Definition von Jahrreis bekundet eine solche Auffassung. Schon in dem oben angeführten Beispiel, an dem der Unterschied zwischen Plan und Wachtraum aufgezeigt wurde, ist es gleichgültig, ob die wachgeträumte Situation im Bereich der erreichbaren Möglichkeiten liegt oder nicht. Es ist lediglich zuzugeben, daß in Wachträumen *auch*

Situationen als erreicht erlebt werden können, die weit außerhalb des Bezirks der Möglichkeiten liegen. Derartige Wachträume sind geeignet, den Wachtraum als etwas besonderes erscheinen zu lassen und die Aufmerksamkeit auf ihn zu lenken. Im übrigen aber ist die Unerreichbarkeit der vorgestellten Situation für den Wachtraum ebenso belanglos wie die Erreichbarkeit für den Plan. Der Forscher, der sich mit der Erfindung der Mondrakete oder des Perpetuum mobile beschäftigt, ist kein Wachträumer, braucht zum mindesten wegen der Unerreichbarkeit des Zieles keiner zu sein, ebensowenig wie irgendein Utopist auf anderem Gebiet. Im Gegensatz dazu kann ein Vater, wenn die Weihnachtsbescherung für seine Kinder schon gerüstet ist, wachträumerisch erleben, wie er den Kindern ihre Geschenke zeigt, wie sie sich daran freuen und er sich mit ihnen. Wir sehen also, daß der Unterschied zwischen einem Plan und einem Wachtraum nicht in der Realisierbarkeit des einen und der Nichtrealisierbarkeit des anderen liegt, auch nicht darin, daß das erstrebte Ziel als erreicht vorgestellt wird, sondern in der besonderen Tatsache, daß der Wachträumer das Erlebnis hat, in der vorgestellten Situation des erreichten Zieles zu handeln.

Aus den angeführten Beispielen kann man schon ersehen, daß das Wachträumen durchaus eine normale Erlebnisweise sein kann. In bestimmten Situationen wird wohl die Mehrzahl der Menschen zu derartigen Erlebnissen kommen. Begünstigt wird das Auftreten solcher Erlebnisse durch eine besonders starke Tendenz zur Erreichung eines Zieles, der sich gleichzeitig unüberwindliche reale Hindernisse in den Weg legen. Hierin liegt kein Gegensatz zu den vorhergehenden Ausführungen, in denen gezeigt wurde, daß die erstrebten Situationen im Bereich des realen Möglichen liegen können. Denn die hier gemeinte Unmöglichkeit, das Ziel zu erreichen, liegt ja nicht begründet in seinem phantastischen Inhalt, in seinem Luftschloßcharakter, sondern diese Unmöglichkeit ist wesentlich begründet in Beziehung auf die Zeit. Das heißt, das Ziel kann an sich erreichbar sein, aber nicht *jetzt*. So ist es zum Beispiel, wenn man etwas sehnlich herbeiwünscht, in langweiligen Wartestunden vor einer sehr ersehnten Begegnung und ganz besonders kraß, wenn das angestrebte Ziel in der Vergangenheit liegt: In der charakteristischen Situation des Treppenwitzes. Viele befragte Personen haben mir berichtet, daß sie gerade im Anschluß an erfahrene Kränkungen, auf die ihnen die treffende Antwort in der realen Situation nicht eingefallen war, sich einige Zeit wachträumerisch in die Situation zurückversetzen und nunmehr die treffende Antwort (übrigens meist perseveratorisch mit leichten Variationen) gaben. Gerade in solchen Situationen wird auch derjenige, der sich vielleicht an Wachträume von Luftschloßcharakter aus eigenem Erleben gar nicht mehr erinnert, den typischen Zustand des Wachträumens introspektiv erfassen können.

Es erscheint zweckmäßig, von hier aus kurz einen Blick vorauszuwerfen auf spätere Teile unserer Untersuchung. Wenn wir nämlich sehen, daß es auch bei gesunden Menschen, bei denen eine besondere Neigung zu Wachträumen nicht zu bestehen braucht, in bestimmten Situationen, in denen sehr starke Tendenzen zur Verwirklichung eines Zieles gegen unüberwindliche aktuelle Schwierigkeiten bestehen, zu wachträumerischen Erlebnissen kommen kann, so dürfen wir annehmen, daß es zwei verschiedene psychologische Voraussetzungen sein werden, die zum Hervortreten von Wachträumen führen können: die Entwicklung abnorm starker Tendenzen bei gleichzeitiger Unmöglichkeit ihrer Realisierung, und andererseits eine besonders ausgeprägte Neigung zum Wachträumen, ohne daß gleichzeitig derart starke Tendenzen zu bestehen brauchen wie in den zuerst angeführten Fällen. Wir werden sehen, wie wir eine solche psychologische Eigenart, die sich als eine abnorme Neigung zu Wachträumen kundtut, zu verstehen haben.

Zunächst wenden wir uns der zweiten oben aufgeworfenen Frage zu, was wir darunter zu verstehen haben, welcher psychologische Vorgang gemeint ist, wenn wir von dem Wachträumer sagen, er handelt, bzw. er erlebt, oder er stellt sich vor zu handeln. Wir versuchen die Klärung dieser Frage durch eine Überlegung, die von der gewöhnlichen optischen Vorstellung ausgeht. Ich kann mir das Gesicht eines Menschen optisch vorstellen, etwa dann, wenn ich einem Dritten die Beschreibung eines nur mir bekannten Gesichtes geben will. Die optische Vorstellung spielt in diesem Falle etwa die Rolle einer Photographie, ihre Lokalisation in dem realen, mich umgebenden Raum ist belanglos. Etwas anderes ist es schon, wenn ich mir z. B. vorstelle, ein Bekannter von mir sitze auf einem mir gegenüberstehenden Stuhl. Hier ist die optische Vorstellung sinnvoll eingegliedert in den mich umgebenden realen Raum. Eine derartige Vorstellung kann z. B. von Bedeutung sein beim Entwerfen eines Planes einer Wohnungseinrichtung, damit man sich bestimmte notwendige Distanzverhältnisse anschaulicher macht. Ein neues psychologisches Moment spielt eine Rolle in folgendem Fall: ich stelle mir einen bestimmten, mir bekannten Platz vor, der mit meiner aktuellen räumlichen Umgebung nicht identisch ist, z. B. den Platz vor der Dresdener Oper. Das neue psychologische Moment hierbei liegt darin, daß nunmehr ein bestimmter, von meinem augenblicklichen Standort verschiedener Ort Bedeutung gewinnt, nämlich derjenige, von dem aus ich den meiner optischen Vorstellung entsprechenden Aspekt habe. Diese Art von Vorstellungen ist z. B. von Bedeutung, wenn ich eine Überlegung anstellen will, ob es mir in einer bestimmt zugemessenen Zeit möglich sein wird, in einer bekannten Stadt mehrere Besorgungen zu erledigen. Ich kann mir dann zur Schätzung der möglichen Zeit die zu durchmessenden Strecken vorstellen, wobei jeder einzelnen Vorstellung ein bestimmter Punkt, von dem aus man den betreffenden Aspekt hat, zugeordnet ist.

Prinzipiell hiervon zu trennen ist die psychologische Situation, die gekennzeichnet wird, wenn ich sage: ich stelle mir vor, *ich sei* auf dem Platz vor der Dresdener Oper. Es ist hier zu bemerken, daß diese Ausdrucksweise bei der allgemeinen Ungenauigkeit unserer sprachlichen Formulierungen bestimmt in praxi häufig gleichsinnig gebraucht wird mit der anderen: ich stelle mir die Fassade der Dresdener Oper vor. Trotzdem unterliegt es keinem Zweifel, daß streng genommen durch die Bezeichnung „ich stelle mir vor, ich sei" eine ganz bestimmte, von der ersten differente, psychologische Situation charakterisiert wird. Der Unterschied zwischen den beiden psychologischen Situationen läßt sich zunächst einmal dadurch kennzeichnen, daß im ersten Fall zwar ein bestimmter Ort vor der Dresdener Oper, von dem aus man den vorgestellten Aspekt hat, durch die optische Vorstellung gewissermaßen gegeben ist. Im zweiten Falle aber erfährt dieser Ort eine neue, besondersartige Bedeutung insofern, als in dem Erlebnis mitgegeben ist, daß ich mich nicht auf meinem realen Standort befinde, sondern eben auf jenem durch den vorgestellten Aspekt bestimmten Ort vor der Dresdener Oper. Dieses Erlebnis wird ja auch durch die Ausdrucksweise „ich stelle mir vor, ich sei dort“ angezeigt. In der in einem solchen Erlebnis vollzogenen virtuellen Veränderung meines Standortes liegt das Moment, das diesem Erlebnis für das Verständnis des Wachtraumes, bei dem eine solche Veränderung gleichfalls vollzogen wird, Bedeutung verleiht. Im Wachtraum bin ich ja in einer besonderen Weise nicht in der aktuellen realen Situation, sondern in derjenigen des erreichten Zieles. Soll sich also der Wachtraum z. B. auf dem Platz vor der Dresdener Oper abspielen, so wird die Vorstellung, ich sei auf diesem Platz, eine psychologische Voraussetzung dieses Wachtraumes sein.

Für die folgenden Überlegungen, die zeigen sollen, wie es zu einem solchen Erlebnis der Entrückung kommen kann, müssen die Untersuchungen vorausgesetzt werden, die den Verfasser zu der Aufstellung des Begriffs der inneren Haltung geführt haben. Ohne weitgehende Wiederholungen könnten diese psychologischen Gesichtspunkte hier nicht voraussetzungslos entwickelt werden. Wir haben dort gezeigt, daß die innere Haltung das Erlebnis der aktuellen Persönlichkeit und an die Vorgänge des willkürlichen Handelns (wozu auch die sprachlich formulierten Denkvorgänge zu rechnen sind) als an eine Bedingung gebunden ist. Eine Modifikation der inneren Haltung durch einen spezifischen vom Ich ausgehenden Willensakt ist möglich, was besonders deutlich in der Situation der schauspielerischen Darstellung dargetan werden konnte. Das dort gefundene Ergebnis, soweit es für die gegenwärtige Untersuchung von Bedeutung ist, kann man so zusammenfassen: durch eine Modifikation der inneren Haltung und nur hierdurch wird es einem Menschen möglich, das Erlebnis seiner aktuellen Persönlichkeit so zu modifizieren, daß er sich als einen anderen erlebt, als er tatsächlich ist.

Setzen wir dieses Ergebnis in Beziehung zu der vorliegenden Fragestellung, so scheint es für das Erlebnis der psychologischen Situation charakterisiert durch die Ausdrucksweise „ich stelle mir vor, ich sei“ von ausschlaggebender Bedeutung. In diesem Erlebnis erfährt die innere Haltung, die Repräsentanz der aktuellen, handelnden Persönlichkeit eine Modifikation im Sinne der irrealen Situation. Es ist noch daran zu erinnern, daß die aktuelle Umgebung auf die Modifikation der jeweiligen inneren Haltung von Einfluß ist, was wir eine Steuerungswirkung der Umgebung genannt haben. Das Erlebnis der virtuellen Veränderung des Standortes, das Erlebnis der Entrückung, wird so dadurch fundiert sein, daß die innere Haltung qualitativ modifiziert wird, wie es der vorgestellten Situation des erreichten Zieles entspricht. Wird diese Modifikation vollzogen, so erlebt sich der betreffende Mensch in dem Grade in der irrealen Situation, als sein Ich sich mit der der betreffenden Situation angepaßten inneren Haltung identifiziert.

Die Vorstellung, *ich sei* auf dem Platz vor der Oper, ist also nicht in demselben Sinne eine Vorstellung, wie es die zuvor besprochenen optischen Vorstellungen sind. Das dieser Ausdruckweise entsprechende Erlebnis steht vielmehr als eine Modifikation der inneren Haltung anderen Erlebnissen psychologisch nahe, bei denen optische und andere an Sinnesgebiete gebundene Vorstellungen nur eine untergeordnete unspezifische Bedeutung haben: die

Erlebnisse schauspielerischer Darstellung und andere spielerische Veränderungen des Persönlichkeitsbewußtseins, wie sie etwa in den Vorstellungen *„ich sei* erfolgreich, geehrt, geliebt, krank, unglücklich usw." erlebt werden können. In dem Erlebnis: ich stelle mir vor, ich sei vor der Dresdener Oper, spielt nur scheinbar die optische Vorstellung eine spezifisch für das Erlebnis bedeutsame Rolle, während sie tatsächlich ebenso bedeutungslos ist, wie etwa für den Schauspieler der hinter den Kulissen angeblich erscheinende Geist, zu dem er spricht. Wenn der wesentliche Inhalt eines Wachtraumes z. B. der ist, daß ich mit einem Menschen, von dem ich getrennt bin, zusammen sei, so können bei einem erträumten gemeinsamen Spaziergang optische Vorstellungen, bei gemeinsam gehörter Musik akustische, bei gemeinsam genossenen Mahlzeiten Geschmacksvorstellungen eine Rolle spielen. Das Wesentliche des wachträumerischen Erlebnisses wird aber immer die Modifikation der inneren Haltung sein, die durch die vorgestellte Gegenwart der ersehnten Person qualitativ bestimmt ist. So ist die Modifikation der inneren Haltung eine notwendige Voraussetzung, eine spezifische Bedingung für das wachträumerische Erlebnis: Ich erlebe mich als einen anderen, der ich tatsächlich nicht bin. (Auch die Veränderung des Standortes ist ja keine notwendige Voraussetzung. Können sich doch Wachträume auch auf einem Schauplatz abspielen, der mit meinem realen Standort identisch ist.)

Nicht durch jede Modifikation der inneren Haltung entsteht ein Wachtraum. Solche Modifikationen können gewissermaßen in den Dienst verschiedener Aufgaben gestellt sein. In der Arbeit über die innere Haltung ist gezeigt worden, wie z. B. schauspielerische Darstellungen oder Simulationen durch Modifikation der inneren Haltung entgegen den aktuellen Gesamttendenzen der Persönlichkeit entstehen können. Zum Wachtraum führt die Modifikation nur dann, wenn sie von starken aktuellen Tendenzen getragen ist, wenn die Aktualisierung des erstrebten Zieles durch die Modifikation der inneren Haltung eine starke aktuelle Strebung befriedigt. Daß eine solche Aktualisierung und Realisierung des betreffenden erstrebten Zieles nur möglich ist durch Einnahme einer bestimmten inneren Haltung, bringt es mit sich, daß das Erlebnis des Wachtraumes nur dann eintritt, wenn ich das Erlebnis habe, in der Situation des erreichten Zieles *zu handeln.*

Nun wissen wir ja, daß Wachträumer durchaus nicht lebhaft agieren, sondern es ist das Gewöhnliche, daß sie dabei stillsitzen, liegen oder umhergehen. Um zu verstehen, wie es trotzdem zu dem Erlebnis des Handelns kommen kann, müssen wir uns daran erinnern, was in der Arbeit über die innere Haltung von der Bedeutung rudimentärer Handlungsvorgänge gesagt worden ist. Wir haben dort gesehen, daß rudimentäre Handlungsvorgänge, wie etwa sprachlich formulierte Denkvorgänge, die aktuelle innere Haltung qualitativ bestimmen können. Es ist dann so, daß, wenn aus einer solchen rudimentären Handlung sich eine lebhaftere Handlung etwa unter Beteiligung der Gesichtsmimik und Extremitätengestikulation entwickeln würde, bei gleichbleibender innerer Haltung diese pantomimischen Äußerungen nur in gleichem Sinn geschehen könnten wie der rudimentäre Handlungsvorgang. Man kann so sagen, daß der Wachträumer während des Wachtraumes Handlungen, die in ihrem Sinngehalt der den Wachtraum fundierenden inneren Haltung widersprechen, nicht wird ausführen können, wobei man allerdings im Auge behalten muß, welch große Nuancierungsfähigkeit die innere Haltung besitzt, so daß relativ sinnindifferente Handlungen wie etwa das Umhergehen die bestehende innere Haltung in ihrer Sinnqualität nicht so zu verändern brauchen, daß das wachträumerische Erlebnis unmöglich würde. So darf man annehmen, daß, wenn der Wachträumer in der beschriebenen Art und Weise zu lebhaften Handlungen übergehen würde, er sich dann seiner realen Umgebung gegenüber vollkommen inadäquat verhielte, ganz anders als etwa ein Mensch, der sich dieselbe Situation — jedoch nicht wachträumerisch — sondern z. B. im Rahmen eines Planes vorstellt. (Beim Entwerfen eines Planes bleibt ja die innere Haltung immer entsprechend der aktuellen realen Situation.) Hübsch kommt diese Besonderheit der wachträumerischen Situation in einer Fabel von Lafontaine zur Geltung, wo die Bäuerin mit einem Topf Milch auf dem Kopf zum Verkauf geht. Sie verliert sich in Wachträumereien, was alles sie bei zunehmendem Wohlstand, dessen Grundstock der Erlös für die getragene Milch sein soll, wird erwerben können. Schon sieht sie die Kühe und Kälber um ihr Häuschen springen, springt selbst mit, die Milch fällt zu Boden, der Traum ist vorbei und der Schaden ist da. In den allgemeinen Betrachtungen dieser Fabel heißt es: „Chacun songe en veillant, il n'est rien de plus doux.“ Und nach mehreren Beispielen: „Quelques accidents fait-il, que je rentre en moi-même; je suis gros Jean comme devant.“ Man sieht, wie diese Verse auf die Modifikation des Persönlichkeitsbewußtseins Bezug haben.

Aus diesen Überlegungen leuchtet es unmittelbar ein, welch hohe Bedeutung für die Erlebnisweise des Wachtraums auf Grund ihres hohen Ausdruckswertes die sprachlich formulierten Denkvorgänge haben werden, da durch die innere Sprache eine außerordentlich differenzierte innere Haltung bestimmt werden kann. Es kann eine Situation in einem Dialog sehr lebendig erlebt werden. Wenn man sich selbst auf möglicherweise passageren wachträumerischen Episoden beobachtet, so scheint sich diese hohe Bedeutung der inneren Sprache für den Wachtraum zu bestätigen. Zwei ausgesprochene Wachträumer haben mir gesagt, daß sie gelegentlich aus dem Wachtraum aufschrecken, in den sie ohne besondere Absicht hineingeraten waren, dadurch, daß sie plötzlich aus dem sprachlich formulierten Denken zu einigen lauten Worten übergingen. In diesem Zusammenhang ist auf die Bedeutung der Selbstgespräche hinzuweisen, die, wie man wohl vermuten darf, häufig bei Gesunden wie bei Geisteskranken ein äußeres Anzeichen wachträumerischer Vorgänge sind.

Zusammengefaßt ist das Ergebnis der bisherigen Überlegungen folgendes: *Der psychologische Vorgang, der das Erlebnis eines Wachtraumes fundiert, ist die Einnahme derjenigen inneren Haltung, die der Situation eines erstrebten und als erreicht vorgestellten Zieles sinnadäquat ist. Hierdurch wird das Erlebnis ermöglicht, in der irrealen Situation handelnd zu sein. Da die innere Haltung in unserem Erlebnis die handelnde aktuelle Persönlichkeit repräsentiert, wird so die erstrebte Situation, die zeitlich in der Zukunft oder in der Vergangenheit liegen kann oder auch nur ein Wunschgebilde ohne solche Beziehungen zur realen psychologischen Zeit, aktualisiert, woraus der besondere*

Wirklichkeitscharakter, das Traumhafte des Zustandes, erwächst. Optische, akustische und andere an Sinnesgebiete gebundene Vorstellungen haben für das Wesen dieser Zustände keine integrierende Bedeutung, sie können ebenso an anderen psychischen Zuständen beteiligt sein, ohne den betreffenden Zuständen damit den Charakter von Wachträumen zu verleihen.

Wir haben oben darauf hingewiesen, daß auch bei gesunden Menschen wachträumerische Episoden in bestimmten Lebenssituationen auftreten können. Solche Situationen zeichnen sich aus durch die besonders starke Tendenz nach Erreichung eines augenblicklich nicht realisierbaren Zieles. Hier, wo wir dazu übergehen wollen, die bisherigen Überlegungen in Beziehung zu setzen zu denjenigen psychopathischen Typen und psychischen Krankheitszuständen, bei denen Wachträume erfahrungsgemäß häufig in Erscheinung treten, kann zunächst darauf hingewiesen werden, daß auch bei gesunden Erwachsenen Wachträume zu den nicht ungewöhnlichen Erlebnisweisen zu gehören scheinen. Man muß dabei berücksichtigen, daß bei genauerem Befragen von der betreffenden Person meist eine im gesellschaftlichen Leben ungewöhnliche Offenheit verlangt wird, weil in den Inhalten naturgemäß oft eigene Wunschtendenzen rückhaltlos realisiert werden, die man gewöhnlich in dieser krassen Form anderen gegenüber nicht preiszugeben pflegt.

Man muß hier auch daran erinnern, daß es z. B. bei künstlerisch befähigten Persönlichkeiten, besonders im Bereich der Literatur zahlreiche Belege für wachträumerische Zustände in der Periode des Schaffens gibt. Ich erinnere nur an Balzac, der in solchen Phasen Realität und die Phantasiewelt seiner Romane gelegentlich verwechselt haben soll. Ferner wird man ja bei vielen literarischen Schöpfungen annehmen dürfen, daß der Dichter auf dem Wege der Identifizierung mit einzelnen Personen die Situation seiner Schöpfungen wachträumerisch miterlebt, auch dort, wo die Dinge nicht so offen liegen, wie etwa bei Goethes Werther. Man wird berechtigt sein, bei solchen Persönlichkeiten neben der Fähigkeit der Gestaltung von einer Fähigkeit zum Wachträumen zu sprechen.

Ebenso muß man auf der anderen Seite zugeben, daß es wohl auch Menschen gibt, denen diese Fähigkeit zum Wachträumen in besonders geringem Maße eignet. Das heißt, im Erleben solcher Menschen kann die innere Haltung keine solche Bedeutung innerhalb des Gesamtbewußtseins erlangen, daß es ihnen möglich ist, so die Erfüllung eines erstrebten Zieles wachträumerisch zu erleben. Man kann sich den hierin begründeten Unterschied zwischen einzelnen Typen etwa so denken, daß bei dem Vorhandensein einer besonders starken Tendenz bei gleichzeitig außerordentlich großen Schwierigkeiten der Realisierung der eine etwa zu einem kühnen Entschluß gedrängt wird, während der andere sich in stundenlangen Wachträumen ergeht. Dies würde mit der allgemeinen Erfahrung gut übereinstimmen, daß energische Tatmenschen nicht zu den Typen gehören, bei denen wir häufiges Wachträumen anzutreffen gewöhnt sind.

Bringen wir nun die gewohnte Einsicht über das Wesen der Wachträume an die Erfahrungen aus dem Gebiete der Psychopathologie heran, so erinnern wir uns, daß wir oben schon darauf hingewiesen haben, daß prinzipiell zwei Möglichkeiten bestehen, häufiges Auftreten von Wachträumen zu erklären. Erstens die Entwicklung abnorm starker Tendenzen bei gleichzeitiger Unmöglichkeit ihrer aktuellen Realisierung und zweitens eine abnorm große Neigung zu Wachträumen. Zu der ersten Gruppe gehören wohl neben affekterregbaren vor allen Dingen sensitive Naturen, die nicht die Fähigkeit haben, über erlittene Unannehmlichkeiten hinwegzukommen und so zu mehr oder weniger ausgesprochenen paranoischen Reaktionen neigen. Gerade in der Entwicklung solcher Zustände psychopathisch paranoischer Natur ist die von uns beschriebene Situation starker Persönlichkeitstendenz mit starkem Verlangen nach Realisierung bei gleichzeitiger Unmöglichkeit dazu besonders einleuchtend gegeben. BUMKE weist auch darauf hin, daß solche Menschen dazu neigen, „sich Erfolge in Wachträumen einzureden." Wenn das häufige Vorkommen von Wachträumen in dieser Gruppe von Psychopathen relativ selten hervorgehoben wird, so liegt der Grund hierfür darin, daß das psychopathologisch Wesentliche in der Entwicklung der abnorm starken, der Realität nicht angepaßten Strebungen liegt und das häufige Vorkommen von Wachträumen in solchen Fällen, man kann sagen, eine normale Konsequenz aus der zugrunde liegenden paranoischen Reaktion ist, d. h. es wird uns eventuell schwer sein, zu verstehen, wie es zur Entwicklung der paranoischen Affektfixierung gekommen ist, daß aber aus dieser psychologischen Situation heraus sich gelegentlich und häufiger als bei Gesunden Wachträume einstellen, ist an sich nichts Abnormes und nichts Auffälliges.

Ebenso ist es natürlich absolut verständlich, daß bestimmte Situationen, wie besonders die Haft, aber auch andere Zustände zwangsweiser Isolierung, die dem Individuum die Möglichkeit zur Realisierung seiner Wünsche nehmen, das Auftreten von langdauernden, den Menschen allmählich immer mehr beherrschenden Wachträumen begünstigen. Man muß annehmen, daß diese Begünstigung gleicherweise für beide psychologischen Typen, die wir auseinander halten wollen, zutrifft. Zu solchen Situationen sind natürlich auch solche zu rechnen, in denen es sich nicht um mechanische Absperrungen von dem erstrebten Ziel handelt, sondern wie z. B. beim Tod geliebter Personen um andere schicksalsmäßige, umweltbedingte Hindernisse.

Um eine ganz andere psychologische Situation handelt es sich bei einer anderen Gruppe von Psychopathen, zu denen vor allem die phantastischen Pseudologen, aber auch andere haltlose und zu hysterischen Reaktionen disponierte Individuen zu rechnen sind. Bei diesen Typen ist die Neigung zum Wachträumen in der psychiatrischen Literatur immer wieder und am häufigsten hervorgehoben worden. Gerade für die Pseudologen scheint sie ein charakteristischer Wesenszug zu sein, kann man doch wohl sagen, daß ihre Pseudologien nichts anderes sind als „in der Wirklichkeit durchgeführte" Wachträume (JASPERS). Hierbei ist folgendes zu berücksichtigen: Wie in der Arbeit über die innere Haltung gezeigt werden konnte, ist das Verhalten der Umgebung für die qualitative Gestaltung der inneren Haltung von erheblicher Bedeutung. Die bewundernden Blicke und Fragen einer Reisegesellschaft bleiben nicht ohne Wirkung auf den renommierenden Pseudologen, er wird dadurch in der eingenommenen wachträumerischen inneren Haltung bestärkt. Die so von der Umgebung ausgehende, die wachträumerische Haltung stützende Steuerungswirkung zusammen mit der gleichzeitig bewirkten Abnahme der durch eine reale teilnahmslose Umgebung angeregten intellektuellen Kritik fördern beide durch eine Bestärkung der eingenommenen inneren Haltung den charakteristischen Realitätscharakter des wachträumerischen Erlebnisses. Diese Wirkung kann man sich leicht an eigenem Erleben verständlich machen, wenn man sich an die oben schon angeführte Situation erinnert, daß einem in dem Augenblick, in dem man eine Kränkung erfährt, die treffende Antwort nicht einfällt, man die Kränkung so hinnehmen muß, aber später auf den Gedanken kommt, was man eigentlich hätte sagen müssen. Ein Stück von der angenehmen Wirkung, die einem in der realen Situation entgangen ist, kann man sich leicht nachholen, indem man das unangenehme Erlebnis zusammen mit dem verspäteten guten Einfall anderen erzählt. Nicht alle werden immer der Versuchung widerstehen können, den guten Einfall in die erzählte reale Situation hineinzuflechten, wohl eine der häufigsten Formen renommistischer Pseudologie bei nicht eigentlichen Pseudologen. Man erlebt sich in einem solchen Falle so, als ob man eine schlagfertige Persönlichkeit gewesen wäre, die man tatsächlich nicht war.

Nun ist ja im allgemeinen bei ausgesprochenen Pseudologen das Erstaunliche, daß ihnen dieses schauspielerische Erlebnis der Umgebung gegenüber so viel wert ist, daß sie offenbar auch nach den bittersten Erfahrungen nachträglicher Entlarvung und Beschämungen der Neigung zu erneuten Wachträumen und deren Durchführungen in der Wirklichkeit nicht widerstehen können. Das Moment der Geltungssucht und der Eitelkeit, das sich darin zeigt, kann als zureichende Erklärung gerade im Hinblick auf die immer wieder eintretenden Beschämungen und die meist im Vergleich zu der Intelligenz der betreffenden Individuen erstaunliche Erfolglosigkeit der eigenen Lebensentwicklung nicht befriedigen. (Dies möchte ich gerade KURT SCHNEIDER zu bedenken geben, der offenbar angenommen hat, daß das Motiv der Geltungssucht bei solchen Typen mir entgangen wäre.) Ich glaube erstens, daß alle Menschen nach Geltung streben, wenn man diese Bezeichnung einer allgemeinen Wesenstendenz nicht willkürlich auf bestimmte Äußerungsformen derselben einschränken will. (Man braucht aus dieser Erkenntnis kein psychologisches Gebäude wie ADLER aufzuführen und kann ihre Allgemeingültigkeit trotzdem zugeben.) Außerdem glaube ich, Menschen zu kennen, die ich als geradezu besonders eitel und geltungssüchtig bezeichnen würde, und die gerade aus dieser Eitelkeit heraus sich nicht nur jeder Pseudologie bestimmt enthalten würden, sondern darüber hinaus in allen ihren Äußerungen besonders vorsichtig sind, in der Befürchtung, daß ihrer Eitelkeit durch den späteren Nachweis, daß sie unrecht hatten, ein Stoß versetzt würde.

Nicht die Eitelkeit schlechthin ist es also, die uns am Pseudologen immer wieder in Erstaunen setzt, sondern die überragende Bedeutung, die in seinem Erleben die aktuelle Situation, in der er es gelegentlich zu großen persönlichen Erfolgen bringt, einnimmt, gegenüber dem geringen Wert, den in seinem Erleben offenbar die Beziehungen seiner historisch gewordenen Persönlichkeit zur realen Umwelt besitzen. Will man den Durchbruch selbsterhöhender Wesenstendenzen in der aktuellen Situation ohne Rücksicht auf die Dauersituation der historisch gewordenen und sich weiter entwickelnden Persönlichkeit und deren Umweltbeziehungen als Geltungsstreben, Geltungssucht bezeichnen, so liegt darin meines Erachtens eine unberechtigte Einschränkung des Bedeutungsbereiches dieses Begriffes und eine unscharfe Erfassung der die Pseudologie fundierenden psychologischen Eigenart.

Neben dieser erstaunlichen Wirkungslosigkeit wiederholter Beschämungen erscheint bei den Pseudologen bemerkenswert, daß wir im Gegensatz zu den vorher beschriebenen Typen (affekterregbare und sensitiv Paranoische) bei ihnen nichts von der starken Affektspannung finden, wie sie jene Typen charakterisiert. Die Überheblichkeit des paranoischen Erfinders, sein dauerndes Gespannt-sein und auf der Lauer-sein, ob ihm auch mit der seiner Bedeutung entsprechenden Achtung begegnet wird, würde etwa dem Bilde entsprechen, das wir erwarten müßten, wäre es richtig, daß Eitelkeit und Geltungssucht die psychologische Wurzel phantastischer Pseudologen sind. Gerade daß wir in dem klinischen Bild diese Züge nicht finden, lenkt die Aufmerksamkeit der psychiatrischen Autoren immer wieder auf die nicht weiter rückführbare Neigung zu Wachträumen und deren Durchführung in der Wirklichkeit, den phantastischen Pseudologien. Versuchen wir aus unseren Überlegungen über die Psychologie der Wachträume die Typen zu charakterisieren, bei denen wir eine psychologische, nicht weiter rückführbare Neigung zu Wachträumen finden, oder wie man sich ausdrücken kann, eine besondere Fähigkeit, bestimmte Wunschtendenzen der Persönlichkeit in Wachträumen zu realisieren, d. h. zu aktualisieren, so gelangen wir zu der Annahme, daß wir es bei solchen Persönlichkeiten mit psychopathischen Typen zu tun haben werden, in deren Gesamterleben die jeweils bestehende innere Haltung, die darin repräsentierte aktuelle Persönlichkeit eine abnorm hohe Bedeutung besitzt. Wir kommen also von einer psychologischen Analyse der Wachträume zusammen mit der psychiatrischen Erfahrung, daß diese Wachträume bei bestimmten psychopathischen Konstitutionstypen in besonderer Häufigkeit angetroffen werden, zu demselben Ergebnis, das wir auf Grund anderer psychologischer Überlegungen in der Arbeit über die innere Haltung gefunden haben. Wir sehen darin den Wert der durchgeführten psychologischen Analyse des Wachtraums und eine Bestätigung der früher vorgetragenen Auffassung über die Psychopathen vom Typ der Haltlosen.

Die angestellten Überlegungen haben uns gezeigt, daß Wachträume Erlebnisweisen sind, die als eine spezifische Funktion der inneren Haltung aufgefaßt werden müssen. Trotzdem wird aus den Überlegungen einleuchtend hervorgegangen sein, daß bei der Häufung wachträumerischer Erlebnisse bei der erst geschilderten Psychopathengruppe das Wesentliche ihrer psychopathischen Anlage nicht aus einer vom Normalen abweichenden Bedeutung der inneren Haltung in ihrem Gesamterleben gesehen werden kann, nicht etwa in einer abnorm hohen Einwirkung der inneren Haltung auf das Ich. Es ist vielleicht wichtig, an dieser Stelle einmal zu sagen, daß die psychopathischen Zustände, die durch die Erfassung des Begriffs der inneren Haltung psychologisch besser verstehbar werden können, gar nicht sehr viele sein werden. Ich glaube, daß der Begriff der inneren Haltung weder in der Mehrzahl der organischen Psychosen noch bei den manisch depressiven Erkrankungen etwas für die Psychopathologie dieser Zustände Wesentliches wird leisten können. Wo in solchen Zuständen Erlebnisse oder Verhaltensweisen auffällig in Erscheinung treten, die wir so wie die Wachträume als Funktion der inneren Haltung kennen gelernt haben, wird es sich meist ebenso verhalten wie in der oben beschriebenen ersten Gruppe von Psychopathien, daß die psychopathologische Grundstörung des Zustandes ganz anderer Art, etwa in der Abnormität des Affektlebens, zu suchen sein wird, während wir bezüglich der inneren Haltung und ihrer Beziehung zu anderen isolierbaren Bewußtseinstatbeständen nichts von der Norm Abweichendes finden können.

In der Psychopathologie schizophrener Erkrankungen hingegen glauben wir die Grundstörung in einer Beeinträchtigung der Beziehungen zwischen innerer Haltung und Ich sehen zu können. Wie in der Arbeit über die innere Haltung gezeigt worden ist, gewinnt in solchen Zuständen die innere Haltung im Gesamterleben dieser Kranken eine veränderte Bedeutung in dem Sinne, daß die in der inneren Haltung fundierten Erlebnisse einen besonderen Realitätscharakter gewinnen. Die durch die Modifikation der inneren Haltung erlebten Persönlichkeitsveränderungen werden so erlebt, als ob die betreffenden Individuen die so veränderten Persönlichkeiten tatsächlich wären (daneben bleibt das Bewußtsein der historisch gewordenen Persönlichkeit bestehen. Spaltung!). Wir beabsichtigen nicht, hier im einzelnen auf die Begründung dieser Auffassung einzugehen, wir weisen nur auf die natürliche Konsequenz dieser Auffassung hin, die sich für die Wachträume ergibt. Dadurch, daß die Persönlichkeitsveränderungen als real erlebt werden, werden auch die durch diese Persönlichkeitsveränderungen bedingten wachträumerischen Situationserlebnisse als real erlebt. Ich erinnere mich an eine Patientin, eine alte schizophrene, untätige Anstaltsinsassin, die bei jeder Visite dem Arzt von neuem berichten konnte, in welchen phantastischen Gegenden sie inzwischen gewesen war und welch phantastische Dinge sie dort erlebt hatte. Für den Widerspruch mit der Tatsache, daß sie ihr Zimmer kaum jemals verließ, hatte sie natürlich keinerlei Verständnis. Minkowski sieht den Unterschied zwischen psychopathischen Wachträumereien und derartigen schizophrenen Wahngebilden im Verlust des lebendigen Kontaktes mit der Wirklichkeit. Wir glaubten (Arbeit über die innere Haltung), diesen Verlust auf die Störung der Beziehungen zwischen Ich und innerer Haltung zurückführen zu können. Durch die psychologische Analyse des Wachtraums sowie durch die Aufdeckung der Bedeutung, die die innere Haltung für diese Erlebnisweise besitzt, ist ein neues Argument für diese früher vorgetragene Auffassung beigebracht worden.

Literaturverzeichnis

Bumke, Geisteskrankheiten, 3., 1929. — Jahrreis, in Bumkes Handb. d. Psych., allg. T. 1. — Jaspers, Allgemeine Psychopathologie, 3., 1923. — Minowski, La Schizophrenie, 1927. — Schneider, Kurt, Fortschr. d. Neur., Psych. u. i. Grenzgeb. 1930, H. 3. — Zutt, Die innere Haltung. Mtsschr. f. Psych. u. Neur. Bd. LXXIII, 1929.

3. Rechts-Linksstörung, konstruktive Apraxie und reine Agraphie*

Darstellung eines Falles

Ein Beitrag zur Pathologie der Handlung

Die Darstellung des Falles, von dem die nachfolgende Arbeit handeln soll, rechtfertigt sich durch die Eigenart seiner Symptomatologie. Ungewöhnliche Störungen der Orientierung und der Handlung traten von Beginn der Beobachtung an deutlich hervor, während andere Leistungsgebiete, insbesondere die Sprache, sich dauernd als ungestört erwiesen. Das Zustandsbild war aber keineswegs leicht übersehbar. Die Symptome verwoben sich oft zu einem schwer entwirrbaren Gesamtbild, das besonders in den ersten Tagen durch eine eigenartige Störung der Aufmerksamkeit und Spontaneität kompliziert war; es änderte sich zudem im Verlauf der Beobachtung, zeigte Schwankungen, so daß die systematische Untersuchung des Falles auf erhebliche Schwierigkeiten stieß, die sich auch in einer Erschwerung der Darstellung geltend machen. Wenn es aber auch nicht gelingt, der Eigenart und Kompliziertheit des Falles durch die Darstellung in jeder Richtung gerecht zu werden, so soll doch eine anschauliche Schilderung des ganzen Zustandsbildes wenigstens angestrebt sein. Wenn schließlich besonders charakteristische Leistungsstörungen innerhalb der Symptomatologie und ihre gegenseitige Verknüpfung berechtigterweise in besonderem Maße das Interesse auf sich ziehen, so scheint es gerade angezeigt, in der ursprünglichen Schilderung eine Beschränkung auf bestimmte Symptomgruppen zu vermeiden. Es sollen etwa die ersten sechs Wochen der Beobachtung ausführlich unter teilweiser Wiedergabe der Protokolle geschildert, aus den späteren Aufzeichnungen aber nur das herangezogen werden, was für das Verständnis der Symptomatologie, wie sie in den ersten Wochen hervortrat, von Bedeutung ist.

Die Mutter des jetzt 31jähr. Pat. soll an tagweisen Kopfschmerzen gelitten haben. Sonst sind aus der Familie keine erwähnenswerten Krankheiten bekannt. Die frühe Jugendentwicklung verlief ohne Störung. Zeichen einer vasolabilen Konstitution traten in einer Abneigung gegen Karusselfahren, Schaukeln und in Empfindlichkeit gegen schlechte Luft in Erscheinung. In der Schule war er ein guter Schüler, in allen Fächern gleichmäßig gut. Er galt als besonders geschickt, hatte besondere Freude am Bauen und Basteln, baute sich selbst Drachen, Schlitten, legte Klingelleitungen. Nach Abschluß der Gemeindeschule erlernte er das Goldschmiedehandwerk und besuchte daneben die Fachschule. Seine jetzige Frau, die er schon mit 15 Jahren kennen lernte, schildert ihn als einen stets stillen, arbeitsamen Menschen. Von jeher sei er aber leicht reizbar gewesen, konnte sich über Kleinigkeiten übermäßig aufregen. Andern Leuten gegenüber war er kurz angebunden, rechthaberisch und darum wenig beliebt. An seiner Frau, die er mit 21 Jahren heiratete, hängt er sehr, obwohl er auch ihr gegenüber, wie sie selbst findet, stets verschlossen und im Anschluß an kleine Streitigkeiten sehr nachtragend war. Er neigte zum Grübeln. Fröhlich, lustig und zu Vergnügungen bereit sei er nie gewesen. Aus der Ehe stammen keine Kinder, zwei artefizielle Aborte wurden aus wirtschaftlichen Gründen vorgenommen.

Mindestens seit dem 15. Lebensjahr leidet der Pat. an Migräne. In Abständen von mehreren Wochen traten Kopfschmerzen auf, meist im Laufe des Tages, es flimmerte ihm vor den Augen und er mußte erbrechen. Über den genaueren Sitz der Kopfschmerzen war nichts zu erfahren. Er war dann sehr verstimmt, abweisend, aß gar nichts, soll dabei auffällig blaß

---

* Aus der Psychiatrischen und Nervenklinik der Charité in Berlin (Direktor: Geh. Rat Bonhoeffer). — Mschr. Psychiat. Neurol 82, 253 (1932).

gewesen sein. Er legte sich dann am liebsten zu Bett. Wenn er ein paar Stunden ausgeschlafen hatte, war es wieder gut.

1920, 22, 27 und 29 traten bei dem Pat. nach den Angaben seiner Frau gleichartige, etwa 14 Tage dauernde Krankheitszustände auf. Jeweils beim Beginn solcher Zustände klagte er über ein Kribbeln in der rechten Hand. Er äußerte dann auch gelegentlich, die ganze rechte Körperseite sei „doof". Die Frau des Pat. will auch gesehen haben, daß er während solcher Zustände beim Treppensteigen das rechte Bein nicht richtig benutzte. In seinem Wesen sei er dann verändert gewesen, saß untätig in einer Sofaecke oder legte sich ins Bett, zum Arbeiten sei er unfähig gewesen, weil er dann „das feine Gefühl nicht hatte". Die Frau konnte ihn aber allein lassen, sie stellte ihm z. B. das Essen hin, er habe dann meistens mit der linken Hand zugegriffen, aber so habe er ganz geschickt hantiert. Er hat sich über diese Zustände jeweils auch seiner Frau gegenüber wenig geäußert. Er hatte es nicht gern, wenn man in dieser Richtung fragte, und so kam es, daß im Jahre 1929 erstmalig überhaupt ein Arzt konsultiert wurde. Nach Abklingen der Erkrankung im Jahre 1929 sagte er seiner Frau, als es ihm schon wieder besser ging, er habe in den Tagen der Krankheit alles doppelt gesehen. In den Zeiten zwischen diesen Erkrankungen und seit 1929 soll er nach Meinung seiner Frau, die allerdings einen wenig intelligenten Eindruck macht, wieder ganz gesund gewesen sein. Andererseits berichtet die Frau aber selbst, daß einem Arbeitskollegen eine gewisse Gedankenschwäche an dem Pat. in der „gesunden" Zwischenzeit aufgefallen sei. Jedenfalls war es dem Pat. stets möglich, seine Tätigkeit als Goldschmied — er war nur kurze Zeit arbeitslos — zu verrichten. Seit September 1930 hatte er sich selbständig gemacht, wodurch ihm im Zusammenhang mit der wirtschaftlichen Krise viele Sorgen entstanden sind.

Die jetzige Erkrankung begann am 24. XI. 1930, und zwar ebenso wie die geschilderten früheren Ausnahmezustände mit einem Kribbeln in der rechten Hand. Im Gegensatz zu den früheren Zuständen fiel jetzt aber auf, daß der Pat. relativ viel sprach, und zwar hatte seine Frau den Eindruck, daß er verwirrt sei, weil er oft dasselbe sagte oder frug, auch machte er vieles verkehrt. Er konnte nicht selbst essen, er fand die hingestellte Tasse nicht, rührte mit dem Löffel neben der Tasse, steckte anstatt der Trauben die Stiele in den Mund. Beim Ankleiden band er sich die Hose um den Leib anstatt sie anzuziehen und zog das Hemd wie eine Hose an. Wegen dieses völlig hilflosen Zustandes wurde der Pat. von seiner Frau am 29. XI. 1930 in die Klinik gebracht.

Bei der Schilderung der hier in der Klinik gewonnenen Untersuchungs- und Beobachtungsergebnisse muß schon im Interesse einer übersichtlichen, lesbaren Darstellung von streng chronologischer Anordnung abgesehen werden. Einem solchen Versuch würde auch schon aus der Eigenart des Falles insofern eine Schwierigkeit erwachsen, als relativ große Zeiträume zur Gewinnung eines Zustandsquerschnitts erforderlich waren. Relativ geringe Veränderungen zeigten sich in dem eigentlich körperlichen Befund, der deshalb den anderen Untersuchungsergebnissen vorangestellt werden kann:

Es handelt sich um einen mittelkräftigen Mann in ausreichendem Ernährungszustand, seinen 31 Jahren entsprechend aussehend. Die inneren Organe zeigen keinen krankhaften Befund, der Puls ist regelmäßig und kräftig, der Blutdruck 130/90 RR. Der Urin ist frei von Eiweiß und Zucker, das Blutbild normal, keine Eosinophilie. Auch die serologische Untersuchung des Blutes war in allen Reaktionen negativ. Im Liquor fand sich bei vier Untersuchungen (1. XII. 30, 25. XII. 30, 26. I. 31 und 22. IV. 31) stets ungefähr der gleiche Befund: Keine Verfärbung, leichte bis mittlere Trübung in der Globulinreaktion, Gesamteiweißvermehrung auf $^{1}/_{3}$ pro Mille, mittlere bis starke Vermehrung der Rundzellen, Goldsolreaktion: 6—6—6—6—5—3—2—2—1—1—1, Mastixreaktion: 4—4—3—1—0—0—0. Alle luesspezifischen Reaktionen stets negativ. Der Kopf war nach allen Seiten frei beweglich, es fand sich keine Druck- und Schmerzempfindlichkeit. Das Röntgenbild zeigte eine Schädelkapsel von normaler Form und Dicke, erheblich verstärkte Gefäßzeichnung, besonders in der Stirn- und Parietalregion, Verkalkung der Falx, Schädelbasis, insbesondere Sella, o. B.

Die Pupillen sind rund, mittelweit, beiderseits gleich, Licht- und Konvergenzreaktion beiderseits ausgiebig, keine Augenmuskelstörungen, kein Nystagmus. Der Augenhintergrund war stets normal. Es bestand eine sichere hemianopische Störung der linken Gesichtsfeldhälfte. Eine genaue Gesichtsfeldprüfung war anfänglich wegen der Unfähigkeit des Pat. zu fixieren nicht möglich. Bei den groben Untersuchungsmethoden, die allein angewandt werden konnten, schien es immer wieder, als ob der Pat. auch im linken Gesichtsfeld etwas sah, manchmal auch, daß das Sehen in der Peripherie des rechten Gesichtsfelds beeinträchtigt sei. Der Geruch war beiderseits ungestört. Der linke Mundwinkel blieb bei der Innervation stets etwas zurück, sonst keine Störungen im Fazialisgebiet. Die Zunge war gut innerviert, der Trigeminus motorisch und sensibel intakt, die Kornealreflexe beiderseits lebhaft, ohne Differenz, das Gehör beiderseits sehr gut, leichte beiderseitige Vestibularisübererregbarkeit ohne Seitendifferenz. Rumpf und Extremitäten zeigten überall normale Trophik. Der Tonus war beiderseits gering, links, besonders im Arm, wenig aber deutlich geringer als rechts. Die grobe Kraft war stets gut und ohne Differenz, bei Fingerbewegungen und Diadochokinese zeigte er sich beiderseits ungeschickt, gleichfalls ohne Differenz, kein Tremor, keine Ataxie. Trizeps- und Radiusperiostreflexe waren beiderseits mittelstark auslösbar, ebenso Bauchdecken- und Kremasterreflexe, alle ohne Seitendifferenz. Auch die Patellar- und Achillessehnenreflexe waren beiderseits seitengleich mittelstark auslösbar, nur bei den allerersten Untersuchungen schien es, als ob der rechte Patellarreflex etwas lebhafter wäre als der linke, ebenso bestand rechtsseitig ein unsicherer Babinskischer Reflex. Dieser Befund war aber schon bei den nächsten Untersuchungen nicht mehr nachweisbar und ist später nie mehr erhoben worden. Hingegen blieb eine Seitendifferenz insofern bestehen, als der Fußsohlenreflex rechts dauernd schwächer war als links, rechts blieb die Sohle nahezu stumm. Eine Störung der Sensibilität der rechten Körperseite, insbesondere der rechten Hand, an der ein Kribbeln zu Beginn der Erkrankung bestanden hatte, ließ sich nie nachweisen. Für Berührungs- und Schmerzreize, ebenso für sukzessive und simultane Diskrimination fanden sich stets überall normale Verhältnisse. Gelegentlich war die Prüfung durch mangelnde Aufmerksamkeit erschwert. Gelegentlich waren die Angaben über passive Bewegungen gerade in den großen Gelenken links (Schulter und Ellenbogen) auffällig schlecht. Deutlich und schwer beeinträchtigt war die Stereognosie der linken Hand, während rechts nur in den allerersten Tagen Ungenauigkeiten und Verzögerungen auffielen.

Während der ersten 3—4 Wochen des Klinikaufenthaltes fiel in dem psychischen Zustandsbild, das der Pat. darbot, ein außerordentlicher Mangel an Spontaneität auf. Ungefragt brachte er keine Klagen oder Wünsche vor, ja er sprach überhaupt niemanden an. Zum Verlassen des Bettes veranlaßt, stand und saß er eigentlich ruhig, wo man ihn hingestellt oder -gesetzt hatte. Nahm man Untersuchungen mit ihm vor, die eine längere fortlaufende Handlung erforderte, so mußte man ihn immer von neuem anregen, da er sonst ohne besondere affektive Erscheinungen, etwa des Mißbehagens über die Unfähigkeit, einer gestellten Aufgabe gerecht zu werden, einfach aufhörte und wieder ruhig dasaß. Dieses Verhalten zeigte er aber auch, wenn er zu der Lösung einer Aufgabe an sich imstande war. Dabei machte er weder einen eigentlich dösigen noch innerlich unbewegten Eindruck. Die Affektlage neigte nach der euphorischen Seite. Auf die konventionelle Frage nach seinem Befinden sagte er stets, er fühle sich eigentlich ganz wohl. Abgesehen von seltenen Tränenausbrüchen, die er mit der allgemeinen Unglückseligkeit seiner Lage motivierte, zeigte er keine Zeichen subjektiven Leidens, meist neigte er eher zu einer scherzhaften Auffassung der Situation, so wenn er dem Pfleger auf die Frage, ob er etwas brauche, antwortete: „Ja 100 Mark." Gelegentlich kam es auf ausdrückliches Befragen zu guten intellektuellen Stellungnahmen zu seiner Störung. Verschiedene Male sagte er, er habe nicht so den richtigen Mut wie früher. Eine Interpretation im Sinne von Angst lehnte er aber ab.

Wohl im Zusammenhang mit diesem auffälligen Mangel an Spontaneität bestand eine sonderbare Gleichgültigkeit gegen optische und akustische Eindrücke. An einem der ersten Tage wurde folgendes notiert: Er liegt gerade im Bett, die rechte Hand über dem Kopf, die linke Hand auf der Brust in ganz natürlicher Haltung. Er schließt gelegentlich die Augen, sieht auch umher, streicht sich mit der linken Hand über das Gesicht, reibt sich die Augen, sieht die linke Hand an, greift mit der rechten danach, legt beide Hände gewandt unter die Decke. Er beachtet den Referenten nicht, der, ohne besonders leise zu sein, von vorn an sein Bett herangetreten war, obwohl er ihn gelegentlich ansieht. Er wendet ab und zu den Kopf nach rechts oder links, im übrigen liegt er auffällig still. Als der Referent ihn nach etwa drei Minuten anspricht, ist der sprachliche Konnex sofort hergestellt, der Pat. glaubt aber, der Arzt sei gerade „zufällig plötzlich herangekommen". Noch deutlicher zeigte sich diese Gleichgültigkeit gegen optische Eindrücke bei einem Besuch seiner Frau. Auch als diese neben sein Bett trat, beachtete er sie gar nicht, obwohl er sie wiederholt vorübergehend anblickte. Daraufhin nahm der Arzt den sprachlichen Konnex mit dem Kranken auf, richtete seinen Blick passiv auf die Frau und frug ihn, was er sehe. „Ein blaues Täschchen." (Kennen Sie es?) „Das von meiner Frau." (Was sehen Sie jetzt?) „Ein braungraues Strickkleid." (Kennen Sie es?) „Von meiner Frau." (Also ist Ihre Frau da?) „Ja, demnach." Daraufhin unterhielt sich der Arzt mit der Frau des Pat. über dessen Bett hinweg und frug dann den Kranken, ob er etwas höre. „Ja, Wasserplätschern." Es lief tatsächlich ein Wasserhahn in der Nähe. (Hören sie auch sprechen?) „Ja." (Wen?) „Meine Frau." Ohne daß der Pat. aus diesen optischen und akustischen Wahrnehmungen die adäquate affektive Konsequenz zog, konnte sich die Frau ruhig wieder von dem Bett entfernen. Ganz anders verhielt sich der Pat., wenn die Frau zu ihm zu Besuch kam und ihn direkt ansprach. Er war dann sehr gesprächig mit ihr und hatte es nicht gern, wenn sie wieder wegging, wodurch die Besuche für die Frau etwas schwierig wurden. Diese charakteristische Gleichgültigkeit gegen optische und akustische Eindrücke bestand, allmählich abnehmend, dauernd in den ersten Wochen, ebenso die im Vergleich hierzu auffällige prompte Ansprechbarkeit und Reaktion auf direkte sprachliche Anregung.

Das intakte Sprechen und das intakte Sprachverständnis ermöglichten durchgehend von dieser Seite her die Untersuchung des Pat. Nur ganz selten in den ersten Tagen kam es zu paraphasischen Entgleisungen (Zunge „geblätzt" anstatt gezeigt). Nur ganz selten suchte er nach einem ungewöhnlichen Wort, konnte z. B. einmal die Bezeichnung Reichspräsident nicht finden.

Nie hat der Pat. Zeichen eigentlicher Verwirrtheit gezeigt. Er wußte auch immer, wo er war, verstand auch den Sinn der Situation, hingegen war die zeitliche Orientierung schwer gestört. Beispiel vom 2. XII. 1930: (Wie alt?) „24 Jahre." (Wann geboren?) „Am 24. I. 99." Verbessert sich selbst auf Einwand: „23. VIII. 99." (Richtig.) (Jetziges Jahr?) „1930." (Also wie alt?) „35 Jahre." Seinen Beruf gibt er richtig an. Er sei in einer Aula oder so etwas (Vorlesung!). (Was mache ich mit Ihnen?) „Sie untersuchen mich im Augenblick sehr genau." (Warum?) „Das muß mit meiner Krankheit etwas zu tun haben." (Monat?) „März, nein November." Dezember richtig. (Der wievielte?) „13. oder 14." (statt 30.). Er arbeitet schon seit zwei Wochen nicht (statt fünf Tage). Am ersten Tag glaubt er schon eine Woche in der Klinik zu sein. Straße und Hausnummer seines Geschäftes gibt er richtig an. Er kann aber seine Anamnese nicht angeben, da er z. B. das Jahr seiner Schulentlassung, auch die Reihenfolge seiner Stellungen nicht zu sagen weiß. Er weiß, daß Hindenburg Reichspräsident, Brüning Reichskanzler ist. Vor Hindenburg sei Marx Präsident gewesen. Nach einem längeren Gespräch kann er den Inhalt nur ungefähr wiedergeben. War er zu irgendeiner Leistung unfähig oder wurde er mit einem Widerspruch in seinen Angaben konfrontiert (wenn er z. B. sagte, es sei Januar, und gleichzeitig, Weihnachten stände kurz bevor), so kam es auch dabei nie zu einer lebhafteren Affektreaktion (Katastrophenreaktion GOLDSTEINs), sondern meistens zu flachen Ausreden: Er habe sich dafür nicht interessiert, er sei nicht gewöhnt, im Krankenhaus zu sein, es stürmten jetzt so viele Fragen auf ihn ein und Ähnliches.

Im Gesamt seiner intellektuellen Leistungen fiel eine nahezu völlige Unfähigkeit zu rechnen auf: 2+3=3, 1+2=3, 7+8=17, 3+7=10, 12+13=22, 6−4 könne er nicht, 3−1 ist 3, 2−1=2. Von der Lösung schwieriger Aufgaben war gar nicht die Rede. Dagegen waren andere Leistungen, z. B. das Erklären von Bildern, im Vergleich hierzu auffällig gut. Er erkannte sofort auf einem kleinen Bild an der dargestellten Beschäftigung einen Bäcker, einen Schneider. Einen Mann im Taucheranzug nannte er einen Seemann. Die Bilder der Binetschen Serie erklärte er einigermaßen richtig, z. B. Pechvogel: „Der Kleine hat die Scheibe zerschlagen, der Besitzer hat es bemerkt, will ihn dafür haftbar machen." (Der andere Junge?) „Versteckt sich, weil er Strafe haben soll." (?) „Vielleicht hat er die Scheibe zerschlagen." Blindekuhbild: „Das ist irgendwie eine lustige Szene; die Leute wollen sich einen Spaß erlauben und wollen einen nicht gut Sehenden etwas verulken. Diese beiden Damen haben ein gelbliches Kleid an; die Haustochter, oder was sie sein mag, erlaubt sich auch einen Scherz, indem sie die Tischdecke mit dem Tafelgeschirr herunterziehen oder dem Auge entziehen mag. Und nun kommt die Hausdame, sozusagen der blinden Kuh die Binde vor den Augen aufzumachen, als wie um zu sagen: jetzt ist der Spaß beseitigt, jetzt können wir alle wieder gut sehen und die Sache ist erledigt."

Diese Beispiele lassen schon die weitgehende Intaktheit der gnostischen Funktion erkennen. Er hat aber auch außer Bildern jederzeit alle Gegenstände, auch recht ungewöhnliche, differenzierte, richtig erkannt und bezeichnet, so z. B. einen Tisch mit Glasplatte, einen Linoleumbezug an der Bettlehne, Füllfederhalter, Selterwasserflasche. Auch geometrische Figuren, Kreis, Kreuz, Quadrat, wurden von ihm richtig erkannt und benannt. Voraussetzung war, daß man diese

Gegenstände in das rechte Gesichtsfeld brachte. Wie schon erwähnt, war eine Untersuchung des Pat. am Perimeter nicht möglich, weil der Pat. auch mit großer Geduld nicht dazu zu bringen war, ausreichende Zeit einen Punkt zu fixieren. Hingegen konnte er bei groben Prüfungen ohne Perimeter im rechten Gesichtsfeld stets das Herannahen einer Hand richtig angeben, ebenso die Art einer Fingerbewegung (Kreisbewegung, Winken). Eine genaue Prüfung ergab aber eine über die hemianopische Störung in den ersten Tagen hinausgehende Eigenart: Auf die Frage nämlich, was er sehe, gab der Kranke jeweils einen kleinen Gegenstand an, den er gerade anblickte, also z. B. einen kleinen Gashahn, einen Tischkasten, den Kragenknopf des Referenten, die Zentralheizung, eine Rolle Leukoplast, ein Regal. Nahm man an den betreffenden Gegenständen eine Veränderung vor, solange der Pat. sie anblickte, so bemerkte er diese Veränderung und gab sie richtig an, z. B. Bewegungen der Hand. Gelegentlich kam es zu konfabulatorischen Erscheinungen insofern, als der Pat. angab, etwas zu sehen, worauf sein Blick vorher gerichtet war. Den Nachweis, daß das nicht zutraf (wenn es auch möglich gewesen wäre, daß er den Gegenstand noch im rechten peripheren Gesichtsfeld gesehen hätte), konnte man durch Veränderungen an dem Gegenstand erbringen, die ihm dann entgingen. Er war nicht in der Lage, einen Gegenstand dauernd zu fixieren, vielmehr glitt sein Blick allmählich ab. Er konnte auch einen kurz zuvor gesehenen Gegenstand, der seiner neuen Blickrichtung noch ziemlich nahe lag, nicht wiederfinden, ja er konnte eigentlich gar nichts darüber aussagen, warum er einmal das eine und dann das andere sah. Nach alledem ist es verständlich, daß er außerstande war, die Gegenstände im Zimmer aufzuzählen oder auch nur zu sagen, wieviele Personen sich im Zimmer befanden. Über seine Störungen während einer solchen Untersuchung befragt, äußerte er sich selbst einmal: „So wie ich das gewöhnt bin, daß der Augapfel das Nebenbei auffängt, das ist bei mir nicht." Zu anderen Zeiten antwortete er stets auf die Frage, wie es mit seinem Sehen sei, er könne gut sehen.

Erwartungsgemäß war in den ersten Tagen auch das Lesen schwer gestört. Einzelne Buchstaben und einzelne Worte konnte er stets lesen. Einen zusammenhängenden Text zu lesen, war er aber nicht imstande. Es wurde dabei deutlich, daß er die linke Gesichtshälfte vernachlässigte, er fing einfach in der Mitte an zu lesen, nach wenigen Worten (2—3) verlor er die Zeile, sank in den Zeilen ab, las dann meist noch einige Worte, die in der Richtung nach rechts unten lagen, übersprang dabei aber vieles, hörte auf, bemerkte, daß es keinen Sinn ergab. Auf Befragen, warum es nicht gehe, sagte er z. B.: „Das Wort ‚soll' ist mir so klar. Das andere muß ich mir zusammensuchen." Gab man ihm den zu lesenden Text in die Hand, so hielt er ihn gar nicht aufrecht vor sich, sondern wie er ihn gerade bekam. Trotzdem las er Bruchstücke, z. B. „Schularbeiten nicht gemacht." Es zeigte sich, daß er nicht in der Lage war, anzugeben, ob ein Buchstabe richtig aufrecht, schräg oder verkehrt stand. Eindeutig, auch durch seine affektive Reaktion, zeigte sich aber meist, daß er besser lesen konnte, wenn der Text richtig aufrecht stand. Er wußte aber auch dann nicht zu sagen, daß diese bessere Lesbarkeit von der richtigen räumlichen Lage herrührte. Realen Gegenständen gegenüber hatte er nicht diese Schwierigkeiten der Beurteilung der Raumlage, auch nicht, wenn sie ihm in die Luft gehalten gezeigt wurden (z. B. Flasche, Leuchter, Aschenbecher, Kerze, auch stereometrische Körper, z. B. Pyramide). Bei Bildern erkannte er im allgemeinen auch bei kurzer Exposition zunächst, ob sie richtig oder auf dem Kopf standen. Bei wiederholten Prüfungen kam es aber doch zu Unsicherheiten, die zunahmen, so daß er schließlich auch bei Bildern, die ganze Szenen darstellten, nicht sagen konnte, ob sie richtig oder verkehrt dargeboten wurden. Auch hier war es so, daß er die verkehrt dargebotenen zwar erkannte, aber eine Erleichterung empfand, wenn sie richtig standen: „Man kann sie besser sehen, vollständiger möchte man sagen."

Bei der geschilderten Störung des Sehens, die der Pat. in den ersten Tagen in der Klinik geboten hat, muß eine Möglichkeit in Betracht gezogen werden, die aus den Untersuchungsprotokollen nicht hervorgehen kann, weil die Möglichkeit zur genauen Untersuchung des Gesichtsfeldes nicht gegeben war: es muß damit gerechnet werden, daß in diesen ersten Tagen auch das rechte Gesichtsfeld beeinträchtigt, hemiamblyopisch gewesen ist. Daß beim freien Fixieren immer nur ein kleiner Ausschnitt des Gesichtsfeldes gesehen wurde, und die Unfähigkeit, auch dem Fixierpunkt ganz naheliegende Dinge wiederzufinden, legen diese Annahme immerhin nahe. Das sonderbare Verhalten gegenüber der Raumlage von Bildern und Schriftzeichen ist damit aber nicht zu erklären. Dies geht schon aus dem differenten Verhalten gegenüber realen Gegenständen hervor. Außerdem aber bestand diese Störung unverändert fort, als der Zustand des Pat. sich gebessert hatte. Am 30. XII. 1930 konnte die erste perimetrische

Untersuchung durchgeführt werden, die mit 1 qcm Objekt auf 30 cm Entfernung ein für diese Prüfung intaktes rechtes Gesichtsfeld und eine linksseitige Hemianopsie ergab. Über die Makulagegend ließ sich ein sicheres Urteil nicht gewinnen. Zu dieser Zeit waren die anderen Sehstörungen, die mit der möglicherweise zu Anfang bestehenden röhrenförmigen Gesichtsfeldeinengung zusammenhängen konnten, schon weitgehend gebessert. Gegenstände konnten wiedergefunden werden und vor allen Dingen war das Lesen wieder nahezu gut; es machte dem Pat. keine Schwierigkeiten, einen normalen Text zu lesen, wenn auch noch einzelne Unsicherheiten vorkamen. Es ist daher anzunehmen, daß die Störung in der Beurteilung der Raumlage von Bildern und Schriftzeichen mit anderen Störungen der Beurteilung räumlicher Beziehungen zusammenhing, die sich bei dem Pat. zeigten.

Es handelt sich um die Störungen der räumlichen Orientierung, die am auffälligsten als eine Störung der Rechts-Linksorientierung in Erscheinung trat: Reize, die von rechts kamen, bezeichnete er richtig als von rechts kommend, hingegen solche, die von links kamen, meistens falsch, und zwar meistens als gleichfalls von rechts kommend. Bei der Prüfung der hierhin gehörenden Leistungen spielten naturgemäß die später zu beschreibenden, anfänglich schweren apraktischen Störungen mit herein. Läßt man diese vorläufig beiseite, so sind folgende Verhaltensweisen charakteristisch: Auf Aufforderung, die rechte oder linke Hand vorzuzeigen, reagierte er fast ausnahmslos richtig. So nahm er z. B. auch bei dem Auftrag, einen bestimmten Körperteil mit einer bestimmten Hand zu zeigen, stets richtig die bezeichnete (rechte oder linke) Hand. Er hatte auch nie Schwierigkeiten, einen Körperteil zu zeigen, auch einzelne Finger zeigte er prompt richtig vor. Es trat aber eine deutliche Tendenz hervor, beim Zeigen stets gleichseitig zu verbleiben, so daß alle Aufgaben, mit der rechten Hand ein rechtsseitiges Organ zu zeigen oder umgekehrt, richtig gelöst wurden. Hingegen traten bei Aufgaben, in denen ausdrücklich verlangt wurde, mit der rechten oder linken Hand ein auf der entgegengesetzten Seite liegendes Organ zu zeigen, Störungen in Erscheinung: Entweder es wurde dann zwar die richtige Hand genommen, aber das Organ der unrichtigen Seite gezeigt, oder es wurde die Bewegung mit beiden Händen ausgeführt. Die Untersuchungsprotokolle, in denen auf diese Tendenz, gleichseitig zu verbleiben, noch nicht geachtet worden war, erwiesen sich nach Aufdeckung der Tendenz als wertlos, weil sie nur enthielten, ob das rechte oder linke Auge, Ohr, Knie usw. gezeigt worden war, ohne Berücksichtigung der Hand, mit der der Pat. spontan handelte. Rechtsum und linksum machte er stets richtig.

Theoretisch kannte er die Richtungen im Raum; er nannte auf Befragen richtig: oben, unten, vorn, hinten, links und rechts. Er sagte richtig, daß der Kopf oben, die Füße unten, die Brust vorn, der Rücken hinten sei, daß man mit der rechten Hand schreibe und daß der Säbel links hänge. Zehn Tage nach der Aufnahme gab er aber bei etwa 50 Berührungen, die an verschiedenen Körperteilen ausgeführt wurden, fast ausnahmslos an, sie seien auf der rechten Körperseite. Bei den ganz wenigen Angaben, die von dieser Regel abwichen, wobei links richtig oder auch rechts als links bezeichnet wurde, kann es sich zum Teil um die Folge logischer Konsequenz gehandelt haben, z. B. wenn verschiedene Male nacheinander die beiden Hände berührt wurden. Oft wurde aber auch grob gegen die logische Konsequenz verstoßen: 8. XII. 1930. (Nehmen Sie den linken Arm hoch!) Richtig. Referent faßt den linken Arm an. (Wo berühre ich Sie?) „Rechts." Am 27. XII. 1930: Auf die Frage, an welcher Seite er berührt werde: (Linker Oberschenkel.) „Hier an der linken Seite." (Linker Oberschenkel.) „Rechts." (Linker Handrücken.) „Das ist rechts." (Linker Handrücken.) „Ja! Das ist ja rechts, aber ich hatte schon das Gefühl, es war deutlicher rechts, ich möchte sagen, es war was Linkes bei." (Rechter Handrücken.) „Rechts." (Linker Handrücken.) „Rechts." (Linker Oberschenkel.) „Das ist links." (Rechter Oberschenkel.) „Das ist rechts." (Linker Oberschenkel.) „Das ist rechts." (Rechter Oberschenkel.) „Rechts." (Linker Oberschenkel.) „Rechts." Ebenso beurteilt er akustische Reize. Am 15. XII. 1930: Sitzt mit geschlossenen Augen mitten im Raum, soll sagen, von welcher Seite er angesprochen wird. Von hinten: richtig. Von links: „Von hinten." Von rechts: richtig. Von links: „Von rechts." Von vorn: „Von rechts." Von links: (nach Zögern) „Von rechts." Von hinten: richtig. Von rechts: richtig. Von links: das sei dieselbe Richtung wie zuvor. Von links: „Von hinten." Von hinten: „Den Eindruck gewinne ich, von vorn." Von oben: (sofort) „Von über mir." Von unten: „Hier unterm Stuhl möchte ich sagen." Von vorn: richtig. Von links: „Von hinten." Hierbei war bemerkenswert, daß er auf die Aufforderung, sich der Schallquelle zuzuwenden, sich stets nach der richtigen Seite, wenn auch ungenügend und ungeschickt wandte. Die richtige Zuwendung geschah nicht nur, wenn er ganz von der Seite angerufen wurde, sondern auch, wenn man ihn nur wenig seitlich von der Medianebene ansprach. Trotzdem machte er die erwähnten falschen Angaben, wenn man ihn zu einer Bezeichnung der Seite aufforderte.

Alle Gegenstände in seiner Umgebung bezeichnete er als auf der rechten Seite befindlich. Saß man links neben ihm und frug, auf welcher Seite von ihm man sei, so sagte er: rechts. Dies blieb auch so, als er schon besser als in den ersten Tagen den Raum überblicken und Gegenstände wiederfinden konnte. Am 20. XII. 1930 wird ein Aschenbecher rechts und ein Wasserglas links vor ihm auf den Tisch gestellt. Auf Befragen bezeichnet er beide als rechts vor ihm stehend. (Sind denn Wasserglas und Aschenbecher auf der gleichen Seite?) „Ja, auf der gleichen Seite rechts." (Stellen Sie den Aschenbecher nach links!) Nimmt ihn mit beiden Händen, dann in die Linke, stellt ihn nach links, aber nicht so weit wie das Glas, und sagt: „Ja." (Tonfall, als ob er sagen wollte, da stimmt etwas nicht.) (Wo steht der Aschenbecher jetzt?) „Links." (Wirklich?) „Ja, es ist *doch* die rechte Seite." So war es oft, daß er in einer solchen Situation zunächst richtig links sagte, bei einer Sicherheitsfrage aber alles gleich wieder als rechts bezeichnete. Am selben Tag: Wird vor einen Tisch gesetzt, die Hände weit auseinander auf der Tischplatte liegend. Zeigt auf Aufforderung richtig die rechte und die linke Hand. Der Kopf wird geradeaus gehalten. (Auf welcher Seite ist die linke Hand?) „Hier auf der rechten Seite." Es wird ihm ein senkrechtes Kreuz vorgelegt, dessen vier Enden so numeriert sind, daß die 1 oben, 2 links, 3 unten, 4 rechts steht ($\overset{1}{\underset{3}{2+4}}$). (Was sehen Sie auf dem Papier?) „Ein Kreuz und eine 1, 3, 4 und 1 ganz deutlich um das Kreuz." (Keine 2?) (Hatte sie hemianopisch übersehen, findet sie jetzt.) Erklärung: Soll sagen, ob Zahlen oben, unten, links oder rechts. (1?) „Oben." (2?) Zeigt danach, ist überhaupt kaum abzuhalten, bei solchen Aufgaben, in denen er über einen Gegenstand auf dem Tisch etwas aussagen soll, danach zu greifen. „Ist links vom Kreuz." (3?) „Die 3 ist hier unten." (4?) „Die 4 ist hier an der Seite rechts." (1?) „Oben." (2?) „Die 2 ist hier an der Seite." (Wo.) „Hier rechts." (4?) „Die 4 ist doch hier rechts." (2?) „Die 2 ist hier an der Seite." (Wo?) „Rechts." (Sind denn 4 und 2 auf der gleichen Seite?) „4 und 2 ist auf der gleichen Seite, jawohl." (Wirklich?) Hat Mühe, denkt nach. Ref. zeigt ihm die Zahlen ausdrücklich auf dem Schema an. Spontan: „Die 4 ist hier auf der rechten Seite und die 2 ist auf der rechten Seite."

Ein 3 cm langer Pfeil (gezeichnet) wird vor ihn auf den Tisch gelegt. Er soll sagen, in welche Richtung der Pfeil weist: 20. XII. 1930: Verwechselt einmal oben und unten, sonst oben und unten immer richtig. Seitliche Richtungen bezeichnet er immer als nach rechts weisend. Es ändert auch nichts, wenn der Pfeil vor seinen Augen gedreht wird. Einmal sagt er dabei: „Das ist *auch* nach rechts."

Am 27. XII. 1930: Es werden ihm Striche auf dem Körper gezogen, er soll die Richtung angeben, in der sie verlaufen. Auf der rechten Brustseite: (Oben—unten.) Richtig. (Unten—oben.) „Nach rechts." (?) (Von links nach rechts.) (Links—rechts.) „Hier rüber nach rechts." (Rechts—links.) „Das kann ich leider nicht sagen." (Rechts—links.) „Das Gefühl ist zu kraß, das geht nach oben, von unten nach oben." (Oben—unten.) Richtig. (Unten—oben.) Richtig. (Links—rechts.) „Das war nach rechts." (Rechts—links.) „Von unten nach oben." Auf der linken Brustseite: (Oben—unten.) Richtig. (Links—rechts.) Richtig. (Rechts—links.) „Nach rechts, von unten nach oben... das ist von oben nach unten." (Unten—oben.) Richtig. (Oben—unten.) „Von unten nach oben." (Rechts—links.) „Von oben nach unten." Striche über beide Brustseiten, wobei senkrechte in der Medianlinie, waagrechte mit der Medianlinie als Mitte gezogen wurden: (Oben—unten.) Richtig. (Unten—oben.) Richtig. (Links—rechts.) Richtig. (Rechts—links.) „Von links nach rechts." Wiederholt in der gleichen Weise.

Es war dem Pat. nicht möglich, ihm gut bekannte Räume ausreichend zu beschreiben. Allerdings spielt dabei der Spontaneitätsmangel eine Rolle, er war eben mit seiner Beschreibung sehr rasch zu Ende und zufrieden. Zweifellos war aber die Fähigkeit, einen Weg, den er kannte, zu beschreiben, die Reihenfolge der zu passierenden Gebäude, Plätze usw. zu benennen, gestört. Auf Befragen gab er stets an, sich die betreffenden Gegenden ganz gut vorstellen zu können. Auch in diesen vorgestellten Räumen bezeichnete er alle Gegenstände als rechts befindlich. In seinem eigenen Ladenraum war alles, in welcher Situation auch immer er sich selbst befinden sollte, rechts. In alle Straßen mußte er rechts einbiegen, alle Häuser befanden sich auf der rechten Seite.

Am auffälligsten waren die schweren apraktischen Erscheinungen, die sich in den ersten Tagen zeigten, sobald man Aufgaben an den Pat. stellte, die nur irgendein Handeln erforderten. Ohne Aufforderung stand der Pat. da, wo er einmal stand, meistens in einer ziemlich gleichartigen Pose: den einen Fuß (nicht immer den gleichen) stellte er etwas vor, faltete die Hände meist auf den Rücken und hielt den Kopf etwas nach hinten geneigt. In die Gesamtsituation, in der er sich befand, ordnete er sich nicht richtig ein, blieb also z. B. ruhig abgewandt stehen, wenn man sich mit ihm beschäftigte, obwohl er den Kopf beim Antworten in der Richtung nach dem Fragenden hinwandte. Er fixierte kaum, d. h. nur selten und kurz, streifte mit dem Blick langsam über seine Umgebung, bis er eine seiner gesamten Körperhaltung entsprechende Blickrichtung erreicht hatte, in der er dann ungefähr verharrte. Er sah dabei nicht etwa ratlos oder leer aus, sondern erweckte ungefähr den Eindruck eines Menschen, der zu warten hat und sich etwas überlegt. Der Gang hatte nichts Auffälliges. Herangerufen, setzte er sich in Bewegung, konnte aber eine Richtung nicht einhalten, achtete nicht auf Hindernisse, konnte z. B. ein Bett, das ihm im Wege stand, nicht umgehen. Schon beim einfachen Verlassen des Untersuchungsbettes entstanden ihm große Schwierigkeiten: Er nahm die Decke nicht zurück, sondern ließ sie ganz unberücksichtigt, verwickelte seine Beine darin; es gelang ihm nur sehr ungeschickt und mit Mühe, sie schließlich von sich zu streifen, wobei er sie auf den Boden fallen ließ. Aufgefordert, einen Mantel anzuziehen, wickelte er ihn zunächst um seinen Leib, dann schlug er ihn über seine Schulter, dann betastete er ihn von allen Seiten, fand schließlich ein Ärmelloch, aber das verkehrte, manipulierte hilflos, fand sich nicht zurecht. Als er einen Pantoffel anziehen soll, steckt er die große Zehe hinein, hat Mühe, sie wieder herauszubekommen. Als er sich auf einen Stuhl setzen soll, setzt er sich nach vielfachen Bemühungen rittlings darauf, das Gesicht der Lehne zugewandt. Beim Versuch, sich aufforderungsgemäß auf das Untersuchungsbett zu legen, auf dem er bereits saß, lehnte er sich gegen die Wand. Auf Befragen gab er jetzt an, er habe den Eindruck, daß er auf dem Untersuchungsbett liege. Auf Aufforderung, nach der Tür zu gehen, die er gesehen hatte, schlug er zuerst eine andere Richtung ein, blieb öfters unvermittelt stehen, bewegte sich erst auf Anregung weiter, drehte sich mehrmals um sich selbst, ging auch einige Schritte rückwärts, fand sich nicht zurecht. Beim Umdrehen des Körpers war er sehr ungeschickt; gelegentlich hatte man den Eindruck, daß der Rumpf nicht richtig mit den Beinen mitgehe. Diese Schilderung des Verhaltens stammt aus den ersten Tagen der Beobachtung. In dieser Zeit wurde er des Nachts im Bett oftmals schräg und fast quer liegend angetroffen. Oft geriet er so in Gefahr, herauszufallen, was einmal geschah, so daß Seitenbretter angebracht werden mußten.

Die eigentliche Apraxieprüfung förderte in den ersten Wochen schwere apraktische Störungen zutage. Bei Ausdrucksbewegungen und Zweckbewegungen ohne Objekt trat eine deutliche Differenz zwischen der rechten und linken Seite in Erscheinung. Während rechts häufig gute Bewegungsleistungen zustande kamen, war die Störung links viel deutlicher, häufig kam es zu ganz amorphen Bewegungen. 29. XI. 1930: Militärisch grüßen: Beiderseits richtig. Heranwinken: Rechts ganz gut, links ungeschickte Bewegungen ähnlich einer Drohbewegung. Kußhand: Rechts gut, links mit einem Finger. Anklopfen: Rechts mit geschlossener Faust, links mit ausgestrecktem Zeigefinger. Kaffeemühle drehen: Rechts ungeschickt, ungefähr richtig, links stoßweise Bewegungen nach vorn. Orgel drehen: Beiderseits sehr ungeschickte schnelle Bewegungen. Augenschließen gelang stets gut, ebenso Zähnezeigen, Zungeherausstrecken. Die seitlichen Bewegungen mit der Zunge waren sehr ungeschickt, Handgeben war stets beiderseits gut.

Auch bei komplizierteren Objekthandlungen deutliche apraktische Fehler. 29. XI. 1930: (Brille aus dem Etui nehmen und aufsetzen.) Nimmt die Brille ungeschickt heraus, dreht sie ratlos nach allen Seiten, hält sie mit der linken Hand an das Ohr. (Kerze anzünden.) Streichholz anzünden gelingt stets. Er umkreist damit den Docht, schließlich hat er die Kerze in Brand. (Briefbogen in einen Umschlag stecken.) Sieht zunächst beide ratlos an, dann legt er den Briefbogen mehrmals zusammen, legt den Umschlag mehrmals zusammen, ohne ihn zu öffnen, legt den Briefbogen in den Kniff des Umschlags. Am 4. XII. 1930: Aus einer Mineralwasserflasche ein Glas einschenken: Nimmt das Glas in die linke Hand, die noch geschlossene Flasche in die rechte, stellt beides wieder hin. (Anregung!) Nimmt das Glas in die rechte Hand, indem er über die linke hinübergreift, hält es rechts seitlich heraus, stellt es über die linke wieder hin. Wiederholt das ein paarmal, kommt nicht zum Aufmachen der Flasche; einmal, auf direkte Aufforderung, umgreift er den Hals wie zum Öffnen.

Vollkommen unfähig war er zum Schreiben; dabei war es gleichgültig, ob er spontan, auf Diktat oder abschreiben sollte. Das einzige, was ihm gelegentlich gelang, war der Anfangsbuchstabe seines Namens und ganz selten noch ein paar Striche der weiteren Buchstaben davon. Dabei hielt er den Bleistift, abgesehen von einer Fehlleistung an einem der ersten Tage, wobei er die Spitze nach oben hielt, stets richtig. Im allgemeinen kam er zu ganz sinnlosem Gekritzel, zu Strichführungen, die von der erstrebten Form kaum jemals etwas erkennen ließen. Genau so unfähig war er zum Zeichnen, wobei es wieder ganz gleichgültig war, ob er spontan oder abzeichnen sollte. Perseveratorische Erscheinungen traten bei wiederholten Versuchen hervor. Gleichzeitig zeigte sich eine schwere Störung der Fähigkeit, das zu Schreibende oder zu Zeichnende richtig auf die Fläche zu verteilen. Meist schrieb er alles fast ineinander hinein, wenn man ihn nicht ausdrücklich auf einen bestimmten Platz hinwies.

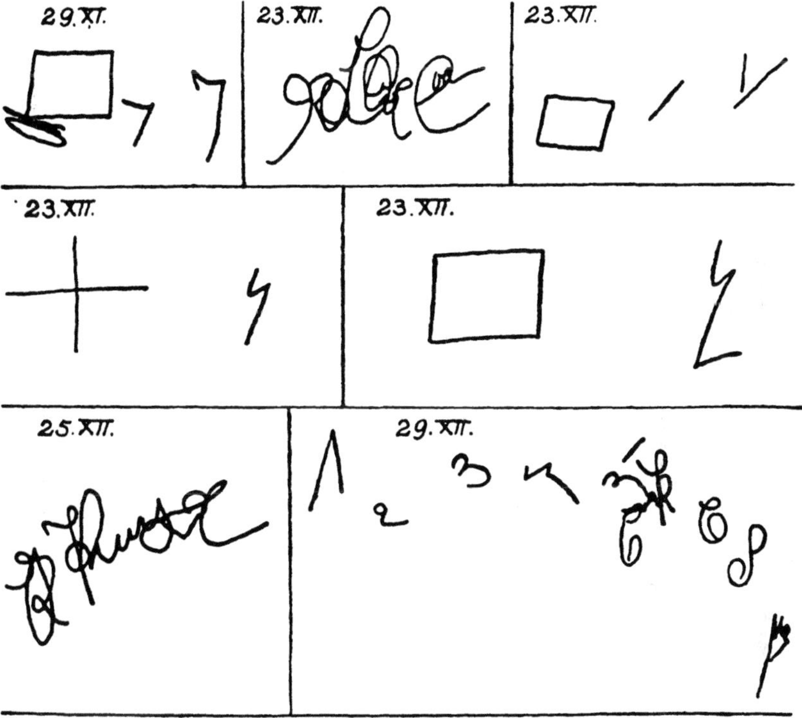

Versuche, Quadrat und Kreuz abzuzeichnen, den Namen, die Ziffern zu schreiben

Ebenso unmöglich war ihm das Legen oder Nachlegen von Figuren mit Hölzchen. Gefragt, woran es liege, daß er nicht schreiben könne, sagte er einmal während hilfloser Versuche an der Tafel: „Ich weiß es nicht, eigentlich müßte es schon dastehen."

Durch die bisherige Darstellung dürfte das Zustandsbild, das der Patient etwa in den beiden ersten Wochen geboten hat, einigermaßen anschaulich geworden sein. Es erübrigt sich wohl, an dieser Stelle eine zusammenfassende Rekapitulation der Erscheinungen zu geben. Es scheint vielmehr angezeigt, vorausschauend auf den weiteren Verlauf einige Bemerkungen zu machen: Neben einer allgemeinen Zustandsbesserung — der Patient wurde lebhafter, zeigte mehr Spontaneität — besserte sich relativ rasch das Sehen, der Patient konnte besser die Gegenstände in seiner Umgebung finden. Auch das Lesen besserte sich relativ rasch. Ende Dezember machte es ihm kaum mehr irgendwelche Schwierigkeiten, einen normalen Text zu lesen. Länger bestehen blieb dagegen die eigenartige Raumorientierungsstörung. Die ideatorisch und motorisch apraktischen Störungen traten gleichfalls bald deutlich zurück und schwanden fast ganz, es blieb aber lange noch die schwere agraphische Störung sowie die Unfähigkeit, Figuren zeichnerisch oder durch Legen mit Hölzchen zu bilden oder nachzubilden. Nach den bisherigen Ausführungen wird es unschwer möglich sein, die nachfolgenden Protokolle, die z. T. auch noch der gleichen Zeit entstammen wie die bisher angeführten Beispiele, zur Ausgestaltung des klinischen Zustandsbildes und zur Verfolgung des Verlaufs zu verwerten.

12. XII. 1930: Kann im Zimmer vielleicht heute besser die Richtung finden, wenn man ihn heranruft. Sieht auch sicher im hemianopischen linken Feld etwas (wiederholte Prüfung!), findet aber sein Bett nicht, merkt auch nicht, daß er am fremden Bett ist, sogar darauf sitzt, obwohl er den darinliegenden Pat. ansieht, anfaßt. Kann bei Texten und Bildern nicht sagen, ob sie auf dem Kopf, waagerecht, senkrecht oder richtig stehen.

15. XII. 1930: Besser, insofern er, wenn er einen Gegenstand sieht, darauf zugehen kann. Wenn man von rechts an sein Bett tritt, begrüßt er einen spontan. Deutliche Hemianopsie. Läuft an Gegenständen links an, stößt sich den Kopf am linken Türrahmen. (Was gibt es für Seiten?) „Vorn, hinten, rechts, links." (Wo bin ich?) „Auf der rechten Seite." Falsch. (Wo fasse ich an?) „Am linken Schulterblatt." Richtig. (Wo fasse ich an?) „Am rechten Ohrläppchen" statt links. Kann den Raum noch nicht übersehen, findet nicht, wieviel Türen im Zimmer sind. Sieht eine an, konfabuliert drei. Findet die zweite nach langem Umhergehen, ist dann aber nicht imstande, die erste wiederzufinden, obwohl er umhergeht. Bleibt ganz unsinnig (in bezug auf die Situation mit dem Ref.) der Tür zugewandt schließlich stehen. Soll den Ref. auf Anruf im Zimmer suchen: Wendet sich stets dem Schall seitenrichtig, aber ungenügend zu, findet den Ref. nur dann, wenn er ihn im rechten Gesichtsfeld zu sehen bekommt. (Von links hinten angerufen:) Wendet sich etwas nach links, geht umher, wieder nach rechts, bleibt schließlich mit dem Rücken zum Ref. stehen. (Was sollen Sie tun?) „Herrn Dr. suchen." Findet schließlich, als er so zu stehen kommt, daß er den Ref. im rechten Gesichtsfeld sieht.

Eine geschriebene 4, verkehrt gezeigt, wird zunächst für eine 7 erklärt. (Die 4 war so geschrieben, daß sie — verkehrt dargeboten — durch hemianopische Vernachlässigung des linken Teiles für eine 7 gehalten werden konnte.) Kommt dann spontan auf 4. (Richtig hingehalten?) „Ja." (Nicht umgekehrt?) „Nein." Die 4 wird dann einige Male in der Lage geändert, es bleibt für ihn immer eine 4. Kann nichts über die Lage aussagen. Als sie einmal wieder auf dem Kopf stehend gezeigt wird: „Es hat sich was geändert, der Querbalken ist ganz anders; ob das eine optische Täuschung ist?"

Soll eine Geschichte lesen: Fängt hemianopisch mitten in der ersten Zeile an, überspringt dann einige Zeilen, liest noch einige Worte, hört dann auf.

16. XII. 1930: Stereognose links deutlich schlechter als rechts. Sicherheitsnadel: links: „kleiner Schlüssel", rechts prompt richtig.

20. XII. 1930: (Wo hier?) „In der Charité." (Warum?) „Ja, das sollte wohl damals, wie ich erfuhr, mit meinem Leiden in Verbindung stehen." (Was ist die Charité?) „Nun ja, die Charité ist doch die Operation im allgemeinen für Krankenbehandlung, Augenklinik und sowas." (Wie nennt man so etwas?) „Für diese Frage habe ich mich noch nicht interessiert." (Ein Bahnhof?) „Nein! Ich nahm immer an, ich möchte beinahe sagen eine Sammelstelle für Kranke, ein Krankenhaus." (Warum sagen Sie das nicht gleich?) „Es ist mir so selbstverständlich." (Ist das richtig, daß Sie hier sind?) „Ja, ich habe immer noch ein unsicheres Gefühl. Wenn ich sollte schreiben, das wäre mir ein Ding der Unmöglichkeit."

(6×6)=36, (7×7)=21. (Aufgabe?) „Wieviel 7×7 ist." (Können Sie sich zusammennehmen?) „Das möchte ich beinah sagen, aber Konzentration auf eine Frage, das fällt mir jetzt bestimmt nicht leicht, das habe ich früher gern gemacht." 2×7=14, 2×5=10, 3×7=21, 5×7=35, 7×7=49, 8×8=64, 9×9= ... 81. 4+4=8, 8+8=16, 16+16=32, 32+32=64, 64+64=128, 128+128= .... „Trotzdem die Aufgabe so leicht ist ...., aber .... 44, 128+128= .... 44." Er kann es nicht ausrechnen. 7−3=6, 7−3= .... 4, 7−4 ....=3, 17−5=7, 9−5=4, 23−4= .... 21, 21−8= .... kommt zu keinem Resultat. Alle Subtraktionsaufgaben kann er erst nach längeren Überlegungen beantworten.

Er schätzt die Rippen eines Heizkörpers auf ungefähr 20. Richtig 17.

23. XII. 1930: Pat. erscheint lebhafter. Braucht heute bei der Aufgabenlösung nicht mehr so oft von neuem angeregt zu werden. (Langweilig?) „Nein." (Was tun Sie den ganzen Tag?) „Vorläufig, ich habe gar nichts gemacht. Ich möchte ganz gerne was tun, aber was soll ich denn tun?"

Stereognostische Leistungen: Rechts alle rasch und gut, links heute auch etwas besser: Bleistift, Schreibfeder, Stückchen Löschblatt: links alle prompt richtig. (Schlüsselbart) links: etwas Rundes. Rechts prompt richtig. (Schraube und Knopf) links deutlich verlangsamt, aber richtig.

Apraktische Störungen heute deutlich gebessert: (aus verstöpselter Flasche einschenken:) Greift erst beides an, dann nimmt er richtig die Flasche, entstöpselt sie ganz gewandt, schenkt ein, stöpselt sie wieder zu. Unterbrechungen des Bewegungsflusses, Stockungen. Aber im ganzen richtig. Sich kämmen, Faust machen, Hand auf den Kopf legen, mit dem Finger drohen, heranwinken, Kaffeemühle drehen, alles rechts und links rasch und gut ausgeführt.

Beim Lesen gelingt es ihm etwas besser, zusammenhängende Stücke zu lesen, ist aber noch immer nicht in der Lage, einen normalen Text zu lesen.

Benennt sofort richtig Kreuz, Dreieck und Viereck, ist aber nicht in der Lage, solche Figuren zu zeichnen oder abzuzeichnen. Immer noch völlig agraphisch. Das Schreiben sei „so eigenartig, als wenn jemand die Hand festhalte".

Rechtsum und linksum macht Pat. stets richtig. Pat. wird mitten ins Zimmer gestellt. Soll erst sagen, von wo ihn der Ref. anruft, dann soll er den Ref. im Zimmer suchen. (Von links hinten angerufen.) „Rechts vorne." (Also!) „Ich muß mich umdrehen." Dreht sich richtig links um. (Wird von rechts angerufen.) „Rechts vorne." (Also!) „Ich muß nach hinten gehen." Geht nach vorne. Bezeichnet auch alle anderen Richtungen als rechts vorne. (Perseveratorische Komponente?)

Lesen: (96:) Richtig. (69:) Richtig. (99:) Richtig. (66:) Liest 99. (371:) Richtig. (66:) Liest 99. (137:) Liest 371. (Richtig hingehalten?) „Ja doch." (125 in Spiegelschrift:) Liest 521. (Richtig?) „Ja, dem Bogen nach zu urteilen, richtig." (Auffällig?) „Ja, es fällt mir auf, daß der Bogen der 5 so anders herumgeht." (66:) Bleibt bei 99. (99:) Liest auch (99.) 69: Richtig. (66:) Liest 99. („Reiter" in Spiegelschrift:) „Reittier ... ein Esel oder sonst etwas." („Freiheit" in Spiegelschrift:) „Das F sehe ich doch ganz genau." (Warum können Sie es nicht lesen?) „Ich weiß nicht, was das ist." (?) „Daß die einzelnen Zeichenführungen entgegengesetzt gehen, dadurch wird man unsicher. Ich möchte sagen, ich schreibe rechts herum, das hier ist doch links herum." 1235 in Spiegelschrift liest er 1532. (66:) Liest 99. (666:) Liest 999.

27. XII. 1930: (Licht anzünden:) Streichholz richtig angezündet. Er hält das Streichholz kurz an den Leuchterfuß, dann richtig: alles mit der rechten Hand, links ganz geschickt unterstützt, legt dann die Streichhölzer weg. Bläst das Licht geschickt aus, drückt mit der linken Hand gewandt den Docht aus. Schänkt aus verkorkter Flasche richtig ein, hält den Flaschenhals etwas weit über das Glas, korkt wieder zu. (Kuvertieren:) Öffnet das Kuvert, bläst hinein, nimmt den Briefbogen, legt ihn weg, leckt am Kuvert, fährt mit der Hand über die geleimte Stelle, legt beides weg. Wiederholt auf Fragen den Auftrag richtig. Faltet den Briefbogen richtig, steckt ihn hoch ins Kuvert, sieht, daß etwas falsch, schiebt ihn hin und her, legt beides weg. Kommt bei wiederholten Versuchen nicht weiter. (Soll Streichhölzer einpacken. Hülle und Schachtel werden ihm auseinandergenommen gegeben:) Legt alle Hölzer in die Schachtel, aber nicht so, daß sie ganz darin liegen, nimmt sie heraus, steckt sie z. T. in die Hülle, legt Hölzer, Hülle, Schachtel nebeneinander. Steckt dann die Schachtel in die Hülle, bringt auch einige Hölzer hinein. Streichholz und Licht anzünden hat er inzwischen noch einmal glatt ausgeführt.

Er erkennt optisch sofort Kugel, Würfel, Pyramide, Kegel. Letzteren nennt er einen kleinen Zuckerhut. Pyramide und Kegel erkennt er stereognostisch links nicht, rechts sofort richtig. (Schachfigur, Bauer.) „Links Radiergummi, rechts Holzknopf." (Springer.) Links: „Kann nichts sagen." Rechts: „Kommt mir fast so vor wie eine Schachfigur, so ein Pferdekopf." (Schachfigur, Turm.) „Links etwas Rundes, rechts eine Holzdrechselei."

Bewegungsempfindungen: Die Angaben sind beiderseits in den Fingern nicht ganz gut. Es erweckt den Eindruck, als ob eine Aufmerksamkeitsstörung mit im Spiele sei, denn die Angaben werden besser, wenn man vor jeder Bewegung die Aufgabe wiederholt und energisch frägt. Konstant zeigt sich eine erhebliche Seitendifferenz insofern, als links gerade in den großen Gelenken, Schulter, Ellenbogen, Hüfte, Knie oft schlechte Angaben gemacht werden.

Er ist gänzlich außerstande, vorgemachte Arm-, Hand- und Fingerstellungen mit der eigenen Oberextremität nachzumachen. Es gelingen höchstens ganz einfache Dinge, wie seitlich horizontales Ausstrecken des Armes oder Faust mit abduziertem Daumen. Kompliziertere Figuren (z. B. waagerecht erhobener Oberarm, stark gewinkelter Unterarm, senkrecht nach oben gestreckte Hand) sind ihm ganz unmöglich. Er kommt dabei gar nicht zur Ruhe, so daß sich sein Verhalten einer Beschreibung völlig entzieht. Ebensowenig ist es ihm möglich, die passiv einer Oberextremität erteilte Stellung mit der anderen Oberextremität nachzuahmen. Etwas besser sind solche Leistungen (das Einnehmen bestimmter Stellungen der Oberextremität), wenn der Auftrag sprachlich erteilt wird; ein Unterschied zwischen der rechten und linken Seite besteht nicht.

(„Kunze" verkehrt dargeboten.) Kunz oder Kunze. Es sei richtig geschrieben. (Kunze in Spiegelschrift.) Liest richtig. (?) „Entschuldigen Sie, das möchte ich als richtig nicht akzeptieren, das geht in der entgegengesetzten Richtung, das ist vielleicht so etwas Ähnliches wie Spiegelschrift."

28. XII. 1930: Heute mehr richtige Angaben bezüglich rechts und links, auch bessere Angaben über die räumliche Anordnung in seinem Geschäft und dessen Umgebung. (Auf welcher Seite liegt der Laden, wenn Sie von Spandau kommen?) „Links." Richtig. (Wenn Sie vom Reichskanzlerplatz kommen?) „Rechts." Richtig.

29. XII. 1930: Beschreibt heute das umgebende Zimmer ganz gut. (Weihnachtsmann, Christbaum, Spiegel, Bilder usw.). Findet die Dinge wieder, muß nur nach Gegenständen, die im linken Gesichtsfeld liegen, durch die Aufforderung, den Kopf nach links zu drehen, hingelenkt werden. Liest heute erstmalig einen vielzeiligen Text mit einer Stockung relativ fließend und mit Verständnis zu Ende. Kann dasselbe verkehrt dargeboten nicht lesen, merkt aber auch nach Hinweis nicht, daß es auf dem Kopf steht. Einzelne Worte liest er auch verkehrt geboten richtig, merkt aber nicht die verkehrte Lage.

Unfähig, ein Kreuz zu zeichnen, charakterisiert das entstandene Gebilde sehr treffend: es sei kein Kreuz, sondern „so ähnlich wie eine Schwalbe, ein Vogel". Schreiben und Zeichnen geht mit der linken Hand noch schlechter. Kann auch mit geschlossenen Augen weder zeichnen noch schreiben, sagt selbst, es gehe so schlechter „ohne Führung". Ist unfähig, mit Hölzchen auch nur einfache Figuren, Winkel, Parallele, zu legen oder nachzulegen.

30. XII. 1930: Pfeilrichtungen angeben. Nach rechts: Richtig. Vor seinen Augen nach links gedreht: „Die Spitze zeigt immer noch nach rechts." Nach rechts: Richtig. Nach oben: Richtig. Nach unten: Richtig. Nach links: „Jetzt zeigt er nach rechts .... nach oben .... wenn ich nach der Spitze sehe, ist es nach rechts, ich habe es vielleicht zuerst oberflächlich angesehen."

Vor ihm steht ein Tintenfaß, links davon liegt ein Blaustift, rechts davon ein Rotstift. (Wie zu den Stiften steht das Tintenfaß?) „Links von den Stiften." (Hemianopsie!) Zeigt auf Aufforderung beide Stifte richtig. (Wo ist das Tintenfaß?) „In der Mitte." (Wo vom Tintenfaß ist der Blaustift?) „Links." (Wo vom Tintenfaß ist der Rotstift?) „Rechts." (Wo vom Tintenfaß ist der Blaustift?) „Links." (Sicher?) „Ebenso sicher wie der Rotstift rechts." Er soll die Stifte so umlegen, daß der Blaustift rechts und der Rotstift links zu liegen kommt: Legt den Rotstift unter den Blaustift, dann unter das Tintenfaß, den Blaustift über das Tintenfaß, schiebt diesen dann etwas nach rechts: „Der Blaustift liegt ja rechts, aber der Rotstift liegt doch nicht links." Schiebt den Blaustift noch etwas weiter nach rechts, den Rotstift eine Spur nach links, gelangt aber zu keiner klaren Anordnung. „Es ist noch irgendwie ein Haken zwischen."

Einen verkehrt dargebotenen Text bezeichnet er als richtig liegend. Als er ihn aber lesen soll, will er die Lage verändern. Daran gehindert, sagt er: „Ja, ich werde es mir anders hinlegen zum Lesen." (Wie liegt es denn?) „Linksrum kann ich nicht sagen, Herr Dr..... es steht sozusagen ... auf dem Kopf." Er hätte das gleich gesagt, wenn er gewußt hätte, daß es darauf ankommt. Nach ein paar Zwischenbewegungen kann er aber über die Lage des Textes schon wieder keine richtige Aussage machen.

Zeigt eigene und fremde Finger prompt und richtig.

Bewegungsempfindungen in den Fingern beiderseits gut, im Schultergelenk links ganz schlechte Leistungen.

31. XII. 1930: Erkennt das Untersuchungszimmer richtig wieder, benennt richtig die

Gegenstände, an denen er es wiedererkennt, erinnert sich an die Aufgabe mit dem Rot- und Blaustift.

Gibt auf Zeichnungen, auf denen den dargestellten Figuren einmal Augen, dann Arme, dann die Nase fehlen, richtig das Fehlende an.

Bezeichnet die Seite heute häufig richtig, wenn er links berührt wird. Ebenso bei links befindlichen Gegenständen.

5. I. 1931: (Wann zuletzt gesehen?) „Jetzt vorhin." (statt vor vier Tagen). (Datum?) „20.... 22. Januar ungefähr." (Jahr?) „31." (War vor kurzem Neujahr?) „Jawohl." (Wie lange her?) „Vielleicht gut acht Tage." (Der wievielte also?) „Der 10." Er sei hier im Untersuchungszimmer der Charité; er sei etwa vier Wochen hier. (Warum?) „So wie ich die ganze Sache so betrachten kann, entsinne ich mich, daß ich mit meiner Frau eines Tages losfuhr von der Reichsstraße über Knie, dann kamen wir zur Charité zu Herrn Dr. Z." Er sei eben nicht gesund. (Jetzt auch noch nicht?) Er fühle sich so wohl, man könne sich nicht wohler fühlen. Schmerzen habe er keine. (Können Sie tun und handeln, wie Sie wollen, wie früher?) „Ja das Schreiben, das ist so, wie ich es früher schon einmal gesagt habe, das ist so, wie wenn mir jemand die Hand festhält" (Augen?) „Bisher habe ich noch nichts Näheres bemerkt." (Sehen Sie alles?) „Das kann ich alles sehen, was hier im Zimmer ist." Bezeichnet das Zimmer richtig als rechteckig. Auch bei ausdrücklichem Hinweis auf die hemianopische Störung keine Selbstwahrnehmung des Defekts. „So auffällig ist das gar nicht."

Ref. sitzt links neben dem Pat. an einem langen Tisch. Pat. sagt richtig, daß der Ref. links von ihm sitze. (Sehen Sie mich einmal an!) Tut es. (Auf welcher Seite sitze ich?) „Auf der rechten Seite." (Von Ihnen aus auf der rechten Seite?) Sieht an sich herunter: „Na ja, rechts ist es nicht, links!" Pause. (Auf welcher Seite sitze ich?) „Auf der rechten Seite. Sieht spontan an sich herunter, fährt fort:) „Auf der linken Seite von mir aus." (Wieso meinten Sie auf der rechten Seite?) „Dem Gehör nach habe ich rechts gedacht." Mit geschlossenen Augen lokalisiert er Stimme und Fingerschnipsen häufig falsch, indem von links kommende Reize als von rechts kommend angegeben werden. Nie umgekehrter Fehler. Immer richtige Zuwendung zur Schallquelle, trotz falscher Bezeichnung.

Berührungen am Körper werden heute alle richtig hinsichtlich der Seite unterschieden. Auch Berührungen an den gefalteten Händen prompt richtig zwischen rechts und links unterschieden. Aber wenn man allmählich über die Körpermedianlinie hinweggehend in Abständen von etwa 2 cm Reize gibt, kommt es häufig zu Fehlleistungen insofern, als noch lange auf der anderen Seite die erste genannt wird. Auf Brust, Rücken und Gesicht geprüft. Einige Male wird der Seitenwechsel erst bezeichnet, als die Schulter bzw. das Ohr erreicht ist. Besserung der Leistungen im Verlauf der Prüfung. Häufiger wird links als rechts bezeichnet als umgekehrt. (Perseveration im Hinblick auf das Verhalten bei gefalteten Händen ausgeschlossen.)

Die Hände werden passiv gelegt. (Rechte Hand auf linker Schulter. Wo?) „Auf der linken Schulter." (Rechte Hand auf linkem Knie.) „Auf dem linken Knie." (Auf der rechten Wange.) „Auf der rechten Wange." (Auf dem linken Ellenbogen.) „Auf dem rechten Ellenbogen." (Wird an der Stelle noch einmal berührt.) Darauf wiederholt er richtig. (Linke Hand auf rechter Hand, rechtem Knie, rechter Schulter.) Alles richtig. Vor der Bezeichnung bewegt er gewöhnlich die berührte Region etwas, sagt es dann mit ganz seltenen Ausnahmen richtig. Hält man aber die rechte Hand einfach nach links hinaus oder umgekehrt, so daß keine Körperstelle mit der Hand berührt wird, und fragt dann, auf welcher Seite die Hand sei, so wird regelmäßig die falsche Seite angegeben, d. h. die linke Hand ist immer links, die rechte Hand immer rechts.

6. I. 1931: (Rechte Hand auf die linke Schulter. Wo?) „Auf linker Schulter." Die Hand wird ganz wenig von der linken Schulter entfernt. (Auf welcher Seite?) „Auf der rechten Seite."

Die Hände des Pat. werden vor ihm auf den Tisch gelegt, nebeneinander, ungekreuzt. (Auf welcher Seite rechte Hand?) „Rechts." (Linke?) „Links." Die Hände werden passiv gekreuzt. (Was habe ich gemacht?) „Jetzt hat Herr Dr. die Hände fest angedrückt an der Tischplatte." (Sonst nichts?) „Und dann so übereinander gelegt." (Auf welcher Seite rechte Hand?) „Auf der rechten Seite." (??) „Rechts!" (Auf welcher Seite linke Hand?) „Die linke Hand ist im Augenblick auf der rechten Seite." (Und die rechte?) „Auf der linken Seite." Kleine Pause zum Schreiben. (Auf welcher Seite ist die rechte Hand?) „Auf der rechten Seite." (Linke Hand?) „Auf der linken Seite." Noch weiter gekreuzt. (Was habe ich gemacht?) „Meine beiden Arme kreuzartig übereinander gelegt." (Wo ist die rechte Hand?) „Hier auf der rechten Seite." (Wo die linke?) „Auf der linken Seite." (Wirklich?) Bewegt die linke Hand einigemal zur Faust: „Es ist so was Sicheres hier auf der linken Seite."

Wird an der linken Schulter berührt, bezeichnet die Stelle richtig. (Rechte Hand auf linke Schulter. Wo?) Richtig. (Auf welcher Seite ist die rechte Hand?) Läßt sie liegen, macht ein paarmal damit eine Faust. „Auf der rechten Seite." Zeigt wiederholt dasselbe Verhalten. Fragt man ihn, wo die Hand sei, bezeichnet er richtig den Körperteil, wo sie ist, auch seitenrichtig. Fragt man ihn, auf welcher *Seite* die Hand sei, so macht er falsche Angaben, indem die rechte Hand stets auf der rechten, die linke auf der linken Seite bezeichnet wird.

Es wird versucht, die in diesem Versuch wesentlichen Fragen theoretisch mit dem Pat. zu besprechen. (Kann die rechte Hand eines Menschen, wenn er sie ganz nach links streckt, auf der linken Seite sein?) „Da müßte man schon ein Schlangenmensch sein." Es gelingt dann doch, den Pat. zum Verständnis zu bringen, was aus folgenden Antworten erhellt: (Wann kann die rechte Hand auf der linken Seite sein?) „Wenn ich sie dahin lege." (Kann das rechte Auge auch auf der linken Seite sein?) „Nein." (Der Fuß?) „Schon eher." Die linke Hand des Pat. wird links vor ihm auf den Tisch gelegt. (Wo?) „Links." (Rechte Hand wird auf die linke gelegt. Wo?) „Rechts." (Wo sitze ich?) „Links." Richtig. Seine rechte Hand wird auf das Knie des Ref. gelegt. (Wo?) „Auf dem Knie von Herrn Dr." (Auf welcher Seite?) „Auf der rechten Seite."

Liest rhythmisch gut ein Rätsel, weiß sofort, daß die Lösung der Hase ist. Liest in der Zeile statt: „Und hat er es geschossen, so trägt er es nach Haus." „Und *er hat es*" usw. Stutzt an diesem syntaktischen Fehler, korrigiert spontan. Merkt nicht, was ist, als ihm der Text verkehrt hingehalten wird.

Erkennt einen aus Hölzchen gelegten rechten Winkel sofort als solchen. Soll ihn selbst legen. Legt: (Ist das gut?) „Für gut kann ich's nicht benennen." Soll es besser machen. Nach vielen Versuchen: 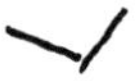 schiebt das rechte langsam an das linke. Soll ein Dreieck legen: 1: 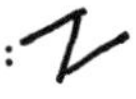 2: 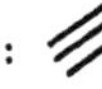 3: 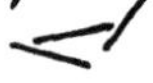 (Gut?) „Richtig symmetrisch ist es ja nicht, aber jedenfalls ein Dreieck." Es wird ihm ein Dreieck daneben gelegt. (Besser?) „Bedeutend besser." Das Dreieck bleibt als Vorlage liegen, er soll daneben legen: Legt trotzdem in die Vorlage hinein: 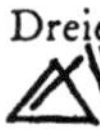 Es wird ihm die Stelle daneben bezeichnet, wo er legen soll: 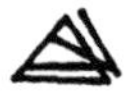 Kommt zu keinem besseren Ergebnis. Zeigt man ihm nicht ausdrücklich mit dem Finger die Stelle, wo er anfangen soll, so legt er immer wieder in die nachzulegende Figur hinein:

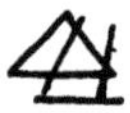

7. I. 1931: Drohen mit Faust und Finger, Abschiedwinken, militärisch grüßen und Kaffeemühle drehen. Beiderseits prompt richtig. Soll lange Nase machen: Hebt einzelne Finger beider Hände, sieht sie an, nimmt schließlich den rechten Daumen an die Nase, die anderen Finger aber zur Faust eingeschlagen. (Links!) Kurzer Umweg über das Ohr, dann wie rechts. Als es ihm mit zwei Händen vorgemacht wird, erkennt er es sofort als richtig. Kann es weder rechts noch links nachmachen. Nach langen Versuchen gelingt es mit jeder Hand einzeln richtig, aber auch nach weiterem Vormachen nicht mit beiden Händen. Setzt z. B. beide Daumen auf die Nase.

Hantiert gewandt mit Mineralwasserflasche, Kaffee- und Milchkanne, kann auch gleichzeitig eine Lampe zum Leuchten in einer Hand halten. Kuvertiert heute besser, nur steckt er den gefalteten Brief hoch anstatt breit in das Kuvert, versucht minutenlang vergeblich, weiterzukommen, schließlich knifft er ein zweites Mal (also zu viel!); klebt zu, indem er nur ganz rechts (Hemianopsie!) beleckt.

Siegelt einen Brief mit leichten Hilfen richtig. Ist nicht imstande, einen rechten Winkel oder ein Quadrat mit Hölzchen zu legen. Kann aus Plastelin gar keine Figur, nicht einmal einen Würfel, machen.

9. I. 1931: Es werden dem Pat. die Buchstabentäfelchen K, n, z, e, u vorgelegt. (Was kann man daraus machen?) „Nun, meinen Namen könnte ich schon daraus machen." Legt Reihenfolge richtig, unz auf dem Kopf. (Richtig?) Nimmt das z heraus, dreht es um, legt es erst an den Schluß, dann richtig. (Richtig?) Greift zweifelnd nach dem u, läßt es aber dann, sagt: „Ja." Bekommt die Buchstaben zu Erich. Legt Reihenfolge richtig, aber bis auf E alle

Buchstaben auf den Kopf. Es gelingt ihm nicht, die Täfelchen richtig aneinander zu legen. Sie liegen stets in Grüppchen nach rechts ansteigend.

Buchstabiert sehr gut: Berlin, Herrlichkeit, Theater, Restaurant, macht aber Fehler, wenn er die Zahl der Silben oder Buchstaben angeben soll.

Sucht aus zwei gleichen Bauspielen treffend die zueinander gehörigen Klötze zusammen. Kann einfache Figuren (Tisch oder Bank aus drei Teilen) einigermaßen nachbauen. Stellt die Stützen aber krumm und nie wie in der Vorlage an die Enden. Bei etwas komplizierteren Figuren versagt er.

Soll aus Hölzchen ein Quadrat legen: 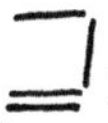 Eine Leiter mit fünf Sprossen. Bekommt zwei längere und fünf kürzere Hölzchen: 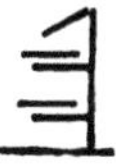 Neuer Versuch:

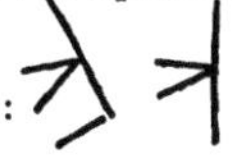

Seit dem 3. I. 1931 steht der Pat. tagsüber auf. Er fühlt sich dabei wohl, geht viel auf und ab, stößt dabei nicht an, hört gern die Radiomusik, unterhält sich auch mit anderen Pat., aber nicht viel.

Eine erneute perimetrische Untersuchung am 6. I. 1931 ergab wieder für 1 qcm Objekt auf 30 cm Entfernung rechts normales Gesichtsfeld und Hemianopsie nach links mit einer Aussparung des medianen Gesichtsfeldanteils.

Wir überblicken etwa sechs Wochen des Krankheitsverlaufes und kennen damit die wesentlichen Erscheinungen, die im nachfolgenden besprochen werden sollen. Einzelheiten aus dem klinischen Bilde, insbesondere auch aus dem späteren Verlauf, werden im Gang der Betrachtungen am geeigneten Ort zur Darstellung gelangen.

Der Zustand des zunächst fast völlig hilflosen Patienten, der gefüttert werden mußte und nachts drohte aus dem Bett zu fallen, hat sich so gebessert, daß er aufsteht, auf der Abteilung umhergeht und unauffällig an den gemeinsamen Mahlzeiten teilnimmt. Wenn wir die Befunde überprüfen, um zu sehen, auf welchen Gebieten in der bisherigen Beobachtungszeit derartige Veränderungen eingetreten sind, daß die Besserung des allgemeinen Zustandsbildes daraus hergeleitet werden kann, so ergibt sich etwa folgendes: Deutlich gebessert hat sich der Spontaneitätsmangel und der wohl damit in Zusammenhang stehende auffällige Mangel adäquater Anregbarkeit durch optische und akustische Wahrnehmungen. Ferner hat sich gebessert das Sehen, die Orientierung und die Praxie.

Die Besserung auf dem Gebiete der Spontaneität und der Anregbarkeit ist zweifellos als eine unmittelbare Folge der Besserung des krankhaften Prozesses aufzufassen, wie sie ja auch deutlich in der Besserung der stereognostischen Leistung und des Sehens zum Ausdruck kam. Hinsichtlich der Besserung der übrigen erwähnten Leistungsgebiete ist schwer abzuschätzen, welche Bedeutung der Beeinträchtigung des Sehens hier zukommt. Eine auch nur einigermaßen sichere Prüfung der optischen Verhältnisse war in den ersten Tagen schon durch die Unfähigkeit zu fixieren außerordentlich erschwert. Wie schon einmal erwähnt, liegt es aber nach den Befunden der ersten Tage, als der Patient immer nur einzelne kleine Gegenstände sah, sie auch nach geringen Blickbewegungen nicht wiederfinden konnte, nahe, trotz der Unsicherheit aller Untersuchungen eine beiderseitige homonyme Gesichtsfeldeinschränkung mit makulärer Aussparung, ein nahezu röhrenförmiges Gesichtsfeld, anzunehmen. Die Unfähigkeit des Patienten zu lesen ist sicher in hohem Maße durch diese Sehstörung mit bedingt gewesen. Niemals bestand eine Unfähigkeit, Buchstabenbilder zu erkennen, auch einzelne Worte wurden schon in den ersten Tagen richtig gelesen. Nur war der Patient nicht in der Lage, einer Zeile richtig zu folgen, oder gar einen mehrzeiligen Text zu lesen, weil er aus der Zeile herausgeriet, den Sinnzusammenhang verlor und schließlich aufhörte. War er erst einmal aus der Zeile herausgekommen, dann irrte er mit dem Blick in dem Text umher, meist allmählich nach rechts unten absinkend. Die Störung der räumlichen Orientierung, die Rechts-Links-Störung und die Unfähigkeit, die Raumlage von Bildern und Schriftbildern richtig zu beurteilen, kann hierbei natürlich eine Rolle gespielt haben, sicher aber hatte die Sehstörung die allergrößte Bedeutung. Dies geht schon daraus hervor, daß gleichzeitig mit der Schwierigkeit, Gegenstände zu finden und wiederzufinden, auch die Lesestörung sich zunehmend besserte und innerhalb der ersten vier Wochen bis auf geringe Unsicherheiten schwand.

Es ist wohl am ungezwungensten, der Sehstörung für die ganz schwere Orientierungsstörung der ersten Tage und die grobe Ungeschicklichkeit bei allen Handlungen gleichfalls eine wesentliche Bedeutung beizumessen, womit natürlich nicht gesagt sein soll, daß diese etwa allein daraus abzuleiten wären. In den schweren apraktischen Störungen zeigten sich ja von Anfang an Hantierungen, die als echt apraktische angesehen werden müssen. So wenn der Patient z. B. bei dem Versuch, die Brille aufzusetzen, diese mit beiden Händen an das linke Ohr führt, oder wenn er anstatt ein Glas richtig zum Einschänken zu benutzen, dieses seitlich heraushält und dann wieder auf den Tisch stellt. Auf echt apraktische Störungen weisen auch mit Sicherheit die eigentlich motorisch-apraktischen Fehlleistungen hin. Das Überwiegen der Störungen auf einer Seite ist ein weiteres Argument im Sinne echt apraktischer Störungen. Diese apraktischen Erscheinungen sind aber im Verlauf der ersten Wochen gleichzeitig mit der Besserung des Allgemeinzustandes und der Sehstörung nahezu geschwunden, ein weiteres Zeichen der Rückbildung des krankhaften Prozesses. Auf einzelne Aufgaben aus diesem Gebiet, die auch nach dieser erheblichen Besserung noch längere Zeit für den Patienten große Schwierigkeiten boten, werden wir später zurückzukommen haben.

Gerade nach dem Schwinden der schweren Erscheinungen der allerersten Zeit traten einige Symptome, die auch schon vorher bestanden hatten, mit besonderer Deutlichkeit hervor: die Rechts-Links-Störung, die Unfähigkeit, die Raumlage von Bildern und Schriftbildern zu beurteilen, die Unfähigkeit, durch Legen mit Hölzern oder Zeichnen Figuren zu bilden, und die Agraphie. Schon die Tatsache, daß diese Symptome während mehrerer Wochen (eben nach Abklingen der ersten schweren Erscheinungen) das Zustandsbild wesentlich charakterisierten, weist ihnen eine besondere klinische Bedeutung zu. Es soll in den folgenden Betrachtungen der Frage nachgegangen werden, ob und welche Zusammenhänge zwischen diesen einzelnen eigenartigen Symptomen bestehen, wobei es notwendig sein wird, durch eingehende Analyse die Grundlage für das angestrebte Verständnis zu schaffen.

Wir wenden uns zunächst der Tatsache zu, daß es dem Patienten nicht möglich war, auch die einfachsten Gebilde, deren Erkennung ihm nicht die geringsten Schwierigkeiten bereitete, durch Zeichenstriche oder Konstruktion mit Hölzchen zu bilden oder nachzubilden. Es handelt sich hier um eine ganz schwere konstruktive Apraxie im Sinne von KLEIST, also um eine Störung, „die bei gestaltenden Handlungen (Zusammensetzen, Bauen, Zeichnen u. dgl.) auftritt, bei denen die räumliche Form des Gebildes mißlingt, ohne daß Apraxie der einzelnen Bewegungen vorläge".

In den beiden Arbeiten, die sich seit der Kleistschen Anregung eingehend mit der Frage der konstruktiven Apraxie befaßt haben (STRAUSS und SCHLESINGER), hat die Rolle, die eventuellen optischen Auffassungsstörungen für das Zustandekommen der Störung des konstruktiven Handelns zukommt, jeweils besondere Beachtung gefunden. Derartige Einflüsse des rein optischen Defektes auf die gestörte Handlung sind für den vorliegenden Fall nicht nur als möglich zu unterstellen, sondern lassen sich auch aus den Aufzeichnungen mit Sicherheit erweisen. Schon im voraus sei aber betont, daß man dort, wo ein solcher Nachweis nicht geführt werden kann, mit der Heranziehung von Störungen höherer optischer Leistungen zur Erklärung der gestörten Handlung vorsichtig sein muß in einem Fall, in dem das Mißverhältnis zwischen schlechter Handlung und guter optischer Auffassung so evident ist wie im vorliegenden. Dieser Gesichtspunkt verdient vielleicht besondere Berücksichtigung, wenn der systematischen Untersuchung aus dem allgemeinen Zustandsbild Schwierigkeiten erwachsen, wie bei unserem Patienten.

Aus diesen Überlegungen heraus lassen wir eine Zusammenfassung der gewonnenen Untersuchungsergebnisse über die niederen und höheren Sehleistungen folgen:

Die Sehschärfe war stets gut, als sie erstmalig genau geprüft wurde, beiderseits nahezu $^5/_5$. Das Gesichtsfeld war, wie erwähnt, anfänglich wahrscheinlich konzentrisch eingeengt; vom 31. XII. ab war das rechte Gesichtsfeld stets frei (am 6. II. 1931 auch für Farben geprüft). Das linke Gesichtsfeld war nahezu völlig ausgefallen: immer wieder schien es, als ob gelegentlich auch in diesem Gesichtsfeld stärkere Reize wahrgenommen würden. Die mediane Grenze des linken Gesichtsfelds ging von der ersten genaueren Prüfung (6. I. 1931) ab stets nicht ganz bis zur Medianlinie heran; im weiteren Verlauf verschob sich die Grenze immer mehr nach der Peripherie. Nie wurden objektive Zeichen von Augenmuskelstörungen bemerkt, nie klagte der Pat. über Doppelbilder. Er bemerkte den Gesichtsfeldausfall nicht. Er neigte dazu, die im linken Gesichtsfeld liegenden Anteile optisch gebotener Anordnungen zu übersehen: bei freiem Fixieren halbierte er eine horizontale Linie zugunsten der linken Seite. Häufig übersah er in Worten und Zahlen die äußersten linken Buchstaben und Ziffern. Als er am 18. I. 1930 die Wände eines Ganges, den er zutreffend als rechteckig bezeichnet, zeigen soll, zeigt er drei: die Decke, den Boden und die rechte Wand. Er läßt die linke Wand aus. Er kann (16. I. 1931) zwei Punkte von rechts nach links und umgekehrt verbinden, nachdem er beide gesehen hat. Er verbindet auch eine Reihe von Punkten gut. Beim Nachfahren von sinnlosen Linien treten deutlich dann Schwierigkeiten auf, wenn die Linienführung von rechts nach links ins linke Gesichtsfeld hineinführt. Es kommt dann zu Auslassungen, indem der Pat. einfach dort wieder ansetzt, wo er die Linie wieder sieht. Geht eine solche sinnlose Linie mit Kurven und Ecken nur immer in der Richtung nach rechts, so wird sie, von geringen Ungenauigkeiten abgesehen, richtig nachgezogen. Die Ungenauigkeiten kann er selbst nachträglich richtig angeben. Auf einem in Augenhöhe stehenden Brett gibt er von mehreren Streichhölzern zutreffend die relative Entfernung an. Farben werden stets richtig benannt und sortiert. Gegenstände, Bilder, Buchstaben, Zahlen, geometrische Figuren werden stets richtig erkannt. Bei Bildern, Buchstaben und Zahlen ist aber die Beurteilung der relativen Lage der Gebilde gestört. Er kann nicht sagen, ob sie aufrecht oder auf dem Kopf stehen, obwohl kompliziertere Dinge, wenn sie aufrecht stehen, deutlich besser, d. h. stets zutreffend und rascher erkannt werden. Das Erkennen des Schriftbildes wird nicht dadurch erschwert, daß es durch viele parallele Linien durchstrichen ist. Bilder, die als Vorlage für ein Stäbchenspiel dienen, in denen alle Figuren aus einer Reihe größerer und kleinerer Stäbchen gebildet sind, erkennt er prompt und ohne Schwierigkeiten. Es gelingt ihm auch ohne Schwierigkeit, in solchen Bildern zufällige geometrische Figuren, wie Quadrat, Dreieck, Rechteck, Kreuz, herauszufinden (16. I. 1931). Er erkennt richtig auf einer Zeichnung ein Haus mit rauchendem Kamin, daneben Fahnenstange, Baum und Vögel in der Luft. Er bemerkt auf eine Frage nach der Windrichtung rasch den Fehler auf dem Bilde, daß der Rauch nach der einen Seite, die wehende Fahne aber nach der anderen Seite geht. Er sagte scherzend von der Fahne: „Die müßte ja gerade aus Metall sein." Vielecke bis zum Fünfeck erkannte und benannte er stets richtig, bei höheren Eckenzahlen entstanden Schwierigkeiten, wie überhaupt beim Zählen optischer Gegebenheiten. Ließ man ihn beim Abzählen von Vielecken oder einer ungeordneten Anzahl von Stäbchen den Finger benutzen, so verbesserte das die Leistung nicht, manchmal entstand dadurch sogar eine Verschlechterung. Es zeigte sich, daß er einfach nicht mehr wußte, welche Einheiten er schon gezählt hatte, manche ausließ, andere wieder zweimal zählte. Mengenschätzungen machte er immer einigermaßen zutreffend, und so kam es wohl auch, daß er beim Abzählen keine allzu groben Fehler machte (für 8, 10 und ähnliches). Immer war er im Resultat aber unsicher und gelegentlich durch entsprechende Anregung zum Weiterzählen leicht zu veranlassen, wobei es dann zu absurden Fehlern kam. Kleinere Mengen von Hölzchen, etwa bis 5, zählte er im allgemeinen richtig, das Resultat war aber abhängig von der Anordnung, in der ihm die Hölzchen dargeboten wurden. Überschneidungen stellten eine deutliche Erschwerung dar. Also z. B. ||| = „3", △ = „3", ⩚ = „4". Zählt die letzte Figur mit dem Finger: „6" Er konnte fünf Gegenstände, die er sich kurz, etwa 1/4 Min., angesehen hatte, mit geschlossenen Augen wieder aufzählen. Als in dem Untersuchungszimmer, in dem er sich fast täglich einige Stunden aufhielt, rechts neben seinem gewöhnlichen Sitzplatz ein Bett steht, was bisher nicht der Fall war, kann er diese Veränderung auf Befragen erst nach langer Überlegung angeben, kann auch dann nicht sagen, was bisher an dieser Stelle war (ein Tisch).

Nur sehr unvollkommen ist er in der Lage, Wege zu beschreiben, die ihm, weil er sie häufig zurückgelegt hatte, bekannt sein mußten. Dabei scheint die Fähigkeit, sich etwas optisch vorzustellen, auf alle Fälle weniger beeinträchtigt als die wohl davon zu differenzierende Fähigkeit, von einer optischen Vorstellung als Ausgangspunkt ausgehend durch sukzessive Erweckung von Vorstellungen, die in ihrer Folge durch ihre räumliche Beziehung bestimmt sind, eine Raumstrecke gewissermaßen in der Vorstellung zu durchschreiten. (Regenschirm beschreiben:) „Es ist in der Mitte des Schirmes diese Stange zum Öffnen, dann kommt der Verschluß und dann kommen die verschiedenen Teile des Schirmes und dann kommt der Griff, der ist allerdings oben. Unten muß die Zwinge dran sein. Dann sind noch Bänder zum Schließen des Schirmes. In der Mitte des Stockes da ist die Feder oben dran, da ist der Verschluß des Schirmes." (Straßenbahn beschreiben:) „Sieht ungefähr wie ein Rechteck aus, vorn die vordere Plattform ist zum Schutz für die Fahrgäste zugebaut, mit kleinen Trittgelegenheiten für die Schaffner versehen. Da ist der eigentliche Führerstand, dann die Schiebetüre zum Innern des Wagens, versehen mit den Sitzgelegenheiten der Fahrgäste. Dann sind noch kleine Erleichterungen für das Personal, um eventuell auf das Dach des Wagens zu kommen. Und unter der Plattform ist doch die Fangvorrichtung und darunter ist dann die Glocke. Dann die dazugehörigen Lampen und Nummernschilder. Dann oben ist die Rolle für den Stromabnehmer, dann im Innern des Wagens die Klingel. Im Winter unter den Sitzgelegenheiten die Heizeinrichtung. In der Tür ist die Zahleinrichtung für das Personal und die Fahrgäste. Das wäre ziemlich alles." (Wie viele Winkel sind an einem Kreuz?) „Vier Winkel." (Wie haben Sie das gemacht?) „Das habe ich so festgestellt, daß ich es mir sozusagen versinnbildlicht habe." (Können Sie sich ein Quadrat vorstellen?) „Ja." (Wieviel Ecken hat das Quadrat?) „Vier." (Wenn man zwei Ecken in einem Quadrat verbindet, was entstehen dann für Figuren neu?) „Dreiecke." (Wie viele?) „Zwei." (Was entsteht, wenn man nun noch die beiden anderen Ecken im Quadrat verbindet?) „Diese Frage ist mir nicht ganz klar." Er kann diese Aufgabe auch bei längerem Versuchen nicht lösen. (Können Sie sich einen Würfel vorstellen?) „Ich habe einen ausgesprochenen Würfel vor mir." (Wie meinen Sie das?) „Aus dem Trudelbecher." (Wieviel Flächen hat ein Würfel?) „Vier Flächen." (??) „Drei Flächen ... es ist doch ein Würfel, muß doch vier Flächen haben." (Stellen Sie sich den Würfel auf dem Tisch liegend vor! Wie viele Flächen sind zugedeckt?) „Zwei Flächen." (Wieso?) „Weil der

Würfel auf zwei Flächen liegt." (??) „Er liegt auf einer Fläche." (Wie viele Nummern können auf einem Würfel sein?) Muß nachdenken: „Von 1—6." (Wieviel Flächen hat also der Würfel?) Nach neuem Überlegen: „Vier." Er kann die Zahl der Flächen auch an einer Streichholzschachtel, die er ganz gut beschreibt, nicht angeben, bleibt bei vier, nachdem er erst zwei gesagt hat.

Diese letzten Versuche, am vorgestellten Würfel die Flächen zu zählen, waren gedacht zur Ergänzung des Urteils über die optischen Vorstellungen des Pat. Dieser Versuch schien ganz besonders geeignet, zu zeigen, ob der Pat. in der Lage sei, optische Vorstellungen in normaler Weise zu erwecken, da ja nur an der optischen Vorstellung das Urteil über die Zahl der Flächen gewonnen werden kann, falls diese nicht einfach gewußt wird, was bei dem Pat. aber, wie aus dem Protokoll zu sehen ist, nicht der Fall war. Nun wurde dem Pat. ein wirklicher Würfel (eine Seite=6 cm) gegeben. Dabei ergab sich ein bemerkenswertes Resultat: An dem wirklichen Würfel und ebenso an verschiedenen anderen stereometrischen Körpern (Pyramide, Dreikant, Vierkant) war er ebensowenig in der Lage, die Zahl der Flächen, Seiten oder Ecken anzugeben, wie zuvor an dem vorgestellten Objekt.

Aus dem Protokoll vom 18. I. 1931. Er erkennt Würfel und Pyramide sofort, unterscheidet richtig Dreieck- und Fünfeckpyramide; die eine sei in kleine Flächen geteilt, habe mehr Flächen als die andere, die größere Flächen habe. Erkennt und bezeichnet prompt richtig an der Basis der Figuren Drei- und Fünfeck. Den Dreikant bezeichnet er als „Dach". An dem Würfel zählt er wiederholt in unregelmäßiger Reihenfolge vier Flächen ab, nur einmal zählt er bis fünf und nach langem Zögern bis sechs, hat aber keine Sicherheit. An der Dreieckpyramide zählt er fünf Flächen. Am Dreikant sechs Flächen. Soll sie zeigen, kommt nicht zu Streich. (Welche Formen?) „Dreiecke und Rechtecke." (Wieviel Dreiecke?) „Zwei." Zeigt sie richtig. (Wieviel Rechtecke?) Dreht daran herum, kommt zu keinem Resultat. Am Sechskant gibt er richtig zwei Sechsecke an. (Rechtecke?), sagt richtig sechs, kommt aber beim Abzählen mit dem Finger auf sieben. Ebenso schlecht waren die Resultate, wenn man ihn die Ecken oder Seiten zählen ließ.

Aus diesen Befunden ergibt sich zweierlei: Erstens kann aus der schlechten Lösung von Aufgaben, die ein Abzählen erfordern, nicht auf einen Mangel der optischen Vorstellungen bei dem Patienten geschlossen werden, denn die Leistung des Abzählens war ja gleichfalls an den wahrgenommenen Gegenständen gestört. Berücksichtigt man diesen Gesichtspunkt, so wird es nach den angeführten Beispielen keinem Zweifel unterliegen können, daß optische Vorstellungen bei dem Patienten vorhanden waren. Ob diese in jeder Beziehung solchen Vorstellungen gesunder Personen und denen des Patienten vor der Erkrankung entsprachen, darüber läßt sich wohl überhaupt ein sicheres Urteil nicht gewinnen. Aus der Annahme vorhandener optischer Vorstellungen ergibt sich aber ein Zweites: die Störung im Abzählen kann bei dem Patienten mit allergrößter Wahrscheinlichkeit nicht auf eine Anomalie der optischen Funktionen, etwa auf die Hemianopsie, oder eine ungenügende Formauffassung bezogen werden. Denn aus einer so begründeten Störung des Abzählens wäre nicht abzuleiten, weshalb die Leistung nicht an der optischen Vorstellung gelingen sollte, die ja durch die hemianopische Störung keinesfalls beeinträchtigt sein kann, und es durch eine evtl. vorhandene Störung der optischen Formauffassung nicht zu sein braucht. Aus diesen Überlegungen ergibt sich vielmehr als das Wahrscheinlichste, daß wir es bei der Unfähigkeit des Patienten, eine größere Reihe von Gegenständen abzuzählen, mit einer Störung zu tun haben, die von der optischen Funktion unabhängig zu denken ist. Hierauf wird zurückzukommen sein.

Deutlich erkennbar in den Fehlleistungen auf konstruktivem Gebiet ist die Wirkung der hemianopischen Störung. Aus den Beispielen auf Seite 115 ist zu ersehen, wie bei den Aufgaben, ein Quadrat oder eine Leiter aus Hölzchen zu bilden, die linke Seite der Figur gelegentlich vernachlässigt wird, wie in den Versuchen, die gestellte Aufgabe zu lösen, gerade die linke Seite nicht richtig zu Ende geführt wird und die hierzu bestimmten Hölzchen dann noch an falscher Stelle gelegt werden. Daß die Fehlleistungen nicht immer eine solche Beziehung zu der bestehenden hemianopischen Störung zeigen und so natürlich nicht etwa aus ihr erklärt werden können, geht schon aus den Beispielen auf Seite 37 hervor. Es ist anzunehmen, daß die hemianopische Störung gelegentlich mit der konstruktiv-apraktischen Störung, das Resultat modifizierend, zusammenwirkte. Diese Einwirkung der hemianopischen Störung zeigte sich ja auch deutlich bei einer Leistung, die der Patient an sich konnte, nämlich beim Nachfahren einer Linie. Wie erwähnt, versagte er dabei dann, wenn solche Linien sich nach links hin entwickelten. Es handelte sich dabei um recht große Figuren, die sich über ganze Bogen erstreckten, so daß die absolute Erstreckung einzelner Kurven mehrere Zentimeter betrug. Ebenso beim Nachfahren einer Zeichnung, die aus mehreren Figuren besteht (Haus, Fahnenstange, Baum), die er, wie oben berichtet ist, prompt und differenziert erfaßte, begann er die einzelnen Figuren von rechts nachzuziehen. Er „vergaß" aber einzelne Konturen, darunter besonders die linken Begrenzungen (Fahnenstange, Haus, Haustür). Im übrigen gelang ihm die Aufgabe mit einigen Ungenauigkeiten. Auch hier also bei einer Leistung, die der Patient an und für sich konnte, bestand eine deutliche Einwirkung der hemianopischen Störung.

Es läßt sich so die Einwirkung einer spezifisch optischen Störung auf die konstruktive Apraxie nachweisen; und man hätte erwarten können, daß die deutliche Störung der optischen Auffassung, die sich in der Unfähigkeit, die Raumlage von dargebotenen Figuren, Buchstaben und Zahlenbildern zu beurteilen, zeigte, sich gleichfalls in den konstruktiven Fehlleistungen widergespiegelt hätte. Man hätte so eine schlechte räumliche Gesamtprojektion der angestrebten Gebilde erwarten können. Diese Erwartung ist in den Befunden nicht erfüllt. Ein einziges Mal setzte er beim Versuch, das Wort „Berlin" zu schreiben, den i-Punkt schließlich darunter. Sonst findet sich zwar eine durchweg falsche Raumlage aller Gebilde, gleichgültig ob der Patient sie frei oder nach Vorlage herstellen sollte. Diese Verlagerung ist aber fast gesetzmäßig so, daß die Waagerechte nach rechts ansteigt. Dieses Ansteigen der Waagerechten nach rechts glauben wir aber mit der gleichsinnigen Störung der Zeilenführung identifizieren zu müssen, die mit der erwähnten optischen Auffassungsstörung schon deshalb nichts zu tun hat, weil sie eine typische Veränderung der Zeilenführung zu sein scheint, die häufig auch ohne gleichzeitige Auffassungsstörung zur Beobachtung kommt. Übrigens scheint es, daß in der Beurteilung einzelner Ergebnisse konstruktiver Bemühungen hinsichtlich ihrer Gesamtraumlage insofern Zurückhaltung geboten ist, als bei dem Herumprobieren solcher Patienten doch häufig Zufallsresultate zustande kommen. So kann etwa aus der zufälligen Kombination der zwei zuerst gelegten Hölzchen beim Versuch, ein Dreieck nachzubilden, sich eine Lösung anbieten, die dann gewissermaßen nur noch von der Absicht geleitet ist, ein Dreieck überhaupt zustande zu bringen. Hierbei kommt es dann im Resultat, nicht im Entwurf, zu einer falschen Gesamtraumlage.

Wir sehen also die hemianopische Störung deutlich in den konstruktiven Fehlleistungen zum Ausdruck gelangen, während eine grobe optische Auffassungsstörung bezüglich der Raumlage mancher optischer Gegebenheiten einen solchen direkten Einfluß auf die gestörte Handlung nicht hat. Die übrigen Untersuchungsergebnisse der optischen Funktionen zeigen keine solchen Befunde, daß die schwere konstruktiv-apraktische Störung daraus hergeleitet werden könnte. Es handelt sich somit um eine echte konstruktive Apraxie.

Gleichzeitig bestand bei dem Patienten eine nahezu völlige Unfähigkeit zu schreiben. Für den Charakter der Schreibstörung ist es von Wichtigkeit, daß die Sprache sowohl rezeptiv wie auch expressiv dauernd ungestört war. Die vereinzelten paraphasischen Entgleisungen der ersten Tage dürfen wohl mit Recht unberücksichtigt bleiben. Bemerkenswert ist auch, daß das Buchstabieren jederzeit gut war, daß lediglich eine Schwierigkeit bestand, die Zahl von Buchstaben und Silben einzelner Worte anzugeben. Dieser „Beeinträchtigung des inneren Wortes" eine entscheidende Bedeutung für die agraphische Störung beizumessen, geht wohl schon in Anbetracht der Schwere der Agraphie nicht an. Auch hierauf wird später genauer einzugehen sein.

Nun trennt Kleist eine besondere Form der Agraphie als konstruktiv-agraphische ab, für die es charakteristisch sei, daß „die optisch vorgestellten räumlichen Bilder der Buchstaben und Worte nur unter Raumfehlern wiedergegeben werden können". In der Arbeit von Strauss aus der Kleistschen Klinik über die konstruktive Apraxie sind bei den geschilderten Fällen, soweit sie nicht durch andere apraktische Störungen kompliziert sind, konstruktiv-agraphische Fehler nicht nachweisbar. Strauss, der mit Kleist die Grundstörungen der konstruktiven Apraxie in einer Störung der optisch-kinästhetischen Assoziation sieht, erklärt das gute Erhaltensein des Schreibens damit, daß „das Schreiben bei weitaus den meisten Menschen als rein kinästhetisch fundierte Handlung verläuft". Abgesehen davon, wie man sich zu dieser theoretischen Deutung stellt, wird man Strauss darin beipflichten, daß Zeichnen und Bauen sich in gleicher Weise wesensmäßig vom Schreiben unterscheiden, so daß es zunächst zweifelhaft erscheinen muß, ob man diese beiden Leistungen mit dem Schreiben unter dem gemeinsamen Begriff der „konstruktiven Leistungen" vorbehaltlos zusammenfassen darf. Damit soll natürlich keinesfalls gesagt werden, daß konstruktive Apraxie und Agraphie etwa eine nur zufällig lokalisatorisch bedingte Symptomenkombination darstellen, wie etwa das bekannte Zusammenvorkommen sensorischer Sprachstörungen mit Hemianopsie. Trotz der Differenz zwischen den beiden Leistungen ist ihre innere Verwandtschaft unmittelbar einleuchtend. In dieser Tatsache liegt ein Problem, von dem der folgende Versuch einer Analyse der konstruktiven Leistung seinen Ausgang nimmt. Es ist zu erwarten, daß sich aus einer solchen Analyse für das Verständnis des dargestellten Falles brauchbare Gesichtspunkte und Folgerungen ergeben.

Zuvor sei noch darauf hingewiesen, daß weder Paresen noch Koordinationsstörungen jemals bei dem Patienten nachweisbar waren, die die genannten Störungen erklären könnten. Auch die Störung der Tiefensensibilität und der Stereognose kann schon wegen ihrer Einseitigkeit in dieser Hinsicht außer Betracht bleiben, da die konstruktive Apraxie und die Agraphie unseres Patienten in gleicher Weise rechts und links in Erscheinung traten.

Analyse der „konstruktiven Leistung“

Wenn Strauss sagt, das Schreiben sei bei den meisten Menschen eine rein kinästhetisch fundierte Handlung geworden, so kann damit im Hinblick auf die von ihm übernommene Kleistsche Auffassung von der Bedeutung der optisch-kinästhetischen Assoziation für die konstruktive Leistung nichts anderes gemeint sein, als daß der optischen Kontrolle und der optischen Vorstellung für das Schreiben der meisten Menschen keine Bedeutung mehr zukomme. Diese Ansicht gründet sich auf der Tatsache, daß seine Patienten schreiben konnten, und darauf, daß als Grund für die beim Zeichnen und Bauen vorkommenden Raumfehler eine Störung der optisch-kinästhetischen Assoziation von ihm angenommen wird.

Mit dem erlebnismäßigen Unterschied zwischen Schreiben und Zeichnen, der unmittelbar evident ist, hat diese Straußsche Annahme nichts zu tun. Dieser Unterschied offenbart sich uns nämlich als folgendes: Während wir beim Zeichnen genötigt sind, die angestrebten Gebilde aus einzelnen Teilen zusammenzusetzen, deren gegenseitige räumliche Beziehungen wir uns jeweils zu vergegenwärtigen haben, ist dies beim Schreiben nicht oder jedenfalls nicht in demselben Maße der Fall, d. h. weite Strecken läuft das Schreiben so ab, daß wir uns um die räumlichen Verhältnisse des entstehenden Gebildes nicht zu „kümmern“ brauchen. Daß die optische Kontrolle dabei trotzdem nicht ohne Bedeutung ist, offenbart sich leicht, wenn man den Versuch macht, mit geschlossenen Augen zu schreiben, wobei die Schrift in mannigfacher Weise deutlich leidet. Über eine Verringerung der Bedeutung der optischen Vorstellungen ist aber durch die Erfahrung, daß das Schreiben „von selbst“ abläuft, auch nichts ausgesagt. Es könnte in dieser Hinsicht nur etwa angenommen werden, daß an Stelle der optischen Vorstellung eines Teiles der Figur die des ganzen Gebildes tritt. Der erwähnte erlebte Unterschied zwischen Zeichnen und Schreiben deckt sich vielmehr mit dem Unterschied, der überall dort gemeint wird, wo automatisierte Handlungen und nicht automatisierte Handlungen einander gegenübergestellt werden, d. h. das Schreiben ist automatisiert, das Zeichnen nicht.

Der Begriff der Automatisierung einer Handlung ist zweifellos auf Grund introspektiver Erfahrung entstanden. Diese Erfahrung besagt, daß manche Handlungen von selbst, d. h. ohne unser Zutun ablaufen, nachdem wir eine bestimmte innere Anregung dazu gegeben haben. Der Begriff bezieht sich also auf die Besonderheit des die betreffende Handlung begleitenden Willenserlebnisses. Er sagt aber nichts aus über die Bedeutung der optisch-kinästhetischen Assoziation, und es ist im Hinblick auf die Erfahrung mit automatisierten Handlungen absolut sicher, daß der Intaktheit dieser Assoziation für automatische Abläufe die allergrößte Bedeutung zukommt. Man denke nur etwa an das rasche Hinunterlaufen über eine Treppe, einen ausgesprochen automatisierten Vorgang, wobei die optisch-kinästhetische Assoziation sicher eine wichtige Rolle spielt.

Wir kommen noch einmal auf die Straußsche Auffassung zurück: Wenn das Schreiben ein rein kinästhetisch fundierter Vorgang ist, die konstruktive Leistung aber auf der Intaktheit der optisch-kinästhetischen Assoziation beruht, dann ergibt sich daraus die Folgerung, daß das Schreiben den konstruktiven Leistungen gar nicht zuzurechnen ist. Dieser Schlußfolgerung stimmen wir zu; wir gelangen nur auf Grund einer anderen, im vorhergehenden vorbereiteten Überlegung dazu: Die Tatsache, daß die innere Erfahrung zu der Bildung des Begriffs der Automatisierung geführt hat, ist nicht nur in der Eigenart der automatischen Handlungsabläufe begründet, sondern ebenso darin, daß es andere Handlungen gibt, die als nicht automatisierte diesen gegenübergestellt werden müssen. Während die automatischen Handlungen dadurch charakterisiert sind, daß sie gewissermaßen von selbst, ohne unser Zutun, ablaufen, zeigt uns die innere Erfahrung, daß zur Ausführung nicht automatisierter Handlungen eine bestimmte Aktivität, eine gewisse Willensleistung erforderlich ist. Durch diese besondere Aktivität sind die nicht automatisierten Leistungen ebenso charakterisiert wie durch deren Fehlen die automatischen Abläufe. Ohne den nachfolgenden Überlegungen im einzelnen vorzugreifen, soll hier schon gesagt werden, daß diese besondere Aktivität erforderlich ist, um das erstrebte Gebilde aus einzelnen Teilen zusammenzusetzen, zu konstruieren, wie dies etwa beim Zeichnen, Bauen und natürlich beim Zusammensetzen der Fall ist. Das Schreiben aber, als automatisierter Ablauf, gehört nicht zu den Leistungen, für die diese besondere Leistung des Zusammensetzens aus Teilen Bedingung ist. Es gehört daher auch nicht zu den konstruktiven Leistungen.

Wir sehen so, daß das Problem der konstruktiven Leistung mit dem der Automatisierung aufs innigste verwandt ist, indem das Charakteristische der nicht automatisierten Handlung eben die konstruktive Leistung ist. Schon in dieser vorläufigen Formulierung ist nicht zu übersehen, daß eine gewisse begriffliche Unklarheit zu bestehen scheint: Betrachten wir an dem Vorgang des Zeichnens die hervorgehobene Leistung psychischer Aktivität, das Zusammensetzen aus einzelnen Teilen, das beim Schreiben nicht erforderlich ist, so will das mit der üblichen Anwendung des Begriffs der Automatisierung insofern nicht übereinstimmen, als dieser Begriff ja gemeinhin als Adjektiv von Bewegung gebraucht wird, während wir es bei der geschilderten Leistung nicht mit einer besonderen Eigenart der Bewegung zu tun haben, sondern mit einer Leistung, die gewissermaßen in die präinnervatorische Phase fällt, die an dem abzuzeichnenden Wahrnehmungsgegenstand oder dem vorgestellten Gegenstand, der gezeichnet werden soll, vollzogen wird, also mit der Bewegung im engeren Sinne gar nichts zu tun hat. Es zeigt sich hier schon bei den ersten Überlegungen die enge Verbundenheit zwischen dem sensorischen und motorischen Gebiet, wie sie wohl überall bei sorgfältiger Analyse von Bewegungsleistungen zu erkennen ist. Trotzdem sollen die nachfolgenden Betrachtungen gerade von der nicht automatisierten *Bewegung* selbst ihren Ausgang nehmen. Zunächst werden einige Überlegungen angestellt werden, die die Stellung der nicht automatisierten Bewegung innerhalb des Aufbaus der menschlichen Handlung aufzeigen sollen:

Aus der Gegenüberstellung von Zeichnen und Schreiben als nicht automatisierter und automatisierter Handlung ist eine für das vorliegende Problem wichtige Erkenntnis abzuleiten: Es ist ja kein Zweifel, daß das Schreiben aus dem Zeichnen hervorgegangen ist, daß kein Mensch schreiben könnte, wenn er nicht imstande wäre zu zeichnen. Dem lernenden Kinde würde es nicht mehr und nicht weniger Schwierigkeiten bereiten, etwa ein menschliches Profil abzuzeichnen, als ein großes lateinisches „K". Bei ausdrücklicher Übung wäre es auch gewiß erreichbar, die Darstellung eines menschlichen Profils geradeso zu automatisieren wie irgendeine Buchstabenfigur. Aus der Tatsache also, daß sich aus dem Zeichnen des Kindes das Schreiben entwickelt, ergibt sich, daß aus der nicht automatisierten Bewegung die automatisierte sich entwickeln kann.

Damit soll aber keineswegs gesagt sein, daß automatische Bewegungsabläufe stets aus nicht automatischen hervorgegangen seien. Es gibt sicher „Automatismen", die mit Recht diese Bezeichnung tragen, die aber nicht aus weniger automatisierten Bewegungen hervorgegangen, sondern stets automatisch abgelaufen sind. Hier ist etwa an die durch die gesetzmäßige Tonusregulierung oder den Gleichgewichtsapparat bedingten Bewegungskomplexe, etwa an die gekreuzte Mitbewegung der Arme beim Gehen, auch an die aus der Pathologie bekannten striären Mechanismen, über deren Bedeutung für die normale Handlung wir nur wenig wissen, auch etwa an die Bewegungskomplexe des Lachens und Weinens, schließlich an die eigentlichen Reflexe zu denken. Es handelt sich bei diesen Erscheinungen um vorgebildete Mechanismen, die in die Bewegungsgestalt des menschlichen Handelns gewissermaßen eingebaut sind. Sie bestimmen Möglichkeiten des Bewegungsablaufes. Nie hat aber jemand die gekreuzte Mitbewegung der Arme beim Gehen erlernen müssen oder die dem Lachen oder Weinen entsprechenden Bewegungskombinationen. Es handelt sich wohl um Automatismen, sie sind aber nie automatisiert worden, und man kann sie als primäre niedere Automatismen den sekundären höheren gegenüberstellen.

Es wäre nun zweifellos falsch, anzunehmen, daß mit dem Hinweis auf diese beiden voneinander unterscheidbaren Komponenten etwas auch nur annähernd Erschöpfendes über den Aufbau der menschlichen Handlung gesagt wäre. Eine solche Annahme würde besagen, daß über die vorhandenen niederen Automatismen hinausgehend eine Differenzierung der menschlichen Handlung nur stattfindet durch allmähliche Automatisierung zunächst nicht automatisierter Bewegungen, wie wir es für die Entwicklung des Schreibens aus dem Zeichnen angenommen haben. Es führt hier weiter, wenn man sich die Differenzierung der menschlichen Ausdrucksbewegungen vergegenwärtigt. Zweifellos geschieht hier eine außerordentliche Differenzierung zu komplizierten Bewegungsgestalten. Man denke etwa an den Ausdruck des Abscheus, des Entsetzens oder der Freude. Auch hier handelt es sich um automatische Abläufe, die Bewegungen laufen „von selbst" ab, wenn eine gewisse Anregung dazu gegeben ist. Ihre Entwicklung und Differenzierung folgt aber, verglichen mit der Entwicklung des Schreibens aus dem Zeichnen, unverkennbar einem besonderen Prinzip. Bei der Ausdrucksbewegung entwickelt sich aus dem Verständnis des physiognomischen Sinnes des fremden Verhaltens auf Grund des Erlebnisses des physiognomischen Sinnes der eigenen Körperhaltung und Bewegung die Differenzierung. Niemals aber ist es erforderlich, einzelne Bewegungsanteile, wie beim Zeichnen, auszuführen, aus denen dann allmählich durch Übung sich automatische Abläufe entwickeln. Das eigentliche konstruktive Prinzip, aus Teilen ein Ganzes zu bilden, gelangt hier niemals im Verlauf der Differenzierung zur Wirksamkeit.

Der prinzipielle Gegensatz, der sich hier zeigt, kommt für eine naive Anschauung darin zum Ausdruck, daß man eine komplizierte Ausdrucksbewegung niemals lernen muß, während man das Schreiben lernen muß. In der differenzierenden Entwicklung der Ausdrucksbewegungen kommt es niemals zu einer Phase, in der aus der inneren Erfahrung Anlaß gegeben wäre, von einer nicht automatisierten Bewegung zu sprechen. Überall aber dort, wo es sich um das Erlernen einer Fertigkeit handelt, also bei Schreiben, Nähen, Geigen, spielt die Automatisierung aus nicht automatisierten Bewegungen, wie sie hier gemeint ist, eine Rolle. (Daß es sich hier nicht einfach um Leistungen handelt, die durch das Gemeinsame des Instrumentgebrauchs charakterisiert sind, worauf näher eingegangen werden wird, sei an dieser Stelle nur durch den Hinweis auf Zeichensprachen, etwa die Taubstummensprache, widerlegt.) Erlernen einer Fertigkeit und Automatisierung sind also weitgehend sich deckende Begriffe.

Bevor wir uns nun der genaueren Betrachtung der besonderen Bewegungsart, der nicht automatisierten Bewegung, die beim Erlernen einer Fertigkeit von entscheidender Bedeutung ist, zuwenden, sei ein wichtiger Gesichtspunkt für die Psychologie und Physiologie der Handlung kurz gestreift: Wenn wir das gewöhnliche Handeln des Menschen einschließlich der erlernten Fertigkeiten unter dem Gesichtspunkt des automatischen Ablaufs der Bewegungen betrachten, so müssen wir sagen, daß das gewöhnliche Handeln automatisch verläuft. Die komplizierten Bewegungen gehen aus dem angestrebten Sinn des eigenen Verhaltens mit einer gewissen Selbständigkeit, d. h. automatisch hervor, d. h. es ist nicht erforderlich, einzelne Bewegungsanteile zu dirigieren. Wenn etwa ein Junge nach einem Zweig springt und gleichzeitig einen anderen, der ihm zuvorkommen will, abwehrt, so geschehen die komplizierten Bewegungsvorgänge automatisch, entsprechend dem Sinn seines Verhaltens: Es ist nicht erforderlich, daß er etwa sich sagt: ich habe die linke Hand frei; diese kann ich seitlich nach hinten stoßen, damit ich den anderen abwehre. Das introspektiv bei diesen gewöhnlichen Handlungen des Lebens erfaßbare Bewußtseinsphänomen ist als „innere Haltung" in der gleichnamigen Arbeit des Verf. beschrieben worden. Es würde zu weit führen, die dort angestellten Überlegungen hier im einzelnen zu wiederholen. Es kann nur kurz und unter Verzicht auf genauere Begründung auf jene Arbeit hier Bezug genommen werden: Aus der inneren Haltung gehen die Handlungen als komplizierte physiognomisch sinneinheitliche Bewegungsabläufe automatisch hervor. Die innere Haltung kann entsprechend den aktuellen Wesenstendenzen durch einen Willensimpuls vom Ich aus modifiziert werden. Als Ausdruck einer bestimmten Tendenz des Wesens der handelnden Persönlichkeit sind diese von der inneren Haltung ausgehenden Bewegungsabläufe stets auch Ausdrucksbewegungen; es offenbart sich in ihnen die aktuelle Tendenz und die individuelle Eigenart des Handelnden.

Das Eigenartige, gewissermaßen Erstaunliche an diesen Handlungen des gewöhnlichen Lebens ist die Kompliziertheit der simultanen Bewegungsabläufe, die so aus der eingenommenen inneren Haltung, entsprechend der jeweiligen aktuellen Situation, mit der erwähnten Selbständigkeit hervorgehen können. In der erwähnten Arbeit ist des Näheren begründet worden, daß diese Sinneinheitlichkeit der komplizierten innervatorischen Leistungen auf einen zentralnervösen Apparat hinweist, der eine solche einheitliche Regulation gewährleistet. In diesem Sinne wurde von einem Funktionskomplex der inneren Haltung gesprochen. Es ist gemeint, daß von diesem Funktionskomplex nur als von einem physiologischen Geschehen gesprochen werden kann, daß daher psychologische Gesichtspunkte an das Problem, wie aus der inneren Haltung die komplizierten simultanen innervatorischen Leistungen hervorgehen, nicht herangebracht werden dürfen. Dies heißt gleichzeitig, daß hier der introspektiven Erfahrung eine natürliche, unüberschreitbare Grenze gesetzt ist. Damit erhebt sich natürlich die Frage, ob Anhaltspunkte dafür zu finden sind, daß der nicht automatisierten Bewegung auch ein besonderes physiologisches Geschehen entspricht.

Nach unserer Annahme wäre es also so, daß nicht automatisierte Bewegungen bei der Erlernung von Fertigkeiten eine Rolle spielen und bei solchen Handlungen, die niemals automatisiert werden, wie das Zeichnen, Bauen und Zusammensetzen, wobei stets das angestrebte Gebilde aus einzelnen Teilen zusammengesetzt werden muß, während in der gewöhnlichen Handlung des Lebens aus der eingenommenen inneren Haltung die komplizierte Bewegungsfigur unmittelbar entsprechend der aktuellen Tendenz des Wesens heraustritt, Gestalt gewinnt, wie dies bei der eigentlichen Ausdrucksbewegung im engeren Sinne von jeher der Fall ist.

Bestimmte Bewegungskomplexe, die zunächst nicht automatisch ausgeführt werden, können also durch Übung automatisiert und alsdann gewissermaßen in den Dienst der inneren Haltung gestellt werden. Wir kommen so auf einem anderen Wege und unter Berücksichtigung anderer Gesichtspunkte zu einem Ergebnis, das weitgehend mit dem von STORCH folgendermaßen formulierten übereinstimmt: „Die Vorstellung des zu bewegenden Gliedes wird durch die Übung aus bewußter steropsychischer Tätigkeit mehr und mehr in ein nervöses Gebiet verlegt, dessen Erregung von Bewußtsein nicht mehr begleitet wird." Hieraus erwächst eine differenzierende Bereicherung der menschlichen Handlung. Gleichzeitig werden die betreffenden Bewegungskomplexe nunmehr auch Ausdrucksbewegungen. Gerade die ontogenetische Entwicklung des Schreibens ist geeignet, die so gekennzeichnete Entwicklung zu illustrieren: Während ursprünglich die Buchstabenfiguren beim lernenden Kinde mehr oder weniger genaue Reproduktionen bestimmter, optisch-räumlich determinierter Figuren sind, vollzieht sich mit dem Fortschritt der Automatisierung in dem Schriftbild jener bekannte Wandel zu physiognomisch bedeutungsvollen Gebilden, denen die Ausdruckspsychologie mit vollem Recht (wenn auch nicht immer mit Glück) größtes Interesse zuwendet. Was wir in diesem Schriftbild bezüglich der individuellen Charakteristik Interessantes vor uns haben, ist nichts anderes als eine gleichsam in der Schrift erstarrte Ausdrucksbewegung.

Nachdem wir so wenigstens in Umrissen die Stellung der nicht automatisierten Bewegungen innerhalb des Aufbaus der menschlichen Handlung gezeigt haben, wenden wir uns der Analyse dieser Bewegung zu, von der wir annehmen, daß sie mit einer Analyse der konstruktiven Leistung zusammenfällt. Wir versuchen die weiteren Überlegungen auf Grund eines anschaulichen Beispieles anzustellen. Diesem Versuch begegnet eine gewisse Schwierigkeit: Wenn nämlich eine Handlung automatisiert ist, so eignet sie sich nicht mehr zur

Beobachtung nicht automatisierter Bewegungen, weil es dann einfach nicht mehr möglich ist, sie in derselben Art und Weise auszuführen wie zuvor. In der Laiensprache heißt das: Man ist gar nicht mehr in der Lage, sich so ungeschickt anzustellen wie damals, als man die betreffende Fertigkeit erlernte. Und doch scheint es besonders lehrreich, die Überlegungen unter Bezugnahme auf eine automatisierte Handlung zu beginnen. Nun gibt es beim Geigen, einer komplizierten automatisierten Leistung, die als Beispiel besonders wegen der differenzierten Beteiligung verschiedener Körperteile geeignet erscheint, ein einfaches Mittel, die ursprüngliche Situation, d. h. den Zustand des Lernens, ungefähr noch einmal zu erleben. Da nämlich das Geigen eine streng seitendeterminierte Handlung ist, genügt es, die Seiten zu vertauschen, um die ursprüngliche Situation des Lernens ungefähr wiederherzustellen. Nimmt ein Mensch, der geigen gelernt hat, die Geige in die andere Hand, so daß mit der rechten Hand die Griffe zu tun sind, während die linke Hand den Bogen führt, so sieht er sich tatsächlich nahezu in die Situation des Anfängers versetzt. Dabei ist folgendes zu beobachten: Bei darauf gerichteter Aufmerksamkeit ist es nach kurzer Zeit möglich, die Geige einigermaßen sicher zwischen Kinn und Schulter festzuhalten. Ebenso gelingt es dann auch, die greifende Hand durch besonders darauf gerichtete Aufmerksamkeit in die richtige Stellung zu bringen, und schließlich auch den Bogen in der linken Hand richtig zu halten und anzusetzen. Meist schon bei dem Versuch, nun zu spielen, geschieht es, daß an irgendeiner Stelle an einem schlechten Effekt ein Bewegungsfehler sich kundtut: Die Geige beginnt zu rutschen, die Töne werden falsch gegriffen, der Bogen gleitet ab. Nun erfolgt die Korrektur eines solchen Fehlers nicht so, daß die vorher eingenommene Haltung „einfach" wieder eingenommen wird. Wenn einem Geiger in der gewöhnlichen Haltung die Geige einmal rutschen sollte, dann würde er sie einfach mit der Hand zurechtrücken und mit Kinn und Schulter wieder fest fassen. Hier aber, wenn man noch nicht die gesamte Handlung automatisiert hat, sie noch nicht „kann", kommt es zu ganz charakteristischen Erlebnissen: Man bemerkt z. B., daß die Geige den Halt verliert, nach vorn herunterrutscht. Man kann sie nicht „einfach" wieder fassen, sondern ist genötigt, sich Kinn, Schulter und Geige in ihrer gegenseitigen Lage zu vergegenwärtigen. Dabei konnte ich z. B. einmal feststellen, daß die Schultur gar nicht mehr gegen die Geige gepreßt war wie zuvor, sondern im Verlauf der Handlung, wahrscheinlich im Zusammenhang mit Bewegungen der Hand und des Armes beim Greifen, sich von der Geige entfernt hatte. Nun muß zur Korrektur die Aufmerksamkeit auf Schulter, Kinn und Geigenkörper hingelenkt werden, die betreffenden Körperteile müssen in ihrer gegenseitigen Lage in Beziehung auf den Geigenkörper vergegenwärtigt werden. Die Schulter erweist sich dann z. B. als zu weit nach hinten gesunken und wird, um näher mit dem Kinn zusammenzutreten, nach vorn oder gegen das Kinn hin bewegt. Dabei kann sich nun wieder zeigen, daß mit dieser Bewegung der erstrebte Effekt, den Geigenkörper zwischen Kinn und Schulter festzupressen, gar nicht erreicht werden kann. Man bemerkt, daß der Kopf eine hierzu ungeeignete Stellung eingenommen hat. Es erfolgt dann eine weitere Bewegung des vergegenwärtigten Kinns nach der Schulter hin. Etwas durchaus Ähnliches geschieht, wenn das Greifen nicht in der richtigen Weise erfolgt. Es ist auch dann erforderlich, sich die Hand bzw.

den verantwortlichen Finger in seiner Lage zu dem Geigenhals bzw. zu den Saiten zu vergegenwärtigen und dann die beiden Endglieder des Fingers in der richtigen Stellung — senkrecht zur Saite — auf eine bestimmte Stelle derselben aufzusetzen.

Wir sehen aus diesem Versuch, daß die nicht automatisierte Bewegung durch verschiedene Eigentümlichkeiten charakterisiert ist: Erstens durch die Tatsache, daß eine solche Bewegung stets nur mit einzelnen Gliedabschnitten erfolgen kann, also durch die Isolierung der Bewegung auf einzelne Körperteile, und zweitens durch bestimmte präinnervatorische Bewußtseinsvorgänge. Unter diesen können wir unterscheiden: die Vergegenwärtigung des zu bewegenden Körperteiles und die Bestimmung der Richtung, in der dieser zu bewegen ist bzw. die Stellung, die er durch die Bewegung erreichen soll. Mit dem allmählichen Fortschritt des Lernens kommt es zum Wegfall dieser besonderen Bewußtseinsvorgänge und gleichzeitig zur Möglichkeit simultaner Bewegungskombinationen.

Der Gegensatz zwischen Simultanbewegungen und isolierten Bewegungen verdient eine besondere Beachtung. Wir haben darauf hingewiesen, daß es beim gewöhnlichen Handeln des Menschen das Besondere, gewissermaßen das Erstaunliche ist, wie differenzierte und komplizierte Bewegungsabläufe simultan aus der aktuellen inneren Haltung hervorgehen können. Diese Tatsache nötigt zur Annahme eines besonderen zentralnervösen Apparates, auf den diese komplizierten innervatorischen Leistungen zu beziehen sind. Nur scheint es — gerade unter dem physiologischen Gesichtspunkt — nicht gerechtfertigt, die menschliche Fähigkeit zu isolierten Bewegungen als eine Selbstverständlichkeit hinzunehmen. Vielmehr scheint gerade der Charakter der Isoliertheit der Bewegungen auf eine besondere physiologische Leistung hinzuweisen. Diese Annahme findet eine Stütze in Besonderheiten des menschlichen Körperbaus und in bestimmten Erfahrungstatsachen der Physiologie. Die Eigenart der menschlichen Hand, des Prädilektionsorgans für die Erlernung von Fertigkeiten und gleichermaßen für die Ausführung isolierter Bewegungen, zeigt mit den 40 Muskeln, die ihrer Bewegung dienen, eine besondere Eignung für isolierte Bewegungen. Die Überlegenheit des menschlichen Daumens (des intelligentesten Fingers nach Duchenne) gegenüber dem Daumen der Affenhand (den Eustachius im Vergleich mit dem menschlichen „Pollex ridiculus" genannt hat) liegt in seiner differenzierten Fähigkeit zu isolierten Bewegungen. Es ist klar, daß dieser Eigenart im Aufbau und der Bewegungsfähigkeit der Hand eine besondere Differenziertheit der zentralnervösen Organisation entspricht, die sicher nicht nur auf die der Hand entsprechenden zentralen Projektionsstellen beschränkt ist. Die Ergebnisse der experimentellen Erforschung der motorischen Rindenzentren zeigen ja deutlich die zentrale Vertretung isolierter Bewegungskomponenten. Es muß durchaus als eine besondere physiologische Leistung angesprochen werden, die im Zusammenhang mit bestimmten Bewußtseinsvorgängen entstehende nervöse Erregung auf derartige zentrale Vertretungen isolierter Bewegungskomponenten zu beschränken. So glauben wir, daß die Fähigkeit zu nicht automatisierten isolierten Bewegungen eine Beziehung hat zu einer bestimmten physiologischen Leistung des menschlichen Gehirns.

Hier muß ein Gedankengang eingefügt werden, der verhüten soll, daß mißverstanden werden könnte, was unter isolierten Bewegungen hier gemeint ist. Selbstverständlich kann auch im gewöhnlichen Handeln eine isolierte Bewegung zustandekommen. Es kann z. B., wenn jemand eine Frage an mich richtet, während ich mit verschränkten Armen vor ihm stehe, ein isoliertes Heben des Zeigefingers meiner oberen Hand die Antwort im Sinne von „ich weiß nicht" darstellen. Auf solche „rudimentäre" Bewegungsvorgänge ist in der Arbeit über die innere Haltung ausführlich eingegangen worden. Sie sind als Rudimente simultaner Bewegungen aufzufassen, in unserem Beispiel als ein Rudiment des gleichzeitigen Hebens der beiden Schultern und Arme, des Stirnhochziehens usw. Es handelt sich hier also um das Rudiment einer simultanen Bewegung, im selben Sinne automatisch wie diese. Es ist gewissermaßen nur eine Frage der Intensität des aktuellen Darstellungswillens, ob es nur zu dem geschilderten Rudiment oder zu einer differenzierten Simultanbewegung kommt. In der inneren Haltung, aus der die rudimentäre Bewegung hervorgeht, ist die differenzierte Bewegungsgestalt einer komplizierten Simultanbewegung gegeben. Hierin liegt ein prinzipieller Unterschied gegenüber der isolierten nicht automatisierten Bewegung, bei der eine solche, über das bewegte Glied hinausreichende gestaltende Wirkung völlig fehlt.

Die rudimentären Simultanbewegungen zeigen noch einen weiteren Gegensatz zu den isolierten nicht automatisierten Bewegungen, der uns zu den anderen, psychologischen Besonderheiten der letzteren hinüberführt: Trotz des isolierten Bewegungseffektes geschehen die rudimentären Simultanbewegungen immer bezogen auf die Gestalt des ganzen Körpers. Die einzelnen Bewegungen haben ihren Sinn stets nur bezogen auf die Bewegungen oder die Stellung des übrigen Körpers. Hierdurch ist die physiognomische Einheitlichkeit aller unserer Bewegungen gewährleistet. Ganz anders ist es bei den nicht automatisierten Bewegungen: Die Beziehung zum übrigen Körper verliert hier vollkommen ihre Bedeutung. Mit der Vergegenwärtigung des zu bewegenden Gliedes wird dieses gewissermaßen aus dem physiognomischen Verbande herausgenommen, es wird zum Gegenstand, zum Instrument. So sind in unserem obigen Beispiel Schulter und Kinn Instrumente geworden, die gegen einander geführt werden müssen, um durch Verkleinerung des gegenseitigen Abstandes den Geigenkörper festzuhalten, oder der Zeigefinger ist ein Gegenstand geworden, der in eine senkrechte Lage zum Geigenhals gebracht werden muß. Die physiognomische Gesamtgestalt des Körpers hat ihre Bedeutung für derartige Bewegungen völlig verloren, während die abstrakt-räumlichen Beziehungen der Körperteile untereinander und zu den Gegenständen der Umwelt das Entscheidende geworden sind. Das für die Simultanbewegungen stets gültige Bezugssystem der eigenen Körpergestalt hat hier seine Bedeutung verloren und ist durch ein Bezugssystem abstrakt-räumlicher Beziehungen ersetzt worden. Dadurch, daß die bewegten Körperteile vergegenständlicht werden, werden sie psychologisch gleichfalls zu Gegenständen im Außenraum, so daß es berechtigt ist zu sagen: Das Bezugssystem für die isolierte nicht automatisierte Bewegung besteht in bestimmten abstrakt-räumlichen Beziehungen im Außenraum.

Wir haben aber noch einen zweiten differenzierbaren Bewußtseinsvorgang als charakteristisch für das Zustandekommen der nicht automatisierten Bewegungen erkannt: Die vorherige Bestimmung der Richtung der auszuführenden

Bewegung bzw. deren Ziel. Ich kann zwar, wenn ich die Aufgabe zu erfüllen habe, die Schulter oder einen Finger überhaupt nur zu bewegen, gleichgültig in welcher Weise, nach Vergegenwärtigung des betreffenden Körperteils wohl eine Bewegung ausführen, ohne daß mir das Ziel der Bewegung oder die Richtung, in der sie geschieht, zuvor bewußt zu sein braucht. (Es würde hier zu weit führen, auf die Art der so zustandekommenden Bewegungseffekte näher einzugehen.) Sobald ich aber eine räumlich determinierte Aufgabe zu lösen habe, ist es erforderlich, daß das Bewegungsziel bzw. die Bewegungsrichtung zuvor in meinem Bewußtsein auftaucht. Dies ist nicht etwa identisch mit dem Wissen um die Aufgabe bzw. deren räumliche Determination. Wenn ich zum Beispiel die Aufgabe habe, ein Fünfeck mit dem Finger in die Luft zu zeichnen, so genügt das Wissen um diese Aufgabe nicht. Es genügt auch nicht, daß ich mir das Fünfeck vorstelle. Ich muß den vergegenwärtigten Finger an eine bestimmte Ecke des vorgestellten Fünfecks bringen, und hier ist es notwendig, daß ich gewissermaßen entscheide, welche der beiden benachbarten Ecken zunächst erreicht werden soll bzw. in welcher der beiden möglichen Richtungen das Gebilde umfahren werden soll.

Von der so gewonnenen Einsicht aus ist es nicht schwer, den Begriff des automatischen Ablaufs in seinem eigentlichen Sinn ad absurdum zu führen, was, wie wir sehen werden, von Wichtigkeit ist. Wenn wir nämlich genau darauf achten, was bei einer solchen Bewegung geschieht, nachdem die von uns geschilderten Bewußtseinsvorgänge stattgehabt haben, so müssen wir sagen: Der Ablauf der Bewegung selbst erfolgt letzten Endes von selbst, im strengen Sinne des Wortes automatisch. Man könnte in einer übertriebenen Formulierung sagen: Nicht ich bewege den Finger, sondern es geschieht schließlich eine Bewegung, nachdem ich den Anstoß dazu gegeben habe. Denn den Zeitpunkt, in dem die Bewegung erfolgt, kann ich allerdings bestimmen. Das Erstaunliche, das Wunderbare, Unerklärliche der menschlichen Bewegungsfähigkeit überhaupt — daß schließlich eine Bewegung geschieht — tritt uns hier nur in einem Sonderfall gegenüber. Daraus ergibt sich aber folgende wichtige Schlußfolgerung: Der unmittelbar erlebte Charakter des nicht automatischen Ablaufs einer Bewegung ist allein in der Tatsache begründet, daß diese nicht automatisierten Bewegungen nur erfolgen können, wenn bestimmte Bewußtseinsvorgänge zuvor stattgehabt haben. Diese präinnervatorischen Bewußtseinsvorgänge fundieren also den Erlebnischarakter des nicht automatischen Ablaufs. Sie sind als besondere Leistungen geistiger Aktivität aufzufassen, als Willensleistungen. Auf Grund der entsprechenden Willenserlebnisse hat man bei naiver Selbstbeobachtung den Eindruck, die Bewegung gehe nicht von selbst, automatisch, sondern es sei eine besondere Leistung, eine besondere Aktivität erforderlich, damit sie geschieht.

Hier sind unsere Überlegungen an einem Punkt angelangt, an dem ein altes Problem eine neue Beleuchtung erfahren kann: das Problem der präinnervatorischen Vorstellungen. Schon LIEPMANN hat in seiner Arbeit über die Störungen des Handelns bei Gehirnkranken sich selbst den Einwand gemacht, daß der Erwachsene bei Vollzug einer Handlung die einzelnen Teilakte derselben gar nicht ideatorisch entwerfe, sondern vermittels eines Automatismus erfolge die Reihe der Innervationen. Er sucht aber selbst diesen Einwand durch den Hinweis zu entkräften, es sei falsch zu sagen, daß sehr geübte Handlungen buchstäblich automatisch ohne jedes Bewußtsein ablaufen. Sie erforderten Bewußtsein, nur nicht die volle Aufmerksamkeit. Zur Erläuterung erinnert er an die Entgleisungen in der sogenannten Zerstreutheit, die zeigen, daß eine allzu große Konzentration auf einen anderen Gegenstand nicht möglich ist, ohne den richtigen Ablauf der Handlung zu gefährden. Dieser Entkräftung des Einwandes ist zweierlei entgegenzuhalten: Erstens besagt die Tatsache, daß eine Handlung nicht ohne Bewußtsein abläuft, noch nicht, daß in diesem Bewußtsein irgend etwas von Zielvorstellungen oder Teilzielvorstellungen vorhanden ist, und zweitens müssen die Zerstreutheitsentgleisungen doch wohl ihre Erklärung darin finden, daß es nicht möglich ist, zwei ihrem Sinn nach widersprechende Handlungen gleichzeitig auszuführen. Auf Grund der hier angestellten Überlegungen müssen wir es im Sinne von LIEPMANNs eigenem Einwand durchaus ablehnen, beim gewöhnlichen Handeln für das Zustandekommen der komplizierten simultanen Bewegungskomplexe präinnervatorische Vorstellungen im Liepmannschen Sinne wirksam zu sehen. Wir würden hierin eine unberechtigte psychologische Interpretation eines physiologischen Geschehens sehen. Andererseits aber kann es als absolut sicher gelten, daß für die Ausführung isolierter nicht automatisierter Bewegungen das Vorhandensein solcher präinnervatorischer Vorstellungen eine unerläßliche Vorbedingung ist. Ja wir haben gezeigt, daß gerade das Vorhandensein bestimmter präinnervatorischer Bewußtseinsvorgänge (Vergegenwärtigung, Objektivierung, Richtungsvorstellung, Zielvorstellung) den Erlebnisgehalt ausmacht, der zur Kennzeichnung solcher Bewegungen als nicht automatisierter überhaupt Veranlassung gegeben hat.

Zur Erläuterung des Gesagten mag nochmals an das Geigen erinnert sein. Man wird angesichts der überaus komplizierten simultanen Innervationsvorgänge nicht annehmen können, daß hier eine Fülle sich rasch folgender präinnervatorischer Vorstellungen und Teilzielvorstellungen eine Rolle spielt, daß in rascher Folge oder gar simultan differenzierte Vergegenwärtigungen der verschiedenen in Aktion tretenden Körperteile stattfinden. Daß eine solche komplizierte Handlung überhaupt fehlerlos erfolgen kann, daß es nicht zu Entgleisungen zu kommen braucht, liegt daran, daß es sich um eine durch den Sinn der erlebten musikalischen Gestalt einheitliche Handlung handelt.

Über den Charakter der Isoliertheit der nicht automatisierten Bewegungen sind noch einige Bemerkungen erforderlich. Wenn ich etwa die Aufgabe ausführe, meine Hand in einer bestimmten Stellung vor mir auf den Tisch zu legen, so sind an dieser Bewegung wieder alle die Charaktere bemerkbar, die wir als charakteristisch hervorgehoben haben. Dazu gehört, daß wir uns die zu bewegende Hand vergegenwärtigen. Aber es erfolgt ja nicht nur eine Bewegung der Hand, sondern bewegt wird die ganze Oberextremität, und es ist zweifellos nicht richtig, daß für die Bewegung des Oberarms, die hier gleichzeitig erfolgt, eine Vergegenwärtigung des Oberarms bemerkt werden könnte. Allerdings kann die Bewegung so ausgeführt werden, daß zunächst eine Vergegenwärtigung und Bewegung des Oberarms, dann des Unterarms und schließlich der Hand und der Finger erfolgt. So können wir zwar verfahren, so verfahren wir aber zweifellos in praxi nicht. Gewiß spielt hierbei eine Rolle, daß eine Fülle von Leistungsanteilen im Laufe des Lebens automatisiert worden sind. In jeder beliebigen Anweisung für den Schreibunterricht kommt dies in den besonderen Anweisungen, die für die Haltung der Oberextremität, ja für den ganzen Körper gegeben werden, zum Ausdruck. Aber in diesem Gesichtspunkt, daß im Laufe des Lebens solche Leistungsanteile automatisiert worden sind, liegt zweifellos nur eine teilweise Lösung des Problems, während eine weitere Erklärung in physiologisch vorgebildeten Mechanismen (den erwähnten niederen Automatismen) zu suchen ist. Man denke an die differenzierten Muskelsynergien (etwa an die Anspannung des Extensor carpi ulnaris bei der isolierten Abduktion des Daumens), von deren Vorhandensein wir z. T. gar keine Ahnung hätten, wenn sie nicht durch eine besonders darauf gerichtete Aufmerksamkeit und durch das physiologische Experiment aufgedeckt worden wären.

Diese Überlegungen führen uns zur Beachtung psychologischer Besonderheiten beim Gebrauch von Werkzeugen, von Instrumenten. Sowohl das Zeichnen als das Schreiben wird gewöhnlich unter Benutzung eines Instruments vollzogen. Beobachten wir nun entsprechend dem bisherigen Vorgehen eine bestimmte Zeichenleistung, etwa den inneren Vorgang beim Zeichnen eines Fünfecks, so ist kein Zweifel, daß wir uns nicht eine Stelle des Körpers, etwa die Finger, die das Schreibinstrument halten, sondern die Spitze des Bleistifts vergegenwärtigen und in Beziehung zu der abstrakträumlichen Aufgabe bringen. Voraussetzung ist dafür natürlich und gewiß, daß wir gelernt haben, das Instrument zu halten. Beim Erlernen der Fähigkeit, das Schreibgerät zu benutzen, mußte sicher auch auf die Stellung der Finger geachtet werden, wobei es dann zur Vergegenwärtigung der beteiligten Finger kam. Für den erwachsenen Menschen, der schreiben gelernt hat, kann man aber sagen, daß Hand und Finger in gleicher Weise aus dem Bewußtsein zurückgetreten sind, wie wir es etwa für weiter proximale Teile der Oberextremität bei bestimmten isolierten, nicht automatisierten Bewegungen der Hand beschrieben haben.

So interessant die psychologischen Fragen sind, die hier auftauchen, müssen wir uns auf einige Bemerkungen beschränken: GRÜNBAUM würde sagen, das Körperschema sei um die Dimension des vertrauten Instrumentes „quasi erweitert". Diese Auffassung erfaßt das psychologisch Wesentliche des Instrumentgebrauchs, soweit es sich um den erlernten, gekonnten, automatisierten Gebrauch von Instrumenten handelt. Sie bildet gewissermaßen eine wichtige Ergänzung zu der im Verlauf der vorangegangenen Untersuchung hervorgehobenen Tatsache, daß unter bestimmten Bedingungen das Umgekehrte geschehen kann, nämlich die Herausnahme eines Teiles aus dem physiognomischen Gesamtverbande des Körpers. Man kann annehmen, daß in dieser besonderen, zweifellos spezifisch menschlichen Fähigkeit, Teile des Körpers zu Gegenständen werden zu lassen und sie wieder in den physiognomischen Verband hereinzunehmen, eine unerläßliche Vorbedingung liegt, um zum Gebrauch von Instrumenten zu gelangen, d. h. gleichfalls Gegenstände (nur nicht zuvor vergegenständlichte Körperteile) in den physiognomischen Verband des Körpers einzubeziehen und sie so zu einem Teil des simultan bewegten Körpers werden zu lassen. In diesem Zusammenhang sei nur noch der Hinweis erlaubt, daß ja gerade alle Handlungen mit Werkzeugen zu denjenigen gehören, die auf dem Wege über isolierte nicht automatisierte Bewegungen erlernt werden müssen, worin man eine empirische Bestätigung der hier vorgetragenen Auffassung sehen kann.

Es ergibt sich aus den bisherigen Ausführungen, daß bei den nicht automatisierten Bewegungen die Vergegenwärtigung bzw. Vergegenständlichung des zu bewegenden Gliedes (beim Instrumentgebrauch im übertragenen Sinne) zwar eine unerläßliche Vorbedingung für das Zustandekommen einer solchen Bewegung ist, daß weiterhin aber bestimmte Bewußtseinsvorgänge von wesentlicher Bedeutung sind, die als Leistungen geistiger Aktivität an den Gegebenheiten der Außenwelt aufgefaßt werden müssen. Hierauf sind wir im Verlauf der voraufgegangenen Betrachtungen immer wieder gestoßen, und es ist notwendig, in dieser Richtung prinzipielle Überlegungen anzustellen.

Es handelt sich nämlich um folgendes: Es scheint von prinzipieller Bedeutung und Wichtigkeit, zu unterscheiden zwischen unmittelbaren Wahrnehmungsgegebenheiten und Erkenntnissen, die als das Resultat geistiger Aktivität an diesen Wahrnehmungsgegebenheiten aufzufassen sind. Zur Erläuterung dessen, was mit dieser prinzipiellen Unterscheidung gemeint ist, beschränken wir uns auf das optische Gebiet: Wenn ein erwachsener Mensch die Augen geöffnet hat und in die helle Umgebung sieht, so ist ihm diese als eine differenzierte, gestaltete Außenwelt gegeben. An dieser bestimmt gestalteten Außenwelt mögen Modifikationen erfolgen entsprechend dem jeweiligen inneren Zustand, in dem sich der betrachtende Mensch befindet, oder entsprechend der inneren Haltung, durch die er ihr als handelndes Wesen gegenübersteht. So kann dieselbe Umwelt, dieselbe unmittelbare Wahrnehmungsgegebenheit einmal etwa den Charakter des Bedrohlichen, ein anderes Mal den Charakter friedlicher Ruhe haben. Zweifellos vollziehen sich diese Modifikationen an einer beiden Erlebnissen zugrundeliegenden unmittelbaren Wahrnehmungsgegebenheit.

Es ist ein altes Gut jeder über einen reinen Sensualismus hinausgehenden Psychologie, die unmittelbare Wahrnehmungsgegebenheit nicht als Folge eines reinen Affiziertseins aufzufassen, sondern hier einen gestaltenden Akt wirksam zu sehen. Hier ist die selbstverständliche Tatsache bemerkenswert, daß es dem wahrnehmenden Menschen gar nicht möglich ist, gewissermaßen unter die in der unmittelbaren Wahrnehmungsgegebenheit vollzogene gestaltende Differenzierung herunterzugehen. Also wenn ich z. B. das Gesicht eines Menschen sehe, so bin ich gar nicht in der Lage, eine Summe von ungeordneten Helligkeits-, Farb- und Formqualitäten zu sehen, sondern dieser Wahrnehmungsgegenstand ist mir als Physiognomie eines menschlichen Gesichts unausweichlich und unmittelbar gegeben.

Von dieser unmittelbaren Wahrnehmungsgegebenheit sind streng zu sondern solche Erkenntnisse, die ich an dem Wahrnehmungsgegenstand zu gewinnen in der Lage bin durch besondere Leistungen geistiger Aktivität, für die es charakteristisch ist, daß ich sie im Gegensatz zu dem oben gemeinten gestaltenden Wahrnehmungsakt auch unterlassen kann.

Hier tut sich ein fundamentaler Unterschied auf, der zutreffend durch die Unterscheidung zwischen Akt und Aktivität bezeichnet werden kann. Für die Pathologie ergibt sich hieraus die wichtige Folgerung, daß zu unterscheiden ist zwischen krankhaften Störungen, die eine Veränderung der unmittelbaren Wahrnehmungsgegebenheit zur Folge haben, und solchen Störungen, die es dem Kranken unmöglich machen, bestimmte Leistungen geistiger Aktivität an der an sich unveränderten unmittelbaren Wahrnehmungsgegebenheit zu vollziehen. In einer prägnanten Formulierung der hier vertretenen Auffassung kann man sagen, es handelt sich nicht um eigentliche Auffassungsstörungen, sondern um Störungen geistiger Aktivität. Es ist wohl nicht unberechtigt, hier eine deutliche und nicht nur theoretisch wichtige Abgrenzung der eigentlich gnostischen Störungen, der Auffassungsstörungen, von den Störungen geistiger Aktivität vorzunehmen [1].

Wir sind in der Analyse der nicht automatisierten, isolierten Bewegung ausgegangen von einem Beispiel (dem Geigen), in dem die Aufmerksamkeit auf den Vorgang der Bewegung selbst gelenkt worden ist. In der Tatsache der Objektivierung, der Vergegenständlichung des zu bewegenden Gliedes haben wir einen Vorgang kennen gelernt, der uns berechtigt, die präinnervatorischen Bewußtseinsvorgänge, die als wesentliche Eigentümlichkeiten der nicht automatisierten Bewegungen anzusehen sind, als Leistungen geistiger Aktivität an der Außenwelt (der nunmehr das zu bewegende Glied gleichfalls zuzurechnen ist) aufzufassen. An einem neuen Beispiel soll dieser Vorgang, die besondere Leistung an der Wahrnehmungsgegebenheit, besonders herausgehoben werden:

Ein mir wohlvertrautes Gesicht ist mir in allen Einzelheiten seiner Physiognomie bekannt. Nichts ist mir in seiner Ruhe und in seiner Bewegtheit bedeutungslos. Es entgeht mir nichts. Versuche ich nun aber, ein solches Gesicht zu zeichnen, so ist es notwendig, daß ich eine bestimmte Stelle als Ausgangspunkt wähle, von hier aus einen Teil des Ganzen als solchen in seiner abstrakträumlichen Beziehung zum Ganzen erfasse und so von Teil zu Teil fortschreite, jeweils deren abstrakt-räumliche Beziehung zueinander berücksichtigend. In diesem Vorgang ist die eigentliche konstruktive Leistung zu sehen, hierin kommt deutlich das eigentliche konstruktive Prinzip, das Prinzip des Zusammensetzens aus einzelnen Teilen, deren abstrakt-räumliche Beziehung dabei wesentlich ist, zur Geltung. Für den eigentlichen Vorgang des Zeichnens ist es dann noch notwendig, daß vor der Ausführung jedes einzelnen Teiles die Richtung, in der die Ausführung erfolgen soll bzw. das Ziel, das von der Ausgangsstelle aus erreicht werden soll, bestimmt wird.

Die eigentlich konstruktive Leistung besteht also in der Erfassung abstrakträumlicher Beziehungen an der unmittelbaren Wahrnehmungsgegebenheit, was die Isolierung einzelner Teile aus der unmittelbar gegebenen Gestalt zur Voraussetzung hat. Zur besseren Charakterisierung dieses Vorganges als einer Leistung geistiger Aktivität scheint es richtig, anstatt von einer Erfassung abstrakt-räumlicher Beziehungen von einer *Stiftung* abstrakt-räumlicher Beziehungen zu sprechen.

Es ist nun eine interessante Tatsache, daß bestimmte Erkenntnisse, die zunächst zweifellos nur als Ergebnisse einer Leistung geistiger Aktivität zu gewinnen sind, durch Übung allmählich zu unmittelbaren Wahrnehmungs-

---

[1] Neuerdings sind von P. Häberlein verwandte Auffassungen zur Frage der Wahrnehmung dargelegt worden. Nervenarzt. 4. Jahrg. 1931. S. 629.

gegebenheiten werden können. Ein Kind, das zum erstenmal ein Kartenspiel in die Hand bekommt, muß zweifellos zur Unterscheidung derjenigen Karten, die sich voneinander nur durch die Differenz der Zahl der einzelnen Kartenzeichen unterscheiden, diese Zeichen zählen. Der erwachsene Kartenspieler hat eine ähnliche Leistung nicht mehr nötig, das Kartenblatt ist ihm als ein bestimmter Sinn innerhalb des Kartenspieles unmittelbar gegeben. Der Wandel, der sich so mit dem Kartenblatt vollzogen hat, ist adäquat als Physiognomisierung zu bezeichnen. Zweifellos spielt diese Entwicklung in der differenzierenden Ausgestaltung der Wahrnehmungswelt eine wichtige Rolle. Allgemein gesprochen, handelt es sich darum, daß durch den Vollzug konstruktiver Leistungen an der unmittelbar gegebenen Wahrnehmungswelt diese selbst durch Übung allmählich eine Differenzierung, Bereicherung erfährt. Was ursprünglich nur als Folge einer Leistung geistiger Aktivität zu erkennen war, wird zu einer unmittelbaren Wahrnehmungsgegebenheit, zu einer Leistung des Wahrnehmungsaktes.

In der geschilderten Entwicklung im Gebiete der Wahrnehmung liegt eine unverkennbare innere Beziehung zu der Entwicklung, die wir auf der Seite der Handlung als Automatisierung kennen. Man kann hier durchaus unter berechtigter Übertragung des Sinnes auf die Storchsche Formulierung Bezug nehmen, nach der eine bewußte Tätigkeit mehr und mehr in ein nervöses Gebiet verlegt wird, dessen Erregung von Bewußtsein nicht mehr begleitet ist. Es ist so, daß aus der konstruktiven Leistung auf der einen Seite durch Automatisierung neue Bewegungsgestalten aus ursprünglich nicht automatisierten, durch ihren abstrakt-räumlichen Charakter determinierten Bewegungen hervorgehen. Auf der anderen Seite entwickeln sich gleichfalls auf Grund der konstruktiven Leistung abstrakt-räumlich bestimmte Gebilde durch Physiognomisierung zu neuen unmittelbaren Wahrnehmungsgegebenheiten. Es kann hier nur darauf hingewiesen werden, daß die so geschilderte Entwicklung ebenso wie für das Schreiben für das Lesen von entscheidender Bedeutung ist.

Mit dieser gemeinsamen Bedeutung des konstruktiven Prinzips für die differenzierende Ausgestaltung der Wahrnehmungswelt und Handlung sind die aus unseren Überlegungen unmittelbar hervorgehenden Beziehungen zwischen Wahrnehmung und Handlung nicht erschöpft: Ebenso nämlich, wie wir gesehen haben, daß für die Entwicklung der Handlung die aus der konstruktiven Leistung durch Automatisierung hervorgegangenen Komponenten nur einen Teil ausmachen. Ebenso spielt für die Gestaltung der unmittelbar gegebenen Wahrnehmungswelt die beschriebene Automatisierung nur eine beschränkte Rolle. Die allmähliche Differenzierung der unmittelbar gegebenen Wahrnehmungswelt in der ontogenetischen Entwicklung folgt zweifellos einem anderen Prinzip. Ohne auf dessen Analyse im einzelnen hier einzugehen, kann gesagt werden, daß physiognomisch sinnvolle Gestalten unmittelbar offenbar werden, ebenso wie die simultanen Bewegungskombinationen der Ausdrucksbewegungen und der gewöhnlichen, automatisch ablaufenden Handlung überhaupt unmittelbar gestaltet hervortreten. Es ist nach diesen kurzen Ausführungen wohl verständlich, wenn gesagt wird, daß die gewöhnliche Handlung in dem von physiognomisch bedeutsamen Gegebenheiten erfüllten Raum vollzogen wird, während die isolierte, nicht automatisierte Bewegung nur in einem Raum erfolgen kann, in dem abstrakt-räumliche Beziehungen durch die konstruktive Leistung zuvor gestiftet worden sind.

Es können hier aus Raumgründen nicht alle Hinweise auf verwandte Auffassungen gegeben werden, wie sie hinsichtlich der gerade besprochenen Unterscheidungen, z. B. auf die Begriffe Aktionsraum und Darstellungsraum, gewissermaßen von selbst gegeben sind. Auch GOLDSTEIN hat besonders in seiner Arbeit „über die Abhängigkeit von Bewegungen von optischen Vorgängen" ähnliche Gedankengänge entwickelt. Es wäre reizvoll, gerade im Hinblick auf seine Begriffe der abstrakten und konkreten Bewegungen das Gemeinsame und Differente der Auffassungen herauszuarbeiten. Ein solcher Versuch verbietet sich aber aus Raumgründen. GOLDSTEIN hebt aber einen klinisch wichtigen Gesichtspunkt in seiner Arbeit hervor, der hier noch zu einer letzten theoretischen Betrachtung Anlaß geben soll, bevor wir versuchen, die gewonnenen Gesichtspunkte für das Verständnis des mitgeteilten Falles nutzbar zu machen.

GOLDSTEIN hebt nämlich mit Recht hervor, daß es bei der jeweiligen Bewegungsleistung eines Patienten schwer sei, zu sagen, ob diese Bewegung nun als abstrakte oder konkrete erfolgt sei. Im Sinne unserer Ausführungen heißt das unter Benutzung eines Goldsteinschen Beispieles, daß es bei der Lösung der Aufgabe, mit dem Finger zu drohen, schwer ist, zu sagen, was der Patient eigentlich tut: Droht er wirklich, oder streckt er den Zeigefinger der im übrigen zur Faust geschlossenen Hand isoliert aus und bewegt nun die Hand nach vorn, dann wieder zurück usw. Über diese in der Tat im einzelnen schwierige Entscheidung hinaus scheint aber der darin wesentliche Gesichtspunkt auch schon für das normale Handeln gesunder Personen von erheblicher Bedeutung. Es handelt sich um die Frage: Welche Bedeutung hat im gewöhnlichen automatischen Handeln die konstruktive Leistung?

Es scheint nämlich fraglich, ob die Beziehung zwischen konstruktiver Leistung bzw. nicht automatisierter Bewegung und automatisch ablaufender Simultanbewegung in dem Übergang der einen in die andere erschöpft ist. Für die uns hier besonders interessierende Unterscheidung zwischen Zeichnen und Schreiben heißt das, ob beim Schreiben der Automatismus tatsächlich so ausgebildet ist, daß sich die bewußte Vergegenwärtigung abstrakt-räumlicher Verhältnisse tatsächlich vollkommen erübrigt. Wir glauben das nicht. Streckenweise kommt es wohl zu einem vollkommen automatischen Ablauf, aber es scheint doch, daß gerade für die Anordnung des Geschriebenen auf der Schreibfläche gelegentlich immer wieder konstruktive Leistungen gewissermaßen zwischengeschaltet werden müssen, um den angestrebten Leistungserfolg zu gewährleisten. Im einzelnen sind die Verhältnisse sicher schwer zu durchschauen, sie unterliegen auch gewiß individuellen Verschiedenheiten.

Das Ideal guten automatischen Schreibens wäre, daß die schriftliche Darstellung des gemeinten Sinnes ebensowenig Beachtung der Bewegungsvorgänge erforderte, wie dies bei der sprachlichen Darstellung desselben Sinnes der Fall ist. Nun steht wohl einer solchen Vervollkommnung schon ein wesentliches Moment entgegen, das in dem Unterschied des zeitlichen Ablaufs von Schreiben und Sprechen gelegen ist. Bei der schriftlichen Darstellung eines gemeinten Sinnes ist es ja notwendig, das sprachlich formulierte Denken vom Gesichtspunkt dieses Vorgangs aus unnatürlich zu verlangsamen. So kommt es zu einer inneren Situation, die geeignet ist, die Aufmerksamkeit besonders auf den Schreibvorgang als solchen hinzulenken, eine psychologische Tatsache, die nur schwer mit der Ausbildung eines vollkommenen Automatismus zu vereinigen ist.

Eine Selbstwahrnehmung läßt mich deutlich eine charakteristische Zwischenschaltung einer konstruktiven Leistung während des Schreibens erkennen. Es ist dabei zu erwähnen, daß ich zweifellos kein schreibtalentierter Mensch bin, die Schreibmaschine ist für mich eine ausgesprochene Erleichterung. Wenn ich nun den Versuch mache, mich ganz dem Automatismus zu überlassen, so unterlaufen mir charakteristische Fehler. Nämlich überall dort, wo das Buchstabenbild die Ausführung einer bestimmten Zahl von kurzen Grundstrichen erfordert, wird diese Zahl meist nicht richtig getroffen, also z. B. bei „mn" oder „mm" werden zu viele oder zu wenige kurze Grundstriche gemacht. Beobachte ich nun mein gewöhnliches Verhalten beim Schreiben, so bemerke ich, daß ich in solchen Fällen gezwungen bin, die Zahl der kurzen Grundstriche kurz zu überblicken, bevor ich den letzten hinzufüge oder zum nächsten Buchstaben fortschreite. Man kann zweifellos sagen, es wird hier ein Grundstrich hinein*gezeichnet.* Ich habe gar nicht als Bewegung automatisiert ein m oder ein n, sondern ich bin gezwungen, eine bestimmte Anzahl von kurzen Grundstrichen zu machen.

Diese Gesichtspunkte sind für die Pathologie des Schreibens von wesentlicher Bedeutung. Es ergibt sich nämlich daraus, daß die konstruktive Leistung für den richtigen Ablauf des Schreibens trotz dessen Automatisierung von Wichtigkeit bleibt. Ja, es erhellt hier am Beispiel des Schreibens, daß es berechtigt ist, von mehr oder weniger automatisierten Leistungen zu sprechen. Je wesentlicher für die Erreichung des angestrebten Erfolges die konstruktive Leistung bleibt, desto geringer ist der Grad der Automatisierung. Die Bedeutung für die Pathologie des Schreibens liegt aber in folgendem: Die Beeinträchtigung der konstruktiven Leistung kann zu einer Störung des Schreibens führen, was hauptsächlich in der Symptomatologie darin zum Ausdruck zu kommen hat, daß gleichzeitig eine Störung des Zeichnens, eine konstruktive Apraxie, vorliegt.

Wenn wir so schließlich doch, wenigstens hinsichtlich des Schreibens, LIEPMANNs Auffassung zustimmen, daß diese „sehr geübte Handlung nicht buchstäblich automatisch" ablaufe, so erwächst unsere zustimmende Ansicht doch aus ganz anderen Einsichten, so daß unser zuvor begründeter Einwand zu Recht bestehen bleibt. Dabei wird keinesfalls verkannt, daß die hier entwickelten Gedankengänge nichts anderes sind als eine differenzierende Ausgestaltung der grundlegenden Liepmannschen Lehre.

Wir kehren zu unserem Fall zurück und nehmen zum Ausgangspunkt für unsere Betrachtungen eine empirisch-klinische Tatsache. In der Agraphieliteratur, besonders bei den sogenannten reinen Fällen, ist es nichts Ungewöhnliches, daß neben einer Störung des Schreibens auch eine solche des Zeichnens angetroffen wird. Schon in WERNICKEs Darstellung seines Falles von isolierter Agraphie finden wir, daß die Patientin, die eine nahezu völlige Schreibunfähigkeit darbot, ebenso unfähig war, selbst die einfachsten Zeichnungen anzufertigen. Weder konnte sie einfache Gebrauchsgegenstände zeichnen, noch geometrische Figuren, wie Kreuz, Dreieck, Viereck. Bemerkenswert in diesem Zusammenhang ist auch ein Fall, den KRAMER 1917 publizierte, bei dem gleichfalls eine „reine Agraphie" bestand und daneben eine nahezu völlige Unfähigkeit zu zeichnen oder Figuren mit Hölzchen zu legen. Das Lesen war bei dem Patienten intakt, und es fanden sich keine eigentlich apraktischen Störungen.

Es unterliegt in diesen beiden Fällen, die als wichtige Beispiele angeführt werden können, keinem Zweifel, daß eine konstruktiv-apraktische Störung bestanden hat. In dem Kramerschen Fall ist für den vorliegenden Zusammenhang noch bemerkenswert, daß eine Störung in der optischen Direktion der Bewegungen sich in einem Vorbeigreifen kundtat: KRAMER hebt die „gestörte räumliche Direktion der Bewegungen, besonders wenn sie vom Optischen her dirigiert werden sollen", ausdrücklich hervor. Man sieht, daß hier auch in der theoretischen Deutung die konstruktive Apraxie im Sinne von KLEIST als Störung der „optisch-kinästhetischen Assoziation" herauskommt.

Nun ist an diesen beiden Agraphiefällen zweierlei bemerkenswert: die Schwere der konstruktiv-apraktischen Störungen und die geringe Störung der Sprachfunktion. In beiden Fällen wurde aber von den Autoren der geringen Störung im Gebiet der Sprache eine Bedeutung für das Zustandekommen der Agraphie beigemessen, eine Auffassung, die bei WERNICKE zu der bekannten Formulierung geführt hat, daß eine ganz reine Agraphie ohne jede Störung des Wortbegriffs gar nicht vorkomme (soweit es sich um echte Agraphie in seinem Sinne, nämlich um eine Unfähigkeit zu schreiben mit beliebigen Erfolgsorganen handelt).

Diese Wernickesche Formulierung muß eigentlich wundernehmen. Er selbst hat unter Bezugnahme auf die Bedeutung der Storchschen „Richtungsvorstellungen" den inneren Zusammenhang zwischen der Schreib- und Zeichenstörung gesehen und hervorgehoben. Er hat aber offenbar diesen Gedanken nicht weiterverfolgt. Denn wenn man den inneren Zusammenhang anerkennt, der zwischen der Unfähigkeit, einen Buchstaben zu schreiben, und der Unfähigkeit, ein Dreieck zu zeichnen, besteht, so ist es doch eine unausweichliche Konsequenz, sich klarzumachen, daß für die Unfähigkeit, ein Dreieck zu zeichnen, die Störung des Wortbegriffs als Ursache gar nicht in Frage kommt. Hieraus ergibt sich aber des weiteren, daß eine solche Störung des Wortbegriffs für die Unfähigkeit, einen Buchstaben zu schreiben, keine Bedeutung zu haben braucht.

Nun ist für den hier geschilderten Fall hervorzuheben, daß, abgesehen von ganz seltenen paraphasischen Entgleisungen in den allerersten Tagen, sowohl das Sprachverständnis als auch die Expressivsprache jederzeit ungestört war. Auch ungewöhnliche Worte konnten gut buchstabiert werden. Der Patient legte ja auch mit Buchstabentäfelchen Worte richtig, d. h. die Buchstaben wurden in der richtigen Reihenfolge aneinandergelegt, wenn auch in räumlicher Hinsicht bemerkenswerte Fehler, die sich aber nicht auf die Reihenfolge bezogen, vorkamen. Die einzige Störung, die in diesem Zusammenhang erwähnt werden muß und vielleicht als eine Störung des „inneren Wortes" aufgefaßt werden könnte, zeigte sich in den Fehlern, die er machte, wenn er die Buchstaben- oder

Silbenzahl einzelner Worte angeben sollte. Es ist aber sehr fraglich, ob darin tatsächlich eine Störung des „inneren Wortes" im eigentlichen Sinn gesehen werden darf. Es scheint nämlich viel wahrscheinlicher, daß diese Fehlleistungen ein Ausdruck sind für die Unfähigkeit, abzuzählen, die wir eingehend besprechen werden.

Kommen wir so auf Grund des eigenen Falles für das Problem der Agraphie zunächst zu der Auffassung, daß auch ohne alle Störungen des Wortbegriffes eine Agraphie zustandekommen kann, so gewinnt auf der anderen Seite die Tatsache Bedeutung, daß in unserem Falle ebenso wie in den beiden zitierten die konstruktive Apraxie außerordentlich hochgradig war, d. h. es bestand eine nahezu völlige Unfähigkeit zu konstruktiven Leistungen. Selbst einfachste Figuren konnten durch Zeichnen oder Bauen nicht dargestellt werden.

Vergleicht man damit etwa die Fälle, die STRAUSS seiner Arbeit über die konstruktive Apraxie zugrunde gelegt hat, und in denen er meist keine agraphischen Störungen fand, oder den Schlesingerschen Fall, in dem das Schreiben nur nebenbei erwähnt und offenbar, soweit untersucht, ungestört gefunden wurde, so fällt zunächst auf, daß es in diesen Fällen zwar zu Fehlleistungen auf konstruktivem Gebiet kam, daß aber die Störung keinesfalls so hochgradig gewesen ist wie in unserem Fall oder den beiden zitierten. Hierin liegt der Grund zu folgender Annahme, die sich auf das Problem der konstruktiven Apraxie und ihre Beziehung zum Schreiben bezieht: Da das Schreiben, wie wir ausgeführt haben, wohl nie ohne Beteiligung konstruktiver Leistungskomponenten geschieht, kann von dieser Seite her eine Beeinträchtigung des Schreibens erfolgen. Diese kommt aber erst dann deutlich zum Ausdruck bzw. es kommt nur dann zu einer Unfähigkeit zu schreiben, wenn es sich um eine besonders schwere konstruktiv-apraktische Störung handelt. Wir werden weiter noch zu sehen haben, ob in der Art der Schreibstörung für die Bestätigung dieser Auffassung Anhaltspunkte zu finden sind.

Zuvor kann die Besprechung einer Erscheinung eingefügt werden, die geeignet ist, gleichfalls zu zeigen, daß Leistungen gestört sein können, weil sie gewissermaßen eine konstruktive Komponente enthalten. Wir erinnern daran, daß der Patient, als er im allgemeinen keine ideatorisch- oder motorisch-apraktischen Erscheinungen mehr bot, z. B. beim Kuvertieren eines Briefbogens, noch längere Zeit versagte. Die Schwierigkeit bestand hierbei nicht darin, daß er einzelne Handgriffe nicht richtig ausführte, also etwa nicht gefaltet hätte, sondern es gelang ihm nicht, die abstrakt-räumlichen Beziehungen zwischen Bogen und Umschlag zu beherrschen. So kam es z. B. zu dem charakteristischen Resultat, daß er alles richtig gemacht, aber den Bogen hoch in den Umschlag gesteckt hatte, so daß er zur Hälfte heraussah. Hier handelt es sich also um ein ausgesprochenes Versagen in der Beherrschung abstrakt-räumlicher Beziehungen, und hieraus erklärt sich die Sonderstellung des Kuvertierens unter den übrigen Leistungen der Praxie. Derselbe Gesichtspunkt gilt für die beschriebene Störung bei der Aufgabe, Streichhölzer in eine auseinandergenommene Schachtel zu legen, die im Gegensatz zum Streichholzanzünden, das stets — auch in den ersten Tagen — gelang, auffällig lange bestand.

Betrachten wir nun die Schreibleistungen des Patienten, so fällt zunächst auf, daß die Unterschrift eine Sonderstellung einnahm. Es war in den ersten

Tagen das einzige, was er schriftlich überhaupt gelegentlich zustande brachte. Nach der gemachten Annahme müßte diese Sonderstellung der Unterschrift bedeuten, daß sie von der konstruktiv-apraktischen Störung am wenigsten erfaßt wird. Dies verlangt eine Erklärung. An sich könnte ja ohne Rücksicht auf unsere Annahme als Erklärung in Betracht gezogen werden, daß nach dem physiologischen Gesichtspunkt der Übungswirkung, der „eingeschliffenen Bahnen", die Unterschrift als meistgeschriebenes Schriftbild die größte Festigkeit erlangt hat. Nun trifft es aber zweifellos nicht zu, daß die Unterschrift das meistgeschriebene Schriftbild ist. Es gibt ja wohl Menschen, deren wesentliche Schreibtätigkeit sich in der Leistung der Unterschrift erschöpft. Vor allem seit der zunehmenden Verbreitung der Schreibmaschine mag das so sein. Aber der durchschnittlich schreibgeübte Mensch hat sicher manche Artikel oder Bindeworte häufiger geschrieben als seinen Namen. Unser Patient gehört aber zu diesen durchschnittlich schreibgeübten Menschen; er benutzt keine Schreibmaschine, er führt seine Bücher und Korrespondenzen selbst. Auch der andere naheliegende Gedanke, die Sonderstellung der Unterschrift sei ontogenetisch begründet, das am frühesten Erworbene bleibe am längsten erhalten, ist zu verwerfen: Das Kind lernt nicht zuerst das Schreiben des Namens, die Unterschrift ist ein späterer Erwerb.

Zur Erklärung der bemerkenswerten Sonderstellung der Unterschrift bietet sich uns ein Gesichtspunkt an, den wir aus den Überlegungen über das Problem der Automatisierung gewonnen haben: Mit der Automatisierung der Schrift, mit dem Übergang vom Zeichnen der Schriftzeichen zum eigentlichen Schreiben vollzieht sich der bedeutungsvolle Wandel zur ausdruckhaltigen Schreibbewegung. Dem entspricht im Schriftbild der Wandel von abstrakt-räumlich bestimmten Gebilden zur physiognomisch bedeutsamen individuellen Schrift. Die Unterschrift ist nun aber gerade dasjenige Gebilde, in dem sich der Wandel zur Ausdrucksbewegung, die Entwicklung zur Physiognomisierung des Schriftbildes, am weitesten durchsetzt. Damit wird aber gleichzeitig die größte Unabhängigkeit von der konstruktiven Leistung erreicht. Gerade in der Unterschrift kommt es zu den weitestgehenden Modifikationen der ursprünglichen Buchstabengestalt zugunsten des individuellen Ausdrucks — und, was dem entspricht, oft auf Kosten der Leserlichkeit.

Wir sehen also, daß die so verstandene Sonderstellung der Unterschrift bei unserem Patienten die Annahme, daß es sich um eine Schreibstörung handelt, die auf die schwere konstruktive Apraxie zu beziehen ist, zu stützen vermag. Man kann hier aber einwenden, daß in sicherlich anders bedingten Agraphiefällen, in denen eine Abhängigkeit von einer gleichzeitig bestehenden aphasischen Störung außer Zweifel steht, gleichfalls eine besondere Festigkeit der Unterschrift beobachtet worden sei; daß das hier entwickelte Prinzip der Erklärung, das nur die Festigkeit der Unterschrift gegen konstruktiv-apraktische Störungen begreiflich mache, in solchen Fällen im Stich lasse. Es kann nicht auf alle Gesichtspunkte eingegangen werden, die der erhobene Einwand nahelegt. Es genügt in diesem Zusammenhang aber auch wohl, zu sagen, daß natürlich die Unterschrift auch der Sprache gegenüber innerhalb der Gesamtheit der Schrift eine Sonderstellung im Sinne einer besonderen Unabhängigkeit hat, was wohl ohne eingehendere Auseinandersetzungen einleuchtet. Der Einwand entspringt also einer richtigen Einsicht, er entkräftet aber nicht das Argument, das zur Erklärung der Sonderstellung der Unterschrift im Sinne einer besonderen Festigkeit gegenüber konstruktiv-apraktischen Störungen beigebracht wurde.

Will man die Schreibleistungen des Patienten im ganzen charakterisieren, so kann man etwa sagen: Der Schreibakt kam zunächst überhaupt nicht in Gang. Soweit es zu irgendwelchen Resultaten kam, waren diese das Produkt stockender Versuche. Sobald darin eine Besserung eingetreten war, so daß die einzelnen Schriftzüge, wenigstens für Augenblicke, etwas von der Flüssigkeit des Schreibens hatten, entstand ein sehr unübersichtliches Schriftbild, das in seiner räumlichen Anordnung die allergröbsten Fehler zeigte: Die Schrift konnte nicht richtig in den leeren Raum hineinentwickelt werden, der Patient haftete an dem Ausgangspunkt bzw. an dem schon Geschriebenen, er schrieb eigentlich alles ineinander hinein. So geriet er auch regelmäßig beim Versuch, eine zweite Zeile zu schreiben, in die erste hinein, auch wenn man ihn darauf aufmerksam machte, er solle sich genügend Platz nehmen. Die Zeilenführung stieg fast regelmäßig stark nach rechts an, oft wurde auch diese Zeilenrichtung nicht weitergeführt, sondern der Patient fing wieder tiefer an, um dann erneut nach rechts anzusteigen, oder es kam zu ganz gesetzlosen Anordnungen, wie etwa bei den Zahlen im Beispiel vom 29. XII.

Deutlich, wie bei jeder gestörten Leistung, zeigten sich perseveratorische Leistungen oder ein Entgleisen in den besonders gut automatisierten Anfangsbuchstaben des eigenen Namens, wie bei der Zahl 7 im Beispiel vom 29. XII.

Bei der Beurteilung der Form der einzelnen Schriftzeichen ist es jeweils natürlich schwer zu sagen, inwiefern es sich um solche Entgleisungen handelt oder um echt konstruktiv-apraktische Fehlleistungen. Dies hängt mit der schwer entscheidbaren Frage zusammen, ob der Kranke im einzelnen versucht hat, zu schreiben oder zu zeichnen. Häufig wird es sich wohl um eine Kombination von beiden gehandelt haben, insofern er zeichnend begonnen hat und sich dann dem Schreibautomatismus überließ, wie etwa bei den Zahlen 8 und 9 (Beispiel vom 29. XII.), oder daß er versuchte, ein begonnenes Gebilde zeichnend zu Ende zu führen, wie vielleicht bei der Zahl 4.

Es soll hier noch an einer Beobachtung gezeigt werden, wie der Schreibautomatismus durch Störung einer Komponente gestört werden kann, aus der gleichzeitig hervorgehen wird, daß jegliche Schreib- und Zeichenleistung unmöglich wird, wenn diese gestörte Komponente die konstruktive Leistung ist. Das automatisierte Schreiben ist an eine gewisse Flüssigkeit der Bewegung gebunden, d. h. das Schreiben muß als eine ununterbrochene Bewegtheit erfolgen. Dies hängt u. a. sicher damit zusammen, daß in dem Schreibakt ein bestimmter Rhythmus wirksam ist, der seinem Tempo nach eine unverkennbare Verwandtschaft mit dem Rhythmus hat, den wir unter pathologischen Verhältnissen zu sehen bekommen, etwa beim striären Tremor oder bei klonischen Reflexzuckungen. Es kann hier auf diese Dinge nicht näher eingegangen werden, man kann sich die Bedeutung dieses rhythmischen Ablaufs aber leicht an einem einfachen Experiment klar machen: Das Tempo, in dem die einzelnen rhythmischen Bewegungen erfolgen (es handelt sich beim Schreiben im wesentlichen um Beugungen und Streckungen in den Hand- und Fingergelenken) ist in begrenztem Maße variabel, d. h. man kann langsamer und schneller schreiben. Daß sich das Tempo nicht beliebig steigern läßt, liegt an verschiedenen Gründen. Was aber hier von wesentlicher Bedeutung wird und geeignet ist, ein besonderes Licht auf unsere Fragestellung zu werfen, ist die Tatsache, daß man nicht beliebig *langsam* schreiben kann. Man mache den Versuch, den eigenen Namen extrem langsam zu schreiben, d. h. so, daß man in ganz langsamen gleichmäßigen Strichen zu jedem Buchstaben einige Sekunden benötigt. Folgt man dieser Anweisung unbefangen, so ist das Ergebnis sehr charakteristisch: Es resultiert nämlich nicht die gewöhnliche Handschrift, sondern man schreibt kalligraphisch, wie man beim Schreibenlernen geschrieben hat, also entsprechend der Form, die das Schriftbild als abstrakt-räumliches Gebilde ausmacht. Dieses Ergebnis stellt sich wie eine Selbstverständlichkeit ein. Besondere Beachtung verdient aber eine zweite Beobachtung, die man machen kann. Versucht man nun ebenso langsam aber entgegen der Tendenz zur Kalligraphie, die eigene Handschrift, gerade etwa die eigene Unterschrift zu schreiben, so bemerkt man, daß man dazu einfach nicht in der Lage ist. Immer wieder ist man versucht, die kalligraphischen Schriftzeichen zu produzieren, und man weiß einfach nicht, wie man in diesem Tempo die eigene Handschrift erreichen soll. Eine weitere Modifikation des Versuchs bringt die Lösung: Sobald man die eigene Handschrift vor sich sieht, also wenn man etwa den eigenen Namen erst schreibt und ihn dann in der angegebenen Weise reproduziert, ist die vorherige Ratlosigkeit beseitigt und es gelingt z. B., die eigene Unterschrift, wenn auch unter Verlust feinerer Eigentümlichkeiten, zu reproduzieren. Aber: Man bemerkt dabei, daß man eben nicht mehr schreibt, sondern daß es erforderlich ist, die Vorlage hinsichtlich der abstrakträumlichen Beziehungen der Einzelteile zu erfassen und diese Beziehungen in das eigene Produkt zu übertragen. Man *schreibt* nicht mehr, sondern man *zeichnet.*

Dieser Versuch zeigt mit aller Deutlichkeit, daß der Automatismus des Schreibens gestört werden kann, wenn eine seiner Komponenten — im Versuch der Rhythmus — beeinträchtigt ist. Wir sehen aber gleichzeitig, daß bei einer solchen Störung des Schreibens das Zeichnen als Ersatzleistung sich gewissermaßen von selbst einstellt. Unter der Voraussetzung aber, daß die am Schreibakt gestörte Komponente die konstruktive Leistung ist, die wesentliche Voraussetzung für die Fähigkeit zu zeichnen, wird es verständlich, daß eben auch der Ersatz vollkommen versagen muß. Es resultiert dann eine schwere Beeinträchtigung jeglicher Schreib- und Zeichenleistung, wie wir sie bei unserem Patienten tatsächlich fanden.

Wir wenden uns jetzt der genaueren Analyse der konstruktiv-apraktischen Störung zu und nehmen als Ausgangspunkt eine charakteristische klinische Erscheinung, die in der beigefügten Abb. zur Darstellung kommt.

Diese Abb. enthält in sehr anschaulicher Weise das Bemerkenswerte an der Störung des Patienten Mitte Januar 1931, also in einer Zeit, in der das Lesen schon ohne jede Schwierigkeiten ging, in der ideatorische oder motorisch-apraktische Erscheinungen nicht mehr nachzuweisen waren. Das Verhalten, das aus der vorstehenden Abb. zu erkennen ist, ist typisch, und deshalb kann das Beispiel an Stelle vieler stehen. Zur Erläuterung ist zu sagen: Es wurde dem Patienten sein eigener Vorname mit kleinen lateinischen Buchstaben in blauer

Schrift dargeboten. Er sollte dann mit einem Rotstift die Schrift nachfahren. Wie aus der Abb. zu ersehen ist, gelang ihm das hinlänglich gut[2]. An einigen Stellen, besonders deutlich bei dem r und h, bleibt das Nachfahren in der Rechtsentwicklung etwas zurück. Es ist vielleicht nicht überflüssig, darauf

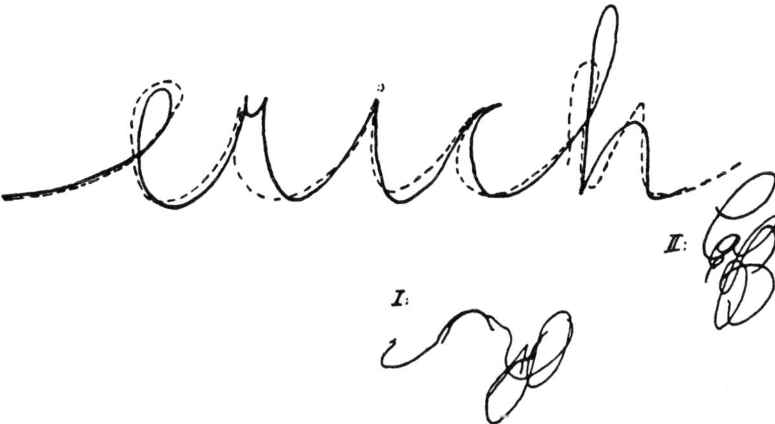

hinzuweisen, daß dies Zurückbleiben in der Rechtsentwicklung mit der bestehenden Hemianopsie nicht zu erklären sein kann. Der hierfür typische Fehler des Versagens bei nach links entwickelten Kurven, auf den wir hingewiesen haben, tritt in diesem Beispiel wohl wegen der geringeren Größe der gesamten Figur jedenfalls nirgends deutlich hervor. Da wir unter den allgemeinen Merkmalen der gestörten Schrift des Patienten gleichfalls eine ungenügende Rechtsentwicklung erkennen können, scheint es berechtigt, in dem vorliegenden Fehler gleichfalls einen Ausdruck dieser Störung zu erblicken. Aber immerhin: Die Aufgabe ist von dem Patienten einigermaßen gelöst worden. Das, was er nachfahrend zustande gebracht hat, wäre auch ohne das Original als das Schriftbild seines eigenen Vornamens zu erkennen.

Nun folgte die zweite Aufgabe. Der Patient sollte darunter abzeichnen, was er ohne Schwierigkeiten gelesen und eben einigermaßen richtig nachgefahren hatte. Der vollkommen mißglückte Versuch steht in der Abb. darunter (I.). Es entstand ein Gebilde, das in seinen räumlichen Verhältnissen so wenig dem Original entsprach, daß dieses auch nicht entfernt wiederzuerkennen ist. Nach einer kurzen Strecke, in der sich die Tendenz zur Rechtsentwicklung durchsetzt, kommt es zu einer undefinierbaren verschlungenen Figur, einem mannigfachen Ineinanderhineinzeichnen. Der Patient selbst war mit dieser Leistung unzufrieden, er war hilflos und bot spontan an, statt des Abzeichnens das Wort „Erich" zu *schreiben*. Das Resultat dieses Versuches ist gleichfalls auf der Abb. zu sehen (II). Es ist dem Zeichenversuch weitgehend vergleichbar. Zwar besteht keine Übereinstimmung in der räumlichen Anordnung der Linien, auch die Art der Linien ist deutlich anders als bei dem Zeichenversuch. Den unsicheren Zeichenstrichen des einen Versuchs stehen mehr

[2] In der Reproduktion ist die durch das Nachformen des Pat. entstandene Linie als unterbrochene Linie hervorgehoben.

glatte Schriftzüge im anderen gegenüber. Das Gemeinsame ist aber, daß es nach einem kurzen Anlauf — man erkennt schon den Anfangsbuchstaben — zu einem hilflosen Ineinanderhineinschreiben kommt. Es sei noch bemerkt, daß solche Zeichen- und Schreibleistungen in jener Zeit in keiner Weise besser gingen, wenn sie ohne Vorlage ausgeführt wurden.

Was lehrt dieser Versuch? Das Entscheidende liegt zweifellos in dem krassen Gegensatz zwischen der Fähigkeit nachzufahren und der Unfähigkeit, bei optisch unmittelbar gegebener Vorlage abzuzeichnen. Die Frage heißt also: Was leistet die Vorlage beim Nachfahren, so daß es beim Abzeichnen durch eine Eigenleistung ersetzt werden muß? Daß ein wesentlicher Unterschied besteht, leuchtet ja unmittelbar ein; es gilt also, ihn zu bestimmen.

Etwas kann zunächst ausgeschlossen werden: Die mangelnde Direktion der Bewegungen vom Optischen her kann den Leistungsunterschied nicht ausmachen, denn ohne eine zureichende Direktion der Bewegungen vom Optischen her könnte doch auch nicht nachgefahren werden. Die Vorlage kann ja nicht ertastet werden, noch ist sie sonstwie anders sinnlich gegeben. Diese Erklärung muß also für den vorliegenden Fall versagen, was theoretisch für die konstruktive Apraxie wichtig erscheint. Daß die Fähigkeit, optische Vorstellungen zu erwecken, von Bedeutung sein könnte, scheint im Hinblick auf die unmittelbare Gegenwart der Vorlage äußerst unwahrscheinlich. Immerhin könnte man ja annehmen, daß schon bei dem notwendigen Wegsehen von der Vorlage diese dem Patienten gewissermaßen wieder entschwindet. Dies muß aber gleichfalls als äußerst unwahrscheinlich gelten im Hinblick auf die Leistungen des Patienten bei der Prüfung auf optische Vorstellungen, die wir in den Protokollen erwähnt haben. Auch die Bestimmung des Bewegungszieles bzw. der Bewegungsrichtung scheint nicht von entscheidender Bedeutung, denn ohne diese Leistungen könnte ja gleichfalls nicht nachgefahren werden. Es bleibt also als verantwortlich für den Unterschied zwischen Nachfahren und Abzeichnen die in unseren theoretischen Betrachtungen herausgearbeitete besondere Leistung geistiger Aktivität, an einer unmittelbaren Wahrnehmungsgegebenheit abstrakt-räumliche Beziehungen zu stiften. Hier liegt in der Tat der wesentliche Grund für den auffälligen Leistungsunterschied.

Wenn wir uns klar machen wollen, worauf es hier ankommt, so exemplifizieren wir am besten nicht mit Gebilden, die mit automatisierten Bewegungsgestalten solche Ähnlichkeit haben wie kalligraphische Schriftzeichen. Am besten nehmen wir eine in unregelmäßigen Kurven und Ecken verlaufende Linie oder ein unregelmäßiges Vieleck (etwa ein Zehneck). Fahren wir ein solches Gebilde nach, so ist es erforderlich, daß wir einen Ausgangspunkt wählen und daß durch präinnervatorische Bewußtseinsvorgänge Richtung bzw. Ziel der jeweiligen Bewegungen bestimmt wird. Was aber beim Nachfahren nicht erforderlich ist, das ist das Erfassen einzelner Teilstrecken in ihrer gegenseitigen abstrakt-räumlichen Beziehung, die eigentliche konstruktive Leistung. Dies wird sofort sehr deutlich, wenn man versucht, ein derartiges Gebilde abzuzeichnen: Jetzt wird es im Gegensatz zum Nachfahren notwendig, nach Setzung einer Stelle als Ausgangspunkt etwa ein Stück der ganzen Figur als Gerade von bestimmter Länge zu erfassen, an die sich in bestimmtem Winkel eine Gerade von anderer Länge anschließt usw. Aus einzelnen Teilen, deren abstrakt-räumliche Beziehung so erst gestiftet werden muß, baut sich das Gebilde konstruktiv auf. Fehler können es dann erforderlich machen, daß zur Korrektur wieder andere, unter Umständen auseinanderliegende Einzelteile in ihrer gegenseitigen abstrakt-räumlichen Beziehung erfaßt werden. Alles Leistungen, die bei der Aufgabe, eine Linie oder ein Gebilde nachzufahren, nicht erforderlich sind.

Aus dem Gegensatz zwischen gutem Nachfahren und schlechtem Abzeichnen leiten wir also ab, daß das Wesentliche der Störung bei dem Patienten darin liegt, daß er nicht in der Lage ist, abstrakt-räumliche Beziehungen im Außenraum zu stiften, damit eigentlich den besonderen Raum zu schaffen, in dem die isolierte, nicht automatisierte Bewegung nur geschehen kann. Es ist also gestört die eigentliche konstruktive Leistung, die wir als eine unerläßliche Vorbedingung für das Zustandekommen einer isolierten nicht automatisierten Bewegung kennen gelernt haben. Die Störung läßt unberührt das gewöhnliche Handeln, die in Abhängigkeit von der inneren Haltung erfolgenden Simultanbewegungen, welche in dem unmittelbar gegebenen, physiognomisch gestalteten Außenraum sich vollziehen. Dies entspricht der guten Handlungsfähigkeit des Patienten, wenn es sich nicht um die Lösung von Aufgaben handelte, in denen die konstruktive Leistung gefordert wurde.

Es ist nach unseren Darlegungen ohne weiteres verständlich, daß es sich um die gleiche Störung handelt, wenn es dem Patienten nicht möglich war, physiognomisch sinnlose Gliedstellungen nachzumachen oder von einer Seite auf die andere zu übertragen. Wir stimmen durchaus mit SCHLESINGER überein, daß es sich hierbei um eine konstruktive Apraxie am eigenen Körper handelt. Wir werden auf diese Erscheinung bei der Diskussion der Schlesingerschen Auffassung noch einmal zurückkommen.

Nun wissen wir, daß die hier für die konstruktiv-apraktische Störung verantwortlich gemachte besondere psychische Aktivität an der unmittelbar gegebenen, physiognomisch gestalteten Außenwelt bestimmte Modifikationen vollzieht, und wir müssen erwarten, daß sich die Unfähigkeit des Patienten zu solchen Leistungen auch unabhängig von den konstruktiv-apraktischen Störungen nachweisen läßt, nämlich dort, wo es sich um Aufgaben handelt, deren Lösung an die Stiftung abstrakt-räumlicher Beziehungen in der unmittelbar gegebenen Außenwelt gebunden ist.

In diesen Zusammenhang gehört die Unfähigkeit des Patienten, abzuzählen. Wir wissen, daß uns bis zu gewissen individuell verschiedenen Mengen und in Abhängigkeit von der Art der Gruppierung die Zahl von Gebilden, etwa von Punkten oder Ecken, unmittelbar gegeben sein kann. So etwa vier in Form eines Vierecks angeordnete Punkte. Aber schon die reine Vermehrung der Zahl der betreffenden Gebilde bringt es mit sich, daß wir die Anzahl derselben nicht mehr unmittelbar haben, sondern nur als Ergebnis einer besonderen Leistung erreichen. Diese Leistung besteht in der Gliederung der vorhandenen Menge in Gruppen, die als abstrakt-räumliche Gebilde verstanden werden müssen. Diese abstrakt-räumlichen Gebilde brauchen nicht derart zu sein, daß die sie konstituierende Zahl der Einzelteile in ihrer Anzahl unmittelbar gegeben ist, wie etwa ein Dreieck, sondern es kann eine solche Gruppe zunächst etwa ein Vieleck sein, an dem dann durch sukzessive Erfassung von Einzelteilen und Setzung einer bestimmten Stelle als Anfang die Zahl erst bestimmt werden muß. Es handelt sich hier also ausgesprochen um die psychische Leistung, die man als Stiftung abstrakt-räumlicher Beziehungen im Außenraum bezeichnen kann. Hier versagt auch der Patient. Bemerkenswert ist dabei, daß seine Schätzungen im allgemeinen recht gut sind, niemals so schlecht wie die Ergebnisse seines Abzählens. Dies zeigt, daß weder das unmittelbar in der Wahrnehmung Gegebene noch seine Beziehung zum Zahlbegriff bei ihm Not gelitten hat, sondern erst, wenn die aufgezeigte besondere Leistung erfordert wird, kommt es zu schweren Fehlern. Wir haben darauf aufmerksam gemacht, daß ihn die relativ gute Schätzung meist vor allzu schlechten Ergebnissen des Abzählens bewahrt hat, indem er, unsicher beim Abzählen, nicht über das Resultat der Schätzung hinausging.

Es versteht sich von selbst und es wurde schon darauf hingewiesen, daß die Gruppierung der zu zählenden Einzelgebilde für die hier in Frage stehende Leistung nicht belanglos ist. Sechs Punkte in der Gruppierung der Spielkartensechs sind für die meisten Menschen schon wegen der bekannten Physiognomie der Spielkarte unmittelbar als sechs Punkte gegeben. Sie brauchen ebensowenig gezählt zu werden, wie 6×6 nicht gerechnet zu werden braucht. Ordnet man aber sechs Punkte zu einem Halbkreis an, so merkt man, daß eine Zerlegung in Gruppen zu drei erforderlich ist. Wir erwarten daher, daß derartige Gruppierungsverschiedenheiten bei dem Patienten Anlaß zu Fehlleistungen sein müssen. Und in der Tat sehen wir, daß er in regelmäßigen Abständen nebeneinander liegende oder zu einem Dreieck angeordnete Stäbchen richtig als drei angibt, wenn sie aber in mannigfacher Überschneidung angeordnet sind, kommt es zu krassen Fehlleistungen.

Die Frage, ob es sich bei diesen Fehlleistungen des Patienten wirklich um eine Störung der besonderen Leistung, abstrakt-räumliche Beziehungen zu stiften, gehandelt hat, oder ob nicht doch eine Störung der Formauffassung in dem Sinne eine entscheidende Rolle dabei gespielt hat, daß die unmittelbaren Wahrnehmungsgegebenheiten verändert waren, etwa im Sinne einer geringeren Differenzierung, daß es sich also um eine gnostische Störung im eigentlichen Sinne gehandelt hätte, ist im allgemeinen dadurch in verneinendem Sinne entschieden worden, daß dem Patienten gleiche und ähnliche Gebilde geboten wurden. Die Identifikation gleicher Gebilde machte ihm auch dort keine Schwierigkeiten, wo er nicht in der Lage war, zu zählen. Dies kam noch einige Wochen später — Ende Februar — gelegentlich eines tachistoskopischen Versuches deutlich zur Geltung. Bei $^1/_{10}$ Sekunde Exposition von Punktgruppen, wie ∷ ⁙ ⁖, war er jeweils nicht in der Lage zu sagen, wie viele Punkte er gesehen hatte. (Es ist dabei vielleicht bemerkenswert, daß der Patient kein Kartenspieler ist.) Er identifizierte sie aber richtig mit gleichen Punktgruppen, die ihm zur Auswahl gezeigt wurden. Dasselbe ergibt sich aber eigentlich schon daraus, daß der Patient Dreiecks- und Fünfeckspyramide richtig als solche bezeichnet, auch richtig sagen kann, die letztere habe mehr und kleinere Flächen, trotzdem aber nicht in der Lage ist, diese Flächen abzuzählen. In diesen Versuchen zeigt sich ja besonders deutlich, daß die betreffenden Gebilde ihm differenziert gegeben sind, daß er aber versagt, sobald ihm eine Aufgabe gestellt wird, die die Stiftung abstrakt-räumlicher Beziehungen an dem Wahrnehmungsgegenstand erfordert. Oftmals ist bei solchen Aufgaben aufgefallen, daß der Patient diejenigen Teile, die er sah, richtig zählte, daß dann aber die große Schwierigkeit einsetzte, wenn es sich darum handelte, entweder das nicht Gesehene aus der abstrakt-räumlichen Gesetzmäßigkeit der Figur hinzuzufügen, oder es sich planvoll gleichfalls nach dieser Gesetzmäßigkeit ansichtig zu machen. Dasselbe finden wir bei dem sonderbaren Verhalten, wenn der Patient in einem Gang, durch den er richtig und unauffällig hindurchgeht, dessen Gestalt — rechteckig — er zutreffend erfaßt, wenn er die Wände zählen soll, nur Decke, Fußboden und rechte Wand zählt, die linke aber „vernachlässigt". Hier wirken die hemianopische Störung und die Störung der besonderen psychischen Leistung, abstrakt-räumliche Beziehungen zu stiften, zusammen.

Man muß wohl stets bei der Bewertung einzelner Aussagen und einzelner Leistungen von Patienten berücksichtigen, daß im Verlauf der Bemühungen, trotz der Störung eine Aufgabe zu lösen, ein gewisser Zustand der Verwirrung eintritt, der je nach dem Charakter des Patienten zu mehr oder weniger häufigen, zufälligen, d. h. nicht aus der eigentlichen Störung unmittelbar ableitbaren Resultaten führt. So muß man es wohl bewerten, wenn der Patient einmal sagt, ein Würfel liege auf zwei Flächen. Zur Besinnung aufgefordert, gab er auch nach kurzem die richtige Antwort.

Wir sehen so, daß die als wesentlich erkannte Unfähigkeit, abstrakt-räumliche Beziehungen im Außenraum zu stiften, nicht nur in der konstruktiv-apraktischen Störung zum Ausdruck kommt, sondern ebenso für die Störung des Abzählens verantwortlich ist, die gerade bei dem Versuch mit den stereometrischen Gebilden als massives klinisches Symptom in Erscheinung trat. Diese Unfähigkeit, abzuzählen, ist erst aus diesen Gesichtspunkten heraus zu erklären, und gleichzeitig wird ihre wesensmäßige Beziehung zu der konstruktiv-apraktischen Störung ins richtige Licht gerückt.

Was nun aber weiterhin zunächst besonderes Interesse verdient, ist folgende Frage: Wir haben die bisher besprochenen Symptome auf eine Störung der Fähigkeit zurückgeführt, in der Außenwelt abstrakt-räumliche Beziehungen zu stiften. Es kann nicht verkannt werden, daß zu einer anderen Störung, die der Patient geboten hat, zu der Orientierungsstörung, der eigenartigen Störung der Rechts-Linksorientierung, von hier aus gleichfalls wesensmäßige Beziehungen bestehen. Läßt sich etwas darüber sagen, welcher Art diese Beziehungen sind?

Abzulehnen ist von vornherein etwa die Annahme, daß es sich auch bei der Rechts-Linksstörung nur um einen Sonderfall der Unfähigkeit handle, abstrakt-räumliche Beziehungen zu stiften. Hiergegen spricht schon mit aller Deutlichkeit ein Argument: Es handelt sich bei der Rechts-Linksstörung des Patienten nicht um die allgemeine Unfähigkeit, die Ortsbestimmung nach den Gesichtspunkten rechts—links, oben—unten, hinten—vorn vorzunehmen, sondern die Störung zeigt einen ausgesprochen seitendifferenten Charakter. Es kam nicht zu wahllosen Verwechslungen der Seiten, sondern in den Fehlleistungen des Patienten manifestierte sich eine ausgesprochene Differenz zwischen den Ortsbestimmungen rechts und links: Während die Ortsbestimmung oder Richtungsbestimmung rechts fast durchweg richtig angegeben wurde, wurde die Orts- und Richtungsbestimmung links fast durchweg falsch angegeben, und zwar überwiegend anstatt links gleichfalls als rechts. Diese ausgesprochene deutliche Seitendifferenz sagt mit aller Bestimmtheit, daß eine so allgemeine Störung wie die Unfähigkeit, abstrakt-räumliche Beziehungen in der Außenwelt zu stiften, ihre Besonderheit nicht zu erklären vermag. Wir müssen die Rechts-Linksstörung zunächst genauer analysieren:

Als Grundlage der Rechts-Linksstörung des Patienten kann angesehen werden, daß er alle Reize, die ihn trafen: taktile, akustische und optische, im wesentlichen als von rechts kommend erlebte. Die Störung trat nicht immer gleich deutlich in Erscheinung, ihr Prinzip war aber, daß alle die angeführten Reize als von rechts kommend erlebt wurden. Betrachten wir zunächst nur diese Versuche, in denen der Patient die Richtung von Reizen anzugeben hatte, die auf seinen Körper einwirkten (also noch nicht kompliziertere Aufgaben, in denen es sich um die Bestimmung außenräumlicher Gebilde untereinander handelte), so ist hinzuzufügen, daß hinsichtlich der Beziehungen vorn—hinten eine nicht ebenso konstante Fehlleistung zu beobachten war, daß aber auch hier Unsicherheit bestand, während dies für oben—unten nicht der Fall war.

Hier scheint ein Gesichtspunkt von Bedeutung, der in dem Wesen der Beziehungen der bezeichneten Richtungen untereinander begründet ist: Wird nämlich in dem Bezugssystem rechts—links, oben—unten, hinten—vorn eine Richtung umgekehrt, so erfordert die innere Gesetzmäßigkeit dieses Bezugssystems, daß auch *eine* der beiden anderen Richtungen — aber nur eine — umgekehrt wird, die dritte aber bleibt. Setze ich in einem derartigen dreidimensionalen Bezugssystem also für die Richtung rechts—links die umgekehrte Richtung links—rechts, so ist es notwendig, gleichzeitig vorn—hinten oder oben—unten umzukehren, eine von diesen Richtungen aber bestehen zu lassen.

Es ist verschiedentlich darauf hingewiesen worden, daß dieses dreidimensionale Richtungssystem in besonderen Beziehungen zum Bau und zur Funktion des menschlichen Körpers steht. Hierher gehört es, wenn Bonhoeffer der rechten Hand die Bedeutung einer Ausgangsvorstellung für die Rechts-Linksorientierung zuspricht. Die Bedeutung dieser Auffassung kann durch eine weitere Feststellung noch unterstrichen werden: Daß nämlich der rechten Hand zweifellos für die Orientierung oben—unten keinesfalls eine ähnliche Bedeutung zukommt, daß es nahe liegt, hier an ganz andere „Ausgangsvorstellungen“ zu denken (etwa das Gefühl der Schwere!). Es ist nicht möglich, diesen Fragen hier im einzelnen nachzugehen. Ein Hinweis scheint aber gerechtfertigt und nach den kurzen Bemerkungen auch verständlich: Die Rechts-Linksstörung, wie sie unser Patient geboten hat, kann zu einer Beeinträchtigung der normalen Bestimmtheit der Medianebene des Körpers führen. Dies zeigte sich auch deutlich bei dem Patienten. Als die grobe anfängliche Störung nur noch in vereinzelten Fehlleistungen nachzuweisen war, kam es noch deutlich zu Fehlern in der Seitenbezeichnung taktiler Reize, wenn man diese allmählich sukzessiv in Abständen von etwa 2 cm von einer Körperseite nach der anderen setzte. In wechselndem Ausmaß konnte man dann oft weit bis auf die andere Seite kommen, während immer noch die zuerst berührte genannt wurde. Überwiegend kam es zu Fehlern, bei denen links gesetzte Reize als rechts angegeben wurden, aber auch das Umgekehrte kam vor. Die Prüfungen wurden an Rumpf und Kopf vorgenommen. Das absolute Maß der Fehler war am Rumpf größer, die Fehlleistungen aber auch im Gesicht deutlich. Daß Aufmerksamkeitsstörungen oder perseveratorische Tendenzen nicht in ausschlaggebender Weise verantwortlich gemacht werden können, ergab sich daraus, daß an den gefalteten Händen am gleichen Tage nicht ein einziger Fehler mehr gemacht wurde. Dieser Versuch scheint unsere Annahme, daß die Medianebene durch die Rechts-Linksstörung an Bestimmtheit verloren haben muß, zu bestätigen.

Nun scheint von Wichtigkeit, daß die Medianlinie des Körpers für die Richtungsbestimmung vorn—hinten gleichfalls von Bedeutung sein kann, während eine ähnliche Beziehung zu der Richtungsbestimmung in der Dimension oben—unten überhaupt nicht besteht. Daraus würde sich ergeben, daß eine körperliche Störung, die eine Rechts-Linksstörung wie bei unserem Patienten zur Folge hat, die Bestimmung der Richtung vorn-hinten gleichfalls in Mitleidenschaft zieht, während dies für die Orientierung oben—unten nicht der Fall zu sein braucht: Erstens nicht wegen der Verschiedenheit der körperlichen Fundierung dieser Richtungsbestimmung und zweitens wegen der inneren Gesetzmäßigkeit des dreidimensionalen Richtungssystems, in dem die Veränderung einer Richtung notwendigerweise die Veränderung einer zweiten, aber das unveränderte Fortbestehen der dritten bedingt.

Aus diesen Überlegungen kann man die Folgerung ableiten, daß eine körperliche Störung, die die normalen Grundlagen der Rechts-Linksorientierung beeinträchtigt, eine Störung der Vorn-Hintenorientierung mit sich zieht, ohne daß man für die letztere eine gleiche unmittelbare Beeinträchtigung durch den krankhaften Prozeß anzunehmen braucht. Aus denselben Überlegungen ergibt sich, daß die Orientierung oben—unten ungestört bleiben kann.

Es muß erwähnt werden, daß für die Lokalisation optischer Reize an eine gewisse Einwirkung der Hemianopsie immerhin gedacht werden muß. Denn wenn man die Bezeichnung rechts und links nicht auf die Medianebene des Körpers, sondern auf die des Kopfes bezieht, was durch eine Veränderung der Einstellung sehr wohl möglich ist, dann wäre es für den Hemianopischen, dessen linkes Gesichtsfeld ausgefallen ist, wie bei unserem Patienten, nur eine richtige Erfassung der tatsächlichen Verhältnisse, wenn er alle optischen Reize, die ihn überhaupt treffen, als von rechts kommend bezeichnet. Würde sich die auffällige Rechts-Linksstörung unseres Patienten also nur im Gebiet des Optischen gezeigt haben, so könnte sie damit erklärt werden, daß die Hemianopsie mit einer anderen körperlichen Störung zusammengewirkt hätte, die zu einer Bevorzugung der Medianebene des Kopfes als Bezugsebene für die Rechts-Linksorientierung geführt hätte. Die Tatsache aber, daß ebenso wie optische auch taktile und akustische Reize überwiegend als von rechts kommend angegeben wurden, schließt eine derartige Erklärungsmöglichkeit aus, wenn auch bei einzelnen Leistungen ein solcher Mechanismus der Störung eine Rolle gespielt haben mag (Beispiel vom 5. I. 1931).

Es erscheint unbedingt berechtigt, die Tatsache, daß der Patient die erwähnten Reize überwiegend als von rechts kommend bezeichnet, als den reinsten Ausdruck seiner Rechts-Linksstörung anzusprechen, weil sich in diesen einfachen klinischen Erscheinungen die Störung zeigt, ohne daß sie durch die konstruktive Apraxie modifiziert oder überdeckt ist, was immer dann der Fall sein muß, wenn gleichzeitig eine abstrakt-räumlich determinierte Handlungsaufgabe zu lösen ist, wie etwa in dem Beispiel mit Tintenfaß, Rot- und Blaustift.

Bei der Rechts-Linksstörung des Patienten handelt es sich um etwas prinzipiell von der konstruktiven Apraxie Verschiedenes insofern, als durch diese Rechts-Linksstörung eine Modifikation der normalen, unmittelbaren Gegebenheitsweise sensorischer Reize offenbar wird. STORCH hat den räumlichen Charakter sensorischer Reize als ein intermodales Moment unabhängig von den verschiedenen Sinnesqualitäten dargestellt, als eine besondere Leistung des stereopsychischen Feldes. Diese räumliche Bestimmung ist ebenso unmittelbar gegeben wie die sonstigen sinnlichen Charaktere sensorischer Reize. Zu dieser unmittelbar gegebenen räumlichen Bestimmung gehört zweifellos auch, ob der Reiz von rechts oder von links komme, d. h. wie seine räumliche Lokalisation sich zur Medianebene des Körpers verhalte. Ein Reiz ist als links von mir oder rechts von mir unmittelbar gegeben. Diese Gegebenheitsweise ist aber bei dem Patienten gestört. Charakteristisch kommt diese Tatsache in einer Äußerung des Patienten zum Ausdruck, die er am 28. XII. auf einen Reiz am linken Handrücken zögernd formulierte: „Ja, das war rechts, aber ich hatte schon das Gefühl, es war deutlicher rechts, ich möchte sagen, *es war was Linkes bei.*" „Es war deutlicher rechts" bezieht sich auf einen vorher auf dem rechten Handrücken gesetzten Reiz. Gelegentlich sagt er auch bei Reizen, die auf die rechte Körperseite gesetzt wurden, es sei da so etwas Sicheres. Aber manchmal war er eben auch ganz sicher, wenn er links gesetzte Reize als rechts bezeichnete. „Es ist was Linkes bei" ist eine Äußerung, die deutlich auf eine Veränderung der unmittelbaren Gegebenheitsweise hinzeigt. So wie normalerweise bei jedem Reiz etwas Rechtes oder Linkes „dabei" ist, so ist es auch bei dem Patienten, nur bei allen Reizen etwas und meist nur etwas Rechtes dabei.

Dabei zeigt es sich, daß die Lokalisation des Reizes an sich, die Richtung, aus der er kam, oder die Stelle des Körpers, an der er erfolgte, nicht wesentlich gestört war. Er zeigte Stellen am Körper, an denen ein Reiz gesetzt worden war, zwar ungenau, ohne daß in dieser Ungenauigkeit eine Gesetzmäßigkeit erkannt werden konnte, aber nie kam es etwa dazu, daß er einen links gesetzten Reiz auf der rechten Körperseite lokalisierte. Dem entspricht es, daß er sich akustischen Reizen stets richtig zuwandte. Dabei war aber wichtig, daß die Zuwendung gleich erfolgte. Komplizierte man die Aufgabe dadurch, daß man dem Pat. sagte, er solle erst angeben, aus welcher Richtung der Ref. ihn angerufen habe, und dann den Ref. im Raum suchen, so kam es zuerst zu falschen Bezeichnungen und dann zum Einschlagen falscher Richtungen, die dann auch noch mit der vom Patienten zuvor bezeichneten Richtung nicht immer übereinstimmten.

Um Mißverständnisse auszuschließen, soll hier ein Gesichtspunkt Erwähnung finden, ohne daß die sich dabei offenbarende Problematik im einzelnen erörtert werden kann. Wenn hier von unmittelbaren Wahrnehmungsgegebenheiten die Rede ist und hier besonders die unmittelbare Gegebenheit der Rechts- und Linksqualität der Wahrnehmungsgegenstände hervorgehoben wird, so darf dabei natürlich nicht übersehen werden, daß eine besondere Zuwendung der

Aufmerksamkeit zu dem betreffenden Wahrnehmungsgegenstand erforderlich ist. Diese Zuwendung kann passiv hervorgerufen werden durch Geschehnisse in der Umgebung. Sie kann aber auch rein aktiv, etwa zum Zweck eines Experimentes geschehen. Wenn ich in Gedanken versunken etwa auf ein Bild hinsehe, auf dem viele Personen abgebildet sind, so habe ich trotz der Hinwendung des Blickes vieles nicht, was mir sofort unmittelbar gegeben ist, wenn ich unter irgendeinem Gesichtspunkt die Aufmerksamkeit dem Bilde selbst zuwende. Ich habe auch etwas anderes, wenn ich z. B. versuche, eine bestimmte, mir bekannte Person unter den Abgebildeten herauszufinden, oder vielleicht bestrebt bin, mir ein Urteil über das Durchschnittsalter der Abgebildeten zu bilden. So habe ich die Linksqualität oder Rechtsqualität in dem hier gemeinten Sinne auch nur, wenn ich mich der Umwelt gewissermaßen mit dieser Frage zuwende, wenn ich meine Aufmerksamkeit auf diese Frage richte oder mit einer Einstellung, die diese Frage enthält, an die Umwelt herantrete. (Hier wird unter Einstellung etwas verstanden, was von dem Begriff Einstellung, der mit dem Begriff „innere Haltung" gleichsinnig gebraucht werden kann, zu differenzieren ist.) Die Tatsache, daß eine solche Zuwendung erforderlich ist, damit ein möglicher Wahrnehmungsakt wirklich vollzogen wird, kann gerade im Hinblick auf die aktive Zuwendung zum Wahrnehmungsgegenstand die Auffassung nahe legen, daß zu jeglicher Wahrnehmung eine Leistung geistiger Aktivität erforderlich ist, die mit dem gnostischen Akt selbst nicht identifiziert werden kann. Ohne auf diese Frage näher einzugehen, soll hier nur das eine hervorgehoben werden, daß keinesfalls diese als Zuwendung der Aufmerksamkeit oder als Einstellung zu charakterisierende Leistung mit der von uns aufgezeigten Leistung geistiger Aktivität, die als konstruktive Leistung herausgehoben wurde, identifiziert werden kann. Zur besseren Unterscheidung soll hier nur noch gesagt werden, daß die Zuwendung gewissermaßen eine Bedingung für die Wahrnehmung ist, während die Wahrnehmung ihrerseits eine Bedingung ist für die konstruktive Leistung, die nur an der Wahrnehmungsgegebenheit erfolgen kann. (Die konstruktive Leistung an der Vorstellung kann hier außer Betracht bleiben.)

Es würde ein neues Problem darstellen, der Frage nachzugehen, worauf die bekannte Rechts-Linksunsicherheit mancher gesunder Personen zu beziehen ist. Hierbei kommt es manchmal zu Überlegungen, die eine nachträgliche Bearbeitung der Wahrnehmungsgegebenheit ausmachen. (Also etwa: Der Baum, den ich sehe, ist auf der Seite dieses Armes. Dieser Arm ist derjenige, mit dem ich schreibe, also ist der Baum auf der rechten Seite.) Eine Störung, die dieser, wie gesagt, bei Gesunden häufigen Unsicherheit entspricht, könnte niemals erklären, wie es zu einem so eindeutigen Überwiegen der Rechtsqualität kommen sollte, wie wir sie bei unserem Kranken angetroffen haben. Bei gesunden, rechtslinkssicheren Personen ist es ja auch durchaus nicht so, daß die Erkenntnis, ein Gegenstand sei links oder rechts in Beziehung zur Körpermedianlinie, die Folge eines Schlußprozesses ist. Nach vollzogener dementsprechender Einstellung sind die Gegenstände als rechts oder links befindliche unmittelbar gegeben. Und diese Erlebnisqualität, aus der die jeweilige Erkenntnis, ein Gegenstand sei rechts oder links, unmittelbar hervorgeht, muß bei dem Kranken als pathologisch modifiziert angenommen werden.

Hiermit sind aber die mit der Rechts-Linksstörung zusammenhängenden Fragen nicht erschöpft. Viele einzelne Fehlleistungen sind natürlich als Folge der Kombination von konstruktiver Apraxie und Rechts-Linksstörung aufzufassen. Hingegen handelt es sich zweifellos bei der Unfähigkeit zur richtigen Beurteilung der Raumlage von Schriftbildern oder auch figürlichen Abbildungen um einen direkten Ausdruck der Rechts-Linksstörung.

Auch hierbei liegt eine Veränderung der unmittelbaren Gegebenheitsweise der betreffenden Wahrnehmungsgegenstände vor. Am deutlichsten wird der unmittelbare Zusammenhang dieser Erscheinungen mit der Rechts-Linksstörung bei der falschen Beurteilung der Pfeilrichtung. Hier kam ja die charakteristische Seitendifferenz besonders deutlich zum Ausdruck: Nach rechts zeigende Pfeile wurden fast stets richtig, nach links zeigende fast stets falsch, gleichfalls als nach rechts zeigend angegeben. Fehler hinsichtlich oben und unten kamen bei den Versuchen mit dem Pfeil kaum jemals vor. (Dabei soll vorläufig nur erwähnt werden, daß natürlich die Bezeichnung oben—unten beim gezeichneten Pfeil, der vor dem Patienten auf dem Tisch liegt, eine andere Leistung erfordert, als wenn z. B. akustische Reize von oben oder unten dargeboten werden.)

Aus der offensichtlichen Zusammengehörigkeit der Fehlleistungen bei der Lokalisation sensorischer Reize und der Richtungsbezeichnung vorgelegter Pfeile ergibt sich ein tieferer Einblick in das Wesen der Rechts-Linksstörung: Es geht daraus nämlich hervor, daß das Richtungsmoment keine Rolle spielen kann. Denn während die Fehllokalisationen bei den akustischen Reizen, auf das Richtungsmoment bezogen, bedeuten würden, daß die Richtung links—rechts (der von links kommende Reiz!) als rechts—links (als von rechts kommend) erlebt wird, verhält es sich bei den Fehlangaben über die Pfeilrichtung umgekehrt: Die Richtung rechts—links würde unter diesem Gesichtspunkt als links—rechts erlebt.

Die Erscheinungen sind nur so zu erklären, daß man sich vorstellt, der Patient habe die ganze linke Raumhälfte als rechte: Die linke Seite ist für ihn gleichfalls eine rechte. Dann ist es verständlich, daß der Schall von dieser Seite für ihn von rechts kommt, daß die taktilen Reize ihn rechts treffen, wenn sie links gesetzt werden, daß Striche, die auf dem Körper in der Richtung nach links gezeichnet werden, und daß auch die Pfeile, die nach links zeigen, für ihn nach rechts hin zeigen. Nicht das Richtungsmoment des Erlebnisses ist also entscheidend, sondern die ganze linke Raumhälfte ist zu einer rechten geworden. Man kann sich das Erlebnis, das der Patient gehabt haben muß, wohl nicht besser verständlich machen als unter modifizierter Benutzung seiner eigenen Ausdrucksweise: Überall war was Rechtes dabei.

Daß die Unfähigkeit, die Pfeilrichtung richtig anzugeben, mit der Unfähigkeit, die Raumlage von Schrift- und Bildzeichen zutreffend zu beurteilen, im engsten Zusammenhange steht, ist wohl außer Zweifel. Dabei ist natürlich auffällig, daß hierbei das Oben und Unten des Schriftbildes vertauscht werden konnte, ohne daß es dem Patienten auffiel. Im Hinblick auf die Versuche mit dem Pfeil muß man annehmen, daß das Oben und Unten am Schriftbild nicht denselben zwingenden Charakter hat wie beim Pfeil. Ferner ist wichtig, daß der Pfeil gewissermaßen ein eindimensionales Gebilde ist, daß also eine Störung des Rechts und Links sich an dem nach oben oder unten gerichteten Pfeil nicht wird auswirken können. Wenn aber bei den zweidimensionalen Schriftzeichen eine Dimension in ihrer Richtungsbestimmtheit leidet, wird auch die andere Dimension in dieser Beziehung unsicher.

Bemerkenswert scheint, daß gerade Spiegelschrift dem Patienten am ehesten als etwas Unrichtiges auffiel, wobei er sogar gelegentlich zu einer richtigen Definition des Fehlers kam. Es wird dies damit zusammenhängen, daß Spiegelschrift auch für den gesunden Menschen schwerer zu lesen ist als umgekehrte Schrift, daß in der spiegelbildlichen Umkehr also eine stärkere Entstellung der gewohnten Physiognomie des Schriftbildes zu sehen ist.

Nun ist eine Einschränkung, die sich aus den klinischen Beobachtungen für die Rechts-Linksstörung ergibt, von Wichtigkeit: Der Patient zeigte jederzeit auf die Frage, welches seine rechte Hand sei, richtig die rechte, und auf die Frage, welches seine linke Hand sei, richtig die linke. Ebenso führte er Rechts- und Linkswendungen auf Auftrag seitenrichtig aus. SCHILDER hat Fälle beschrieben, bei denen gerade diese Leistungen gestört waren: So versagte eine Patientin fast regelmäßig, wenn sie den rechten oder den linken Daumen zeigen sollte. Entweder zeigte sie nur den falschen, oder beide, oder den richtigen, aber kurz danach auch noch den anderen. SCHILDER erklärt dieses Verhalten so, daß die „bewußte Bindung der Rechts- und Linksbegriffe an das Handeln" gestört sei. In unserem Falle scheint sich nun die Rechts-Linksstörung gerade auf das Sensorium zu beschränken, während die Bindung der Rechts-Linksbegriffe an das Handeln im Schilderschen Sinne ungestört ist. Die gute Fähigkeit, handelnd über seine Körperteile als linke bzw. als rechte zu verfügen, führte ja gerade zu den bemerkenswerten Erscheinungen, daß die rechte Hand, auch wenn sie links herausgehalten wurde, immer „rechts" blieb und ebenso die linke immer links, oder daß die rechte Hand richtig als auf der linken Schulter liegend bezeichnet wurde; sobald sie aber nur wenig von der Schulter entfernt war, als auf der rechten Seite befindlich. Bemerkenswert ist, daß der Körperteil, der in solchen Versuchen seiner Seite nach bestimmt werden sollte, meist deutlich bewegt wurde. Diese differenzierteren Versuche wurden zwar erst ausgeführt, als die Rechts-Linksstörung nicht mehr in der ursprünglichen Schwere nachzuweisen war (am 6. I. 1931), aber die Berechtigung, sie im hier vertretenen Sinne zu verwerten, ergibt sich schon aus ihrer unzweifelhaften Beziehung zu der auffälligen Tatsache, daß der Patient trotz der schweren Rechts-Linksstörung von Anfang an in der Lage war, die rechte oder linke Hand zutreffend zu zeigen. Auch der Patient BONHOEFFERs machte Fehler bei der Aufgabe, die rechte oder die linke Hand zu zeigen. Wenn daher für den hier beschriebenen Fall als Grundlage der Rechts-Linksstörung die Auffassung BONHOEFFERs über die Bedeutung der rechten Hand als Ausgangsvorstellung für die Rechts-Linksorientierung nicht in Anwendung kommen kann, so erfordert dies nicht etwa eine Korrektur dieser Auffassung. Es ergibt sich daraus vielmehr, daß es verschiedene Arten von Rechts-Linksstörungen gibt, für die verschiedene Grundlagen angenommen werden müssen.

Suchen wir in unserem Fall nach einer körperlichen Störung, die gewissermaßen die Rechts-Linksstörung fundieren könnte, so sind immerhin die linksseitige Hemianopsie, die stereognostische Störung und die eigenartige Störung der Bewegungsempfindung an der linken Oberextremität bemerkenswert. Es kann ja gar keine Rede davon sein, daß diese Ausfälle etwa die Rechts-Linksstörung erklären. Immerhin sind diese Störungen des Sensoriums der linken Seite und die Intaktheit der eigentlichen motorischen Funktionen, gerade im Hinblick auf die Gebundenheit der Rechts-Linksstörung an das Sensorium, der Erwähnung wert.

Wir haben oben die Gründe schon erwähnt, weshalb eine Abhängigkeit der Rechts-Linksstörung von der konstruktiven Apraxie abzulehnen ist. Im Hinblick auf die unmittelbar einleuchtende innere Verwandtschaft der beiden Raumstörungen muß aber das Umgekehrte, nämlich eine Abhängigkeit der konstruktiven Apraxie, der Unfähigkeit, abstrakt-räumliche Beziehungen im Außenraum zu stiften, von der Rechts-Linksstörung in Erwägung gezogen werden. Es muß als möglich angesehen werden, daß durch die Veränderung der Linksqualität im Sensorium des Patienten eine der Grundlagen beeinträchtigt ist, deren Intaktheit für die erwähnte Fähigkeit Vorbedingung ist. So muß, wenn die Verhältnisse auch im einzelnen nicht zu durchschauen sind, eine Abhängigkeit der konstruktiven Apraxie von der Rechts-Linksstörung als möglich angenommen werden.

Zusammenfassung der bisherigen Analyse des Falles

Wir haben im Verlauf der Betrachtungen an verschiedenen Stellen darauf hingewiesen, daß zwischen den besprochenen Erscheinungen einleuchtende, wesensmäßige Beziehungen bestehen, daß es sich nicht etwa um eine zufällige, nur lokalisatorisch bedingte Kombination von Störungen handelt. Insofern wäre also dieser Kombination von Rechts-Linksstörung, konstruktiver Apraxie und Agraphie der Wert eines besonderen klinischen Syndroms zuzusprechen, dessen Einzelerscheinungen als Folge einer Beeinträchtigung verwandter zerebraler Funktionen anzusehen sind.

Gewissermaßen die Wurzel dieses Syndroms stellt die Rechts-Linksstörung dar. Sie kann keinesfalls als Folge der anderen Störungen, in diesem Sinne also als ein sekundäres Symptom, aufgefaßt werden. Durch sie ist für das Sensorium des Patienten die linke Raumhälfte in ihrer unmittelbaren Gegebenheitsweise verändert. Diese hat gewissermaßen den Linkscharakter verloren, sie ist zu einer gleichfalls rechten Raumhälfte geworden. Hieraus erklärt sich eine ganze Reihe von Erscheinungen, die nichts als der unmittelbarste Ausdruck dieser Störung sind, so die fehlerhafte Beurteilung von Pfeilrichtungen und der Raumlage von Schriftzeichen und Bildern. Bemerkenswert ist die erhaltene Fähigkeit, richtig über Körperteile als rechte und linke handelnd zu verfügen.

In dieser Rechts-Linksstörung kann der Grund für die konstruktive Apraxie gelegen sein, für die Unfähigkeit des Patienten, abstrakt-räumliche Beziehungen im Außenraum zu stiften. Daß eine Störung der optischen Bewegungssteuerung zumindest im dargestellten Fall nicht die Ursache für die konstruktive Apraxie sein kann, ergab sich aus der erhaltenen Fähigkeit, nur optisch gegebene Gebilde nachzufahren. Außer den konstruktiv-apraktischen Erscheinungen sind aus der Störung der konstruktiven Leistungen auch die Fehler beim Abzählen zu erklären.

Schließlich die Agraphie: Abgesehen von ganz seltenen paraphasischen Entgleisungen in den ersten Tagen, zeigte sich weder der expressive noch der rezeptive Anteil der Sprache jemals gestört. Auch das Buchstabieren war gut. Die Fehler bei der Angabe von Buchstaben- oder Silbenzahlen stehen möglicherweise mit der Störung des Abzählens in Zusammenhang. Keinesfalls kann die fast vollkommene Unfähigkeit zu schreiben aus einer Beeinträchtigung der Sprache hergeleitet werden. Die gleichzeitige schwere Zeichenstörung, eine direkte Folge der Störung der konstruktiven Leistung, zwingt zu der Annahme eines engen Zusammenhangs zwischen Schreib- und Zeichenstörung. An einem Versuch wurde gezeigt, daß der Schreibautomatismus unmöglich werden kann, wenn eine Komponente dieses Automatismus gestört ist, und daß sich dann das Zeichnen von selbst als Ersatzleistung einstellt. Da das Schreiben nicht ohne Beteiligung einer konstruktiven Komponente erfolgen kann, kommt es auf Grund einer schweren konstruktiven Apraxie zu einer völligen Schreibunfähigkeit bei gleichzeitigem Versagen der Ersatzleistung, des Zeichnens.

Im weiteren Verlauf der Krankheit kam es zu einer anhaltenden Besserung der geschilderten Erscheinungen. Innerhalb weniger Wochen schwand die Rechts-Linksstörung, nachdem die Fehler allmählich immer seltener geworden waren. Etwa gleichzeitig schwand auch die Störung der Stereognose, die Hemianopsie besserte sich deutlich. Auch die konstruktive Apraxie und das Schreiben wurden besser.

Mitte Februar, also etwa nach weiteren sechs Wochen, ergeben die Aufzeichnungen, daß sensible, optische und akustische Reize hinsichtlich rechts und links richtig bezeichnet werden. Die Pfeilrichtung wird stets richtig angegeben. Bei Buchstabentäfelchen kommt es noch zu ganz vereinzelten Unsicherheiten, Texte werden aber sofort richtig gehalten und als verkehrt stehend gleich erkannt. Auch kleine und ungewöhnliche Gegenstände wurden in beiden Händen ohne Verzögerung identifiziert. Die Hemianopsie war bei einer Prüfung am 6. II. 1931 derart gebessert, daß eine völlige Hemianopsie für weiße Objekte (1 qcm in 33 cm Entfernung) nur noch in der Peripherie des linken Gesichtsfeldes bis etwa 45 Grad vom Fixierpunkt bestand. Von hier bis zur Medianlinie waren die Angaben wechselnd, es wurde aber bestimmt etwas gesehen, was mit größeren Objekten und durch Verringerung der Entfernung nachzuweisen war. Für Blau und Rot reichte die Hemianopsie noch fast an die Medianlinie heran.

Die konstruktive Apraxie hatte sich so gebessert, daß einfache Figuren gebildet werden konnten. Ob es sich um ein freies Konstruieren handelte oder um ein Nachbilden nach Vorlage, machte nach wie vor keinen wesentlichen Unterschied. Vielleicht bestand manchmal eine gewisse Erleichterung, wenn nach langem Herumprobieren das richtige Gebilde gezeigt wurde. Die erreichten Zeichnungen und Hölzchenfiguren waren immer noch ungenau, der Patient selbst war meist in dieser Richtung nicht zufrieden. Die Leistungen waren nicht an

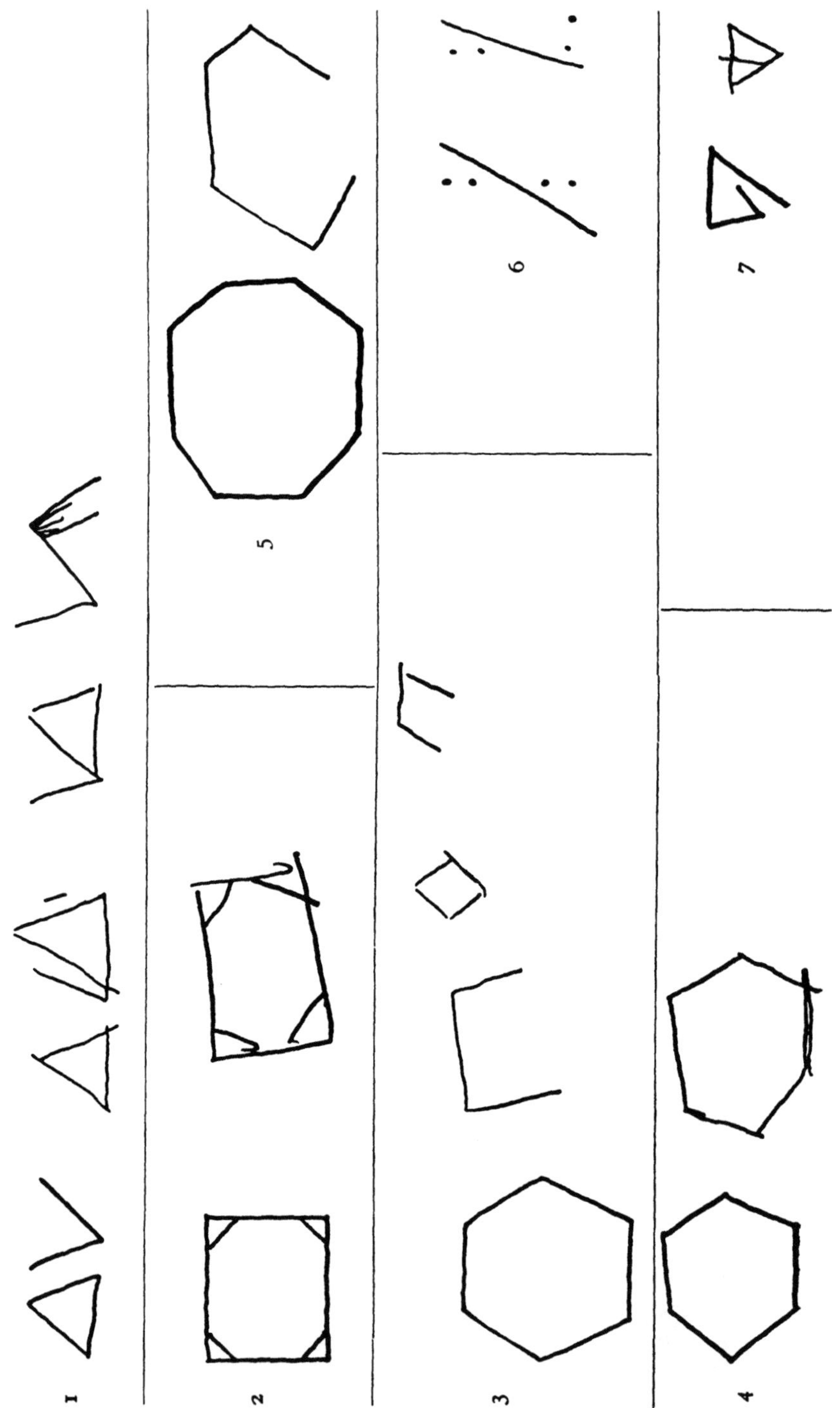
1
2
3
4
5
6
7

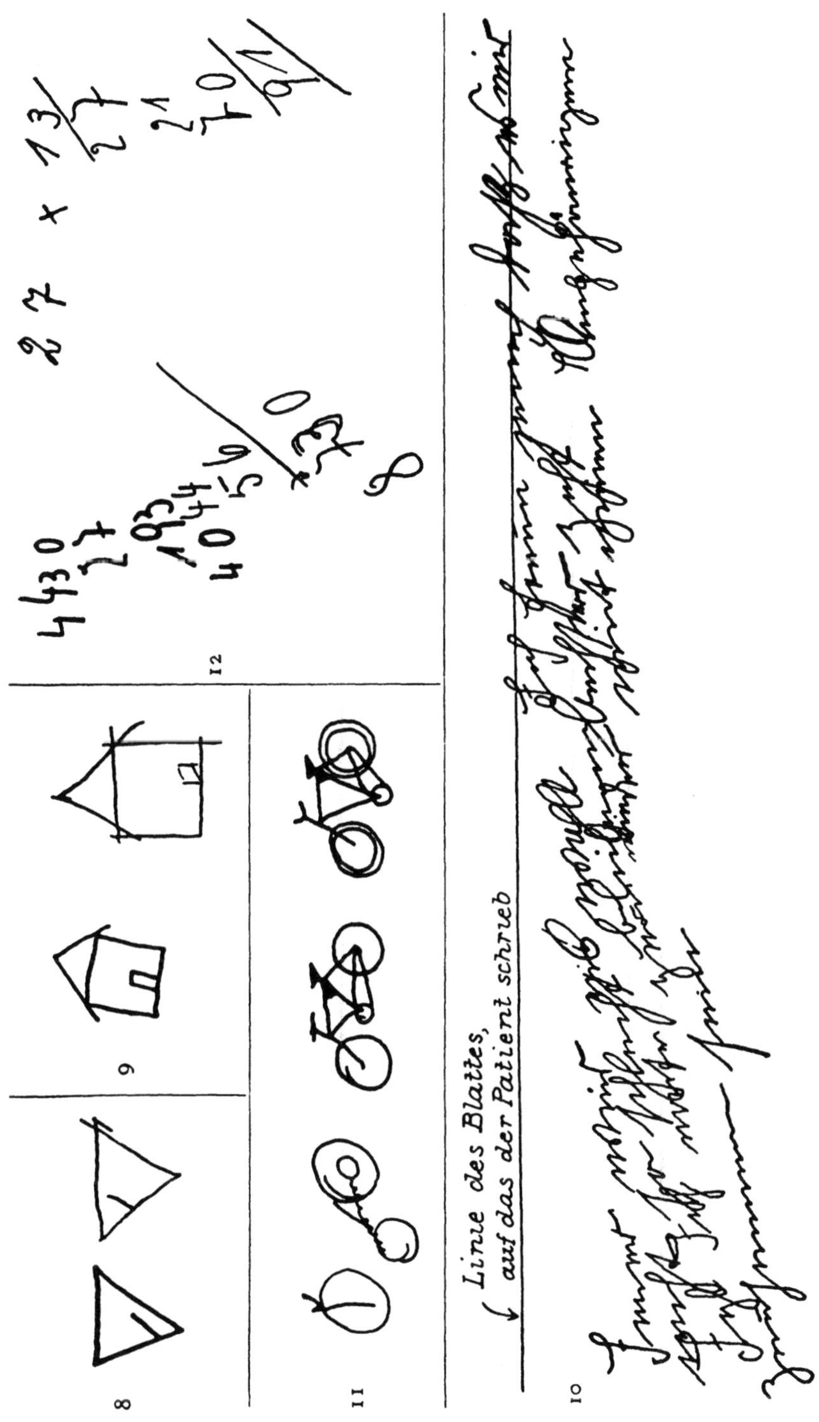
8
9
10
11
12
Linie des Blattes,
auf das der Patient schrieb

jedem Tage gleich. Auf der beigefügten Tafel sieht man, wie er an einem Tage (Nr. 4) das Sechseck einigermaßen abzeichnen kann, während es (Nr. 3) an einem anderen Tage völlig mißlingt. Es schien oftmals so, als ob geschlossene Figuren, solche, wobei in eine im Umriß für ihn mögliche Figur noch einteilende Linien eingezeichnet werden mußten, für ihn leichter waren als solche, in denen keine Gliederung durch einen ersten Umriß gegeben war (Nr. 2, 8 im Gegensatz zu Nr. 1, 7). Meistens erkannte er die Fehler sofort spontan, so auch bei dem Haus Nr. 9. Er sagte spontan, die Tür sei nicht in der Mitte und die Ecken an dem Dach seien falsch.

Manchmal kam es aber auch zu dem, was Pick und später Pötzl als sekundäre Agnosien bezeichnet haben, daß der Patient der eigenen Fehlkonstruktion gegenüber ganz ratlos war. Ein typisches Beispiel dafür ist folgendes: Er beschreibt ein Fahrrad: „Vorderrad, Hinterrad, Kettenblatt, Übersetzung, die Kette, die Nabe, vielleicht Freilaufnabe, vorn und hinten eine Gabel, Sattel und Lenkstange, eine Satteltasche". Er fertigte darauf die Zeichnung Nr. 11 an, war ratlos, konnte den Fehler nicht sagen. Als ihm dann zwei Fahrräder, ein richtiges und eines mit dem Fehler seiner eigenen Zeichnung (gleichfalls Nr. 11) vorgelegt wurden, erfaßt er den Fehler sofort, sieht ihn jetzt auch gleich an seiner eigenen Zeichnung: „die Übersetzung ist ja unten". Man muß sich zum Verständnis dieses Verhaltens vergegenwärtigen, daß der Gesunde durch die Fähigkeit, abstrakt-räumliche Beziehungen unter den Teilen des entstehenden Gebildes und an der Vorstellung bzw. Vorlage zu stiften, jederzeit die Richtigkeit seines Handelns kontrollieren und sich Rechenschaft geben kann, während dies dem Patienten auf Grund seiner Störungen nicht möglich ist. Auch entsteht wohl durch die Diskrepanz zwischen dem angestrebten Gebilde und dem tatsächlichen Ergebnis ein uneinfühlbarer Zustand der Verwirrung bei solchen Kranken, der erst nach Wegfall der Einstellung auf das Zeichnen schwindet.

Für die Schrift des Patienten ist die Figur 10 auf der beigelegten Tafel bezeichnend. Es sind dies die drei Sätze: „Ich freue mich, daß es mir besser geht. Immer wird es wohl nicht so schlecht bleiben. Ich möchte gern wieder mit meinen Angehörigen zusammensein." Die Anordnung ist schlecht, die Zeilen steigen nach rechts an. Die vorgedruckte Zeile des Krankenblattformulars (die waagerechte Linie, die durch die Schrift hindurchgeht) kann daran nichts ändern. Zweimal ist ein Buchstabe ausgelassen: das „d" in „wird" (der letzte Teil des „r" ist vielleicht durch kontaminierende Wirkung mit dem „d" besonders hoch ausgefallen) und das „h" in „möchte" (hier mag eine Rolle spielen, daß ein anderes „h" in die Zeile hereinragt). Einmal ist ein Buchstabe verdoppelt, das „l" in „wohl". Das „h" in „ich" des letzten Satzes ist falsch geschrieben, die erste Schleife nach unten anstatt nach oben. Er wiederholt das Wort aber spontan. Ein typischer Fehler tritt aber mit besonderer Deutlichkeit hervor: Die Zahl der einfachen kurzen Grundstriche ist in der Mehrzahl der Worte falsch, meist sind es zu viele, manchmal auch zu wenige. Dieser typische Fehler verursacht hinsichtlich der Richtigkeit des einzelnen Buchstaben- und Wortbildes die gröbsten Entstellungen. Zweifellos handelt es sich in dem Worte „Angehörigen" nicht um eine Verwechslung von „n" und „m", oder um die Einschaltung eines Buchstabens nach dem „ö". Man müßte sonst in dem Worte „meinen" annehmen, daß der Patient mit einem „n" begonnen und mit einem

„m“ aufgehört und außerdem nach dem „i“ ein „c“ eingeschaltet hätte. Eine solche Erklärung kommt aber nicht in Frage. Ein perseveratorisches Moment als wesentlich anzusehen, ist wohl gleichfalls nicht erlaubt bei der Beschränkung der Erscheinung gerade auf die kurzen Grundstrichfiguren. Im übrigen Schriftbild treten perseveratorische Erscheinungen ja auch nicht hervor. Es liegt als wahrscheinlichste Erklärung für diesen typischen Fehler nahe, ihn mit der Unfähigkeit, abzuzählen, in Zusammenhang zu bringen und somit als einen Ausdruck der konstruktiven Apraxie aufzufassen. Es ist hier daran zu erinnern, daß im Zusammenhang mit der Frage, inwieweit die konstruktive Leistung für den glatten Ablauf der automatisierten Schrift Bedingung ist, unter Hinweis auf eine Selbstbeobachtung die Sonderstellung gerade dieser kurzen Grundstrichfiguren erwähnt wurde. Es ist dort gesagt worden, daß Buchstabenfiguren, die aus einer bestimmten Anzahl derartiger kurzer Grundstriche bestehen, unter Umständen nicht eigentlich geschrieben, sondern nach Vergegenwärtigung ihrer Zahl gezeichnet werden. In dem Schriftbild ist in dieser Hinsicht bemerkenswert, daß es meist nicht zur richtigen Zusammengliederung einzelner Grundstrichgruppen, zu „m“ oder „n“, kommt. So können wir wohl diesen typischen Fehler als einen Ausdruck der Störung des Abzählens und somit der konstruktiven Apraxie des Patienten ansehen. Hierin liegt eine Bestätigung dafür, daß das Schreiben des Patienten überhaupt durch Beeinträchtigung der konstruktiven Komponente gestört ist.

Best hat den gleichen Fehler bei Patienten beschrieben, die eine „optische Zählstörung“ darboten. Hierunter versteht Best eine Störung im Bereich der höheren optischen Funktionen, die zwischen der Störung der optischen Lokalisation und der optischen Agnosie steht. Es soll hier nicht auf eine genauere Erörterung der Frage eingegangen werden, ob es sich bei der Bestschen optischen Zählstörung um eine Veränderung der unmittelbaren Gegebenheitsweise der Umwelt handelt, also um eine Störung im Wahrnehmungsakt, oder um eine Aktivitätsstörung in dem Sinne, daß eine bestimmte Leistung an dem Wahrgenommenen nicht vollzogen werden kann. Jedenfalls handelt es sich bei der Bestschen optischen Zählstörung um eine eigentliche Störung der optischen Funktion. Daß es sich in unserem Fall bei der Störung im Abzählen nicht um eine eigentliche Störung der optischen Funktion gehandelt hat, möchten wir schon deshalb annehmen, weil der Patient die gleiche Unfähigkeit gegenüber dem vorgestellten Würfel hatte wie gegenüber dem wahrgenommenen. Wir haben schon darauf hingewiesen, daß nicht einzusehen ist, inwiefern eine Störung der optischen Funktion, also eine Störung im Wahrnehmungsakt, eine gleichsinnige Störung der optischen Vorstellung begründen sollte. Nach den Befunden an dem dargestellten Falle glauben wir jedenfalls, daß die natürlichere Erklärung für die Fehlleistungen beim Abzählen in der Beeinträchtigung der konstruktiven Leistung zu sehen ist. Damit wird es auch ohne weiteres verständlich, daß die Störung an dem vorgestellten Gegenstand ebenso wie an dem wahrgenommenen in Erscheinung trat.

Die konstruktive Apraxie besserte sich allmählich. Zunächst gelangen einfachere Figuren, später kompliziertere. Die Schrift war aber in der Art und Weise, wie sie in Figur 10 zu sehen ist, eigentlich auf einmal da. Es ist anzunehmen, daß die Besserung der konstruktiv-apraktischen Störung bis zu einem

Grad fortgeschritten war, der es erlaubte, daß der Schreibautomatismus überhaupt wieder in Gang kam. So erklärt es sich, daß bei leichteren Fällen konstruktiver Apraxie eine eigentlich agraphische Störung gar nicht beobachtet wird.

Es ist nun natürlich von Interesse, inwieweit auch andere Symptome, die der Patient geboten hat, mit dem geschilderten Syndrom in wesensmäßiger Beziehung stehen. Es ist z. B. daran zu denken, daß die Unfähigkeit, in der Vorstellung bestimmte Strecken richtig zu durchschreiten, d. h. Wegstrecken richtig zu beschreiben, auf die Störung der konstruktiven Leistung zu beziehen ist. Wie schon erwähnt, genügt ja für diese Leistung das bloße Vorhandensein von Vorstellungen bzw. deren Auftauchen im Zusammenhang mit einem bestimmten Begriff nicht. Es ist vielmehr notwendig, daß jede weitere Vorstellung aus der vorhergehenden durch eine besondere Leistung in der Beherrschung räumlicher Beziehungen hervorgeht. Es ist wohl etwas ganz Ähnliches, wenn der Patient bei der Beschreibung optisch vorgestellter Gegenstände nicht recht die Reihenfolge einhält, die sich aus der räumlichen Anordnung der Einzelteile ergeben müßte (z. B. Zwinge und Griff beim Schirm).

Eine andere Störung, die hier zu erwähnen ist, ist die Rechenstörung. Zweifellos hat in den ersten Tagen eine schwere Rechenstörung bestanden. Im weiteren Verlauf ist ihr nicht die Beachtung geschenkt worden, die sie nicht nur retrospektiv beanspruchen mußte. Schon am 20. XII. ist eine weitgehende Besserung der Rechenfähigkeit eingetreten, es ist nur eine deutliche Verzögerung der Subtraktionsleistungen vermerkt. So ist es nicht möglich, aus diesem Fall zu der interessanten Frage der Beziehungen von Rechenstörungen und Störungen der räumlichen Orientierung etwas beizutragen. Immerhin ist zu beachten, daß auch die Rechenstörung zu denjenigen Erscheinungen gehörte, die gleichzeitig mit dem geschilderten Syndrom eine weitgehende Besserung erfahren haben.

Bezeichnenderweise war das schriftliche Rechnen bei dem Patienten schlechter als das Kopfrechnen (Beispiel Figur 12). Die Zahlen zur Addition waren ihm diktiert worden. Man sieht das zunehmende Ansteigen der Zeilen nach rechts. Die Ziffern stehen entsprechend ihren Stellenwerten erkennbar richtig untereinander. Die aus den Einern hervorgegangene Dezimale wird an die falsche Stelle geschrieben, darum bei den Dezimalen übersehen. Besonders charakteristisch ist die Multiplikationsaufgabe. Der Patient hatte zuvor im Kopf laut richtig gerechnet: $27 \times 13 = 13 \times 27$. $10 \times 27 = 270$. $3 \times 27 = 81$. $270 + 81 = 351$. Man sieht, wie er bei der schriftlichen Ausführung dieser Rechnun an der räumlichen Anordnung scheitert. Er sagte selbst, es sei ihm, wie wenn er das schriftliche Rechnen verlernt hätte.

Feinere Rechenstörungen konnten im weiteren Verlauf nicht mehr in dem besprochenen Sinn bewertet werden. Dies hat seinen Grund in folgendem: Während die Besserung der geschilderten Erscheinungen im Verlauf der ersten drei Monate deutlich anhielt, traten immer deutlichere Zeichen einer allgemeinen Demenz hervor. Auf der Abteilung verhielt er sich vollkommen unauffällig, nahm an der Unterhaltung der anderen Patienten teil, ohne dabei aber selbst aktiv zu sein, er hörte Radio, sah auch in die Zeitung, wußte so ungefähr nach den Überschriften, was darin stand, interessierte sich aber nicht nachhaltig für die berichteten Ereignisse. Allmählich trat immer mehr der Wunsch nach Entlassung bei ihm hervor, aber mehr als ein stilles Herausdrängen, ohne Kritik für die eigene Leistungsfähigkeit und ohne rechte Einsicht in die eigene wirtschaftliche Lage. Seine Frau, der das natürlich am deutlichsten auffiel, war inzwischen in erhebliche finanzielle Bedrängnis geraten, so daß sie froh war, den doch nicht arbeitsfähigen Mann in der Klinik zu haben (woraus ihr keine Kosten erwuchsen). Für alle diese Dinge hatte er keinerlei Verständnis. Allen Bedenken gegenüber hatte er nur eine flache euphorische Stellungnahme, es werde schon gehen. Und wenn man ihm in einem Versuch zeigte, daß er doch seinen beruflichen Anforderungen keinesfalls genügen könne, so hatte er oberflächliche Ausreden; wenn er erst „seine Freiheit habe", dann gehe das schon besser. In dieser Einsichtslosigkeit kam immer mehr die besondere Note seines eigenwilligen verschlossenen Charakters zur Geltung. Argumente blieben nicht nur wirkungslos infolge seiner Demenz, sondern sie prallten auch an einem deutlichen überlegenen „Besserwissenwollen" ab. Prüfungen seiner Intelligenz, die gewisse Unfähigkeiten aufdeckten, machten ihn leicht gereizt. Er arbeitete dann nicht mehr ruhig an der Lösung einer Aufgabe, sondern wurde unmutig und sagte, es sei kein Wunder, „wenn man immer hier drin sitze". Dabei blieb er den Ärzten gegenüber immer liebenswürdig und, wie es schien, auch innerlich freundlich gesinnt, eigentlich ohne rechte Konsequenz. Diese affektiv begründete Haltung erschwerte natürlich die Untersuchung.

Es wäre z. B. von Interesse gewesen, von dem Patienten zu erfahren, wie er abstrakt-räumliche Probleme rein begrifflich zu behandeln vermag, z. B. bestimmte abstrakt-räumliche Beziehungen zu definieren. Ein Beispiel vom 4. IV. 1931 (Was sind parallele Linien?): „Nun, das sind zwei Linien, die parallel laufen." (Was heißt das?) „Es gibt ja auch parallele Straßen, die parallel laufen." (Was heißt parallel?) „Eine läuft genau so wie die andere." (Was ist denn der Gegensatz zu parallel?) „Nun, waagerecht." Erst auf erneute Fragen kommt er überhaupt auf die Abstände und erst allmählich darauf, daß diese überall gleich sein müssen. Es ist schwer zu sagen, daß hier eine besondere Leistungserschwerung im Gebiet des Räumlichen vorliegt, wenn man folgende Leistung damit vergleicht, bei der es sich gar nicht um eine Aufgabe aus diesem Gebiet handelt (Unterschied zwischen Luftschiff und Flugzeug?): „Ein wesentlicher Unterschied ist da wohl nicht, ein Flugzeug wird fortbewegt durch Motor und Propeller und das Luftschiff auch." (Unterschied?) „Na ja, das Luftschiff hat eine Gondel, es ist geräumiger ... (spontan:) na, das Gas in der Ballonhülle vom Luftschiff dient wohl auch etwas zur Fortbewegung." (Zur Fortbewegung?) „Na, weniger ... zum Tragen." Ebenso ist es ihm nicht möglich, eine klare Definition für den Unterschied zwischen Lüge und Irrtum zu geben: „Lüge ist ein vorgetäuschter Irrtum und Irrtum ist doch: irren ist menschlich, sagt man doch."

Die Beispiele zeigen deutlich, daß hier eine allgemeine Demenz vorliegt, die es unmöglich macht, die Beziehungen einzelner Leistungserschwerungen zu den im akuten Stadium der Erkrankung so sinnfälligen Störungen im Gebiete des Räumlichen aufzudecken.

Dies gilt auch für die fortbestehende Unfähigkeit, seinen Lebenslauf chronologisch richtig darzustellen, selbst die Reihenfolge seiner Stellungen machte ihm unüberwindliche Schwierigkeiten. Es läge hier besonders nahe, diese Unfähigkeit, eine Zeitstrecke in richtiger Reihenfolge zu ordnen, in Beziehung zu bringen mit der gleichen Unfähigkeit gegenüber einer „Raumstrecke". Aber über Hinweise und Vermutungen darf man hier wohl nicht hinausgehen. Zudem bestand bei dem Patienten auch eine deutliche, wenn auch nicht sehr grobe Merkstörung fort, die gleichfalls nach allgemein klinischen Erfahrungen als ein Zeichen einer Allgemeinschädigung des Gehirns, als Zeichen einer organischen Demenz zu gelten hat.

Das zentrale Syndrom des Falles: Rechts-Linksstörung, konstruktive Apraxie und Agraphie, das in den ersten Wochen der Beobachtung mit genügender Deutlichkeit hervortrat, weist ihm seine Stellung und Bedeutung innerhalb der Symptomatologie zerebraler Herderkrankungen zu. Es kann wohl nicht daran gezweifelt werden, daß in denjenigen Fällen der Literatur, in denen eine reine Agraphie mit einer Störung des Zeichnens verbunden war, eine konstruktive Apraxie vorgelegen hat und für die Agraphie von ähnlicher Bedeutung gewesen ist wie in unserem Falle. Es erübrigt sich, auf unsere diesbezüglichen Überlegungen hier noch einmal ausführlicher einzugehen. Mit der von uns gegebenen Erklärung tritt der geschilderte Fall in die Reihe derjenigen Beobachtungen, die dafür sprechen, daß die agraphischen Störungen, soweit sie nicht Folge von Beeinträchtigungen der Sprache sind, auf die Störung solcher Funktionen hinweisen, die der Beherrschung räumlicher Beziehungen dienen. Dieser Gesichtspunkt tritt in der Monographie von Pötzl und Herrmann hervor und neuerdings besonders in der Arbeit von Lange über Fingeragnosie und Agraphie, auf die noch näher einzugehen sein wird.

Wir haben in unserem Fall die konstruktive Apraxie auf die Unfähigkeit, abstrakt-räumliche Beziehungen zu stiften, zurückgeführt. Es soll damit nicht gesagt sein, daß dies die einzige Möglichkeit für das Zustandekommen konstruktiv-apraktischer Erscheinungen ist. Unsere Analyse der konstruktiven Leistung zeigt in der Differenzierung, bis zu der wir sie geführt haben, deutlich andere Möglichkeiten. Vor allem muß wohl die Möglichkeit in Betracht gezogen werden, daß durch eine Störung des Wahrnehmungsaktes durch eine Veränderung der unmittelbaren Wahrnehmungsgegebenheit die an sich intakte konstruktive Leistung zu fehlerhaften Ergebnissen führt. Eine solche Erklärung liegt nahe für Fälle, in denen das Abzeichnen schlechter ist als das Zeichnen, also z. B. in dem Seelertschen Fall. Die Arbeit von Strauss ermöglicht nicht ein tieferes Eindringen in dieser Richtung, da die Fälle zu verschiedenartig und kompliziert durch andere Herdsymptome sind. Ohne ein tieferes Eindringen in den Einzelfall wird sich aber gerade die Differenzierung der konstruktiv-apraktischen Störungen, die hier gemeint ist, nicht durchführen lassen.

Schlesinger hat auf Grund der Analyse eines Falles die konstruktive Apraxie als ein komplexes Symptombild dargestellt, das sich aus visuell agnostischen und eigentlich apraktischen Störungen zusammensetzt. Die zweite Komponente bestehe in einer Störung der optischen Bewegungssteuerung, einer

Unfähigkeit, optische Wahrnehmungen im Sinne der Reproduktion eines der Wahrnehmung entsprechenden Objektes bzw. Bewegungsablaufs zu verwerten. Eine ausführliche Auseinandersetzung mit der Schlesingerschen Auffassung kann hier nicht durchgeführt werden, sie müßte einen zu breiten Raum einnehmen. Wenn in einer notwendigerweise kurzen Bezugnahme kritische Einwendungen besonders hervortreten, so heißt das nicht, daß die in sorgfältigen Überlegungen gewonnenen wertvollen Gesichtspunkte verkannt worden sind.

Schlesinger glaubt, in seinem Fall visuell agnostisch bedingte und eigentlich konstruktiv-apraktische Fehlleistungen unterscheiden zu können. Die ersteren werden mit der rechten und linken Hand in gleicher Weise gemacht, sie beziehen sich auf Fehler beim Nachbilden komplizierter Figuren, die letzteren treten fast nur bei der Aktion der linken Hand auf und finden sich auch beim Nachbilden einfacher Figuren. Hierzu gehört besonders die Unfähigkeit, bestimmte vorgemachte, physiognomisch sinnlose Arm- und Handstellungen nachzubilden. Gerade in der Halbseitigkeit der konstruktiv-apraktischen Erscheinungen sieht Schlesinger den echt apraktischen Charakter der Störungen. Nun bestand an der linken Hand der Patientin eine ganz schwere Störung der Tiefensensibilität. Daß die schlechtere Leistung dieser Hand mit dieser Störung in Zusammenhang steht, glaubt Schlesinger ablehnen zu können, weil die Arm- und Handstellungen, wenn sie sprachlich aufgetragen wurden, ausgeführt werden konnten, während die Störung sich nur zeigte, wenn die Patientin Stellungen nachbilden sollte, die ihr vorgemacht waren. Auch in unserem Fall war es so, daß sprachlich aufgetragene Stellungen mindestens besser ausgeführt wurden als vorgemachte. Hierbei ist nun ein Gesichtspunkt zu berücksichtigen, der Schlesinger entgangen zu sein scheint: In der sprachlichen Darstellung einer abstrakt-räumlich determinierten Gliedstellung liegt nämlich notwendigerweise eine erhebliche Erleichterung. Die notwendige Stiftung abstrakt-räumlicher Beziehungen an dem Wahrnehmungsgegenstand wird durch die sprachliche Formulierung den Patienten gewissermaßen abgenommen. Gleichzeitig wird in der sprachlichen Formulierung die simultane Gegebenheit abstrakt-räumlicher Beziehungen zwischen Einzelheiten des Wahrgenommenen in eine Aufeinanderfolge isolierter Komponenten umgestaltet. Schlesinger selbst weist an einer anderen Stelle, bei seiner Analyse des Zeichenvorganges, auf die Bedeutung einer „intellektuellen Komponente“ hin, die im Entwerfen eines Operationsplanes bestehe. Aus seinen weiteren Ausführungen erhellt, daß mit dieser intellektuellen Komponente die Leistung geistiger Aktivität gemeint ist, die in der Stiftung abstrakt-räumlicher Beziehungen besteht. Schlesinger übersieht nun aber, daß der Operationsplan im sprachlichen Auftrag einer abstrakt-räumlich determinierten Gliedstellung dem Patienten gewissermaßen fertig geliefert wird. Dies bedeutet aber eine wesentliche Erleichterung der Aufgabe, die es sehr wohl erklären könnte, daß bei seiner Patientin unter dieser erleichternden Bedingung die konstruktiv-apraktische Störung überhaupt nicht mehr in Erscheinung getreten ist. Dann wäre die schlechtere Leistung der linken Hand doch möglicherweise auf die schwere Störung der Tiefensensibilität zu beziehen, womit sich auch für den Schlesingerschen Fall ergeben würde, daß die konstruktive Apraxie an allen Erfolgsorganen in Erscheinung tritt, wie es schon im Hinblick auf die ihr verwandte reine Agraphie wahrscheinlich ist.

Wir haben darauf hingewiesen, daß das Zustandekommen konstruktiv-apraktischer Erscheinungen durch krankhafte Veränderungen der unmittelbaren Gegebenheitsweise der Wahrnehmungen, also durch echt agnostische Störungen, bedingt sein kann. In der Schlesingerschen Arbeit wird der Unterschied zwischen unmittelbarer Wahrnehmungsgegebenheit und besonderer Leistung geistiger Aktivität an dieser Gegebenheit nicht herausgearbeitet, infolgedessen wird es nicht klar, inwieweit die Beeinträchtigung solcher Aktivität an der von ihm hervorgehobenen „Verschwommenheit der Strukturerlebnisse“ schuld ist. Der Zusammenhang dieser Störung der „Formauffassung“ mit dem „Operationsplan“ bleibt unerörtert und aus diesem Grunde muß die Trennung in agnostische und konstruktiv-apraktische Symptome, wie sie SCHLESINGER durchführt, fragwürdig bleiben. Die Unfähigkeit der Patientin, die Raumlage von Schriftzeichen zu beurteilen, die sie nach den Protokollen (vielleicht nicht so auffällig wie unser Patient) darbot, wird in der Analyse des Falles auch nicht mehr erwähnt, während ihr gerade als einer echten Veränderung der unmittelbaren Gegebenheitsweise der Umwelt besondere Bedeutung beizumessen ist.

Weshalb in unserem Falle die Störung der optischen Bewegungssteuerung zur Erklärung der Erscheinungen nicht herangezogen werden kann, haben wir erörtert: Ohne das Erhaltensein dieser Funktion ist das gute Nachfahren nicht zu erklären. Aber schon der erwähnte Kramersche Fall spricht dafür, daß in manchen Fällen eine derartige Störung eine Rolle spielen kann.

LANGE hat in einer besonders eingehenden und aufschlußreichen Analyse eines Falles von Gerstmannschem Syndrom die Erscheinungen: Fingeragnosie, Agraphie, Akalkulie, Rechts-Linksstörung auf den Verlust einer einheitlichen Funktion zurückgeführt. Es handelt sich nach seiner Auffassung um eine Beeinträchtigung der Kategorie Richtung im Raum und der sich darauf aufbauenden räumlichen Beziehungen. „Der erfüllte Raum ist für die Kranke ebenso da, wie für den Gesunden. Nur dort versagt sie, wo sie Bezugspunkte erst schaffen und von diesen aus Richtung einhalten muß.“ Konstruktiv-apraktische Erscheinungen bot der Langesche Fall gleichfalls, sie werden von dem Autor wie die anderen Symptome auf die genannte Grundstörung bezogen. Auch bei den ersten Gerstmannschen Fällen war neben dem Schreiben das Zeichnen schwer gestört. Die engen Beziehungen dieser Fälle mit dem von uns dargestellten Fall gehen gerade aus der eingehenden Analyse LANGEs deutlich hervor. Die enge Verwandtschaft kommt auch in der zitierten Langeschen Formulierung der Grundstörung in der Übereinstimmung mit unseren eigenen theoretischen Folgerungen zur Geltung. Das eigenartige Symptom der Fingeragnosie selbst fehlte in unserem Fall völlig. Hierzu einige Bemerkungen:

Während GERSTMANN in seiner ersten Arbeit noch sagt: „Welcher aber der kausale Mechanismus ist, der überhaupt das Bild der isolierten bzw. reinen Agraphie sich mit dem der Fingeragnosie oder umgekehrt verbinden läßt, muß vorläufig unklar bleiben“, versucht LANGE für diese Symptomverbindung eine Erklärung. Er sieht nämlich in der Fingeragnosie gleichfalls einen Ausdruck der von ihm formulierten Grundstörung. Er schreibt: „Schon beim Normalen ist wohl am festesten der Daumen mit seinem Namen assoziiert, demnächst der kleine Finger; die anderen Finger sind jene neben dem Daumen und neben dem kleinen Finger und jener in der Mitte bzw. der zweite, dritte und vierte." Man möchte doch wohl glauben, daß der Zeigefinger hier eine ungerechtfertigte Zurücksetzung erfahren hat. Um den Zeigefinger vorzuzeigen, braucht der Gesunde gewiß keine Ahnung davon zu haben, daß dieser Finger neben dem Daumen liegt. Darüber hinaus ist aber für alle Finger doch sehr wahrscheinlich, daß sie nicht nur durch die Nachbarschaftsbeziehungen determiniert sind. Mindestens spielt auch ihre jeweils verschiedene charakteristische Länge und Stärke eine wichtige Rolle. Wichtiger als alle diese Einzelheiten scheint es aber, daß die Hand mitsamt den Fingern ein im Sinne der hier vorgetragenen Auffassung physiognomisiertes Gebilde ist, d. h. wenn ich eine Hand ansehe, so sind mir die einzelnen Finger unmittelbar als solche gegeben, ohne daß ich eine besondere Leistung geistiger Aktivität zu verrichten hätte (es ergeben sich hier natürliche Einschränkungen für besonders komplizierte Anordnungen, die aber die hier vertretene Auffassung nicht in Frage stellen). Die Fingeragnosie ist also eine Veränderung innerhalb der Wahrnehmungswelt, wie sie dem Gesunden unmittelbar gegeben ist, eine echte Auffassungsstörung. Soweit es sich aber um die Unfähigkeit handelt, einzelne Finger vorzuzeigen, liegt dies offenbar daran, daß die Vergegenwärtigung der einzelnen Glieder nicht möglich ist.

Auf Grund unserer Analyse würde sich also ergeben, daß die Fingeragnosie innerhalb des Gerstmannschen Syndroms eine Sonderstellung einnimmt, wie in unserem Falle die Rechts-Linksstörung (die Rechts-Linksstörung der Fälle von Gerstmann und Lange ist anderer Art als die unseres Patienten). Die gemeinsame Sonderstellung der unter sich verschiedenen beiden Symptome liegt darin begründet, daß es sich um Veränderungen der unmittelbaren Wahrnehmungsgegebenheit handelt im Gegensatz zu den übrigen Symptomen der Fälle. Somit müßte die Frage Gerstmanns nach dem Zusammenhang der Fingeragnosie mit den übrigen Erscheinungen des Syndroms erneut gestellt werden. Hier scheint ein Gesichtspunkt von Wichtigkeit, auf den wir im Verlauf unserer Analyse der konstruktiven Leistung hingewiesen haben. Wir haben dort des näheren ausgeführt, daß die Finger die Prädilektionsorgane des Körpers für die Ausführung isolierter nicht automatisierter Bewegungen sind, woraus sich eine besonders enge Beziehung der Finger zu der konstruktiven Leistung selbst ergibt. Wenn hier auch nicht im einzelnen in die Erörterung dieser Zusammenhänge eingetreten werden kann, so scheint es doch immerhin erwägenswert, ob das eigenartige Symptom der Fingeragnosie nicht als Grundlage der Symptomatologie der betreffenden Fälle anzusehen ist, aus der die konstruktive Apraxie (die Zeichenstörung der Gerstmannschen Fälle) erwächst, aus der dann wieder, wie in unserem Falle, die Agraphie abzuleiten wäre. Unterschiede im einzelnen der Fälle sind vielleicht durch die Verschiedenheit der die konstruktive Apraxie bewirkenden Störungen bedingt.

Über die lokalisatorischen Beziehungen des geschilderten Syndroms ist natürlich in Ermangelung eines autoptischen Befundes nichts Genaueres zu sagen. Allein aus den in Erscheinung getretenen sicheren Halbseitensymptomen:

Beginn mit Sensationen in der rechten Hand, Veränderung der Zehenreflexe rechts, Schwäche im rechten Mundfazialis und andererseits Hemianospie nach links, Stereognosestörungen links, ist mit Sicherheit auf eine Affektion beider Hemisphären zu schließen. Die beiderseitigen Herde haben sicher nicht über das Gebiet der hinteren Zentralregion frontalwärts hinausgereicht. Dabei ist der Herd in der linken Hemisphäre sicher von geringerer Ausdehnung als der rechtsseitige. Dafür spricht neben dem Fehlen der durch den rechtsseitigen Herd bedingten Tastlähmungen und Hemianopsie die Intaktheit der höheren sensorischen Funktionen auf optischem und akustischem Gebiet. Es läßt sich wohl nur das eine mit Sicherheit sagen, daß es sich um eine beiderseitige Affektion der parietookzipitalen Region gehandelt hat. Trotz der hier verbleibenden Unsicherheit über die genauere Lokalisation der Herde zeigt die mögliche Einschränkung auf das beiderseitige parietookzipitale Gebiet zunächst eine bemerkenswerte Übereinstimmung mit den lokalisatorischen Erfahrungen bei konstruktiver Apraxie, Fingeragnosie und reiner Agraphie. Es ist daran zu denken, daß die genannte Region eine spezifische Bedeutung für die konstruktive Leistung besitzt, also bei der Physiognomisierung im Gebiete der Wahrnehmung und bei der Automatisierung im Gebiete der Handlung eine entscheidende Rolle spielt. Um nur anzudeuten, in welcher Richtung die Bedeutung dieser Auffassung über das geschilderte Syndrom hinaus liegen kann, sei auf die Störung der Expressivsprache bei ähnlich gelagerten Herden (Fall LIEPMANN-PAPPENHEIM) besonders im Bilde der sogenannten Leitungsaphasie hingewiesen, deren theoretisches Verständnis den größten Schwierigkeiten begegnet. Auch hier könnte es sich um die Störung des Sprachautomatismus durch Beeinträchtigung einer der konstruktiven Leistung verwandten Komponente (Buchstabieren!) handeln.

Die Art des Krankheitsprozesses bei dem geschilderten Patienten ist unklar [3]. Die ersten ätiologischen Anhaltspunkte ergaben sich aus der Anamnese: Es bestanden seit der Jugend typische Migräneanfälle und außerdem seit zehn Jahren in Abständen von etwa zwei Jahren Ausnahmezustände, die stets durch Sensationen in der rechten Hand eingeleitet worden sein sollen. Im übrigen ist das jeweilige Zustandsbild dieser Ausnahmezustände ärztlich nicht beobachtet worden. Einmal soll Doppeltsehen vorgekommen sein. Es läßt sich ein sicherer Anhaltspunkt für eventuelle weitere Herderscheinungen während dieser Ausnahmezustände nicht gewinnen. Bis zur jetzigen Erkrankung wurde die Leistungsfähigkeit des Patienten in den gesunden Zwischenzeiten aber jedenfalls nicht wesentlich beeinträchtigt, so daß eine völlige Rückbildung der Krankheitszustände angenommen werden muß. Es lag daher zunächst nahe, daran zu denken, daß der Erkrankung eine angioneurotische Ätiologie zugrunde liege. Die Vielgestaltigkeit der auf dem Boden der Migräne erwachsenen Ausnahmezustände ließ die Annahme durchaus berechtigt erscheinen, daß es sich auch hier um einen auf solchem Boden erwachsenen, seiner Lokalisation nach ungewöhnlichen Prozeß handle.

[3] Nachtrag 1962: Die Obduktion des Falles durch das Institut für Hirnforschung in Berlin-Buch ergab die Diagnose einer multiplen Sklerose, woran man auf Grund des Liquorbefundes hätte denken müssen, woran aber zu Lebzeiten des Pat. infolge der atypischen Symptomatologie niemand gedacht hat.

Mit dieser Annahme lassen sich aber zwei Tatsachen nur schwer vereinigen: der Liquorbefund und der Verlauf der jetzigen Erkrankung. Die noch im April 1931 fortbestehende erhebliche Zell- und Eiweißvermehrung im Liquor wäre ein der bisherigen klinischen Erfahrung angioneurotischer Erkrankungen des Gehirns nicht entsprechender Befund. Auch bei schweren und langdauernden Erkrankungen, wie etwa in dem von THIELE beschriebenen Fall, fand sich ein normaler Liquor. Weiter würde der im Gegensatz zu den früheren Attacken lang hingezogene Verlauf und der Ausgang in einen organischen Defektzustand zu der Annahme nötigen, daß eine angioneurotisch bedingte Zirkulationsstörung zu einer irreversiblen Schädigung des Gehirns infolge Ernährungsstörung des Gewebes geführt hat. Eine solche Annahme liegt ja wohl innerhalb des Bereichs der erwägenswerten Möglichkeiten, es fehlt hier aber die Stütze durch Erfahrungstatsachen aus der Klinik. Für eine Gefäßerkrankung im Sinne einer frühzeitigen Arteriosklerose fehlen gleichfalls alle Anhaltspunkte. Gegen die letztgenannte Annahme in dem Sinne, daß es sich etwa um eine Blutung gehandelt hätte, spricht der subakute Beginn der Erkrankung. Für Lues fehlen alle Anhaltspunkte. So läge es nahe, an eine Neubildung zu denken, etwa einen zystischen Tumor, bei dem Schwankungen im Verlauf aus dem verschiedenen Füllungsgrad der Cyste zu erklären wären. Aber auch gegen eine solche Annahme erheben sich starke Bedenken. Läßt man auch die Migräneanfälle als Ausdruck eines besonderen Leidens außer Betracht, so muß man doch die Ausnahmezustände der letzten zehn Jahre mit der gegenwärtigen Erkrankung ätiologisch verknüpft denken. Ein solcher Verlauf ist aber doch an sich sehr unwahrscheinlich. Hinzu kommt das Fehlen aller Stauungserscheinungen auch im akuten Stadium, so daß die Tumordiagnose ebensowenig zu sichern ist wie die Annahme einer angioneurotischen Ätiologie.

Müssen so auch zahlreiche Fragen von entscheidender klinischer Wichtigkeit offenbleiben, so läßt sich mit Sicherheit doch sagen, daß eine in der beiderseitigen parietookzipitalen Region lokalisierte organische Gehirnerkrankung das Syndrom hervorgebracht hat, dessen Mitteilung und genauere Analyse durch seine ungewöhnliche Eigenart gerechtfertigt scheint.

Literatur

BEST, Arch. f. Ophthalm. Bd. 93, 1917. — BONHOEFFER, Mtsschr. f. Ps. u. Neur. Bd. 54, 1923. — GERSTMANN, Ztschr. f. d. ges. Neur. u. Ps. Bd. 108, 1927. — GOLDSTEIN, Mtsschr. f. Ps. u. Neur. Bd. 54, 1923. — GRÜNBAUM, Ztschr. f. d. ges. Neur. u. Ps. Bd. 130, 1930. — KRAMER, Reine Agraphie. Ref. im Neur. Ztrlbl. 1917. — LANGE, Mtsschr. f. Ps. u. Neur. Bd. 76, 1930. — LIEPMANN, Über Störungen des Handelns bei Gehirnkranken. Berlin 1905, S. Karger. — LIEPMANN und PAPPENHEIM, Ztschr. f. d. ges. Neur. u. Ps. Bd. 27, 1915. — PÖTZL und HERRMANN, Über die Agraphie und ihre lokaldiagnostischen Beziehungen. Berlin 1926, S. Karger. — SCHILDER, Das Körperschema. Berlin 1923, J. Springer. — SCHLESINGER, Ztschr. f. d. ges. Neur. u. Ps. Bd. 117, 1928. — SEELERT, Mtsschr. f. Ps. u. Neur. Bd. 48, 1920. — STORCH, Mtsschr. f. Ps. u. Neur. Bd. 13, 1903. — STRAUSS, Mtsschr. f. Ps. u. Neur. Bd. 56, 1924. — WERNICKE, Mtsschr. f. Ps. u. Neur. Bd. 13, 1903. — ZUTT, Mtsschr. f. Ps. u. Neur. Bd. 73, 1929.

4. Über den Geisteszustand des Reichstagsbrandstifters Marinus van der Lubbe*

Wenn wir uns heute zu einer Veröffentlichung über den Geisteszustand des van der Lubbe entschließen, so bedarf dieser Schritt einer Begründung. Hierzu ist es notwendig, einige Tatsachen in Erinnerung zu bringen: Marinus van der Lubbe hat am 27. II. 1933 den Deutschen Reichstag angezündet. Er ist bei der Tat ertappt und verhaftet worden und war geständig. Die Voruntersuchung dauerte bis zum 1. Juni. Auf Grund der Voruntersuchung wurde Anklage gegen van der Lubbe, den deutschen kommunistischen Abgeordneten Torgler und gegen drei bulgarische Kommunisten erhoben. Die Hauptverhandlung wurde am 21. IX. 1933 eröffnet und endigte mit dem Urteilsspruch vom 23. XII. 1933. Van der Lubbe wurde wegen Hochverrats in Tateinheit mit schwerer Brandstiftung zum Tode verurteilt, die andern Angeklagten wurden wegen Mangels an Beweisen freigesprochen. Am 10. I. 1934 ist van der Lubbe hingerichtet worden.

Das Geständnis des van der Lubbe bezog sich darauf, daß er die Brandstiftung am Reichstag verübt hatte. Er gab eine ziemlich genaue Schilderung des Hergangs der Brandstiftung. Er gab auch zu, aus politischen Motiven gehandelt zu haben, etwa in dem Sinne, daß die Arbeiter durch eine so alarmierende Tat aufgerüttelt werden sollten. Er bestritt aber von Anfang an und blieb dabei, daß außer ihm noch irgend jemand mit der Tat in Verbindung stehe. Er habe sie allein ausgeführt. Gewichtige Tatsachen, die die Beweisaufnahme ergeben hat (besonders die Gutachten der Brandsachverständigen) veranlaßten das Gericht, den Angaben des van der Lubbe in diesem Punkte nicht zu glauben. Dazu kam, daß er selbst über die Entwicklung des Planes zur Brandstiftung genauere, ins einzelne gehende Angaben nicht machte, ebenso auch nichts Genaueres über seine Gespräche in den Tagen vor der Tat berichtete.

Abgesehen von diesem auf bestimmte Inhalte beschränkten Mangel an Mitteilsamkeit war er in den ersten Wochen der Voruntersuchung im allgemeinen gesprächig und diskussionsbereit. Hierin trat aber schon vor Eröffnung der Hauptverhandlung ein vollkommener Wandel ein. Er sagte spontan von sich aus gar nichts, antwortete auch meist auf Fragen nicht oder erst nach langem, oft eindringlichem und energischem Fragen mit einem matten Ja oder Nein. In der Zeit der Hauptverhandlung war sein Verhalten dann bis auf einen einzigen Tag (42. Verhandlungstag) im wesentlichen immer das gleiche. Er nahm an der Verhandlung eigentlich keinen sichtlichen Anteil, sondern saß meistens in gebückter Haltung da, eine Zeitlang sogar so regungslos, daß er die Nase ruhig laufen ließ, ohne etwas dagegen zu tun.

So ist es natürlich zu verstehen, daß jemand, der den van der Lubbe auf der Anklagebank zum ersten Male sah, wie er ohne jegliches äußere Zeichen der Teilnahme den größten Teil der für ihn über Leben und Tod entscheidenden

* Von K. Bonhoeffer und Zutt — Aus der psychiatrischen und Nervenklinik der Charité — Mschr. Psychiat. Neurol. **89**, 185 (1934).

Verhandlung vorübergehen ließ, an seiner geistigen Gesundheit zweifelte. Dies ist denn auch von verschiedenen Seiten geschehen. Es wurden nicht nur aus Laienkreisen in diesem Sinne Stimmen laut, auch von psychiatrischer Seite wurde in der Öffentlichkeit dem Zweifel an der Zurechnungsfähigkeit des Angeklagten Ausdruck gegeben. Das sich hierin bekundende lebhafte Interesse an der psychiatrischen Beurteilung des van der Lubbe (gleichgültig, wodurch dieses Interesse wachgerufen wurde) könnte allein schon ein ausreichender Grund zu der vorliegenden Publikation sein; haben wir doch vor allen andern, die sich zur psychiatrischen Beurteilung des Falles gedrängt fühlten, den entscheidenden Vorteil, daß wir den van der Lubbe kannten und explorierten, bevor er das oben skizzierte stuporöse Verhalten einnahm, als er noch lebhaft und diskussionsbereit war. Jeder psychiatrisch Erfahrene weiß aber, welch unersetzliche Grundlage für die Beurteilung eines Menschen eine natürliche, ungezwungene Aussprache mit dem Betreffenden ist.

Neben diesem äußeren Anlaß (daß wir in der Lage sind, eine allgemein interessierende Frage mit zureichender Erfahrung zu beantworten), liegt immerhin auch in der eigenartigen Persönlichkeit des Angeklagten, in der psychopathologischen Problematik des Falles, ein Grund zur Publikation. Allein wäre dieser Grund aber nicht ausreichend gewesen, weil das Verhalten des v. d. L. ein differenzierendes Eindringen in seine inneren Vorgänge nur in begrenztem Maße erlaubte. Zu einer Mitteilung aus nur wissenschaftlichem Interesse hätte es einer abschließenden Aufklärung des Falles bedurft, die ja bekanntlich nicht erreicht wurde, wohl aber reichte die Kenntnis des Falles zu einer ausreichenden Urteilsbildung für die Beantwortung derjenigen Fragen aus, die zuerst vom Untersuchungsrichter und später vom zuständigen Senat des Reichsgerichts an uns gestellt wurden. Es ist uns also wesentlich daran gelegen, durch die vorliegende Veröffentlichung das Interesse weiterer Fachkreise an dem Fall zu befriedigen, wobei gleichzeitig psychopathologisch nicht uninteressante Befunde mitzuteilen und Erwägungen anzustellen sind. In der Darstellungsart haben wir der Tatsache Rechnung getragen, daß auch psychiatrische Laien ein berechtigtes Interesse daran haben können, den Inhalt unserer Mitteilung kennenzulernen.

Der erste Anlaß, daß wir als Psychiater Ende März vom Untersuchungsrichter aufgefordert wurden, den v. d. L. zu untersuchen, war ein Hungerstreik, den dieser im Gefängnis gemacht hatte. Daneben wirkte noch eine gewisse Vorsicht des Untersuchungsrichters mit, der im Hinblick auf das Ungewöhnliche der Tat in der Voraussicht, daß an dem Geisteszustande des v. d. L. gezweifelt werden könnte, eine psychiatrische Untersuchung wünschte. Später war das eigenartige Verhalten des Angeklagten während der Hauptverhandlung der Grund, daß wir ihn noch mehrmals untersuchten und zu einer erneuten gutachtlichen Stellungnahme aufgefordert wurden. In der ganzen Zeit sind alle von uns für erforderlich gehaltenen Bedingungen für eine psychiatrische Untersuchung erfüllt worden. Wir konnten den Angeklagten, so oft wir wollten, auch allein sprechen. Das Aktenmaterial war uns zugängig. Nach jedem Besuch haben wir unseren Eindruck und unsere Befunde in sofortigen Niederschriften festgehalten.

Der unmittelbare Eindruck, die Physiognomie des van der Lubbe

Zunächst wollen wir versuchen zu schildern, wie v. d. L. aussah: Er war ein großer, breitschultriger, ungeschlachter junger Mensch. Er sah eigentlich jünger aus, als seinem tatsächlichen Alter von 24 Jahren entsprach, was nur zum Teil an seinem undifferenzierten breitknochigen Gesicht lag, auch Haltung und Bewegungen hatten etwas Jungenhaftes. Wenn er stand, sah er aus wie ein hochgeschossener Junge, der nicht weiß, wohin er mit seinen langen Armen, mit seinen übrigens ganz wohlgebildeten, schlanken Händen soll. Es war an ihm ein eigenartiger Gegensatz zwischen einer fast sturen, schlacksigen Ruhe und Sparsamkeit der Bewegungen — ein Eindruck, den man empfing, wenn er saß, stand oder ging — und einer ausgesprochenen Lebendigkeit, ganz besonders der Augen, sobald man sich mit ihm unterhielt. Im Tonfall und im mimischen Gebaren war er dann recht präzise und vielfältig an Nuancen, obschon er immer in seinen Gestikulationen sparsam blieb und mit relativ leiser Stimme sprach. Wenn er eine Rede geendet hatte, zeigte

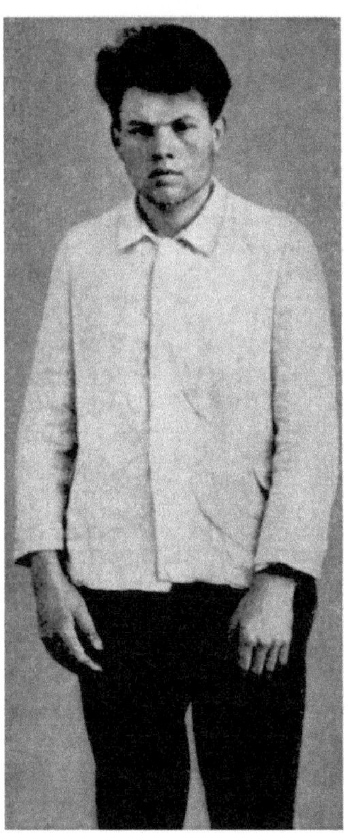

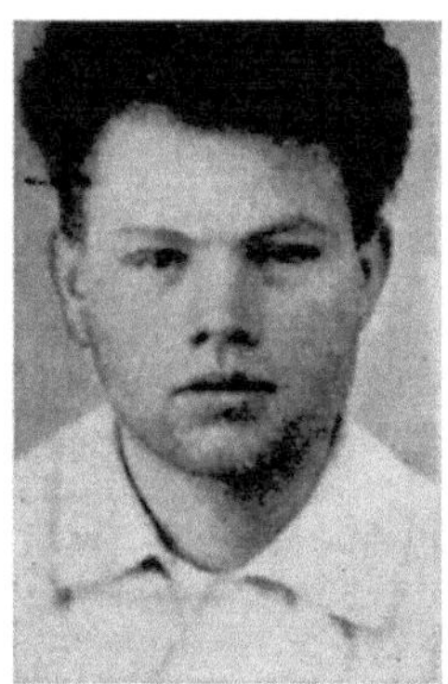

er gleich wieder sein ruhiges Aussehen, obwohl es durchaus vorkam, daß er im Gespräch sehr lebendig war, nur so hervorsprudelte, was er zu sagen hatte, daß man ihn unterbrechen mußte, um Zwischenfragen zu stellen. War er aber damit zu Ende, dann trat wieder Stille in seinem Gesicht ein, wodurch der Eindruck des Entschlossenen, den er schon im Gespräch machte, noch unterstrichen wurde. Dieser Gegensatz von Ruhe und Lebendigkeit machte oft den Eindruck eines gewissen Lauerns, das auch, wenn er sich selbst überlassen dasaß, in einem raschen Blick unter hochgezogenen Augenbrauen hervor zum Ausdruck kommen konnte. Man hatte ihm gegenüber sehr das Gefühl einer Persönlichkeit, die weiß, was sie will, und die den Rapport zu dem Gesprächspartner auf das notwendig Erscheinende zu beschränken sucht. Im ganzen überwog trotzdem das Jungenhafte, Gutmütige, vor allem in seinem breiten Gesicht. Die meist unordentlichen, dünnen, leicht gewellten, rötlich-braunen Haare umgaben etwas spärlich das blasse, durch seinen jugendlichen Mangel ausgeprägterer Konturen fast etwas gedunsen wirkende Gesicht. Mehr als gewöhnlich schienen Augen und Mund Träger des lebendigen Ausdrucks. Recht häufig runzelte er die Stirn. Der Mund war in der Ruhe etwas vorgestülpt, wulstig, hing leicht etwas herunter. Wenn er aber diskutierte, dann bekam gerade der Mund etwas recht Entschlossenes. Es bildete sich eine ausdrucksvolle Mundlinie, und in den Mundwinkeln lag nicht nur etwas Bestimmtes, sondern leicht auch etwas Selbstzufriedenes und Überlegenes. Die Augen waren klein, die Augenlider stets etwas entzündet, die Hornhaut war beiderseits etwas wolkig getrübt, auf der rechten Cornea fanden sich einige deutlichere Flecke. Es versteht sich, daß gerade diese krankhafte Veränderung der Augen den ganzen mimischen Ausdruck sehr stark bestimmte. Man konnte den Eindruck haben, als stiere er vor sich hin, in Wirklichkeit aber heftete er aus diesen trüben Augen eine gespannte Aufmerksamkeit auf seine Umgebung. Er sah nicht aus, als ob ihm etwas entging.

Im ganzen hatte man durchaus den Eindruck eines natürlichen Gesprächspartners. Es war nichts Gespanntes, nichts affektiv Auffälliges in seinem Wesen. Im Hinblick auf seine äußere Situation war seine Stimmungslage in den ersten Wochen vielleicht etwas gehoben. Es bestand sogar eine gewisse Neigung, in ein jungenhaftes Lachen auszubrechen, vor allem Fragen gegenüber, die Widersprüche zu enthalten oder einfache Dinge nach seiner Meinung zu komplizieren schienen. Daneben fanden sich von Anfang an leichte Zeichen von Trotz und Gereiztheit, Schlagfertigkeit und eine gewisse Neigung zu aggressiver Diskussion.

Die ersten Untersuchungen im März

Wir haben uns im März, wie gesagt, dreimal eingehend mit v. d. L. unterhalten. Ein Dolmetscher war zugegen, er wurde aber im allgemeinen nur dazu gebraucht, um holländische Ausdrücke, die in dem Gemisch von Holländisch und Deutsch, das v. d. L. sprach, vorkamen, zu übersetzen, wenn sie sich nicht von selbst aus dem Zusammenhang ergaben oder auf erneutes Fragen von v. d. L. selbst übersetzt wurden.

Inhaltlich bezogen sich die Gespräche naturgemäß auf verschiedene Gegenstände. Wir besprachen mit ihm seinen früheren Lebensgang, erkundigten uns nach seiner Gesundheit, nach der Tat, nach deren Motivierung, danach, was er über seine gegenwärtige Situation dachte. Zuerst und vor allem bei inhaltlich neutralen Themen war er sehr offen, nahm sichtlich angeregt an der Unterhaltung teil, so z. B. als es sich um ein Gespräch über seine Heimatstadt Leiden handelte. Bei Themen, deren Zusammenhang mit der Tat offensichtlich war, wurde er zurückhaltender, wies manchmal ausdrücklich darauf hin, daß er über diese Dinge im Verlauf der drei Wochen seit seiner Verhaftung genügend Auskunft gegeben habe. Bei der ersten Unterhaltung hatte er schon nach wenigen Minuten kombiniert, weshalb wir uns mit ihm unterhielten. Er lachte ganz natürlich, etwas überheblich, aber nicht frech: jetzt wisse er, worum es sich handle; man sage sich eben, erst habe er den Reichstag angezündet, dann mache er Hungerstreik, so müsse er doch wohl verrückt sein. Das sei er aber nicht. Den Hungerstreik mache er doch nur deshalb, um das Verfahren zu beschleunigen. Es dauere jetzt schon drei Wochen, und er habe redlich mitgeholfen, aber jetzt sehe er nicht ein, warum es nicht schneller gehe. Und er wolle auch, daß die Leute bald wieder freiwürden, die wegen des Verdachtes, mit ihm in Verbindung zu stehen, unschuldig ins Gefängnis gekommen seien. Das habe er in seinem Leben schon dreimal gemacht, daß er durch einen Hungerstreik auf die Beschleunigung eines Verfahrens hingewirkt habe. Übrigens sei das ganze, was er gemacht habe, doch gar keine so große Sache: er habe den Reichstag angezündet. Eine große Sache werde erst jetzt von der Regierung daraus gemacht. Er wollte sich zuerst über seine Motive zur Tat nicht äußern, das könne er nicht in einer Sekunde und mit einem Wort. In der weiteren Unterhaltung kommt er aber dann doch auf die Motive zu sprechen. Er findet auch heute noch, daß er richtig gehandelt habe. Das Urteil über diese Frage hänge von der Stellung zu den Motiven ab. Für ihn seien folgende Überlegungen maßgebend: Es gebe drei im Grunde verschiedene Arten von Aktionen: 1. könne eine Partei etwas unternehmen, das sei aber nicht geschehen. Die S.P.D., die K.P.D. hätten Versammlungen abgehalten, diese seien zum Teil polizeilich verboten worden. Dann seien die Leute brav wieder nach Hause gegangen. Er finde, das sei keine Aktion. 2. Es könnten sich ein paar Leute zusammenfinden und etwas gemeinsam unternehmen. Damit habe er kein Glück gehabt. Es habe sich niemand gefunden, mit dem zusammen er etwas hätte unternehmen können. So sei ihm also nur die dritte Möglichkeit geblieben, daß er auf eigene Faust vorging. Essen, Schlafen und in den Straßen umherlaufen, das sei ja schließlich auch keine Aktion. So sei er zu seiner Tat gekommen. Er denke, überall in der Welt seien gesinnungsverwandte Menschen, ohne daß sie in einem organisierten Konnex ständen. Einzelne dieser gesinnungsverwandten Menschen könnten die gemeinsame Idee durch Aktionen fördern. So sei er ein „Vorbild" für andere. Der Ausdruck Vorbild wurde spontan von ihm gebraucht.

Als ihm nun einmal entgegengehalten wurde, welch unglückselige Auswirkung seine Tat für seine Gesinnungsfreunde gehabt habe, mit dem Hinweis, es sei doch eigentlich so, wie wenn einer seine Familie vor einer Bedrückung erretten wolle und durch sein Vorgehen nur bewirke, daß es dieser Familie noch schlechter gehe, antwortet er: der Fehler an diesem Beispiel sei der, daß es sich hier eben gar nicht um eine begrenzte Familie handle, sondern die ganze lebende Menschheit sei gewissermaßen eine Familie und in dieser Familie vollziehe sich ein Prozeß, ein sozialer Prozeß, und den wolle er durch die Aktion beschleunigen. Man sieht an dieser Antwort sehr deutlich seine Lust am widersprechenden Diskutieren, und wie es dabei leicht zu dialektischen Kniffen auf Kosten begrifflicher Klarheit kommt. Die Lust am Diskutieren kam auch deutlich darin zum Ausdruck, daß er sehr gewandt irgendwelche Möglichkeiten, dem Diskussionspartner Fehler nachzuweisen, wahrnahm, wenn es sich auch nur um ganz nebensächliche, formale Dinge handelte. So als er die Frage, ob er in seinem Leben einmal in Rußland gewesen sei, gerade verneint hatte, sagte er auf die weitere Frage, ob er denn nicht einmal in Moskau gewesen sei: Wenn er nicht in Rußland gewesen sei, könne er doch auch nicht in Moskau gewesen sein. Bei solchen Gelegenheiten machte sich eine gewisse Freude am Überlegensein, am Besserwissen bemerkbar. Schon bei der ersten Unterhaltung verweigerte er gelegentlich eine Auskunft, indem er auf seine bisherigen Angaben vor dem Untersuchungsrichter hinwies. Im späteren Verlauf der Gespräche, wenn ein schon behandeltes Thema erneut besprochen werden sollte, ging er unter dem Hinweis, darüber sei ja schon gesprochen, nicht darauf ein. Er zeigte dabei ein sehr gutes Gedächtnis. Manchmal lehnte er eine Antwort auch mit der Begründung ab, das seien keine ärztlichen Fragen, sondern solche, die vor Gericht gestellt und beantwortet werden müßten. Ausgesprochen zurückhaltend war er, wenn man die Zeit kurz vor der Tat genau mit ihm besprechen wollte. Seine Schilderungen blieben dann farblos, inhaltlich unlebendig, es kamen Antworten wie: „Nun, ich bin eben gegangen, habe gedacht, was man so denkt." Irgend etwas besonders Eindrucksvolles oder Aufregendes habe er in diesen Tagen nicht erlebt. Sichtlich verstimmend wirkten auf ihn eine Reihe von Fragen, die über seinen Bildungsstand und seine Intelligenz orientieren sollten. Diese immerhin deutliche, wenn auch leichte Verstimmung steigerte vielleicht noch etwas die Note der abweisenden Überheblichkeit in seinem Wesen. Seine Schulbildung war gering. Er konnte nicht gut rechnen. Dreistellige Subtraktionsaufgaben im Kopf machten ihm Schwierigkeiten. Über die Ursache von Tag- und Nachtwechsel hatte er keine sichere Vorstellung; er wußte, daß es etwas mit der Umdrehung der Erde zu tun hatte, auf die richtige Erklärung konnte man ihm auch nicht hinhelfen. Er lachte aber trotz dieses Versagens überlegen und meinte: Erklärungen, wie sie der untersuchende Arzt mit derartigen Fragen wolle, seien bürgerliche Erklärungen. Er gebe nichts auf derlei Wissen, das man einfach von anderen übernehme. Er habe sich stets für alles interessiert, was ihm begegnet sei, überall versucht, ein Urteil zu gewinnen, ob etwas hinter den Sachen sei, dann habe er wieder mit etwas anderem angefangen. Aber alles, was er so zur Kenntnis genommen habe, hätte schon einen Sinn für ihn, das lebte in ihm fort. Er habe gewissermaßen überall das für sich herausgenommen, was er für das Leben brauchen konnte. Religiöse Fragen, über die wir mit ihm sprachen, sind für ihn nichts Besonderes, eben nur ein spezielles Wissensgebiet. Auf die Frage, wie er über das Weiterleben nach dem Tode denke, sagte er, es sei eine bürgerliche Art, in dieser Hinsicht eine Entscheidung zu verlangen. Entweder, es gehe nach dem Tode weiter, oder es sei aus. Tod und Jenseits seien doch nur Begriffe, und Begriffe seien doch nur in unserem Kopf, sie hätten doch nur Gültigkeit in dem Moment, in dem wir sie denken. — Seinen Vater habe er vor einem halben Jahr zuletzt gesehen. Als wir ihn fragten, ob er sich nicht Gedanken mache oder ob er sich damals beim Abschied keine Gedanken gemacht habe, den Vater, der doch schon alt sei, zum letzten Mal gesehen zu haben, versicherte er, solche Traurigkeiten seien ihm fern. Der Vater sei doch nur ein alter Mann, wie es viele gäbe. — In sexueller Beziehung habe er keine Schwierigkeiten gehabt, er sei gelegentlich mit Mädchen zusammengewesen, länger dauernde Beziehungen zu einem Mädchen habe er nicht gehabt.

Alle Fragen nach gesundheitlichen Beschwerden wurden verneint. Er habe keinerlei Schmerzen, insbesondere keine Kopfschmerzen, Schlaf und Appetit seien gut, er habe keinerlei Wünsche, sei mit Unterbringung und Behandlung zufrieden. Irgendwelche ungewöhnlichen inneren Erlebnisse habe er nicht gehabt. Er sah gesund aus. Eine neurologische Übersichtsuntersuchung ergab nichts Krankhaftes. Die Pupillen reagierten ausgiebig und prompt, die Patellarreflexe waren beiderseits gleich auslösbar.

Die Anamnese

Die anamnestischen Angaben sind zum Teil von van der Lubbe selbst, zum Teil stammen sie von Verwandten, insbesondere dem Halbbruder, bei dem er aufwuchs, von Bekannten und Freunden.

Er ist im Jahre 1909 in Leiden als Sohn eines kleinen Kaufmanns geboren. Die Eltern lebten nicht gut zusammen, trennten sich. Marinus blieb bis zum Tode der Mutter bei ihr in Hertogenbosch. Wohl weil die Mutter sich nicht genügend um ihn kümmern konnte, wurde er zeitweilig, nach seiner Angabe aber nur wenige Wochen, von der Vereinigung Pro juventute, die sich verwahrloster Kinder annimmt, unterrichtet. Mit zwölf Jahren, nach dem Tode der Mutter, kam er zu seinem Halbbruder Sjardijn nach Oegstgeest. Er besuchte dort zunächst die evangelische Schule. Einer seiner damaligen Lehrer schildert ihn als einen Schüler mit guter Begabung, mit mittelmäßigen, aber zufriedenstellenden Leistungen. Er habe zu Klagen keinen Anlaß gegeben, es sei auch nicht nötig gewesen, besondere Strafen bei ihm zur Anwendung zu bringen. Nach der Schule wollte er ein Handwerk erlernen, und der Bruder ließ ihn Maurer werden. Er arbeitete praktisch und besuchte eine Abendschule. Bei der Maurerarbeit erlitt er einen Unfall. Es spritzte ihm Kalk in die Augen. Er mußte eine monatelange Behandlung durchmachen. Durch eine Hornhauttrübung blieb eine Verminderung des Sehvermögens zurück. Er arbeitete seitdem nicht mehr in seinem eigentlichen Beruf, sondern verrichtete allerlei Gelegenheitsarbeiten, zeitweise war er auch arbeitslos. Wegen der Verschlechterung des Sehens bekam er seit dem Unfall eine kleine Rente. Etwa mit 17 Jahren kam er in die politische Jugendbewegung. Er nahm dabei eine führende Rolle unter seinen Kameraden ein, und da er radikal kommunistisch eingestellt war, kam es zu Konflikten mit seinem Halbbruder. Deshalb ging er im Jahre 1927 aus dessen Haus und begab sich nach Leiden, wo er seitdem die meiste Zeit gewesen ist. Manchmal weilte er auch kurze Zeit bei seinem Vater in Dordrecht, gelegentlich auch bei seinen Geschwistern in Voorhout, zeitweise war er auf Wanderungen. Der Polizei ist er durch seine linksradikale politische Tätigkeit seit dem Jahre 1928 bekannt. Damals wohnte er bei einem anarchistisch-kommunistischen Studenten. In jener Zeit leitete er eine öffentliche Versammlung eines kommunistischen Jugendbundes. Er trat dann häufiger in öffentlichen Versammlungen als Haupt- oder Diskussionsredner oder auch nur mit Zwischenrufen in Erscheinung. Er wurde so allmählich eine bekannte Gestalt der politischen Versammlungen in Leiden. Im Oktober 1929 mietete er ein Lagerhaus, das er als kommunistischen Versammlungsraum einrichtete. Er selbst hielt sich dort auf und verfertigte antimilitaristische Pamphlete, die er unter dem Militär verbreitete, Fabrikszeitungen für die Arbeiter und Jugendschriften. Er gewann Anhang unter den Arbeitslosen, mit denen er gelegentlich öffentliche Demonstrationen versuchte, ohne polizeiliche Genehmigung zu haben. Er veranstaltete selbst Versammlungen, in denen er als Redner auftrat. Gegen die Polizei trat er frech und rücksichtslos auf, so daß es mehrere Male zu Konflikten kam. Im Januar 1931 organisierte er eine kommunistische Gegendemonstration gegen einen sozialdemokratischen Umzug, verursachte Zusammenstöße und wurde bestraft. In derselben Zeit hatte er einen Konflikt mit der kommunistischen Partei; wie es zu diesem Konflikt kam, ist nicht ganz klar. Auch ein Freund von ihm, der Kommunist Vink, der darüber berichtet, will nichts Genaueres wissen. Sein Einfluß unter den Arbeitslosen sank. Noch im Frühjahr 1931 begab er sich auf Reisen: Er gedachte eine Weltreise zu machen, die durch den Verkauf einer Postkarte finanziert werden sollte, auf der neben dem Bilde eines kommunistischen Freundes, der die Reise ursprünglich mitmachen sollte, sein eigenes Bild und der Sowjetstern zu sehen war. Die Reise ging natürlich zu Fuß. Er kam nur bis Berlin, wo er acht Tage blieb, lief auch zu Fuß wieder nach Holland zurück. Im Herbst 1931 ging er erneut auf Wanderschaft, er kam durch Bayern, Österreich, Jugoslavien, fuhr mit der Eisenbahn über Ungarn zurück. Das Geld zur Bahnfahrt hatte er vom holländischen Konsulat bekommen. Im Januar 1932 ist er ein zweites Mal nach Budapest etwa auf demselben Wege gelaufen, der Rückweg führte ihn über die Tschechoslowakei und Deutschland. Etwa im Mai 1932 kam er wieder nach Leiden. — Von einer dieser Reisen zurückgekehrt, soll er seinen Freunden erzählt haben, er habe versucht, nach Rußland hereinzukommen, habe an der russischen Grenze einen Fluß durchschwommen, sei aber von russischen Grenzwachen beschossen worden, so daß er den Plan, Sowjetrußland zu besuchen, habe aufgeben müssen.

Im Jahre 1932 bleibt er dann in Leiden, tritt dort wieder gelegentlich in politischen Versammlungen auf. Als ihm vom Wohlfahrtsamt eine Unterstützung nicht bewilligt wurde, schlug er dort die Fenster ein und bekam drei Monate Gefängnis. Später wandte er sich wieder an das Wohlfahrtsamt um Unterstützung. Man wies ihn ab. Darauf trat er in den Hungerstreik und mußte schließlich in ganz verhungertem Zustande in das Krankenhaus gebracht werden. Dort habe er gleich wieder angefangen zu essen, weil er seinen Zweck, daß man von seinem Fall Notiz nahm, erreicht hatte, und weil man versprach, seinen Beschwerden abzuhelfen. Im Januar 1933 begab er sich in Leiden ins Krankenhaus, weil sich der Zustand seiner Augen verschlimmert hatte. Er blieb drei Wochen im Krankenhaus. Als ihn sein Freund Vink dort besucht, sagt ihm van der Lubbe einmal, die politische Lage in Deutschland sei sehr gespannt, er beabsichtige nach Berlin zu gehen, um vor allem die Streiklage zu studieren.

Dieser Vink, der v. d. L. als einen seiner besten Freunde bezeichnet, bei dem er auch oft gewohnt hat und der ihm, wenn er auf Reisen war, seine Rente nachschickte, bezeichnet v. d. L. als einen rührigen und eifrigen Kommunisten.

Der Student Albadan (bei dem v. d. L. schon 1928 gewohnt hat) sagt aus, daß er den v. d. L. bei der kommunistischen Partei kennengelernt habe. Aber schon bevor er ihn da kennenlernte, habe sich v. d. L. durch seine Tätigkeit in der Jugendbewegung einen Namen gemacht. Er — Albadan — selbst gehöre nicht mehr der kommunistischen Partei an, sondern zähle sich zu den internationalen Kommunisten, einer Gruppe von etwa 20 Leuten in Holland, die mehr Aktionsfreiheit für den einzelnen verlangten und es ablehnten, strenge Handlungsdirektiven von Moskau anzunehmen. V. d. L. habe für diese Ideen Sympathie gezeigt, sei der Gruppe aber nicht beigetreten. Nach dem Austritt v. d. L. aus der C. P. H. habe Albadan den Eindruck gehabt, daß die Partei den v. d. L. zu Aktionen mißbraucht habe, die v. d. L. dann auf sich nahm, weil er zu anständig gewesen sei, jemals etwas auf die Partei kommen zu lassen.

Es wird noch berichtet, daß v. d. L. auch einmal in Nord-Frankreich gewesen ist, um den Kanal zu durchschwimmen, wobei es wohl eine Rolle gespielt haben mag, daß eine holländische Zeitung für den ersten holländischen Kanalschwimmer einen Preis von 5000 Gulden ausgesetzt hatte.

Überblickt man die Schilderungen, die von Verwandten, von Freunden und von der Polizei über v. d. L. gegeben werden, so zeigt sich eindeutig seine radikal-kommunistische Einstellung, sein starkes Verlangen nach agitatorischer Wirkung; dabei ein deutliches Bestreben, sich in den Vordergrund zu drängen, die Aufmerksamkeit auf sich zu ziehen. Die Polizei schildert ihn als einen Wirrkopf mit unklaren Ideen, frech und rücksichtlos in seinem Vorgehen. Daneben finden sich häufig Urteile, die sich auf die Kameradschaftlichkeit und Anständigkeit seines Charakters beziehen. Sein Halbbruder äußert: „Es tat uns sehr leid, aber er war nicht zu halten, also zog er weg. Ich habe ihn nach dieser Zeit noch einige Male gesehen und gesprochen und immer noch den Eindruck gehabt, daß er noch eben so ehrlich und offen war wie früher, aber nur aus Politik und Agitation bestand." Ein Freund: „Die ihn aus der Nähe miterlebten, mochten ihn gern wegen seiner ehrlichen, uneigennützigen Freundschaft, immer aufgeräumt, bereit für jeden, stets bescheiden, konnte das schwerlich anders sein. Wo er Gefahr für andere sah, da opferte er sich selbst auf, ohne einen Gegendienst zu verlangen." Sein Bruder: „... Und ist er *einer* der Täter, dann wird er seine Mittäter nie verraten, sondern die gesamte Schuld auf sich nehmen".

Unser erstes Gutachten

Auf Grund unserer Gespräche, Untersuchungen und der anamnestischen Daten (die uns damals zwar noch nicht vollständig, aber doch in den wesentlichen Punkten zur Verfügung standen) haben wir die Überzeugung gewonnen, daß v. d. L. die Brandstiftung am Reichstag nicht in einem Zustand krankhafter Störung der Geistestätigkeit begangen hatte. Völlig auszuschließen war zunächst ein Ausnahmezustand, etwa ein Dämmerzustand, denn er erinnerte sich gut an alle Einzelheiten, stand auch jetzt noch zu seiner Tat. Was er über die Motive seines Handelns angab, ließ erkennen, daß die Tat ein Ausdruck seiner rücksichtslos vorwärtsdrängenden kommunistischen Aktivität gewesen ist. Nirgends zeigten sich Anhaltspunkte dafür, daß krankhafte Erlebnisweisen, wie etwa wahnhafte Umdeutungen der Situation, sein Handeln bestimmt hätten. Bei den Untersuchungen zeigte er nichts von Abstumpfung des Affektes, sondern er erwies sich als ein aufmerksamer, selbstsicherer, affektiv sehr lebendiger Mensch. Intellektuell war er trotz schlechter Schulkenntnisse sicher ganz gut begabt, aber undiszipliniert in seinem Denken, gelegentlich bemerkenswerter begrifflicher Unklarheiten fähig, selbstsicher, auch in der hier für ihn doch recht schwierigen Situation, ohne Respekt bis zur Überheblichkeit. Dabei blieb er äußerlich immer ruhig, trotz der deutlichen inneren Anteilnahme und Erregung und dem gehobenen Selbstgefühl.

Nach einer kurzen zusammenfassenden Darlegung der Grundlagen unserer Urteilsbildung gaben wir unser Gutachten dahin ab: Es haben sich keinerlei Anzeichen für eine geistige Erkrankung ergeben. V. d. L. macht den Eindruck eines ganz intelligenten willensstarken und recht selbstbewußten Menschen. Er ist vollkommen in kommunistischen Ideen befangen. Manche Ungereimtheiten in seiner Vorstellungswelt erklären sich aus der starken kommunistischen Tendenz und dem relativ jugendlichen Alter des Angeschuldigten. Eine ungewöhnliche Bestimmbarkeit durch fremde Einflüsse liegt sicher nicht vor. Im Verlauf der psychiatrischen Untersuchung ergab sich nicht der Eindruck rückhaltloser Offenheit, sondern bewußter Zurückhaltung.

Die Veränderungen des Verhaltens

Als der eine von uns den Angeklagten zum ersten Male nach Erstattung des Gutachtens wiedersah — es war bei der Eröffnung der Hauptverhandlung im September — hatte sich sein äußeres Verhalten verändert. Er war nicht mehr diskussionsbereit, nur noch schwer zu Antworten zu bewegen. Diese waren, wenn sie erfolgten, einsilbig, leise, meist kaum hörbar. Er ließ kaum mehr eine Anteilnahme an den äußeren Vorgängen erkennen. Er saß in gebückter Haltung da. Aufgefordert sich zu erheben, geschah dies langsam, und er verblieb in schlaffer, vornüberhängender Stellung. In der Sitzungspause vom Referenten, den er einige Monate nicht gesehen hatte, begrüßt, zeigte er deutlich Wiedererkennen und eine zwar flüchtige, aber fast freundliche Zuwendung. Während der Verhandlung beobachtete man oft, auch wenn er teilnahmslos schien, ein kurzes Auf- und Umsichblicken, fast ohne Mitbewegung des Kopfes. Wenn wir den Angeklagten in seinem Wesen nicht schon vorher gekannt hätten, wäre die Natur dieses wesentlich akinetisch aussehenden, dem Mutismus zuneigenden Zustandsbildes sicher nicht leicht zu beurteilen gewesen. So aber — unter Berücksichtigung der Eigenart der Persönlichkeit und der ungeheuren Schwere seiner Situation — war sein äußeres Verhalten als eine Reaktion auf sein Erleben sehr wohl verständlich und zu erklären. Nach allem, was bekannt war, mußte man annehmen, daß sich v. d. L. von dem ganzen Prozeßverfahren in gewissem Sinne innerlich distanziert hatte. Er hatte uns in den ersten Gesprächen gesagt: Es sei doch keine große Sache, die er gemacht habe, daß er den Reichstag angezündet habe, aber eine große Angelegenheit werde erst von der Regierung daraus gemacht. Daß er mit der ganzen Art des Verfahrens nicht einverstanden war, bestimmte offenbar sein Verhalten. Er distanzierte sich von dem ganzen Verfahren. Er war mit dem „Symbolismus" nicht einverstanden, wie er später verschiedentlich sagte. Sein verstocktes, nahezu völliges Schweigen in der Verhandlung war ein Ausdruck dafür, daß er einfach nicht mehr mitmachen wollte, hatte er doch bei unseren ersten Gesprächen im März schon gelegentlich mit gleicher Begründung weitere Auskünfte verweigert. Es entsprach ja auch ganz dieser inneren Einstellung und gleichzeitig dem Gefühl selbständiger Überlegenheit, daß er den holländischen Anwalt ablehnte und ebenso jede Rücksprache mit seinem Offizialverteidiger.

Es wurde von uns zum Ausdruck gebracht, daß das Verhalten des v. d. L. als eine Trotzreaktion aufzufassen sei, die sich möglicherweise, wenn man energisch auf ihn einzuwirken versuche, noch verstärken könne. Es sei durchaus anzunehmen, daß der Angeklagte der Verhandlung folgen könne. Ein gelegentliches Lachen, das in den ersten Verhandlungstagen vorkam und dem Gericht als eigenartig aufgefallen war, sei so zu deuten, daß dem v. d. L. manche Verhandlungsformalitäten und Vorkommnisse bei der Beweisaufnahme aus seiner Auffassung der Dinge heraus wirklich komisch vorkamen, so wie es ja auch bei unseren ersten Untersuchungen zu ganz ähnlichen jungenhaften Lachausbrüchen gekommen war. Es wurde darauf hingewiesen, daß bei der erheblich zurückgegangenen Körperverfassung des Angeklagten auch damit gerechnet werden müsse, daß jetzt eine gewisse emotionelle Schwäche hinzugetreten sei, die sich nicht, wie meistens, in leichtem Weinen äußere, sondern bei seiner Eigenart darin, daß er leicht ins Lachen gerate.

Die Wiegetabelle zeigte, welch erheblichen Schwankungen das Körpergewicht und damit der körperliche Zustand des Angeklagten unterworfen war: Zunächst hat er nach seiner Verhaftung in ein paar Wochen etwa acht Pfund zugenommen. Dies ist zu verstehen, wenn man sich erinnert, in welch günstiger psychischer Verfassung er damals war, und berücksichtigt, daß er zweifellos eine bessere Verpflegung hatte als zuvor, bei seinem vagabundierenden Leben. Ende Mai wurden ihm vom Untersuchungsrichter die Gutachten der Brandsachverständigen mitgeteilt, die sich dahin geäußert hatten, daß er allein unmöglich der Täter sein könne, daß also seine Angaben über die Brandstiftung nicht stimmen könnten. In der zweiten Junihälfte wurde ihm dann die Anklageschrift überreicht. In dieser Zeit ungefähr (die Wiegungen erfolgten nur anfangs der Monate) begann der Gewichtsverlust und setzte die Veränderung seines Verhaltens ein. Er nahm von Juni bis Oktober im ganzen 25 Pfund ab. Es wäre wohl allzu gezwungen, wollte man diese Veränderung des Verhaltens und den Gewichtsverlust nicht als Reaktion auf die Erkenntnis der Schwierigkeit der Situation auffassen. Das, was in den Märztagen schon angedeutet war, ein trotziges Nichtmitmachen bis zur Nahrungsverweigerung, beherrschte jetzt völlig das Bild. Es war kaum eine Antwort, kaum ein schwaches Ja oder Nein von ihm zu erhalten.

Wir haben dann den Angeklagten nicht mehr gesehen, bis die Verhandlung am 9. X. 1933 nach Berlin verlegt wurde. Bei der Ankunft in Berlin wurde das niedrigste Gewicht festgestellt, das er jemals hatte (65,5 kg). Wir sahen ihn am ersten Tage (offenbar angestrengt von der nächtlichen Autofahrt von Leipzig) im Untersuchungsgefängnis in Berlin. Er sah deutlich abgemagert und schlecht aus. Wir trafen ihn gebückt in der Zelle sitzend, die Nase ungeputzt, ein Tropfen hing herunter. Dazu angeregt, griff er in die Tasche, zog sein Taschentuch heraus und putzte die Nase. Er saß vor seinem Eßtopf, griff aber nicht zu. Von sich aus sprach er nichts, folgte aber ganz willig, immer mit gesenktem Kopf, mit unruhigem, leidendem Gesichtsausdruck ins Arztzimmer über den Gang. Hier antwortete er auf Fragen zunächst holländisch, auf Zureden aber wieder so viel Deutsch, daß man ihn ganz gut verstand. Er sah innerlich erregt aus, warf, wenn man in ihn drang, gelegentlich einen hastigen Blick auf die anwesenden Ärzte. Es war von ihm zu erfahren, daß er sich nicht krank fühle, ihm tue nichts weh, der Schlaf sei wie gewöhnlich, er schlafe weder besonders gut noch schlecht. Als wir ihn fragen, warum er denn den holländischen Rechtsanwalt nicht genommen habe, warum er gar nicht spreche in der Verhandlung, sagt er, das seien keine ärztlichen Fragen, das seien Fragen des Reichsgerichts. Zu einer ruhigen Besprechung ist er nicht zu bewegen, drängt ungeduldig ohne rechte Energie zur Tür hinaus; zur Begründung seines Herausdrängens gibt er nur an, er habe ja alles beantwortet, er wolle in seine Zelle, setzt sich schließlich zu einer kurzen ärztlichen Untersuchung. Die Muskulatur und die Haut sind etwas schlaff, die Extremitäten kühl, der Puls ist recht klein und weich, etwa 60 Schläge pro Minute. Die Pupillen sind beiderseits gleich, mittelweit und zeigen normale Lichtreaktion. Als der dritte Arzt sich von der Art des Pulses überzeugen will, zieht er zunächst die Hand mißmutig weg, er wolle sich doch nicht immer „betasten" lassen, läßt den Arzt dann aber doch gewähren, drängt dann gleich wieder zur Tür heraus, verneint die Frage, ob er ängstlich sei. Als ihm gesagt wird, es sei doch kein Grund, so rasch wieder nach der Zelle zu wollen, der Aufenthalt im Arztzimmer sei doch eher eine angenehme Abwechslung, wird er sichtlich etwas böse, stößt kurz und erregt heraus, dazu sei es doch wohl „zu traurig". Schließlich wieder in seine Zelle verbracht, setzt er sich wie vorher an sein inzwischen kalt gewordenes Essen. Er wehrt sich dagegen, daß neues gebracht wird. Er ißt lustlos, langsam in kleinen Portionen, selbst.

In der Folgezeit hat v. d. L. bei besonderer Beachtung der Nahrungsaufnahme wieder zugenommen. Die körperliche Erholung war im Laufe der nächsten Wochen auch im Aussehen deutlich erkennbar. Manchmal aß er spontan recht stark. Zu anderer Zeit bedurfte es des Zuspruchs. Während der Zeit des schlechten Befindens war sein Verhalten im allgemeinen immer gleich. Er saß in den Verhandlungen und in der Zelle mit herunterhängendem Kopf, halb offenem Munde, die Hände vor sich auf den Oberschenkeln oder auf dem Tisch liegend. Zeitweise mußte ihm das Essen mit dem Löffel gereicht werden, eine Sondenfütterung war aber nie notwendig. Er zog sich immer selbst an und aus, war immer sauber mit Stuhl und Urin. Im Grunde genommen befolgte er alle Aufforderungen der Beamten, nur sah er sein Gegenüber meist dabei nicht an, kehrte zeitweise den Kopf weg, kniff auch manchmal die Augen zu, wenn man ihn spät abends schon im Bett antraf und ihn zu einem Gespräch veranlassen wollte. Zeitweise tat er alle Verrichtungen mit großer Langsamkeit, so daß er z. B. während des Anziehens oft zur Beschleunigung aufgefordert werden mußte. Als wir ihn einmal im Gefängnishof beim Spaziergang sahen, wurde ihm zunächst ein kleiner Kreis in der Mitte des Hofes angewiesen, während die anderen Gefangenen auf einem äußeren Kreise gingen. Da verlangsamte er seine Schritte immer mehr und verkleinerte sie, so daß er ganz kleine Schrittchen und schließlich solche auf der Stelle machte. Als er dann auf den äußeren Kreis gebracht wurde, ging er ungefähr im Tempo der andern mit.

Die sein Verhalten bestimmenden psychologischen Komponenten, Ablehnung des ganzen Verfahrens und Trotz gegen alle, die etwas damit zu tun hatten, waren auch in diesem Zustandsbilde dauernd zu erkennen. An dem psychogen-reaktiven Charakter haben wir nie gezweifelt, wenn auch das Ganze einen so elementaren Eindruck machte, daß wir von vornherein nicht an eine lediglich bewußt eingenommene Zweckhaltung dachten, sondern an einen zwar psychogenen, aber aus der besonderen charakterologischen Struktur des v. d. L. herausgewachsenen, reaktiven Zustand, der am ehesten dem Verständnis näher gebracht werden kann, wenn man ihn zu Trotzstuporen der Kinder in Beziehung setzt.

Eine nicht unwichtige Rolle hat sicherlich während dieser Zeit in dem Bilde der körperliche Schwächezustand gespielt. Durch das Gefühl der Schwäche, dem er sich hingab, wurde er wohl in seiner leidenden, scheinbar apathischen Haltung bestärkt. In den nächsten Wochen, während derer wir ihn ziemlich regelmäßig sahen, entwickelte sich dann unter gleichzeitiger Besserung des körperlichen Zustandes eine allmähliche Veränderung des Bildes. Er blieb äußerlich zunächst in derselben Weise unzugänglich, sah einen nicht an, nahm den Kopf zur Seite, wenn man ihn ansehen wollte, antwortete gar nicht oder nur mit Kopfnicken und -schütteln. Bemerkenswert war dabei übrigens, daß er stets noch am ehesten zu einer Befolgung von Aufforderungen bereit war, wenn es sich um offensichtliche ärztliche Untersuchungen handelte, z. B. wenn er sich hinlegen oder ans Licht kommen sollte, um die Zunge oder die Augen zu zeigen (was natürlich auch damit zusammenhängen kann, daß er am schwersten gerade zum *Sprechen* zu bewegen war!). Allmählich bemerkte man aber, daß neben der gleichbleibenden äußeren Ablehnung eine gewisse Veränderung in seinem Innern vorging. Zunächst trat der stark gequälte Ausdruck zurück, es kam ein paarmal vor, daß er auf Scherze deutlich lachen mußte. (Wir haben übrigens bei unseren Besuchen niemals ein Lachen gesehen, was nicht aus seiner Auffassung der Situation verständlich abzuleiten war.) Anfang November machte sich dann eine zunehmende aber zurückgehaltene Erregung bemerkbar. Bei unseren Besuchen rückte er unruhig auf seinem Platz umher, strich sich mit der Hand über den Kopf, stand in dieser Erregung auch von seinem Platze auf, man sah ihm an, daß er unentschlossen war, ob er etwas sagen sollte oder nicht. Er hatte dabei einen deutlichen, starken Affekt. Es kam nur zu ganz wenigen sprachlichen Äußerungen, die immer erst durch eindringliches Befragen zu erzielen waren. Ob er Wünsche habe: nein. Ob er einen holländischen Arzt sprechen wolle: nein. Am 13. November zeigte er in der Verhandlung ein anderes Wesen: Er saß aufrecht, sah aufmerksam im Saal umher, beantwortete einige Fragen. Am 16. November treffen wir ihn in vielleicht noch größerer Erregung. Die wiederholt an ihn gerichtete Frage, ob er jemanden sprechen wolle, bejaht er schließlich: nämlich seinen Bruder Jan, der in Voorhout wohne. Zwei Tage darauf wird er abends schon im Bett liegend angetroffen, er richtet sich halb auf, stützt sich auf den Ellbogen, bleibt etwas weggewandt, aber ganz aufmerksam. Viele Fragen läßt er unbeantwortet, manche beantwortet er aber mit lebhaftem Affekt. Z. B. ob er einen

Geistlichen wolle, verneint er mit lebhaftem Kopfschütteln und Stirnrunzeln. Auf die Frage, ob er denn die ganze Verhandlung zu Ende gehen lassen wolle, ohne etwas zu sagen, zuckt er die Achseln. Auch heute sagt er, daß er seinen Bruder Jan sprechen wolle. Ob der ihm einmal geschrieben habe? „Ja." Wo der Brief sei? Er blickte hinweisend nach dem Regal, wo seine Briefschaften liegen; als ihm diese gegeben werden, sucht er den Brief ganz gewandt heraus, gibt ihn dem Arzt. Als dieser dann anfängt, ganz mangelhaft holländisch zu lesen, muß er lachen. Den Versuch einer lauten Übersetzung in seiner Gegenwart lehnt er etwas unwillig ab, nickt auf die Frage, ob der Arzt den Brief mitnehmen dürfe; gibt zum Abschied die Hand.

Der 42. Verhandlungstag:

So kam es für uns nicht überraschend, daß er am 23. November, am 42. Verhandlungstage, unerwartet in die Verhandlung eingriff und stundenlang Rede und Antwort stand. Nachdem zunächst in der Verhandlung an diesem Tage eine Einzelfrage der Beweisaufnahme in langwierigem Verhör hatte geklärt werden müssen, erhob sich v. d. L., wandte sich an den Vorsitzenden, ob er eine Frage stellen dürfe. Schon in den ersten Worten gab er dann zu erkennen, daß er sicher im allgemeinen den Verhandlungen gefolgt war trotz seines ungewöhnlichen äußeren Verhaltens, das von vielen als ein Zeichen von Apathie gedeutet worden war: der Prozeß dauere nun schon acht Monate, er sei erst in Leipzig, dann in Berlin gewesen, jetzt zum dritten Mal wieder in Leipzig. Er möchte nun wissen, wann endlich das Urteil kommen werde. In dem folgenden stundenlangen Verhör kam wieder seine schon aus der Voruntersuchung bekannte Stellungnahme zu den Vorkommnissen zum Ausdruck: er habe alles allein gemacht, er habe mit niemandem darüber gesprochen, der Gedanke sei ihm erst kurz vor der Tat gekommen und er habe sie dann, ohne die Folgen genauer zu überlegen, zur Ausführung gebracht. Das Ganze sei eine Tat von zehn Minuten gewesen, aber was danach gekommen sei, „das habe alles zu bedeuten". Er habe angenommen, daß es einen gewöhnlichen Prozeß und ein gewöhnliches Urteil geben würde. Mit der Entwicklung, die der Prozeß genommen habe, der viel zu umständlich geworden sei, könne er sich nicht einverstanden erklären. Man solle doch die andern Angeklagten fragen, ob sie es getan hätten (er richtet selbst diese Fragen an die Mitangeklagten), man solle doch Zeugen aufrufen, die ihn bei der Tat oder vorher gesehen hätten. Man solle doch die Leute anführen, die Mittäter gewesen sein sollten. Auf den Vorhalt des Vorsitzenden, daß er die Brandstiftung mit dem Material, wie er es schildere, gar nicht verübt haben könne, sagt er: Das sei der persönliche Glaube der Sachverständigen, er selbst nehme an, daß der Plenarsaal eben leichter brennbar gewesen sei. Er sei allein auf eigene Veranlassung aus Holland gekommen und habe mit niemand über diese Sache gesprochen. Er habe alles allein gemacht und daher erachte er ein Urteil über sich selbst und über die Schuldfrage für nötig. Er sei nicht einverstanden mit der Entwicklung des Prozesses, er wolle ein Urteil haben, wolle als Gefangener ins Gefängnis oder den Tod.

Deutlich kommt in einigen Äußerungen dieses Tages zum Ausdruck, daß er abgespannt und überanstrengt ist: „Ich hätte nicht die Kraft, es ist jetzt wieder eine Woche hingegangen und ich bekomme wirklich da nicht lange mehr mithalten. Ich will in ein Gefängnis." „Ich werde hier so viel gefragt, der eine fragt dies, der andere das." „Einmal soll ich Dimitroff, dann dem Präsidenten antworten, und das übersteigt die Kräfte des Menschen." Schließlich wird die Verhandlung geschlossen, weil er sagt, er werde jetzt so viel gefragt, er finde, es sei jetzt genug.

Alles wurde offenbar in großer Erregung mit nicht sehr lauter Stimme vorgebracht, so daß trotz der Hilfe des Dolmetschers manchmal Schwierigkeiten entstanden, was er eigentlich gesagt hatte. Seine Neigung, dem anderen in der Diskussion formale Fehler nachzuweisen, wird auch an diesem Tage deutlich. Als er gefragt wird, was er denn erwartet habe, was geschehen sollte nach der Tat, wenn der Reichstag abgebrannt wäre oder wenn er auch nur halb abgebrannt wäre, was denn dann in der Politik geschehen wäre, inwiefern das den Arbeitern genützt hätte? „Das kann ich nicht sagen, das glaube ich nicht. Das wird dasselbe bleiben, ob er halb brennt oder gänzlich." Er erinnert sich gut an Einzelheiten der Verhandlung, die zur Sprache kommen, und ist dabei sehr genau. Als Dimitroff erklärt, v. d. L. habe hier vor Gericht doch schon hundertmal gesagt, daß er es allein gemacht habe, entgegnete ihm v. d. L.: „Hundertmal? Aber jetzt irren Sie sich doch, ich tue es doch zum erstenmal." An diesem Tage hat er auch das einzige Mal zu seinem Verteidiger gesprochen, und zwar folgendes: „Ich weiß, daß das deutsche Gesetz eine Verteidigung vorschreibt, und ich muß sie mir gefallen lassen, aber ich unterschreibe nicht, was meine Verteidiger sagen."

An diesem 23. November tat nun v. d. L. auch einige Äußerungen, die auf pathologische Erlebnisweisen hindeuten. Man muß dabei vorsichtig sein in der Bewertung von Einzelheiten, weil Mißverständnisse nicht ausgeschlossen sind. Er sprach offenbar nicht sehr laut, oft in seiner Erregung heraussprudelnd, so daß es auch dem Dolmetscher manchmal nicht leicht fiel, zu verstehen. Ferner ist natürlich bei dem Gemisch von Holländisch und Deutsch, das er sprach, manche ungewöhnliche Formulierung möglich. So gebrauchte er z. B. verschiedentlich das Wort Symbolismus und symbolisch. Er könne nicht damit einverstanden sein, daß man den Reichstagsbrand symbolisch erklären wolle, „gegen die andere Entwicklung von dem Symbolismus, da muß ich das Ideenmoment ankämpfen, ich kann nicht weiter damit einverstanden sein." Aus dem Zusammenhang, in dem diese Ausdrücke gebraucht werden, ergibt sich klar, daß er mit Symbolismus und symbolisch die Tatsache meint, daß man in dem Prozeß sich nicht einfach auf die von ihm zugegebene Brandstiftung beschränkt, sondern die Frage der Mittäterschaft und die politischen Hintergründe untersucht. (Er hatte auch schon einmal bei einem ärztlichen Besuch auf die Frage, ob er sich krank fühle, erst gesagt, er sei symbolisch krank, dann auf weiteres Fragen, er meine damit, daß er sich so wie immer fühle.) „Man hat sich doch über die deutliche Erklärung, daß ich den Brand allein angelegt habe, nicht einigen können, aber die Schuldfrage, das ist eine andere Frage und damit kann ich nicht übereinstimmen." „Das Anlegen des Brandes nenne ich die Tat als solche, die Schuldfrage, das ist das, was drum rum liegt." Bei einer längeren

Vernehmung über seine Motive zur Tat und darüber, was er früher schon hierzu gesagt hat, diskutiert er sehr genau und sagt dann: „Ich kann bloß zugeben, daß ich den Brand angelegt habe, aber mit der Entwicklung des Prozesses bin ich nicht einverstanden. Ich verlange jetzt von dem Senat, daß ich eine Strafe bekomme — was hier geschieht, ist ein Verrat an den Menschen, an der Polizei, an der kommunistischen und nationalsozialistischen Partei. Ich verlange hier, daß ein Urteil gesprochen wird, daß meine Schuld erklärt wird, daß ich mit Gefängnis oder mit dem Tode bestraft werde. Der Kampf ums Gefängnis ist ein verräterischer Kampf, den kann ich nicht weiterführen." — Nach einer kurzen Pause: „Ich meine damit auch die Stimmungen meines früheren Lebens, die hat man hier vollkommen in Händen, hier im Prozeß und auch in den Händen der Beamten. Damit kann ich mich nicht einverstanden erklären." Kurz darauf trat die Pause ein. Nach der Pause wird v. d. L. erneut aufgerufen. Er wird gefragt, ob er Holländisch oder Deutsch sprechen wolle. Antwort: „Was habe ich zu sagen?" Ob er versuchen wolle, Deutsch zu sprechen: „Ich bin eben unten gewesen . . ." Das habe doch mit der Frage nichts zu tun! „Die Stimmen hier in meinem Körper und da bin ich auch gegen." Was für Stimmen, in Ihrer Brust? „Ja." Was sagen die Stimmen denn? „Die sagen nur, was los ist, wie lange die Pause dauern wird." Es folgen längere Ausführungen des Präsidenten, er solle in kurzen Sätzen antworten. Er sagt ein zustimmendes Ja. Während weiterer Ausführungen des Präsidenten sagt er etwas, was nicht allgemein zu verstehen ist. Der Dolmetscher sagte, er spräche jetzt von Stimmungen. Dann folgt eine Vernehmung über die Tage vor der Tat, wobei v. d. L. ein gutes Gedächtnis und Sicherheit in den Antworten zeigt.

Die angeführten Stellen sind dem Stenogramm entnommen. Die Überprüfung einzelner Inhalte durch nachträgliche Befragung des Angeklagten war nicht möglich, da er darauf nicht einging. So ist es z. B. wohl nie ganz sicher gewesen, ob er von Stimmungen oder von Stimmen nach der Pause gesprochen hat. Die Äußerung, daß die Verhandlung ein Verrat an den Menschen, an der Polizei, an der kommunistischen und nationalsozialistischen Partei darstelle, bezieht sich ja schon nach dem Zusammenhang sicher darauf, daß er nicht will, daß andere mit in das Verfahren hineingezogen werden. Man muß gerade an dieser Stelle in Betracht ziehen, daß er sich wohl in einer außerordentlichen Erregung befunden hat. Einen Satz danach verlangt er sein Todesurteil! Dann spricht er aber davon, daß man die Stimmungen seines früheren Lebens hier in Händen habe, daß diese in den Händen der Beamten seien. An einer anderen Stelle: „ob ich gut zu essen habe, oder ob ich drei oder vier Schritte gemacht habe, damit kann ich mich nicht einverstanden erklären. Ich kann mich nicht einverstanden erklären, daß man alles mit mir persönlich in den Prozeß hineinzieht: ob ich gut gegessen habe, ob ich einen Schritt dorthin getan habe, ob ich drei oder vier Schritte weniger gemacht habe." „Mit diesem Schlucken, mit dieser Theorie bin ich nicht einverstanden." „Die Entwicklung von fünf oder sechsmal Essen pro Tag kann ich nicht mitmachen." Er klagt, daß er nach dem Ermessen der Beamten in Banden und Schlösser gelegt sei, daß er stets andere Kleider bekomme. (Er hatte als einziger Angeklagter Anstaltskleidung, weil er keine eigene Kleidung hatte.)

Zum Verständnis aller dieser Äußerungen ist es notwendig, daß man sich vergegenwärtigt, daß v. d. L. während er selbst in trotziger Absperrung verharrte und zeitweise körperlich stark reduziert war, monatelang der genauesten Beobachtung seitens des Personals (er wurde dauernd durch das Zellenfenster von einem Beamten beobachtet, weil man mit einem Suizidversuch rechnete) und dauernder Nötigung zur Nahrungsaufnahme ausgesetzt war. Wochenlang war er fünf Tage der Woche in den stundenlangen Verhandlungen. Da ist es natürlich möglich, daß zeitweise bei ihm das Gefühl und der Gedanke aufkamen, daß alle diese Nachforschungen nach seiner Vergangenheit, die genauen Beobachtungen seines Verhaltens, die besondere Pflege, die man ihm angedeihen ließ, eine ungerechtfertigte und sonderbare Hineinziehung seiner persönlichen Dinge in das Gerichtsverfahren sei und daß man sich in einer Art und Weise seiner Persönlichkeit bemächtigte, der er sich widersetzen müsse und gegen die er protestierte. Es handelt sich hierbei um eine hyperästhetische Verarbeitung der Erlebnisse, wobei aber nicht etwa seine grundsätzliche Stellungnahme zu den Dingen verändert war.

Wir halten es auch durchaus für möglich, daß es unter den ungewöhnlich belastenden und erregenden Umständen des 42. Verhandlungstages in der Pause zum vorübergehenden Stimmenhören gekommen ist, daß in der Erregung ihm irgendwelche belanglose Gedanken, wie lange die Pause dauere usw., nicht mehr als eigene Gedanken, sondern als Stimmen erschienen sind. Eine Äußerung an anderer Stelle: „Ich bin mit deutlichen Bildern und Vorstellungen in der Zelle umhergegangen ...“ kann auf ähnliche Erlebnisweisen in der optischen Sphäre hinweisen.

Die letzten Wochen

Als wir ihn am 25. November wiedersahen, war die starke Erregung in ihm deutlich wieder abgeklungen. Er machte wieder einen ruhigen, entschlossenen Eindruck und beantwortete die Frage nach seinem Befinden mit Kopfnicken bzw. -schütteln. Er nahm den Brief des Bruders Jan wieder an sich und legte ihn zu seinen Sachen; er gibt zur Begrüßung und zum Abschied die Hand. Vor der Urteilsverkündung hat v. d. L. sich noch einmal in der Verhandlung vernehmen lassen: er bat um ein baldiges Urteil.

Nach dem 23. November bekam er einen Brief von einem holländischen Mädchen, in dem sie ihm schrieb, sie habe Mitleid mit ihm, der Dimitroff aber sei ein langweiliger Kerl. Er beantwortete diesen Brief unmittelbar, dankte, es sei sehr nett, daß sie ihm geschrieben habe, aber mit Dimitroff sei es doch anders. Den Brief des Mädchens legte er dem Dimitroff während der Verhandlung auf den Platz!

Wir selbst haben v. d. L. am Tage vor der Vollstreckung des Urteils — vor der endgültigen Urteilsverkündung durch den Oberreichsanwalt — noch einmal gesehen. Als wir die Zelle betraten, blickte er den Hereinkommenden sichtlich mit starkem Affekt, zunächst vielleicht etwas erschreckt entgegen. Als der eine von uns sich an ihn wendet und ihn nach seinem Ergehen fragt, ist er sichtlich empört und abweisend, sagt, er brauche keine ärztliche Untersuchung, man solle aus der Zelle herausgehen. Er steht auf, um sich jeder Aussprache zu entziehen, stellt sich an die von der Tür entfernte Fensterwand, etwas unruhig, den Ärzten zugekehrt, wiederholt, man solle ihn in Ruhe lassen und aus der Zelle herausgehen. Auf eine eingehende Unterhaltung zu drängen, schien im Hinblick auf den ausgesprochenen Wunsch v. d. L.s, nicht ärztlich behelligt zu werden, unangebracht. Seine Haltung war in der Entschlossenheit des Ausdrucks und in der entrüsteten Abweisung ärztlicher Einmischung von einem durchaus natürlichen und Respekt fordernden Affekt getragen. Der Geistliche berichtete uns, daß v. d. L. ihn in der gleichen Weise aus der Zelle gewiesen habe. Er habe sogar den Eindruck erweckt, daß er tätlich werden wollte.

Als ihm die Ablehnung des Gnadengesuches mitgeteilt und der Vollstreckungsbeschluß für den nächsten Tag eröffnet wird, entgegnete er dem Oberreichsanwalt: „Ich danke Ihnen für die Mitteilung, ich warte bis morgen." Er zeigte nach der uns gewordenen Mitteilung auch dabei eine entschlossene, durchaus nicht stumpfe Haltung. Eine Übersetzung ins Holländische lehnte er ab, weil er verstanden habe. Bei der Hinrichtung hatte er auf Befragen des Dolmetschers keine Wünsche. Seine Haltung war wie gewöhnlich.

Objektive Situation und Fragestellung an die Sachverständigen

Es ist für den Psychiater keine ganz gewöhnliche Situation, den Geisteszustand eines Menschen beurteilen zu müssen, dessen objektive innere Lage in entscheidenden Punkten nicht eindeutig geklärt und bekannt ist. Hier bei v. d. L. ist dies so gewesen. Die psychiatrische Beurteilung mußte mit zwei Möglichkeiten rechnen: Entweder hatte er die Tat allein begangen, ohne Mittäter, so wie er es selbst angab und wie die Verteidigung angenommen hat, oder er hatte Mittäter, wie es der Oberreichsanwalt annahm, dem sich der Senat in seinem Urteil anschloß. Im ersten Fall ist die auffällige Zurückhaltung von Anfang an und das hartnäckige Schweigen im weiteren Verlauf der Verhandlung im wesentlichen als eine psychopathische Trotzreaktion auf das Zusammentreffen mit den Gerichtsinstanzen aufzufassen. Allerdings wäre es dann von seinem Standpunkt aus verständlich, daß ihm das ganze Verfahren eigenartig und abwegig erscheinen mußte, wodurch seine trotzige Ablehnung des Verfahrens als „Symbolismus" begünstigt werden mußte. Hatte er aber Mittäter, so hat er während der ganzen Verhandlung, bis zu seiner Hinrichtung darüber Schweigen bewahrt, was dann gewiß eine unerhörte psychische Belastung für ihn gewesen ist. Wir sind nicht der Meinung, daß der je nach dem wirklichen Sachverhalt verschiedenen Lage der rationalen Motive eine entscheidende Bedeutung für das Zustandekommen und das Verständnis des Zustandes des v. d. L. in der Verhandlung beizumessen ist. Immerhin sind sie natürlich zu berücksichtigen.

Mit der Frage, die uns zur gutachtlichen Entscheidung vorgelegt war, hatte das eigenartige Verhalten des v. d. L. während der Verhandlung eigentlich nur mittelbar etwas zu tun, insofern wir uns die Frage vorlegen mußten, ob dieser Zustand vielleicht auf eine geistige Erkrankung hinweise, die an der *Zurechnungsfähigkeit zur Zeit der Begehung der Tat* zweifeln ließ.

Unser Gutachten

In unserer endgültigen gutachtlichen Stellungnahme im Dezember vor dem Reichsgericht wiederholten wir die Charakterisierung der Persönlichkeit des v. d. L. als eines von Jugend an etwas querköpfigen Menschen, der bei Situationen, in denen er irgendeiner Autorität gegenüberstand, zu Disziplinverstößen und zu Trotzreaktionen neigte. Intellektuell durchaus nicht schlecht veranlagt, vielleicht aber etwas eingeengt und in kommunistischen Gedankengängen befangen, zeigte er sich als ein rabulistisch und fanatisiert eingestellter Mensch, bei dem auch ein gewisses Geltungsbedürfnis in Erscheinung trat, der aber innerhalb seines Bekanntenkreises als aufopferungsfähig und von Solidaritätsgefühl erfüllt bekannt war.

Hinsichtlich des Zustandes, der sich in der Haft entwickelte, vertraten wir in Übereinstimmung mit unserer gutachtlichen Stellungnahme am 2. Verhandlungstage die Auffassung, daß es sich dabei um einen auf dem Boden dieser besonderen Charakterartung erwachsenen Zustand handle, hervorgegangen aus einer bewußten Zurückhaltung, die ganz offenbar eine Rolle spielte, die außerdem durch einen körperlichen Schwächezustand kompliziert war. Wir konnten darauf hinweisen, daß unsere Beobachtungen seit Beginn der Hauptverhandlung unsere damalige Annahme nur bestätigt hatten. So hat sich z. B. am 42. Verhandlungstage gezeigt, daß v. d. L. der Verhandlung ganz gut gefolgt war, wie wir es nach der Kenntnis seiner Persönlichkeit und auf Grund unserer Beurteilung seines psychischen Zustandes auch angenommen hatten. Wir wiesen darauf hin, daß wir das Ansteigen der inneren Erregung, die schließlich zu dem Eingreifen in die Verhandlung am 42. Verhandlungstage führte, schon tagelang vorausgesehen hatten, daß danach wieder eine deutliche Beruhigung eingetreten war. — Wir gaben unser endgültiges Urteil dahin ab, daß an seiner Zurechnungsfähigkeit im Sinne des § 51 St.G.B. zur Zeit der Begehung der Tat nicht zu zweifeln sei.

Diese gutachtliche Schlußfolgerung ist offenbar in Laienkreisen vielfach nicht verstanden worden. Dimitroff schloß seine Fragen an den Sachverständigen: Sie halten also den Mann für normal? Das ist natürlich bewußt irreführend. V. d. L. war vom Standpunkt einer Durchschnittsnorm aus gesehen selbstverständlich kein normaler Mensch. Nach seiner charakterologischen Abartigkeit gehört er im Sprachgebrauch der Psychiatrie zu den Psychopathen, die als Spielarten der Norm in ihrem Habitualzustand als zurechnungsfähig zu gelten haben.

Wenn man die bei v. d. L. vorliegende Psychopathie charakterisieren will, so liegt wie gewöhnlich kein reiner Typus vor, sondern ein Gemisch von Abartigkeiten. Man wird ihn als verworrenen Fanatiker anzusprechen haben, bei dem Geltungsbedürfnis, Aufopferungsfähigkeit, gemütliche Ansprechbarkeit und gesellschaftsfeindliche Trotzeinstellung sich verbinden, bei zwar mindestens durchschnittlicher, aber seinen unzweifelhaft im wesentlichen geistigen Interessen doch nicht gewachsener Intelligenz. Daher das Gemisch von formalistischer Dialektik mit unklaren kommunistischen Zielsetzungen. Derartige Individuen sind nicht als krank zu bezeichnen, sie verfallen aber leichter als Gesunde in organische Bewußtseinsstörungen. Daß zur Zeit der Begehung der Tat eine solche Bewußtseinsstörung nicht vorlag, sondern ein ausgesprochenes Zweckverhalten, ist oben erörtert. Sie geraten aber auch unter dem Einfluß von Erlebnissen, wie es zum Beispiel die Haft ist, in mehr oder weniger bewußtseinsnahe und zweckgerichtete Reaktionen — Haft-Situations-Reaktionen —, die je nach der Charakterstruktur des Individuums verschiedene Farbe haben. Derartige Haftreaktionen heben nach allgemeiner psychiatrischer Erfahrung die Verhandlungsfähigkeit nicht auf, weil gute Auffassungsfähigkeit nebenher zu gehen pflegt und hinter der abnormen Haltung die intakte Persönlichkeit steht. Wir hatten auf Grund unserer Beobachtung durchaus die Überzeugung, daß — die Möglichkeit einer Infreiheitsetzung angenommen — der ganze Komplex geschwunden wäre, ohne daß deshalb von einer bewußten Simulation zu sprechen gewesen wäre.

Die Differentialdiagnose

Wir haben also in unserem Gutachten den Standpunkt vertreten, daß es sich bei v. d. L. um eine derartige Persönlichkeit handelte, und daß es sich bei dem eigenartigen akinetisch aussehenden Zustandsbild, das er fast während der ganzen Hauptverhandlung bot, um einen reaktiven Zustand dieser psychopathischen Persönlichkeit gehandelt hat. Die einzige differentialdiagnostische Erwägung, die im Hinblick auf den eigenartigen Zustand während der Hauptverhandlung überhaupt ernstlich in Betracht gezogen werden kann, ist die, ob es sich vielleicht um eine schizophrene Psychose gehandelt haben könnte. Es scheint uns wenigstens verständlich, daß jemand, der v. d. L. nur aus der Hauptverhandlung kennt oder nur auf indirekte Schilderungen und Gerüchte überhaupt angewiesen ist, an diese diagnostische Möglichkeit denkt.

Dazu ist zunächst zu sagen, daß er in der Anamnese nach den Angaben seiner Verwandten und Freunde durchaus nicht so erscheint, wie wir es als typisch für Persönlichkeiten kennen, die zu schizophrenen Erkrankungen disponiert sind. Er hat eine ganze Reihe von Freunden, ist ein frühzeitig sehr aktiver Mensch gewesen, der es verstanden hat, die seiner Aktivität entsprechenden Tendenzen auch bei andern Menschen, auf die er erheblichen Einfluß gewinnen konnte, durchzusetzen. Er wird als offen, kameradschaftlich, aufopferungsfähig und nicht nachtragend geschildert.

Der recht lebendige persönliche Eindruck, den wir in unseren ersten Unterhaltungen und Untersuchungen im März 1933 gewonnen haben, entsprach durchaus dem Bilde, das man nach diesen anamnestischen Daten (die wir damals noch nicht in ihrer Gesamtheit hatten) erwarten konnte.

Bei dem weiteren Verhalten, bzw. bei der weiteren Entwicklung des Zustandes muß man in Betracht ziehen, in welcher außerordentlich schwierigen Situation sich der Angeklagte teils gezwungen, teils freiwillig befand. Es kann nämlich nach unserem Eindruck keinem Zweifel unterliegen, daß es ihm mit seinen kommunistischen Ideen, wenn diese auch recht unklar bei ihm waren, wirklich ernst war. Es kann daher auch keinem Zweifel unterliegen, daß es ihm wirklich ernst war mit der Ablehnung des Gerichtsverfahrens und mit der Ablehnung des Verteidigers. Wenn darüber ein Zweifel hätte bestehen können, so ist dieser durch seine eigene Äußerung, die er am 42. Verhandlungstage gegenüber seinem Rechtsanwalt tat, behoben. Es ist ihm auch ernst mit der

Ablehnung des Geistlichen und mit der Ablehnung der ärztlichen Untersuchung nach dem Urteil. Bezeichnend ist, wie anders er sich dem Oberreichsanwalt gegenüber am gleichen Tage benimmt, dem er für die Verkündung des Urteils dankt und ihm sagt, er warte auf den nächsten Tag.

Man muß sich darüber klar sein, daß diese teils durch die Haft erzwungene, freigewählte völlige Isolierung eine unerhörte Anforderung an den 24jährigen Menschen stellte. Daß in dieser inneren Situation die Bekanntgabe des Gutachtens der Brandsachverständigen, wodurch ihm klar wurde, daß man seinen Angaben keinen Glauben schenkte, und die Überreichung der Anklageschrift, woraus er zum erstenmal mit Sicherheit ersehen haben wird, daß das Verfahren über sein Leben entscheiden soll, unerhörte Belastungen für ihn waren, versteht sich von selbst. Daß daraufhin bei dem zu Trotz- und Widerstandsreaktionen neigenden Menschen eine solche Reaktion einsetzte, ist gewiß verständlich, sicher verständlicher als die Annahme, daß zufällig gerade in diesem Augenblick ein katatoner Zustand auf dem Boden einer schizophrenen Psychose eingesetzt haben sollte.

Wir haben es immer abgelehnt, dieses ganze Verhalten als eine reine Zweckreaktion aufzufassen. Wir glauben, daß der stuporös aussehende Zustand aus einer Kombination von Auflehnungswillen und Hilflosigkeit zustande gekommen ist. Es spricht ja schon der Hungerstreik (den er, wie oben gesagt, auch schon gelegentlich früher angewandt hat) für eine kindlichem Verhalten verwandte Reaktionsweise.

Dann kam zunächst die Zeit der starken Gewichtsabnahme, bis er seinen Widerstand in gewissem Maße aufgab, wieder richtig zu essen anfing und sich allmählich körperlich erholte. Mit der Besserung des körperlichen Zustandes veränderte sich auch sein Verhalten; man hatte nicht mehr den Eindruck so starken Leidens, wie zuvor, und dann kam die allmählich sich steigernde Erregung, bis er sich am 42. Verhandlungstage Luft machte, und wir sahen an ihm schließlich nach seiner Verurteilung in der Bestimmtheit seiner Haltung, Lebendigkeit des Ausdrucks und in dem wenigen, was er sagte, eine dem Ernst der Situation und seiner ursprünglichen Wesensart durchaus entsprechende Verhaltensweise.

Sicherlich handelte es sich bei dem ganzen Zustand um eine Haftreaktion. Im Rahmen einer solchen ist es durchaus möglich, daß v. d. L. in der seelischen Situation und bei der starken inneren Erregung, in der er sich befand, vorübergehend die Vorgänge in seiner Umgebung mißdeutete und vielleicht auch einmal in der Zeit um den 42. Verhandlungstage eigene Gedanken und Vorstellungen als Stimmen und Bilder erlebte. Es muß sich dabei nur um etwas ganz Episodisches gehandelt haben. Die Zuwendung zu dem Untersucher bzw. die Stellungnahme zu ihm, auch in der Zeit, als er jegliche Antwort verweigerte, war niemals die eines chronisch halluzinierenden Geisteskranken. Die Affektreaktion war nicht nur jeweils lebhaft, sondern auch in mannigfacher Weise moduliert.

Wäre so die Annahme einer schizophrenen Psychose schon nach dem Zeitpunkt des Auftretens nur bei einem ganz eigenartigen zeitlichen Zusammentreffen mit den belastenden Mitteilungen zu verstehen, so muß bei genauerer Kenntnis des Symptomenbildes, vor allen Dingen im Hinblick auf die jederzeit lebendige Affektivität, eine schizophrene Psychose ganz außer Betracht bleiben. Es mag noch gesagt werden, daß niemals Erscheinungen der Katalepsie und Befehlsautomatie vorhanden waren.

Es sind dann noch wunderliche, ärztlich nicht ernst zu nehmende Diagnosen im Publikum, vor allem in der ausländischen Presse, umgegangen, die nur aus der dort herrschenden eigenartigen Atmosphäre des Mißtrauens zu verstehen sind. L. sei im Gefängnis künstlich in Hypnose versetzt worden, sein Verhalten sei auf die Einwirkungen narkotischer Mittel (Skopolamin) zurückzuführen gewesen. Man kann von der abenteuerlichen Unterstellung, die in einer solchen Annahme gegen die Ärzte gelegen ist, absehen. Auch wenn man an die nicht bestehende Möglichkeit glauben wollte, jemand täglich nicht nur durch stundenlange Verhandlungen hindurch, sondern — da das Verhalten im Gefängnis selbst nicht anders war — dauernd durch Wochen und Monate in einem Zustand der Hypnose zu halten, konnte der psychische Habitus in der verhaltenen Affektuosität und der selbständigen Ablehnung niemals ernsthaft an das Bild eines Hypnotisierten denken lassen. Ebenso unsinnig ist die Annahme, daß das Verhalten das Ergebnis von narkotischen Mitteln gewesen sei. Es hat sich, worüber die Beobachtung ja — wie gesagt — keinen Zweifel ließ, nicht um einen Schlafzustand, sondern um einen deutlich affektiv bedingten Abwehrzustand gehandelt. Es bedarf deshalb kaum der Erwähnung, daß sich keine Skopolaminwirkung an den Pupillen fand. Es wäre übrigens auch schwer verständlich, warum sich v. d. L. am 42. Verhandlungstag, an dem er sich ja mehrere Stunden lang ausgesprochen hat, nicht irgendwie zu solchen Beeinflussungen geäußert hätte.

Es ist nur die eine Auffassung möglich: Dieser junge 24jährige Mensch hat sich mit einer erstaunlichen affektiven Unerbittlichkeit, ja Verbissenheit, konsequent gehalten bis zu seiner Hinrichtung. Darin liegt — gerade im Hinblick auf sein jugendliches Alter — eine erstaunliche menschliche Leistung. Aber er war eben auch ein ungewöhnlicher Mensch: Er war von brennendem Ehrgeiz, daneben bescheiden und kameradschaftlich; ein Wirrkopf, ohne rechtes Bedürfnis nach intellektueller Klarheit, dabei aber doch einer unbeugsamen Entschlossenheit fähig, für widersprechende Argumente einsichtslos und unbelehrbar. Er war gutmütig und nicht nachtragend, aber gegen alle Autorität lehnte er sich auf. Diese grundsätzliche Tendenz war wohl seine bedenklichste Eigenschaft, die ihn am ehesten auf den verhängnisvollen Weg wies, den er gegangen ist. Die frühe Verführung zu kommunistischen Ideen hat sicher in der gleichen Richtung gewirkt; aber das Ungezügelte in seinem Temperament machte es ohnehin nicht wahrscheinlich, daß er einen ruhigen und geordneten Weg durchs Leben ging. In irgendeiner Weise Ungewöhnliches war von ihm zu erwarten. Geisteskrank ist er aber darum nicht gewesen.

5. Über das Lachen, das Weinen und das Gähnen *

Jedem für die Problematik der menschlichen Bewegungen Interessierten muß das Lachen und das Weinen als etwas Besonderes aufgefallen sein: diese Besonderheit, die in der nachfolgenden Studie herausgearbeitet werden soll,

* Aus den Kuranstalten Westend, Berlin (Leitender Arzt: Prof. Dr. J. Zutt). — Allg. Z. Psychiat. 110, 224 (1939).

trennt diese beiden in ihrer Art und Weise vereinzelten Bewegungsvorgänge von allen anderen ab. In dieser Einzigartigkeit zeigt sich, wie kompliziert der Aufbau des menschlichen Bewegungsgesamts sein muß, wie unzureichend unsere übliche begriffliche Gliederung in Ausdrucksbewegungen, Zielbewegungen usw. ist. — Von einer sorgsamen Beschreibung der Phänomene dürfen wir aber nicht nur Aufklärung über die Kompliziertheit der Wirklichkeit erwarten, sondern auch einen aufklärenden Einblick in ein Teilgebiet.

Die beiden Phänomene lassen sich in folgender Weise beschreiben: Sie entwickeln sich beide am sichtbarsten in der Gesichtsmuskulatur mit dem Unterschied der jeweils physiognomisch andersartigen Bewegungsgestalt. Ferner ist die Atemmuskulatur beteiligt, es kommt zu krampfhaften Atmungsaktionen, wobei beim Lachen stoßweise, klonische Ausatmung, beim Weinen Einatmung charakteristisch ist. Durch diese heftige Beteiligung der Atmung kommt es dazu, daß der ganze Körper vom Lachen oder Weinen — das wir in seiner heftigsten Form Schluchzen nennen — geschüttelt wird. Als weiteres Phänomen tritt am auffälligsten beim Weinen die Tränenentwicklung dazu, die aber auch beim heftigen Lachen keineswegs fehlt; es gibt Tränen des Schmerzes und der Freude. Als Letztes ist noch der Einfluß auf den Tonus der Gesamtmuskulatur zu erwähnen, auf die Bewegungsbereitschaft: Beide sind herabgesetzt, beim Lachen mehr als beim Weinen. Wer lachen muß, befindet sich in einem Zustand nahezu völliger Kraftlosigkeit, Wehrlosigkeit.

Es ist zu betonen, daß wir hier nur das eigentliche Lachen und Weinen meinen, d. h. wenn wir wirklich lachen *müssen*, wenn das Lachen oder Weinen über uns kommt, eben in Gang kommt, abläuft und endet. Es ist ja für die willenspsychologische Stellung der beiden Vorgänge von großer Wichtigkeit, daß dieser Ablauf unserer Willkür nur beschränkt zugänglich ist: wir *können* nicht lachen, wenn wir wollen, sondern wir *müssen* lachen, wenn die aktuelle innere Situation uns zum Lachen drängt: wir können versuchen, es zu „unterdrücken“, d. h. den Vorgang nicht zur Entwicklung kommen zu lassen, was bei großer Spannung zwischen dieser Tendenz und der andersartigen Affektsituation zum „Herausplatzen“ führen kann oder zum „Losheulen“. Wir können wohl auch Dauer und Heftigkeit unterstützen, indem wir uns dem Vorgang hingeben, wir können ihn auch in seiner Entwicklung hemmen und abkürzen. Alle diese Erfahrungen zeigen die sonderbare Stellung der beiden Bewegungsabläufe in willenspsychologischer Beziehung, sie treten bei bestimmten inneren Situationen auf, u. U. auch gegen unseren Willen.

Es ist etwas ganz anderes, daß wir in jedem Augenblick so tun können, als ob wir weinen oder lachen, etwa als Schauspieler [1]. Das „Weinen“ ist in dieser Weise aus zwei Gründen viel seltener als das Lachen: Erstens spielt bei ihm die Tränenentwicklung eine viel größere Rolle, und diese kommt nur beim *echten* Weinen zur Entwicklung. Die Kombination des Bewegungsvorgangs mit der dem Willen völlig entzogenen Tränensekretion ist ja gerade ungemein bezeichnend für die hervorgehobene willenspsychologische Sondersituation. Zweitens aber gehört das Weinen entsprechend seiner Zuordnung zur Trauer zu den

[1] Vergl. hierzu die Arbeit d. Verfassers: „Die innere Haltung. Eine psychol. Untersuchung und ihre Bedeutung für d. Psychopathologie, insbesondere im Bereich schizophrener Erkrankungen.“ Monatsschrift für Psych. u. Neurologie. Bd. LXXIII und diese Sammlung S. 1.

mimischen Vorgängen, die auch schon in Andeutungen im Zusammensein mit andern gemieden werden. Ganz anders das Lachen, das im Zusammensein mit andern eine große Rolle spielt. Es gibt Menschen, die außerordentlich viel zu lachen scheinen; bei genauerer Beachtung ist aber zu merken, daß sie sehr selten wirklich lachen, was ja von der inneren Bereitschaft zu Humor und Komik abhängt. Solchen Menschen selbst kann das Gefühl für den Unterschied verlorengegangen sein, sie befinden sich in einer Selbsttäuschung, die beim Weinen wegen des ausbleibenden Tränenflusses kaum möglich wäre. Aber auch beim Durchschnittsmenschen spielen „dem Lachen ähnliche" mimische Vorgänge, z. B. das Lächeln, eine große Rolle. Man achte darauf, wie oft man ein paar rhythmische „Lachstöße", eventuell auch nur einen, in das Sprechen eingliedert. Die Interjektion ‚Ha!' ist ja nichts anderes als ein solcher „Lachstoß".

Die Vorgänge des Lachens und Weinens sind eben für die Gestaltung unserer Gesamtmimik über ihr eigentliches Auftreten hinaus von wesentlicher Bedeutung: Der Ausdruck der Heiterkeit und der Bekümmernis und alle verwandten mimischen Variationen haben ihre Gestaltsqualität von diesen Vorgängen her, sind gewissermaßen nach ihnen gerichtet. Lachen und Weinen sind elementare Motive, auf denen sich die Melodie unserer Mimik aufbaut und über die als ein Thema sie variiert.

Es gibt Erfahrungen, die uns das Wesen der beiden Vorgänge als solcher Grundlagen für die Gestaltung der menschlichen Mimik — allgemeiner, ihre Besonderheit überhaupt — noch deutlicher machen und näherbringen können: Hierhin gehört die Tatsache, daß die beiden Vorgänge auch zeitlich in der Ontogenese als Grundlagen angesehen werden können, indem sie die ersten mimischen Äußerungen sind, die Gemütsregungen des Säuglings kundtun. Bei Menschen, bei denen die normale Mimik nicht zur differenzierten Entwicklung kommt, bei Idioten z. B. als Ausdruck einer allgemeinen Undifferenziertheit des Seelenlebens oder bei Blinden als Zeichen der durch die mangelnde optische Anregung ausgebliebenen Gebärdendifferenzierungen, ist stets Lachen und Weinen deutlich ausgebildet vorhanden. Auch schwerere Formen der parkinsonistischen Akinese werden stets noch durch Lachen und Weinen bei entsprechender innerer Situation durchbrochen, wenn längst keine anderen mimischen Äußerungen, wie Erstaunen, Mißtrauen oder gespannte Aufmerksamkeit, sichtbar werden.

Eine andere wichtige Erfahrung ist das Symptom des *Zwangslachens* und *Zwangsweinens*. Es kommt dabei zu — meist besonders heftigem — Lachen oder Weinen, das der betreffende Kranke nicht zu unterdrücken vermag. Diese Erscheinung hat nichts mit affektiver Labilität zu tun, mit der bei manchen Krankheitszuständen vorkommenden gesteigerten affektiven Ansprechbarkeit mit den entsprechenden Ausdrucksbewegungen, sondern das Charakteristische des Zwangslachens und Zwangsweinens ist gerade die mögliche Verselbständigung des an sich typischen Bewegungsphänomens vom gleichzeitigen Affektzustand. Es kann wohl ein adäquater Anlaß das Zwangslachen oder Zwangsweinen in Gang bringen, ein Scherz oder ein betrübender Gedanke; das Lachen oder Weinen hört dann aber nicht nach einer natürlichen Zeit auf, sondern es dauert an, und zwar oft in einer für den Patienten quälenden Weise wegen des Widerspruchs zwischen der mimischen Äußerung und dem gleichzeitig bestehenden Affekt, meist des Unmuts, des Ärgers über die Peinlichkeit der Situation. Ich habe einen Fall gesehen, der durch das Befremdliche des Vorgangs in einen Zustand ausgesprochener Angst versetzt wurde, während er vor Lachen geschüttelt war [2]. Überhaupt kann das Zwangslachen und Zwangsweinen auch ganz ohne adäquaten Anlaß in Erscheinung treten. Man kann an diesen Phänomenen wiederum sehen, daß diese Bewegungsvorgänge etwas Besonderes sind. Es gibt keine anderen Bewegungsabläufe, die im gleichen Sinne als „Zwangsphänomene" auftreten können. Auch anderen Affekten entspricht eine mimische Gestalt: Dem Schreck, dem Zorn, der Angst. Diesen physiognomischen Gestalten fehlt aber ganz der Charakter der Selbständigkeit des Ablaufs, das in einem Augenblick in-Gang-kommen, Ablaufen und zur-Ruhe-kommen. Es gibt kein „Zwangsstaunen", „Zwangswüten" usw. Ganz offensichtlich sind die diesen Affektzuständen zugeordneten mimischen Vorgänge nicht in der gleichen Weise selbständige motorische Abläufe und daher auch nicht unter pathologischen Bedingungen verselbständigt.

Nun kennen wir aber wohl andere bezüglich der willenspsychologischen Situation und der Selbständigkeit des Ablaufs gut vergleichbare Phänomene: Vor allen Dingen das Gähnen, aber auch das Niesen, den Singultus, das Husten. Gerade durch eine solche Zusammenstellung wird man leicht den Einwand hervorrufen, bei diesen Phänomenen handle es sich doch gar nicht um Vergleichbares; es seien hier ja nicht mehr „Ausdrucksbewegungen" — Bewegungen, die einen seelischen Gehalt in ihrer Gestalt sinnfällig machten —, sondern primitive Reaktionen auf körperliche Reize.

Darauf ist zunächst zu erwidern, daß jede Bewegung eine Ausdrucksbewegung ist, *insofern* sie aus einem inneren Zustand heraus gestaltet wird und nicht auf ein äußeres Ziel hin. Wir finden die Bezeichnung Ausdrucksbewegung allerdings erst dann am Platze, wenn dieser innere Zustand, aus dem heraus die Bewegung Gestalt gewinnt, ein sinnvolles Erlebnis ist, dessen Sinn eben in der Ausdrucksbewegung erscheint. Ohne Zweifel gehört das Lachen und das Weinen als Ausdruck der Freude und der Trauer zu den Ausdrucksbewegungen. (Die oben beschriebenen Besonderheiten lassen diese Bewegungsphänomene aus dem Gesamt der Ausdrucksbewegungen wiederum mit Sicherheit aussondern.) Gähnen, Niesen, Singultus und Husten scheinen primitive Reaktionen auf körperliche Zustände und Reize zu sein. Sie zeigen aber formal wieder auffällige Gemeinsamkeiten mit dem Lachen und dem Weinen: Alle diese Bewegungsabläufe verwirklichen sich nämlich im wesentlichen an der Atemmuskulatur und Gesichtsmuskulatur. Es sind Abläufe, die in Gang gekommen, mit einer notwendigen Gesetzmäßigkeit ablaufen, bis sie zur Ruhe kommen. Wir können wiederum ihren Ablauf zulassen oder versuchen, ihn zu unterdrücken. Wir können auch so tun, als ob wir gähnen, niesen usw. Wir finden also die gleiche willenspsychologische Situation bei diesen Vorgängen, wie beim Lachen und Weinen. Dabei ist es sicher nicht ohne Bedeutung, daß an allen diesen Vorgängen die Atmung wesentlich beteiligt ist. Die Atmung, die in willenspsychologischer Hinsicht ihre Zwischenstellung zwischen einem willkür-

---

[2] Zutt, „Migräne mit Zwangslachen und Zwangsweinen." Zbl. ges. Neur. u. Psych. Bd. 52, 1929.

lichen Bewegungsvorgang und einem vegetativen Funktionsablauf so deutlich erweist: Im Grunde läuft sie von selbst ab, in Gang gesetzt und gehalten (sogar im Schlaf) von einem physiologischen Geschehen, das unter Umständen als Lufthunger und Erstickungsgefühl in Erscheinung treten kann. Andererseits können wir die Atmung unterdrücken (bis sich die physiologische Notwendigkeit durchsetzt — bis man gewissermaßen auch hier „herausplatzt") oder ihr freien Lauf lassen. Wir können aber auch willkürlich atmen, z. B. hyperventilieren, auch nach Aufhören jeden Luftbedürfnisses weiteratmen. Diese Weise des Zusammenwirkens von gesetzmäßig auf bestimmte innere Zustände einsetzenden, in ihrer Form festliegenden Bewegungsabläufen mit willkürlicher Einwirkungsmöglichkeit finden wir nur bei der Atmung und bei den erwähnten Bewegungsabläufen: dem Lachen, Weinen, Gähnen, Niesen, dem Singultus und dem Husten, an deren Gestaltung die Atmung jeweils einen bedeutsamen Anteil hat. Sicher sind wir berechtigt, hierin einen keineswegs zufälligen Zusammenhang zu sehen.

Lassen wir das Husten und den Singultus und das Niesen außer Betracht. Die Zustände, denen sie zugeordnet sind, sind primitve Körperreize. Hingegen scheint es fruchtbar, das Gähnen genauer zu betrachten und zum Lachen bzw. Weinen in Beziehung zu setzen. Zunächst ist noch einiges über die Ähnlichkeit der Erscheinungen zu sagen: Auch das Gähnen hat eine Beziehung zum Körpertonus. Abgesehen davon, daß es selbst einen tonischen Anspannungszustand darstellt, verbindet es sich leicht mit dem „Sichrekeln" zu einer umfassenden tonischen Muskelaktion. Ferner kommt es auch beim lebhaften Gähnen zu Tränensekretion.

Wer sich nicht mit dem Problem befaßt hat, wird es auf Befragen wahrscheinlich ablehnen oder zum mindesten zögern, das Gähnen als Ausdrucksbewegung zu bezeichnen, während er dieselbe Frage für das Lachen und Weinen bejahen wird. Der Grund für die verschiedene Stellungnahme ist begründet in der obenerwähnten Begrenzung des Begriffs Ausdrucksbewegung auf Bewegungen solcher Zustände, die man als sinnvolle Erlebnisse bezeichnen kann. Freude und Trauer, Lachen und Weinen gehören ohne Zweifel in diese begriffliche Umgrenzung. Müdigkeit und Gähnen sind aber etwas anderes; man möchte sagen etwas mehr körperliches, Primitives, seelisch Undifferenziertes. Die Müdigkeit ist ja auch kein Affekt wie Freude und Trauer, kein Zustand, der in Beziehung zum Sinn der erlebten Umweltsituation steht, sondern zu täglich regelmäßig wiederkehrendem physiologischem Geschehen, dem Schlafen und dem Wachen. In dieser Hinsicht ist sie also eher verwandt dem Hunger und dem Durst. (Man sieht hier, wie verwickelt die Dinge in Wirklichkeit sind!)

Dies alles ist zutreffend, meint zutreffend einen wirklichen, ganz offenbaren Unterschied. Hingegen darf man auch folgendes nicht vergessen: Es gibt eine eigenartige Beziehung zwischen *Müdigkeit* und *Langeweile.* Auch Langeweile führt zum Gähnen oder besser: Es begünstigt sein Auftreten. Bei der Langeweile handelt es sich aber wieder um einen Zustand, der als Reaktion auf den Sinn der äußeren und inneren Situation aufzufassen ist. Die Art dieses Zustandes steht den Affekten zweifellos näher als die einfache Müdigkeit. Das der Langeweile zugeordnete Gähnen ist im gleichen Sinn eine Ausdrucksbewegung wie das Lachen und das Weinen. Andererseits haben auch die Affekte der Trauer und der Freude ihre — wenn auch weniger wesentlichen — Beziehungen zu körperlichen Zuständen oder Reizen. Die Beziehung des körperlichen Schmerzes zum seelischen Schmerz ist beim Erwachsenen nicht mehr deutlich, beim Säugling und Kleinkind aber wohl. Das Weinen ist in dieser frühen Entwicklungsperiode auch noch die adäquate Reaktion auf körperlichen Schmerz. Eigentümlich ist die Beziehung zwischen dem Kitzelgefühl und dem Lachen. Es muß wohl eine gewisse Bereitschaft zum Lachen vorhanden sein, damit es auf einen Kitzelreiz hin einsetzt; aber auch Witze müssen auf günstige Stimmung treffen! Dann kann es aber unwiderstehlich durch solche Reize in Gang gehalten werden, wobei es beinahe zu einer dem Zwangslachen ähnlichen inneren Situation kommen kann, weil der innere Zustand des Gequältseins gegen das durch das Kitzelgefühl in Gang gehaltene Lachen kontrastiert.

Wir sehen also dem Zustande des körperlichen Schmerzes, des seelischen Schmerzes, der Trauer zugeordnet das Weinen; dem Kitzelgefühl, der Freude zugeordnet das Lachen; der Müdigkeit, der Langeweile zugeordnet das Gähnen. Zur ergänzenden Orientierung in diesen Bereichen ist noch hinzuzufügen, daß der Müdigkeit und Langeweile als polarer Gegensatz Wachheit und lebhafte Aufmerksamkeit zuzuordnen sind. Auch hier werden wieder Beziehungen sichtbar: Müdigkeit und Trauer lähmen die Aktivität, Freude und Wachheit beleben sie. Der Wachheit und der lebhaften Aufmerksamkeit ist aber ein besonderer Bewegungsvorgang wie den Zuständen der Trauer, der Freude und der Müdigkeit nicht zugeordnet.

Ferner ist noch zu erwähnen, daß auch das Gähnen in der Ontogenese zu den ersten menschlichen, in ihrer Gestaltung fertigen Bewegungsabläufen gehört (ebenso wie Niesen, Singultus und Husten). Das Gähnen findet sich auch schon bei den Tieren im Gegensatz zum Lachen und Weinen. Auch hierin ist ein Hinweis zu sehen auf den Unterschied unter den drei genannten Phänomenen. Die Frage, ob es ein dem Zwangslachen entsprechendes Zwangsgähnen gibt, ist nicht zu beantworten. Dies liegt zunächst an der kurzen Zeitdauer des einzelnen Gähnens, so daß es kaum jemals so auffällig und so lästig werden kann. Zudem wird es jeweils im konkreten Fall nicht ebenso leicht sein zu sagen, ob die vorhandene Müdigkeit und Langeweile ausreicht, das Gähnen herbeizuführen, wie es jeweils leicht ist zu sagen, ob Trauer oder Heiterkeit das Weinen oder Lachen erklärten.

Wir sehen also, daß das Lachen und das Weinen gleichartige, einzigartige Bewegungsabläufe sind. Sie sind wichtige Ausdrucksbewegungen, elementare Bewegungsmotive für den differenzierten Aufbau der menschlichen Mimik. Als Ausdrucksbewegungen haben sie Beziehungen zu anderen Ausdrucksbewegungen, unterscheiden sich aber von ihnen allen durch ihre eigentümliche Stellung in willenspsychologischer Beziehung, worin natürlich auch eine Besonderheit der entsprechenden physiologischen Vorgänge zu sehen ist. Durch diese Sonderstellung rücken sie in eine wesensgemäße Nähe zu anderen Bewegungsphänomenen, vor allem zum Gähnen. Die Weise des nur bedingten Unterworfenseins unter den Willen und das gesetzmäßige Hervorgehen aus bestimmten inneren

Zuständen teilen alle diese Bewegungsvorgänge mit der Atembewegung, die am Aufbau der genannten Bewegungsvorgänge einen wichtigen Anteil hat. Über diesen willenspsychologischen und formalen Zusammenhang hinaus ergeben sich bemerkenswerte Beziehungen zwischen den Zuständen der Trauer, der Freude, der Müdigkeit und der Wachheit.

Schließlich kann noch daran erinnert werden, daß Müdigkeit, Affekte und unwillkürliche Bewegungsabläufe auch gewisse lokalisatorische Hinweise in der Richtung der tiefen Hirnzentren enthalten. Im Krankheitsbilde der Narkolepsie finden wir als wesentlichste Symptome Störungen im Bereich der Müdigkeit, des Schlafes und des den Affekten zugeordneten Bewegungsverhaltens (im sogenannten affektiven Tonusverlust, z. B. im Lachschlag) — eine Tatsache, durch die — wie in unseren Betrachtungen — Licht auf die nahen Beziehungen geworfen wird, die zwischen Müdigkeit und Affektivität — jedenfalls den zugeordneten Bewegungsabläufen — besteht.

6. Das psychiatrische Krankheitsbild der Pubertätsmagersucht*

Wer Gelegenheit hatte, mehrere Fälle von Pubertätsmagersucht zu sehen und zu untersuchen, für den kann wohl kein Zweifel darüber sein, daß hier ein psychiatrisches Problem vorliegt. Auch aus der gar nicht kleinen im wesentlichen internistischen Literatur, insbesondere aus den dort mitgeteilten Krankengeschichten gewinnt man diesen Eindruck. Eine zusammenfassende psychiatrische Bearbeitung fehlt aber bisher. In der klinischen Wochenschrift[1] habe ich das Ergebnis meiner eigenen Erfahrungen mit solchen Krankheitsfällen — ich habe im Laufe der Jahre etwa 20 Fälle kennen gelernt — kurz zusammengefaßt. Im Nachfolgenden möchte ich das Thema in der für einen psychiatrischen Leserkreis gebotenen Ausführlichkeit zur Darstellung bringen, insbesondere 6 Krankengeschichten mitteilen, aus denen sich auch derjenige ein Urteil zu bilden vermag, dem derartige Fälle bisher nicht begegnet sein sollten.

1. Agnes Ka. Die 24jährige Pat. kam aus eigenem Antrieb in die Sprechstunde, aus Arztbedürfnis. Sie ist die Tochter eines Schrankenwärters in der Gegend von Hannover. Der Vater war 75% kriegsbeschädigt. Früher habe er sehr viel Schnaps getrunken zu Hause für sich allein. Er war oft betrunken, so daß die Mutter und die Kinder viel unter ihm zu leiden hatten. Im Jahre 1940 erhängte er sich. Die Kinder hielten alle zur Mutter, die sehr gut zu ihnen war. Die Mutter wird als kräftige, vergnügte Frau geschildert. Man müsse sich eigentlich darüber wundern, daß sie bei dem schweren Leben noch so gut auf dem Posten sei. Es waren im ganzen 8 Kinder da, von denen 3 klein starben. Die Älteste ist seit 12 Jahren in der Heil- und Pflegeanstalt in Lüneburg als Pflegerin. Sie war einmal eine kurze Zeit verheiratet, ließ sich dann scheiden und wird jetzt wieder heiraten. Die zweite Tochter ist sehr gut verheiratet, hat 2 Kinder, der Mann ist im Felde. Die Pat. ist die Dritte. Dann kommt ein Bruder, der gesund, im Kriege Soldat war. Die jüngere Schwester ist 16 Jahre alt und lernt noch.

Die Pat. war als Kind gesund bis auf Masern, Scharlach und eine mit 12 Jahren zuerst, seitdem zeitweilig bis heute immer wieder auftretende Schuppenflechte. Sie erzählt, daß sie gut und gern gelernt habe, die beste Schülerin gewesen sei; für Erdkunde, Rechnen, Singen und

---

* Aus den Kuranstalten Westend, Berlin. — Arch. Psychiat. 180, 776 (1948).

[1] ZUTT, JÜRG: Klin. Wschr. 1946, 1/4.

Turnen habe sie das meiste Interesse gehabt. Sie erzählte selbst mit lebhaftem Affekt von ihren Erfolgen, die sie in Sportwettkämpfen hatte. Sie hat nie mit Puppen gespielt, lieber im Freien mit dem Bruder zusammen Fußball. In diesem Zusammenhang sagt sie: „das vorausgesetzt: Für Kinder habe ich nie Interesse gehabt". Die Mutter bestätigte die Angaben der Pat. Sie habe eine normale unauffällige Entwicklung unter den Geschwistern genommen, sei ausgeglichen, heiter gewesen und eine gute Esserin. Besonders gern aß sie Süßes und Kuchen. Sellerie mochte sie nicht. Vor der Krankheit sei sie etwas dick gewesen, das liege in der Familie der Mutter. Entsprechend der sozialen Stellung der Familie war sie bis auf eine Reise mit der Mutter zur Tante im Rheinland immer zu Haus. Mit 12 Jahren fing die Menstruation an, sie war schwach und kam alle 3 Wochen.

Mit 15 Jahren trat die Pat. ihre erste Stellung als Hausgehilfin bei einem Viehhändler in B. an, sie machte dort Hausarbeit und Arbeiten auf dem Felde. Sie war gern dort, und es ging das erste Jahr alles sehr gut. Als sie 16 Jahre alt war, begann eine störende Obstipation. Sie sprach mit der Frau des Viehhändlers darüber, die ihr riet, Abführmittel zu kaufen und einzunehmen, was sie auch tat. Es half aber nicht viel, sie war oft tagelang obstipiert. Sie hatte dabei aber Hunger und aß genau so viel und gern wie sonst. Sie wog 125 Pfund und wäre gern ein bißchen schlanker gewesen, aber sie hat es nie fertig gebracht, deswegen zu hungern. Gegen Ende des 16. Lebensjahres hatte die Pat. häufig Kopfschmerzen, sie hatte keine rechte Lust mehr zur Arbeit und mußte sich furchtbar quälen, um das zu erledigen, was gerade zu tun war. Zur selben Zeit wurde die Periode schwächer und setzte zuweilen ganz aus. Sie gab ihre Stellung auf, nahm eine andere an, wo die Arbeit leichter war, und blieb dort $2^1/_2$ Jahre. Der Zustand blieb im ganzen genommen der gleiche, sie mußte die meiste Zeit Abführmittel nehmen, immer wenn sie stärker obstipiert war, setzte die Periode aus. Es gab nur kleine Zeitspannen, in denen es ihr besser ging. Im August 1939 wurde sie eingezogen in eine Munitionsfabrik nach Münsterlager. Sie war sehr gern dort, fand die Arbeit interessant und das Leben mit vielen anderen Mädchen im Arbeitshaus machte ihr viel Freude. Nachdem ihre Verpflichtung von $^1/_4$ Jahr herum war, setzte sie alle Hebel in Bewegung, um dort noch länger bleiben zu können, was ihr aber abgeschlagen wurde. Sie hat in dieser Zeit an Gewicht zugenommen. Anschließend ging sie für $^1/_4$ Jahr nach Haus, um für den Vater und die jüngere Schwester zu sorgen. Die Mutter war während dieser Zeit verreist bei der zweitältesten Tochter, die ein Kind bekam. Die Zeit sei schwierig gewesen, der Vater habe viel Streit in der Familie verursacht und viel getrunken. Nach der Rückkehr der Mutter beschloß die Pat. nach U. zu gehen. Sie hatte in der Nachbarschaft von U. einen Freund und wollte gerne in dessen Nähe sein. In U. nahm die Pat. eine Stellung bei einem Zuckerfabrikanten an. Sie erzählt, daß sie die Arbeit mit wenig Freude angefangen habe, sie sei auch in der Wahl der Stellung unentschlossen gewesen, habe nicht so recht gewußt, was sie eigentlich wollte. Sie habe sich aber dann ganz gut in die Stellung hineingearbeitet.

Es habe dann in U. 1940 eine merkwürdige Störung angefangen: sobald sie gegessen habe, habe sich der Leib aufgebläht, so daß sie ihre Kleider habe aufmachen müssen, sie habe das Gefühl gehabt, als ob sie platzen müsse. Das sei von Tag zu Tag schlimmer geworden. Sie habe sehen können, wie sich der Darm unter der Haut bewegte. Zwischen Darm und Haut habe sie überhaupt kein Gefühl gehabt. Dann habe das Hungergefühl aufgehört. Sie habe tagelang herumlaufen können, ohne daß sie flau wurde. Sie habe sich nur noch dann wohl gefühlt, wenn sie nichts gegessen hatte, „dann war ich leichter". Sie hatte ungern einen Druck auf dem Leib, am liebsten gar keine Bekleidung darauf. Die Pat. nahm dann an Gewicht ab. Sie wiegt jetzt ungefähr 108 Pfund, hat also in der Krankheit 17 Pfund abgenommen. Sie habe aber keine Freude an dem Schlankwerden gehabt, sie wäre lieber dick gewesen, als solche Beschwerden aushalten zu müssen. Es wurden ihr von einem Arzt Abführmittel verschrieben, die sie in einem solchen Maße nahm, daß sie Durchfälle bekam.

Sie blieb dann bis Oktober 1941 in der Stellung, bekam dann vom Arbeitsamt mit Rücksicht auf ihren Gesundheitszustand nach vertrauensärztlicher Untersuchung eine leichtere Arbeit bei der Kleinbahn in Lüneburg vermittelt, wo sie Büroarbeiten machte. Sie wohnte zu Hause. Sie fuhr jeden Morgen mit der Bahn zur Arbeit. Sie empfand die Arbeit als sehr anstrengend, es habe sie viele Nerven gekostet. Ihr Zustand blieb in der ganzen Zeit immer ungefähr der gleiche. Sie berichtet uns darüber bereitwillig und lebhaft, ja geradezu gesprächig und mit natürlicher Ausdrucksfähigkeit das Folgende, wobei sie spontan die Schwierigkeiten mit dem Essen in den Vordergrund stellt: Sie habe gar keinen Appetit mehr, das Essen sei ihr ganz egal, sie habe gar keine Freude mehr daran und trotzdem müsse sie immer daran denken. „Ich kriege den Gedanken an das Essen nicht aus dem Kopf, auch wenn ich lese, ist der Gedanke an das Essen immer dazwischen." Nur durch das dauernde „an das Essen denken müssen" käme dann ein ungeheures Verlangen nach dem Essen, das aber kein Hungergefühl sei, kein Appetit. Gleichzeitig widerstehe ihr das Essen auch, weil sie davon einen aufgeblähten Leib bekomme. Wenn sie sich nach dem Essen hinstelle, dann könne sie genau sagen, wo im Leib das Essen sitze, sie habe dann an der Stelle ein Gefühl, als wenn das Kreuz ganz hohl sei und der Leib ganz hoch, und es sei dann ein Gefühl, als wenn der Darm gar nicht mehr mit dem Körper verbunden wäre. Zur gleichen Zeit übrigens, als die Beschwerden im Leib anfingen, sei auch der Hals immer dicker geworden und ganz stramm. „Je dicker mein Leib wurde, desto weniger Willenskraft hatte ich, je weniger Auffassungsgabe, als wenn alles zerriß, als wenn alles durcheinander ist, als wenn ich halb tot bin, gar nicht mehr auf der Welt bin. Je mehr ich esse, je mehr auf die Verdauung und auf das Unwohlsein geachtet wird, je mehr sterbe ich ab, am besten wäre, wenn alles wegbliebe, dann wäre mir besser." Sie habe schon oft darüber nachgedacht, es sei eigentlich ein direkter Selbstmord, den sie da mache, wenn sie esse, werde das mit dem Leib immer schlechter, der Darm gehe dann immer mehr aus dem Leib heraus. Wenn sie aber gar nichts esse, dann werde sie langsam verhungern. Die Frage, ob sie manchmal in der Speisekammer esse, bejaht sie lebhaft, warum eigentlich, das wisse und begreife sie nicht: „Ich muß einfach in die Speisekammer gehen und etwas essen und was merkwürdig ist, immer heimlich." Sie verstehe nicht, wieso es zu dem Verlangen nach Heimlichkeit komme. Es ist ihr unerträglich, wenn ihr zugeredet wird. Sie sei dann schon sehr oft grob gegen ihre Mutter geworden, habe ihr deshalb „viel an den Kopf geworfen". „Ich sage meiner Mutter, sie soll mir nichts vorstellen zum Essen, und ich selbst kann mich nicht beherrschen." „Wenn wir Besuch haben, setze ich mich an den Tisch, esse ein Stück Kuchen, und wenn ich dann rausgehe, gehe ich in die Küche und fange dort an zu essen, es gibt gar kein Maß." „Ich würde am liebsten gleich früh morgens vom Bett in die Speisekammer gehen und essen, ich hab schon einmal — ob Sie es glauben oder nicht — ein ganzes $^1/_4$ Pfund Butter hintereinander aufgegessen, ich weiß, das ist verrückt, aber es ist, als ob man richtig verfallen oder verkauft wäre. Dann lege ich mich hin und schlafe ein paar Stunden. Wenn ich Fett zu mir nehme oder Butter wird mir immer schlecht. Die zu Hause verstehen das alle nicht." „Wenn ich sehe wie die anderen essen, muß ich mich so zusammenreißen, daß das Herz anfängt zu klopfen, dann denke ich immer: Könnte ich doch auch so mitessen, darum gehe ich auch immer raus, wenn die anderen essen." Als die Pat. im letzten Herbst noch einmal in einer Fabrik arbeitete, wohnte sie im Lager in einem kleinen Raum mit einer anderen Arbeiterin zusammen, mit der sie gut stand. Sie hatte sich als Ausnahme erwirkt, nicht an der Gemeinschaftsverpflegung teilnehmen zu müssen. Sie berichtet, daß sie ihre Karten alleine gehabt habe und sich alles darauf gekauft habe, was es gab; das habe sie dann in ihr Spind eingeschlossen. „Ich mußte dann jeden Moment, wenn ich von der Arbeit weg konnte, an das Spind gehen und etwas essen." Auf die Frage, ob sie auch aus dem Spind der Freundin etwas genommen habe: „Wenn sie mir etwas angeboten hat, habe ich gedankt, aber 5 Min. später, wenn sie aus dem Zimmer heraus war und das Essen unverschlossen stehen ließ, habe ich davon genommen." Auf die Frage, ob sie jetzt in Berlin bei ihrer Kusine auch Essen aus der Speisekammer nehme: „Zum Glück hat meine Kusine nicht viel, da kann ich nicht viel holen — Eingemachtes hat sie nicht — da muß ich sehr vorsichtig sein. Am liebsten gehe ich den ganzen Tag nicht nach Hause, da komme ich nicht in Versuchung."

Die Mutter, die einen natürlich-besorgten Eindruck macht, ergänzt diese Angaben: „Sie ißt in unserer Gegenwart nichts, höchstens mal ein Stückchen Kuchen oder sie trinkt mal was, aber die Mahlzeiten nimmt sie nie mit uns ein. Man darf nicht für sie decken." Als die Mutter einmal sagte, man müsse doch essen, habe die Pat. geantwortet: „Das ist bei gesunden Menschen so, bei mir ist das anders, ich werde immer kränker, wenn ich esse." Als die Pat. in dem Rüstungsbetrieb war, fuhr die Mutter einmal hin und wollte ihr ein bißchen Butter in das Spind legen, als die Pat. das merkte, wurde sie böse und fing an zu weinen: Man solle ihr doch helfen. Anstatt ihr zu helfen, wolle man nur, daß es noch schlechter würde. Sie warf der Mutter die Butter wieder hin. Einen Widerspruch in diesen Dingen könne sie nicht ertragen, sie werde dann auch grob gegen die Mutter. Auch wenn man ihr sage, daß doch von dickem Hals und Leib nichts zu sehen sei, werde sie gereizt. Über die Heimlichkeit darf zwischen Mutter und Tochter gar nicht gesprochen werden. Die Tochter sagt sogar, sie sei unsicher, ob die Mutter von dem heimlichen Essen wisse. Das Essen hat bei der Kranken offenbar etwas zwanghaftes: „Ich nehme mir vor, wenn ich von einem Gang nach Hause komme, werde ich nicht essen, dann komme ich nach Hause, habe noch nicht den Mantel aus, dann war ich schon in der Speisekammer, es war aber ganz egal was es war, ob es eine trockene Kartoffel war, ich mußte eben etwas essen." Sie habe sich auch schon vorgenommen, morgens nur Haferschleim zu essen und bis mittags gar nichts, „aber ich habe es noch nicht einmal fertig gebracht. Dann müßte ich schon den ganzen Tag fort sein und gar nichts mitnehmen, wenn ich etwas mitnehme, dann esse ich es schon in der Eisenbahn auf".

Sehr deutlich ist eine allgemeine Lustlosigkeit: „Ich würde direkt lügen, wenn ich sagen würde, daß ich mich an etwas freue. Freude am Leben habe ich überhaupt nicht mehr. An Theater und Kino habe ich keinen Spaß, das strengt mich alles viel zu sehr an." Sie gehe nur dahin, „um mal von den ewigen Essengedanken abzukommen". Beziehungen zu anderen Menschen habe sie aufgegeben. Sie sage sich, das habe keinen Zweck. Am liebsten möchte sie mit keinem Menschen in Verbindung stehen. „Wenn ich heute sagen würde, ich liebe einen Menschen, dann würde ich lügen. Ich kann überhaupt nicht mehr lieben, das läßt mein Empfinden nicht mehr zu." Mit einem Blick auf die daneben sitzende Mutter sagt sie: „Von Liebe meinerseits kann auch zu Hause kein Mensch mehr reden." Es berühre sie auch nichts mehr, die Kriegsereignisse berührten sie nicht. Neulich sei sie des Nachst stundenlang allein auf der Landstraße gegangen. Früher habe sie das geängstigt, jetzt mache ihr das gar nichts. Eigentümlich absprechend kritisch spricht sie von einem Freund, mit dem sie vor kurzem gebrochen hat (sexuelle Beziehungen werden in Abrede gestellt). „Er war mir eben zu ruhig, saß den ganzen Tag da, er war mir zu langweilig. Ich weiß, daß ich selber so bin, aber von anderen Menschen verlange ich, daß sie anregend und interessant sind. Wenn wir durch die Straßen gingen, sagte er kein Wort, wenn ich mit ihm in eine Gesellschaft ging, mußte ich mich ja genieren."

Am schlechtesten fühle sie sich des Morgens, abends werde alles ein bißchen leichter. Der Schlaf sei gut, sie habe aber unangenehme Träume, oft von ihrem toten Vater. Das Unwohlsein ist in den letzten Jahren nur ganz vereinzelt und schwach aufgetreten. Sie klagt über starkes Frieren: Sie friere immer sehr, habe gar keine Empfindung mehr dafür, die Beine seien meistens bis oben herauf kalt, auch habe sie immer kalte Hände. Wenn sie sich morgens ganz mit kaltem Wasser abwasche, merke sie gar nicht, daß es besonders kalt oder unangenehm sei.

Die Kranke war im Laufe der Jahre in verschiedener ärztlicher Behandlung. Im Anschluß an einen Suicidversuch mit Schlaftabletten kam sie in die Hamburger Psychiatrische Klinik. Dort nahm man eine Insulinkur vor, danach wurde eine Elektroschockkur begonnen, die jedoch durch die vorzeitige Entlassung der Pat. unterbrochen wurde. Die Diagnose lautete: „Hypochondrische Depression." In der Universitätsfrauenklinik diagnostizierte man eine Ovarialinsuffizienz mit starken funktionellen Störungen. Eine Änderung des Zustandes oder des Befindens wurde durch die verschiedenen Behandlungen nicht erzielt.

Die Mutter meint, es wäre insofern eine Besserung eingetreten, als die Kranke von sich aus nicht mehr so viel von ihren Beschwerden spreche. Sie halte sich sehr für sich allein, sei häuslich und beschäftige sich den ganzen Tag, helfe im Hause, halte sich ihre Kleider in Ordnung, mache sich auch etwas Neues. Die Kranke selbst sagt, am ehesten habe sie noch Freude daran, sich nett anzuziehen: „Meine Sachen sind immer noch sehr gut in Schuß, meine Sachen kommen immer in erster Linie dran, ich habe eben nur insofern nicht mehr recht Spaß daran, weil mir alles zu eng geworden ist." Zuweilen, berichtet die Mutter, könne sie auch ganz lustig sein, mit der jüngeren Schwester herumtanzen, es sei aber sehr wechselnd.

Körperlich handelt es sich um ein ganz kräftig gebautes Mädchen, das seinem Alter entsprechend aussieht. Sie ist durchaus nicht etwa mager, hat auffallend cyanotische Finger und Hände und eine nicht besonders trockene Haut mit einzelnen Schuppenflechtenstellen. Die Pupillen sind rund, mittelweit, reagieren prompt und ausgiebig auf Licht und Konvergenz. Die Augenbewegungen sind frei, es findet sich kein Nystagmus. Nervus VII und XII, Gaumen und Rachen o. B. Der Fundus ist beiderseits in Ordnung. Extr.: Es findet sich ein geringer Tonus. Die Arm- und Beinreflexe sind seitengleich und mittelstark. Es sind keine Pyramidenzeichen vorhanden. An den Unterschenkeln besteht eine etwas starke Behaarung. Der Leib ist weich und eindrückbar, die Magengrube nicht besonders hervortretend und nicht etwa besonders gewölbt. Normaler abdominaler Klopfschall. Der Puls ist regelmäßig, 76 je Min. RR. 105 max.

Zusammenfassung

Der Vater der jetzt 24jährigen Kranken war offenbar stimmungslabil, neigte zum Trunk und nahm sich im mittleren Lebensalter das Leben. Im übrigen ist in der Familie nichts Auffälliges. Die Kranke hat mehrere Geschwister. Ihr Lebensgang ist natürlich und dem einfachen Milieu angemessen. Sie war ein lebhaftes Kind, eine interessierte Schülerin. Es wird berichtet, daß sie für Puppen und kleine Kinder kein Interesse hatte. Sie spielte lieber mit Jungens, trieb mit ihnen Sport.

Seit 8 Jahren ist sie krank. In den ersten 4 Jahren machte sich eine hartnäckige Obstipation bemerkbar und eine allgemeine Abnahme der Regsamkeit und Entschlußfreudigkeit. Abends war die seelische Verfassung im allgemeinen besser. Die seit dem 12. Jahr alle 3 Wochen schwach aufgetretene Menstruation wurde unregelmäßig und schwand fast ganz. Die Patientin fror besonders leicht. Seit 4 Jahren traten Bauchbeschwerden hinzu, die Kranke fühlte sich durch Essen beschwert. Hypochondrische Gedanken entwickelten sich. Sie hatte das Gefühl, das Essen sitze direkt unter der Haut. Appetit und Hungergefühl schwanden völlig, sie nahm an Gewicht ab. Dabei mußte sie unentwegt an das Essen denken und auch — ohne Hunger und Appetit — ohne Maß essen; dies geschah aber nur, wenn sie allein war, zumeist in der Speisekammer. Dieses Verlangen nach Heimlichkeit ist ihr selbst nicht verständlich. Es kam auch zu gelegentlichen Diebstählen von Nahrungsmitteln von Kameradinnen oder wenigstens zur inneren Versuchung dazu. Zureden bei Tisch war ihr so zuwider, daß sich daraus eine Störung der Beziehung zur Mutter ergab, der sie bei dieser Gelegenheit „viel an den Kopf geworfen" hat.

Die Kranke spricht sich dem Arzt gegenüber ausführlich und teilweise mit guter Einsicht aus. Minderwertigkeitsgefühle werden nicht vorgebracht. Im Gegenteil zeigen sich gewisse Eigenwilligkeiten der Umgebung gegenüber. Eine Freundschaft hat sie aufgegeben, weil ihr das Bildungsniveau des Freundes nicht genügte. Sie hat während der Krankheit fast immer gearbeitet. Für ihre Kleidung ist ihr ein lebhaftes Interesse geblieben.

Ein Suicidversuch brachte sie in psychiatrische Behandlung. Man diagnostizierte eine hypochondrische Depression. Die Internisten fanden einen normalen Organbefund, die Gynäkologen eine ovarielle Insuffizienz.

Für eine depressive Verstimmung spricht in der Tat vieles im Krankheitsbild. Immerhin geben schon die lange Dauer der Krankheit, ihr chronischer Verlauf und die für das Lebensalter doch ungewöhnlichen hypochondrischen Symptome zu denken. Außerdem fällt die Eigenwilligkeit auf, die Überheblichkeit dem Freund gegenüber, das Interesse für ihre Kleidung.

Die schwere Störung auf dem Gebiet des Hungergefühls und des Appetits und die damit zusammenhängenden Eigentümlichkeiten der Eßgewohnheiten, die Abneigung gegen gemeinsame Mahlzeiten, das Bedürfnis nach Heimlichkeit beim Essen, das zwanghafte Essen und Denken ans Essen, alles das ist so ausgesprochen und beherrscht so sehr das Zustandsbild, daß man nicht ohne Zwang alles als Variation eines depressiven Syndroms wird ansehen dürfen. Es liegt vielmehr schon auf Grund einer solchen Beobachtung nahe, an etwas eigenartiges zu denken.

2. Ingeborg Ba. Die jetzt 21jährige Kranke kam im Oktober 1942 auf Veranlassung des Gynäkologen, bei dem sie wegen einer primären Amenorrhöe behandelt wurde, zu mir in Behandlung, nachdem sich für den bisherigen Lebensgang und das Milieu des jungen Mädchens ganz ungewöhnliche Dinge zugetragen hatten: In einer sehr guten Berliner Pension, in der sie seit 1 Jahr wohnte, hatte sie aus der Speisekammer und aus den Zimmern anderer Pensionäre Lebensmittel entwendet. Es stellte sich heraus, daß sie bei Tage und bei Nacht geschickt Gelegenheit ausnützend vorgegangen war. Sie mußte ausziehen. Die Inhaberin der Pension war besonders betroffen, weil sie den Eindruck hatte, daß die Pat. keine angemessene Reue zeigte.

Ingeborg Ba. ist die einzige Tochter eines wohlhabenden erfolgreichen Kaufmanns, der hauptsächlich im Auslande gelebt hatte. Der Vater ist ein weltgewandter, lebensvoller, erfolgreicher aber kühler und korrekter Mann. Von seinem eigenen Vater berichtet er, dieser sei „ein besonders strahlender, temperamentvoller Herr" gewesen. In der Familie wären alle sehr laut. Die Lage seiner Tochter beurteilt er äußerlich und nüchtern, glaubt, es wäre gut, „wenn sie ein Gspusi hätte". Es fehlt wohl zwischen Vater und Tochter ein natürlicher Gemütsrapport. Die Mutter schildert den Vater als einen etwas eigenbrötlerischen Menschen, der mancherlei intellektuelle Interessen hat. Als junger Mann soll er sehr schlank gewesen sein. Irgendwelche bemerkenswerte gesundheitliche oder charakterliche Eigentümlichkeiten aus der Familie sind durch die Mutter nicht in Erfahrung zu bringen, die selbst zwar mütterlich besorgt ist, aber einen etwas ratlosen Eindruck macht. Sie scheint pädagogisch unsicher, will die Dinge bagatellisieren, macht sich auf der anderen Seite auch wieder Vorwürfe, sie sei schuld, weil sie Erziehungsfehler gemacht habe. Im einzelnen ergibt sich folgendes: In Hamburg geboren lebte Ingeborg Ba. die ersten 11 Jahre in England und in der Schweiz und kam dann für 4 Jahre nach Berlin. Bis dahin sei sie eigentlich völlig unauffällig gewesen. Von klein auf betrieb sie alles, was sie machte, mit großer Passion. Schon als Kind erzielte sie im Reiten und Skilaufen bemerkenswerte Leistungen. Als sie nach Berlin kam, hatte sie Schwierigkeiten, sich einzuleben. Sie konnte besser englisch und französisch als deutsch, was sie unter den anderen Kinder isolierte. Sie wollte aus der Schule wieder heraus, lebte sich aber doch ein, hatte in der Berliner Zeit dann eine ganz gute Freundin, mit der sie eine recht natürliche Mädchenfreundschaft verband.

1935, also mit 13 Jahren, wurde sie am Blinddarm operiert, und etwa seit dieser Zeit ist sie verändert. Es wurde sehr schwer, sie zu behandeln, weil sie oft schlechter Laune war. Die durch die Veränderung entstehenden Schwierigkeiten konzentrierten sich in erster Linie auf das Essen: Sie aß sehr wenig, manche Dinge wie Butter, andere Fette und Suppen waren ihr zuwider, während sie Süßigkeiten immer noch am ehesten mochte. Sie magerte sehr ab. Zureden half gar nichts, im Gegenteil, dann wurde sie ganz trotzig und aß überhaupt nicht. Wenn sie aß, so tat sie es lieber heimlich in der Speisekammer oder auf ihrem Zimmer. Wenn man ihr den Kuchen, den sie bei Tisch nicht gegessen hatte, aufs Zimmer stellte, war er sofort aufgegessen.

Diese Schwierigkeiten mit dem Essen haben seitdem nie mehr aufgehört, bestehen also jetzt 10 Jahre lang. Mit 15 Jahren kam Ingeborg Ba. mit den Eltern nach Chile. Drüben hatte sie Schwierigkeiten mit den Altersgenossinnen, weil sie sich sehr für den BDM. einsetzte, was die anderen nicht mitmachten und sich daher von ihr zurückhielten. Das trug ihr Enttäuschungen ein. Nach einem Jahr Chileaufenthalt nahm sie an Gewicht zu, ohne eigentlich dick zu werden. Sie litt aber sehr darunter, wurde eigentlich noch verkrampfter, hielt sich viel allein. Wenn jemand sie auf ihr gesundes Aussehen hin ansprach, fing sie an zu weinen. Es kam vor, daß sie im abendlichen Bade wütend auf ihren Körper einschlug. Die Mutter ließ sie mit ihren Eßgewohnheiten gewähren, ließ sie ruhig nur verschwindend wenig bei den Mahlzeiten, das übrige aus der Speisekammer und in den Zwischenzeiten auf dem Zimmer essen. Gerade darüber macht sie sich jetzt Vorwürfe, das sei vielleicht pädagogisch falsch gewesen.

Seit der Berliner Zeit hat sie eigentlich kaum mehr Beziehungen zu Altersgenossinnen gehabt, weder zu Mädchen, noch zu jungen Männern, die im Alter zu ihr gehörten. Ein paarmal verliebte sie sich in ältere Männer. Im ganzen lebte sie eigentlich ziemlich isoliert, war strebsam und fleißig. 1940 machte sie das Abitur. Die Prüfung regte sie sehr auf, sie hatte dabei eine der ganz wenigen genitalen Blutungen, die überhaupt jemals bei ihr aufgetreten sind. Seit dem Abitur strebte sie an, Schauspielerin zu werden. In allen diesen Dingen ihrer beruflichen Lebensgestaltung ist sie selbständig und eifrig, man braucht sich darum gar nicht zu kümmern. Bis zu den jetzigen Vorkommnissen kamen nie irgendwelche Klagen. Das letzte halbe Jahr in Amerika war sie in Buenos Aires, hatte dort eine unglückliche Liebe zu einem älteren Mann. Dort ließ sie sich von einem Arzt Pillen zur Abmagerung geben, nahm davon sehr viel, wurde mager und ist es seitdem geblieben. In der Zeit der Verliebtheit kam es der Mutter gegenüber zu mancherlei kleinen Schwindeleien, um das Zusammensein mit dem Freund zu verheimlichen. Später aber erzählte sie das ganze der Mutter, auch daß sie dabei unglücklich war. Seit Dezember 1941 lebte sie in Berlin, besucht hier eine Schauspielschule. Die Eltern leben in Schweden. Die Leiterin der Schauspielschule hält sie für sehr begabt, berichtet aber spontan als auffällig, daß sie auf einer gemeinsamen Reise der Schule gar nichts habe essen wollen.

In Berlin wurde sie zum Gynäkologen in Behandlung gegeben, weil die Menstruation immer noch ausblieb. Es wurde eine Unterentwicklung der Genitalien festgestellt. Sie wurde eine Zeitlang in ein Sanatorium in der Hohen Tatra geschickt, dort hatte sie eine unglückliche Liebe zu einem Ungarn, wovon sie der Mutter erzählte. Sie erzählte der Mutter auch, daß sie sich beim Wiegen im Sanatorium Steine in die Tasche steckte, damit man sie nicht zum Essen drängte. Als man sie jetzt aus der Berliner Pension verwies, erzählte sie der Mutter zunächst nicht den wahren Sachverhalt, sondern nur, daß sie dort durch ihre Sprechübungen gestört hätte. Die Mutter war aber schon orientiert, drang in sie, worauf Ingeborg unter Tränen alles gestand. Die Mutter betont, daß die Diebstähle unmöglich aus Hunger geschehen sein konnten, weil die Eltern in der Lage waren, ihr durch Lebensmittelpakete größere Zulagen zur allgemeinen Ration zu geben. Soweit der Bericht der Mutter.

Die Pat. selbst spricht sich dem Arzt gegenüber ganz vertrauensvoll offen aus. Sie ist im äußeren Auftreten schlicht, fast ein bißchen unordentlich. Sie ist hellblond, hat ein schmales Gesicht, lebhafte Augen und eine differenzierte Mimik. Die Arme und besonders die Beine sind im Vergleich zum übrigen Körper recht kräftig. Sie hat einen energischen Gang. Sie ist freundlich und still in ihrem Wesen. Über ihre Schwierigkeiten berichtet sie ziemlich unumwunden: Schon zu Hause, wenn ihr Vater gesagt habe, sie solle ordentlich essen, oder sie habe brav gegessen, habe sie das so sehr gestört, daß sie sich nicht beherrschen konnte. Es sei das ganz ähnlich, wie sie es auch nicht leiden könne, wenn ihr jemand sage, sie habe zugenommen, sie sehe rundlich aus. Dies alles sei zuerst bei den Eltern gewesen, dann habe es sich auf alle anderen Menschen übertragen. So komme es, daß sie mit den anderen Menschen zusammen gar nichts essen möge. Sie esse wirklich kaum etwas, wenn andere dabei seien. Dadurch entstehe die Notwendigkeit, sich Essen zu „organisieren". Zu Hause sei es zu keinen Schwierigkeiten gekommen, da sei sie einfach in die Speisekammer gegangen. Im wesentlichen komme es ihr auf Süßes an. Zu Hause konnte sie sich das nehmen, in Rio habe sie es sich kaufen können, jetzt aber müsse sie stehlen. Es sei furchtbar und sie leide sehr darunter, daß sie das nicht lassen könne. Es sei doch einfach eine Sache des Willens und darum beschämend, daß sie sich nicht beherrschen könne. Seit sie denken könne, habe sie mit Obstipation zu tun, auch friere sie außerordentlich leicht. Körperlich fand sich bei der internistischen Übersichtsuntersuchung nichts Krankhaftes. Auch neurologisch fand sich keine Abweichung von der Norm. Bemerkenswert ist, daß die Kranke niemals menstruierte.

Die Kranke erzählt von ihrem früheren und jetzigen Leben offen und ganz aufrichtig. Über ihre unglücklichen Beziehungen zu älteren Männern, ihre völlige Unwissenheit und Unerfahrenheit in erotischen Dingen, die erst durch einen Liebhaber auf der letzten Atlantikreise durch Aufklärungen geändert worden sei. Bisher hat sie nie sexuellen Verkehr gehabt. Zur Zeit hat sie wieder Beziehungen zu einem älteren Schauspieler. Die Eltern haben ihr den Umgang verboten, sie sieht den Geliebten, der wegen seiner jüdischen Abstammung versteckt leben muß, aber gleichwohl mit großer Vorsicht, liebt ihn sehr und leidet unter der Heimlichkeit.

Erst nach einer Pause von einigen Monaten kam die Pat. zu einer 2. Konsultation. Sie habe geglaubt, die Schwierigkeiten mit dem Willen bekämpfen zu können. Es sei aber mißlungen. Sie mache sich aufrichtig Vorwürfe, auch weil sie den Eltern solche Sorgen macht. Es wird jetzt verabredet, daß sie zunächst nur bei Menschen wohnen darf, die über die Vorkommnisse im Bilde sind und auf Wiederholungen gefaßt. Ingeborg Ba. wird daraufhin bei einer Tante untergebracht. Sie möchte selbst etwas zunehmen, aber nicht, weil sie dicker sein möchte, oder weil es ihr schmeckt, sondern weil die Leiterin der Schule gesagt hat, für die Bühne sei es besser. Sie wiegt jetzt ungefähr 107 Pfund bei mittlerer Größe.

Im Laufe der nächsten Monate kommt sie regelmäßig zur Konsultation. Sie erzählt von der Arbeit, die sie sehr interessiert, ist in der Stimmung sichtlich abhängig von den Erfolgen, die sie in der Schule hat. Sie zeigt natürlich Trauer über den Konflikt mit dem Freund, dem es auch gesundheitlich schlecht geht. Es ist offenbar ein Mann, der ihr berufliche Anregungen gibt, und sehr verständnisvoll väterlich auf sie eingeht. Sonst hat sie kaum Umgang. Selten besucht sie eine Freundin der Mutter in Potsdam. Einige Male sah sie einen jungen Mann, den sie beim Reiten kennengelernt hatte. Als der sich in sie verliebte und eifersüchtig wurde, traf sie sich nicht mehr mit ihm. Seit sie bei der Tante wohnt, kam es doch wieder zu Verstößen mit Nahrungsmitteln: Sie nimmt Kleinigkeiten weg, wenn es die Tante nicht sieht. Sie ertappt sich selbst dabei, wie sie beim Essen wenig ißt und sich schon vornimmt, nach Tisch, wenn sie der Tante beim Abwaschen hilft, ein Stück Brot zu nehmen, oder daß sie abends, wenn die Tante nicht da ist, irgendetwas Süßes wegnehmen will. Es sei unerhört schwer, das dann nicht zu tun. Sie entwendet auch kleine Zuckermengen zwischen den Mahlzeiten vom Tisch. Im März 1943 nahm sie der Tante eine Tafel Schokolade aus dem Schreibtisch fort, aß sie ganz auf, fühlte sich sehr wohl, schlief gut ein ohne Gewissensbisse. Am anderen Morgen machte sie sich aber Vorwürfe, gestand es der Tante, die es freundlich und verzeihend aufnahm. Die Pat. freut sich, daß sie bei sich wenigstens das Gefühl des schlechten Gewissens feststellen konnte.

Bald danach kommt sie und bringt einen kleinen leeren Honigtopf, den sie allmählich leer gegessen hat. Kurz darauf nimmt sie wieder eine Tafel Schokolade weg. Die Tante nimmt es nun nicht mehr so harmlos, es gibt Vorwürfe. Die Pat. ist doch recht unglücklich, weil sie nicht in der Lage ist, sich zu beherrschen. Für die Echtheit der Reue spricht die aufrichtige differenzierte Art des Vorbringens, z. B. daß sie nicht plötzlich von einem triebhaften Verlangen überfallen werde, sondern sich die Art, wie sie die Eßwaren entwende, vorher sorgsam überlege. Sie habe nachts keinen besonderen Hunger, sondern in der Nacht könne man besser an die Sachen heran, z. B. in der Pension. Es zeigen sich auch Tendenzen der Selbsterziehung: Auf die Frage z. B. warum sie sich nicht das Essen immer allein geben lasse, z. B. auf ihrem Zimmer, meint sie, das sei gefährlich, weil sie sich dann das Zusammensein mit anderen Menschen noch mehr abgewöhne. Es falle ihr ohnehin schon fast schwer, mit anderen Menschen zusammenzusein.

Beim Versuch, sich über ihre eigentümlichen Gelüste klar zu werden, meint sie, ihr Wunsch, schlank zu sein, habe irgendetwas damit zu tun, daß sie leidend sein möchte. Sie möchte nicht Pat. in irgendeinem Sanatorium sein (gegen die Aufnahme zur Beobachtung hatte sie sich sehr gesträubt, weil sie die Arbeit nicht versäumen wollte). Sie will auch nicht mit einer bestimmten Krankheit behaftet sein, aber sie liebe nicht das „gesunde Wohlbefinden". Das habe etwas mit dem schlechten Essen zu tun. Wenn sie gegessen habe, fühle sie sich leicht dick, habe das Gefühl, sich nicht gerade halten zu können, habe dann körperliche Hemmungen auf der Bühne. „Wenn ich mich dick fühle, habe ich manchmal Gelüste, mich zu zerfleischen." „Das viele Essen ist zuweilen der Ausgleich eines Minderwertigkeitskomplexes." In sexuellen Dingen sei sie sehr gehemmt, „vielleicht soll das heimliche Fressen etwas Sexuelles befriedigen".

Im November und Dezember 1943 kam sie noch verschiedene Male in die Sprechstunde. Sie war wieder in eine schwierige Lage geraten, die sie mit mir besprechen wollte und die sie zu einem neuen interessanten Geständnis veranlaßte: Seit sie wieder in Deutschland lebt, seit Dezember 1941, nahm sie regelmäßig Lipolysin in steigenden Dosen. In den letzten 2 Jahren 2mal wöchentlich jeweils 200 Stück an einem Tage. Sie könne es nicht lassen. Wenn der Tag heran sei, an dem sie das Medikament nehmen müsse, halte sie nichts, dann besorge sie es. Jetzt ist sie in einer ausweglosen Lage, weil sie kein Geld hat, das Medikament zu besorgen. Sie braucht dazu 60 Mark in der Woche. Sie hat den Eltern, die verreist sind, Geld weggenommen, kann es nicht ersetzen. Sie fürchtet die Auseinandersetzung mit den Eltern, zeigt die gefälschten Rezepte, mit denen sie das Mittel sich besorgte.

Die Kranke nimmt dankbar meine Vermittlung mit den Eltern an. Der Vater erscheint besorgt zu einer Rücksprache, ist aber beruhigt, als er hört, daß es sich „nur um eine Geldsache" handelt. Er will alles mit seiner Frau besprechen.

Die Kranke kommt einige Tage später ziemlich auffallend dick in die Sprechstunde. Sie hat kein Lipolysin. Sie denke den ganzen Tag ans Essen. Wenn z. B. eine Stunde abgesagt werde, auf die sie sich gefreut hatte, dann sei ihr erster Gedanke, jetzt habe sie Zeit zum Essen in einer Konditorei. Am Sonnabend lege sie sich zuweilen zu Bett und esse und esse, bis sie unförmlich sei. Sie denke es sei wie wenn andere sich betrinken. Zu Beginn sei es vielleicht Hunger. Dann esse sie aus Depression, um Kraft zu schöpfen. Besonders gern esse sie auf der Straße umhergehend. Sie habe wenig eigene Initiative. Sie brauche jemanden, der sie versorge. Sie sei froh, daß sie jetzt (Dezember 1944) zur Arbeit in die Fabrik verpflichtet sei, weil sie sich da nicht so viel selbst überlassen sei. Eine schlimme Zeit habe sie vor kurzem 2 Monate lang in Koblenz durchgemacht, wo sie am Theater vertretungsweise beschäftigt war und viel Zeit für sich hatte. Da habe sie fast immer ans Essen gedacht, auch in der Küche gestohlen bei den Leuten, wo sie wohnte. Sie nahm in der Zeit 5 kg zu. Manchmal habe sie auch „Unlustanfälle". Sie lege sich dann hin, esse und esse, das könne tagelang dauern. Sie wisse eigentlich nicht, ob sie Appetit habe oder nicht. Vielleicht habe sie immer Appetit. Sie tröste sich sehr stark mit dem Essen, wenn ihr etwas nicht gelungen ist, oder wenn sie keinen Erfolg hatte in einer Gesellschaft. Ein großer Teil ihrer komischen Zustände hänge zusammen mit den Mutmaßungen über das Urteil anderer in puncto Figur. Andererseits sei es ihr ganz gleichgültig, sich in Gesellschaft daneben zu benehmen. „Ich kann mit dem Gegensatz nichts anfangen, daß ich allein esse und in Gesellschaft nicht."

Zusammenfassung

Über die Familie der Kranken ist nichts Bemerkenswertes bekannt geworden. Die Angaben der Eltern sind konventionell und psychologisch nicht ergiebig. Der Vater macht einen lebhaften aber kühlen Eindruck, die Mutter ist pädagogisch unsicher.

Die Kranke ist einziges Kind. In den ersten Jahren fiel sie nicht besonders auf. Man berichtet, daß sie alles, was sie anfing, mit besonderer Passion tat. Seit 1935, seit dem 13. Lebensjahr, seit bald 10 Jahren, ist sie verändert. Die Veränderung setzte im Anschluß an eine Blinddarmoperation ein. Ob wirklich eine Appendicitis vorgelegen hat, ist nicht festgestellt. Die entstehenden Schwierigkeiten bezogen sich auf das Essen: Sie aß sehr wenig, am ehesten noch Süßigkeiten. Sie magerte sehr ab. Zureden half nichts. Es kam zu Trotzreaktionen. Wenn sie aß, geschah es heimlich auf dem eigenen Zimmer oder in der Speisekammer, bei Tisch in Gesellschaft anderer nur um der Konvention gerade zu genügen. Man ließ sie gewähren und war froh, daß sie überhaupt etwas aß. Sie fing an zu weinen, wenn jemand sagte, sie sähe wohl aus. Im Bad schlug sie wütend auf ihren Körper ein.

In den seit Beginn der Erkrankung verflossenen fast 10 Jahren ist die Störung bestehen geblieben. In körperlicher Beziehung ist die primäre Amenorrhöe und der Hypogenitalismus bemerkenswert. Es besteht eine hartnäckige Obstipation und Neigung zum Frieren. In psychischer Beziehung ist der Eifer in beruflicher Beziehung bestehen geblieben, sie verfolgt passioniert und ehrgeizig ihre beruflichen Pläne als Schauspielerin. Der Konnex zu anderen Menschen beschränkt sich auf Liebesbeziehungen zu älteren Männern. Im übrigen ist sie recht isoliert, pflegt keine dem Alter angemessene Geselligkeit. Das Essen spielt in ihrem Denken eine ganz ungewöhnliche Rolle: Sie muß immer daran denken. Den Gegensatz, daß sie in Gesellschaft nicht, allein aber sehr viel essen kann oder muß, kann sie nicht begreifen. Sie geht essend allein auf der Straße umher, oder sie liegt zu Bett und liest und ißt, bis sie ganz unförmlich ist. Dabei spielt das Essen eine eigentümliche Rolle in ihrem Gefühlsleben: Es ist „ein Ausgleich für Minderwertigkeitsgefühle", sie ißt aus „Depression, um Kraft zu schöpfen", oder wenn sie einen gesellschaftlichen Mißerfolg hatte. Dabei spielen Mutmaßungen über das Urteil der anderen „in punkto Figur" die Hauptrolle. Hat sie aber gegessen, fühlt sie sich zu dick, hat das Gefühl sich nicht gerade halten zu können, ist auf der Bühne körperlich gehemmt. Manchmal hat sie Gelüste sich zu zerfleischen. Schon als Kind schlug sie im abendlichen Bad wütend auf ihren Leib ein.

Jetzt nach fast 10 Jahren steht sie dem eigentümlichen Zustand ratlos gegenüber. Sie sucht ärztliche Hilfe, ohne sich aber zu einer klinischen Behandlung entschließen zu können. Der Lipolysinmißbrauch ist zu einer richtigen Sucht geworden. Sie nimmt den Eltern widerrechtlich Geld, um das Verlangen nach dem Medikament zu befriedigen. Sie stiehlt Lebensmittel, weil sie ihrem Hang nach heimlichem Essen nachgeben muß. Zuweilen kommt es zu Unlustanfällen, die Tage dauern.

Ohne Kenntnis ähnlicher Fälle hätte man hier in erster Linie an eine psychopathische, endokrin gestörte Persönlichkeit gedacht und bei der Gestaltung des Krankheitsbildes in Betracht gezogen, daß die Kranke das einzige Kind unpädagogischer Eltern ist. Setzt man die Beobachtung aber in Beziehung, z. B. zu unserem ersten Fall, so sieht man deutlich, daß es sich um das gleiche Krankheitsbild handelt. Die Störung der Eßgewohnheiten beherrscht das Bild. Die natürliche gemeinsame Mahlzeit wird gemieden, zureden mit Trotz beantwortet. Andererseits wird heimlich gegessen. Die Kranke denkt dauernd ans Essen und ißt zuweilen in großen Mengen, ohne dabei Lust und normale Befriedigung zu empfinden. Es kommt zu Mißempfindungen, sie kann sich auf der Bühne nicht gerade halten, empfindet Hemmungen. Es kommt zu Gelüsten „den eigenen Leib zu zerfleischen". Während sie beruflich eifrig, strebsam und nicht ohne Erfolg ist, lebt sie bis auf im wesentlichen unglückliche Liebesbeziehungen zu älteren Männern fast völlig isoliert, jedenfalls ohne dem Alter angemessene Gesellschaft. In körperlicher Beziehung ist die primäre Amenorrhöe, die Obstipation und die Neigung zum Frieren bemerkenswert. Als Besonderheit des Falles kam es zu den peinlichen Diebstählen, und es entwickelte sich die Lipolysinsucht neben einer eigentümlichen Freßsucht. Sie kann diesen Regungen nicht widerstehen, obwohl sie es jedenfalls jetzt (daß dies früher auch der Fall war, ist unwahrscheinlich) gerne möchte.

Man sieht in diesem Fall eine chronische Krankheitsentwicklung mit einem charakteristischen dem ersten Fall trotz mancherlei Besonderheiten analogen Syndrom. Die im ersten Fall naheliegende Annahme, es handele sich vielleicht um eine besondere symptomatologische Variation einer depressiven Phase, kann hier kaum in Betracht gezogen werden. Die tagelang dauernden „Unlustanfälle" zeigen nichts Charakteristisches in dieser Hinsicht. Bei der langen jetzt 10jährigen Dauer muß man wohl an eine chronische eigentümliche psychische Krankheit denken, die mit der innersekretorischen Störung — am deutlichsten ist sie erkennbar an der primären Amenorrhöe — zusammenhängt. Eine Heilung wird man wohl kaum mehr erwarten dürfen.

3. Hertha Ge. Die Pat. kam im Jahre 1939, nahezu 14jährig, in unsere Behandlung. Ihr Vater ist Regierungsrat, viel auf Reisen, etwas jähzornig, vielleicht für die Erziehung seiner 3 Mädchen etwas zu streng, so daß die Beziehungen der Kinder mit der besonders sorgsamen und verständigen Mutter immer enger gewesen sind.

Hertha hat noch 2 jüngere Schwestern. Die väterliche Familie ist gesundheitlich überhaupt nicht auffällig. Die Mutter allerdings hat während der Schwangerschaften und besonders nach der zweiten Schwangerschaft wochenlang dauernde depressive Verstimmungen durchgemacht: Sie fand das Leben sinnlos, litt unter grundlosen Schuldgefühlen, machte schließlich einen Suicidversuch. Allmählich wurde sie von selbst gesund. Auch ihr Vater litt an Stimmungsschwankungen. Ein Bruder war zeitweilig wegen eines Depressionszustandes in einem Nervensanatorium. Auch er machte einen Suicidversuch.

Bis zu ihrer Erkrankung im Jahre 1939 war die Pat. ein ausgesprochen gut geartetes, leicht erziehbares und natürliches Kind. Die Geburt war normal; es war ein kräftiges, 8½ Pfund schweres Kind. Es wurde von der Mutter gestillt, das Absetzen machte keine Schwierigkeiten. Das Kind lernte rechtzeitig sprechen und laufen. Mit 3 Jahren machte sie einen Scharlach durch, hatte im Anschluß einen Rachenabsceß, war sehr elend. Darum wurde sie für 11 Monate in ein Kinderheim in die Schweiz verschickt, wo sie sich sehr gut erholte.

In der Zeit vor der Schule war sie hauptsächlich mit den Schwestern zusammen, mit denen sie sich sehr gut verstand. Sie war vergnügt, nichts war übertrieben, sie spielte gern und war sorgsam mit ihren Spielsachen, sie hing sehr an ihren Puppen. In der Familie war ein besonders gutes Einvernehmen, kein Lärm, kein Streit. Mit anderen Kindern war sie sehr nett, sie bemutterte gern kleinere. Anderen Menschen gegenüber zeigte sie ausgesprochene Sympathien und Antipathien, d. h. man merkte an besonderer Herzlichkeit oder Kühle, wie sie zu den Menschen stand. Bis auf Spinat, den sie nie gerne mochte, aß sie alles gern und unauffällig in der Menge. Sie ekelte sich nicht, aß mit dem Löffel von anderen, aß angebissene Stücke. Sie war tierlieb. Sie half anderen gern, wenn sie verletzt waren oder krank, spielte gern „Schwester". Mit 3¾ Jahren hatte sie einmal eine eigentümliche Zeit: Eine Woche lang konnte sie des Nachts nicht schlafen, schrie wie am Spieß. Dann war alles wieder gut.

Mit nicht ganz 6 Jahren kam sie zur Schule, mußte aber nach ½ Jahr wegen einer Hilusdrüsenaffektion herausgenommen werden. Sie kam wieder für ½ Jahr in die Schweiz mit Privatunterricht. Nachdem sie wieder ½ Jahr in der Schule war, trat erneutes Fieber auf, es wurde Tuberkulose festgestellt, sie kam für 1 Jahr nach Grindelwald. Sie erholte sich sehr gut und hat seitdem, also etwa seit dem 8. Lebensjahr, nie wieder etwas mit der Lunge zu tun gehabt und war überhaupt bis auf Anginen immer gesund.

Mit 10¼ Jahren kam sie in die Mittelschule. Sie lernte etwas langsamer als ihre Schwester, behielt aber besser. Sie hatte großes Interesse für Geschichte, Religion und Religionsgeschichte, auch für Mathematik. Sie las viel und gern. Sie hatte immer einen ganzen Schwarm von Schulfreundinnen, mit denen sie viel zusammen war. Im BDM. wurde sie wegen der alten Lungensache zunächst zurückgestellt. Mit 13 Jahren machte sie dort Innendienst.

In der Stimmung war sie ausgeglichen. Sie entschuldigte sich auch bereitwillig, wenn sie etwas falsch gemacht hatte. Bei der dreimaligen Trennung durch die Aufenthalte in der Schweiz gab es kaum Schwierigkeiten, die ersten beiden Male überhaupt nicht, das 3. Mal ängstigte sie die vorgesehene lange Dauer (1 Jahr), nach ein paar Wochen hatte sie sich aber eingelebt. Es kam zu keiner ungewöhnlichen Heimwehreaktion.

Am 3. 2. 39 hatte sie beim Turnen einen Unfall. Sie erinnerte sich noch, daß sie mit dem Zeh am Pferd hängen blieb. Sie fiel auf den Kopf, war bewußtlos, hatte einen Bluterguß über dem rechten Auge. Sie selbst weiß erst wieder wie sie von den anderen die Treppe heraufgetragen wurde. Sie hatte Kopfschmerzen, man ließ sie einige Zeit liegen, dann wurde sie von Mitschülerinnen im Autobus nach Hause begleitet. Zu Hause ließ man sie zunächst 3 Tage liegen. Die Kopfschmerzen ließen wieder nach, und nach einigen Tagen ging sie wieder in die Schule.

Mitte März fiel den Eltern eine Veränderung an dem Kind auf. Sie magerte sichtlich ab. Sie aß ganz schlecht, wenn man ihr zuredete, fing sie an zu weinen. Die Periode, die im Januar 1938 zum erstenmal sich gezeigt hatte und vom Juli 1938 ab regelmäßig und in normaler Weise aufgetreten war, blieb vom März ab weg, nach dem Unfall war sie noch einmal aufgetreten. 8 Wochen nach dem Unfall traten an 2 Tagen hintereinander kurzdauernde Anfälle auf: Die Augen seien hin und her gegangen, sie sei blaß geworden, war „weg" und im nächsten Augenblick wieder da. Es war kein erkennbarer Anlaß. Es kam zu einer sehr starken Obstipation, die sie selbst sehr beschäftigte. Sie fühlte sich voll, nahm Abführmittel. Es mußte aber trotzdem zumeist eine Darmspülung gemacht werden. Auch dann hatte sie Sorge, es sei nicht alles heraus. Während sie bei den gemeinsamen Mahlzeiten kaum etwas aß, vom Salat und vom Gemüse nur die Sauce, holte sie sich Kekse, Lebkuchen, Schokolade und Pralinen, die sie jetzt besonders mochte, ohne Rücksicht auf den Appetit der anderen. Überhaupt war sie psychisch auffällig verändert: Alles mußte sofort nach ihrem Willen gehen, sie vertrug gar keinen Widerspruch. Sie fing auf der Straße an zu weinen, weil sie sich einen Moment von der Mutter bei einer Besorgung trennen sollte. Sie konnte überhaupt ihre Gefühle nicht mehr beherrschen. Dem Vater gegenüber war sie ganz unbeherrscht. Wenn sie energisch zurechtgewiesen wurde, zeigte sie kein Verständnis dafür, fragte, wieso sie denn häßlich gewesen sei, sie wisse es gar nicht. Wenn man ihr Schläge androhte, sagte sie trotzig: „Gib mir nur Schläge." In der Stimmung war sie sehr verändert. Die kindliche Fröhlichkeit war vollkommen weg, sie war sehr traurig.

Während eines mehrtägigen klinischen Aufenthaltes war das Kind im allgemeinen Verhalten nicht auffällig. Sie befolgte brav die ärztlichen Anordnungen, hatte keine Klagen, auch nicht bei der Lumbalpunktion. Daß sie krank sei, findet sie gar nicht, sie habe keine Lust mehr zu essen, weil sie ein Völlegefühl im Leibe habe. In der Tat aß sie erschreckend wenig. Sie hatte früher 100 Pfund gewogen, jetzt wog sie nur noch 81. Als man ihr eines Tages ein Ei mit Zucker aufdrängte, weinte sie danach heftig, gab keinen Grund an, ließ sich danach leicht ablenken.

Körperlich fand sich der reduzierte Ernährungszustand, eine konstitutionell dunkle Haut und blasses Aussehen. Eine internistische Übersichtsuntersuchung ergab nichts Krankhaftes. Der Blutdruck betrug RR. 108/85.

Bei einer genauen neurologischen Durchuntersuchung fand sich nichts Krankhaftes. Geruch, Geschmack, Gehör waren seitengleich in Ordnung. Die Pupillen waren kreisrund, gleichweit, reagierten prompt und ausgiebig auf Licht und Konvergenz. Die Augenbewegungen waren frei. Es fand sich kein Nystagmus. Der Augenhintergrund war beiderseits in Ordnung. Auch an den übrigen Hirnnerven war nichts Krankhaftes. An den Extremitäten waren die Reflexe schwach auslösbar, aber seitengleich. Es fanden sich keine Pyramidenzeichen. Es fand sich ein mittlerer seitengleicher Tonus, keine Atrophien. Kraft und Beweglichkeit waren seitengleich und gut. Im Schädel-Röntgenbild zeigte sich eine etwas dünne Schädelkapsel von normaler Form. Auch die Sella zeigte nichts Auffälliges. Anhaltspunkte für eine Fraktur waren nicht vorhanden. Der Liquor war völlig normal, $^7/_3$ Zellen und $^1/_6$ pro Mille Gesamteiweiß.

Auf Rat von Prof. v. Bergmann brachte die Mutter das Kind in ein Sanatorium in den Bergen, wo sie einen Monat blieb. Sie war furchtbar ungern in dem Sanatorium, hatte ohne jeden Grund Angst vor dem Arzt, sie aß nicht, mußte tageweise sogar mit Klysma ernährt werden, nahm an Gewicht ab. Die Mutter nahm sie daraufhin zu sich ins Dorf, während die Behandlung weiter in Händen des Sanatoriums blieb. Da wurde es mit dem Essen etwas besser. Sie hielt ihr Gewicht. Sie war jetzt völlig auf die Mutter eingestellt und menschenscheu. Die Mutter konnte nicht ein einziges Mal allein weggehen, ohne daß das Kind heftig weinte. Sie wollte auf Schritt und Tritt bei der Mutter sein und war darin vollkommen unvernünftig: Als die Mutter eine Angina hatte, wollte sie sich zu ihr ins Bett legen. Gegen den Vorwurf, sie stelle sich an, war sie sehr empfindlich und war im ganzen überhaupt reizbar. Sie beschäftigte sich auch gar nicht, hörte in dieser Zeit ganz auf zu lesen.

In Erinnerung an die guten gesundheitlichen Erfolge in der Schweiz brachte man sie Ende Juli 1939 zu einer Tante nach Grindelwald. Die Trennung von der Mutter erwies sich als ganz unmöglich. Sie aß und trank ein paar Tage gar nichts und nahm in dieser Zeit 5 Pfund ab. Sie mußte nach Berlin zurückgebracht werden. Hier aß sie sofort besser, an einem Tage soviel, daß sie Magenschmerzen bekam und sich übergab. Sie nahm in dieser Zeit an Gewicht zu. Sie blieb im Essen aber sehr wählerisch und bevorzugte ausgesprochen: Keks, Schokolade, Suppen, Fleisch; Kartoffeln und Salat lehnte sie vollkommen ab. Sie hielt sich an keinerlei Essenszeiten. Wenn man sie außerhalb der Mahlzeiten nicht essen ließ, dann aß sie abends furchtbar viel. Zum Arzt wollte sie nicht, auch nicht wegen der völlig unzureichenden Verdauung und obwohl sie über Leib- und Rückenschmerzen klagte: „Ich bin gesund, das ist albern, man geht nicht zum Arzt." Selten tat sie Äußerungen, die doch für eine gewisse Einsicht sprachen: „Ich sehe ein, daß ich entsetzlich ungezogen bin, schlag mich doch einmal." Oder: „Ich hoffe, daß mir Christus hilft." Auch der Schlaf war in dieser Zeit gestört, sie konnte vor allem nicht einschlafen.

Ende des Jahres 1939 verschlechterte sich der Zustand noch. Sie weinte sehr viel, tat so gut wie gar nichts mehr und wurde zunehmend elender. Sie lebte ganz für sich zurückgezogen, sperrte sich völlig ab gegen den Vater. Sie war sofort außer sich, wenn er ihr etwas sagte, insbesondere wegen ihres Zustandes. Zum Beispiel sagte der Vater einmal bei Tisch, sie müsse sich nachher wiegen, da hörte sie sofort auf zu essen und sagte: „Du mit Deinem albernen Wiegen, das ist Quatsch." Oft sagte sie, es habe keinen Zweck zu leben, man müsse doch sterben. Gegen jeden Krankenhausaufenthalt wehrte sie sich energisch. Der damals behandelnde Internist gab Praeloban und Prolan. Die Obstipation war außerordentlich. Große Mengen Abführmittel hatten gar keinen Erfolg. Im Januar 1940 kam es ohne ersichtlichen Zusammenhang mit äußeren, auch therapeutischen Einwirkungen zu einer deutlichen Besserung.

Der Mutter fiel die Besserung insbesondere nach einer fieberhaften Grippe auf (Temperatur 41,8). Während dieser Erkrankung war sie des Nachts etwas benommen gewesen, hatte zum erstenmal seit der Krankheit spontanen Stuhlgang. Seitdem ißt sie auch etwas besser, allerdings immer noch Kekse, Schokolade, Obstsäfte. Das Gewicht war auf 76 Pfund und steht jetzt auf 78 Pfund. Der Schlaf ist noch gestört. Sie ist aber auch etwas zugänglicher geworden. Sie läßt sich wieder etwas sagen, sieht ihre Fehler ein und kommt etwas besser mit den Geschwistern aus. Sie ist nicht mehr ganz so eifersüchtig, wenn sie auch immer noch an der Mutter wie eine Klette hängt. Die Mutter berichtet, die Stimmung sei besser, sie habe mehr Lebensmut, sie mache schon wieder Pläne. Sie wolle wieder in ihre alte Klasse zurück. Auf keinen Fall wolle sie ein Jahr verlieren. Sie wolle in den Konfirmandenunterricht. Im ganzen zeigte sie mehr Initiative, und zwar ganz in der gleichen Richtung wie in gesunden Tagen.

Auch über diese Änderung spricht sie sich der Mutter gegenüber nicht aus. „Sie fängt einfach an", sagt die Mutter. Sie sieht etwas lebhafter und heiterer aus, ist aber dem Arzt gegenüber still, fast schüchtern. Ein ärztliches Gespräch über ihre Störungen, oder eine eingehendere Unterhaltung über ihre Situation ist nicht möglich. Sie erinnert in dieser Hinsicht an das Verhalten jüngerer Kinder. Bei einem Besuch im Mai 1942 berichtet die Mutter, daß es viel besser gehe, daß das Kind aber keineswegs in Ordnung sei. Der Appetit sei durchaus nicht wie früher, die Verdauung sei immer noch sehr erschwert. Die Menstruation war vorübergehend ein paarmal wiedergekommen. Nach einem Fliegeralarm, bei dem eine Bombe sehr in der Nähe niedergegangen sei, sei sie wieder weggeblieben. Auch in der Schule gebe es Schwierigkeiten.

Im Juli 1943 berichtet die Mutter noch einmal: Die Pat. sei auch jetzt nach über 4 Jahren noch nicht wieder ganz in Ordnung. Das Gewicht, das als niedrigsten Stand 65 Pfund betragen hat, sei jetzt wieder auf 100 Pfund, wie vor der Erkrankung (es ist das inzwischen erfolgte Wachstum in Rechnung zu stellen). Im Essen sei sie immer noch sehr eigentümlich. Die Vorliebe für Keks und Schokolade bestehe nicht mehr, sie esse jetzt besonders gern Butterbrot. Auch auf Süßigkeiten sei sie nicht mehr aus, sie spare sie sich auf und verschenke sie gelegentlich, schicke sie auch ins Feld (sie hat Beziehungen zu 3 Jungens, die sie schon vor der Krankheit kannte). Ihre Essensgewohnheiten seien aber eigentümlich geblieben: Sie esse ungern mit den anderen zusammen, esse lieber allein. Zureden hilft gar nichts, man läßt sie gewähren. Auf einer Reise mit den Eltern sei sie nicht zu bewegen gewesen, im Speisesaal zu essen, sie habe gesagt: Das könne sie einfach nicht. Am liebsten gehe sie in die Speisekammer und esse. Des Nachts esse sie niemals. Alle paar Tage erbreche sie einmal. Die Mutter denkt an eine Folge der Obstipation. Nach wie vor sei sie ohne Rücksicht auf die anderen, wenn es auf ihre Essensgelüste ankomme. Sie bringe die Mutter auch in Schwierigkeiten mit den Lebensmittelkarten. Man müsse manches vor ihr verschließen. Auch im allgemeinen bestehe noch eine Wesensveränderung. Die Beziehung zu den anderen Familienmitgliedern sei immer noch, wenn auch in einem geringeren Maße, gestört. Am besten gehe es mit der Mutter und der im Alter nahen Schwester. Mit dem Vater gehe es gar nicht, sie sei ihm gegenüber sehr empfindlich und kaum zu einer Entschuldigung zu bewegen, wenn sie ungezogen sei. Sie sei immer noch etwas gedrückt und schwernehmend. In der Schule müsse sie nach den Berichten der Lehrer in der Stimmung besser sein. Sie lerne gut, wolle Ärztin oder Schwester werden, zeige aber auch Interesse für Hauswirtschaft. Die Periode sei nur wenige Male andeutungsweise nach Injektionen dagewesen. Sie sei sehr empfindlich gegen Kälte, aber auch gegen Hitze, vor allem könne sie keine Sonne vertragen. Wenn sie sich in der Sonne aufhalte, gerate sie in einen ganz unleidlichen Zustand, schimpfe auf alles, klage auch über Unruhe, beruhige sich aber dann, wenn sie aus der Sonne heraus sei.

Bei einer Exploration am 5. 10. 43 war die Pat. ganz gut gestimmt und aufgeschlossen. Berichtete über ihre gegenwärtige Situation und darüber, daß sie Ärztin werden wolle, aber nicht wisse, ob sie das körperlich aushalten könne. Das Studium anzufangen und dann nicht fortsetzen zu können, sei doch eine unnütze Geldausgabe. Zu ihrer Krankheit hat sie eine eigentümliche Stellungnahme. Sie habe auch heute noch nicht das Gefühl, daß sie krank gewesen sei, sie habe sich sicher sonderbar betragen, aber das spiele in ihren Gedanken eigentlich keine Rolle. Seit dieser Zeit könne sie Fleisch und Fett überhaupt nicht sehen, das verursache ihr Übelkeit. Wenn sie Fleisch gegessen habe, müsse sie es wieder ausbrechen. Sie möchte am liebsten für sich allein essen. Im Kreise der Familie gehe es noch, aber gar nicht, wenn Gäste da seien. Im Restaurant könne sie auch nicht essen. Am liebsten esse sie in der Speisekammer. Aber sie könne sich überwinden und sich der Situation anpassen. Die Verdauung ist noch sehr obstipiert, sie muß häufig mit Einläufen nachhelfen. Sie äußert die berechtigte Sorge, wie das wohl wäre, wenn sie in einem fremden Milieu wäre. Sie berichtet ferner, daß sie am liebsten allein wäre und gar keinen Wert auf fremde Menschen lege. Wenn sie ihre Arbeit hätte und zu Hause sein könnte, wäre es ihr am liebsten.

Im Januar 1945 meldet die Mutter die Pat. noch einmal telephonisch zur Sprechstunde an. Die Mutter bittet, man möge dahin zu wirken versuchen, daß die Pat. sich etwas schone, sie überanstrenge sich in der Arbeit, sei ganz rücksichtslos gegen sich selbst. Man könne sonst zufrieden sein. In Ordnung sei sie aber noch keineswegs.

Die Kranke selbst sieht ganz wohl aus, spricht sich freimütig aus. Sie hat inzwischen das Abitur gemacht und einen Ausgleichsdienst bei der Volkswohlfahrt absolviert. Das sei aber langweilig gewesen, weil nicht genug zu tun war. Jetzt arbeite sie in einem Flüchtlingslager, da sei sie glücklich, da könne man sich eben „ganz einsetzen", was sie gern tue. Sie möchte gerne zum Roten Kreuz, das liege in der Richtung auf die Medizin, und das Medizinstudium ist als Zukunftsplan bestehen geblieben. Der Wunsch nach einem Tauglichkeitsattest für das Rote Kreuz ist der Anlaß, der sie in die Sprechstunde führt. Die Periode ist immer noch nicht wiedergekommen. Die hartnäckige Obstipation wird mit Einläufen bekämpft. Sie friert sehr leicht. Sie gibt an ausreichend zu essen. Sie esse aber am liebsten allein. Sie könne z. B. gar nicht verstehen, wenn die Menschen, wenn sie zu einem gemütlichen Fest zusammenkommen, dabei essen. Sie lebe allerdings „ziemlich allein". Auf die frühere Krankheit angesprochen, meint sie, sie habe sich so dumm benommen. Alles habe sich nur um sie selbst gedreht.

Zusammenfassung

Die Kranke ist in einem normalen Familienmilieu aufgewachsen und hat sich in dieses Milieu in einer ihrer Stellung in der der Geschwisterreihe entsprechenden natürlichen Weise eingefügt. Die Mutter ist pädagogisch recht begabt, hat selbst phasenhafte depressive Verstimmungen durchgemacht. Auch ihr Vater und ihr Bruder hatten ähnliche Zustände. An einer Belastung in diesem Sinne ist also kein Zweifel.

Das bis dahin ganz unauffällige Kind erkrankte wenige Wochen nach einem nicht unerheblichen Schädeltrauma, das zu einer Minuten dauernden Bewußtlosigkeit geführt hat und zu tagelang dauerndem Kopfschmerz. Über Erbrechen wird nicht berichtet. 8 Wochen nach diesem Unfall traten 2 kurzdauernde Absencen ohne wahrnehmbaren äußeren Anlaß auf.

Schon etwa 6 Wochen nach dem Unfall traten Krankheitserscheinungen auf, die bisher auch noch nach 6 Jahren fortbestanden, wenn auch eine wesentliche Besserung in den letzten Jahren unverkennbar ist. Die Menstruation setzte aus, es kam zu einer ganz hartnäckigen Obstipation, die auch heute noch mit Einläufen bekämpft werden muß. Es besteht eine große Neigung zum Frieren. Sie magerte sehr stark ab, wurde wählerisch im Essen, aß fast gar nichts. Zureden half nicht. Bei den gemeinsamen Mahlzeiten aß sie fast überhaupt nicht. Was sie aß, aß sie am ehesten, wenn sie allein war. Diese Eigentümlichkeit ist bis auf den heutigen Tag geblieben. Die aufgenommene Nahrungsmenge ist zwar jetzt einigermaßen genügend, auch ist sie nicht mehr so wählerisch, wie zu

Beginn der Krankheit, aber gerade die Eigentümlichkeit, daß sie lieber allein ißt, ist geblieben. Sie kann z. B. das gemeinsame Essen bei festlichen Anlässen nicht verstehen. Gleichzeitig veränderte sich schon zu Beginn der Krankheit ihre Stellung zur Familie: aus einem natürlichen, einfügsamen, hilfsbereiten Kind wurde ein egozentrisches Wesen, das die Mutter im wahren Sinne des Wortes ganz für sich in Anspruch nahm, auf andere keine Rücksicht nahm, wenn es sich um die Erfüllung ihrer Wünsche und die Befriedigung ihrer Gelüste handelte. Auch davon ist etwas im Laufe der Jahre geblieben: die Vereinsamung. Zwar ist sie nicht mehr so egozentrisch, sie ist traurig, wenn sie daran zurückdenkt, daß sich alles nur um sie selbst gedreht hat, sie geht ganz in der Arbeit für andere auf, hält darin kein rechtes Maß. Aber das alte natürliche Zusammenleben mit Eltern, Geschwistern und Freundschaften hat sich nicht wieder eingestellt. Sie weiß das selbst, wenn ihr im ganzen gesehen, auch eine eigentliche echte Krankheitseinsicht stets gefehlt hat. „Ich bin gesund, das ist albern, man geht nicht zum Arzt.“ Rückblickend glaubt sie, sie habe sich dumm benommen.

In den ersten 2 Jahren der Krankheit ist eine depressive Verstimmung recht deutlich. Die Fröhlichkeit war vollkommen weg. Sie sah ein, daß sie ungezogen war, sie hoffte, daß Christus ihr helfe. Sie beschäftigte sich gar nicht mehr, hörte ganz auf zu lesen. Zeitlich im Anschluß an eine hochfieberhafte Grippe trat eine Besserung ein. Die depressive Komponente trat zurück, vor allem wurde sie auch wieder tätig. Die alte natürliche Fröhlichkeit des Kindes ist aber bisher jedenfalls noch nicht wiedergekehrt.

Die enge Beziehung zu den beiden vorherigen Fällen ist klar. Für eine psychogene Entstehung fehlen hier alle Anhaltspunkte. Sie lebt in einem sicher pädagogisch überdurchschnittlich günstigen Milieu. Auch Zeichen für eine irgendwie psychopathische Erlebnisverarbeitung vor der Erkrankung fehlen. Bemerkenswert ist die Belastung mit Depressionszuständen von seiten der mütterlichen Familie und das Schädeltrauma. Die depressive Komponente ist im Krankheitsbild während der ersten 2 Jahre ja auch deutlich ausgeprägt. Wiederum erscheint aber eine Deutung der ganzen Krankheit als depressive Phase schon aus den früher erörterten Gründen unbefriedigend. Hier kommt noch hinzu, daß nach dem Abklingen der depressiven Symptome während weiterer 4 Jahre die körperlichen Symptome, ebenso wie die eigentümliche Wesensveränderung zunächst zurückgeblieben sind: Die Kranke lebt zwar beruflich interessiert, fast übereifrig, im privaten Dasein aber vereinsamt. Die typische Störung der Eßgewohnheiten besteht auch heute noch, nachdem die Nahrungsaufnahme quantitativ gebessert ist und an der unteren Grenze der Norm zu liegen scheint.

Dem Trauma wird man eine gewisse Bedeutung für die Erkrankung zuerkennen müssen. Der zeitliche Zusammenhang zwischen Trauma und Erkrankung ist zu auffällig. Wenn auch der neurologische Befund im engeren Sinne normal war, so muß doch die Möglichkeit von Störungen zentraler vegetativer Funktionen durch Schädeltraumen auf Grund der klinischen Erfahrung zugegeben werden. Daß das Trauma nicht unerheblich war, geht aus der minutenlangen Bewußtlosigkeit, den tagelangen Kopfschmerzen und den noch nach 4 Wochen beobachteten Absencen hervor, die zudem zeigen, daß mehr als nur unmittelbare Commotionsfolgen bestanden haben. Welche Bedeutung das Trauma hatte, muß allerdings dahingestellt bleiben. Vielleicht handelt es sich um eine Auslösung. Fehlte das Trauma in der Anamnese, so böte das Syndrom an sich im Hinblick auf die anderen Fälle nichts außergewöhnliches. Im Verlauf allerdings könnte es auffallen, wie rasch innerhalb weniger Wochen das volle Syndrom sich entwickelt hat. Dieser akute Beginn könnte eben für eine Auslösung durch das Schädeltrauma sprechen [2].

4. Erika Se., 28 Jahre alt. Der Großvater väterlicherseits war Mühlbauer und beschäftigte sich mit Erfindungen. Als er aus seiner Firma eine Aktiengesellschaft machen mußte, bekam er eine Depression, machte sich Vorwürfe, daß er alles falsch gemacht habe. Er kam nie mehr ganz in Ordnung. Außerdem hatte er einen sehr empfindlichen Magen. Der Vater der Pat. hat ein etwas labiles Nervensystem, hat auch gelegentlich Magenstörungen. Im allgemeinen ist er ein Optimist. Vor 6½ Jahren hatte er einen Nervenzusammenbruch durch Überarbeitung und geschäftliche Sorgen. Es ging ihm so schlecht, daß er seine Stellung aufgeben mußte. Dieser Zustand dauerte ungefähr ½ Jahr. Er machte sich viele Sorgen, Vorwürfe, war initiativlos, hatte Suicidgedanken und schlief schlecht. Der Appetit war nicht besonders gestört. Er berichtet, daß die Ärzte, zu denen er gegangen war, ihm nicht hätten helfen können. Er sei dann zu einem Naturheilkundigen gegangen, der ihn gesund gemacht habe. In wenigen Monaten sei der schlechte Zustand wie weggeblasen gewesen. Er betont, daß er noch mit 60 Jahren einen neuen Beruf erfolgreich ergriffen hat. Die Frau, die Mutter der Pat., hat aber sichtlich in der Ehe zu bestimmen. Diese Mutter selbst ist immer gesund gewesen, ausgeglichen, ruhig, hat künstlerische Interessen. Sie war Schauspielerin und malt. Sie macht einen temperamentvollen, energischen, ganz klugen Eindruck. In der Familie sind keine besonderen Krankheiten bekannt.

Die Pat. wog bei der Geburt 5¼ Pfund. Sie war möglicherweise ein 8 Monatskind. Als kleines Kind hatte sie keine besonderen Krankheiten. Sie war leicht zu erziehen. Die Mutter sagt, sie hätte sich von selbst erzogen, so taktvoll und ohne Schwierigkeiten, lieb und artig sei sie gewesen. Sie spielte viel mit einem Nachbarjungen mit der Eisenbahn, Soldaten und Bausteinen. Außerdem spielte sie auch gerne mit Puppen und war eine gute Puppenmutter.

In der Schule war die Pat. nach den Angaben der Mutter mehr so „ferner liefen". Sie war schüchtern und ein bißchen abseits und sah zu, wenn die anderen Dummheiten machten oder spielten. Sie war keine gute Schülerin, für Rechnen ganz unbegabt, Sprachen gingen besser. Sie hatte verschiedene Freundinnen, darunter eine, mit der sie auch heute noch zusammen ist. Sie ist auch mit deren Mutter befreundet, zu der sie oft geht und sich ausspricht. Sie ist talentiert für Musik und Malen und hat darin auch Unterricht. Die Pat. hatte seit ihrem 13. Jahr die Periode regelmäßig. Sie war recht „mickrig", wurde zeitweise aus der Schule genommen und zu einer Tante nach Oberschreiberhau gebracht. Sie habe als Kind immer gut gegessen, war nicht „mäklig". Sie war immer schlank. Auffallend war die besondere starke Entwicklung der Brust mit 16/17 Jahren. Die Pat. verliebte sich mit 15 Jahren in Oberschreiberhau in einen Skilehrer. In den Ferien bei Bekannten fiel ein Kind, mit dem sie spielte, ins Wasser, es passierte nichts, aber sie nahm sich die Vorwürfe, die man ihr machte, sehr zu Herzen und war wie ein geprügelter Hund. Mit 13 Jahren hat sie eines Abends plötzlich geweint und gesagt: „Mutter, ich glaube, ich bin schwachsinnig."

Als die Pat. aus der Schule kam, war sie 16 Jahre alt. Es fiel den Eltern damals auf, daß die Pat. im Vergleich zu 2 Pensionärinnen doch sehr still war. Sie war zwar nie besonders temperamentvoll gewesen, aber doch ganz vergnügt und ausgeglichen. Von einer bekannten Familie wurde sie nach Italien eingeladen. Die Pat. bereitete sich durch Erlernen der Sprache und Studien auf diesen Aufenthalt vor. Als sie nach Italien kam, war sie 18 Jahre alt (Frühjahr 1933).

Die italienischen Mädchen waren sehr gut erzogen, faßten schnell auf, während die Pat. langsam auffaßte. Sie schrieb aus Italien unglückliche Briefe, so z. B. an ihre Tante: „Die Schuld liegt sehr viel auch bei mir, daß ich mich nicht glücklich fühle. Ich bin immer zu empfindlich und lasse mich, wenn es nicht gleich gut geht, unterkriegen und versinke in Melancholie. Meine Angriffslust und Energie ist sowieso nicht sehr groß, und es sind hier zu

[2] Siehe Nachtrag S. 252.

viel auf einmal, die sich behaupten wollen und außerdem ziemlich starkes Temperatment haben, so daß ich mich anstatt mich zu wehren oder vielmehr zu behaupten, an die Wand drücken lasse und auf eine Hilfe von woanders warte. Dazu kommt meine schwer verschleierte Intelligenz, die gerade bei den Italienern ziemlich stark ausgebildet ist. Eine Zeitlang war es so, daß ich mich nur immer wegwünschte und vor jedem Angst hatte, was lebte und Krach machte, so empfindlich waren auch schon meine Nerven geworden. Mit meiner Gesundheit geht es so einigermaßen. Fett werde ich hier nicht, weil ich in ständiger Unruhe bin, was mir nicht sehr bekommt." In einem anderen Brief schreibt sie: „Ich bin stets im Kampf mit mir, um wenigstens ein bißchen Selbständigkeit zu behalten, und mein Gehirn setzt manchmal direkt aus, so daß ich zeitweise nicht imstande bin, klar zu denken. Schöner bin ich bestimmt nicht geworden diesen Sommer hier. Trotz des wirklich sehr guten Essens wiege ich ungefähr dasselbe, vielleicht etwa 2—3 Pfund weniger." Die Freundin der Pat. schreibt in einem Brief (Juli 1933): „Erika ist immer die letzte, sei es zu Spaziergängen, sei es zu Tische, sei es um zu Bett zu gehen. Und neugierig ist sie, das ist direkt schrecklich, und immer die dümmsten Sachen will sie wissen, und wie oft habe ich ihr gesagt, ‚schweige lieber', und sie ‚es scheint mir dumm zu sein, wenn ich nicht spreche', und um nicht dumm zu sein, spricht sie dämliche Sachen. Sie tut mir auch sehr leid, sie ist ein armes Unglückskind." Während der Zeit ihres Aufenthaltes in Italien schrieb die Pat. ein Tagebuch. Es finden sich darin z. B. folgende Angaben: 28. 5. 33: „Familie R. zu Besuch. Wunderbaren Truthahn gegessen und schönes Dolce" ... 11. 6. 33: „In B. wo wir anhielten schöne Sandwich, Keks und Schokolade gegessen" ... 1. 7. 33: „Schiffbruch, vollkommen leer, nichts Positives in der ganzen Zeit erreicht. Zu viel gewollt und alles zu ernst genommen und nichts ausführen können vor Angst und Energielosigkeit. Weiß nicht, wie weiter. Freude verloren und zu nichts mehr fähig. Letzte Zeit in Lethargie versunken. Die Situation vollkommen spaliato. Abgenommen ungefähr 12 Pfund. Zu wenig geschlafen. Fühle mich nur noch halb lebend ..." 2. 7. 33: „nachmittags mit den anderen mit dem Rad auf einem Hügel nicht weit von Ruggio, genannt ‚Caralzone' gewesen. Dort oben einen herrlichen Blick auf die Umgebung gehabt. Viel gegessen, Brot mit Schinken und Salami und Wein getrunken. Bin schon eine ‚strana' genannt worden, weiß nicht mehr wie weit es so gehen wird. Fühle mich schon halb irre und mache wirklich alles verkehrt. Die Mutter ist meiner schon müde und ich auch schon. So schlimm habe ich mich noch nie gefühlt. Vollkommen leer, höchstens noch ein Abwehrgefühl gegen alles ...". 3. 7. 33: „Verstehe mich überhaupt nicht mehr mit Trina und Martha. Es ist sicherlich größtenteils mein Fehler, denn ich bin eines Teils zu weich und nachlässig und andererseits wieder nicht genug befähigt, mich etwas zu behaupten und in Einklang mit den anderen zu leben. Ich komme mir schon halb wie ein Haustier vor, das sich von allen regieren läßt, und habe überhaupt keine Aktivität mehr in mir, weil ich mir jede Ausbreitungsmöglichkeit versperrt habe und jetzt nicht mehr aus dem Labyrinth herausfinde. Dazu kommt noch die Nervosität und fast jeden Tag wiederkehrende Leere im Kopf, außerdem Melancholie" ... 10. 8. 33: „Bin wie man hier so schön sagt eine ‚povera disgraziata' und mache nichts als ‚brutta figura'." ... 14. 8. 33: „Eines jedenfalls steht fest, daß ich nicht den guten Mittelweg nehmen kann, da ich innerlich zu unausgeglichen bin und neben vielleicht einigen Höhen sehr viele Tiefen und Löcher habe, in die ich immer wieder hineinfalle, und die ich nicht zuschütten kann. Ich bin nicht fähig, mich aus eigener Kraft aufzurichten. Jedenfalls bin ich mal irgendwann überspannt gewesen. Vielleicht ist auch alles nur ein schlechtes Gewissen, weil ich immer nichts zu Ende führen kann" ... Trotzdem die Pat. in Italien nicht glücklich war, wollte sie nicht vor der verabredeten Zeit dort weg. Sie wollte die Sprache lernen und die Städte kennen lernen. Es wurde ihr vorgeschlagen, noch für eine Zeit nach San Remo zu gehen in ein Kloster, um die Sprache zu vervollkommnen und etwas mehr Führung zu haben.

Am 5. 10. 33 schreibt sie aus San Remo an die Mutter: „Etwas macht mich ein bißchen unruhig, daß ich seit Mai nicht mehr unwohl war. Mein Appetit ist nicht sehr groß, denn das ewige Weißbrot und die nicht übermäßig gute Kost geht mir mit der Zeit buchstäblich auf die Nerven." In einem Brief an die Tante vom 6. 10. 33 steht: „Ich leide auch an Appetitlosigkeit. Ich glaube aber, hier in San Remo zugenommen zu haben, nachdem ich in Reggio einmal 10 Pfund abgenommen hatte" ... Am 16. 10. 33 schreibt sie: „Es gibt Zeiten, in denen ich nicht ganz richtig bin und nicht klar mit aller Kraft denken kann und gar keine Energie aufbringen kann, wo sozusagen alles still steht, Körper und Geist, außer dem Herzen, und ich mir nur noch wie ein halber Mensch vorkomme. Ja und dann gibt es natürlich auch Zeiten, in denen mir alles rosig und kinderleicht erscheint. Gesundheitlich geht es mir soweit gut, bis auf die schlechte Verdauung und den Mangel an Eßlust" ... Am 20. 12. 33 schreibt die Pat. an die Mutter: „Meine Periode hat schon wieder über einen Monat ausgesetzt, und ich halte es für sehr möglich, daß es viel an den Drüsen liegt, die nicht gut arbeiten, und auch am schlechten Blutkreislauf, denn manchmal fühle ich, daß alles in mir wie stehen geblieben ist." — In ihrem Tagebuch schreibt die Pat. am 30. 9. 33: „Sehr leer und so, als ob der Wind alles was im Kopf und Herzen ist herausgeblasen hätte, gefühlt wie eine Schale ohne Kern. Meer sehr schön grün, blau und bewegt."

Die Pat. kam dann auf den Hasliberg (Schweiz) zu Pfarrersleuten und blieb dort von Februar bis September 1934. Sie schrieb von dort: „Es geht mir schon viel besser, und ich entwickele einen ganz anständigen Appetit, meine Backen sind auch schon runder geworden und Farbe habe ich auch. Ich lebe auch sehr regelmäßig und schlafe gut, weil ich abends eine affenkalte Bude habe." Sie wurde dort wieder vergnügt, gesund, nahm zu bis auf 130 Pfund. Die Periode trat wieder auf. Sie pfiff, sang, war optimistisch und lebensfroh. Es ging ihr besser als je zuvor. Im September 1934 kam sie nach Berlin. Sie verlor nach ein paar Wochen 10 Pfund an Gewicht und sah nicht mehr so gut aus, war auch schlechter Stimmung. Die Periode war zuerst noch regelmäßig, wurde dann unregelmäßiger. Die Pat. bekam wieder Minderwertigkeitskomplexe, war unfreundlich, unzufrieden, hatte keinen Appetit, war aber nicht obstipiert. Von Frieren ist aus der Zeit nichts bekannt. Im Frühjahr 1935 schickten die Eltern sie nach Münster-Eifel zu Bekannten als Haustochter. Obwohl dort keine Italienerinnen, keine kleinen Kinder, kein Durcheinander war, nahm sie dort 20 Pfund ab und verlor die Periode ganz. Der Zustand war wieder der gleiche wie in Italien, sie war gedrückt, verkrampft und voller Komplexe.

Nach Berlin zurückgekehrt lernte sie mit Ach und Krach in der Rackow-Schule Schreibmaschine und Stenographie, kam aber nicht mit den anderen mit, war sehr langsam und machte viele Fehler. Sie war selbst unglücklich darüber und sagte, sie glaube, daß in ihrem Inneren nicht alles funktioniere. Sie bekam von einem konsultierten Arzt Progynon-Insulinspritzen. In dieser Zeit bekam der Vater den Nervenzusammenbruch. Die Pat. suchte und fand Anfang 1936 eine Stellung als Bürokraft. Sie war sehr nervös bei der Arbeit und der Arbeitgeber war unzufrieden mit ihr. Im Winter 1936/37 kam sie ins Riesengebirge. Sie lief dort viel Ski, aß aber nur sehr wenig, oft am Tag nur 1 Stück trockenes Brot und einen Teller Suppe. In der Zeit hatte sie 3 krampfhafte Schmerzanfälle im Unterleib mit Fieber. Damals fing der Spar- und Geizkomplex an damit, daß sie nicht genug aß. Sie konnte ihr Verhalten nicht motivieren und brauchte Ausreden. Sie gönnte sich selber nichts, es war wie ein Askesekomplex. Es setzte ein ungewöhnlicher Beschäftigungsdrang ein. Sie war hart gegen sich selbst, gönnte sich Essen, Kleidung und Wohnung nicht und wußte immer Ausreden, um einer genußreichen Situation auszuweichen. Gleichzeitig wurde sie eigensinnig, log in manchen Dingen, sagte z. B., sie hätte gegessen und hatte es gar nicht getan. Seitdem ist dieses Verhalten eigentlich immer geblieben. Die Pat. ißt kaum jemals mit der Familie, sie hat dann jeweils etwas „dringend" zu tun. Sie zeigt seitdem auch keinerlei Interessen, ist abgestumpft, hat keine Freundinnen. Für die Familienmitglieder hat sie keine besonderen Empfindungen oder Anhänglichkeit. Im Sommer 1937 kam die Pat. nach Berlin zurück. Hier gingen diese Komplexe weiter, sie zog immer das schlechteste an, wenn es kalt war, fror sie lieber, als daß sie sich wärmer anzog, sie kaufte das billigste Zeug, war lustlos, interesselos, verkrampft und immer pessimistisch. Eines Tages meinte sie, sie fühle sich wie ein Krebs, sie käme nicht mehr vorwärts, nur noch rückwärts und nicht mehr hoch, sie wäre wie in Ketten an den Boden geschmiedet. Sie suchte in Berlin eine neue Stellung und wurde bei der Reichsunfallversicherung angestellt. Wenn sie Frühstück mitbekam, verschenkte sie es, ihre Arbeit machte sie schlecht. Der Personalchef rief nach ein paar Monaten zu Hause an und bat, man möchte die Pat. aus der Firma herausnehmen. Er erzählte, daß die Pat. abends länger im Büro blieb, um die nicht geschaffte Arbeit aufzuholen, daß sie dann aber, wenn die Scheuerfrauen kämen, diesen helfe, die Korridore zu scheuern. Seitdem sie krank ist, soll das Scheuern überhaupt ihre Lieblingsbeschäftigung sein.

Die Pat. kam dann von April bis August 1938 in die I. Medizinische Klinik der Charité. Sie beschäftigte sich dort unentwegt auch in der Küche, war dabei umständlich und langsam. Sie versuchte, ihr Essen den Schwestern oder Mitpatienten zu geben und aß selbst erst etwas, wenn es schon kalt war. Während der Mahlzeit machte sie sich mit anderem zu schaffen. Wegen der Gewichtsabnahme mußte sie gefüttert werden und hatte dabei 1000 Einwände. Eine

Hypnosenbehandlung war erfolglos. Schließlich wurde sie ins Bett gelegt und mit dem Schlauch ernährt. Die Diagnose lautete: Endogene Magersucht. Sie wurde in die Nervenklinik verlegt, wo sie bis zum 7. 1. 39 verblieb. BETZENDAHL hat kurz über die Kranke im Hinblick auf körperlich-seelische Wechselwirkungen berichtet. Er dachte an eine phasenhafte Verstimmung dem manisch-depressiven Formenkreis zugehörig, wobei allerdings eine vegetativ-endokrine Stigmatisierung im Vordergrund des Bildes stehe. „Wir haben Bettruhe und Mastkur sowie Opium und Progynon angewendet, haben uns also im wesentlichen verhalten, wie einer Manisch-Depressiven gegenüber, und der Erfolg gibt uns recht [3]." In der Tat trat eine Gewichtszunahme von 9 kg ein. Der Erfolg hielt aber nicht an.

Die Pat. kam nach Kreuth in ein Sanatorium. In Kreuth entwickelte sich ein Zustand nervöser Unruhe, sie sprach viel, laut und verkrampft. In ihren Briefen an die Eltern kachierte sie ihren Zustand mit den Worten „wir genießen". Sie „spielte" die Heitere. Sie kam in einem sehr abgemagerten und unruhigen Zustand nach Berlin zurück. Die Pat. kam dann zu einem bekannten Psychotherapeuten, der sie einer Kollegin zur Psychoanalyse überließ. Sie hatte Ödeme, Durchfall und Herzklopfen. Zur Ärztin fuhr sie einen weiten Weg mit dem Fahrrad um das Geld für die Straßenbahn zu sparen. Sie ging dann auch auf einen entfernten Markt, weil das Gemüse dort 3 Pfg. billiger war und kam dann ganz erledigt und ungegessen zu Hause an. Die Psychoanalyse beeindruckte die Pat. nicht sehr, sie hatte kein Verständnis dafür, was man eigentlich von ihr wollte. Den ersten Tag ging sie ein bißchen in sich, sprach ein wenig über sich selbst, dann machte es ihr gar keinen Eindruck mehr. Objektiv sei sie angeregter gewesen, die Komplexe seien aber schlimmer geworden, die Unruhe nahm zu.

Im Herbst 1939 kam sie ins Waldhaus Nikolassee, wo eine Insulinschockkur mit ihr gemacht wurde. Sie war in der Zeit gelockerter, ging mit den Eltern in die Konditorei, wenn sie sie besuchten, aß auch Kuchen. Nach der Kur kam sie bald wieder in denselben Zustand wie vorher. Die Pat. wurde dann vom Gynäkologen untersucht, der eine verkümmerte Hypophyse feststellte und für die endokrine Störung eine ungünstige Prognose stellte. Es wurde eine Hypophysenimplantation gemacht. Sie wurde dann ins Waldhaus zurückverlegt. Es änderte sich nichts an ihrem Zustand. Zum Teil mußte sie auf der geschlossenen Abteilung liegen, weil sie unruhig war, sie ging zu den anderen Pat. in die Zimmer, sprach sehr viel und laut, wollte dauernd scheuern, Geschirr waschen und war sehr neugierig und taktlos.

Im Herbst 1940 kam sie in ein Sanatorium im Harz, was ihr schlecht bekam. Sie war nur Wochen da und kam in einem sehr schlappen Zustand nach Berlin zurück. Sie wurde wieder in die Charité gelegt, in die Nervenklinik. Es wurde dort eine Encephalographie gemacht: es fanden sich median-symmetrisch gelegene seitengleiche, etwas weite Ventrikel. Auch die Subarachnoidalspalten über der Konvexität sind auffallend weit und zum Teil konfluierend. In der Charité bekam die Pat. einmal ihre Periode. Sie verblieb dort bis Weihnachten 1940. Später bekam sie eine Röntgentiefenbestrahlung der Thymusdrüse.

Die Pat. wurde dann zu Prof. REHN nach Wiesneck gebracht, wo sie bis zum 5. 10. 41 blieb. Es ging ihr dort schlechter, ihr Gewicht war auf 80 Pfund heruntergekommen. Sie sah vergrämt aus und sagte, man solle sie totschlagen. Anschließend wurde sie von einem Chiropraktiker behandelt. Dann kam sie zu Dr. v. GEBSATTEL, der ihr Hormonstöße gab. Jetzt ist die Pat. seit 1½ Jahren zu Hause bei den Eltern und hat in der Zeit 14 Pfund zugenommen. Die Mutter meint, sie würde etwas besser, sie sei etwas besinnlicher geworden. Früher habe sie manchmal vor Verzweiflung geschrien, jetzt sagt sie selbst, sie müsse den Nebel durchdringen, sie könne nicht richtig denken, es wäre als hätte sie einen Schleier vor dem Gehirn. Die Mutter berichtet, daß der Ausdruck der Augen sehr wechselnd sei, meist ganz trübe, nur manchmal klar. Zu Hause läßt man sie leben, wie sie will. Sie kommt selten an den Tisch, um zu essen, sondern ißt meistens später in der Speisekammer. Es kommt vor, daß sie dort ungeheure Quantitäten mit den Händen aus der Schüssel ißt. Auch sah die Mutter, wie sie aus dem Abfalleimer etwas nahm. Sie verbirgt ihr Essen und dreht sich sofort ab, wenn man es sieht. Über das Thema kann man nicht mit ihr sprechen. Zum Beispiel am Weihnachtsabend 1942 saß sie verkrampft und käsebleich dabei (es gab Braten), hatte lauter Ausreden und aß nichts, meinte, es reiche nicht. Am Tisch hat sie Hemmungen, wagt nicht, den Löffel in den Mund zu stecken. Zu Hause scheuert sie viel, macht sich immer etwas zu tun, sieht keine Zeitung und

[3] BETZENDAHL, W.: Körperlich-seelische Wechselwirkungen bei organischen Psychosen. In Gegenwartsprobleme psych.-neurol. Forschung. Stuttgart: Enke 1939.

kein Buch an. Es ist vorgekommen, daß die Eltern ½ Stunde zu spät mit ihr in die Oper kamen, weil sie ihre Reinmachearbeit vorher beenden wollte. Mit anderen Menschen hat sie wenig Kontakt, weil man ihres lauten Wesens wegen nicht gern mit ihr zusammen ist. Außerdem hat sie schlechte Manieren.

Bei einer ambulanten Untersuchung am 27. 3. 42 bietet die Pat. ein eigenartiges Zustandsbild dar. Sie ist lang, mager, hat cyanotische Finger, weit offene Augen, hat etwas Unruhiges in Blick und Bewegungen. Die neurologische Untersuchung ergab nichts Krankhaftes. Während der Referent zuweilen bei der Exploration etwas durch seine Sekretärin aufschreiben läßt, sieht sie sich dann immer wieder fast wie mißtrauisch nach dieser um. Ihre Art, auf Anreden zu reagieren, hat fast etwas von Verlegenheit, sie ist aber eigentlich gar nicht verlegen, sondern diese Art ist so gleichbleibend, daß sie wie eine affektive Monotonie wirkt. Als der Referent sie fragt, ob sie etwas dagegen hat, wenn er die Sekretärin für Notizen herzuruft, erklärt sie sich einverstanden. Als der Referent dann zur Tür geht, um die Sekretärin zu rufen, steht sie auch auf und ist plötzlich an der Tür und weiß nicht warum.

Die Pat. berichtet, daß sie seit Anfang Oktober 1941 zu Hause sei, Gesangstunden genommen habe und dem Vater durch Stenographie und Maschinenschreiben etwas geholfen — sonst eben so mitgelebt habe. Auf die Frage, wie gewöhnlich der Tag verläuft: „Also wir gehen meistens ziemlich spät — also vor 11 meistens nicht — schlafen, und dann aufstehen, meistens zwischen 9 und ½10 Uhr, manchmal früher oder später. Sehr oft bin ich dann zur Gesangstunde gegangen, zuerst zweimal die Woche, danach Besorgungen, oder einen Besuch gemacht, oder in der Stadt gewesen, dann wieder nach Haus gefahren. Dann haben wir Mittag gegessen und dann sind wir meistens zu Hause geblieben, und ich habe irgend etwas geholfen oder Zimmer aufgeräumt und dann ist schon wieder bald der Tag um gewesen. Am Spätnachmittag bin ich noch einmal weggegangen, einen Besuch gemacht oder zur Post gegangen. Dann haben die Eltern meistens vorher Abendbrot gegessen, weil ich dann noch nicht zurück war." (Interessieren Sie die Dinge, die sich jetzt so ereignen?) „Ja, so die Bekannten über uns haben Söhne im Krieg, aber wir persönlich nicht. Mein Onkel ist vor dem Krieg schon gestorben, das wäre der einzige, der jetzt noch im Krieg sein könnte." (Bewegt Sie das nun?): „Nein, manchmal vergißt man das alles, manchmal hört man durch Bekannte etwas oder durch die Zeitung. Man wünscht, daß der Krieg jetzt bald zu Ende ist mit der ewigen Unruhe und dem Bekämpfen und Bekriegen." Auf die Frage nach Beschwerden sagt sie: „Manchmal habe ich so diese Zwangsvorstellungen, dann muß ich irgendetwas machen, dann nach ein paar Stunden habe ich gedacht, warum habe ich das eigentlich getan. Eine dumme Richtung habe ich genommen, eine falsche Richtung, eine verfahrene Angelegenheit. Man fühlt da irgendetwas, ich weiß nicht, was das ist, man hat nicht so die Stirn, dem gegenüber zu stehen, dem stand zu halten." Etwas richtig Konkretes, um was es sich bei diesen Zwangsvorstellungen handelt, ist von der Pat. nicht zu erfahren. Sie hört, daß diktiert wird, daß sie auf etwas Konkretes nicht kommt und gibt an: „Ja doch, ich muß dann so irgendetwas zu Ende machen."

Nach dem Essen befragt, spricht sie sich offensichtlich nicht gern aus, meint, die Eltern hätten das Zureden schon aufgegeben und leiden jetzt darunter, daß sie in der Speisekammer gelegentlich ißt. Etwas affektive Resonanz zeigt sie vielleicht, als nach ihren Zukunftswünschen gefragt wird: „Jetzt ist das eben so unsicher, man hofft eben, daß wieder alles normal wird, eben wie man vor dem Krieg gelebt hat." (Was wollen Sie denn nach dem Kriege tun?): „Reisen wollen wir dann." Auf die Frage nach ihrem Zustand sagt sie: „Damals in Italien fing die ganze Sache an, auch mit den inneren Sachen, mit den Drüsen. Ich hatte so einen leeren Kopf, ich konnte mich nicht konzentrieren, deprimiert, richtig melancholisch war ich manchmal." (Haben Sie jetzt das Gefühl, daß Sie wieder richtig denken können?): „Ja, manchmal nicht so ganz durch, manchmal kann ich mich nicht so richtig konzentrieren, nicht das Richtige gleich so begreifen, im allgemeinen ist es besser jetzt — manchmal schlechter, dann ist das Gedächtnis wie ausgepustet, es fällt einem dann nichts ein, meine Mutter hat jetzt auch so ein schlechtes Gedächtnis." (Sind die Menschen nett zu Ihnen?): „Ich habe nicht so einen Argwohn, daß die Menschen schlecht über mich sprechen, aber es ist möglich. Meine Eltern sorgen dafür, daß ich nicht mit jemanden in Berührung komme, der mich schlecht macht — oder irgendwie — ich habe auch keinen Bestimmten vor mir. Wir sind zu sehr eingesponnen da bei uns zu Haus." Die Pat. hat etwas so fahriges in ihrem Blick, daß man den Eindruck haben kann, es wären Gedanken vorhanden, die sie nicht sagt (Zwangsgrübeleien?). Sie soll, als sie draußen warten mußte, mit der Sekretärin unentwegt geplaudert haben. Sie läßt es ohne

Widerspruch geschehen, daß man sie ohne Begründung um sich selbst dreht. Beim Verabschieden macht es den Eindruck, als ob der Pat. die Tränen kämen. Auf eine diesbezügliche Frage sagt sie: „Manchmal war mir so scheußlich, daß ich manchmal richtig geschrien habe, ich weiß nicht, ob das mehr Unbehagen war, ich mußte mir Luft machen, sozusagen, als ob ich aus meiner Haut herausfahren wollte, ich war sozusagen verzweifelt, das hat sich aber immer wieder gegeben, aber ich möchte, es würde wieder ganz gut, dann wäre ich wieder ganz froh." Ihre Antworten haben oft etwas unpräzises, sie macht recht viele Worte, kommt ins Plaudern. Als sie z. B. aufgefordert wird, das Sprichwort „Morgenstund hat Gold im Mund" zu erklären, sagt sie: „Weil man vielleicht besser schlafen kann — sich den Tag besser einteilen kann, wenn man anfängt, wach zu werden und was zu tun, und weil man morgens besser was leisten kann, wenn man ausgeschlafen ist."

Am 1. 6. 43 wurde die Kranke in den Kuranstalten Westend aufgenommen. Die Eltern hatten durch Bombenschaden ihre Wohnung verloren. Der Vater, der durch die Ereignisse selbst mit den Nerven etwas herunter war, konnte das unruhige Wesen der Tochter in den engen Räumen ohne Ausweichmöglichkeiten nicht mehr ertragen. Im ganzen war der Zustand unverändert. Die Aufnahme erfolgte gegen ihren Willen, die Eltern hatten ihr gesagt, sie sollte nur zu einer Herzuntersuchung kommen. Auf die Überraschung reagierte sie angemessen, fügte sich dann ganz einsichtig. Sie bekam ein kleines Einzelzimmer. Auf der Station lebte sie sich gut ein, war freundlich gegen die Mitpatienten und sehr hilfsbereit. Ein paar mal hatte sie den Eindruck, daß Mitpatienten mißverstanden worden seien, und versuchte dann zu vermitteln. Besonders eng hat sie sich an niemanden angeschlossen. Ihre Hauptbeschäftigung war die Säuberung ihres Zimmers. Jeden Tag rückte sie die Möbel von der Wand, zog das Bett ab, schüttelte die Decken aus dem Fenster, bürstete die Matratzen. Auch an sich war die Patientin übertrieben sauber, mußte sich dauernd waschen. Sie ging vormittags und nachmittags mit den anderen Pat. in den Garten, sonst schlief sie oder packte in ihrem Zimmer herum. Lesen wollte sie gar nicht. Einmal hatte sie einen Brief geschrieben, den sie beendete und auch abschickte, war darauf sehr zufrieden, daß es ihr gelungen war und aß die darauffolgende Mahlzeit wesentlich besser als sonst. Im übrigen aß sie sehr schlecht. Sie setzte sich nie mit den anderen Pat. an den Tisch, sondern verließ meistens das Zimmer, wenn das Essen gebracht wurde und erklärte, sie hätte noch dieses oder jenes zu erledigen, oder sie müsse unbedingt noch die Stationsärztin sprechen. Sie war nicht zum selbständigen Essen zu bringen, sondern man mußte sie schließlich füttern, damit sie überhaupt etwas zu sich nahm, auch dabei machte sie noch Ablenkungsversuche. Explorationen ergaben nichts Neues. Sie wurde wieder entlassen. Bald darauf haben die Eltern einmal den Versuch gemacht, sie wieder auf sich selbst gestellt leben zu lassen in einer Pension im Riesengebirge. Die Mahlzeiten in der Pension aß sie nicht. Es ereignete sich aber das peinliche, daß die Kranke in einem Bäckerladen einen kleinen Nahrungsmitteldiebstahl beging.

Am 29. 3. 45 sah ich die Kranke noch einmal bei einem Hausbesuch, weil die Eltern mitgeteilt hatten, es sei Mitte 1944 eine wesentliche Besserung in ihrem Befinden eingetreten. Die letzten Monate vor dieser Besserung war sie in einem Heim in einem Berliner Vorort untergebracht. Dort ging es ganz schlecht. Eine Möglichkeit in der Speisekammer zu essen, gab es nicht, und der Nötigung mit den anderen zu essen, setzte sie hartnäckigen Widerstand entgegen. Sie nahm bis 84 Pfund ab. Sie äußerte schließlich selbst Angst sterben zu müssen.

Man nahm sie nach Haus und dort ging es gleich aufwärts. Sie fing an zu essen. Allerdings nur heimlich. Sie wurde aber von Woche zu Woche aufgeschlossener und freier. Allmählich brachte man sie auch dazu, daß sie mit den Eltern bei Tisch aß, der Vater sagt, man müsse aber auch jetzt noch aufpassen, daß sie nicht „ausbreche" und der alten Speisekammergewohnheit verfalle. Sie verlangt jetzt sogar nach Essen, ist unzufrieden, wenn sie nicht genug hat, beim Frühstück ißt sie allerdings nicht, ihre erste Mahlzeit ist das Mittagessen. Zur Erklärung sagt sie, sie habe keine Zeit zum Frühstücken. Sie hat auf 122 Pfund zugenommen. So günstig ist der Zustand seither geblieben. Das Unwohlsein fehlt noch. Auch muß die Kranke gegen die Obstipation Medikamente nehmen. Der Schlaf ist gut. Zwar ist ihr Gesichtskreis eng, sie liest kein Buch, keine Zeitung. Aber sie arbeitet fleißig im Haus, disponiert auch, macht sich nützlich. Sie hat noch etwas Ruheloses in ihrem Tun, legt sich nicht hin, um einmal auszuruhen. Es bestehen immer noch die asketischen Züge. Zwangssymptome sind nicht deutlich. Sie hat aber „sture Gewohnheiten", „Komplexe", z. B. bietet sie dem Vater bei Tisch unentwegt zu essen an. An manchen Tagen ist sie auch gereizt. Die Eltern haben sich an

Vieles gewöhnt, die Mutter neigt zu Beschönigung der Situation, der Vater ist kritischer. Nach seiner Meinung könnte die Kranke trotz der Besserung nicht etwa für sich allein leben. Es besteht darum eine testamentarische Verfügung, daß sie nicht selbständig über ihr Erbe verfügen kann. Die Kranke äußert sich selbst glücklich über die Besserung. Spricht sich aber über das Vergangene und über ihre inneren Vorgänge nicht aus. Manchmal sagt sie, es tue ihr leid, daß sie den Eltern solche Sorgen bereite. Sie könne aber nichts dagegen machen. Beziehungen hat sie nur zum engsten Familienkreis.

Im Herbst 1944 waren die Eltern zum erstenmal seit 10 Jahren wieder einmal mit der Kranken zusammen verreist. Die ungewohnte Situation im Hotel machte sie in den ersten Tagen unruhig, wie jede Störung des gewohnten Tageslaufs ungünstig wirkt. Ihr Sparfimmel war auf der Reise besonders deutlich. Sie nahm überall nur das Billigste, aß manchmal sogar nicht mit den Eltern, sondern ging für sich in einen billigen Gasthof, nahm dort das Billigste, was es gab.

Die Kranke selbst sieht ganz gut aus. Sie hat aber immer noch etwas Fahriges, Unkonzentriertes. Während der Untersuchung sitzt sie mit verschränkten Armen etwas gehemmt da. Es gehe besser, sagt sie. (Was war früher das Krankhafte?): „Irgendeine Trägheit, so schwerblütig, manchmal auch schwermütig, auch verzweifelt. Es war keine rechte Harmonie, so ein Stocken im Innern. Ich konnte nicht richtig anfangen etwas und aufhören." Sie plaudert ganz lebendig über die enge Lebensweise, zu der die Familie gezwungen ist, da sie der Bombenangriffe wegen in einen Berliner Vorort gezogen sind. Nach Wünschen gefragt, meint sie: „In einem schönen heiteren und friedlichen Ort möchte ich sein mit meinen Eltern, also was sich jetzt alle wünschen, ein geregeltes friedliches Leben." Über Sparsamkeit, Appetit und Eßgewohnheiten ist nichts Rechtes von ihr zu erfahren. Daß sie lieber allein ißt als mit anderen, verneint sie lebhaft. Gemütliches Beisammensitzen bei Tisch das möge sie allerdings nicht. Sie denke dann: „Meine Güte, meine Güte, nun ist wieder soviel Zeit weg!" Ergreift auch spontan das Wort: „Das glaube ich nicht, daß ich es durchgehalten hätte so immer in der Stadt zu sein bei den Angriffen, da hätte ich wohl schon einen Herzklapps." Sie fragt nach dem Ergehen des Referenten, ob er ausgebombt sei und wo er jetzt wohne, ob die Kuranstalten noch stehen, immer etwas flüchtig, aber ganz natürlich in der Themenwahl.

Zusammenfassung

Die heute 29jährige Kranke stammt aus einer Familie, in der schwere nervöse Störungen nicht beobachtet worden sind. Der Vater gehört zweifellos zum zyklothymen Kreise: In seinem Leben sind Schwankungen der Stimmungslage vorgekommen, die über das rein Reaktive hinausgehen. Er hat nach der Schilderung eine depressive Phase durchgemacht, während er in gesunden Zeiten eher ein hypomanisches Temperament zeigte. Die Mutter macht einen begabten, natürlichen, auch ganz energischen Eindruck. Die Kranke selbst ist einziges Kind. Die Entwicklung bis zum 17. Lebensjahr erfolgte durchaus im Bereich des Normalen. Sie war unterschiedlich begabt, hatte aber keine ernstlichen Schulschwierigkeiten. Sie hatte Freundinnen, schon als kleines Kind einen guten Freund aus der Nachbarschaft, mit dem sie in normaler Weise Kinderspiele spielte. Affektiv war sie ausgeglichen, vielleicht ein bißchen wenig energisch.

Während eines Aufenthaltes in Italien mit 18 Jahren kam es dann zu einer psychischen Störung. Wir haben in Briefen und Tagebuchaufzeichnungen eine besonders gute Darstellung der Symptome. Es handelte sich offenbar um eine Verstimmung, die in mancher Beziehung das Gepräge sensitiver Pubertätsanwandlungen trägt. Daneben aber sind deutlich Klagen, die auf eine ernstere depressive Störung schließen lassen: Sie versinkt in Melancholie, hat verschleierte Intelligenz, zeitweiliges Aussetzen des Gehirns, Leere im Kopf, völlige Leere (so, als ob der Wind alles was in Kopf und Herz ist, herausgeblasen hätte, wie eine Schale ohne Kern), Intelligenzschwund, so daß sie gar nichts mehr begreifen konnte, Unruhe, die sie umhertreibt, wie eine Verrückte, Verlust der Initiative (sie fühlt sich wie ein Haustier). Gleichzeitig sind die endokrinen Symptome deutlich. Die Menses, die seit dem 18. Lebensjahr zuerst unregelmäßig, in den letzten Jahren aber regelmäßig gewesen war, blieb aus, der Appetit wurde schlecht, das Gewicht ging zurück.

Der Milieuwechsel in ein Pfarrhaus in der Schweiz brachte eine rasche Besserung. Es war dort die letzte wirklich gute Zeit. Sie war froh und optimistisch, sang und pfiff, es ging ihr besser als je zuvor. Sie nahm an Gewicht zu, die Menstruation setzte wieder ein. Nach einem halben Jahr, im Herbst 1934, kam sie nach Berlin zurück. Bald stellte sich eine Verschlechterung ein, und seitdem ist die Kranke nie mehr in Ordnung gekommen. Versuche, sie als Haustochter tätig sein zu lassen oder nach einer Ausbildung in der Rackow-Schule, die ihr sehr schwer fiel als Bürohilfe, scheiterten nach kurzem. Sie war überall zu langsam, ihre Leistungen waren zu gering, ihr nervöses Wesen fiel auf. Die meiste Zeit war sie zu Hause bei den Eltern, die auf ihre Eigenheiten Rücksicht nahmen und sich damit abfanden. Im Vordergrunde des Zustandsbildes stand immer eine unproduktive Geschäftigkeit, wobei ein „Spar-, Geiz- und Askesekomplex" eine wesentliche Rolle spielt. Sie gönnt sich nichts, zieht die ältesten Kleider an, liebt es, die schmutzigsten Arbeiten zu machen, auch wenn Dienstboten da sind, die ihr das abnehmen könnten. Nie wird sie mit etwas fertig, es ist immer noch etwas zu machen. Wenn die Kranke sich über die Gründe ihres eigentümlichen Verhaltens auch nicht offen ausspricht — sie macht überhaupt bei aller Gesprächigkeit einen verschlossenen Eindruck — so kann man aus der Art ihres Verhaltens doch vermuten, daß eine zwangsneurotische Komponente im Spiele ist. Dafür spricht auch ihre Äußerung: „Ich muß dann so irgend etwas zu Ende machen", oder wenn sie ihr Verhalten bedauert aber meint, „sie könne nichts dagegen machen". Der psychomotorischen Unruhe und unproduktiven Geschäftigkeit entspricht im sprachlichen ein etwas unpräzises Gerede, weder eigentlich ideenflüchtig, noch etwa zerfahren oder zusammenhanglos, aber unkonzentriert, faselig. Ein hübsches Beispiel dafür ist die Sprichworterklärung. Der Rapport zu den anderen Menschen ist deutlich gestört. Sie hat keine neuen Bekannten und Freunde, wie es ihrem Lebensalter entsprechen würde, sie hält kaum die alten Beziehungen aufrecht. Dabei ist sie aber bei gegebener Gelegenheit (z. B. in der Klinik) nicht abgeschlossen, sondern den anderen zugewandt, sogar nicht unbeliebt, wenn sie nicht gerade durch ihr unruhiges Treiben und mangelnde Rücksichtnahme auf die Gewohnheiten der anderen lästig fällt. In affektiver Beziehung fällt zwar das monotone Wesen auf, nie sieht man sie lachen, auch fand sich gelegentlich eine gewisse Nachgiebigkeit gegen passiv gegebene Stellungen. Es fehlt aber auch nicht an affektiv verständlichen und auch in der Lebhaftigkeit angemessenen Regungen und entsprechenden Gedanken, z. B. was einmal ohne die Eltern aus ihr werden soll. Die Gewohnheiten des Essens entsprechen den Erfahrungen bei Magersüchtigen: Sie liebt Heimlichkeiten, verschenkt ihr Essen, um es nicht selbst essen zu müssen, kann nicht mit anderen, jedenfalls nicht mit Fremden zusammen essen. Dagegen ißt sie dann in der Speisekammer, unter Umständen mit den Fingern aus den Schüsseln. Eine offene Aussprache über die inneren Vorgänge, die diesen Absonderlichkeiten des Verhaltens entsprechen, gelingt nicht. Im Gegenteil, hier kommt es, wie die Eltern berichten, zu Unwahrhaftigkeiten. Im Herbst 1943 kam es zu einem Nahrungsmitteldiebstahl in einem Bäckerladen. Sie wohnte in dieser Zeit in einer Pension. Die gemeinsamen Mahlzeiten nahm sie nicht ein.

Die Kranke wurde 1938 von der I. Medizinischen Klinik der Charité als endogene Magersucht, im gleichen Jahr von der Psychiatrischen Klinik als depressive Phase mit vegetativ-endokriner Stigmatisierung diagnostiziert. Sie wurde im Laufe der Jahre psychotherapeutisch, mit Hypnose, Psychoanalyse, mit Sondenfütterung, mit Hormonpräparaten, auch Thymushormon, mit Hypophyseneinpflanzung, mit Thymusbestrahlung und mit einer Insulinkur behandelt. Ein wesentlicher Einfluß all dieser Bemühungen war nicht erkennbar. Auch die körperlichen Erscheinungen: die Magerkeit, die Appetitstörung, die Amenorrhöe konnten gar nicht oder nur vorübergehend wenig gebessert werden.

Im Sommer 1944 trat nach 10 Jahren ohne erkennbaren Grund nach einer besonders schlechten Zeit eine wesentliche Besserung ein. Sie wurde von Woche zu Woche freier, aß besser, nahm fast 40 Pfund an Gewicht zu. Schließlich war sie auch zu bewegen mit den Eltern zu essen, wenn man sie dazu auch immer noch anhalten muß, damit sie nicht in die alte Speisekammergewohnheit zurückfällt. Die Eltern konnten sie nach 10 Jahren zum erstenmal wieder auf eine Reise mitnehmen. Geblieben ist aber ein eigentümliches Wesen: Die Kranke lebt ganz auf den engsten Familienkreis beschränkt ohne dem Alter entsprechende Geselligkeit. Sie ist ohne geistige Interessen, geht ganz in einer wohl nützlichen aber ruhelosen Geschäftigkeit innerhalb des Haushaltes auf. Der „Askesekomplex" ist beherrschend. Bei einem Ferienaufenthalt trennt sie sich sogar manchmal von den Eltern, um allein in einem billigeren Restaurant das Billigste zu essen. Sie hat „sture Gewohnheiten", bietet bei Tisch dem Vater immer zu essen an. In der Wahl der Themen in einem Gespräch ist sie natürlich, konventionell. Sie ist lebhafter als früher, aber immer noch unkonzentriert, faselig wirkend. Allein ohne die Eltern für sich könnte sie auch heute nicht leben.

In der ganzen Krankheitszeit, also während jetzt ungefähr 12 Jahren, sind wahnhafte Erlebnisse, krankhafte Veränderungen des Persönlichkeitsbewußtseins oder wahnhafte Verkennungen der Umwelt auch nur in Form von Beziehungsideen niemals, auch nicht vorübergehend, aufgetreten.

Diagnostisch ist der Fall gewiß nicht einfach. Im Hinblick auf die Belastung durch den Vater, auf den phasenhaften Verlauf, die zeitweilig, insbesondere zu Beginn deutlich depressive Symptomatologie wird man am Vorliegen einer manisch-depressiven Komponente nicht zweifeln können. Auch die letzte Besserung, nachdem der schlechteste Zustand 10 Jahre gedauert hatte, zeigt noch einmal deutlich diese Komponente: die innere Trägheit, das Stocken im Innern, die Schwermut, die zeitweilige Verzweiflung sind geschwunden, wie die Kranke berichtet, sie ist fröhlicher und ungehemmter geworden. Aber sie ist psychisch keineswegs gesund, sondern eigentümlich vereinsamt, auf das engste familiäre Milieu beschränkt, ruhelos mit Hausarbeit beschäftigt, hat „sture Gewohnheiten“ und einen „Sparfimmel“, so daß sie sogar in den Ferien von den Eltern getrennt allein im billigeren Restaurant das Billigste ißt.

Man wird nach einer 12jährigen Krankheitsdauer gerade jetzt nach dem Zurücktreten der depressiven Komponente eine Heilung wohl kaum mehr erwarten dürfen, sondern mit dem Fortbestehen eines Defektzustandes rechnen müssen. Mit der Diagnose einer manisch-depressiven Krankheit ist aber das Zurückbleiben eines solchen Defektzustandes nicht zu vereinen. Es wäre ja schon die lange Dauer der Phase in dem jugendlichen Alter etwas Ungewöhnliches gewesen. Man wird daher nur von einer manisch-depressiven Komponente sprechen dürfen. In körperlicher Hinsicht ist die fortbestehende Amenorrhöe bemerkenswert. Wieweit zwangsneurotische Erlebnisse eine Rolle spielen, für die manches, z. B. die Äußerung, sie müsse „immer noch etwas zu Ende machen“, spricht, ist nicht zu sagen, weil die Kranke über ihre inneren Vorgänge nur bruchstückweise und — im Gegensatz zu typischen Zwangsneurosen — unzulänglich Auskunft gibt.

Gerade wegen des Verlaufs, des Ausganges in einen Defektzustand, läge es nahe, eine hebephrene Verblödung zu diagnostizieren. Aber es gibt schon zu denken, daß im ganzen gut beobachteten Krankheitsverlauf Wahnerlebnisse niemals zur Beobachtung gekommen sind. Die Unkonzentriertheit des Gedankenganges und das Verhalten gleicht bis zu einem gewissen Grade hebephrener Zerfahrenheit des Denkens und Handelns. Aber andererseits hatte der affektive Rapport der Kranken doch stets etwas Besonderes. Sie war immer in normaler Weise ansprechbar, in ein Gespräch zu ziehen, höflich, zugewandt, in den Formen nicht verwahrlost. Es kam auch immer wieder zu qualitativ angemessenen Affektäußerungen. Die Initiative, wenn auch auf die niedere Hausarbeit beschränkt, ist erhalten.

Andererseits ist das Syndrom der Pubertätsmagersucht recht deutlich, obwohl die Verschlossenheit der Kranken verhindert, das Krankheitsbild so differenziert zu sehen und aufzuzeigen, wie das bei den Fällen, die gut Auskunft geben, der Fall ist. Neben den körperlichen Zeichen der zeitweilig hochgradigen Abmagerung, der Amenorrhöe und der zeitweiligen Obstipation finden wir das psychische Syndrom: die Appetitstörung, die Störung der Essensgewohnheiten, insbesondere die Heimlichkeit, mit der das Essen umgeben wird, die Weigerung an gemeinsamen Mahlzeiten teilzunehmen bei gleichzeitiger Speisekammergewohnheit. Ja sogar der Nahrungsmitteldiebstahl kommt vor, und zwar wie im Falle Ingeborg Ba. zu einer Zeit, als die Kranke in einer Pension leben muß! Ihre eigenwilligen Gewohnheiten setzt die Kranke gegen alle pädagogischen Bemühungen durch. Die Vereinsamung ist vollkommen. Die Kranke lebt auf das engste Familienmilieu beschränkt. Aber auch da fehlt die natürliche affektive Wärme. Gemütlich bei Tisch sitzen ist für sie kein Genuß, es plagt sie dabei der Gedanke: „Meine Güte, meine Güte, jetzt ist wieder so viel Zeit weg“. Ruhelos ist sie von morgens bis abends im Haushalt tätig, wobei — wie gesagt — Zwangsneurotisches eine Rolle spielen kann. Aber ihre Tätigkeit im Hause ist immerhin nützlich, sie disponiert auch ihre Arbeit, seit es ihr besser geht, bekundet dabei ein ganz lebhaftes Interesse für ihre im Vergleich zu früher wesentlich verengte Umwelt.

Ich möchte den Fall so auffassen: Es handelt sich um eine Magersucht, wobei die Symptomatologie wesentlich durch eine zyklothyme Anlage mit depressiv-zwangsneurotischen Symptomen mitgestaltet und modifiziert ist.

Das Encephalogramm ist auffällig. Wir wissen aber zu wenig über das normale Encephalogramm, als daß wir entscheiden könnten, ob es sich um eine Variation im Rahmen des Gesunden oder um eine Hirnatrophie handelt. Wahrscheinlicher scheint mir das erstere.

5. Ilse Le. Die jetzt 24jährige Pat. ist einziges Kind. Der Vater ist Steuerberater, er ist zwar gesund, aber unausgeglichen, z. B. im Verhalten zur kranken Tochter ist es so schwankend zwischen heftigen Vorwürfen und schwacher Nachgiebigkeit, daß schließlich alle pädagogischen Bemühungen gerade durch dieses sein Verhalten scheitern mußten. Es ist auch kein Zweifel, daß er trotz aller unentwegten Fürsorge für das Kind mit schuld ist an der ungewöhnlichen Form, die die Beziehungen der Kranken zu den Eltern im Laufe der Jahre angenommen haben. Der Vater hat 6 Schwestern. Eine Schwester war vor 20 Jahren monatelang in einer Anstalt. Sie geht ihrem Beruf nach, ist geschieden. Die Zwillingsschwester des Vaters war zwar nie in nervenärztlicher Behandlung, gilt aber für eigenartig, lebt allein, soll sich mit Philosophie beschäftigen und die Zukunft voraussehen. Über die mütterliche Familie ist nichts Auffälliges bekannt.

Bis zum 15. Lebensjahr entwickelte sich das Kind sehr gut. Sie wurde rechtzeitig geboren, 6 Monate von der Mutter gestillt, lernte rechtzeitig sitzen, gehen und sprechen. Außer den Kinderkrankheiten Masern, Röteln, Keuchhusten hat sie keine bemerkenswerten Krankheiten durchgemacht. Sie war ein nettes und artiges Kind. Sie lernte gut auf der höheren Mädchenschule, war ehrgeizig, besonders begabt für Sprachen. Sie hatte viele Freundinnen. Sie ließ sich manchmal von Mitschülerinnen bei Schularbeiten helfen. Dabei allerdings gab es leicht Streit.

Seit dem 15. Lebensjahr, seit 1936, ist sie verändert. Es fing damit an, daß sie in der Schule Schwierigkeiten mit Mathematik bekam. Sie wollte nicht weiter zur Schule gehen. Der Vater gab ihrem Wunsch nach und nahm sie aus der Schule. Er glaubte, etwas besonders gutes zu tun, indem er sie nach Lausanne in ein Internat brachte, damit sie dort ihre Sprachkenntnisse erweiterte. In Lausanne versagte sie aber, war unfolgsam, widerspenstig, weigerte sich zu den Mahlzeiten zu erscheinen. Sie mußte schließlich abgeholt und wieder nach Hause genommen werden.

Bis zum 15. Lebensjahr war sie auch körperlich unauffällig schlank. Sie aß normal und hatte die Periode regelmäßig. Ungefähr mit 15 Jahren blieb die Periode aus, und sie wurde auffällig dick, war unglücklich über ihr Aussehen. Gleichzeitig fiel ihre Eitelkeit auf. Sie hatte in der Zeitung gelesen, daß die Augen durch häufiges Baden schön würden. Sie badete dann ihre Augen so oft, daß sie eine Bindehautentzündung bekam, die behandelt werden mußte.

Nach dem Scheitern in Lausanne nahm der Vater die Pat. zunächst zu sich ins Geschäft, wo sie als Kontoristin tätig war. Wie unstet und erfolglos ihr weiterer beruflicher Lebensweg war, zeigt ihr Arbeitsbuch. Daraus ergibt sich, daß sie vom 1. Juli 1937 bis September 1943, also in 74 Monaten, nur 52 Monate gearbeitet hat, von diesen 52 Monaten 35 Monate im Geschäft des Vaters. Nur die übrigbleibenden 17 Monate hat sie bei Fremden gearbeitet. Diese 17 Monate verteilen sich auf 14 Stellungen, die sie zum Teil nur einige Tage, die längste 1/2 Jahr innehatte. Sie war als Kindermädchen, Verkäuferin, Küchengehilfin, Badewärterin und Stationsmädchen angestellt. Sie machte einen Rotekreuzhelferinnenkurs, war dann aber nur ein paar Tage als Helferin im Krankenhaus. Die Mutter meint zu diesem Thema, die Pat. habe eben keine Ausdauer. Sie fange eine Arbeit an und laufe dann wieder weg.

Aber auch im häuslichen Leben wurden die Verhältnisse durch das veränderte Wesen der Kranken immer schwieriger. Gegen Zuspruch und Ermahnungen wurde sie immer unzugänglicher, schließlich aufbrausend und im höchsten Maße ungezogen gegen die Eltern, besonders gegen die Mutter, gleichwohl verlangte sie Rücksichtnahme und Fürsorge. Schwierigkeiten gab es in erster Linie mit dem Essen. An den Mahlzeiten nimmt sie überhaupt nicht mehr teil. Sie begründet das damit, daß die Mutter anders koche, als sie es selbst für sich gut finde. Dabei ißt sie aber oft tagelang überhaupt nichts, das Gewicht sinkt in solchen Tagen dann sehr ab.

Auch läßt sie sich von hygienischen Gesichtspunkten bestimmen, z. B. die Kost müsse besonders vitaminreich sein. Sie verstößt dann aber immer wieder gegen diese Regeln. Oft haben die Eltern festgestellt, daß sie heimlich in die Speisekammer geht und alles aufißt, was sie findet. Die ganze Essensangelegenheit umgibt sie mit großer Heimlichkeit.

Sie wurde auch auf anderen Gebieten immer absonderlicher. Sie beschäftigte sich außerordentlich viel, oft stundenlang hintereinander, mit ihrem Körper. Sie stand dann vor dem Spiegel, schminkte und puderte sich. Um ungestört zu sein, schloß sie sich in ihrem Zimmer oder im Badezimmer ein. Um dieser eigenwilligen Gewohnheit abzuhelfen, ließ der Vater schließlich die Schlösser an den betreffenden Türen entfernen. Sehr viel war sie auch mit ihren Kleidern beschäftigt, auf die sie größten Wert legte, sie immer wieder veränderte, länger, kürzer, weiter oder enger machte.

In eigenwilliger Weise zog sie sich allmählich aus dem kleinen Familienkreis immer mehr zurück, verlangte schließlich ausdrücklich ihr eigenes Leben, am liebsten einen eigenen Haushalt. Aus diesem Grunde machte sie zu Hause alle Dinge, die ihre eigene Person betrafen, selbst: Sie machte ihr Zimmer, bereitete ihr Essen und wusch ihre Wäsche. Oft war sie böse auf die Mutter, weil sie sie noch wie ein Kind behandelte, was sie nicht mehr sei. Sie sagte, die Mutter gönne ihr ihr „Frauentum" nicht. Vor allem, wenn die Mutter versuchte pädagogisch auf die Kranke einzuwirken, kam es zu ganz unglaublichen Beschimpfungen der Eltern, vor allem gerade der Mutter. Solche Beschimpfungen schrieb sie meistens auf Zettel, um nicht direkt mit den Eltern in Berührung kommen zu müssen. Solche Zettel lauten z. B.: „Wenn dieses alte Biest, was es wagt, sich meine Mutter zu nennen, nicht aus dem Hause geht, will ich Hungers sterben! Ilse." Oder vor einer Abreise: „Ich danke Gott, daß ich mit Dir altem Ekel nicht länger unter einem Dach zu wohnen brauche!" Verschiedene Male reiste sie von zu Hause plötzlich ab, schrieb dann aber sofort, um sich Geld, Zigaretten und was sie sonst brauchte, schicken zu lassen. In der Mischung von Strenge und Nachgiebigkeit letzten Endes aber in hilfloser Besorgtheit um die Tochter, schickte der Vater alles was sie wollte und war immer wieder bemüht, das Durcheinander, das sie anrichtete, in Ordnung zu bringen. Trotz dieser seiner Bemühungen erntete er aber keinen Dank. Ein Zettel lautet: „An Bruno L. Verbiete Dir jede Unterhaltung, da ich nichts mehr mit dir zu tun haben will! Annäherung erfolglos! I." Einmal reiste sie weg, verlangte sofort Geld, das der Vater telegraphisch anwies. Sie zog aber um, bekam infolgedessen das Geld nicht gleich. Der Vater schickte es an die neue Adresse, außerdem Päckchen mit Marzipan, Zigaretten, Butter-, Käse- und Fleischmarken. Sie schickte die Eßwaren zurück. Der Vater schreibt in einem Brief, in dem er dieses ganze Durcheinander beklagt: „Also entweder bist du ein Idiot oder sehr dumm. Warum sendest du mir Honigkuchen, anstatt solchen selbst zu essen. Warum sendest du die Margarine her, Butter, Schrippen, Wurst usw., anstatt es selber zu essen. So leidest du Not und wir brauchen die Sachen nicht. Du bist ein Rindvieh nichts weiter." Im selben Brief heißt es (man muß sagen, als ob nichts gewesen wäre): „Deine Weihnachtsgrüße und Karte sind eingetroffen und erwidern wir solche herzlich."

Während die allmähliche Entwicklung dieses Zustandes mit einer depressiven Verstimmung einherging, war der an sich chronische Verlauf vom Herbst 1939 bis Frühjahr 1940 durch eine Phase besseren Befindens unterbrochen. Damals hatte sie ausgesprochene Lebenslust. Sie ging aus, amüsierte sich, machte auch Bekanntschaften, unternahm eine Reise nach Heidelberg. Unterwegs machte sie Herrenbekanntschaften, hatte auch sexuelle Beziehungen, dachte auch ans Heiraten. Diese gute Stimmung sei auf einmal wieder verschwunden gewesen, sie hat seitdem wieder keinerlei Interessen, „für Nichts!" Daneben aber besteht immer ein eigenwilliges Selbstbewußtsein. Sie hält sich für künstlerisch befähigt, glaubt, daß sie das Zeug zu einer Künstlerin in sich habe, möchte z. B. ihre Stimme ausbilden lassen. Tatsächlich hatte sie auf der Schule eine ganz nette Stimme. Überhaupt tritt eine Note eigenwilliger Überheblichkeit in Erscheinung, wenn sie z. B. verschiedene Arbeiten ablehnt, weil sie ihr zu schmutzig seien. Sie wolle sich mit hübschen und schönen Dingen beschäftigen.

Im Oktober 1943, als geplant war, sie einer arbeitstherapeutischen Behandlung im Christophsbad in Göppingen zuzuführen, schrieb sie selbst ihre Beschwerden folgendermaßen auf:

„1. Kopf- und Augenschmerz sofort beim Lesen, so daß das unmöglich. Inhalt nicht oder nur mit großer Anstrengung aufnehmbar. Dabei auch Schwindel und Verwirrung der Sinne, dann große Neigung zum Schlaf.

2. Verlangsamung aller Bewegungen des öfteren Unfähigkeit zur Arbeit oder sehr langsame Ausführung, dieser ständige Kopfdruck, folglich auch große Arbeitsunlust; Fehlgriffe, große Rückbildung des Verstandes, folglich naives Gefrage und Benehmen.

3. Bewußtsein, daß ich am Ende einer Geisteskrankheit bin. Veränderung früheren Aussehens der Figur, der Haarfarbe sowie des ganzen Menschen.

4. Vollkommene Teilnahmslosigkeit an der Welt, völliges Isoliertsein, Haltlosigkeit, Schlaflosigkeit; Verlust des Pflichtgefühls, Gleichgültigkeit.

5. Wissen, daß eine künstlerische Aufgabe in mir steckt, die mich in die gesellschaftliche Welt führt, daß ich sie nur erfüllen kann, wenn ich mein einstiges Gewicht wiedererlange, weshalb ich beabsichtige, jenes Institut aufzusuchen, und dies hier durch körperliche Arbeit, Bäder usw. zu erreichen.

Ihre seelische Verfassung führt zu einem unentwegten Hin und Her, wenn es sich darum handelt, irgendeinen Entschluß zu fassen und auszuführen. So wie sie immer wieder eine Arbeit aufnehmen will, sie dann gleich wieder aufgibt, so ist es jedesmal eine große Verwirrung, wenn sie sich hat überreden lassen, sich in irgendeine ärztliche Behandlung zu begeben. Unerwartet stößt sie ihren Entschluß wieder um, weigert sich hinzugehen, verspricht dann selbst allein hinzugehen, kommt aber nicht an, weil sie doch nicht will, wenn sie sich aufnehmen läßt, läuft sie gleich wieder weg, oder drängt heraus, fleht den Vater an sie zu holen.

Im Januar 1943 kam sie zum erstenmal zur Aufnahme in die Kuranstalt Westend. Zuerst war sie 8 Wochen in der Nervenklinik der Charité gewesen, wo man in Übereinstimmung mit der behandelnden Ärztin die Diagnose „Psychopathie bei endokriner Störung, vielleicht sogar blande Schizophrenie“ stellte.

Es handelt sich um ein mittelgroßes, kräftig gebautes Mädchen in ganz ordentlichem Ernährungszustand. Die Oberlippe und die Extremitätenenden sind etwas behaart. Die Schambehaarung maskulin. Die Muskulatur ist kräftig, die Haut trocken, die Hände und Füße etwas cyanotisch und kühl. Bis auf einen etwas niederen Blutdruck (RR. 105 max) findet sich bei einer internistischen Übersichtsuntersuchung und bei einer genauen neurologischen Untersuchung nichts Auffälliges.

Die Pat. hat etwas rötliche Haare und ein nicht sehr differenziertes, kindliches Gesicht. Sie macht leicht einen etwas versonnenen Eindruck, sie ist etwas zurückhaltend, man muß sie durch Fragen zum Sprechen bringen. Dann aber zeigt sie eine ganz gute Fähigkeit sich auszudrücken, und in dem ihre Rede begleitenden Mienenspiel eine durchaus natürliche Modulation. Überhaupt ist sie psychomotorisch nicht auffällig. Sie bewegt sich rasch und gewandt. In der Darstellung ihres depressiven Zustandes scheint sie aufrichtig: Sie klagt über Schmerzen im ganzen Körper. Auf Druck schmerzten die Knochen, z. B. die Kieferknochen. Das käme wohl daher, daß ihr Gesicht anders, dicker, „kindlicher“ geworden sei. Sie könne in der Nacht schlecht schlafen, liege ohne zu denken herum, oder sie denke über ihr früheres Leben nach. Sie habe Hemmungen im Kopf, sie könne nicht denken, alles sei wie abgeschnitten. Sie werde immer dümmer, könne nicht mehr auffassen. Wenn man ihr etwas sage, dann müsse sie erst nachdenken, sonst kapiere sie den Sinn nicht. Nichts interessiere sie. Es sei, als ob sie in einer anderen Welt lebe, als erlebe sie alles wie im Traum. Es sei ein Gefühl vollkommener Leere in ihr. Sie könne sich über nichts mehr freuen. Sie ziehe jetzt immer nur ein einziges Kleid an, obschon sie den ganzen Schrank voll Kleidern hängen habe.

Auf die sonstige Eigenart ihres Verhaltens angesprochen, kommt sie weniger offen mit der Sprache heraus. Die Arbeit als Schwester im Virchow-Krankenhaus habe ihr Spaß gemacht, aber sie habe so viele Beschwerden gehabt. Und vielleicht habe die doch noch andere Interessen. Am liebsten möchte sie Choristin werden. Sie habe früher eine gute Stimme gehabt, „so sehr gut singen können“. Bei solchen selbstbewußten Äußerungen hat sie etwas ausgesprochen Schnippisches in den Gesichtszügen.

Auf die ungeheuren Beschimpfungen der Eltern, vor allem der Mutter, angesprochen, schiebt sie zunächst die Schuld auf die Mutter, die kein Verständnis für sie habe. Sie lasse sich eben nicht mehr wie ein kleines Kind behandeln. Sie versucht sichtlich, die Dinge zu bagatellisieren. Auf den Inhalt ihrer Zettel direkt angesprochen, sagt sie mit angemessener Verlegenheit, sie werde von nun ab so etwas nicht mehr schreiben. „Es ist nicht schön von mir, aber es überkommt mich so!“ Sie werde jetzt schweigen, sie könne ein großer Schweiger sein! Auf die Frage, ob sie sich Vorwürfe mache, sagt sie, eine innere Stimme sage ihr, sie müsse anders sein. Es sei als ob eine andere Stimme in ihr spreche, das Gewissen sei es nicht.

Auf der Abteilung hält sie sich sehr für sich, sitzt zwar bei den anderen, macht ihre Handarbeit oder sieht vor sich hin, unterhält sich aber nur ganz wenig. Anregungen sich im Rahmen der Station zu beschäftigen, lehnt sie in ihrer eigenwillig schnippischen Art ab; solche Arbeiten möge sie nicht, sie könne den Staub, den es dabei gebe, nicht haben. Überhaupt spielt eine entscheidende Rolle, was sie möchte. Es kommt dann auch leicht eine rasche, unwillige Verstimmung über sie, die sich in ihrer Mimik deutlich spiegelt. Schon am 3. Tage ihres Aufenthaltes meint sie, es wäre doch ganz falsch gewesen, daß sie hierher gekommen sei. Besser wäre sie zu einer Arbeit gegangen. Man kann aber über einen solchen kleinen Ärger in ganz natürlicher Weise mit ihr sprechen.

In den ersten 3 Tagen ihres Aufenthaltes lehnte sie jede Nahrung ab, auch lehnte sie außer Wasser alle Getränke ab. Es sei ihr übel und Hungergefühle habe sie gar nicht. Sie sehe nicht ein, warum sie dann essen solle. Sie bat um etwas Erfrischendes, vielleicht etwas Citronensaft. Darauf hingewiesen, daß sie große Orangen habe, muß sie selbst lachen. Verschiedentlich betont sie, sie habe keinen Appetit und kein Hungergefühl. Es sei ihr jetzt z. B. direkt eklig mit der Zunge, dem Gaumen oder im Magen mit Essen in Berührung zu kommen. Die Bitte, doch ein kleines Stückchen Brot in Gegenwart des Arztes zu essen, das müsse doch gehen, lehnt sie an einem Tag störrisch ab. Ein nächstes Mal aber lacht sie mit ganz adäquatem Affekt und ißt ein ganz kleines Stückchen. Auf die Frage, dann müsse es doch auch möglich sein mehr zu essen, selbst wenn man keine Lust dazu habe, kommt sie auf das Thema des Dickwerdens. Sie könne zu dick werden, das sei was Furchtbares. Sie habe seit dem 17. Lebensjahr 20 Pfund zugenommen. Sie müsse die Kleider weiter machen. Wenn sie schlank sei, wenn alles passe und schön aussehe, dann habe sie mehr Lebensfreude. Auch sei sie ständig obstipiert.

An den Vater hat sie am dritten Tag folgenden Zettel geschrieben: Lieber Vater! Wenn Du nicht sofort, d. h. am Sonntag kommst und mich aus diesem Gefängnis holst, wo ich mich zu Tode langweile und was Dich unnütz Geld kostet und mir hier auch nicht geholfen wird, beachte ich Dich nicht mehr. Ich fühle mich durch die Ruhe vollständig gesund und arbeitsfähig; also ich erwarte dich mit Bestimmtheit am Sonntag früh. Bringe mir bitte abgeschälte Citronen mit, da ich hier verschmachte und großen Appetit auf etwas Frisches habe. Mit bestem Gruß Ilse."

Durch Zureden gelingt es sie zunächst zum Bleiben und auch zum Essen zu bewegen. Nach 8 Tagen hat sie ein Pfund an Gewicht zugenommen. Darüber ist sie sehr unglücklich, will nun gar nichts mehr essen. Macht viele Handarbeiten. Hilft gelegentlich auf der Station, z. B. beim Abtrocknen, aber nur ganz sporadisch.

Über ihr früheres Leben gibt sie noch ergänzend an, das Familienleben zu Hause sei durch die schlechte Ehe der Eltern nicht schön gewesen. Der Vater habe früher viel getrunken, habe die Mutter betrogen mit den jeweiligen Büroangestellten. Die Mutter habe viel darüber geweint. Auch habe der Vater durch sein Leben außer dem Hause viel Geld ausgegeben, so daß die Mutter sich einschränken mußte. Seit 4 Jahren habe sich der Vater sehr geändert. Das liege auch daran, daß er eine Angestellte habe, die er wegen ihrer Tüchtigkeit nicht entbehren könne, mit der er aber erotisch keine Beziehungen habe. Die Mutter bestätigt zwar die häuslichen Konflikte, meint aber, daß das Kind damals nicht den Eindruck gemacht habe, als ob sie darunter litte. Sie habe das erst nach ihrer Veränderung gesagt.

Es wurden dann 2 Elektroschocks bei der Kranken gemacht, da wir es insbesondere nach den Erfahrungen bei endogenen Depressionen für möglich hielten, daß sich der Zustand der Kranken dadurch günstig beeinflussen ließe. Es wurde nur beim zweiten Schock ein Dämmerzustand erzielt. Eine günstige Wirkung blieb aus. Die Kranke drängte zunehmend heraus, empfand die leichte Benommenheit nach dem Schock unangenehm. Jetzt nehme man ihr auch noch das Gedächtnis. Die Eltern ließen sich von ihr überreden und nahmen sie mit.

Danach war die Kranke abgesehen von kurzen beruflichen Versuchen, die jeweils nur einige Tage dauerten, zu Hause. Sie wurde immer schwieriger. Sie äußerte auch, sie glaube eine Schizophrenie zu haben und sterben zu müssen. Wollte wegfahren, um vorher etwas von der Welt zu sehen. Sprach auch von ihrer Mission, eine große, von allen verehrte Künstlerin zu werden. Als die Mutter sie bei einem solchen Auftritt im Oktober 1943 nicht reisen lassen wollte, und sie einschloß, erzwang sie sich die Freilassung dadurch, daß sie das Mobiliar zu zerschlagen begann. Dann nahm sie ihren Koffer und reiste ab. Das erste Lebenszeichen waren Lebensmittelkarten der Eltern, die sie mitgenommen hatte und nun aus Schwetzingen zurückschickte. Der Vater reiste ihr nach und machte sie schließlich bei der Kriminalpolizei in Heidelberg ausfindig. Sie war verhaftet worden, als sie in einer Apotheke, in der sie sich Abführmittel gekauft hatte, noch weitere Abführmittel entwendet hatte. Sie gab an, sie habe geglaubt diese auch bezahlt zu haben. Der Vater ist der Ansicht, daß sie während ihrer Reise fast gar nichts gegessen habe, daß sie eine Hungerkur gemacht hatte. Es gelang ihm die Kranke zu überreden, daß sie mit ihm ins Christophsbad nach Göppingen fuhr unter der Bedingung, daß sie frei behandelt werde und zu nichts gezwungen.

Bei der Aufnahme in Christophsbad gab es entsprechende Schwierigkeiten. Sie hatte differenzierteste Wünsche wegen der Verpflegung, wollte ein kohlensäurehaltiges Wasser haben, war ungehalten, als es das nicht gab. Wollte in ein Hotel ziehen, wenn sie kein eigenes Zimmer mit freiem Ausgang haben konnte. Mehlspeisen, Fleisch und ähnliches zu essen lehnte sie von vornherein ab, sie wolle sich nur von Obst und Selterwasser ernähren. Sie wolle auf ein Gewicht von 90 Pfund kommen, das brauche sie um ihren Beruf als Sängerin ausüben zu können, sie wolle ihre alte Schönheit wieder haben. Auf Einwendungen, daß sie sich den ärztlichen Anordnungen fügen müsse, wurde sie erregt. Schließlich wurde sie mit Gewalt auf die Abteilung gebracht und bekam dort Skopolamin. Erst dann beruhigte sie sich und fügte sich zunächst in die Situation.

Nach „Stimmen" befragt, gibt sie in Christophsbad an, seit 1938 Stimmen zu hören. Es seien innere Stimmen. Sie höre Befehle tu dies, tu das, tu das nicht usw. Auch gab sie auf Befragen sofort präzise zu, daß sie ihre auffälligen Reiseentschlüsse jeweils auf Befehl der Stimmen gefaßt habe, so auch die Fahrt nach Heidelberg. Sie sprach auch von dem Gefühl unter dem Einflusse einer fremden Macht zu stehen, deren Befehle sie unbedingt befolgen müsse. Auch Bewegungen habe sie ausführen müssen, die sie gar nicht selbst gewollt habe. Nach den in Christophsbad gemachten Aufzeichnungen machte sie diese Angaben mit adäquatem Affekt, war ratlos wegen ihres Zustandes und Zuspruch zugänglich. Sie bat um ein eigenes Zimmer oder man solle sie in die Stadt ziehen lassen. Sie müsse ihre Diätkur machen. Fragte bei dieser Gelegenheit den Arzt, ob sie durch den Genuß saurer Äpfel ihr Gewicht herabsetzen könne.

In Christophsbad wurde eine Schizophrenie angenommen. Es wurde eine Elektroschockkur begonnen, die Kranke wurde aber von dem einsichtslosen Vater, der dem Drängen der Tochter auf Entlassung nachgab, nach einem Aufenthalt von 9 Wochen wieder abgeholt.

Inzwischen hat sie ihr Treiben zu Hause fortgesetzt. Bei einer ihrer eigenwilligen Unternehmungen sich Arbeit zu suchen, geriet sie in Konflikte. Sie genierte sich auf dem Arbeitsamt richtige Angaben über ihre vielen Stellungen zu machen, kam in Widersprüche, man wies ihr eine Arbeit in einer Fabrik zu, sie weigerte sich diese Arbeit anzunehmen und wurde schließlich der Polizei gemeldet, die sie in ein Arbeitserziehungslager einwies. Von dort konnte der Vater sie durch ein Attest von uns als Kranke nach einigen harten Tagen freibekommen. Sie wurde erneut im Juli 1944 zu uns gebracht.

Zwar machte sie von Anfang an einen etwas zurückhaltenden Eindruck, ließ sich aber in natürlicher Weise in ein Gespräch ziehen, das allerdings durch Fragen immer wieder angeregt werden mußte. Von Anfang an bestand die Tendenz möglichst rasch wieder entlassen zu werden. Sie betonte deshalb, die Polizei wolle noch am gleichen Tage ein Attest, und nur zur Erlangung dieses Attestes sei sie da. Über ihre Erlebnisse im Arbeitserziehungslager erzählt sie ganz natürlich, auch daß ihr die Strafe einer besonderen Haft bei Wasser und Brot — weil sie verschlafen hatte — nichts ausmachte, weil sie ganz gern etwas gefastet habe. Sie wünscht aber, daß die Zustände dort aufgedeckt und nachgeprüft würden, nicht ihretwegen, sondern der anderen wegen, die in dieses Lager kommen könnten. Sie berichtet dann von ihrer völligen Isolierung, daß die Eltern die einzigen Menschen seien, mit denen sie umginge. Unter dieser Einsamkeit leide sie eigentlich. Sie möchte in einem Beruf sein, dann käme sie mit Menschen zusammen. Das genüge ihr dann. Sie interessiere sich für kulturelle Veranstaltungen, Kino, Theater. Mit ihrem Äußeren sei sie unzufrieden, habe Interesse für ihr Aussehen, ihre Frisur. Den Wunsch Künstlerin zu werden habe sie aufgegeben, weil sie einsehe, daß sie das Zeug dazu nicht habe. Es sei aber schade und tue ihr leid. In der Phantasie beschäftigten sie diese Pläne schon noch. Das Verhältnis zu den Eltern sei besser. Es kämen nur Rückfälle vor, wenn sie mal schlecht gelaunt sei.

Richtige Freude am Essen habe sie auch heute noch nicht, sie esse eben wenn sie gerade Hunger habe. Mit den Eltern zusammen esse sie nie, weil sie eben einen ganz anderen Geschmack habe als die Eltern, die Mutter koche ihr zu flüssig. Heimlich esse sie nicht. Sie leide immer noch sehr unter dem Gedanken dick zu werden. Stimmungen sei sie allerdings sehr unterworfen, auch zuweilen melancholischen Stimmungen. Sie glaube aber, daß daran viel Schuld habe, daß ihr beruflich alles mißlinge, obwohl sie beruflich ehrgeizig sei.

Nach dem Stimmenhören gefragt, meint sie, das sei nur so Gerede von ihr gewesen. Am Ende der Exploration drängt sie noch einmal sehr auf Entlassung, sie möchte doch eine Arbeit haben.

Am anderen Morgen nach ihrem Befinden gefragt, sagt sie, es gehe ihr gut, nach dem Essen befragt, sie habe alles aufgegessen. Eine andere Pat. in ihrem Zimmer meldet nachher bei der Stationsschwester, die Kranke habe ihr ihr ganzes Essen abgegeben, selbst gar nichts gegessen und sie beschworen, sie möchte darüber schweigen. Am Nachmittag gelingt es ihr aus dem Garten unbewacht zu entkommen.

Die Mutter, die einen ruhigen, einfachen Eindruck macht, bestätigt nicht die Angaben der Tochter, daß die Beziehung zu den Eltern sich gebessert habe. Allerdings schreibe sie keine Zettel mehr, sondern spreche ihre Beschimpfungen einfach aus. Alle ihre Ungezogenheiten seien immer nur vorübergehend und hätten immer den Grund darin, daß man sie ermahnen oder ihr widersprechen müsse. Zu anderen Zeiten könne sie wieder ganz nett und fürsorglich für die Eltern sein. Aber ihr Verhalten wechsele eben sehr rasch. Man dürfe nicht von ihr als Mädchen sprechen, denn sie sei doch eine Frau. Sie vermeide es möglichst mit anderen Menschen zusammen zu kommen. Sie glaubt, daß sie durch ihr eigentümliches Aussehen und Verhalten den anderen auffalle. Gelegentlich gehe sie ins Kino oder Theater. Sie helfe nur wenig und ohne Ausdauer. Mit anderen zusammen esse sie niemals, nehme sich einfach, wenn sie essen wolle, aus der Speisekammer. Dann esse sie auch so viel wie ein anderer am ganzen Tag, dann faste sie wieder ein paar Tage. Sie sage immer wieder sie sei gesund und wolle arbeiten. Dann suche sie sich etwas und versage gleich wieder, weil ihr irgend etwas nicht passe und sie gibt die Arbeit wieder auf. Daß sie Selbstgepräche führe, ist der Mutter nicht aufgefallen. Sie meint, daß die Kranke über Schizophrenie nachgelesen habe und sich interessant mit ihren Angaben in Göppingen machen wollte.

Im September 1945 teilte der Vater auf einer Karte mit, daß sich das Befinden seiner Tochter durch die Kriegsereignisse des vergangenen Jahres sehr verschlechtert habe. Sie sei wohl schon nervenkrank, reagiere auf nichts, wolle nicht arbeiten. Ihre Leistungen seien null. Ich konnte die Kranke bisher nicht wieder sehen.

Zusammenfassung

Die Kranke ist einziges Kind. Die Eltern sind, jedenfalls der ausschlaggebende Vater, von einer bemerkenswerten pädagogischen Unfähigkeit. In der väterlichen Familie sind psychische Auffälligkeiten vorgekommen, eine Schwester war einmal für Monate in einer Anstalt. Genaueres darüber war nicht zu erfahren. Die Zwillingsschwester des Vaters scheint eine eigenbrötlerische Person zu sein, die zurückgezogen lebt, sich mit philosophischen Dingen und Vorhersagen der Zukunft beschäftigt.

Die Kranke selbst war bis zum 15. Lebensjahr unauffällig, gesellig und gut in der Schule. Dann trat eine Veränderung ein: körperlich wurde sie dick, die Periode blieb aus. In der Schule versagte sie und mußte herausgenommen werden. Mit den Schulkameradinnen vertrug sie sich nicht mehr. Bis auf eine gute Phase von einem halben Jahr, mit etwa 18 Jahren, ist der Zustand seitdem, also 9 Jahre lang, immer etwa der gleiche geblieben oder schlimmer geworden. Die praktischen Schwierigkeiten haben sich jedenfalls vermehrt. Aus der letzten Nachricht des Vaters darf man wohl schließen, daß alles bis auf zeitbedingte Erschwerungen beim alten geblieben ist.

Die Störung der Essensgewohnheiten ist typisch. Mit der Begründung die Art des Essens sage ihr nicht zu, hat sie sich seit vielen Jahren von den gemeinsamen Mahlzeiten ferngehalten. Sie verpflegt sich selbst, nimmt die Speisen heimlich aus der Speisekammer, ißt, soweit man das kontrollieren kann, ganz unregelmäßig. Sie fastet tagelang, um ein bestimmtes Gewicht zu erreichen, dann ißt sie auf einmal übermäßig viel. Diese ganzen Dinge umgibt sie mit Heimlichkeit. In der Klinik behauptet sie alles gegessen zu haben, schenkt aber ihr ganzes Essen einer anderen Kranken und beschwört diese, davon nichts zu sagen. Sie spricht selbst von Appetitlosigkeit und mangelndem Hungergefühl.

Die Kranke ist vollkommen vereinsamt, sie hat keinerlei Freundinnen oder Freunde. Sie ist damit unzufrieden und möchte im Berufsleben mit Menschen in Beziehung kommen. Das würde ihr dann genügen. In unsteter Weise sucht sie sich immer wieder eine Stellung, fängt etwas an, läßt es aber zumeist nach Tagen oder Wochen wieder sein. Die meiste Zeit war sie daher auch bei dem pädagogisch hilflosen, überaus nachgiebigen Vater tätig. In den Diskussionen über ihre berufliche Tätigkeit spielt eine große Rolle was sie *möchte*, sie will sich „mit schönen Dingen beschäftigen". Es schweben ihr auch noch Pläne vor, sie könne eine Künstlerin, eine berühmte Sängerin werden. Jedenfalls beschäftigt sie sich in der Phantasie mit solchen Möglichkeiten. Wenn sie von den Eltern an der Verwirklichung ihrer Wünsche gehindert, zurechtgewiesen oder ermahnt wird, wird sie böse, es kommt zu Streit. Im Verlauf dieser Streitigkeiten kommt es zu der ganz unglaublichen Behandlung und zu Beschimpfungen der Eltern, besonders der Mutter. Die Beschimpfungen schreibt sie meist auf Zettel und legt sie der Mutter hin. Im Gespräch mit dem Arzt sieht sie das Unmögliche dieses Verhaltens ein, meint, sie könne sich eben nicht immer beherrschen. Die Mutter sagt, daß es zu diesen Auswüchsen nur nach Streitigkeiten komme. In guten Zeiten könne die Kranke nett und fürsoglich zu den Eltern sein. Immer aber tritt ihre eigenwillige Art in ihrer Lebensweise zutage. Sie führt in der Wohnung der Eltern ihren eigenen Haushalt, möchte nur nicht als Kind, sondern wie eine Erwachsene behandelt werden. Man solle sie mit „Frau" anreden. Einige Male reiste sie nach Streitigkeiten kurzer Hand von Berlin weg, ohne den Eltern zu sagen wohin.

Daneben besteht eine ausgesprochene depressive Stimmungslage: Sie ist interesselos, kann nicht denken, alles ist wie abgeschnitten, sie fühlt eine völlige Leere, kann sich an nichts freuen. Sie versteht alles nur mit Mühe, hat das Gefühl, daß ihre Verstandeskräfte nachlassen. Auch Hypochondrisches spielt eine Rolle. Sie fühlt ihren Körper verändert, das Gesicht dicker, hat überall Schmerzen. Wegen ihres Aussehens will sie nicht unter Menschen gehen. Sie falle den anderen auf.

Ihr Körpergewicht schwankt entsprechend der Nahrungsaufnahme rasch und erheblich. Das Unwohlsein ist weggeblieben, nur vorübergehend durch Hormoninjektionen wieder eingetreten. Sie ist sehr empfindlich gegen Kälte geworden. Sie leidet an einer hartnäckigen Obstipation.

Wenn man den Fall zusammen mit den anderen dargestellten Fällen sieht, wird man an der Diagnose Pubertätsmagersucht nicht zweifeln. Der im Beginn phasenhafte Verlauf und das depressiv hypochondrische Bild lassen an eine manisch-depressive Konstitutionskomponente denken. Vielleicht hat es sich bei der monatelangen Erkrankung der Schwester des Vaters von 20 Jahren um eine

Phase gehandelt. Die eigenbrötlerisch, vereinsamt lebende Zwillingsschwester des Vaters und der unausgeglichene Vater selbst sprechen aber gleichfalls für Belastungen mit psychopathischen Eigenschaften. Es muß dahingestellt bleiben, um was es sich handelt. Auch an eine schizophrene Wesensveränderung ist natürlich zu denken. Etwas sicheres über diese Tante war aber nicht zu erfahren. Manches im Zustandsbild unserer Kranken ist sicher auf das unpädagogische Milieu zurückzuführen. An eine Heilung wird man auch hier nach nunmehr 9 Jahren wohl kaum mehr denken können. Es dürfte sich um einen Defektzustand handeln, auch wenn die Stimmungsgrundlage sich noch einmal ändern sollte (wie z. B. im Falle Se.).

Die Überzeugung, daß es sich um nichts Schizophrenes handelt, gewinnt man natürlich am leichtesten, wenn man die Übereinstimmung mit den anderen Fällen in Betracht zieht. Auf die lebhafte Affektivität ist hingewiesen worden. Man kann am Fall Le. vielleicht besonders deutlich sehen, daß nicht jede Vereinsamung von der Art des schizophrenen Autismus ist, bei dem in typischen Fällen jedenfalls die Anteilnahme an den Menschen und Dingen der wirklichen Umgebung erlahmt oder erlischt. Das kann man bei der ungebührlich eigenwillig sich durchsetzenden Kranken aber gewiß nicht sagen. Ihre ehrgeizigen Wünsche realisieren sich nicht in der Abgeschiedenheit einer schizophrenen Wahnwelt. Es bleibt ungeachtet aller Wachträumereien auch nach 9jähriger Krankheitsdauer die Spannung zwischen den Wünschen und der unbewältigten Wirklichkeit. Auflehnung, Trotz und Leiden sind das Ergebnis dieser unerledigten Spannung.

Schließlich ist in diesem Zusammenhang noch etwas über die Stimmen zu sagen. Die Kranke sprach gelegentlich von einer inneren Stimme. Das Gewissen sei es nicht. Sie bekomme von dieser Stimme Befehle, dies oder jenes zu tun. Andere Male sagt sie, das sei nur Gerede von ihr gewesen. Die Mutter meint, sie habe sich interessant machen wollen. Sie habe wohl davon gelesen. In Göppingen sagte sie auf Befragen auch, sie habe das Gefühl unter dem Einfluß einer fremden Macht zu stehen, deren Befehlen sie unbedingt Folge leisten müsse, auch Bewegungen habe sie schon ausführen müssen, die sie gar nicht wollte. Ihre plötzlichen Reisen seien auf Befehl der Stimmen erfolgt. Sicher ist es geboten, auf manchen Gebieten die Äußerungen der Kranken mit vorsichtiger Kritik aufzunehmen, zumal wenn sie wechselnde Angaben macht, wie über die Stimmen. Man darf aber wohl ruhig als wahr unterstellen, daß es bei der Kranken, nachdem die Krankheit nunmehr 9 Jahre dauert, in ihrem völlig isolierten Leben erfüllt von eigenartigen Träumen, lebhaften Spannungen und wechselnden Stimmungen gelegentlich zu einer für die Kranke fühlbaren Verselbständigung mancher Gedanken kommt, so daß die Bezeichnung innere Stimmen für sie naheliegt. Man kennt solche Erscheinungen ja auch in anderen hierfür günstigen Situationen, z. B. in der erzwungenen Haft. Gerade aus einer solchen Einzelerscheinung schon auf das Vorliegen eines schizophrenen Prozesses schließen zu wollen, scheint mir nicht berechtigt. Man muß das ganze Krankheitsbild in Betracht ziehen, in das das Einzelsymptom — in diesem Fall das Stimmenhören — eingefügt ist. Dieses Gesamtbild ist aber nicht das einer chronisch halluzinierenden Schizophrenen, sondern das eines isolierten Menschen, der unter dieser Isolierung bis zu einem gewissen Grade leidet, von lebhaften affektiven Spannungen bewegt und von ehrgeizigen Wünschen und Tagträumereien erfüllt ist.

6. Carla Bu. Die jetzt 18jährige Pat. wurde von der besorgten Mutter darum zur Behandlung gebracht, weil sie seit über 1 Jahr bemerkte, daß das Kind nach den Mahlzeiten das Essen erbrach. Und zwar erbrach sie heimlich. Es war nicht möglich richtig dahinter zu kommen, was eigentlich los war. Es haben sich ganz groteske Zustände entwickelt. Das Kind benützte die verschiedensten Möglichkeiten, um hineinzubrechen, nicht nur die Toilette und das Nachtgeschirr, sondern auch die Badewanne, einen Kochtopf, den sie mit in den Salon nahm, ebenso Pappschachteln, z. B. Schuhschachteln, die dann durchweicht gefunden wurden, Taschentücher, Servietten und Windeln. Sie versteckt die Sachen irgendwo in ihrem Zimmer, in ihrem Schrank, aber auch in der Fahrradkammer oder im Park. Ein Tuch mit Erbrochenem fand man versteckt in der Nähmaschine. Niemals gelang es, sie beim Brechen zu erwischen, so streng man sie auch beaufsichtigte.

Rücksprachen mit den Eltern, mit einer Tante und eine genaue 14tägige Untersuchung der Pat. in den Kuranstalten Westend ergaben folgendes Bild: Die Kranke ist das älteste von 4 Kindern eines Gutsbesitzers, der von sich selbst berichtet, daß er im letzten Krieg als junger Mensch von 17/18 Jahren recht dick gewesen sei und damals wenig gegessen habe um abzunehmen. 1930 hatte er erhebliche Geldverluste, worauf er mit einer längeren Verstimmung reagiert habe. Erst nach 2 Jahren habe er die Sache überwunden gehabt. Die Mutter des Vaters litt an Basedow, soll krankhaft dick gewesen sein. Ein Vetter des Vaters hat sich mit 18 Jahren nach einem Autounfall erschossen. Er hatte ein Verfahren zu gewärtigen. Eine Tante des Vaters litt an epileptischen Anfällen und verstarb früh. Der Vater der Mutter war 1,96 m groß. Sonst seien Auffälligkeiten, auch auffällige Temperamente in der Familie nicht vorgekommen. Die Eltern selbst machen bei der Exploration einen natürlichen Eindruck, die Mutter mehr als der Vater hilflos dem Verhalten der Tochter gegenüber. Beide Eltern sind vielleicht in der Erziehung etwas ängstlich. So erlaubte der Vater aus Gründen der Ängstlichkeit z. B. nicht, daß die Kinder schaukelten.

Die Pat. wurde normal geboren. Sie lernte rechtzeitig laufen und sprechen, war rechtzeitig sauber. Als Kleinkind war sie lebhaft, lustig, gut zu leiten. Es fiel nichts Besonderes an ihr auf. Sie war eine gute Esserin. Nur Mohrrüben mochte sie nicht, aß sie aber, wenn man ihr zuredete. Einmal erbrach sie danach, allerdings auf einer anschließenden Autofahrt. Sonst hat sie nicht etwa häufig oder besonders leicht erbrochen. Außer komplikationslosen Kinderkrankheiten war sie nie krank.

Schon mit 5³/₄ Jahren kam sie zur Schule, mit 9 Jahren zur Mittelschule. Mit 13 Jahren blieb sie einmal sitzen. Es hatten ihr Mathematik und Physik Schwierigkeiten gemacht. Seit dem Sitzenbleiben ist sie eine gute Schülerin, hat die Absicht, ihr Abitur zu machen und Lehrerin zu werden.

In der Schulzeit hatte die Mutter den Eindruck, das Kind sei im Vergleich zu den Geschwistern ernst, still, wenig lebhaft, nicht verspielt wie Backfische sonst zu sein pflegen. Sie war sehr fleißig, sorgte auch für ihren kleineren Bruder. Am meisten war sie mit der fast 3 Jahre älteren Tochter des Gutsinspektors zusammen. Sonst hatte sie aber keine Freundinnen, jedenfalls keine, die zu ihr zu Besuch kamen oder besucht wurden. Der Vater bestätigt, das Kind habe immer recht isoliert gelebt, schließe sich schwer an und ihre Freundschaften gingen nicht tief. Typisch sei auch für sie, daß sie sich nicht für Jungens interessiere. Sie sprach nie von einer späteren Heirat. Ihre Interessen seien die Schule und ein späterer Beruf. Dieser Beruf wechsele nach dem jeweiligen Milieu. Jetzt wolle sie Lehrerin werden. Die Tanzstunde habe sie nicht zu Ende gemacht, das habe allerdings auch an den Kriegsumständen gelegen. An anderen Menschen habe sie immer leicht etwas auszusetzen. Es sei selten, daß ihr jemand sympathisch sei. An Eitelkeit lasse sie es nicht fehlen. Die Frisur dauere des Morgens ¹/₂ Stunde. Sie halte besonders auf Sauberkeit, halte auch den kleinen Bruder, für den sie sehr sorge, besonders sauber. Es falle auf, wie oft sie sich die Hände wasche. Auch schneide sie sich die Nägel besonders kurz. Der Vater betont noch den zuverlässigen, anständigen Charakter des Kindes. Früher sei nie eine Lüge vorgekommen. Aber jetzt in der Essensfrage, da lüge das Kind, daß sich die Balken biegen.

Die Sache fing etwa vor 1¹/₂ Jahren an. Man bemerkte, daß sie erbrochen hatte, ohne etwas davon gesagt zu haben. Auf Befragen war aus dem Kinde nichts herauszubringen. Mit

Güte und Strenge — sie bekam im Laufe der Zeit auch einmal eine Ohrfeige und mehr — war nichts zu erreichen. Es gab nur Tränen. Um sich dem Nachforschen der Eltern zu entziehen, begann sie dann heimlich an allen möglichen und unmöglichen Stellen zu erbrechen und das Erbrochene zu verstecken. Zuweilen ließ sie das Erbrochene auch so offen stehen, daß man darüber stolpern mußte. Sie zeigte kein Bedauern, sagte nie, daß es ihr leid tue, den Eltern diesen Schmutz zu machen.

Seit der gleichen Zeit fiel auch auf, daß sie immer weniger und schließlich nur noch ganz wenig aß. Auch hatte sie immer etwas am Essen auszusetzen. Warmes Abendessen lehnte sie z. B. ab, das mache zu dick. Sie nimmt an den gemeinsamen Mahlzeiten teil, hat aber immer einen Grund aufzustehen, etwas hereinzuholen. Wenn sie dann draußen ist, nimmt sie den Bissen, den sie gerade im Munde hat, heraus und wirft ihn in den Hundeeimer. Daß sie während des Essens erbrochen hat, ist bis jetzt nicht aufgefallen. Bevor sie erbricht, trinkt sie zumeist etwas, erbricht dann große Mengen.

Andererseits nimmt sie Essen weg und versteckt es für sich! Zum Beispiel macht sie bei Tisch kleine Brotstückchen für sich zurecht, versteckt sie in ihrer Serviette zum Mitnehmen. Die Mutter fand vor kurzem ein dickes Doppelbrot mit Schmalz und Wurst, das sie sich zurecht gemacht hatte, zugedeckt mit dem Mantel des Jungen auf einem Tisch im Hausgang. Auf die Frage, was sie damit vorhabe, war nichts zu erfahren. Sie sagte nur, sie wolle das nicht essen. Man beobachtete sie, wie sie in der Speisekammer etwas abschnitt, und es unter dem Arm in ihr Zimmer nahm. Wann sie diese Speisen ißt, können die Eltern nicht sagen. Sie hatte schon immer eine Vorliebe für Süßigkeiten, aber das habe jetzt in einem unnatürlichen Maß zugenommen. Sie macht sich Marzipantropfen mit Puderzucker, geht an die Marmelade in der Speisekammer. Die Mutter weiß sich gegen diese Naschereien keinen anderen Rat, als alles zu verschließen. Daraufhin holte sie sich Zucker beim Krämer, kümmerte sich dabei gar nicht um die Größe der ihr zustehenden Ration.

In den seit der Erkrankung vergangenen 1½ Jahren hat die Pat. sehr an Gewicht abgenommen. Das Unwohlsein war bis vor 1 Jahr in Ordnung, dann setzte es ½ Jahr aus, über die letzte Zeit waren die Eltern nicht genau unterrichtet. Gegen die hartnäckige Verstopfung nahm die Pat. unvernünftig viele Abführmittel, so daß vorübergehend Durchfälle behandelt werden mußten. Sie habe schon immer wenig Schlaf gebraucht, in letzter Zeit besonders wenig. Sie ist oft morgens um 5 Uhr schon auf. Sie friere besonders leicht, was früher nicht der Fall gewesen sei.

Eine Schwester der Mutter berichtete noch ergänzend, die Pat. sei schon von klein auf nervöser als die anderen Kinder gewesen, habe z. B. unruhig geschlafen. Die Tante kritisierte wohl nicht mit Unrecht das jetzige pädagogische Verhalten der Eltern. Man sei mit dem Kind überhaupt zu ängstlich. Sie müsse z. B. in Berlin an der Bahn abgeholt werden. Jetzt sei man zu sehr hinter dem Kind wegen des Erbrechens her gewesen. Als die Pat. jetzt bei dieser Tante einige Tage war, habe sie sich um die Eigenarten des Kindes nicht gekümmert. Erbrechen sei ihr nicht aufgefallen. Die Mutter glaubt, daß die Tante das Erbrechen wohl einfach nicht gemerkt habe, das Kind aber doch gebrochen habe.

Wegen der Notwendigkeit einer klinischen Untersuchung ist die Pat. unzufrieden und mißmutig. Sie wäre lieber die Ferien über bei der Tante geblieben. Sie fügt sich dann aber und ist in der Zeit der klinischen Beobachtung äußerlich nicht auffällig. Sie bleibt meist still in ihrem Zimmer, mit allerhand Arbeiten beschäftigt: Liest in ihren Schulbüchern, hat auch einen Roman, macht eine Stickerei für die Tante, die oft wohlwollend von ihr erwähnt wird. Sie war immer bereit zu Explorationen. Man hatte aber doch nach allen Gesprächen den Eindruck einer gewissen Glätte und Verschlossenheit. Vielleicht spiegelt sich diese Seite ihres Wesens am besten im Stil ihres selbstgeschriebenen Lebenslaufes wider. Er beginnt: „Als meine Eltern am 4. 10. 1924 heirateten, waren beide noch jung und unerfahren, und das Leben hatte ihnen bisher nur die Lichtseiten gezeigt. In meinem Vater fließt das Bauernblut der Urahnen, denn schon als achtjähriger Bub erklärte er seinem Vater, er wolle Bauer werden. Mein Großvater erfüllte ihm später auch diesen Wunsch und pachtete in der Nähe von Buch ein kleines Gut. Die Mutter, die ebenfalls wie der Vater aus Lichterfelde stammt, kannte nur das Leben und die Freuden der Großstadt, aber nicht die Entbehrungen des Landlebens. In Hauswirtschaftsdingen hatte sie nichts gelernt und es kostete viel Mühe, den anspruchsvollen Gatten zu befriedigen.“ Die einsame Lage des Gutes, auf dem sie aufwuchs, war

— wie sie meint — schuld, „daß ich mich später andern Kindern schwer anschloß und auch heute noch am liebsten allein bin".

Sie erzählt, daß sie mit etwa 12/13 Jahren angefangen habe, manchmal im Essen zurückzuhalten. Vorher habe sie mit großer Lust so viel gegessen, daß es der Vater zuweilen sogar beanstandet habe und ihr darum die Speisen zuteilte. Aber es sei ihr der Gedanke gekommen, sie sei zu dick. An Beispielen aus der Erinnerung zeigt sie, daß Eltern, Lehrer, Mitschüler und -schülerinnen Bemerkungen über ihren Körper machten. Zum Beispiel als ihr ein anderer Schüler beim Turnen Hilfsstellung gab, meinte ein Danebenstehender: „Du hast aber ein schönes Gewicht zu tragen." Mit etwa 12 Jahren habe sich ihre „Einstellung zum Dickwerden" geändert. Früher sei es ihr gleich gewesen, auch was die Leute sagten, später aber nicht mehr.

Mit 15 Jahren als die Mutter 14 Tage in der Klinik zur Geburt des kleinen Bruders war, habe sie zu Hause die erste Hungerkur gemacht. Sie habe das Essen etwas eingeschränkt und sei von ihrem üblichen Gewicht von ungefähr 120 Pfund auf 113 herunter gekommen. Übrigens spielte damals auch eine Rolle, daß sie es peinlich empfand, in Kriegszeiten als Tochter des Gutsbesitzers so gut genährt auszusehen. Im Sommer 1941 habe sie aber wieder zugenommen. Sie meint, da habe es ihr wieder „besser geschmeckt". Sie wog 128 Pfund. Andere Mädchen würden sich daraus wohl nichts machen, die würden sagen, es sei ihnen egal, wenn sie dick würden. Bei ihr sei das aber anders geworden, sie habe angefangen darüber nachzudenken. Seit Herbst 1941 habe sie sich mit dem Problem ihrer Dickheit in steigendem Maße beschäftigt. Wenn wenig zu tun war, dann habe sie viel gegessen, wenn sie aber viel zu tun hatte, habe sie weniger das Bedürfnis nach Essen gehabt. Wenn sie einen Ärger oder Aufregung habe, dann bekomme sie Verlangen nach Essen. Die Tante bestätigt, daß sie nach Luftalarmen besonders viel gegessen hat. Daß der Appetit nachgelassen oder sich verändert habe, verneint die Kranke. Manchmal habe sie sogar große Lust zu essen und könne sich nicht zurückhalten. Aber dann müsse sie es wieder herausbrechen. Sie erinnert sich genau an das erste Erbrechen dieser Art. Es war im Oktober 1941. Sie hatte furchtbar viel Kuchen gegessen, sie fühlte sich voll, so daß sie „kaum mehr Luft holen konnte". Da kam sie auf den Gedanken zu erbrechen, ging auf die Toilette und steckte sich den Finger in den Hals. Sie „machte es" dann immer öfter, bis sie anfing abzunehmen. Mit Schwankungen sank das Gewicht, bis es im letzten Vierteljahr etwa auf 98 Pfund verblieb. Seit Anfang 1943 erbreche sie täglich. Sie trinke vor dem Erbrechen viel Wasser oder Kaffee. Zuerst habe sie sich viel Zeit dazu gelassen, was sie jetzt nicht mehr könne, weil die Eltern so hinter ihr her seien. Sie gibt an, das Erbrechen sei ihr unangenehm, auch der andern wegen, die damit nachher in Berührung kämen. Nach einer Lösung der Situation befragt, meint sie, es wäre am besten, man ließe sie bei der Tante oder in einer Pension wohnen, wo sie nicht mehr zu essen brauche, als sie Lust habe. Dann brauche sie auch nicht zu erbrechen.

Soweit spricht sich die Kranke, wie es scheint, ganz offen aus. Auf ausdrückliches Befragen, ob noch etwas zu besprechen sei, meint sie, es wäre wohl über alles gesprochen. Tatsächlich ist z. B. über das heimliche Wegnehmen von Essen noch gar nicht gesprochen worden. Darauf angesprochen sucht sie zu bagatellisieren: Wenn sie gerade großen Hunger gehabt habe, habe sie kurz vor dem Essen etwas weggenommen. Bei eindringlicherem Fragen wird sie verstockt. Schon daß es sich bei den heimlichen Naschereien oft um Süßigkeiten handelt, muß erst aus ihr herausgefragt werden. Es ist über dieses Thema kein auch nur annähernd freies Gespräch möglich.

Über ihr sonstiges Leben berichtet sie in Übereinstimmung mit den Angaben der Eltern, daß sie im ganzen recht einsam lebt, nur mit der Inspektorstochter befreundet sei. Sie würden sich alle Sorgen erzählen und alle Freuden. Mit 15 Jahren sei sie einmal verliebt gewesen. Es habe aber nur 3 Monate gedauert. Es war ein um 20 Jahre älterer Mann. Sie erzählt unter Tränen, daß die Inspektorstochter in den gleichen Mann verliebt gewesen sei.

Über die Beziehung zu Eltern und Geschwistern berichtet sie ganz natürlich. Es sei ein gutes Verhältnis zu den Eltern, „nur diese Heimlichkeiten". Außer dem Besprochenen habe sie keine Heimlichkeiten. Allerdings erzähle sie den Eltern nicht viel von sich. Sie habe den Eindruck, daß das die Eltern nicht interessiere. In der Schule machen ihr Latein, Deutsch, Biologie und Erdkunde am meisten Freude. Mathematik und Physik ist auch heute noch schlecht und muß mit andern Fächern ausgeglichen werden. Mit 13 Jahren fing sie an Klavier zu spielen, hatte aber keine Freude daran, hörte wieder auf. Stimmungsschwankungen kenne sie wohl an sich, sie dauerten aber nicht lange, höchstens ein paar Stunden. Zuweilen seien die Verstimmungen ohne Grund. Man sage dann leicht ein Wort, durch das man andere kränke, oder man sei selbst leicht gekränkt. Sie habe in solchen Stunden auch keine Lust etwas zu tun. Eigentlich schwermütig sei sie aber nicht. Gerne gehe sie allein spazieren. „Ich sehe mich so um, beobachte alles, freue mich, wenn es blüht, denke dabei so nach an die Schule, Film, Theaterstücke, Bücher." Manchmal bringe sie Blumen mit nach Haus. Auch neige sie dazu Luftschlösser zu bauen: „Daß ich vielleicht irgendwo anders studieren würde, in Bayreuth, jedenfalls ein bißchen weiter weg. Ich würde vielleicht Schauspielerin werden, oder sonst etwas Berühmtes. Oder daß man nicht viel zu tun braucht, recht lustig wäre, mit anderen Menschen zusammen, die lustig sind."

Körperlich handelt es sich um ein ganz ansprechend aussehendes Mädchen in mäßigem Ernährungszustand. Sie hat kalte, trockene Hände und Füße, cyanotische Finger und Zehen. Der Blutdruck ist niedrig, 95 RR. max., der Puls 40 Schläge je Minute. Die Leber ist 1 Querfinger unter dem Rippenrand zu fühlen. Blutbild, Blutsenkung und Urinbefund sind normal. Auch *neurologisch* findet sich nichts Auffälliges. Der Gynäkologe fand vor 1 Jahr einen Hypogenitalismus. Er riet zu einer Hormonkur. Er fand die Pat. defloriert.

Wir haben von der Kranken seit dem Sommer 1943 nichts mehr gehört.

Zusammenfassung

Die Kranke stammt aus einer Familie, in der Auffälligkeiten und Krankheiten vorgekommen sind, die zum Teil auf endokrine Störungen hinweisen. Die Mutter des Vaters soll Basedow gehabt haben und krankhaft dick gewesen sein, der Vater selbst war mit 17/18 Jahren recht dick und aß damals wenig, um abzunehmen. Der Vater der Mutter war 1,96 m groß. Eine Tante des Vaters hatte epileptische Anfälle. Der Vater hat auf Geldverluste mit einer jahrelang dauernden Verstimmung reagiert. Ein Vetter hat sich anscheinend aus äußeren Gründen erschossen.

Die Kranke fiel schon als Kind dadurch auf, daß sie ein Einspänner war. Mit Jungens wollte sie schon gar nichts zu tun haben. Sie hatte nur eine Freundin, die um 3 Jahre ältere Tochter des Gutsinspektors, die Lehrerin ist. Die Freundschaft kam zustande, als beide Mädchen — die Kranke war damals 15 Jahre alt — sich in einen 20 Jahre älteren Mann verliebt hatten. Das Erlebnis mit diesem Mann scheint für die Kranke unglücklich gewesen zu sein. Der Gynäkologe fand sie 1942 defloriert.

Die Störung hat sich allmählich entwickelt, als das Kind 15 Jahre alt war: Es war damals etwas dick und fing an, sich darüber Gedanken zu machen und darunter zu leiden, wenn andere Bemerkungen über seine Rundlichkeit machten. Man könnte nun denken, der weitere Verlauf wäre einfach so zu erklären, daß der Kranken die Körperfülle peinlich war und daß sie versuchte, durch das Erbrechen ihr Gewicht zu vermindern. Das mag eine Rolle gespielt haben. Dafür, daß einer solchen psychologischen Erklärung nur beschränkte Bedeutung zukommt, spricht aber in dem Krankheitsbild vieles: Schon im Beginn erbricht sie nicht nur um dünn zu werden, sondern wegen des Völlegefühls nach dem Essen, über das die Magersüchtigen ja fast regelmäßig klagen. Dann macht uns die Kranke selbst darauf aufmerksam, daß „ihre Einstellung zum Dicksein" sich geändert habe, es sei ihr da ein Problem entstanden. Andere Mädchen, die auch etwas dick seien, machten sich daraus nichts. Es sei solchen Mädchen auch gleich, was die anderen sagten. Früher sei sie selbst auch so gewesen. Das habe sich aber geändert. In dieser spontan gegebenen Selbstbeobachtung bringt die Kranke gut zum Ausdruck, daß die Wesensveränderung Ursache der Empfindsamkeit war, und nicht umgekehrt. Ferner: Hätte die Kranke einfach durch das Erbrechen abnehmen wollen, wäre auch nicht zu erklären, weshalb sie allerhand heimliche Eßgewohnheiten entwickelte, heimlich Essen mit sich wegnahm und Süßigkeiten naschte. Wir kennen diese Dinge aber von den anderen Fällen. Wenn die Kranke berichtet, daß sie nach Ärger und Aufregungen essen müsse, und dann, wenn sie nichts zu tun hat, so sehen wir hier eine auffällige und bemerkenswerte Übereinstimmung mit dem Fall Ba. Beide Kranke nehmen „unvernünftig viel Abführmittel", so daß es zu Durchfällen kommt. Das Besondere des Falles Bu. ist die Häufigkeit des heimlichen Erbrechens.

Dazu kommen auch die anderen Symptome der Pubertätsmagersucht, die Vereinsamung, die hier allerdings schon von der Kindheit an besteht, die Eigenwilligkeit, mit der sie ihre Tendenzen, insbesondere ihre absonderlichen Eßgewohnheiten gegen alle erzieherischen Versuche durchsetzt, die Rücksichtslosigkeit gegen die anderen, die sich dabei zeigt, die Interessiertheit auf beruflichem Gebiet, auch die körperlichen Symptome, die Amenorrhöe und die Obstipation. Obschon die Kranke zu den Fällen gehört, die sich nicht gut aussprechen, ist das Krankheitsbild hinreichend deutlich. Stimmungsschwankungen spielen keine wesentliche Rolle (auch darin gleicht sie Ingeborg Ba.), obwohl in der väterlichen Familie eine Neigung zu reaktiven Verstimmungen vorhanden ist. Bedeutsam ist sicher das Vorkommen endokriner Störungen in der Familie, insbesondere der „fette Basedow" der Großmutter und die Fettleibigkeit des Vaters in jüngeren Jahren, die ihn veranlaßte, wenig zu essen, um abzunehmen.

Das Syndrom

Die Kasuistik ließe sich natürlich vermehren, wobei nicht nur mancherlei Variationen, sondern auch Abortivformen angetroffen würden. Die dargestellten Fälle genügen aber, um das allen Fällen Gemeinsame, das Syndrom der Pubertätsmagersucht und seine Variabilität an einigen Beispielen erkennen zu lassen. Die Krankheit ist keine Seltenheit. Ich habe im Verlauf weniger Jahre ungefähr 20 Fälle gesehen. Es handelte sich dabei immer um Mädchen. Zwei junge Männer, die mir unter dem Verdacht der Magersucht gezeigt wurden, waren sicher etwas anderes, das eine Mal eine organische Magenkrankheit, das andere Mal eine Zwangsneurose. Wenn die Krankheit bei männlichen Individuen überhaupt vorkommt, dann ist es jedenfalls eine Seltenheit.

Da es uns hier auf das psychiatrische Syndrom ankommt, gehen wir auf die körperlichen Erscheinungen nicht näher ein, insbesondere bleiben die internistischen Laboratoriumsbefunde unerwähnt. Alle unsere Fälle zeigten die aus der Literatur bekannten körperlichen Symptome hinreichend deutlich: die hartnäckige Obstipation, gegen die oft große Mengen von Abführmitteln genommen wurden, Oberbauchbeschwerden, gelegentlich sogar Schmerzanfälle, Völlegefühl nach der Nahrungsaufnahme, zuweilen eine Neigung zum Erbrechen; eine zeitweilige Abnahme des Gewichts bis zu erheblicher Abmagerung, trockene Haut, cyanotische Extremitätenenden und eine große Neigung zum Frieren. Das Unwohlsein wird unregelmäßig und hört in allen Fällen im

Verlauf der Krankheit ganz auf. 4 von unseren 6 Fällen waren in der Zeit kurz vor der Erkrankung auffällig dick. Von den dreien, bei denen das nicht auffiel, hatten zwei leichte tuberkulöse Affektionen. Ein angemessenes Körpergewicht ist für die Kranken identisch mit ausgesprochenem Dicksein und Vollsein. Die natürliche Freude am leiblichen Zustand der Gesundheit ist ihnen verloren gegangen.

Allen Fällen gemeinsam ist die Veränderung des Appetits. Es kommt zu einer Verminderung des Appetits. Eine Kranke sprach davon, die Speisen ekelten sie geradezu. Daneben zeigt sich eine Einengung des Appetits auf wenige Speisen, in 3 unserer Fälle auf Süßigkeiten. Es scheint auch der übliche Tagesrhythmus verloren zu gehen, die Zunahme des Appetits zur Zeit vor den gewohnten Mahlzeiten. Die Nahrungsaufnahme verteilt sich unregelmäßig über den ganzen Tag (etwas Ähnliches kommt bei Narkoleptischen mit dem Schlaf vor). Manchmal wird dann auch wieder in großen Mengen ohne Maß gegessen. Zeiten des Fastens können mit solchen starker Nahrungsaufnahme wechseln. Besonders im späteren Verlauf der Krankheit ist das oft gierige Essen auffällig. Die Patientin Erika Se. wurde angetroffen, wie sie in der Speisekammer mit den Händen aus der Schüssel aß, die Kranke Ilse L., wie sie alles aufaß, was zu finden war, die Kranke Ingeborg Ba. aß zuweilen auf einmal, was ein anderer am ganzen Tag. Bei manchem Kranken kann man über die inneren Vorgänge, die dieser Veränderung ihres Verhaltens zugrunde liegen, nichts Genaueres erfahren, sie sprechen sich nicht freimütig aus, umgeben vielmehr alles mit einer besonderen Heimlichkeit. Sie sagen z. B. sie hätten schon gegessen, während sie das Essen in Wirklichkeit weggeschüttet oder weggeschenkt haben. Die genauesten Angaben bekamen wir wohl von der Kranken Agnes Ka., bei der die Störung im ganzen auch schon 8 Jahre lang besteht. Sie sagt, daß sie keinerlei Hunger oder Appetitgefühl habe, daß sie aber unentwegt ans Essen denken müsse. Und wenn sie ans Essen denken müsse, dann liege es auch wieder nahe zu essen. Die Kranke empfindet also den Verlust der normalen Gefühlsbeziehung zu den Speisen, es beschäftigt sie aber unentwegt das „Problem Essen". Wie zwanghaft muß sie daran denken. Man wird nicht ohne weiteres annehmen dürfen, daß die inneren Vorgänge bei anderen Kranken, die sich weniger offen aussprechen, die gleichen sind. Es kann sich auch um eine individuelle Variation gerade bei dieser Patientin handeln. Immerhin denkt auch die einzige andere Kranke, die sich gut ausspricht — Ingeborg Ba. —, den ganzen Tag ans Essen. Auch sie ißt nicht aus Freude am Essen, aus Appetit. Sie weiß nicht zu sagen, ob sie Appetit habe. Im Anfang sei es vielleicht Hunger gewesen, jetzt esse sie aus Depression, um Kraft zu schöpfen.

Gegen Zuspruch sind alle Kranken ebenso empfindlich wie gegen die Bemerkung, daß sie wohl und gesund aussehen. Allen Kranken gemeinsam ist es, daß sie nicht gern mit anderen zusammen essen, wenn sie essen, dann geschieht es lieber in der Speisekammer oder in ihrem Zimmer oder unterwegs. Bei der Kranken Ingeborg Ba. hat dieses Verlangen nach Heimlichkeit zu bedenklichen Diebstählen geführt. Aus einem für sie selbst unerklärlichen Grunde muß sie heimlich essen, kann dabei nicht mit anderen zusammen sein. Zu Diebstählen kam es ebenso bei der Kranken Erika Se. und Agnes Ka. Auch vor der Kranken Herta Ge. muß man die Speisen verschließen, sie nimmt keine Rücksicht auf die Lebensmittelrationen der anderen. Die Kranke Ilse Le. entwendete Abführmittel.

Trotzige Eigenwilligkeit ist allen Kranken gemeinsam. Es kommt darauf an, was sie *möchten*. Rücksichtslos und einsichtslos setzen sie ihre Wünsche durch. Die Kranke Herta Ge. läßt auf der Höhe der Krankheit ihre Mutter nicht einen Augenblick von sich gehen, ohne Rücksicht auf die Geschwister. Eindrucksvoll kommt diese eigenwillige Note zur Geltung bei der Art und Weise, wie die Kranken ihre Tendenz, nicht am gemeinsamen Essen teilzunehmen, durchzusetzen wissen. Hierbei zeigt sich auch die individuelle Variabilität des gleichen Symptoms. Es kommt je nach Persönlichkeit und nach dem mehr oder weniger geschickten bzw. energischen pädagogischen Verhalten der Umgebung zu verschiedenen Variationen, zu allen möglichen Ausreden: Immer haben die Kranken gerade etwas zu tun, um später kommen zu können oder während des Essens hinauszugehen. Aber auch zu groben Schwindeleien, „daß sich die Balken biegen" kommt es, auch bei sonst ehrlichen Kindern. Eine Kranke, C. Bu., hat zwar gegessen, aber wieder ausgebrochen. Das Erbrechen hat bei ihr zu ganz grotesken Zuständen geführt, sie braucht aber nicht zu brechen, wenn sie bei der Tante ißt oder in der Klinik, wo sie nicht zum Essen genötigt wird. Bei der Kranken Ilse Le. ist die Ablehnung der gemeinsamen Mahlzeit ein Teil des eigenwilligen Verlangens, mit den Eltern nichts mehr zu tun zu haben, erwachsen zu sein, einen eigenen Haushalt zu führen und wird speziell damit begründet, daß die Eltern eine ganz andere Art der Speisenzubereitung liebten. Die unglaublichen Zustände, die sich in dieser Familie entwickelt haben, müssen auch als Folge der pädagogischen Unfähigkeit des Vaters betrachtet werden. Sicher ist der Vater mit schuld an der alles Maß übersteigenden Ungezogenheit, vor allem in Worten, gegen die Mutter. In Ansätzen finden wir solche aggressiven Tendenzen aber auch bei anderen Kranken. Herta Ge. soll sich wiegen: „Du mit Deinem albernen Wiegen, das ist Quatsch", sagt das früher wohlerzogene, brave Kind zu seinem Vater. Agnes Ka. hat der Mutter „allerhand an den Kopf geworfen", ist grob geworden.

Oft wird von einer besonderen Eitelkeit der Kranken berichtet, von einem gesteigerten Interesse für ihre Erscheinung. Unter den geschilderten Fällen tritt dieser Zug bei Agnes Ka. und Ilse Le. deutlich hervor, bei Carla Bu. in geringem Maße. Ein besonderes Interesse für darstellende Kunst, Theater und Kino fand ich auch in anderen als den mitgeteilten Fällen. Vielleicht ist die Berufswahl der Kranken Ingeborg Ba. nicht ohne Beziehung zu ästhetischen Wünschen.

Wie ich glaube, ist ein ganz wichtiges Symptom der Krankheit: die Vereinsamung. Sie ist weniger bemerkt worden, weil sie sich eigentlich erst nach einer längeren Beobachtung des Verlaufs deutlich ergibt. Sie ist aber in jedem Falle deutlich. Es werden keine neuen Freundschaften geschlossen, alte werden nicht richtig weiter gepflegt. Ich glaube, daß die Unfähigkeit, gemeinsam mit anderen zu essen, mit diesem allgemeineren Symptom der Vereinsamung zusammenhängt, wie bei einem Versuch der Interpretation der Störung näher auszuführen sein wird. Die Vereinsamung kommt den Kranken auch zum Bewußtsein. Manche leiden darunter. Die meisten haben berufliche Absichten und Pläne, die sie mit Eifer, wenn auch nicht immer mit Stetigkeit verfolgen. Es gelingt ihnen mehr oder weniger im beruflichen Rapport die Einsamkeit, die durch das Fehlen freundschaftlicher Bande entsteht, zu überwinden. Dem Lebensalter angemessene erotische Beziehungen fehlen. Keine einzige unserer Kranken ist verlobt. Wohl kommt es aber zu sexuellen Begegnungen und zu Verliebtheiten in ältere Männer. Die beiden schwersten Fälle Erika Se. und Ilse Le. leben beide in einer solchen Rapportlosigkeit mit der Umwelt, daß sie ohne die Eltern zweifellos Anstaltspatienten wären.

Vier von unseren 6 Fällen zeigen zeitweise ausgesprochene Züge einer allgemeinen depressiven Verstimmung: Das Leben scheint sinnlos, alles wird gleichgültig, selbst die Liebe zu den Eltern und Geschwistern kann erlöschen. Die kindliche Fröhlichkeit ist vollkommen weg, sie machen einen traurigen, ernsten Eindruck. Die Auffassung wird erschwert, das Denken geht nicht so gut wie früher, die Kranken kommen sich dumm vor. Es steht alles still, Körper und Geist, es fehlt alle Energie. Erika Se. fühlte sich so leer, als ob der Wind alles herausgeblasen hätte, was in Kopf und Herz war, leer wie eine Schale ohne Kern. Auch die Patientin Ilse Le. klagt über eine völlige Leere, sie könne sich über nichts freuen, sie habe Hemmungen im Kopf, alles sei wie abgeschnitten. Auch Tagesschwankungen werden beobachtet, eine abendliche Erleichterung des Zustandes. Bei 2 dieser Kranken (Erika Se. und Ilse Le.) kommt es, nachdem die Krankheit schon über ein Jahr gedauert hat, zu einer mehrmonatigen Phase guten Befindens. Bei der Kranken Agnes Ka. entwickelte sich wohl auf Grund der Mißempfindungen im Oberbauch eine eigentümlich hypochondrische Vorstellung, die Därme träten hervor unter die Haut und wären zu sehen. Bei allen Kranken fehlen wahnhafte Vorstellungen, wie sie sonst bei Depressionen vorkommen, im Sinne der Verarmung oder Versündigung, auch Selbstvorwürfe. Die Gewissenbisse der Patienten gehen nicht über gelegentliche Skrupel pubertierender Jugendlicher hinaus. Bei der Kranken Erika Se. sind zwangsneurotische Züge erkennbar.

Bei 2 Kranken fehlt das depressive Bild. Die Kranke Ingeborg Ba. ist ein gutes Beispiel, daß die depressive Komponente im Verlaufe einer langen Krankheit ganz fehlen kann. Allerdings macht sie einen ernsten, übertrieben strebsamen, unfrohen Eindruck. Bei der Kranken Carla Bu. fehlt die depressive Komponente gleichfalls. Bemerkenswerterweise kam es aber doch zu einem schwankenden Verlauf, bessere Zeiten, in denen es ihr wieder besser schmeckte, wechselten mit schlechteren ab.

Im übrigen ist über den Verlauf folgendes zu sagen: Bis auf die Kranke Carla Bu., die stiller und zurückgezogener war als ihre Geschwister, wird von allen berichtet, daß sie vor Eintritt der krankhaften Veränderung natürlich und unauffällig waren. Die Störung entwickelte sich im allgemeinen allmählich in der Nachpubertätszeit. Häufig sind die Kinder im Beginn überdurchschnittlich dick (4 unserer 6 Fälle). Oft ist das erste auffällige Symptom eine hartnäckige Obstipation. Im Falle Herta Ge. entwickelte sich das ganze Zustandsbild ziemlich akut im Anschluß an ein nicht unerhebliches Schädeltrauma. Man wird dem Trauma auch im Hinblick auf die gelegentlichen Absencen in der ersten Zeit nach dem Unfall eine ätiologische Bedeutung nicht absprechen können. Im Beginn besonders fehlt den Kranken die Krankheitseinsicht, sie wollen nicht zum Arzt, halten sich für gesund, es macht Schwierigkeiten, sie zur Beobachtung und Behandlung in Kliniken zu halten. Im Laufe der Jahre kann sich das bessern, und die beiden Kranken Ingeborg Ba. und Agnes Ka. kamen mehr oder weniger einsichtig selbst zum Arzt, weil sie unter ihren Störungen und den Schwierigkeiten, die sie dadurch in ihrem Leben haben, litten. In beiden Fällen dauert die Krankheit schon 7 bzw. 8 Jahre. Kein einziger von den 6 dargestellten Fällen ist bisher wieder gesund geworden. Von den beiden schweren Fällen Ilse Le. und Erika Se. abgesehen, die sich nur durch die unentwegte — im Falle Se. recht verständige Fürsorge ihrer Eltern außerhalb eines Sanatoriums oder einer Anstalt halten können, zeigen auch alle anderen sozial angepaßten Fälle nach jahrelangem Verlauf noch deutlich die Zeichen der Krankheit, in erster Linie die Vereinsamung und die Störung der Essensgewohnheiten. Man darf wohl nach einer 8jährigen oder gar 12jährigen Dauer der Krankheit annehmen, daß es sich um einen bleibenden Zustand handelt, daß mit einer Genesung, d. h. auch mit einer Wiederherstellung des normalen freundschaftlichen Rapportes mit der Umwelt und mit einer natürlichen Teilnahme an den Essensgewohnheiten der Umgebung nicht mehr zu rechnen sein wird. Man darf in solchen Fällen wohl von dem Zurückbleiben eines Defektzustandes sprechen. Ich kenne jedenfalls bisher keinen einzigen wirklich genesenen Fall. Wo von Heilungen berichtet wird, wäre zu prüfen, ob es sich nicht um etwas anderes, etwa um phasenhafte Depressionen, aber auch ob es sich wirklich um eine völlige Wiederherstellung der früheren Persönlichkeit gehandelt hat. Meine ungünstigen Erfahrungen brauchen natürlich nicht auszuschließen, daß es in einzelnen Fällen doch zu einer völligen Genesung kommt. Um den gewöhnlichen Ausgang handelt es sich dabei aber sicher nicht.

Es ist mir bisher in der Anamnese älterer Patienten niemals eine Pubertätsmagersucht begegnet. Nur einen Fall sah ich im mittleren Lebensalter an einer Tuberkulose zugrunde gehen.

Die Differentialdiagnose

Die Beziehungen der Pubertätsmagersucht zu manisch-depressiven Krankheiten sind deutlich. Es kommen bei vielen Fällen — z. B. bei 4 von unseren 6 mitgeteilten — phasenhaft depressive Verstimmungen vor, die von einer zum Manisch-depressiven gehörigen Verstimmung nicht zu unterscheiden sind, wenn man die Variabilität des depressiven Syndroms mit in Rechnung stellt. Diese Beziehung zum Manisch-depressiven tritt uns auch in einer auffälligen Häufung depressiver Störungen unter den nahen Angehörigen unserer Kranken entgegen. Bedenkt man ferner, daß Symptome der Pubertätsmagersucht, wie die Appetitstörung, die Gewichtsabnahme, die Menstruationsstörung, die Obstipation, auch im Bilde einer Depression vorkommen können, so liegt die Möglichkeit einer Verwechslung nahe oder die Auffassung, es handle sich bei der Pubertätsmagersucht um nichts anderes als um eine besondere symptomatische Variation einer depressiven Phase. Solche Diagnosen sind daher auch nicht selten (Agnes Ka., Erika Se.) gestellt worden.

Gegen eine solche diagnostische Einordnung spricht aber manches: Im Zustandsbild der Pubertätsmagersucht selbst sind neben den depressiven Zügen bzw. neben den Zügen, die mit einer depressiven Gesamtverfassung im Einklang sind, auch andere Züge, die dazu im Widerspruch stehen: Die Eigenwilligkeit, die lebhaften Wünsche, Pläne und die Aktivität der Kranken in beruflicher Hinsicht, auch die Lebendigkeit der erotischen Sphäre. Ebenso widerspricht einer Einordnung als depressive Phase der Verlauf, das Ausbleiben einer Heilung, auch nach jahrelanger Krankheitsdauer. Das scheint mit ein ganz entscheidender Gesichtspunkt. Schließlich kommen Fälle zur Beobachtung, wie z. B. der Fall Ingeborg Ba., in denen in jahrelangem Verlauf der Krankheit depressive Anwandlungen kaum hervortreten, so daß es überhaupt ganz fern liegt, an eine depressive Phase zu denken. Bei aller Verwandtschaft mit den manisch-depressiven Krankheiten wird man daher die Pubertätsmagersucht doch als eine besondere psychische Krankheitsform abgrenzen müssen.

In der inneren Klinik kommt es zuweilen zu dem umgekehrten Fehler, nämlich dazu, daß phasenhafte Depressionen jugendlicher Mädchen, in deren Symptomatologie das Nachlassen des Appetits, die Gewichtsabnahme und die Störung der Menstruation deutlich hervortreten, für eine Pubertätsmagersucht gehalten werden. Bei der relativ geringen Kenntnis, die man im allgemeinen von den phasenhaften Depressionen ihrer großen Häufigkeit und symptomatologischen Variabilität unter Internisten hat, kann ein solcher Irrtum nicht wundernehmen. Auch trägt dazu bei, daß Depressive selbst häufig die Tendenz haben, die mehr körperlichen Störungen und Beschwerden dem Arzt gegenüber in erster Linie und mit Nachdruck vorzubringen. Eine genaue Exploration kann den Irrtum aufdecken. Eine wirkliche Heilung nach relativ kurzer Krankheitsdauer von Monaten oder 1 bis 2 Jahren sollte als deren durchschnittliche Dauer immer den Verdacht rechtfertigen, daß es sich um eine depressive Phase gehandelt hat.

Es ist zu verstehen, daß der Ausgang in einen Defekt, das Ausbleiben der Heilung gelegentlich Anlaß gegeben hat, Magersuchtsfälle als Schizophrenien anzusehen. Der Fall Ilse Le. z. B. ist dafür gehalten worden. Hier wie in anderen Fällen, z. B. in einem sorgfältig und gut dargestellten recht typischen Fall des Züricher Pädiaters WISSLER[4], kann ich mich von den vorgebrachten Argumenten für die Schizophreniediagnose nicht überzeugen lassen. Ich kenne keinen Fall, in dem ich die Diagnose Schizophrenie für ausreichend begründet hielte. Man muß sich dabei über die Unsicherheiten im Klaren sein, die der Schizophreniediagnose in vielen Fällen anhaftet. Neben den klaren Fällen gibt es doch solche, die per exclusionem oder weil der Begriff der Schizophrenie besonders weit gefaßt wird oder aus beiden Gründen als solche Krankheiten diagnostiziert werden. Es handelt sich da eben oft um Menschen, die wegen ihrer Eigenwilligkeit, ihrer Widersetzlichkeit gegen Vernunftgründe, ihrer Neigung zu Eigenbröteleien und zur Vereinsamung als Schizophrene angesehen werden. Bezeichnet man sie als schizoide Psychopathen, so kommt das schließlich auf das Gleiche hinaus, wenn man solche Psychopathien als Vorstufe oder als konstitutionelle Grundlage für echte schizophrene Psychosen ansieht. Man spricht allzu leicht schon in den Beschreibungen solcher Fälle von Negativismus, Maniriertheit, Grimassieren, von Spaltungserscheinungen und

[4] WISSLER, H.: Die Pubertätsmagersucht. Wschr. f. Kinderhk. Bd. 85.

Autismus oder man bezeichnet allzu rasch einen Gedankengang als zerfahren, einen Affekt als läppisch, womit im Grunde die Diagnose schon gemacht ist. Wie weit manche Autoren in dieser Hinsicht gelegentlich gehen, mag folgendes Beispiel zeigen: Eine Kranke von WISSLER merkt zwar, daß man den Abführmitteln konzentrierte Nahrung beigibt, hielt aber, wie er meint, „teils bewußt, teils halb bewußt, die Fiktion aufrecht", es seien nur Abführmittel. Darin glaubt der Autor schon „eine gewisse Spaltungserscheinung" sehen zu können.

Ich glaube, daß in solchen und ähnlichen Fällen große diagnostische Vorsicht und Zurückhaltung geboten ist, will man vermeiden, durch allzu rasche diagnostische Einordnung den Blick für Besonderheiten zu verlieren. Was gegen die Diagnose Schizophrenie spricht, ist neben dem gleichmäßigen Hervortreten des geschilderten Syndroms die gut erhaltene Ansprechbarkeit außerhalb der betroffenen Sphäre, die Aktivität, mit der unsere Kranken in den ihnen von der Krankheit belassenen Möglichkeiten und Bereichen ihre Beziehungen zur Umwelt aufrechterhalten. Die Kranken bleiben auch immer ansprechbar, in der Form liebenswürdig, wenn es sich nicht gerade darum handelt, ihre eigenwilligen Wünsche durchzusetzen, was dann auch einmal, wie bei der Kranken Ilse Le. in widerspenstiger und heftiger Weise geschehen kann.

Es sind ja wohl nur einzelne Fälle, die durch besondere Auffälligkeiten ihrer Symptomatologie daran denken lassen, es handle sich um eine Schizophrenie. So kann die unruhige Zerfahrenheit der Kranken Erika Se. oder das an hebephrene Flegeleien erinnernde Verhalten der Kranken Ilse Le. solche Erwägungen nahe legen, während man ja in den meisten anderen Fällen, wie z.B. Agnes Ka., Ingeborg Ba., Carla Bu. oder Dora Ge., gar nicht auf den Gedanken kommt, es könnte sich um etwas Schizophrenes handeln. Und schließlich fällt doch bei allen diesen Erwägungen ins Gewicht, daß auch bei Fällen, die schwer sind und schon viele Jahre lang dauern, eine eigentliche typische schizophrene Symptomatologie nie zur Entwicklung gekommen ist. Es fehlen völlig wahnhafte Persönlichkeitsumwandlungen oder wahnhafte Umdeutungen der Umwelt, Beeinflussungserlebnisse, wahnhafter Gedanken- oder Gefühlsrapport mit anderen Menschen. In keinem Fall zeigte sich eine unverstehbare Zerfahrenheit des Denkens. Die Umwelt ist um Vieles verarmt innerhalb ihrer Welt, die aber nicht eine Wahnwelt ist, sondern eine verarmte, eingeengte Realität, zeigen die Kranken lebhafte Aktivität und Affektivität. Es kommt zu Konflikten und Leiden. Solange ich von der typisch schizophrenen Entwicklung eines Falles nicht Gelegenheit hatte, mich zu überzeugen, möchte ich an der Auffassung festhalten, daß es sich in allen Fällen um etwas Besonderes handelt.

Unter dem Gesichtspunkt der Differentialdiagnose möchte ich aber die Aufmerksamkeit noch auf eine andere Krankheit lenken, auf die chronische Zwangskrankheit. Den Ausdruck Zwangsneurose sollte man wegen der Vieldeutigkeit des Begriffs Neurose besser vermeiden, zumal es sich bei der sog. Zwangsneurose um eine nach Symptomatologie und Verlauf klar umschriebene Krankheit handelt. Sie beginnt im allgemeinen in der Nachpubertätszeit, verläuft mit gelegentlichen phasenhaften Schwankungen im allgemeinen chronisch und führt zu einem mehr oder weniger ausgesprochenen Defekt insofern, als eine verschieden starke Beeinträchtigung der Erlebnis- und

Leistungsfähigkeit durch die Zwänge zurückbleibt. Im allgemeinen sind die psychopathologischen Inhalte von denen der Pubertätsmagersucht so verschieden, daß zu differentialdiagnostischen Erwägungen in dieser Richtung kein Grund besteht. Der eine Fall eines jungen Mannes, bei dem eine Magersucht diagnostiziert wurde, bei dem eine genaue Exploration aber ergab, daß es sich um eine sog. Zwangsneurose handelte, könnte unter diesem Gesichtspunkt vielleicht interessant sein. Die Erwähnung der Zwangskrankheit in diesem Zusammenhang scheint aber berechtigt im Hinblick auf die formalen Ähnlichkeiten der Entwicklung, des Verlaufs und des Ausgangs der Krankheit, der Umschriebenheit des Syndroms und dessen Beziehung zu manisch-depressiven Krankheiten. Das Zwangssyndrom kann ja gelegentlich der wesentliche Bestandteil des Zustandsbildes einer endogenen Depression sein. Das Vorkommen von Zwangsmechanismen bei der Kranken Erika Se. verdient in diesem Zusammenhang Erwähnung.

Diese differentialdiagnostischen Erwägungen zeigen wohl verwandtschaftliche Beziehungen und Ähnlichkeiten mit anderen psychiatrischen Krankheiten, lassen aber keinen Zweifel daran aufkommen, daß es sich bei der Pubertätsmagersucht um eine selbständige Krankheitsform handelt.

Versuch einer Interpretation

Mit der Interpretation eines Zustandsbildes versucht man die Frage zu beantworten, welche Veränderung das menschliche Wesen im Falle einer bestimmten Erkrankung erleidet. Ein solcher Versuch hat zweierlei Bedeutung: Erstens die einer Differenzierung und Gliederung der Symptome. Es soll nicht nur eine einfache Zusammenstellung solcher Symptome gegeben werden mit dem Ziel, eine Diagnose zu machen, sondern unser differenzierendes Bemühen geht auch darauf aus, zu sagen, aus welcher zentralen Veränderung des Wesens alle diese krankhaften Erlebnis- und Verhaltensweisen hervorgehen. Das Bestreben, „primäre Symptome“ zu finden, aus denen sekundäre abzuleiten sind, geht in solcher Richtung und hat über das rein psychologische Interesse hinaus einen praktischen Wert offensichtlich für die medizinische Forschung, weil es für diese natürlich von Bedeutung ist, zu erfahren, welche Veränderung, welche Unausgeglichenheit, welcher Defekt mit dem gesuchten oder bekannten organischen Prozeß bestimmter Lokalisation und Art in Beziehung gebracht werden soll. Allerdings wird man nicht jede Zurückführung eines sekundären Symptoms auf ein primäres schon als gelungene Interpretation eines Zustandsbildes ansprechen. Erst wenn unsere psychologischen Bemühungen dahin gelangen, gewissermaßen das primärste Symptom zu sehen und begrifflich zu erfassen, also das zentrale, eigentliche Wesen der Störung, können wir von einer Interpretation des Zustandsbildes sprechen. Eine solche Erfassung des psychologischen Grundes einer Störung, ihre Interpretation hat aber noch eine andere Bedeutung, insofern sie gleichzeitig einen Beitrag zur Lehre vom menschlichen Wesen überhaupt zu liefern vermag. Es ist über das speziell medizinisch-ärztliche Interesse hinaus für eine allgemein anthropologische Forschung wichtig, zu erfahren, welcher krankhaften Modifikationen das menschliche Wesen fähig ist, weil aus der Art der Modifikationen Einsichten in das Wesen selbst sich ergeben können. Das Verwundern und Fragen, das in der Begegnung mit psychisch Kranken einsetzt, kommt nicht zur Ruhe, wenn es gelingt, die medizinische Ursache der Krankheit zu erkennen. Der psychisch Kranke bleibt auch nach einer solchen ätiologischen Klärung als besondere und eigentümliche Erscheinungsart menschlichen Wesens Problem. Wir fragen hier nicht mehr nach der Ursache der Veränderung, der Erkrankung, sondern nach dem Wesen der Veränderung und somit auch nach dem Wesen, das einer solchen Veränderung fähig ist. Es handelt sich also hier um Ansätze zu einer psychiatrischen Anthropologie, d. h. um einen Beitrag der Psychiatrie zu einer allgemeinen Anthropologie.

Es liegen im psychiatrischen Bereich Interpretationen vor, z. B. der depressiven Verstimmungen, der Zwangskrankheiten, der Ideenflucht und der Schizophrenien (ERWIN STRAUS, E. v. GEBSATTEL, L. BINSWANGER). Eine Interpretation der Magersucht versucht LEIBBRAND[5]. Er sagt, es handle sich bei diesen Kranken um eine zentrale Angst vor dem Erwachsenwerden. Durch das Hungern versuchten sie einen Stillstand zu erzeugen, sie versuchten sozusagen an einem körperlichen Zipfel die Zeit im Werden festzuhalten und in ein vermeintliches Kindheitsverweilen zu entfliehen. Hier ist wohl etwas Richtiges gesehen. Infantile Züge sind im Syndrom erkennbar und manchen Autoren aufgefallen. Die Störung des normalen Heranwachsens mit seiner notwendigen Umbildung der Beziehungen zwischen Eltern und Kindern ist bei den Kranken deutlich. Es scheint mir aber nicht, daß LEIBBRAND das Spezifische der Veränderung der Magersüchtigen gesehen und mit seiner Interpretation erfaßt hat. Seine Deutung scheint mir zu allgemein. Es gibt mancherlei Arten, wie das Erwachsenwerden gestört sein kann und dann Züge auffallen, die als infantil bezeichnet werden können. Bekanntlich hat KRAEPELIN die Mehrzahl der psychopathischen Wesensanomalien als Ausbleiben einer angemessenen Reifung gedeutet. Will man aber das Eigenartige einer Störung mit dem Versuch einer Interpretation treffen, so muß man von denjenigen Wesenszügen, von den Symptomen ausgehen, die als eigenartigste das Zustandsbild charakterisieren. Damit ist übrigens nicht gesagt, daß diese Symptome bei allen gleichartigen Krankheitsfällen auch vorhanden sein müssen. Der paralytische Größenwahn z. B. ist sicher einer Interpretation zugänglich, die bedeutsam ist für das Wesen der Krankheit. Nicht jede Paralyse braucht deshalb mit einem Größenwahn einherzugehen. Die Interpretation bezieht sich zunächst nur auf das jeweilige Zustandsbild.

Als dieses gewissermaßen spezifische Symptom, als dieser eigenartige Wesenszug, der das Zustandsbild der Magersucht charakterisiert, fällt die Veränderung auf, die sich in der Sphäre der Essensgewohnheiten bei diesen Kranken vollzieht. Der Begriff der Sphäre wird hier mit Absicht gebraucht, um zu sagen, daß es sich hier nicht um ein scharf abgegrenztes Gebiet handelt, sondern um eine Sphäre, die mit verschiedenen angrenzenden Sphären sich überschneidet. In der Sphäre der Essensgewohnheiten wirkt sich die Störung aus, hier ist die normale Ordnung in mannigfacher Weise gestört. Wir kennen das Schwinden

[5] LEIBBRAND: Der göttliche Stab des Äskulap S. 901. Otto Möller 1939.

des mit den Mahlzeiten korrespondierenden Appetitrhythmus und die anormal rasche Sättigung. Wir kennen die Störung des Appetits, seine Abnahme, seine Einengung auf wenige Speisen, das zeitweilige Fehlen jeglichen Appetits und Hungergefühls, daneben aber zu anderen Zeiten gieriges Verlangen nach Essen, die Maßlosigkeit, mit der die Kranken diesem Verlangen nachgeben. Wir kennen aber auch die Eigenwilligkeit und Rücksichtslosigkeit, die ungesellige Art, mit der die Kranken ihre neuen Wünsche in dieser Sphäre durchsetzen. Sie schenken ihr Essen heimlich weg. Sie essen gar nicht oder nur pro forma kleinste Mengen bei Tisch mit den anderen, sie brechen das hier Gegessene sogar wieder aus. Dafür essen sie heimlich in der Speisekammer, auf ihrem Zimmer, auf der Straße umhergehend. Sie nehmen auch heimlich anderen das Essen weg. Nahrungsmitteldiebstähle sind bei 3 unserer 6 Kranken verzeichnet. In allen diesen Zügen zeigt sich eine Veränderung der Beziehung zum Essen, aber gleichzeitig in der Abgeschiedenheit und Heimlichkeit ihres Treibens eine mindestens ebenso auffällige Störung der Beziehungen zu den anderen Menschen.

Die Frage, die wir uns vorlegen wollen, heißt eigentlich genau formuliert, ob die Störung des Appetits, des Hungergefühls und die eigenwillige Vereinsamung der Kranken, diese beiden das Verhalten der Magersüchtigen so auffällig bestimmenden Symptome, zufällig zusammen auftreten, oder ob wir hier einen Wesenszusammenhang sehen müssen. Hat Appetit seinem Wesen nach etwas mit Geselligkeit zu tun? Zur Beantwortung dieser Frage müssen wir allgemeine Überlegungen über die Beziehung des Menschen zu seiner Nahrung einschalten:

Die primitivste Beziehung des Menschen zum Essen ist der Hunger. Hunger ist etwas anderes als Appetit. Hunger, wirklicher Hunger, ist eine Not. Der hungernde Mensch gerät in Gefahr, er verliert an Freiheit. Wir können *verhungern*, d. h. einer Form der Vernichtung anheimfallen. Dem Hunger als Triebziel zugeordnet ist nicht die Mannigfaltigkeit der Speisen, sondern „etwas zu essen", etwas um den Hunger zu stillen, um sich vor dem Verhungern zu retten, zu bewahren. Der Hungernde ist in Dankbarkeit zugetan jedem, der ihm „etwas zu essen" gibt, gleichgültig, wer es sei, oder er gerät in Erbitterung gegen den, der ihm „nichts zu essen" geben *will* oder — was häufiger ist, an seine Not nicht denkt. Zum Hungernden gehört als Ausdruck die bittende Gebärde, der flehende Blick, aber auch der Notschrei, der von Hilfsbereiten gehört wird oder der Revolte vorausgeht. Hunger, der nicht gestillt wird, bringt Haß, Diebstahl und Gewalttat mit sich. In der Bedrohung des anderen bezeugt sich nur die Herkunft der Tat aus eigener Lebensgefahr. In der Hungersnot kann der Mensch allein stehen. Es gibt aber auch eine Gemeinschaft der Hungernden, wie es in jeder Not Notgemeinschaften gibt. Das Besondere solcher Notgemeinschaften ist es, daß jeder, auch der Zufällige, der die Not und Gefahr mit uns teilt, uns rasch nahe verbunden wird. Freundschaft ist eine solche Verbundenheit nicht, sie kann höchstens einmal daraus entstehen. Freundschaft ist Verbundenheit zwischen bestimmten Individualitäten, gerade nicht mit jedem Zufälligen. Der Freund ist nicht „vertauschbar", sondern als Individualität in Freiheit gewählt. In der Notgemeinschaft ist uns aber jeder verbunden, der mit uns in der gleichen Not schwebt. Es kommt nicht darauf an, *wer* es ist, sondern nur darauf, daß er ein Wesen ist, das an unserer Not teil hat. In diesem Sinne ist er als Individualität vertauschbar.

Ganz etwas anderes als der Hunger ist der Appetit. Zwar zielt auch Appetit auf Essen. Darin liegt seine Beziehung zum Hunger, aber er ist keine Not, sondern ein Zeichen der Gesundheit und des Wohlergehens. Er wird angeregt und gepflegt. Er ist nicht gerichtet auf „irgendetwas zu essen", sondern auf die ganze Mannigfaltigkeit der Küche und der darin geübten Künste. Man hat einen quälenden, furchtbaren Hunger, aber einen wundervollen, prächtigen Appetit. Es wird nicht „etwas zu essen" gefordert je nach der Intensität des Gefühls mit Heftigkeit bis zur Gewalt, sondern sorgsam werden die Tiere und Früchte gehegt, gepflegt und mit den Menschen, die dieser Pflege dienen, verbindet uns gemeinsames Verständnis für die Mannigfaltigkeit der Qualitäten. Der Hunger führt zu Notgemeinschaften beliebiger Menschen, führt die revoltierende Masse zusammen oder vereinsamt den Menschen in seinem Verlangen, drängt ihn zu Diebstahl und Gewalt. Der Appetit führt die Familie zusammen oder die Freunde oder die, denen wir Freundschaft bezeugen oder anbieten wollen. Die Einladung zu unserem Tisch ist der erste Schritt auf dem Wege zur Freundschaft. Im gemeinsamen Tischgebet danken wir für das tägliche Brot, das den Hunger nicht an die Schwelle kommen läßt, das Tischgespräch, in dem die Pflege des persönlichen Konnexes das Wesentliche ist, das Thema beliebig und wechselnd sein kann, charakterisiert diese Sphäre, die Tischrede feiert den besonderen Anlaß: die Hochzeit, den Geburtstag. Der gute Tropfen, der dazu gehört, belebt die behagliche oder freudige Stimmung der Lebensfülle, die der tragende Grund der gemeinsamen Mahlzeit ist. Auch der gute Tropfen unterscheidet sich in der Mannigfaltigkeit seiner Qualitäten, „Jahrgänge" und „Lagen" vom Ziel des wirklich durstenden Menschen, der wie der Hungernde „etwas zu essen" lediglich „etwas zu trinken" verlangt.

Hunger ist eine Gefahr, eine Not. Eine Grenze unserer biologischen Existenzmöglichkeit wird in ihm fühlbar. Der Hungernde lebt unter dem Zwang des triebhaften Verlangens. Er ist in eine Enge getrieben, aus der er sich notfalls mit Gewalt zu befreien sucht. Appetit aber gehört zu den Freuden, die aus der Fülle und aus dem Reichtum des gesunden Lebens quillen. Hier ist nicht Not, Notwendigkeit und Zwang, sondern Freiheit und Lebensfülle. Es bestehen in anderen Sphären ähnliche Unterschiede, z. B. zwischen Sexualität und Erotik. Der Sexualtrieb kann in Not und zu Verbrechen führen, das Triebziel ist irgendein Wesen zu seiner Befriedigung. Erotik aber richtet sich auf die Mannigfaltigkeit der Erscheinungen des Weiblichen in der Welt, das Ziel ist die unvertauschbare Geliebte. Auf diese Dinge kann hier nur hingewiesen werden.

In der Gegenüberstellung von Hunger und Appetit, die einer oberflächlichen Betrachtung vielleicht zunächst nur als Verschiedenheit der Intensität erscheinen können, zeigt sich besonders deutlich die Verschiedenheit der beiden Gefühle und die ihnen jeweils zugeordnete soziologische Struktur. Sie sind so verschieden, wie Not und Lebensfülle eben verschieden sind. Verfolgte man diese Gedanken weiter, so würde sich zeigen, daß Hunger allgemein als Gefahr nicht nur den Hungertod einzelner oder vieler mit sich bringt. Wenn der Hunger um sich greift, wenn Hunger als Gefahr über dem Leben der Menschen schwebt, ändert sich auch das Bild der Welt dieser Menschen und ihre Beziehung untereinander. Das Bild der Welt wird entdifferenziert. An die Stelle der Freude am mannigfaltigen Reichtum der Welt und seiner Pflege tritt ein für diese Werte der Welt blindes Verlangen nach Rettung, nach irgendeinem Bissen, einem Schluck. Der Mitmensch ist mit seltenen Ausnahmen nicht der mögliche Freund, der einlädt und teilt, sondern zumeist einer, der wegnimmt, droht zuvorzukommen oder vorenthält. Es kommt zu einer bedenklichen und nicht ungefährlichen Entdifferenzierung des Lebens aus Freiheit und Mannigfaltigkeit zu Not und zerstörender Vereinfachung.

Das Entscheidende für unsere Fragestellung aber ist: Appetit hat sehr wohl etwas mit Geselligkeit zu tun, und zwar mit der Geselligkeit unter vertrauten Menschen, die es gut miteinander meinen, Freude daran haben, ihr Wohlbefinden zu pflegen und zusammen zu plaudern. Die gemeinsame Mahlzeit ist der Ort, wo solche Geselligkeit natürlich gepflegt wird unter Verwandten und Freunden. Körperliches Behagen und gemütliche Verbundenheit schließen sich zu einer Einheit. Gewiß gibt es auch in dieser Hinsicht Verschiedenheiten. Der eine liebt viele Gäste, der andere wenige. Die freundschaftliche Geselligkeit eines Menschen zeigt sich in seiner Bereitschaft, Gäste zu haben oder bei anderen Gast zu sein. Freigebigkeit, Sparsamkeit und Geiz, die Sphäre des Geldes überhaupt, ist hier mit von Bedeutung. Es gibt auch hier eine maßvolle Mitte, die eingehalten werden muß. Es gibt ein Zuviel und ein Zuwenig. Ist das Genießen der mannigfaltigen Speisen, das gesellige Zusammensein und Plaudern nicht nur eine Sphäre unter anderen mit ihrer angemessenen Bedeutung, die sich z. B. von der des Berufs mit seiner ganz anderen Geselligkeitsstruktur und seinen zweckgerichteten, themagebundenen Gesprächen abhebt, so droht die Gefahr des süchtigen Versinkens, der Sucht. Dies ist beim Trinker deutlicher, weil dort die Folgen auffälliger und zerstörender sind. Ebenso gibt es aber ein Zuwenig. Es gibt Menschen, denen die Mahlzeit im Familien- oder Freundeskreis wenig oder kaum etwas bedeutet. Das sind oft Menschen, die im Beruf aufgehen, die der Beruf auch noch während des Essens nicht losläßt. Damit ist aber nicht etwa gesagt, daß im Beruf von solchen Menschen besonders Gutes geleistet werden müsse. Sicher aber sind sie meistens ungemütliche Menschen.

Jedenfalls können wir die oben gestellte Frage nach dem Zusammenhang zwischen Appetit und Geselligkeit nach den angestellten Überlegungen bejahen. Wir verstehen, daß schwere Veränderungen in der Sphäre des Appetits zu einer tiefgreifenden Störung zwischenmenschlicher Beziehungen führen können. Dabei handelt es sich nicht um zufälliges Nebeneinandervorkommen von Symptomen, sondern um einen Wesenszusammenhang. Vereinsamung und Appetitstörung sind eigentlich ein einziges Symptom, so wie die Freude an der Mannigfaltigkeit der Speisen und an der Pflege geselliger Freundschaft eine einzige Sphäre bilden. Die Gemeinsamkeit unserer Eßsitten hat darin ihren Grund.

Wie wirkt sich nun die Störung der Magersüchtigen in der geschilderten Sphäre aus? Daß sie gerade diese Sphäre betrifft, unterliegt keinem Zweifel, wenn man das Syndrom, das die verschiedenen Fälle gemeinsam kennzeichnet, vor Augen hat. Ein Bedürfnis nach Essen scheint zu bestehen. Auch wenn die Kranken häufig davon sprechen, daß sie kein Hungergefühl mehr kennen; es wird doch immer wieder berichtet, daß sie gelegentlich, wenn auch heimlich, große Mengen vertilgen. Immerhin ist die Störung offensichtlich sehr tiefgreifend; es kommen Todesfälle durch Verhungern vor. Der eigentliche Appetit, die Lust und Freude am Essen erfährt eine schwere Veränderung. Gewöhnlich engt sich diese Lust auf ein paar wenige Dinge ein, häufig auf Süßigkeiten. Fette Sachen werden dagegen meist abgelehnt, an allen anderen verliert sich die Freude. Damit verliert die Mannigfaltigkeit der Speisen auch die gedeckte Tafel und was der Reihe nach darauf aufgetragen wird, ihren Sinn. Das Nahrungsbedürfnis wird heimlich und rücksichtslos befriedigt, es kommt zu Diebstählen. Es zeigen sich gleichsam Motive aus der Sphäre des Hungers. Die gemeinsame Mahlzeit wird gemieden. Die Kranken verlieren den Sinn dafür. Sie genießen nicht in Gemütlichkeit und Behagen. „Meine Güte, meine Güte, nun ist wieder so viel Zeit weg", denkt bezeichnenderweise unsere Kranke Erika Se., wenn sie bei Tisch sitzt. Die wohlgemeinte Frage, wie es schmeckt, oder das gute Zureden erfahren ebenso mißmutige Ablehnung, wie jede Bemerkung über gesundes Aussehen zu unwilligen, ablehnenden Reaktionen führt. Dieses Meiden der gemeinsamen Mahlzeit ist ein Symptom, das für die Pubertätsmagersucht besonders charakteristisch ist. Es drückt sich darin eben nicht nur die veränderte Einstellung zu den Speisen, sondern in gleicher Weise das andere psychische Kardinalsymptom, die Störung des zwischenmenschlichen Rapports der Pubertätsmagersucht, die Vereinsamung aus. Es ist eine spezifische Vereinsamung, die die gemeinsame Tafel meiden läßt. Nach den vorhergehenden Überlegungen über den Sinn unserer Essensgewohnheiten und über die Wesensverwandtschaft des Appetits mit der ihm zugeordneten Geselligkeit wundern wir uns nicht, daß diese Kranken keine Freundschaften schließen und pflegen, daß der familiäre Rapport leidet und destruiert wird. Das Gefühl für die familiäre Gemeinschaft scheint zu leiden, es kommt zu Rücksichtslosigkeiten, zu Diebstählen, zu unbeeinflußbarer Eigenwilligkeit, Heimlichkeit. Eine scheinbare Gemeinschaft wird durch Nachgeben der anderen — gewöhnlich der mit Recht ratlosen Eltern — aufrechterhalten.

Am besten gewahrt sind die zwischenmenschlichen Beziehungen auf beruflichem Gebiet, wo zuweilen Zufriedenstellendes geleistet, ja Eifer gezeigt wird. Im beruflichen Milieu fallen die Kranken, wenn ihr Zustand ihnen eine regelmäßige Tätigkeit erlaubt (Ingeborg Ba., Anita Ge., Carla Bu., Agnes Ka.), nicht auf. Der spezifisch berufliche Rapport mit anderen Menschen ist ihnen möglich, wenn schon sich die Vereinsamung auch in dieser Sphäre ungünstig bemerkbar zu machen scheint. Ein gewisses Maß von freundschaftlicher Verbundenheit hat offenbar normalerweise auch hier mitzuwirken. Auch der erotische Rapport dieser Mädchen leidet. Wir hören zwar von Liebesbeziehungen und sexuellen Begegnungen, aber zumeist von unglücklichen Erlebnissen mit älteren Männern. Es fehlen aber ganz die aus einer dem Alter entsprechenden Geselligkeit hervorgehenden natürlichen Verliebtheiten und Verlobungen. Es handelt sich hier um Überschneidungen der gestörten Sphäre mit anderen. Auch die Eitelkeit, die gewiß bei jungen Mädchen etwas Natürliches ist, und die Vorliebe für die zeitgemäße schlanke Linie haben bei den Pubertätsmagersüchtigen eine besondere Note des Eigenwilligen, Übertriebenen, oft Verschrobenen. Charakteristischerweise sind sie auffallend lange und oft vor dem Spiegel, aber wenig in Gesellschaft.

Im wesentlichen sehen wir also im Erleben der Magersüchtigen die Sphäre der freundschaftlichen Geselligkeit, Gemütlichkeit und Behaglichkeit, die in den gemeinsamen Mahlzeiten sich normalerweise verwirklicht, an Bedeutung vermindert. Ihr Leben ist gleichsam um diese Sphäre verarmt. Sicher könnte ein solcher Interpretationsversuch weitergeführt und vertieft werden. Es soll hier genügen, die Erlebnissphäre umschrieben zu haben, um die das Leben unserer Kranken verarmt. Man wird sich eine solche Verarmung so zu denken haben, daß Dinge und Vorgänge in der Welt, an denen wir uns bisher gefreut haben, die uns etwas bedeutet, die uns angesprochen haben, die für uns einen Teil unserer Welt ausgemacht haben, mit denen wir in spezifischen Gefühlen verbunden waren, ins Indifferente, Nichtssagende, Gleichgültige versinken. Es schwindet hier eine im allgemeinen jedem Menschen eigene Neigung, wie wenn aus einem musikalischen Menschen ein anderer würde, dem Musik gar nichts mehr sagt. In der Ausgestaltung der Symptomatologie spielt es sicher eine Rolle, daß es sich nicht um einen Defekt von Geburt an handelt, sondern um einen Einbruch, um eine krankhafte Veränderung, die den jungen Menschen befällt. Die Kranken selbst müssen sich mit dem veränderten Wesen zurechtfinden, Ausgleiche suchen. Der Versuch, diese Kranken aber gegen ihre neue, verarmte Gefühlswelt zu alten Gewohnheiten zwingen zu wollen, ist erfolglos und führt zu stärkeren Zusammenstößen, wie der Versuch, unmusikalischen Kindern Musikunterricht zu erteilen, schon weil die Kranken selbst, wie die Eltern, die neue Situation zunächst wenigstens nicht richtig begreifen können.

Die Erfüllung einer gelungenen Interpretation wäre der wohlgelungene sprachliche Ausdruck für die in der Interpretation sichtbar gemachte menschliche Wesensart. Unsere psychiatrischen Krankheitsbezeichnungen sind von einer solchen Erfüllung zumeist weit entfernt. Beim Begriff der Magersucht sollte man, glaube ich, auch unter diesem Gesichtspunkt bleiben. Es ist vielleicht kein Zufall und steht in sinngemäßem Zusammenhang mit unserem Thema, daß das Wort „mager" uns mehr bedeutet als nur etwas Körperliches. Daß sie mager sind, kann auch im übertragenen Sinn auf diese Kranken angewandt werden, lieben sie doch selbst die Magerkeit nicht im Hinblick auf die gesundheitlichen Vorteile oder ihre Leistungsfähigkeit, sondern gewissermaßen selbst schon im übertragenen Sinn als Ausdruck ihres Wesens, als bestimmte Physiognomie. „Lieber schlank und krank als dick und gesund". „Ich liebe nicht das gesunde Wohlbefinden" sagt die Kranke Ingeborg Ba., die schon als Kind im Bade wütend auf ihren Leib einschlug. Wenn sie sich dick fühlt, hat sie „Lust, sich zu zerfleischen". Das schlanke Aussehen ist hier Ausdruck eines Wesens, das der gesunden Fülle des Lebens abhold ist. Ja diese jungen Kranken sind „mager" in ihrem Wesen, „trocken" und „dürr". Sie sind nicht ohne Leidenschaften, aber es ist ein schmaler Weg, der noch von ihnen zu den Menschen führt. Sie werden mit uns nicht warm und wir nicht mit ihnen, sie sind ohne die verbindende jugendliche Fröhlichkeit und Aufgeschlossenheit. Sie unterscheiden sich deutlich von ihren frohen, geselligen, gesund erblühenden Altersgenossinnen, die in die ganze reiche Fülle des Lebens hineinwachsen.

Art des Prozesses, Ätiologie und Therapie

Daß es sich bei der Pubertätsmagersucht im wesentlichen um etwas Endogen-Innersekretorisches handelt, ist nach dem ganzen Krankheitsbild nicht zu bezweifeln, und zwar sprechen die internistischen Befunde dafür, daß es sich um eine Unterfunktion handelt. Der psychische Befund, den wir als eine Verarmung, das Schwinden einer Erlebnissphäre gekennzeichnet haben, entspricht dem.

Wer mit endogenen Psychosen viel in Berührung kommt, erkennt bei der Pubertätsmagersucht leicht, daß es sich hier wie dort in vieler Beziehung formal um die gleichen Verhältnisse handelt. Die ohne ersichtlichen Grund hier zumeist allmählich einsetzende Wesensveränderung, die Herausbildung des typischen Syndroms mit seinen Variationen, die phasenhaften Schwankungen des Befindens und Verhaltens, die vorübergehenden Besserungen im Zusammenhang mit irgendwelchen therapeutischen Bemühungen oder spontan, das allmähliche Besserwerden, das Zurückbleiben einer Wesensveränderung oder die jahrelange Fortdauer eines schweren Krankheitszustandes trotz allen therapeutischen Bemühungen ist für den psychiatrisch Erfahrenen ein vertrautes Feld. Es geht hier nicht anders zu als bei den manisch-depressiven Psychosen, den Schizophrenien und den Zwangskrankheiten.

Auch von internistischer Seite wird im allgemeinen an der Tatsache, daß hier eine innersekretorische Störung vorliegt, nicht gezweifelt. Die Pubertätsmagersucht wird z. B. von MARX [6] als die gutartige Form der hypophysären Kachexie (Morbus Simmonds) beschrieben. An der entscheidenden Bedeutung, die die Hypophyse für die beiden Formen der Krankheit hat, wird nicht gezweifelt. Für die bösartige zum Tode führende Form liegen zahlreiche Obduktionsbefunde vor, die eine Zerstörung des Hypophysenvorderlappens durch Tumoren oder Gefäßprozesse ergeben. Ein entsprechend sicherer Befund für die Pubertätsmagersucht fehlt bisher, obwohl einige Fälle ad exitum gekommen sind und obduziert werden konnten. Es ist deshalb für die Frage der Lokalisation des Prozesses wichtig, daß MARX feststellt, daß eine „sichere Differentialdiagnose zwischen Simmondsscher Kachexie und Pubertätsmagersucht auf Grund der Befunde auch bei subtilster Stoffwechseldiagnose nicht möglich ist."

Diese Übereinstimmung der internistischen Befunde hat eine besondere Bedeutung, weil im klinisch-psychiatrischen Bild zwischen den beiden Formen der Magersucht ein großer Unterschied besteht. Auf diesen Unterschied hat auch MARX schon hingewiesen. Bei den bösartigen Fällen, es handelt sich dabei durchweg um erwachsene Frauen, fehlen ganz die bei den Pubertätsmagersüchtigen so auffälligen psychischen Symptome. Diese Verschiedenheit im klinischen Bild könnte auf eine Verschiedenheit des krankhaften Prozesses, z. B. seine andere Lokalisation, zu beziehen sein. Es ist klar, daß an der Klärung dieser Frage die psychiatrische Klinik ein besonderes Interesse hat: Läßt sich die Annahme einer Hypophysenstörung halten, dann haben wir in dieser Krankheit eine seltene Möglichkeit der Zuordnung eines bestimmten,

---

[6] MARX: Innere Sekretion. Im Handbuch der inneren Sekretion, Bd. 6, Teil 1. Berlin: Springer 1941.

differenzierten, psychopathologischen Syndroms zu einer bestimmt lokalisierbaren Störung.

Hierzu ist aus der psychiatrischen Erfahrung folgendes zu sagen: Es ist nichts Ungewöhnliches, daß derselbe Krankheitsprozeß in verschiedenen Lebensaltern zu einer der Art und dem Grade nach verschiedenen psychischen Symptomatologie führt. Besonders lehrreich sind in dieser Hinsicht die Erfahrungen mit der Encephalitis lethargica. Hier haben wir gesehen, daß neben den körperlichen Störungen die infantile Form das Bild einer einfachen schweren Verblödung zeigen kann, die juvenile Form eigentümliche, schwere Charakterveränderungen, anfallsartige dranghafte Zustände, während die Erwachsenen im allgemeinen von psychischen Störungen frei bleiben. Es wäre denkbar, daß es auch bei den beiden Magersuchtsformen darauf ankommt, ob sich die Krankheit in einem jugendlichen oder erwachsenen Gehirn entwickelt.

Aber wenn auch weitere Erfahrungen nicht bestätigen sollten, daß es erlaubt ist, die Befunde an der Hypophyse bei echten Simmonds-Fällen auf Grund der identischen Stoffwechselbefunde auf die Pubertätsmagersucht einfach zu übertragen in dem Sinne, daß man eine organisch-funktionelle Störung im Hypophysenvorderlappen annimmt, so ist doch wohl an der ganz engen Verwandtschaft der beiden Prozesse auch in lokalisatorischer Hinsicht kein Zweifel erlaubt. Bei der engen funktionellen und morphologischen Beziehung der Hypophyse zum Zwischenhirn wird man eine Störung in diesem Bereich für möglich halten müssen. Es war ja gerade das Verhalten des Körpergewichts im Zusammenhang mit den korrespondierenden Schwankungen des psychischen Zustandes, das Reichardt [7] schon 1911 veranlaßte, von vegetativen Zentralapparaten und psychischen Zentralfunktionen zu sprechen, die er in die Hirnbasis in die Gegend um den 3. und 4. Ventrikel verlegte. Inzwischen sind unsere Erfahrungen bereichert worden. In zahlreichen klinischen und experimentellen Arbeiten ist die große Bedeutung des Hirnstammes für elementare Funktionen, deren Maß, ihre Steigerung oder Herabsetzung erwiesen worden: Veränderungen der allgemeinen Aktivität, des Hungers, des Durstes, sexueller Regungen, der Affektivität, Störungen der Regulation von Schlaf und Wachen sind in Beziehung zu den hypothalamischen Regionen gebracht worden. Bonhoeffer [8] hat in einer kritischen Studie im Jahre 1941 über die Wandlungen in der Auffassung von anatomischen Grundlagen der Psychosen das Ergebnis dieser Erfahrungen kritisch zusammengefaßt. Den Fortschritt sieht er weniger in einer möglichen Fundierung der pathologischen Anatomie der einzelnen Psychosen, diese seien wahrscheinlich nach wie vor zusammen mit der Hirnrindenhistopathologie noch zu schaffen, als darin, daß gewisse anatomische Unterlagen für die elementaren Funktionen der Aktivität, Affektivität, des Schlaf- und Wachbewußtseins und dessen Modalitäten gewonnen wurden. Im Anschluß an diese Gedanken scheint der enge und wesentliche Zusammenhang, der zwischen Appetitstörung und psychopathologischem Syndrom vorzuliegen scheint, bemerkenswert und das relativ gleichförmige der Zustandsbilder. Vielleicht liegen für die Magersucht die Verhältnisse in lokalisatorischer Hin-

[7] Reichardt: Fschr. Neur. 16, H. 2/5 (1944).

[8] Bonhoeffer: Nervenärztliche Erfahrungen und Eindrücke. Berlin: Springer 1941.

sicht doch einfacher als für die endogenen Psychosen. Die verschiedenen Formen des triebhaften Verlangens nach Nahrung (also auch den Appetit) dürfen wir ja auch zu den elementaren Funktionen rechnen, deren Maß, Steigerung oder Herabsetzung von den vegetativen Zentralapparaten im Hypothalamus abhängt.

Auf Grund der dargelegten Interpretation des Zustandsbildes der Pubertätsmagersucht wird man sich vorstellen dürfen, daß eine Herabsetzung oder ein Schwinden der dem Appetit zugrunde liegenden körperlichen Regungen zu einer schweren Störung der Gesamtpersönlichkeit (zu einer Beeinträchtigung des Trieb-Ich und Gemeinschafts-Ich im Sinne von KLEIST) führt, wobei dann je nach Art der Gesamtpersönlichkeit und des jeweiligen Milieus die verschiedenen Variationen des Krankheitsbildes entstehen.

Engste Beziehungen zu unserem Thema scheinen auch neueste Versuche aus dem Züricher Physiologischen Institut zu haben. W. R. HESS[9] gelang es durch Reizung eines umschriebenen hypothalamischen Areals bei Katzen den Freßtrieb zu aktivieren. Die Tiere verschlingen während der Reizung gierig alles Freßbare in ihrer Umgebung. In derselben Versuchsreihe konnte von unmittelbar benachbarter Hirnstelle ein Verhalten ausgelöst werden, das als affektive Abwehr gekennzeichnet wird. Man wird hier an die futterneidische Abwehr der Tiere erinnert, gewissermaßen die soziologische Komponente der Freßgier. Solche Versuchsergebnisse sind doch, bei aller gebotenen Zurückhaltung in der Übertragung tierexperimenteller Erfahrungen auf den Menschen, sehr eindringliche Hinweise auf die Bedeutung der gereizten Hirnstellen für die zur Nahrungsaufnahme führenden Regungen und die damit verbundene affektive Einstellung zur Umgebung.

Es scheint aber im Hinblick auf die zahlreichen Funktionen, die dem Hirnstamm zugeschrieben werden müssen, auch beachtenswert, wie umschrieben das Syndrom der Pubertätsmagersucht ist. Schon Stimmungsschwankungen fehlen bei manchen Fällen völlig. Eine gewisse unruhige Betriebsamkeit ist bei manchen Kranken zu beobachten. Aber der Schlaf ist im allgemeinen nicht merklich gestört und auch für eine Veränderung der sexuellen Triebhaftigkeit, für die nach den Befunden von SPATZ das Tuber cinereum von wesentlicher Bedeutung zu sein scheint, geben unsere Fälle keine deutlichen Anhaltspunkte. Amnestische Symptome fehlen völlig, was im Hinblick auf die Gamperschen Beobachtungen über die Bedeutung der Corpora mamillaria für das amnestische Syndrom zu erwähnen ist. Der Krankheitsvorgang ist eben offenbar regelmäßig auf ganz bestimmte umschriebene funktionstragende Elemente begrenzt. Man wird an das Befallensein eines Funktionssystems denken und in diesem Sinne von einer Systemerkrankung sprechen dürfen. Anhaltspunkte für eine Beteiligung anderer Hirnpartien, vor allem des Großhirnmantels fehlen. Das Ergebnis der encephalographischen Untersuchung im Falle Se. hatte jedenfalls im klinischen Bild keine Entsprechung. Ob es sich bei dem encephalographischen Befund noch um eine Variation des normalen Ventrikelbildes gehandelt hat oder vielleicht um die Folge einer frühkindlichen Affektion, die mit dem der Pubertätsmagersucht zugrunde liegenden Prozeß gar nichts zu tun hat, ist nicht

---

[9] HESS, W. R., W. BRÜGGER u. V. BUCHER: Mschr. Psychiatr. 111 (1945/46).

zu entscheiden. Die Vorgeschichte enthält keine Hinweise für eine solche Krankheit. In Betracht ziehen muß man natürlich immerhin, daß der der Pubertätsmagersucht zugrunde liegende Prozeß auch einmal zu einer Ernährungsstörung des Gehirns und somit zu einer sekundären Atrophie führen könnte. Daß sich erhebliche Atrophien gelegentlich ohne merkliche psychische Veränderungen entwickeln können, ist ja bekannt. Jedenfalls ist es in schweren Fällen nach jahrelanger Krankheitsdauer vielleicht angezeigt, eine encephalographische Untersuchung vorzunehmen.

Von manchen Autoren ist angenommen worden, es handle sich bei der Pubertätsmagersucht um etwas Psychogenes, das Zustandsbild entwickle sich aus einer psychopathischen Anlage, etwa einer übertriebenen Eigenwilligkeit und Eitelkeit und einigen auslösenden Erlebnissen, pädagogischen Fehlern oder Neckereien. In der Tat sind manche Anekdoten, die in solchen Zusammenhängen erzählt werden, wie sie z. B. unsere Patientin Carla Bu. selbst in größerer Zahl erzählte, ganz eindrucksvoll. Man muß sich aber hüten, aus solchen eindrucksvollen Zusammenhängen ätiologische Schlußfolgerungen zu ziehen. Zu den Hänseleien kommt es leicht, weil viele der Kinder (z. B. 4 von unseren Fällen) vor Beginn der Erkrankung überdurchschnittlich dick gewesen sind. Darin sieht man aber doch wohl mit Recht das erste Zeichen der endokrinen Anomalie. Die Hänseleien, denen die Kranken dann ausgesetzt sind, übersteigen nicht das, was an Hänseleien unter Kindern üblich ist. Die Kranke Carla Bu., die selbst am ausführlichsten über solche Erlebnisse berichtet, sagt selbst, anderen gleichfalls dicken Kindern habe das nichts ausgemacht, sie aber habe „angefangen, darüber nachzudenken". Die Kranke fühlte selbst, daß ihre „Einstellung zum Dickerwerden" sich änderte.

Auch andere Gründe sprechen dagegen, die Krankheit nur als eine Erlebnisreaktion aufzufassen: Wenn schon die Kranken dazu kämen, durch Nahrungsverweigerung schlank zu werden, warum sollten sie dann vereinsamen? Der Sinn des Abmagerns müßte dann doch gerade sein, wieder unter andere gehen zu können, ohne daß Bemerkungen über die Dicke laut werden. Das Syndrom, das sich hier entwickelt, ist eben in seiner Gesamtheit gar nicht als eine sinnvolle Reaktion auf diese kleinen kränkenden Erlebnisse zu verstehen.

Daß man gleichwohl solchen Erlebnissen eine wesentliche ätiologische Bedeutung beigemessen hat, liegt daran, daß die Anamnese in einer psychiatrisch nicht zureichenden Weise erhoben wurde, oder daß die Exploration in einer auf die Herstellung psychologischer Zusammenhänge einseitig eingestellten Weise vorgenommen wurde, was leicht geschieht, wenn psychologisch interessierte, aber psychiatrisch nicht genügend erfahrene Untersucher am Werke sind. Häufig liegt eine einfache Verwechslung vor: Man hält die Eigenwilligkeit und den unzugänglichen Trotz, den die Kranken an den Tag legen, für eine konstitutionelle Eigenart, auf deren Boden sich nun das übrige Krankheitsbild als Reaktion entwickelt habe, während es sich bei dieser Eigenwilligkeit ja schon um ein Symptom der Krankheit handelt. Es ist also keine andere Verwechslung, als wenn man den Größenwahn des Paralytikers oder die Hoffnungslosigkeit des Melancholischen jeweils für die Ursache der Erkrankung hielte. Eine sorgfältige Erhebung der Anamnese bringt den Irrtum leicht an den Tag. Es ergibt sich, daß die Kranken vor der Erkrankung gar nicht eigenwillig, trotzig und besonders eitel, sondern natürlich und umgänglich waren: Unter unseren 6 Kranken findet sich nur eine, die man vor der Erkrankung als psychopathisch bezeichnen könnte, Carla Bu.

Nicht anders als mit den auslösenden Erlebnissen ist es mit gelegentlich berichteten überraschenden therapeutischen Erfolgen und Besserungen durch pädagogische Einwirkungen. Wir wundern uns nicht über derlei Irrtümer bei dem schwankenden Verlauf der Krankheit. Es wird viel pädagogisch versucht, da ist es kein Wunder, wenn auch einmal zwischen einem Versuch und einer Zustandsbesserung ein auffälliger zeitlicher Zusammenhang besteht.

Auf eine andere auffällige Tatsache muß aber hingewiesen werden, die möglicherweise ätiologisch von Bedeutung sein kann, und zwar im Sinne einer psychiatrischen Mitverursachung der Erkrankung: Unter unseren 6 Fällen befinden sich 3 einzige Kinder! Auch unter den anderen Fällen, die ich kennen gelernt habe, sind noch einzige Kinder. Jedenfalls ist der Prozentsatz der einzigen Kinder größer, als es dem prozentualen Anteil der einzigen Kinder an der Gesamtbevölkerung entspricht. Man muß demnach daran denken, daß die Situation des einzigen Kindes für die Manifestation der Krankheit von Bedeutung ist.

Die Annahme, die Eltern einziger Kinder seien pädagogisch ungeschickter und ihre pädagogischen Fehler wirkten ungünstig auf die Kinder, ist schon nach unserem Material ganz unwahrscheinlich. Die Eltern Se. z. B. sind natürliche, vorurteilslose und warmherzige Menschen, besonders die Mutter, die den Schwierigkeiten, die die Krankheit der Tochter mit sich bringt, in vernünftiger und geduldiger Weise begegnet. Und wenn der Vater Le. an pädagogischem Ungeschick sicher den Vogel abschießt, was, wie gesagt, auch zu erkennbaren Folgen im Verhalten der Kranken geführt hat, so sind doch auch die Eltern Bu. sicher keine guten Pädagogen, obwohl sie 5 Kinder haben. Man könnte dann daran denken, es handle sich um die Krankheit einer gehobenen Schicht, in der einzige Kinder und deren Verwöhnung häufig wären. Die Kranke Agnes Ka., das Kind eines Bahnwärters mit ihren 4 Geschwistern, und auch die Kranke Herta Ge., die aus einem schlichten und geordneten Beamtenmilieu stammt und 3 Geschwister hat, zeigen, daß solchen Gesichtspunkten eine entscheidende Bedeutung nicht zukommen kann. Die unbestreitbare Tatsache, daß einzige Kinder besonders gefährdet sind, läßt sich nicht auf andere naheliegende ungünstige äußere Einflüsse zurückführen.

Die Situation des einzigen Kindes ist ja gewiß eine unnatürlichere, als es einer rein rationalen Betrachtung scheinen mag. Es wäre sehr interessant, wenn sich bestätigen würde, daß diese Situation als Erlebniswirkung eine so wesentliche ursächliche Komponente für die Erkrankung wäre, wie es in dem zahlenmäßigen Anteil der einzigen Kinder unter der Gesamtzahl der Pubertätsmagersüchtigen zum Ausdruck kommt. Daß es sich nicht um die wesentliche Ursache, sondern nur um eine ursächliche Komponente mit beschränkter Bedeutung handeln kann, geht natürlich daraus hervor, wie selten die Pubertätsmagersucht ist, gemessen an der großen Zahl einziger Kinder, die es überhaupt gibt. Die Möglichkeit einer psychogenen Komponente wird man aber um so eher in Betracht ziehen, als es sich um eine innersekretorische Störung bei jungen Mädchen handelt. Es kommt zu einer Amenorrhöe. Wir kennen die

Empfindsamkeit der weiblichen Ovarialfunktion, besonders bei jungen Mädchen, gegen Erlebnisse, die sie aus ihrer natürlichen Geborgenheit herausreißen, in die Fremde oder in allerhand Gefahren bringen. Die bekannten Untersuchungen von STIEVE zeigen, wie weit die organischen Veränderungen an den Ovarien bei schwerer psychischer Belastung gehen können.

Man muß aber auch etwas ganz anderes in Betracht ziehen, nämlich, daß es sich nur scheinbar um eine Milieuwirkung, etwas Psychogenes handelt. Es wäre möglich, daß unter den zahlreichen Familien, die in den vergangenen Jahrzehnten nur ein Kind hatten, neben den bekannten kulturellen und wirtschaftlichen Zeitumständen auch körperlich konstitutionelle, innersekretorische Faktoren bei den Eltern eine Rolle spielen. Eine solche Annahme hat doch nach allgemeinen klinisch-ätiologischen Erfahrungen viel für sich. Sie müßte auf ihre Richtigkeit durch erbbiologische Untersuchungen in den Familien der Magersüchtigen geprüft werden.

Schließlich ist noch ein Wort über das Schädeltrauma im Falle Ge. zu sagen. Wir haben auf die Gründe hingewiesen, die dafür sprachen, daß dieses Trauma erheblich war und als Ursache einer Hirnverletzung in Betracht kommt. Es gibt Obduktionsbefunde hypophysärer Kachexien, wo Schädeltraumen zu Hämatomen und zu Vorderlappenstörungen geführt haben (BERBLINGER 1934, zit. nach MARX). Ob es sich bei unserer Kranken um etwas Ähnliches handelt, muß dahingestellt bleiben. Aber es wäre eine bemerkenswerte Erfahrung, wenn sich bestätigte, daß auch diese Erkrankungen, so wie es vom Diabetes insipidus bekannt ist, durch Schädeltraumen ausgelöst werden können. Eine endogene Disposition wird aber doch die Voraussetzung für eine solche Wirkung des Traumas sein, sonst müßte bei der Häufigkeit von Schädeltraumen der Zusammenhang auch häufiger zur Beobachtung kommen und es ist gewiß kein Zufall, daß das Schädeltrauma gerade bei einem jungen Mädchen zur Pubertätsmagersucht führte.

Nach der Erfahrung mit unseren Fällen, an denen zum Teil alle nur möglichen therapeutischen Verfahren nacheinander zur Anwendung gebracht worden sind (der Fall Se. ist in dieser Hinsicht besonders lehrreich), ist die Therapie im allgemeinen machtlos. Zur Verhütung lebensbedrohender Abmagerungen scheint sich das einfache Verfahren der Sondenfütterung im Krankenhaus zu bewähren. Eine besondere Schwierigkeit liegt darin, daß die Kranken selbst sich der ärztlichen Einwirkung leicht entziehen, so daß folgerichtige therapeutische Versuche im allgemeinen an diesem Verhalten scheitern. In den meisten Fällen wird man, wenn es gelingt, lebensgefährliche Abmagerungen und Komplikationen zu verhüten, mit einer erheblichen spontanen Besserung nach jahrelanger Krankheitsdauer rechnen können, durch die die Kranken sozial wieder einigermaßen leistungsfähig werden. Die Beschäftigung mit den Kranken und ihren Angehörigen selbst mit den bescheidensten therapeutischen Zielen erfordert ein großes Maß an Geduld. Ob die bei manisch-depressiven Krankheiten oft so überraschend guten Erfolge der Elektroschocktherapie auch bei unseren Kranken sich erzielen lassen, darüber liegen keine ausreichenden Erfahrungen vor. Bei Zwangskranken, die, was Erkrankungsalter, Verlauf und Ausgang angeht, wie gesagt, gewisse Ähnlichkeiten mit der Pubertätsmagersucht haben, haben wir allerdings von diesen Methoden nur ganz vorübergehende Wirkung gesehen. Bei ganz schweren Fällen könnte man wohl an die Vornahme einer Leukotomie denken, nach den günstigen Erfolgen, die mit dieser Methode nach übereinstimmenden Berichten bei Zwangskranken erzielt wurden.

Nachtrag

Nach Fertigstellung dieser Arbeit wurde ich durch einen freundlichen Hinweis von Herrn KURT SCHNEIDER in Heidelberg auf eine Arbeit von SCHOTTKY aus dem Jahre 1932 aufmerksam gemacht, die aus der damals unter KURT SCHNEIDER stehenden Münchener klinischen Abteilung der Forschungsanstalt stammt: „Über ungewöhnliche Triebhandlungen bei prozeßhafter Entwicklungsstörung“ [10]. Es handelt sich dabei um einen typischen Fall von Pubertätsmagersucht, der ohne weiteres unserer Kasuistik beigefügt werden kann. Sicherlich gibt es mancherlei Individuelles in dem interessanten eingehend geschilderten Krankheitsfall. Von allgemeiner Bedeutung ist wohl, daß die Patientin nicht nur Nahrungsmittel, sondern auch andere Dinge, wie Kaffeemaschine, einen Pullover und Bücher gestohlen hat, wie übrigens auch ein Fall von RUDOLF SCHNEIDER [11]. Sie wurde von einem Lastkraftwagen überfahren, als sie eine Straße überquerte, während sie „gierig eine eben erbettelte Wurst herunterschlingen wollte“. Den abschließenden Betrachtungen, der Analyse des Zustandsbildes und den Überlegungen über die Ätiologie der Krankheit, die den hier dargelegten Auffassungen in keiner Weise widersprechen, sie nur ergänzen können, ist nur hinzuzufügen, daß diese Triebhandlungen gar nicht so ungewöhnlich sind, daß sie nur in der psychiatrischen Literatur bisher eine geringe Beachtung gefunden haben, da diese Kranken zu allermeist in pädiatrischer, internistischer oder gynäkologischer Beobachtung und Behandlung bleiben.

Ein zweiter charakteristischer Fall, der gleichfalls unserer Kasuistik ohne weiteres eingeordnet werden könnte, ist der Fall Ellen West, dem BINSWANGER [12] eine anthropologisch-klinische Studie gewidmet hat. Wer sich für das Problem interessiert, wird gut tun, diesen Fall im Original zu lesen. Ellen We. war einziges Kind ihrer Eltern. Die Störung begann bei ihr etwa im 20. Lebensjahr mit einer Angst vor dem Dickwerden. Dabei wurde sie so dick, daß sie geärgert wurde. Sie fing an, durch übertriebene Spaziergänge sich zu kasteien. Es traten deutlich depressive Züge in dem Zustandsbild auf. Erst, nachdem die Krankheit schon über 2 Jahre bestanden hat, trat ein gesteigertes Verlangen nach dem Essen auf. In der Gegenwart anderer Menschen gewährt ihr das Essen keine Befriedigung, sondern nur, wenn sie allein essen kann. Zeitweilig nimmt sie 36—48 Thyreoidintabletten. Im 26. Jahr wird berichtet, sie haßte ihren Körper und schlug ihn oft mit Fäusten. Sie heiratete einen Vetter und hatte mit 29 Jahren eine Fehlgeburt. Sie ist angestrengt sozial tätig. Sie wird einer psycho-analytischen Behandlung unterzogen. Ihre Gedanken beschäftigen

---

[10] SCHOTTKY: Z. Neur. **193** (1933).

[11] SCHNEIDER, RUDOLF: Schweiz. Arch. Neur. **58**, H. 2, 353.

[12] BINSWANGER: Studien zum Schizophrenieproblem. Der Fall Ellen West. Schweizer Arch. f. Neurol. u. Psychiatrie. Bd. 57.

sich ausschließlich mit dem Leib, dem Essen und den Abführmitteln. Sie bezeichnet es als einen lästigen Zwang, fortwährend an das Essen denken zu müssen. So wie sie einen Druck in der Taille fühlt, einen Druck des Rockbundes, sinkt ihre Stimmung, sie bekommt eine schwere Depression. Hat sie hingegen gute Verdauung, so ist eine Art Ruhe in ihr. Sie macht mehrere Selbstmordversuche. Sie hat das Gefühl, sich ständig selbst zu vergewaltigen. Körperlich bestand eine ausgesprochen maskuline Stigmatisation. Eine gynäkologische Untersuchung ergab infantile Genitalien.

In der Familie besteht eine ausgesprochen manisch-depressive Belastung. Kraepelin, der die Kranke zu sehen bekam, diagnostizierte eine Melancholie. Ein zugezogener „ausländichser Psychiater“ konnte sich wegen des nicht charakteristischen Defekts nicht entschließen, eine Schizophrenie zu diagnostizieren und sprach von einer psychopathischen Konstitution, die sich fortschreitend weiter entwickle. Bleuler und Binswanger selbst stimmten in der Diagnose Schizophrenie überein. Es ist Binswanger zuzustimmen, wenn er zu dieser Meinungsverschiedenheit dahin Stellung nimmt, daß ein krankhafter Prozeß vorliege und nicht nur die Weiterentwicklung einer Persönlichkeit, sei es auch einer psychopathischen. Eine Knickung in der Lebenslinie von Ellen We. ist deutlich. Das ist in allen unseren Fällen auch so. Die Diagnose einer Schizophrenie, und zwar einer polymorphen Form der Schizophrenia simplex wird im wesentlichen aus der autistischen Daseinsweise der Kranken erschlossen: „Ellen We. war nicht imstande, im Miteinander der Liebe oder Freundschaft aufzugehen oder sich existentieller Fürsorge zu öffnen“. Unsere Kranken sind in einer solchen Schilderung leicht wiederzuerkennen. Auch sie sind ohne rechte Freundschaft und es ist ihnen im Grunde nicht zu helfen. Aber ich habe mit Absicht von Vereinsamung und nicht von Autismus gesprochen. Ich glaube, hier sind Unterscheidungen wichtig. Autismus ist eine Form der Vereinsamung. Aber nicht jede Vereinsamung ist Autismus. Der *typisch* schizophren-autistische Kranke lebt in seiner, gleichsam privaten Welt, die nicht zugleich die unsrige ist: Sie kann von phantastischen Wahngebilden erfüllt oder von einer unvorstellbaren Monotonie, Leere und Zusammenhanglosigkeit sein. Die Physiognomien seiner jeweiligen Umwelt erfahren eine monotone Umdeutung im Sinne seiner krankhaften Einstellung. Die Magersüchtigen aber leben in unserer Welt. Diese Welt ist zwar verarmt, spezifisch verarmt, ungemütlich, freundlos, kühl, aber es bleibt doch unsere, mit ihnen gemeinsame Welt. Sie sind von ihren besonderen Problemen gequält, die sich in monotoner Wiederholung stellen. Es ist grundsätzlich nicht anders als z. B. bei den Zwangskranken. Um zu ermessen, wie verbunden Ellen We. mit der Welt war, lese man die Schilderung des letzten Tages vor ihrem freiwilligen Tod: „Der Blick ins Leben, den ihr die Reise verschafft, tut ihr weh. Sie fühlt sich mehr noch als in der Anstalt lebensunfähig. Die folgenden Tage sind qualvoller, als alle die anderen vorangehenden Wochen. Sie fühlt keine Entspannung, im Gegenteil alle Symptome treten verstärkt auf ... das Wiedersehen mit ihren Verwandten führt ihr ihre Krankheit nur noch deutlicher vor Augen“. So etwas, scheint mir, erlebt vielleicht eine beginnende Schizophrenie oder eine Kranke in einem Übergangszustand zwischen Gesundheit und Krankheit, vielleicht in einer Remission, aber nicht eine Schizophrene, deren Krankheit sich ungefähr 13

Jahre lang chronisch entwickelt hatte und deren wesentliches schizophrenes Symptom eben der Autismus ist. Die Schilderung zeigt doch zu deutlich, wie die Kranke an dieser Welt hängt und an ihr leidet.

Daß unsere Fälle, der Fall von SCHOTTKY und der Fall von Ellen West die gleichen Krankheiten sind, das wird unter Berücksichtigung der üblichen Variabilität der Zustandsbilder bei gleichen Krankheiten auf Grund der gegebenen Falldarstellung deutlich sein. Folgt man BINSWANGERs Diagnose, nimmt man an, daß es sich hier um Schizophrenien handelt, so müßte man diese Fälle doch gewiß als eine Sonderform innerhalb der Gruppe der Schizophrenien auffassen, und zwar eine Sonderform, für deren Absonderung es mehr Gründe gibt, als für alle anderen bisherigen Unterteilungen der Schizophrenie; denn wo finden wir sonst eine Untergruppe, die, von der großen Ähnlichkeit der psychopathologischen Symptome ganz abgesehen, so viele und wichtige Gemeinsamkeiten aufweist: Patienten mit vielleicht ganz seltenen Ausnahmen weiblichen Geschlechts, ein hoher Prozentsatz von einzigen Kindern, Erkrankung in der Nachpubertät, chronischer Verlauf mit gelegentlichen depressiven Schwankungen und mehr oder weniger ausgesprochen die Stoffwechselbefunde der Magersucht. Aus allen diesen Gründen halte ich es für fruchtbarer, auch für die Fortbildung der psychiatrischen Systematik, diese Fälle als besondere Krankheitsart anzusehen.

Wenn ich schließlich mit wenigen Worten meine eigenen Versuche einer Interpretation des Wesens der Magersüchtigen mit dem vergleiche, was BINSWANGER als daseinsanalytische Interpretation des Falles Ellen West gegeben hat, so scheint mir der wesentliche Unterschied, daß BINSWANGER das In-der-Welt-sein der Kranken unmittelbar zu erfassen versucht, so wie es in der Krankheit geworden ist, eine Daseinsgestalt, deren Welt immer mehr die Form der Leere oder des Loches annimmt, deren gesamte Daseinsform als ein Leer- oder Lochsein beschrieben werden kann. Es ist bei der Gleichartigkeit der Fälle im ganzen für BINSWANGER sicher eine schöne Bestätigung seiner Interpretation, wenn die Kranke Se. sich als „Schale ohne Kern“ bezeichnet und wenn sie davon spricht, daß sie neben Höhen sehr viele „Tiefen und Löcher“ habe, in die sie hineinfalle und die sie nicht zuschütten könne. Der Versuch meiner Interpretation ist darauf gerichtet zu sagen, was diesen Kranken verlorengegangen ist, um was ihr Leben verarmt ist, nämlich um einen Teil der Lebensfülle, um die Sphäre der Geselligkeit und Freundschaft, die am gemeinsamen Tisch ihren lebendigsten Ausdruck findet. Es scheint mir, als ob eine gegenseitige Ergänzung der beiden Interpretationsversuche nicht zu übersehen ist, wenn der eine zu dem Ergebnis kommt, das Leben sei um lebendige Fülle verarmt und der andere, es sei nichts anderes mehr als Loch und Leere. Nur glaube ich, etwas von Lebensfülle, von dem, was dem Leben Gehalt gibt, ist ihnen doch verblieben (z. B. berufliche Sphäre, Erotik). Sie sind nur um einen Teil, allerdings um einen wesentlichen Teil der Lebensfülle verarmt. Ihr Wesen ist verarmt und somit ihre Welt. Den Seinsweisen des Subjekts entsprechen Erscheinungsweisen der Welt.

Nach Abschluß der Arbeit erfahre ich von der Mutter der Patientin Ge. folgendes:

Die Patientin ist im Jahre 1946 in Thüringen, wohin die Eltern verzogen waren, verstorben. Eine Obduktion wurde nicht gemacht. Sie war durch die letzten Kriegstage trotz großer Aufregungen gut hindurchgekommen. Durch Zufall standen ihr große Mengen Zucker zur Verfügung, die sie aß. In dieser Zeit nahm sie erheblich an Gewicht zu. Seit November 1945 magerte sie ab. Die Krankheit begann erneut in schwerster Form. Zu der unglücklichen Mutter sagte sie: „Du kannst mich totschlagen, ich esse nicht.“ Im Januar 1946 hatte sie fast keinen Stuhlgang mehr und kaum Urin. Sie lag dauernd zu Bett. Es entstanden Blasen an den Füßen. Im Krankenhaus in Thüringen fand man normales Blutbild, normale Blutsenkung, normalen Urin, Blutzucker im Tagesverlauf in normalen Grenzen. Sie wog 39 kg. Sie war so schwach, daß sie sich nicht selbst aufrecht halten konnte, bestritt aber Beschwerden und drängte nach Haus. Auffallend war die Störung des Wasserhaushalts. Nach einer Aufnahme von 1500 cm^3 wurden nach 6 Stunden 323 cm^3 spezifisches Gewicht 1021 ausgeschieden. Sie hatte nur etwa alle 8 Tage wenig Stuhlgang nach Einläufen. Bei einer Magen-Darm-Passage hielt sich der Brei im Dickdarm fast 14 Tage auf. Prostigmin und Doryl hatten keinen wesentlichen Erfolg. Die Mutter nahm sie nach Haus. Von Juni an erbrach sie alles, klagte über Leibschmerzen, Schmerzen in den Beinen, Kopfschmerzen. In den letzten 2 Tagen vor dem Tode soll sie nach Angabe der Mutter vorübergehend die Augen nicht habe öffnen können und als es ihr gelang, soll sie gesagt haben, daß sie nicht sehen könne.

7. Über die polare Struktur des Bewußtseins*

Durch psychiatrische Erfahrungen mit Pervitin angeregte Gedanken

„Das Ganze des momentanen Seelenlebens nennen wir das Bewußtsein. Bildlich stellen wir uns das Bewußtsein als Bühne vor, auf der die einzelnen seelischen Phänomene kommen und gehen; oder als das Medium, in dem sie sich bewegen.“ „Unser gesamtes momentanes Seelenleben kann als Ganzes wieder verschiedene Grade von Bewußtsein besitzen, vom klarsten Bewußtsein durch die Stufen der Bewußtseinstrübung bis zur Bewußtlosigkeit.“ Diese Sätze aus der allgemeinen Psychopathologie von JASPERS (1923) enthalten nichts schwer Verständliches. Auch der psychologische Laie begreift aus seiner Erfahrung, was gemeint ist. Im Wachsein, Müdewerden und Schlafen gewinnt er die nötige Anschauung auch zum Verständnis der angewandten Bilder. Auf dem Wege vom Bewußtsein zur Bewußtlosigkeit kennen wir viele differenzierbare Stufen: Dösigkeit, Benommenheit, leichter, oberflächlicher, tiefer Schlaf, dann die Bewußtlosigkeit, wobei sich noch Tiefengrade an der verschiedenen Reaktion auf Reize unterscheiden lassen. Von der Helle und Weite des wachen Bewußtseins vollzieht sich so eine Veränderung in der Richtung zunehmender Dunkelheit und Enge, bis Licht und Raum im Zustand der Bewußtlosigkeit geschwunden sind. Es ist ein Schwinden, das diesen Weg ausmacht, ein Abnehmen von Erlebnisinhalten. In zunehmendem Maße verliert das Ich den angemessenen Raum seines wachen Seins, den Raum, der die Welt repräsen-

* Nervenarzt, 16, 145 (1943).

tiert, in dem diesem Ich eine Stelle zugehört. Mit dem „Schwinden der Sinne“ schwindet die Welt, das Gegenstandsbewußtsein erlischt, und ebenso scheint das Selbstbewußtsein zu erlöschen. Zum mindesten das Selbstbewußtsein, in dem sich das Ich in kontinuierlicher Weise der Welt gegenübergestellt weiß, als Subjekt des individuellen Erlebens und Schicksals.

Während nun in diesem Schwinden der Welt und des Selbstgefühls das Ich in zunehmende Enge und Dunkelheit gerät, kann es sich gleichsam wieder aus dieser Enge und Dunkelheit befreien in einer sich neu konstituierenden Welt: im Traum. Wenn man den Weg vom wachen Bewußtsein zum Schlaf oder zur Bewußtlosigkeit an den Veränderungen beschreiben will, die das wache Bewußtsein erfährt, so ist der Traum gewissermaßen ein paradoxes Phänomen. Der zunehmende Verlust an Erlebnisgehalten führt nämlich nicht nur zu eben diesem Verlust allein, sondern er ermöglicht auch den Reichtum dieser neuen traumhaften Erlebnisweisen. Es ist hier nicht die Stelle, auf die Mannigfaltigkeit der Erlebnisweisen und Inhalte unserer Träume einzugehen. Nur so viel ist hier wichtig: Die Erfahrung des Traumes lehrt uns, daß auf dem Wege des allmählich schwindenden wachen Bewußtseins traumhafte Erlebnisse durch diese neue Bewußtseinsstufe ermöglicht auftreten. Es liegt auf der Hand, welchen Gewinn wir aus dieser Erkenntnis ziehen für das Verständnis abnormer, z. B. deliranter Zustände. So sind wir gewöhnt, verschiedenartige Zustände abgesunkener Bewußtseinshelligkeit und verminderter Bewußtseinsweite mit den ihnen zugehörigen „positiven“ oder paradoxen Symptomen zu unterscheiden. Erscheinungen, die auf der Grenze des Normalen sind wie z. B. das Sprechen im Schlafe oder das Nachtwandeln, öffnen dem Verständnis den Zugang zu den verschiedenen Formen der Bewußtseinsstörungen, die wir als Dämmerzustände kennen. Auch die Zustände des Einschlafens und Aufwachens können hier herangezogen werden, auch das Exzitationsstadium im Beginn der Narkose.

In einer solchen Betrachtung, die wohl als der Rahmen gelten kann, innerhalb dessen sich unsere Überlegungen über den jeweiligen Bewußtseinszustand im allgemeinen bewegen, scheinen zwei Zustände unveränderliche Grenzen, gewissermaßen absolut zu sein: Die völlige Bewußtlosigkeit und die vollkommene Wachheit. In der tiefsten Bewußtlosigkeit erlischt das psychische Leben; es scheint zu erlöschen. Somit kommt die Veränderung, die wir als zunehmende Benommenheit bezeichnen, zum Stillstand. So scheint es. Es bliebe nur die Frage, ob diese Veränderung nicht über die Bewußtlosigkeit hinaus in den Tod fortgedacht werden muß. So wie die Bewußtlosigkeit sich vom Schlaf durch die vorübergehende Unerweckbarkeit unterscheidet, so der Tod von der Bewußtlosigkeit durch die endgültige Unerweckbarkeit. Gerade das Auftreten paradoxer Erscheinungen könnte einen an den Ernst der Frage denken lassen: „Was in dem Schlaf für Träume kommen werden.“ Aber was kann man über „das unentdeckte Land, von dessen Bezirk kein Wandrer wiederkehrt“, aussagen? Solche Fragen tauchen wohl auf und bewegen uns. Sie liegen aber weit ab von den Bereichen üblicher psychologischer Forschung.

Ganz anders ist es mit der anderen unveränderlichen Grenze, dem wachen Bewußtsein. Hier sind wir mitten im Bereich psychologischer Forschung, psychologische Fragen sind daher möglich und am Platze. Der Zustand des wachen Bewußtseins ermöglicht ja doch am besten Fremd- und Selbstbeobachtung. Man hat den Zustand des wachen Bewußtseins aber offenbar als einen Grenzzustand verstanden. Eine Veränderung über diese Grenze hinaus zieht man nicht in Betracht. Das zeigt sich vor allem darin: Veränderungen des Bewußtseins sucht man nur in der Richtung zum Schlaf und zur Bewußtlosigkeit hin. Das wache Bewußtsein wird also wie eine feste Größe behandelt, eine Selbstverständlichkeit. Veränderungen erwartet man nur in der Richtung, die aus dem eindrucksvollen Erlebnis des Müdewerdens und Einschlafens, kurz des schwindenden Bewußtseins, bekannt sind. Es ist wohl das für jeden Vertraute und Eindrucksvolle dieser Erlebnisse, wodurch der suchende psychologische Blick gleichsam in diese Richtung gebannt wurde. Es ist aber gar kein Grund einzusehen für eine solche feste Grenze. Im Gegenteil: Die Erfahrungen, die wir mit Pervitin gemacht haben, legen es nahe, manche psychische Zustände als Veränderungen des Bewußtseins in der Richtung einer gesteigerten Wachheit, einer übermäßigen Helle und Weite zu interpretieren.

Denn unter den Wirkungen des Pervitins ist eines feststehend und sicher: Das Mittel vermag am müden Menschen die Müdigkeit zu vertreiben, die Benommenheit Benommener aufzuhellen. Es ist recht eigentlich ein Weckmittel. Das Schlafbedürfnis wird vermindert, bei hohen Dosen zeitweilig aufgehoben. Es erfolgt also eine Veränderung des Bewußtseins weg vom Pole der Bewußtlosigkeit in der Richtung der Wachheit. So ist es nur natürlich zu fragen, was geschieht mit dem Bewußtsein eines wachen Menschen, bei dem keine Benommenheit aufzuhellen ist, keine Müdigkeit zu vertreiben, wenn er unter die Wirkung des Medikaments gebracht wird. Wäre die Wachheit, das wache Bewußtsein ein Grenzzustand, nur der Veränderung in der Richtung zur Benommenheit und Bewußtlosigkeit fähig, so würde sich wohl gar nichts ereignen. Es wäre nicht anders, als wenn man über einen schon rein gefegten Tisch noch einmal mit der Hand wegfahren würde; mehr als rein kann er nicht werden. So ist es aber nicht. Der wache Mensch erfährt eine deutliche Veränderung.

Nun ist es natürlich von vornherein wahrscheinlich, daß diese Veränderung wieder in der gleichen Richtung erfolgt, wie wir sie beim müden oder benommenen Menschen als Pervitinwirkung kennengelernt haben, d. h. weg vom Pole der Müdigkeit und Benommenheit. Es müßte also ein Zustand eintreten, der mehr wäre als völlige Wachheit, mehr als völlige Bewußtseinsklarheit, also eine Überwachheit, eine Überhelle und Überweite. Die Richtigkeit dieser Annahme muß in einer Analyse des durch Pervitin beim wachen bewußtseinsklaren Menschen hervorgerufenen Zustandes erwiesen werden. Wir beginnen mit dem subjektiv und objektiv auffälligsten:

Menschen unter Pervitinwirkung fühlen sich lebhafter und sie wirken auf andere so. Wenn wir einen Menschen müde werden sehen, so bemerken wir die Müdigkeit an einigen Zügen, unter denen die abnehmende Lebhaftigkeit, das Stillwerden sehr deutlich ist. Es liegt also sehr nahe, den Zug der Lebhaftigkeit auf eine Steigerung des Wachseins zu beziehen. Es taucht hier nur gleich ein Einwand auf, an dem wir nicht vorübergehen dürfen: Gesteigerte Lebhaftigkeit sehen wir bei mancherlei Zuständen, die man als „Erregungszustände" zusammenfassen kann. Das Gemeinsame aller dieser Zustände ist eben die gesteigerte Lebhaftigkeit, die zunehmende Erregung. Wir fragen aber hier nach dem Besonderen, das es gestattet, verschiedene Erregungszustände zu unterscheiden. Es handelt sich hier also um die Differenzierung verschiedener Erregungszustände. Wir erinnern an einige Beispiele aus der psychiatrischen Erfahrung: Der durch Alkoholeinwirkung Erregte ist anders als der Manische, dieser wieder anders als der psychomotorisch Erregte im Bilde einer Motilitätspsychose. Auch unter den manischen Erregungszuständen gibt es wesentliche Unterschiede. Man kann hier weitgehende Differenzierungen vornehmen. Am Beispiel der manischen und der hyperkinetischen Erregung wollen wir uns Wesen und Art einer solchen Differenzierung verdeutlichen: Im Bilde der manischen Erregung sehen wir in typischen Fällen die Gemütskomponente stark im Vordergrunde, die überschäumende Freude, die dort, wo sie sich nicht verstanden fühlt, leicht in Gereiztheit und Zorn umschlagen kann. Es ist recht eigentlich der Gegensatz zur melancholischen Verstimmung. Der Erregung auf der manischen Seite entspricht dort die Hemmung. Wenn man auch gewiß nicht Freude und Trauer einem manischen und depressiven Zustand völlig gleichsetzen kann, so bleibt doch das Erlebnis der Freude und der Trauer der eigentliche Zugang zum psychologischen Verständnis dieser Krankheitszustände und an einer innigen Wesensverwandtschaft ist nicht zu zweifeln. Die kardinale Unterscheidungsmöglichkeit gegenüber den psychomotorischen, hyperkinetischen Erregungszuständen ist im Fehlen der Gemütskomponente bei diesen gegeben. Und so wie hier die Freudigkeit fehlt, so vermissen wir auch im gegenteiligen Zustand, im katatonen Stupor, die Gemütskomponente der melancholischen Verstimmung. Was können wir nun über die Besonderheit des durch Pervitin bewirkten Erregungszustandes aussagen?

Die übereinstimmenden Berichte gehen dahin, daß es sich nicht eigentlich um eine freudige Erregung handelt, auch nicht um einen leeren, ziellosen psychomotorischen Erregungszustand, sondern das Wesentliche scheint ein Verlangen nach Betätigung. Von einem „großen Schaffensdrang“, einer „reinen Schaffensfreude“ sprach einer unserer Kranken. Die Versuchspersonen Wunderles [1] zeigten im Assoziationsversuch „eine allgemeine Aktivitätssteigerung und Leistungsfreude“. Unlustgefühle kamen bei ihnen nicht auf, und so wurde die Inangriffnahme und Weiterführung von Arbeiten auch unangenehmer Art begünstigt. In der gleichen Richtung weisen Formulierungen von Ranke [2]: Die Arbeitsmenge und die Vermeidung von Fehlleistungen bei stumpfsinniger Arbeit seien im ermüdeten Zustand nach Pervitineinnahme besser. Das Pervitin steigere die Arbeitslust. Diese Eigentümlichkeit der psychischen Pervitinwirkung war es, die mich auf die Besonderheit der Erregung aufmerken ließ. Die Leute werden einfach fleißiger. Sie bekommen einen Eifer zu „erledigen“. In diesem objektiv mittelmäßigen Niveau geistiger Tätigkeit liegt offenbar die subjektiv so lebhaft empfundene Steigerung der Leistungsfähigkeit. Es wird prompt in Angriff genommen, was sonst liegen oder im Vorsatz stecken bleibt. Ein Arzt erledigt nächtelang seine Gutachten, „ich wollte immer mehr

[1] F. Wunderle: Experimental-psychologische Untersuchungen über die Wirkung des Pervitin auf geistige Leistungen. Arch. f. Psychiatrie 113, 1941.

[2] Ranke: Sitzungsbericht d. Militärärztlichen Akademie. „Der Militärarzt“, 4, H. 3 (1939).

arbeiten", sagte ein anderer. Es ist nicht wie bei Menschen unter Alkoholwirkung, die leicht verführt werden, lebhaften Träumereien nachzuhängen oder Gesellschaft aufzusuchen, sondern es ist gerade der Arbeitsraum, innerhalb dessen die Erregung ihr angemessenes Ziel findet. Die Beurteilung der Wirkung auf eigentlich produktive Arbeit ist im Hinblick auf die große Seltenheit solcher Arbeit naturgemäß schwierig. Der Pervitinerregte selbst neigt zur Überschätzung seiner Leistungen in dieser Richtung. Deutlich erkennbar ist die Wirkung jedenfalls nur im Bereich der Tätigkeit, die mir am besten mit „erledigen" charakterisiert zu sein scheint. Hierunter fällt der Großteil der täglichen Berufsarbeit. Die Last, die diese Dinge zuweilen und gerade für den Ermüdeten sein können, wird vermindert. Bewältigte Menge und Genauigkeit gerade stumpfsinniger Arbeit nehmen zu.

Eine solche Veränderung hat natürlich auch eine Wirkung im Sinne einer Euphorisierung. Es ist verständlich, daß eine solche Erleichterung sich stimmungsmäßig günstig auswirkt. Von einer eigentlich freudigen Erregung wissen die Personen aber nichts auszusagen, auch nichts von einem Verlangen nach der für freudiges Genießen typischen Lebenssphäre: Nach Geselligkeit, Vergnügungen, Reisen, Gelagen oder erotischen Erlebnissen. Nein, diese Menschen werden fleißiger. Man kann die zweifellos auch vorhandene günstige Auswirkung auf die Stimmung vielleicht der Dysphorie ermüdeter Menschen gegenüberstellen, die ja besonders bei Kindern so deutlich ist.

Um sprachlich zutreffend zu sagen, welche Veränderung diese Menschen erfahren, kann man sie auch als lebhafter interessiert bezeichnen. Ihr *Interesse* nimmt zu. Es wächst offensichtlich ihre Bereitschaft, sich für die Dinge ihres Arbeitsfeldes zu interessieren. Es fällt ihnen leicht, sich zu interessieren, ja das Interesse scheint sie zu packen. Wir verstehen, daß WUNDERLE in ihren Zeitschätzungsversuchen eine „vermehrte subjektive Verkürzung der Zeitlängen" fand. Wenn wir interessiert sind, vergeht uns eben die Zeit rasch.

Den Seinsweisen des Subjekts entsprechen Erscheinungsweisen der Welt. Wenn wir die Veränderung kennzeichnen wollen, die die Umwelt erfährt, so können wir sagen, die Umwelt wird interessanter. Sie interessiert mehr. Sie erweckt nicht Trauer, nicht Freude, nicht Angst und nicht Lust zu genießen, nein, sie erweckt Interesse. Der unter Pervitinwirkung stehende Mensch wird interessierter, die Umwelt wird interessanter. In der Zunahme des Interesses liegt das besondere Wesen der durch die Pervitinwirkung hervorgerufenen Erregung. So wie die Freudigkeit des Gemüts die manische wie die Lebhaftigkeit der psychomotorischen Entäußerungen die hyperkinetische Erregung charakterisieren, so kennzeichnet die Lebhaftigkeit des Interesses das Besondere der durch Pervitin hervorgerufenen Erregung.

Der Begriff des Interesses gewinnt hier für unsere Überlegungen entscheidende Bedeutung. Wir müssen versuchen zu analysieren, was genau mit diesem Begriff gemeint ist. Das Wort Interesse ist nicht aus der eigenen Sprache erwachsen, es ist ein Fremdwort [3]. Fremdworte zeigen ja oftmals in vorläufiger Weise Sachverhalte an, deren angemessene sprachliche Durchdringung noch nicht gelungen ist. So ist es wohl auch hier. Es scheint, daß unter Interesse Ver-

[3] Im 18. Jahrhundert in seiner heutigen Bedeutung aus dem Französischen entliehen.

schiedenartiges verstanden wird. Wir versuchen eine Klärung zunächst durch ein Vergleichen mit dem Gemütszustand der Freude:

So wie ich heiter, freudig gestimmt sein kann, kann ich im Zustande einer allgemeinen lebhaften Interessiertheit sein. In beiden Fällen bin ich der Welt zugewandt. Auch gibt es Dinge, die mich freuen und solche, die mich interessieren können, die meine Freude hervorrufen, mein Interesse erwecken können. Aber der Zustand der Freude unterscheidet sich in wichtiger Weise vom Interesse: Er hat seinen Sinn in sich. Er verlangt vielleicht nach Steigerung oder läßt den Freudigen um die Beständigkeit der Freude bangen, ihre Wiederholung herbeiwünschen. Er offenbart uns die Welt in einer besonderen Weise als erfreuliche, mit unserem Wesen harmonierende: „Alle Menschen werden Brüder." Das Interesse aber — obschon man in ungenauer Sprechweise sagen könnte, was uns interessiert, freut uns auch und umgekehrt — erfüllt seinen Sinn nicht in sich selbst, es weist über den Zustand der Interessiertheit hinaus: uns mit dem Gegenstand, der uns interessiert zu beschäftigen, gerade sich nicht „einfach an ihm zu freuen", sondern etwas mit ihm zu beginnen, über ihn nachzudenken, ihn tiefer zu begreifen. Es kann uns nichts interessieren, was wir schon ganz begriffen hätten. Wir können uns aber immer wieder am gleichen freuen. Es liegt sogar im Wesen der Stimmungen, daß sie auf Wiederholung drängen. Ich kann aber nur dann sagen, es interessiert mich etwas immer und immer wieder, wenn ich gleichzeitig damit ausdrücke, daß der betreffende Gegenstand mich immer und immer wieder an ein ungelöstes Problem heranführt. Eifer und Fleiß sind daher nahe Verwandte des Interesses, das Ziel, zu dem es drängt, ist das Wissen, der Weg, auf dem man dahin gelangt, ist das Denken, Forschen und Erkennen.

In diesem Vergleich mit der Freude zeigt die Interessiertheit deutlich eine wesentliche Beziehung zur Freude als Stimmung. Man wird aber zögern, das Interesse bzw. die Interessiertheit einfach den Stimmungen zuzurechnen. Daran hat gerade der eben besprochene Umstand mit Schuld, daß Interesse an sich unvollkommen bleibt, daß es über sich hinausweist. Auch die Freude und die Trauer drängen mich zu einem bestimmten Verhalten und Tun. Dieses Verhalten und Tun ist aber der *Ausdruck* der Trauer oder der Freude, nicht ihr *Ziel*. Man kann von einem Ziel der Trauer nicht sprechen, nur von der Verwirklichung ihres Sinns in der Gebärde im weitesten Sinn. Das Interesse hat seinen Sinn aber überhaupt erst in dem Ziel, zu dem es hinführt, dem Wissen. Gleichwohl ist der Stimmungscharakter des Zustandes, den man Interessiertheit nennt, deutlich: In willenspsychologischer Hinsicht steht das Subjekt in der eigentümlichen, charakteristischen Gegenüberstellung wie überall im Bereich der Stimmungen, die uns ergreifen und wieder loslassen können: Das Interesse erwacht, es packt uns, es läßt uns alles andere vergessen, es flaut wieder ab und erlischt. Auch der Charakter der Affizierbarkeit ist deutlich; wie mich etwas freuen kann, so kann mich etwas interessieren. In diesem Sinne ist das Interesse auch ein Affekt.

Als Stimmung und Affekt kommt das Interesse über uns oder es fehlt. Es liegt nicht in unserer Macht, ob es vorhanden ist oder nicht. Es ist aber bemerkenswerterweise doch nicht sinnlos, einem Menschen zu sagen, er solle sich interessieren oder die Absicht zu äußern: Ich werde mich dafür interessieren. Soweit es sich um einen echten Affekt, eine echte Stimmung handelt, ist ein solcher Auftrag und eine solche Absicht so sinnlos, wie einem Menschen aufzutragen, er solle lustig oder traurig sein. Man kann ihm aber sehr wohl auftragen und kann sich für einen bestimmten Zeitpunkt vornehmen, sich wie ein von Trauer erfüllter zu gebärden, das heißt die innere Haltung eines echt Trauernden einzunehmen (innere Haltung ganz in dem Sinne gebraucht, wie er in meiner Arbeit „Die innere Haltung“ [4] definiert ist). Zwischen echter Trauer und nur trauerndem Verhalten ist ein größerer Unterschied als zwischen echtem Interesse und interessierter Haltung. Der Grund ist eben darin gelegen, daß die Trauer nicht in gleicher Weise über sich selbst hinausweist wie das Interesse. Im Falle des Interesses ist eben das Wesentliche das Ziel. Man kann einem Jungen befehlen, seine Schulaufgaben zu machen, und wenn im Augenblick auch nicht das geringste Interesse in ihm erwacht, wenn er sich immer wieder zur interessierten Haltung zwingen muß, so kann er doch dabei Wissen erwerben, z. B. einen Lehrsatz begreifen, und darauf kommt es eben an. Natürlich geht es spielend, wenn es gelingt, sein Interesse im Sinne von Stimmung zu erwecken.

Wir verstehen nach diesen Überlegungen, daß man von einem Doppelsinn des Wortes Interesse sprechen kann, der deutlich ist, wenn man sagt: Ich interessiere mich zwar dafür, aber es interessiert mich nicht. So wie ich sagen kann: Ich gehe zwar zur Beerdigung, ich trage ein Trauerkleid, mache ein ernstes Gesicht, aber ich bin nicht traurig. Es gibt also ein Interesse, das zu den Stimmungen gehört und ein anderes Interesse. Das zweite ist eine Weise des Verhaltens, des Handelns, wie alle Haltungen, die wir in der Lage sind einzunehmen. Die Stimmungen kommen und gehen, werden durch Erlebnisse hervorgerufen oder vertrieben, sie haben Intensitätsgrade, sind heftig oder gering, sie haben individuelle Ablaufzeiten, sie nehmen zu und klingen ab. Die Haltungen aber können wir einnehmen, wann wir wollen oder müssen.

Es ist aber, wie gesagt, ein Unterschied zwischen der Haltung des Trauernden und der Haltung des Interessierten. Es liegt im Wesen des Interessiertseins, daß wir *an etwas* interessiert sind, während wir *über etwas* traurig sind. Die Bewegung des Trauernden, seine Gebärde, erfährt ihre Gestalt durch einen inneren Zustand, der hervorgerufen ist durch ein Erlebnis, kurz: es handelt sich um eine Ausdrucksbewegung. Die Bewegung des Interessierten ist auch Ausdrucksbewegung, sofern sie den Zustand des Interessiertseins ausdrückt. So kann ich auch die Haltung des Interessierten einnehmen, wann ich will. Sofern ich mich aber dem Gegenstand des Interesses zuwende, handelt es sich um eine Zielbewegung und sie erfährt als solche ihre Gestalt vom Gegenstande, auf den hin sie geschieht. Darin liegt ja der Unterschied zwischen Ausdrucksbewegung und Zielbewegung, daß die eine Art der Bewegung von einem inneren Zustande her geformt wird, die andere aber auf einen Gegenstand hin. So ist zu verstehen, daß die meisten Bewegungen Ausdrucksbewegungen und Zielbewegungen zugleich sind. Ohne auf diese Dinge, die hier nur gestreift

[4] Die innere Haltung. Eine psychologische Untersuchung und ihre Bedeutung für die Psychopathologie insbesondere im Bereich schizophrener Erkrankungen. Monschr. f. Psych. u. Neurol. 73 (1929) und diese Sammlung S. 1.

werden können, näher einzugehen, soll doch etwas gesagt werden, weil es für die Interpretation der Betätigung des Interesses (im Gegensatz zur „Betätigung“ der Trauer) von Bedeutung ist: Wenn ich eine Zielhandlung ausführe, also z. B. etwas suche, so *bin ich dort,* wo ich suche. Es handelt sich hier um ein psychologisches Raumproblem. Die scheinbar so einfache Frage, wo ich bin, kann gerade beim Versuch einer psychologischen Analyse der Handlung eigentümlich problematisch werden, z. B. in folgender Situation: Ich suche etwas auf dem Tisch, an dem ich sitze. Ich taste mit den Händen, nehme Dinge auf, um unter ihnen nachzusehen. Wo bin ich? Doch wohl da, wo ich handle, suchend umhergreife, und nicht etwa auf dem Stuhl, auf dem ich sitze, oder auf dem Boden, auf dem meine Füße stehen. Wenn ich nun etwas „mit den Blicken“ suche, etwa in meinen Büchern, die einige Meter von mir entfernt an der Wand stehen, wo bin ich jetzt? Doch sicher auch dort, wo ich suche, wo ich handle, wo mein Interesse ist. Hier begegnen wir einer ganz natürlichen Anwendung des Begriffs Interesse im ursprünglichen Sinn des Wortes. Ich kann mein Interesse einem Gegenstand zuwenden, dann bin ich dort, bei dem Gegenstande, *inter sum.* So ist Interesse nicht allein ein Stimmungsproblem, nicht nur ein Problem der Intensität und des Ablaufs, sondern ein Handlungsproblem, und als solches ein Problem der räumlichen (im weitesten Sinne) Ordnung. Man kann von mir verlangen, daß ich hier oder dort *bei der Sache* bin, auch daß ich mir Mühe gebe fest dabei zu bleiben, nicht abzuschweifen. Man kann aber nicht verlangen, daß mich das Interesse im Sinne von Stimmung packt. Ich kann erzwingen, daß die Dinge mich berühren, weil ich „bei ihnen“ bin, aber nicht, daß sie mein Gemüt bewegen, mich interessieren, freuen, betrüben. *So gibt es also zwei Arten von Interesse: Ein Interesse, das ich einem Gegenstand zuwenden kann, es ist eine Weise meines Handelns, ein anderes Interesse, das mich ergreift, das erwacht und erlischt, es ist eine Stimmung.*

Um uns das Wesen des Interesses als Stimmung noch näherzubringen und zu verdeutlichen, bedienen wir uns wieder des Vergleichs mit der Freude: Im Gebiet der Stimmungen ist eine für das analysierende Verstehen der jeweiligen besonderen Stimmungsqualität fruchtbare Frage die nach dem Gegensatz. Und gerade bei der Freude liegt auch die Antwort nahe. Der Gegensatz von Freude ist Trauer. Was wir von der Freude wissen, dient auch zur Erhellung des Wesens der Trauer. Und wir fragen: Gibt es einen solchen Gegensatz von Interesse? Wie bezeichnen wir die Stimmung, die über uns kommt, wenn wir uns mit einer Sache beschäftigen müssen, die so gar nicht unser Interesse zu wecken vermag? Die Langeweile ist es, die dann „über uns kommt“. Die „Weile wird uns lang.“ Das heißt, die Zeit dehnt sich. Es ist der Gegensatz zur Kurzweil (zur subjektiven Verkürzung der Zeitspannen) beim Interessierten. Genau wie das Interesse Stimmungscharakter hat so auch die Langeweile: Sie kommt über uns, wir versuchen vielleicht, uns ihrer zu erwehren. Eine Änderung der äußeren Situation, eine Befreiung aus ihr, das Ende eines Vortrags, das Auftauchen eines lebendigen Menschen vermag sie zu vertreiben. Wenn ich mich für eine Sache interessieren muß, die mich nicht interessiert, dann lerne ich das Gegenteil von Interesse kennen, dann überfällt mich die Langeweile.

Der Zustand der Langeweile hat aber für unsere Überlegungen eine große und besondere Bedeutung. Wir fragen uns ja, ob die durch Pervitin hervorgerufene Erregung als gesteigertes Wachsein aufzufassen sein könnte, und auf der Suche nach einem charakterisierenden Zug dieser Erregung sind wir auf das gesteigerte Interesse des Pervitinerregten gestoßen. Trifft unsere Annahme zu, so müßte eine enge Wesensverwandtschaft bestehen zwischen Wachheit und Interesse. Auf eine solche Wesensverwandtschaft läßt sich vielleicht schon daraus schließen, daß man von einer „Erweckbarkeit" und „Wachheit" des Interesses spricht. Nun ist aber die Beziehung des polaren Gegensatzes zum Interesse als Stimmung, die Beziehung der Langeweile zur Müdigkeit ganz offensichtlich und nicht zu übersehen. Ja, es scheint mir sogar möglich, daß Müdigkeit dasselbe ist, wie Langeweile, daß es sich nur um die Gegenstandsbezogenheit dieses Zustandes handelt. Es langweilt mich etwas ist ebensoviel als es macht mich müde. Es ist nur eine Begrenzung des Müdewerdens auf seelische Ursachen. Körperliche Arbeit kann mich auch müde machen, langweilen kann sie mich nur wegen ihres uninteressanten seelischen Gehaltes. Wachsein und Interessiertsein ist, so darf man folgern, auch dasselbe. Wenn etwas mein Interesse erweckt, so vermag es mich wach zu machen, wenn ich ausgeschlafen bin, ist meine Bereitschaft größer, mich für alles zu interessieren. Die Annahme einer solchen Identität oder doch ganz nahen Verwandtschaft von wach und interessiert, von müde und gelangweilt sein, erfährt noch eine weitere Stütze durch die Identität der Ausdrucksbewegungen. Wir gähnen, wenn wir müde werden und ebenso, wenn uns etwas langweilt. Dieser Bewegungsablauf ist diesen Zuständen ebenso zugeordnet, wie das Lachen und das Weinen der Freude und der Trauer. Es kann wundernehmen, daß dem Gähnen als dem Ausdruck der Langeweile und Müdigkeit auf seiten der Wachheit nichts zu entsprechen scheint.

Wir sehen also auf Grund der bisherigen Überlegungen, daß abgesunkenes Bewußtsein, Müdigkeit und Langeweile auf der einen Seite, daß helles Bewußtsein, Wachheit und Lebendigkeit des Interesses auf der anderen Seite zusammengehören, und daß der durch Pervitin hervorgerufene Erregungszustand als eine Überwachheit, als eine Übersteigerung des Interesses als Stimmung aufzufassen ist. Mit der Zustimmung zu diesen Gedanken ändert sich aber notwendigerweise das Bild vom Wesen des Bewußtseins. Das wache Bewußtsein ist nicht mehr ein unveränderlicher Grenzzustand. Es ist vielmehr ein Zustand, der in beiden Richtungen einer Veränderung fähig ist, sowohl nach einem Absinken hin, nach einer zunehmenden Benommenheit, Uninteressiertheit, Langeweile, Müdigkeit, wie nach der anderen Seite der Überwachheit, Lebhaftigkeit, gesteigerten Interessiertheit. Es ist das Bild einer polaren Struktur des Bewußtseins, das so in Erscheinung tritt. Und mit dem Erscheinen der beiden Pole verändert sich gleichzeitig der Grenzzustand des wachen Bewußtseins in einen „mittleren" Zustand, der zwischen den Polen gelegen ist.

Wir wollen versuchen, die aus diesem neuen Bilde sich ergebende Erkenntnis zu vertiefen, zunächst wiederum durch einen Vergleich mit Freude und Trauer; und zwar gehen wir aus von der Umweltbeziehung des melancholischen und des manischen Menschen: Der Melancholische verliert den normalen Kontakt zur Welt. Viele Kranke sprechen davon. Sie leiden unter dieser Kontaktlosigkeit, die sich selbst auf die eigenen Kinder erstrecken kann, darüber hinaus verlieren sie die Welt durch wahnhafte Mißdeutungen. Überall und immer wieder sehen sie in ihrer Umwelt Bestätigungen für ihre pessimistischen Deutungen oder sie erwarten sie. Die Welt verliert so ihre Mannigfaltigkeit und Differenziertheit, sie wird entdifferenziert, monoton. Klingt die melancholische Verstimmung ab, so stellt sich der normale Kontakt wieder her, die Welt wird wieder in ihrer Mannigfaltigkeit gesehen, der eintönige Wahn schwindet. Kommt es nun zur polar gegensätzlichen, zur manischen Verstimmung, so setzt sich in Beziehung auf die Umwelt, die Bewegung der Annäherung, der Kontaktverbesserung, der Differenzierung nur scheinbar fort. Tatsächlich verliert der Manische wiederum die Welt, nur in einer anderen Weise. Er ist zwar nicht still, schweigsam, zurückgezogen, weltabgewandt, aber in seiner Weltzugewandtheit ist ein Zuviel. Er spricht mit allen und immerfort, so wie man nur zuweilen mit Vertrauten spricht. Es fehlt ihm der angemessene Wechsel zwischen schweigsamer Distanz und freimütiger Rede. „Alle Menschen werden Brüder", die Welt in ihrer Differenziertheit geht aber verloren. Es ist der Vorgang der Entdifferenzierung, der wiederum entscheidend den Verlust herbeiführt. Der Manische rückt der Welt und den Menschen zwar distanzlos zu Leibe, aber er verliert sie gleichwohl. Zwischen den beiden Stimmungspolen der manischen und melancholischen Verstimmung gibt es eine Mitte, in der die Welt uns erscheint, so differenziert und mannigfaltig, wie sie es für uns nur sein kann. Da gibt es Dinge und Tatsachen, die uns bedrücken und betrüben, ängstigen und uns unsere Kleinheit fühlen lassen, es gibt aber auch Tatsachen und Dinge, die uns trösten, erheben und freuen und uns Zuversicht und Selbstvertrauen einflößen. Es gibt in dieser Welt Menschen, denen wir vertrauen, und solche, die wir uns fernhalten, solche, die Vertrauen verdienen, und solche, die es nicht verdienen. Diese Unterschiede schwinden für den Manischen und um diese Unterschiede verarmt seine Welt und im Maße dieser Verarmung verliert er sie. Zwischen der melancholischen und der manischen Verstimmung liegt eine Mitte der Ausgeglichenheit, die ein Optimum darstellt für die abwägende, besonnene Erfassung der Welt. In diesem mittleren Zustande sind wir in der Lage, *alle* unsere Erfahrungen in Betracht zu ziehen, alle Aspekte der Welt, der Menschen und der Dinge. Wir haben die Möglichkeit einer besonderen Freiheit zu wägen, zu wählen und zu entscheiden. Stimmungen aber, je stärker sie uns ergreifen und sich nach einem Pole hin steigern, sind gleichsam Grenzzustände. Sie zeigen eindringlich und mit Deutlichkeit *einen* Aspekt, eine Wirklichkeit, wir büßen aber an Freiheit ein.

Mit dem Interesse als Stimmung ist es nun ganz offenbar wie mit der freudigen, der manischen Erregung. Beim Manischen wundern wir uns, daß er sich mit seiner freimütigen Zuwendung an Vertrauensunwürdige wendet. Vom Menschen unter Pervitinwirkung wissen wir, daß er sein Interesse auch Gegenständen zuwendet, die des Interesses nicht würdig sind, die diese Zuwendung nicht verdienen. Die Bereitschaft zur Lösung stumpfsinniger Aufgaben, die Freude an der Beschäftigung mit nichtigen Kleinigkeiten, der Beschäftigungsdrang, der vom Zuschauer als leer bezeichnet wird, alles das sind Zeichen, daß das Interesse sich Dingen zuwendet, die an sich nicht interessant sind. Wir sehen die Analogie im Grundsätzlichen der Wesensveränderung und in der entsprechenden Veränderung der Welt. Die Grenze zwischen dem wirklich Interessanten und dem Nichtinteressanten wird verwischt, und zwar in der Richtung einer Steigerung des Interesses, einer unangemessenen Häufung des Interessanten. Nicht nur dem Ermüdeten entschwindet die Welt: er kann sich nur noch mühsam bei den Sachen halten, die ihn aber nicht mehr interessieren können, sondern ihn zu langweilen beginnen, also noch weiter in die Ermüdung drängen. Auch dem überwachen Menschen, dem Überinteressierten entschwindet die Welt, und wiederum geschieht es in der Weise der Entdifferenzierung. Scheinbar steigert sich einfach sein Interesse. Aber es scheint dem Wesen und dem eigentlichen Sinn des Interesses zu widersprechen, daß es eine solche Steigerung erfährt. Sein Ziel, Wissen durch Denken und Forschen zu erwerben, rückt durch diese Steigerung nicht näher, es wird nicht leichter, dieses Ziel zu erreichen. Im Gegenteil, es schwindet mehr und mehr. Es ist eine leere Interessiertheit, ein Interesse, das leer ausgeht, weil es am unwürdigen Gegenstand haftet, an jedem beliebigen, bereit von einem zum anderen zu schweifen, weil der Wert des Einzelnen wirklich interessanten in der entdifferenzierten Umwelt nicht mehr gesehen wird. Die Unruhe dieser Menschen ist ja die Unfähigkeit, sich zu konzentrieren, nicht weil sie zu müde sind, nicht weil dem müden Bewußtsein der Gegenstand des Interesses entgleitet, sondern weil das überwache Bewußtsein die Versenkung in *einen* Gegenstand nicht zuläßt, weil Vieles, zu Vieles, interessiert. Und wiederum gewinnt in einer solchen Betrachtung der Zustand zwischen den beiden polar gegensätzlichen Zuständen, zwischen der Überwachheit und der Benommenheit, die Ausgeglichenheit, die Mitte eine besondere Bedeutung. In diesem mittleren Zustande ist die Welt am differenziertesten in bezug auf die Qualität des Interessanten. Dieser mittlere Zustand ist ein Optimum für eine konzentrierte Versenkung in den interessanten Gegenstand.

Bevor wir unsere Untersuchung des Interesses verlassen, müssen wir zwei ergänzende Überlegungen anfügen, um Mißverständnissen und Verwechslungen vorzubeugen. Erstens: Es gibt natürlich noch einen anderen sehr wesentlichen Unterschied in der Möglichkeit eines Menschen sich zu interessieren. Er gründet sich in dem jeweiligen Niveau des Einzelnen. Davon hängt es ab, was ihm die Dinge zu sagen vermögen, wie tief er in sie einzudringen vermag. Das Gelingen in dieser Hinsicht hängt aber nicht vom Zustande des Bewußtseins also etwa von der Lebhaftigkeit des Interesses ab, obwohl es mir möglich scheint, daß es bezüglich des Bewußtseinszustandes konstitutionelle Unterschiede gibt, die für die Produktivität eines Menschen von großer Bedeutung sein können. Ich denke an konstitutionell mehr oder weniger interessierte, so wie es konstitutionell hypomanische Menschen gibt. Was aber ein Mensch in den Dingen zu sehen vermag, und was und wieviel sie ihm zu sagen vermögen, liegt letzten Endes nicht daran, in welchem Zustande er sich befindet, sondern *wer er ist.* Wiederum: Den Seinsweisen des Subjekts entsprechen Erscheinungsweisen der Welt. Dem größeren Menschen entspricht eine größere Welt. Das Wissen um diese Welt wird ihm aber, wenngleich sie mit ihm geboren ist, nicht geschenkt, er muß es erwerben, um es zu besitzen. So wie noch kein Meister des Könnens ist auch noch kein Meister des Wissens vom Himmel gefallen. Und noch ein Zweites: Man muß unterscheiden, ob man etwas interessant (oder langweilig) *findet*, also urteilt, es sei interessant, oder ob es einen wirklich interessiert. Das eine ist eine Feststellung, ein wertendes Urteil, das andere ist ein Zustand, eine Stimmung, in die man gerät. Dies gilt natürlich analog dafür, daß man etwas traurig, empörend oder reizend finden kann, ohne von der entsprechenden Stimmung ergriffen zu sein.

Wir fassen das Ergebnis unserer bisherigen Überlegungen zusammen: *Das Interesse als Stimmung, das wir bei den unter Pervitinwirkung stehenden Menschen so ausgesprochen gesteigert sehen, bildet zusammen mit der Langeweile eine polare Struktur, wie Freude und Trauer. So nahe die Langeweile der Müdigkeit steht, und wir sind geneigt zu glauben, sie sei als Zustand das gleiche, der Unterschied liege nur darin, daß wir im Falle der Langeweile noch versuchen, bei einer Sache zu sein, so nahe ist das Interesse der Wachheit. Wo wir daher wie bei einem unter Pervitinwirkung stehenden Menschen gesteigerte Interessiertheit wahrnehmen, glauben wir uns berechtigt, einen Zustand anzunehmen, den man als gesteigerte Wachheit, als Überwachheit bezeichnen kann. Damit zeigt das Bewußtsein und seine verschiedenen Grade eine polare Struktur, so wie Freude und Trauer. Und die Mitte zwischen den Polen bekommt eine besondere Bedeutung.*

Bis hierher haben wir uns in unseren Überlegungen durch die Analyse des Zustandes der Interessiertheit, dessen was wir Interesse nennen, leiten lassen. Interesse und Langeweile sind aber bisher nicht zur Interpretation von Bewußtseinsgraden oder Stufen herangezogen worden. Es waren vielmehr die Bilder von Helligkeit und Weite des Bewußtseins, die sich dem wissenschaftlichen Interpretationsbemühen zuerst anboten, um etwas über das Bewußtsein auszusagen. Und so liegt es nahe zu fragen, ob wir auf Grund dieser Bilder auch zu einer Bestätigung unserer Auffassung einer polaren Struktur des Bewußtseins gelangen können, ob diese Bilder eine solche Auffassung ermöglichen oder verbieten. Genauer gefragt: Gibt es neben der uns bekannten Einengung und Verdunkelung des Bewußtseins auch eine übermäßige Helle und Weite des Bewußtseins? An sich scheint — wenn man im Bilde bleibt — dem nichts zu widersprechen. Im Gegenteil, diese Bilder legen eine solche Auffassung geradezu nahe. Warum soll es nicht eine übermäßige Helle und Weite geben? Zumal diese beiden Bildkomponenten sich gegenseitig bedingen und durchdringen. Die Weite bedeutet einen Horizont, der „das Ganze unseres momentanen Seelenlebens" allezeit umschließt. Je nach der inneren und äußeren Situation kann dieser Horizont weiter und enger sein. Die Helligkeit kann gleichfalls groß oder gering sein, sie kann auch verschieden verteilt sein. Wenn sich z. B. periphere Gegebenheiten in unangemessener Weise aufdrängen, so kann das durchaus an einer übermäßigen Helle der Peripherie gelegen sein. Es scheint, als ob der Weite und der Helligkeit unseres Bewußtseinszustandes eine entsprechende Weite und Erleuchtung des äußeren, wirklichen Horizonts entspricht, als ob auch hierin sich gültig erweist, daß den Seinsweisen des Subjekts Erscheinungsweisen der Welt entsprechen. Vergegenwärtigen wir uns z. B. den Zustand des nachdenkenden Menschen, der seine Aufmerksamkeit etwa auf ein Buch konzentriert. Man kann die Beleuchtung eines Studierzimmers als brauchbares Bild für diese Bewußtseinsstufe heranziehen. Das helle Licht liegt auf dem Gegenstande des Interesses, die Umgebung aber läßt in einem schwachen Lichtschein Vertrautes zwar vorhanden, aber nicht störend grell und aufdringlich sein. Man kann hier leicht im Bilde bleiben und von der Möglichkeit einer störenden Helle der Peripherie sprechen. Es bietet sich an, dieses Bild auszuspinnen und andere Beleuchtungen anderen Bewußtseinslagen zuzuordnen: Der träumenden Phantasie, dem beschaulichen Gespräch das Dämmerlicht eines stillen Abends, wobei vor allem das helle Licht auf dem Gegenstande unseres gerichteten Interesses fehlen kann. Ganz anders ist das Licht des Sportplatzes mit seiner gleichmäßigen Helle, angemessen einem Bewußtseinszustand, der die Möglichkeit gibt, gleich hier und dort zu sein. Die Konzentration des Sportsmannes, sein Interesse ist ein anderes als das des Forschers, es zielt nicht auf Durchdringung und Tiefe. Gerade das, was die Konzentration des Forschers stören kann, wirkt sich dort günstig aus: schneller Wechsel im Raum, Ablenkbarkeit auf schnell wechselnde Situationen. Wir wundern uns daher nicht, daß für sportliche Leistungen Ausgeschlafensein besonders wichtig ist, und daß Pervitin diese Leistung im Augenblick steigern kann. Für geschicktes Umgehen mit an sich bekannten oder vertrauten, aber komplizierten Apparaten scheint diese Helle des Bewußtseins angemessen, für Flieger und Autofahrer. Die großen in Sport und Technik entwickelten Geschwindigkeiten unserer Zeit erfordern eine solche Bewußtseinslage. Es kommt nicht auf Versenkung an, nicht darauf in die Tiefe zu gehen, sondern mit standardisierten Geräten, mit Bällen, Hebeln usw. geschickt zu sein. Alles zu beachten, etwas aber festzuhalten ist die Aufgabe; aufpassen muß man. Aufpassen ist aber ganz etwas anderes als die Konzentration des von Interesse gepackten Forschers.

Aber nicht nur die Lichtverteilung auf der Bühne des Bewußtseins kann verschiedenartige Bewußtseinszustände anzeigen. Man kann auch an verschiedene Helligkeitsgrade denken. So wie ein Gegenstand im Halbdunkel undeutlich werden kann, so könnte man denken, daß eine übergroße Helligkeit den Gegenstand allzu deutlich, seine Details in störender Weise hervortreten lassen kann. Wir dürfen wohl in Betracht ziehen, daß in dieser Weise die bei Pervitin- und Cocainpsychosen beobachteten Veränderungen des Sehens zu erklären sind. Einer meiner Patienten äußerte sich darüber in typischer Weise: Es sei zu einer Art Vergrößertsehen gekommen. Pünktchen von fast mikroskopischer Größenordnung fanden Bedeutung. Es sei gewesen wie ein besseres Sehen. Dinge, die man im normalen Zustand zwar auch sehen könne, die man aber mit der Lupe betrachten oder wie spielerisch aufsuchen müsse, drängten sich im Pervitinrausch geradezu auf. Aufdringlichkeit, Nähe, Deutlichkeit der Gegenstände erkennen wir aus einer solchen Schilderung. Wir erkennen hier leicht das Gegenteil der Wandlung, die die Gegenstände bei zunehmender Müdigkeit und Dunkelheit erfahren, wenn sie uns entgleiten, in der Ferne versinken und undeutlich werden.

Auch die Ablenkbarkeit und die Unruhe im Tun der unter Pervitinwirkung stehenden Menschen kann aus der Änderung der Lichtstärke und Lichtverteilung sich erklären. Wir verstehen das unruhige, unstete Treiben unserer Patienten und die von Wunderle gefundene Verminderung der Konzentrationsfähigkeit im Pervitinversuch. Die Peripherie des Bewußtseins ist zu hell. So wie es ein angemessenes Licht gibt, das uns die Dinge erscheinen läßt und unauffällig ist, so daß uns nicht das Licht und die Beleuchtung, sondern die Gegenstände beschäftigen, so gibt es auch ein Zuwenig und Zuviel. Beides ist störend für den, der sich den beleuchteten Gegenständen in denkender Konzentration zuwenden will.

Fragen wir nach der Möglichkeit einer übermäßigen Weite unseres Bewußtseins, so denken wir zunächst an normalpsychologische Erfahrungen. Der Inhalt unseres Bewußtseins kann wechseln, auch die Weite des Horizonts scheint sich zu verändern, wenn, zumal bei affektiver Erregung, die Aufmerksamkeit vom Gegenstande unserer Erregung gefesselt ist. Eine solche zunehmende Enge des Bewußtseins gefährdet uns, weil wir unangemessen wenig für unser Handeln und Überlegen in Betracht ziehen können. In Dämmerzuständen sehen wir die Folgen solcher Veränderung in Kurzschlußreaktionen. Eine abnorme Fülle von Inhalten, eine abnorme Weite des Bewußtseins stellt uns durch ein Überangebot an Inhalten vor eine unübersichtliche Unordnung. Im Assoziationsversuch erlebten die Versuchspersonen WUNDERLEs „eine deutliche Bereicherung des assoziativen Geschehens", ein „Gedankendrängen". Davon kaum zu trennen kam es zu einer „Zunahme von Vorstellungen gewissermaßen im Querschnitt des Bewußtseins". Es tauchten „gleichzeitig mehrere größere oder kleinere Vorstellungskreise auf", es war ein „vermehrtes Angebot von Inhalten des Gegenstandsbewußtseins". „Die andrängende Fülle der Vorstellungen und Vorstellungsabläufe" wurde als „Durcheinander, das verwirrt und eine Auswahl recht schwierig macht" erlebt. Da diese Versuche ohne Kenntnis des hier entwickelten Gesichtspunktes von einer möglichen Erweiterung der Bewußtseinsgrenzen angestellt sind, so dürfen sie als besonders wertvolle experimentalpsychologische Bestätigung der vorgetragenen Auffassungen gelten.

So sehen wir, daß auch Überlegungen, die von dem Bilde der Helligkeit und Weite des Bewußtseins ausgehen, durchaus unsere Annahme von der polaren Struktur des Bewußtseins zu stützen vermögen, und es nahelegen, den Erregungszustand, den wir bei Menschen unter Pervitinwirkung (natürlich auch unter der Wirkung gleichsinniger Medikamente) kennengelernt haben, als einen Zustand der Überwachheit zu interpretieren. Man muß sich natürlich fragen, ob man an einem Bilde, z. B. des Lichtes, so weitgehende analogisierende Folgerungen ziehen darf, ob man damit nicht dem Fehler des „Bildvorurteils" (JASPERS) verfällt. Es gibt ja aber sicher Bilder verschiedener Wertigkeit. Das Bild von den Helligkeitsgraden des Bewußtseins scheint mir von hohem Wert. Es entstammt nicht, wie z. B. das Bild von der gestauten und zur Abfuhr drängenden libidinösen Energie, der wissenschaftlichen Spekulation, sondern der lebendigen Sprache. Wachsein, Helligkeit und Tag gehören ja auch so natürlich zusammen wie Schlafen, Dunkelheit und Nacht. Schlafen und Wachsein sind aber Bestimmungen von Bewußtseinsgraden. Ein gutes Bild unterscheidet sich vom schlechten wie eine gute Hypothese von einer schlechten Spekulation dadurch, daß man vom guten Bilde das aussagen kann, was auch vom Abgebildeten gilt.

Es muß uns nur etwas wundernehmen: Daß nämlich der Zustand der Überwachheit, der doch für unsere Auffassung vom Wesen des Bewußtseins von einer zweifellos großen Bedeutung ist, uns allein als Folge medikamentöser Einwirkung begegnet. Während die Bewußtseinsveränderung nach dem Pole der Bewußtlosigkeit hin eine alltägliche Erfahrung ist, wäre die gegenteilige Veränderung eine Seltenheit, die nur durch „Weckmittel" bewirkt würde. Dies scheint ganz unwahrscheinlich. Wir müssen deshalb nach normalen Erlebnissen fragen, in denen der Bewußtseinszustand der Überwachheit verwirklicht wird. Wir dürfen von einer Antwort auf die Frage, von der Interpretation normaler Erlebnisweisen als Zustände der Überwachheit, eine Vertiefung unseres Verständnisses dieser Zustände erwarten.

Um zu diesen gesuchten Zuständen zu kommen, fragen wir, welche Erlebnisse eine aufweckende Wirkung haben. Was vermag den Einschlafenden oder Schlafenden zu wecken? Die Antwort ist einfach: Jeder Weckreiz. Es gibt Reize, die uns langsam wach machen, solche, die langsam wirken, unser Interesse allmählich auf sich ziehen, in unser Bewußtsein sich hineindrängen. Es gibt aber andere Reize, die rasch und heftig wirken. Wir sprechen dann nicht von einem Aufwachen, sondern von einem Aufschrecken. Überraschend, plötzlich wirkende Reize, die den Schlafenden oder den Dösenden treffen, „reißen" ihn aus dem Schlaf, aus der Dösigkeit. Die Bewußtseinsveränderung, die mit dem Aufwecken geschieht, geschieht in der Richtung von der Benommenheit, vom Schlafe weg, hin zur Wachheit. Nun wissen wir, daß auch der wache Mensch aufschrecken, erschrecken kann, und wir dürfen vermuten, daß der Schreck, der den wachen Menschen trifft, ihn gleichfalls in einen Bewußtseinszustand der Überwachheit versetzt, wie es durch das Weckmittel geschieht, wenn es dem wachen Menschen gegeben wird. Aus diesem Grunde muß uns das Erlebnis des Schrecks an dieser Stelle interessieren.

Der Reiz, der den Schreck zur Folge hat, hat diese Folge nicht wegen seiner Qualität — etwa einer „schreckhaften" Qualität — an sich, sondern wegen seiner Beziehung zu meinem augenblicklichen, jeweiligen Bewußtseinszustand. Das Moment des Unerwarteten, das ihm notwendigerweise zugehört, gehört ihm zu in Beziehung auf den Inhalt, die Weite und Ordnung meines gegenwärtigen Bewußtseinszustandes. Zum Erschrecken kommt es nur dann, wenn etwas nicht Einbezogenes oder Eingeordnetes ins Bewußtsein eindringt, das Interesse an sich reißt und eine Einbeziehung und Einordnung im Moment gefordert, aber nicht möglich ist. So wird der Horizont des Bewußtseins gesprengt oder die Ordnung seines Inhalts zerstört, wobei noch anzumerken ist, daß der Horizont natürlich mit zu den Ordnungsbestimmungen des Bewußtseins gehört. Ich muß mich nach einem Schreck wieder sammeln, d. h. ich muß der erschreckenden Tatsache Rechnung tragen, muß sie in eine neue Ordnung meiner Bewußtseinsinhalte einbeziehen, eine neue Ordnung so herstellen. So überwinde ich den Schreck. Gelingt es mir nicht, diese neue Ordnung herzustellen, so kommt es zur Verwirrung oder zur Angst. Schrecken, Verwirrung und Angst gehören hier zusammen.

Diese Tatsache verdient unser besonderes Interesse. Wir erinnern uns aus der Klinik zunächst, daß eigentlich gerade Zustände *abgesunkenen* Bewußtseins zur Entwicklung starker Angsterregungen disponieren, daß es z. B. in Dämmerzuständen zu heftigster Angstentwicklung kommen kann. Wir verstehen das. Im Zustande abgesunkenen Bewußtseins ist die Fähigkeit, neu auftauchende Inhalte in den gegenwärtigen Inhalt einzuordnen oder durch Überlegungen auf ferner Liegendes zu beziehen und so zu erklären, vermindert. Die Frage des Erschreckten lautet: „Was ist das?“ Oder: „Wie kommt das?“ Gelingt es, die Frage zu beantworten, so ist der Schreck vergangen. Es ist aber nicht so, daß die Erweiterung des Bewußtseinshorizontes nur eine Folge des Schrecks mit dem Ziele seiner Bewältigung ist. Das plötzliche „Eindringen“ in mein Bewußtsein, die so erzielte gewaltsame Erweiterung, die Sprengung des Horizontes macht *das Wesen des Schrecks* aus. Die genannten Fragen sind eigentlich schon Stadien auf dem Wege zu seiner Überwindung. So begreifen wir, daß eigentlich keine Bewußtseinslage sicher ist vor einem schreckhaften Erlebnis. Aber wir verstehen auch, daß den Schlafenden oder Dösenden Dinge erschrecken, die diese Wirkung auf den wachen Menschen nicht haben können. Die zunehmende Enge des Horizonts vermehrt naturgemäß die Möglichkeiten für den schreckhaften Einbruch. Aber unsere bisherigen Überlegungen haben uns auch gelehrt in Betracht zu ziehen, daß bei einer Überweite des Bewußtseins, bei einer Überhelligkeit die Disposition zum Erschrecken in einer neuen Weise gesteigert wird. Nicht wegen der zu geringen Weite und der damit verbundenen Knappheit der Möglichkeiten, die neu eingedrungenen Bewußtseinsinhalte zu „fassen“ und einzuordnen, besteht diese Disposition, sondern im Gegenteil wegen des „Zuviel“. Durch das „Zuviel“ kommt die Möglichkeit, das „Ganze des momentanen Seelenlebens“ zu verstehen und mit diesem Verstehen zu ordnen an eine Grenze. Der Mensch muß hier in den Zustand der Schreckhaftigkeit geraten.

Schreck und Angst sind verwandt. Das weckt unsere Aufmerksamkeit. Woher kommt hier die Angst? Es ist ja, wie gesagt, nicht so, daß der Schreck das plötzliche Eindringen eines an sich schon bedrohlichen und darum ängstigenden Ereignisses in unser Bewußtsein wäre. Das schreckhafte Erlebnis wird nicht durch die *Qualität* des auftretenden Erlebnis*inhaltes* bestimmt. Wie unabhängig das Erlebnis des Schrecks von der Qualität des im Schreck plötzlich ins Bewußtsein tretenden Sachverhalts ist, erkennt man am besten daran, daß auch eine freudige Tatsache erschreckend auftreten kann: Auch die Mutter erschrickt, wenn der ersehnte Sohn plötzlich, unerwartet auf der Schwelle erscheint. Es bezieht sich auf ein Nachklingen der im Schreck enthaltenen Angst, wenn sie noch nach Minuten sagt: „Ich kann es noch gar nicht fassen!“ Es kann also nur die *Art* der Bewußtseinsveränderung selbst sein, aus der die Angst hervorgeht. Die Ordnung ist gestört. Die Sprengung des Horizonts reißt eine Lücke, die den Raum öffnet ins Ungeordnete, Chaotische. Durch diese Bewußtseinsveränderung entsteht die Angst. Bestimmten Erscheinungsweisen der Welt entsprechen Seinsweisen des Ich. Der chaotischen Welt entspricht das geängstete Ich. Dem Chaos entspricht die Angst. So wird die Angst. Und was hier wichtig ist zur Interpretation dessen, was Angst ist: Die Angst trennt uns nicht von der Welt, wir verlieren die Welt nicht in der Angst. Im Gegenteil, wir sind an sie gefesselt, wir *können* uns nicht trennen. Der vom Schwindel erfaßte *muß* in den Abgrund starren, es läßt ihn nicht los. Aber die Welt, die ihn hier fesselt, ist eine ungeordnete, chaotische Welt. Der sichernde Horizont ist zerrissen. Es wäre einfach, wenn der vom Schwindel erfaßte einfach „wegsehen“ könnte. Das eben kann er gerade nicht. Es ist nicht das Nichts, das außerhalb unseres Horizonts liegt — das Gleichgültige —, das in der Angst offenbar wird, sondern das Nichts innerhalb unseres Horizonts, mit dem wir so verbunden sind, wie immer Stimmungen uns mit der Welt verbinden. Die Stimmungen sind „die der Spaltung zwischen Ich und Welt noch vorausliegende ursprüngliche Einheit" (BOLLNOW [5]).

Das Absinken des Bewußtseins erhöht unsere Schreckhaftigkeit, weil die zunehmende Enge, die abnehmende Zahl der Inhalte, die Möglichkeit des Auftretens zunächst nicht einzuordnender Tatsachen vermehrt. Und im Grenzzustand des überwachen Bewußtseins kann die Unfähigkeit neue Tatsachen einzuordnen, schon deswegen gegeben sein, weil unsere Fähigkeit Inhalte zu ordnen begrenzt ist auf eine angemessene Zahl, die bei großer Weite und Helligkeit des Bewußtseins erreicht sein kann. Das Überschreiten dieser Grenze bedeutet Unordnung, Chaos, Schreck, Unfaßlichwerden der Gegebenheiten, Angst. Man wird auch an Störungen denken müssen, die die normale Veränderlichkeit von Bewußtseinshelligkeit und -weite vermindern, wodurch die Möglichkeit der Anpassung der Helligkeit und Weite des Bewußtseins an die Forderungen der jeweiligen Situation verringert oder unmöglich gemacht wird. Auch so kann eine besondere Disposition zu Schreckhaftigkeit und Angst entstehen.

Uns interessiert es, hier jenseits der erträglichen Grenze der Wachheit auf einen Bewußtseinszustand zu stoßen, der unentrinnbar in die Angst hineinführt. Wachheit ist an sich ein Zustand, den wir geneigt sind, aus einleuchtenden Gründen in nahe Beziehung zu den erhebenden Stimmungen zu setzen, während die Angst den bedrängenden Stimmungen zugehört. Es zeigt sich hier also eine Sonderstellung der Angst. Die Angst gehört nicht einfach zu den bedrängenden Stimmungen. Die Angst grenzt gewissermaßen von allen Seiten an unser Leben, überall dort, wo wir der Intensität, der Helle, der Weite der Erlebnisse nicht mehr gewachsen sind, droht die Angst. Unsere augenblickliche Erlebnisfähigkeit ist begrenzt, wir bedürfen des sichernden Horizontes, innerhalb dessen wir in einer Ordnung der uns vertrauten Dinge leben. In diesem Zusammenhang ist es eine bemerkenswerte psychiatrische Beobachtung, daß auch gesteigerte Freude, etwa in Rauschzuständen, urplötzlich in Angst umschlagen kann. Auch manische Erregungen können gerade in höchster Ausprägung, im Bilde einer verworrenen Manie, in ratlose ängstliche Stimmungen hineinführen. *Für unsere Überlegungen an dieser Stelle ist aber von Wichtigkeit, daß der Schreck als Bewußtseinsphänomen eine plötzlich nicht zu bewältigende Vermehrung des Bewußtseinsinhaltes oder Weitung des Bewußtseinshorizontes ist, also eine dem Aufwachen gleichsinnige Veränderung des Bewußtseinszustandes auch über das Wachsein hinaus ist.*

Was gewinnen wir aus diesen Überlegungen, die uns zeigen, daß das Wesen des Schrecks eine plötzliche Weitung und Erhellung des Bewußtseinszustandes ist, eine plötzliche Erweckung unseres Interesses für einen von außen in unser Bewußtsein eindringenden Sachverhalt, kurz, daß das Wesen des Schrecks eine plötzliche und heftige Veränderung des Bewußtseins in Richtung der Überwachheit ist? Wir gewinnen die Erkenntnis, daß Verwirrung

---

[5] BOLLNOW: Das Wesen der Stimmungen. 1941, S. 12.

und Angst dem Zustande der Überwachheit bei einer entsprechenden Steigerung oder bei einer raschen Entwicklung des Bewußtseins in dieser Richtung in einer besonderen Weise zugehört. Nicht der Inhalt des im Schreck erscheinenden Ereignisses ängstet, sondern die Unbegreiflichkeit, die Unfaßbarkeit der Situation ist in der *formalen* Veränderung der Bewußtseinsstruktur selbst begründet. Es liegt wohl an der Plötzlichkeit der Bewußtseinsveränderung, die im Schreck geschieht, daß uns dieser Zusammenhang von Überwachheit und Angst gerade am Erlebnis des Schrecks so deutlich wird. Wir erfahren daraus aber doch etwas Allgemeineres, nämlich: *Angst kann durch eine Veränderung des Bewußtseins in der Richtung der Überwachheit entstehen.*

Durch diese fortschreitende Analyse eines polaren Grenzzustandes wird unser Blick erneut auf die Mitte zwischen den polaren Möglichkeiten gelenkt. Auf den Bewußtseinszustand des Menschen, den nichts erschrecken, nichts aus der Ruhe bringen kann; der gewissermaßen alles in Betracht zieht, mit allem rechnet und schon verstehen wird, „sich zu helfen". Er läßt sich nicht überraschen, weil er nicht schläft und nicht träumt, aber auch nicht in den anderen Fehler des allzu angestrengten Aufpassens verfällt. Wir werden allmählich dazu gedrängt, über diese Mitte mehr auszusagen, als daß sie die Mitte, die Ausgeglichenheit zwischen den Polen sei. Wir werden zu positiven Charakterisierungen gedrängt und dürfen von einer Klärung dieser Frage Antworten von allgemeinerer Bedeutung erwarten.

Zuvor soll kurz der Bereich psychiatrisch-klinischer Erfahrungen gestreift werden: Daß die Situation des Höhenschwindels und die verwandte der phobischen Angst darauf beruhen, daß sich ein Abgrund auftut, daß der Horizont im wörtlichen Sinne zerrissen wird und die so neu entstandene Weite nicht bewältigt werden kann, daß Schrecken und Angst die Folge sind, ist so einleuchtend, daß wir den Höhenschwindel schon als Beispiel zur Illustration unserer Überlegungen angeführt haben. Man könnte auch daran denken, daß die immer wieder berichtete Erfahrung, wonach Ertrinkende in einem Augenblick ihr ganzes Leben an sich vorüberziehen sehen, auf eine abnorme Weite des vor den Tod gestellten Bewußtseins hinweist. In solchen Fällen sind es die Erlebnisse, die den jeweiligen Angstzustand hervorrufen. Unter der Bedingung bestimmter Erlebnissituationen, also psychogen, geraten diese Menschen in Angst. Diese tritt, die besondere psychische Konstitution in Rechnung gestellt, psychologisch verständlich auf. Von größerem klinischem Interesse sind natürlich die somatogenen Bewußtseinsveränderungen.

Die Menschen unter Pervitinwirkung können hier in erster Linie als Beispiele gelten, zumal es scheint, daß Pervitinpsychosen, abgesehen von seltenen abgesetzten Dämmerzuständen, weitgehend als Steigerung und Kumulierung der akuten Pervitinwirkung zu verstehen sind, daß es sich also nicht um etwas Neues handelt, in dem Sinne wie z. B. die akuten Geistesstörungen der Gewohnheitstrinker, für deren Zustandekommen darum auch von Bonhoeffer ein ätiologisches Zwischenglied angenommen wurde. Schlaflosigkeit, Unruhe, Ablenkbarkeit, leerer Beschäftigungsdrang, Veränderung der optischen Gegebenheiten im Sinne einer gesteigerten Deutlichkeit entsprechen unserer Erwartung von Zuständen der Überwachheit; und wenn wir von Wunderle erfahren, daß die Vorstellungen unter Pervitinwirkung „farbiger, detaillierter, plastischer" werden, daß sie länger verharren, kurz gesagt, sich „dem Charakter der Anschauungsbilder im Sinne von JAENSCH" nähern, so leuchtet uns ein, daß der Wandel der Vorstellungen zu sinnlichen Gegebenheiten, also das Halluzinieren, begünstigt wird.

Im Hinblick auf diese klinische Erfahrung werden wir uns fragen müssen, ob nicht manche ähnliche psychotische Zustandsbilder in gleicher Weise als krankhafte somatogene Veränderungen des Bewußtseins in der Richtung einer gesteigerten Wachheit zu deuten sein sollten. Es sind psychotische *Erregungszustände,* die unter diesem Gesichtspunkt unser erneutes Interesse verdienen. Die psychotische Erregung muß dabei der primäre Grund der Störung sein. Einer ganz anderen Erklärung bedürfen im Gegensatz dazu diejenigen Geistesstörungen, die sich bei innerer Ruhe und klarem Bewußtsein entwickeln. Man darf sich dabei aber nicht täuschen lassen dadurch, daß ängstliche Erregungen auch solche Krankheitsentwicklungen begleiten können. Angst und Erregung sind dann eine Folge der einbrechenden Geistesstörung. Nach Abklingen der Erregung besteht die Störung fort. Die Erregung ist also nicht etwa das Wesen der Störung, sondern die Folge davon. Bei den von uns hier gesuchten Zustandsbildern ist es umgekehrt. Die Erregung selbst ist das Wesen der Störung. Pathologische Erlebnisweisen, auch wahnhafte Erscheinungsweisen der Welt entsprechen der Art und Intensität der Erregung. Es ist klar, daß dann das Abklingen der Erregung die Wiederherstellung der geistigen Gesundheit mit sich bringt.

Es liegt auf der Hand, daß es klinisch wertvoll wäre unter den psychotischen Erregungszuständen neben den affektiv-manischen und psychomotorisch-hyperkinetischen solche abgrenzen zu können, die als krankhafte Veränderungen des Bewußtseins in der Richtung der Überwachheit zu deuten wären. Man kann von *hypervigilen Erregungszuständen* oder einfach von *Hypervigilität* sprechen. Außer den Pervitinpsychosen wird man noch manche „Erregungszustände" möglicherweise als hypervigile aufzufassen haben. Man wird sich dabei nicht wundern dürfen, wenn die Zustandsbilder, die in Betracht kommen, unter sich sehr erhebliche Verschiedenheiten darbieten. Wissen wir doch auch von den Zuständen „abgesunkenen" Bewußtseins, daß sie unter sich sehr verschieden sein können: Einfache Benommenheiten, Dämmerzustände mit wahnhaften Verkennungen und Delirien, um nur die häufigsten zu nennen. In erster Linie werden die hypervigilen Erregungszustände natürlich durch Schlafstörung charakterisiert sein, durch mangelnde Konzentrationsfähigkeit, Zerfahrenheit, gesteigerte Zuwendung zur Umgebung und Ablenkbarkeit bis zur Hypermetamorphose (WERNICKE). Schreckhaftigkeit und ängstliche Stimmung sind zu erwarten, auch wahnhafte Mißdeutungen und halluzinatorische Erlebnisse.

Ätiologisch kann es sich um Verschiedenartiges handeln, neben äußeren Gifteinwirkungen in erster Linie um endogen Toxisches. Die Erregungszustände bei Thyreotoxikosen z. B. zeigen ja manches, was unserer Erwartung von Hypervigilität entspricht, auch die Schreckhaftigkeit. Vom polaren Gegensatz, vom Myxödem sagt WAGNER-JAUREGG [6]: „Sie zeigen ein wie verschlafenes

[6] Myxödem und Kretinismus. Hdb. d. Psychiatrie. Deuticke. 1912.

Wesen und dämmern hin, ohne spontan etwas zu sprechen oder sich um etwas zu kümmern oder für etwas zu interessieren." Offenbar handelt es sich hier um Störungen, die den Bewußtseinsstörungen zum mindesten sehr nahe verwandt sind.

Man wird natürlich nicht damit rechnen dürfen, daß Darreichung von Schlafmitteln, also eine medikamentöse Beeinflussung und Veränderung des Bewußtseins in der Richtung zum Pole der Benommenheit, diese Zustände einfach beheben könnte. Wir kennen ja Fälle, in denen Schlafmittel, auch in höheren Dosen, was die einschläfernde Wirkung angeht, wirkungslos bleiben. So werden auch Benommenheiten nicht unbedingt durch Pervitin zu korrigieren sein. So einfach liegen die Dinge nicht. Die einzelnen Zustände sind erstens von großer Mannigfaltigkeit. Auch an das Vorkommen von Mischzuständen, wie sie im Bereich der manisch-depressiven Psychosen vorkommen und von so großem theoretischem Interesse sind, muß hier gedacht werden. In erster Linie wird man aber in Betracht ziehen müssen, daß es ganz verschiedene körperliche Bedingungen sein können, die sich als Bewußtseinsstörung in der einen oder anderen Richtung auswirken. So kann man natürlich nicht wissen, ob das Pervitin körperlich so angreift, daß die z. B. in einem epileptischen Dämmerzustand vorhandene Benommenheit aufgehellt wird. Wir haben in einem tagelang dauernden epileptischen Dämmerzustand keine deutliche Wirkung allerdings von relativ geringen Dosen (3 Tabletten) gesehen. Bei einem wochenlang dauernden ätiologisch unklaren Delir dagegen hat Pervitindarreichung zu einer deutlichen Aufhellung geführt, die das Abklingen des Delirs einleitete. Vielleicht hat man auch die Möglichkeit in Betracht zu ziehen, daß in manchen Fällen dem Bewußtsein die Wandlungsfähigkeit und damit die Anpassungsfähigkeit an wechselnde innere und äußere Situationen verlorengegangen ist. Bis zu einem gewissen Grade hat ja der Gesunde eine solche Fähigkeit. Genauere Untersuchungen werden auch der Frage der Rückerinnerung an Zustände der Hypervigilität Beachtung schenken müssen. Wir haben uns daran gewöhnt, im allgemeinen amnestische Lücken als ein ziemlich sicheres Zeichen einer Benommenheit anzusehen. Es muß vorläufig dahingestellt bleiben, ob die Veränderungen im Sinne der Hypervigilität nicht auch in manchen Fällen, vielleicht in solchen mit starker Angstentwicklung und Schreckhaftigkeit, zu solchen amnestischen Lücken führen können. Alles dies sind Fragen, die nur in weiteren klinischen Untersuchungen ihre Beantwortung finden können.

Uns kann und muß hier aber noch eine Frage aus dem klinischen Erfahrungsbereich beschäftigen, deren Beantwortung zugleich beitragen kann zum Verständnis der polaren Grenzzustände, uns aber auch wieder zurückführt zu unserer letzten Frage nach dem besonderen Sinn des mittleren Zustandes zwischen den Polen. Es ist dies die Frage der Wahnbildung. Wie kommt es zu den Wahnbildungen, den wahnhaften Einschätzungen des eigenen Tuns und den wahnhaften Mißdeutungen der Vorgänge in der Umwelt? Also im Falle unserer Pervitinpsychosen in erster Linie zu den wahnhaften Überschätzungen der eigenen Leistung und zu den ängstlichen Mißdeutungen der Umwelt im Sinne einer Beeinträchtigung und zu dem Mißtrauen gegenüber der Umwelt im Sinne der Bedrohtheit und des Eifersuchtswahns. Es handelt sich dabei ja nicht um inhaltlich schon als pathologisch gekennzeichnete Erlebnisse, wie es z. B. die zu Neologismen drängenden schizophrenen Erlebnisse sind, es handelt sich um Gedanken, die auch dem Gesunden in geeigneten Situationen und disponierenden Stimmungen auftauchen können. Nur ist der Gesunde im allgemeinen in der Lage, durch kritische Besinnung die übertriebene Selbsteinschätzung und die mißtrauische Mißdeutung der Umwelt zu korrigieren. Wir wissen, daß es gut ist, in solchen Situationen das Abklingen aktueller Stimmungen abzuwarten, „die Sache zu beschlafen". Und so ist es eigentlich das Erstaunliche in dem pathologischen Erleben, daß die Mißdeutung der eigenen Situation besonders lebhaft ist, und daß es auch bei längerer Dauer, ja selbst im ermahnenden Gespräch mit einem unbeteiligten Berater nicht gelingt, den Standpunkt der wahnhaften Mißdeutungen zu verlassen. In der Exploration solcher Kranker, die sich nicht mehr in einer heftigen Erregung befinden, ist diese Unfähigkeit zur kritischen Besinnung oftmals besonders eindrucksvoll und erstaunlich. Es liegt daher die Frage nahe, welcher unter den geschilderten Bewußtseinszuständen derjenige ist, der eine sachliche Prüfung der eigenen Situation und somit kritische Besinnung am ehesten ermöglicht. Denn das Ausbleiben dieser Besinnung, die Unfähigkeit dazu, scheint die Ursache zu sein für das Aufkommen und für das Bestehenbleiben des Wahns.

Für die mit einer inneren Erregung, mit Unruhe einhergehenden Krankheitszustände gilt sicher das Folgende: Die Kranken müssen zur Ruhe kommen, zum Abklingen der Erregung, damit sie die Freiheit gewinnen, die Voraussetzung ist für die erwähnte sachliche, „objektive" Beurteilung der Lage. Es ist ja schon das gleiche im Bereich des Normalen bei verschiedenartigen, z. B. affektiven Erregungszuständen: Der Freudige ist geneigt, seine Möglichkeiten zu überschätzen, dem Bekümmerten scheinen sie zu gering, der Ängstliche sieht die Gefahren zu groß, der von seinem Vorhaben Berauschte kennt überhaupt keine Gefahren. Der Liebende sieht die Welt verzaubert, der Hassende sieht sie verzerrt. Freude und Trauer, Angst und Rausch, Liebe und Haß affizieren unser Wesen und zeigen uns die Welt in einer jeweils anderen und besonderen Weise. Alle diese Zustände, Stimmungen, Gefühle und Leidenschaften sind somit zugleich Medien der Erkenntnis, sie zeigen uns verschiedene Aspekte oder besser verschiedene Wirklichkeiten der Welt. Damit soll daran erinnert sein, daß Stimmungen und Gefühle, die uns ergreifen, nicht nur als erfüllende Zustände, sondern auch dafür von Bedeutung sind wie Menschen und Dinge der Umwelt uns erscheinen. Wir erfahren etwas Neues von den Dingen in diesen Zuständen. Der Liebende ist für vieles blind, niemand sieht aber das individuelle Wesen eines anderen besser als eben der Liebende. Für das Erfahren fremder Individualität macht die Liebe nicht blind, sondern sehend. Auch der Geängstete sieht eine Wirklichkeit: das Unbegreifliche, Unfaßbare und somit Gefährliche, das jede Situation enthält. Der Glückliche wieder vermag es, an diesen Tatsachen vorbeizusehen und die Weite der Welt als Möglichkeit einer beglückenden Entfaltung des eigenen Wesens zu erfahren. Es ist die Eindringlichkeit, die Intensität, die Lebhaftigkeit, mit der die Menschen in solchen Stimmungen den eigenen augenblicklichen inneren Zustand und die ihm zugeordnete Deutung der Welt erleben. Der Intensität der Stimmung entspricht die Eindringlichkeit aber auch die Einseitigkeit der Deutung. Die Stimmungen müssen uns wieder loslassen, ihre Intensität muß abnehmen, sie müssen abklingen, damit wir die Freiheit wiedergewinnen, die Voraussetzung dafür ist, daß wir die Einseitigkeit überwinden und verschiedene Möglichkeiten gegeneinander abwägen können. Damit rücken die Dinge in eine Distanz, in der sie sich als eigentliche „Objekte" erst konstitutieren können, an denen dann Operationen des diskursiven Denkens vorgenommen werden. Für den stimmungserfüllten und -getragenen Menschen gibt es eine solche Distanz zwischen Subjekt und Objekt noch nicht. So führen uns unsere klinischen Überlegungen auch wieder zurück zu der Gegenüberstellung polar gegensätzlicher Zustände und der Mitte zwischen diesen Polen, der Ausgeglichenheit. Wir nehmen die oben schon gestellte Frage nach dem Sinn dieser Grenzzustände und dieser Mitte zum Schlusse unserer Überlegungen noch einmal auf.

Es sind offenbar zwei Weisen des Erkennens der Welt, denen wir bei unseren Überlegungen über Wahnbildung und kritische Besinnung begegnet sind, und jede der beiden Weisen haben eine jeweils besondere Beziehung zu den stimmungserfüllten Zuständen und zu dem Zustand der Mitte, der äußersten möglichen Stimmungsindifferenz. Es ist der Gegensatz zwischen dem Erkennen durch Intuition und dem Erkennen durch (diskursives) Denken. Eine solche Trennung ist möglich, wenngleich die Intuition das Denken anregen und umgekehrt, das Denken die Intuition befruchten kann. Im intuitiven Erkennen offenbart sich uns der Gehalt der Physiognomien in einem simultanen Akt. Es gelingt uns aber nicht immer gleich tief in die Physiognomien der Menschen und Dinge hineinzusehen. Wir sind von Stimmungen und Stunden abhängig, in denen uns ein Gesicht oder ein Kunstwerk „aufgeht", sich unserem Blick öffnet. Zuweilen bedarf es auch der Zeit, der wiederholten Begegnung, verschiedener Beleuchtungen. Dieser Vorgang des Eindringens, der Vertiefung hat aber nichts zu tun mit Vordringen diskursiver Denkoperationen, mag er sich auch damit kombinieren. Wenn gleichgültige Massen, z. B. Hunderte von Gesichtern in einer Großstadtstraße, an uns vorbeiziehen, dann kommt es nur zu einer oberflächlichen Begegnung. Es ist bedenklich, wie gleichgültig, eindruckslos solche „objektive Begegnungen" selbst mit menschlichen Physiognomien bleiben können. Wenn wir aber in irgendeiner Weise von den Physiognomien ergriffen werden, dann beginnt unser Blick in die Tiefe zu dringen, es beginnt sich uns das individuelle Wesen von Menschen und Dingen zu offenbaren. Das diskursive Denken führt auch zu einer Erkenntnis. Es ist aber nicht ein simultaner Akt, in dem sich uns diese Erkenntnis offenbart, sondern eine schrittweise „diskursive" Operation, die zum Ziele führt. Es sind nicht Stimmungen, die je nach ihrer Intensität uns dieses oder jenes mehr oder weniger von den Dingen offenbaren. Es ist die Beharrlichkeit unserer Arbeit, die zum Ziele führt, wir müssen die „Mühe des Begriffs auf uns nehmen" (HEGEL). Ziel und Ergebnis dieses Denkens ist darum das, was man von den Dingen aussagen kann, eben das Allgemeine, der Begriff. Die in der Begriffsbildung erreichte Allgemeingültigkeit stellt das Höchste an Objektivität dar, dessen wir fähig sind. Sie ist das Ziel wissenschaftlicher Erkenntnis, sie bedeutet aber gleichzeitig den Verzicht auf die Begegnung mit der in der Physiognomie sich darbietenden Individualität des anderen Wesens.

Der angemessene Bewußtseinszustand, das Optimum für den Vorgang des Erkennens durch diskursives Denken, ist *die Bewußtseinsklarheit.* Wir meinen damit eben den mittleren Bewußtseinszustand, der ebenso Benommenheit wie auch Hypervigilität vermeidet, indem er zwischen ihnen in der Mitte liegt. Und für diese Mitte sollte man den Begriff *Klarheit* vorbehalten. In Zuständen abgesunkenen Bewußtseins mögen manche fruchtbaren Einfälle in uns auftauchen, mancher schöpferische Gedanke mag in einem halbwachen Traum zur Welt gekommen sein. Sagbares Wissen und begriffliche Erkenntnis sind das Ergebnis klaren Denkens bei klarem Bewußtsein. Im Zustande gesteigerter Wachheit mögen uns viele Dinge eigentümlich bedeutsam scheinen, es mag zu einer erstaunlichen „Leistung" kommen, zu einer Bewältigung großer Materialmengen, zu einer Verkürzung der Arbeits- und Reaktionszeit, kurz zur Bewältigung von mannigfachen Situationen, die im Grunde nichts wirklich Neues enthalten, zu einer Leistungssteigerung auf dem Gebiete verschiedenartiger Praktiken beruflicher, sportlicher, technischer Art. Zu einer Vertiefung unserer begrifflichen Erkenntnis bringen uns solche Zustände wohl kaum.

Es ist der Sinn der Mitte, der Ausgeglichenheit, der Besonnenheit, soweit es das Bewußtsein angeht der Bewußtseinsklarheit, daß wir nicht überwältigt werden vom Gehalt der Physiognomien, sondern in der Lage sind, uns auch vom Hier und Jetzt zu lösen, Fernes, Vergangenes und Künftiges uns zu vergegenwärtigen und mit zur Grundlage unseres abwägenden Urteils zu machen. Auch der Wahnkranke wird vom subjektiven Gehalt der Physiognomien überwältigt (mit Ausnahme des Wahns, den man als Erklärungswahn zu verstehen hat) und die Möglichkeit der Krankheitseinsicht hängt, soweit es auf Stimmungs- und Bewußtseinszustände ankommt, von der Möglichkeit ab, aus der Erregung oder Bedrückung, aus der Blendung oder Umdämmerung des jeweiligen Grenzzustandes zurückzukehren in die Mitte der Besonnenheit und Klarheit, zur kritischen Besinnung und Krankheitseinsicht. Das ist der Sinn der Mitte zwischen den Stimmungspolen. Und in diesem Sinne ist die Mitte nicht nur eben Mitte und Ausgeglichenheit, sondern ein Gipfel (ακρότης). *Die Fähigkeit des Erkennens durch diskursives Denken erreicht hier die höchste Steigerung.*

Es ist aber nicht eine meßbare aus den Zuständen selbst sich ergebende gewissermaßen mathematische Mitte. Sie ergibt sich vielmehr aus einer Möglichkeit des Subjekts, die hier frei wird: die Möglichkeit besonnener Distanz zu den Dingen. Sie ist es überhaupt erst, die diese „Mitte" anzeigt und bestimmt. Der Zustand, in dem die Möglichkeit des diskursiven Denkens auf ihre Spitze kommt, in dem das Subjekt in der Weise der Objektivierung Menschen und Dinge gegenüberstehen kann, kennzeichnet diese Mitte zwischen den Polen. Darin zeigt sich eine enge Verwandtschaft mit dem aus der aristotelischen Ethik stammenden Begriff der *μεσότης*[7]: *Μέσον δὲ οὐ τὸ τοῦ πράγματος ἀλλὰ τὸ πρὸς ἡμᾶς*. Diese Betonung einer wesensnotwendigen Beziehung zum Subjekt zeigt an, daß es nicht Vorgänge sind, sondern Erlebnisse, um deren Interpretation wir uns bemüht haben.

---

[7] *Διὸ κατὰ μὲν την οὐσίαν καὶ τὸν λόγον τὸν τί ἦν εἶναι λέγοντα, μεσότης ἐστὶν ἡ ἀρετή. Κατὰ δὲ τὸ ἄριστον καὶ τὸ εὖ, ἀκρότης*. Nikomachische Ethik. Liber II, Caps. VI.

8. Über das Wesen der Sucht nach den Erfahrungen und vom Standpunkt des Psychiaters*

Was nur auf Erden lebt, da ist auch nichts so schlecht,
Daß es der Erde nicht besondern Nutzen brächt.
Doch ist auch nichts so gut, das, diesem Ziel entwendet,
Abtrünnig seiner Art, sich nicht durch Mißbrauch schändet.
(Romeo und Julia 2. Akt 3. Szene.)

Psychiatrische Meinungen über Sucht und Süchtigkeit gründen sich, abgesehen von selteneren Fällen, auf die Erfahrungen mit Morphin- und Trunksucht, Morphinisten und Alkoholikern. Diese beiden Suchtarten erlauben uns mancherlei auch divergierende Feststellungen zu treffen. Es gibt eine Beziehung der körperlichen und psychischen Konstitution zu dem jeweiligen Suchtmittel. Das ist leicht verständlich bei der Verschiedenartigkeit der Wirkung von Alkohol und Morphin. Daran wird es liegen, daß in unserem europäischen Raum der Alkohol rein zahlenmäßig die viel größere Gefahr ist, als das Morphin.

Neben dieser Bedeutung der Konstitution für die Wahl des Mittels ist deutlich auch die Bedeutung des Milieus, z. B. die Beziehung bestimmter Berufe zu bestimmten Suchtarten. Gastwirte und andere Berufe aus dem Alkoholgewerbe sind gefährdet, Alkoholiker zu werden. Ärzte, Krankenschwestern, Apotheker stellen ein relativ sehr großes Kontingent der Morphinisten. Offensichtlich spielen Verführungen, auch milieubedingte Gebräuche eine wichtige Rolle für die Entstehung einer Sucht.

Die Wirkung der Mittel ist, wie gesagt, verschieden. Gemeinsam ist ihnen die Wirkung auf die Stimmung. Man spricht von Rauschgiften. Sie wirken beruhigend, entrückend, tröstend, erleichternd, belebend, die Phantasie anregend. Der subjektive Wert, den solche Suchtmittel haben können, ist unmittelbar einleuchtend. Morphin lindert oder nimmt außerdem den körperlichen Schmerz. Alkoholische Getränke gehören zur sinnlichen Mannigfaltigkeit der Speisen.

Als Ärzte haben wir es dort, wo es sich um Trunksucht oder Morphinsucht handelt, eigentlich nur nebenbei mit den positiven Wirkungen dieser Mittel zu tun. Die schädigende Wirkung steht ganz im Vordergrund. Nicht mit dem Gebrauch, sondern mit dem Mißbrauch haben wir es zu tun, und nicht bei vorübergehendem Mißbrauch, sondern erst, wenn der Mißbrauch zur Gewohnheit geworden ist, sprechen wir von Sucht. Den Zustand, in dem sich befindet, wer der Sucht verfallen ist, nennen wir Süchtigkeit.

Pharmakologisch stellen sich von selbst einige Fragen: Was sind das für Stoffe, die dem Menschen so gefährlich geworden sind? Bestehen etwa Zusammenhänge zwischen dem Aussehen der Pflanzen, dem Geschmack und der Wirkung der Substanz? Im wesentlichen aber sind es Fragen der akuten und chronischen Giftwirkung, der veränderten Verträglichkeit des Mittels, der Anpassung des Organismus, der Folgen und Gefahren der chronischen Vergiftung. Den Psychiater interessiert an der akuten und chronischen Vergiftung

* Studium Generale, 1, 253 (1948).

natürlich die Frage der psychischen Veränderung durch das Gift. Wird das Wesen des Vergifteten verändert, wie ist diese Veränderung, ist sie derart, daß sie die Heilung des Kranken erschwert? So ist es z. B. beim Trunksüchtigen und auch in geringerem Maße beim Morphinisten. Die Fähigkeit, der Verführung zu widerstehen und sich von der gewohnten Sucht zu trennen, wird vermindert.

Aber auch ohne Wesensänderung durch das Gift kann sich eine Sucht entwickeln. Allein schon die allmähliche Gewöhnung an das Mittel gibt dieser Gewohnheit eine immer mehr steigende Macht. Der Süchtige wird in seiner Freiheit beschränkt. Hier liegt das eigentliche Problem der Sucht, daß der Süchtige nicht in der Lage ist, am Wirtshaus oder an der Apotheke vorüberzugehen, daß es ihn hineinzieht, daß er das Glas nicht stehen und die Spritze nicht liegen lassen kann. Das Problem der Süchtigkeit und der Sucht ist ein Problem des Willens.

Am deutlichsten ist das zu erkennen, wenn ein Mensch noch nicht unter *chronischer* Morphin- oder Alkoholwirkung steht, also nach kurzem Gebrauch oder nach kurzem Mißbrauch, am eindrucksvollsten aber, wenn ein Mensch *nicht mehr* vergiftet ist, nach einer langen, unter Umständen jahrelangen Abstinenz. Er hat die Gefahr schon kennengelernt, er hat schon viele Monate oder auch Jahre mit Entziehungskuren hingebracht, an Belehrungen hat es nicht gefehlt, ebenso nicht an guten Vorsätzen und Beteuerungen des Kranken, und doch kommt in so vielen Fällen der Augenblick, in dem alle Vorsätze kein Gewicht mehr haben für das, was der Kranke tut. Er wird schwach und rückfällig.

Von der chronischen Vergiftung können wir einen Menschen heilen. Es handelt sich darum, ihn so lange zu internieren (mit seinem Einverständnis, auf Drängen seiner Umgebung oder in schweren Fällen gegen seinen Willen), bis die Wirkungen des Morphins oder des Alkohols vergangen sind. Von der chronischen Vergiftung ist der Kranke dann geheilt. Der Organismus reagiert auf neue Zufuhr, so, wie wenn nie ein Mißbrauch getrieben worden wäre, d. h. aber nicht, daß der Süchtige von der Sucht befreit ist, denn es besteht noch die Gefahr des Rückfalls. Diese Gefahr ist nicht Folge der Vergiftung, sondern Folge der Willensschwäche. Von der Sucht wirklich befreit ist nur, wer von dem ihm gefährlichen Mittel dauernd lassen kann, ihm dauernd entsagt oder, was mehr ist, sich des Mittels nur noch in angemessener Weise bedient. Es kommt darauf an, die Abhängigkeit vom mißbrauchten Mittel zu überwinden und damit die Freiheit wiederzugewinnen, die Fähigkeit, den Vorsätzen und Versprechungen treu zu bleiben.

In der für das Wesen der Sucht so entscheidend wichtigen und für den Beobachter so eindrucksvollen Situation des Rückfalls sehen wir leicht, daß es sich um ein besonderes Erlebnis handelt, auf das es ankommt, um die Selbstbeherrschung. Der Kranke ist nicht in der Lage, der äußeren Versuchung und dem inneren Verlangen zu widerstehen. Er ist nicht in der Lage, sich, sein Verlangen zu beherrschen. Diese Situation ist für das ganze Schicksal der Süchtigen von einer so entscheidenden Bedeutung, daß wir sie genauer ins Auge fassen müssen. Eine Überlegung darüber, was Selbstbeherrschung ist, wird uns auch etwas darüber sagen, was die spezifische Schwäche dieser Kranken ausmacht, was Süchtigkeit ist.

Was ist Selbstbeherrschung? Was heißt, ich beherrsche mich selbst? Das Subjekt, das sich selbst beherrscht, tritt gleichzeitig als Subjekt und Objekt auf. Es müssen zwei verschiedene Seinsweisen dieses Subjekts sein, die in Spannung zueinander, in Widerstreit geraten, zwei Seinsweisen des Subjekts, die uns auch gegeben sind in anderen Sätzen, wie: „Ich lasse mich gehen“ oder „ich gebe mich auf.“ Um welche Seinsweisen des Subjekts handelt es sich hier, die hier als beherrschend und beherrscht, als gefährdend und gefährdet benannt werden?

Das zu beherrschende, das Selbst Gefährdende, das zur selbstzerstörenden Gewohnheit führen kann, sind die Stimmungen und triebhaften Regungen. Man muß sich beherrschen, wenn man von starken Stimmungen oder triebhaften Regungen erfüllt ist. Es kann schwer sein, Hunger und Durst nicht zu befriedigen. Sexuelle Spannungen können störend hervortreten. Aber auch Zorn, Angst, Trauer, Freude, Unruhe, Ungeduld, Mißbehagen können die Ordnung des Lebens gefährden und die Fähigkeit zur Selbstbeherrschung aufrufen. Alle diese Stimmungen und triebhaften Regungen bilden einen Untergrund unseres aktuellen Erlebens. Sie kommen und gehen entsprechend unserer inneren und äußeren Situation. Sie können uns ergreifen, drängen, fortreißen, sie verklingen und schwinden. Qualitativ verschieden haben sie verschiedenen Ausdruck und verschiedene Ziele. Sie unterscheiden sich im Tempo ihres Auftretens und Schwindens. Die Selbständigkeit, mit der sie kommen und gehen, zeigt das hier gelegene willenspsychologische Problem. Wir können diese Regungen (die ja deutliche und wohlbekannte Beziehungen zum körperlich Vegetativen haben) nicht beseitigen. Wir können ihnen nur die Auswirkung auf unser Verhalten mehr oder weniger versagen. Die Spannung zwischen den Seinsweisen des gleichen Subjekts, die sich in solchem inneren Widerstreit dartut, ist die Spannung, der wir im Akt der Selbstbeherrschung begegnen.

Bei den Süchtigen in der Situation des Rückfalls sind es gewöhnlich Unruhe, Unzufriedenheit, Ärger und ähnliche Mißstimmungen, die durch die Wirkung der Rauschgifte auf die Stimmung beruhigt, ausgeglichen, in Behagen gewandelt sein wollen. Sorgloses Behagen kann zu rauschartigen Genüssen gesteigert werden.

In dieser Sphäre unwillkürlicher Regungen und Stimmungen sehen wir Aktualität, Intensität verschiedener Grade und Wiederholung des im Grunde gleichen: des Kommens und Gehens. Im Leben des Süchtigen führt dies aus Unruhe, Mißbehagen und Ärger zum Verlangen nach einer Wandlung in Behagen und Rausch. Es erfolgt dann leicht wieder eine Mißstimmung über das eigene Versagen, Selbstvorwürfe und körperliches Mißbehagen, Katzenjammer und die Wiederholung des gleichen Ablaufs beginnt. Das Langweilige, Gleichförmige, Eintönige dieser Lebensläufe beruht darauf, daß die Sphäre der Stimmungen unbeherrscht zu einer unangemessenen Bedeutung kommt, einen zu großen Raum einnimmt und den Menschen in seinem Lebenslauf in einförmige Wiederholung hineindrängt.

Das in der Selbstbeherrschung Gefährdete, das der Gefahr gegenübersteht und zu ihrer Beherrschung gleichsam aufgerufen wird, ist von ganz anderer Art: Es ist die historische Gestalt der individuellen Person, d. h. die in der individuellen Lebensgeschichte (die in die Geschichte der Menschheit verwoben ist) entstehende Gestalt des Menschen. Das, was der junge Mensch werden will, werden kann und soll, was der Erwachsene ist, sein kann oder sein soll, als was er sich zu bewähren hat, ist gemeint. Diese historische Gestalt eines Menschen kann, wie jede Gestalt, einen differenzierten Aufbau haben. Komponenten dieses Aufbaues ergeben sich aus der Geburt: Wir sind Angehörige einer Familie, in die wir hineingeboren sind als Sohn, als Bruder, Angehörige eines Kulturkreises, eines Volkes. Andere Komponenten können oder müssen wir wählen. Wir können Christ sein oder Heide, Arzt, Geistlicher, Künstler, Kaufmann. Diese Bildgestalten haben wir nicht selbst geschaffen. Sie sind uns gleichsam als Institutionen überkommen. Wir können die Aufgabe, die uns in ihnen gestellt ist, erfüllen. Wir können auch vor der Aufgabe versagen oder wir können die Bilder wandeln, ihnen neue Züge geben. Aber die Bilder, die für uns Gültigkeit haben, die uns betreffen, begrenzen gleichzeitig unser Leben und dessen erlaubte Möglichkeiten in einer für jedes Bild besonderen Weise: Ein junger Kaufmann in einem reichen Lande kann anderes tun und lassen als ein erwachsener Geistlicher in einem Elendsgebiet. Trinkgelage und berauschte Ausgelassenheit können fruchtbar sein, neue Erlebnisweisen und Aspekte der Welt vermitteln. Sie sind aber nicht in jedem Leben und in jeder Lebensphase erlaubt. Sie können ein grober Verstoß sein. Die Grenzen, die hier jedem Einzelnen gegeben sind, lassen die Physiognomie seiner individuellen Gestalt in seinem Tun und Lassen erkennbar hervortreten.

Im Augenblick, in dem Selbstbeherrschung gewissermaßen durch einen aktuellen Konflikt aufgerufen ist, ist deutlich und offenbar, worum es geht. Es handelt sich um die Entscheidung, ob die Grenzen, von denen wir sprechen, gewahrt bleiben oder nicht. So deutlich dieser psychologische Sachverhalt auch in der Situation der Selbstbeherrschung zu erkennen ist, die Wahrung der Grenze ist keine Aufgabe, kein Problem, das nur im Augenblick solcher Konflikte vorhanden ist, als distinktes Willenserlebnis, eben als Selbstbeherrschung. Als diskretes Willenserlebnis, als diskrete Willenswirkung, als Standhaftigkeit, Zuverlässigkeit, Selbstsicherheit, ist sie, das Leben des Menschen zur geschichtlichen Gestalt formend und diese bewahrend, immer vorhanden. Auf weite Strecken des Lebens, das sich ja nicht immer in Konflikten abspielt, verläuft unser alltägliches Tun und Lassen klar und unzweifelhaft innerhalb der Grenzen des Erlaubten.

Es hat keinen Sinn, von der Persönlichkeitsgestalt und ihrer Bewahrung mit den Begriffen zu sprechen, die im Bereich unwillkürlicher Regungen und Stimmungen Gültigkeit haben. Die Persönlichkeitsgestalt ist nicht wesentlich aktuell, sondern bleibend. Sie ist nicht von irgend einer Intensität, sondern bindend oder gleichgültig. Gerade daß Nicht-aktuelles, Vergangenes und Künftiges, Vorsätze und Versprechungen, Pläne für die Zukunft im augenblicklichen Streit der Motive gegen Stimmungen und Verführungen ihre Gültigkeit behalten und bewahrt bleiben können, ruht in der Dauerhaftigkeit dieser Gestalt. Immer neue Entscheidungen, die im Leben zu treffen sind, geben der Persönlichkeit neue Züge, woraus eine fortschreitende Entwicklung, ein fortschreitendes Werden sich ergibt. Der Eintönigkeit und Langeweile, den immerwährenden Wiederholungen des seinen Stimmungen verfallenen und in ihnen wesentlich aufgehenden Menschen, steht die Entwicklung und immerwährende Wandlung der reifenden Persönlichkeit gegenüber. Das „Etwas werden“ ist nicht mit der fertigen Berufsausbildung abgeschlossen, sondern mit dem Tode. Der Leere im Leben des Süchtigen steht gegenüber das Erfülltsein des reifenden Menschen von jeweils neuen Stadien und Aufgaben seiner Entwicklung.

Grenzen und Verpflichtungen, die uns durch das, was wir im Lauf des Lebens geworden sind, gegeben und aufgegeben sind, bringen Ordnung im einfachsten und im höchsten Sinne des Wortes in unser Dasein. Sie können aber als Enge und störende Begrenzung fühlbar werden gegenüber der Vielseitigkeit möglicher Wünsche und der Buntheit des Lebens mit seinen verführenden Möglichkeiten. Rauschhaftes Erleben — weltzugewandtes die Welt bejahendes Aufgehen im Augenblick — bedeutet immer eine Befreiung vom drückenden Ernst des Lebens als geschichtlicher Aufgabe: Carpe diem! Die Bindungen werden in Ungebundenheit überwunden, Rücksichten werden beiseite gelassen, berufliche, wirtschaftliche und gesundheitliche. Die Gefahr, die im rauschhaften Erleben für die Gestalt der Persönlichkeit und für ihre Verbundenheit in Familie und Beruf liegt, ist leicht zu sehen. Sie scheint fast zum Wesen des Rausches zu gehören. Es ist dies eine echte Gefahr und somit ein Wagnis, sich ihr auszusetzen. Sich solcher Gefahr auszusetzen, und die Freude, sich in ihr zu bewähren, gehört, wie alle Wagnisse, in denen der Wert des Lebens erfahren wird, indem er aufs Spiel gesetzt wird, im wesentlichen zum jugendlichen Alter. Im Leben des Süchtigen wird diese Gefahr zur selbstzerstörenden Wirklichkeit.

Ob der Rausch nur als besondere Erlebnisart erlebt wird und als Ausnahmesituation und Grenzsituation besondere Erfahrungen über die Welt vermittelt oder ob die in ihm gelegene Gefahr ernst und wirklich wird, ist eine Frage des Maßes. Dieses Maß wird bestimmt vom Sinn der jeweiligen Persönlichkeit. Produktiven künstlerischen Menschen z. B., bei denen eine bestimmte Stimmungslage für das Gelingen eines Entwurfes von wesentlicher Bedeutung sein kann, ist vieles an Trunkenheit möglich und erlaubt, was im Leben eines Beamten schon Verfehlung wäre. Bei aller Verschiedenheit aber verschiedener Persönlichkeitsgestalten: sobald die Zerstörung anfängt, das Versagen im Wesentlichen, wenn das beginnt, was man im Gegensatz zum „Etwas werden“, das „Herunterkommen“, das „Verkommen“ nennt, wenn der Verfall der historischen Persönlichkeitsgestalt anfängt, dann ist die Grenze überschritten. Das Selbst, die Persönlichkeit kann sich nicht mehr beherrschen, begrenzen, ihr Maß nicht mehr halten, ihren Halt nicht mehr finden. Die Frage der Zwangshilfe, der Entmündigung und Internierung taucht auf. So geht es bei den Süchtigen zu.

Süchtigkeit, die spezifische Willensschwäche der Süchtigen, die schon das allmähliche Hineingleiten in die Gewohnheit, in die Sucht verschuldet, in der Situation des Rückfalls aber am eindrucksvollsten in Erscheinung tritt, ist demnach die unzureichende Fähigkeit der Selbstbewahrung gegenüber Verführungen von außen und gegenüber Stimmungen und Triebregungen aus dem Innern sobald sich gefährdende Gewohnheiten herausbilden. Man wird mit Recht fragen und einwenden. Haben unsere Überlegungen nicht unmerklich über unser Ziel hinausgeführt, trifft eine solche Definition wirklich noch das Wesen der Süchtigkeit, den spezifischen Wesensmangel der Süchtigen? Gibt es nicht viele Menschen, die nicht Trinker sind, nicht Morphinisten und gleichwohl Triebregungen und Stimmungen so erliegen, daß die geschichtliche Gestalt, der sie entsprechen sollen, gefährdet wird, Schaden leidet oder zerstört wird? Dem ist zuzustimmen. Ich glaube in der Tat, daß es die gleiche konstitutionelle Schwäche ist, die eine Destruktion der Persönlichkeit dort zur Folge hat, wo wir im allgemeinen nicht gewöhnt sind, von Süchtigkeit und Sucht zu sprechen, z. B. dort, wo sexuelle oder erotische Gewohnheiten eine Gefährdung der Persönlichkeit darstellen. v. GEBSATTEL hat ganz in diesem Sinne über Perversion als Sucht geschrieben. Ich glaube, das ist mehr als ein Vergleich. Es entspricht auch der Wesensgleichheit des Versagens, wenn man den gewohnheitsmäßigen Glücksspieler als einen Süchtigen bezeichnet und viele andere, bei denen sich Gewohnheiten eine solche Bedeutung erzwungen haben, daß sie der Entwicklung und Bewahrung der Persönlichkeit schaden oder sie zerstören.

Vieles, was hier hingehört, hüllt sich in täuschende Gewänder: Sport, Autofahren, Zeitunglesen. Um verständlich zu machen, was hier gemeint ist, kann ein anderer Ausgangspunkt für die Überlegung, was Sucht sei, wertvoll sein: Immer, wenn ein Mittel oder ein Tun nicht mehr seinem eigentlichen Sinn und Ziel gemäß verwendet wird, wenn es „seinem Ziel entwendet“ ist, wenn es Selbstzweck wird, sind wir an der Grenze, wo gewohnheitsmäßiger Gebrauch zur Sucht werden kann: Also, wenn Morphin nicht mehr gebraucht wird, um Schmerz zu lindern, wenn Alkohol nicht mehr genossen wird, um die Mannigfaltigkeit der Speisen zu ergänzen und die verbindende Stimmung bei geselligen Gelegenheiten zu erhöhen, sondern, wenn einfach das Fehlen von Morphin und Alkohol als Mißbehagen empfunden wird, dann besteht die Gefahr, in die Sucht zu geraten. Wenn Sport nicht mehr der körperlichen Erholung, Erfrischung und Übung dient, wenn nicht mehr Auto gefahren wird, um ein bestimmtes Ziel zu erreichen, wenn nicht mehr gelesen wird, um etwas Neues zu erfahren, sondern, wenn Sport um des Sportes willen im Übermaß, Autofahren nur des Fahrens willen und Zeitunglesen nur der Gewohnheit halber zu bestimmten Tageszeiten erledigt werden muß, so handelt es sich um psychologisch wesensverwandte Situationen. Auch die Arbeit — gerade des modernen, vielbeschäftigten Menschen — kann unmerklich zur Sucht werden. Es wird zwar über ihre Last geklagt, ihr Fehlen wird aber erst recht unangenehm und als Leere empfunden. Es fehlt der Betrieb. Diese Hinweise müssen hier genügen.

Wenn aber unsere Definition Gültigkeit hat, wenn wir damit nicht über das Ziel unserer Untersuchung hinausgeraten sind, dann bedeutet das, daß nicht wenige, sondern sehr viele Menschen, wenn nicht die Mehrzahl, gefährdet sind, einer Sucht zu verfallen. Es würde heißen, daß Süchtigkeit eine Gefahr *des* Menschen ist und nicht einiger weniger Willensschwacher. Zunächst mag das überraschen. Fragen wir aber die Erfahrung, so ist zu einer solchen Überraschung kein Grund. Die ungeheure Verbreitung, die der Alkoholismus zu einer Zeit fand, als der Alkohol leicht zugänglich war, zeigt uns, wie groß die Zahl derjenigen ist, die einer Sucht verfallen können, wenn die Situation verführerisch ist. Der Alkoholismus war verbreitet wie eine Seuche und die Untersuchungen an schwer Alkohol-Kranken, z. B. an sogenannten Deliranten, haben ergeben, daß es sich dabei gar nicht um Menschen handelt, die früher in ihrem Wesen psychopathische Auffälligkeiten zeigten. Oder man vergegenwärtige sich das Rauchen, eine typische, fast über die ganze Welt verbreitete Sucht (das Besondere dieser Sucht ist die relativ geringe Bedeutung der Nikotinwirkung und die hohe Bedeutung der Manipulationen). Was Süchtigkeit ist und Sucht kann man am Rauchen aber gerade gut sehen, weil kein gesundheitlicher Verfall eintritt und Gewöhnung an hohe Dosen nicht zu eigentlichen Vergiftungserscheinungen, nicht zu auffälligen körperlichen oder seelischen Veränderungen führt. Aber wie beschämend ist doch die Unfähigkeit, dieser Gewohnheit zu entsagen, auch dort, wo ihre Aufrechterhaltung wirtschaftliche Opfer des Einzelnen und der Gesamtheit erfordert, so daß eine Gefährdung und Schädigung wesentlicher Persönlichkeitsinteressen klar zu Tage liegt. Und wie entwürdigend ist das Auflesen der schmutzigen Stummel.

Mehr oder weniger gefährdet, einer Sucht zu verfallen, sind also die meisten Menschen. (Einzelne, psychopathische Individuen sind natürlich besonders gefährdet. Äußere Umstände und Verführung spielen in solchen Fällen eine untergeordnete Rolle.) Die Grenzen sind fließend zwischen einer guten Gewohnheit, einer harmlosen Gewohnheit, einer bedenklichen, schädlichen und schließlich einer zerstörenden Sucht. Als Süchtige zum Arzt kommen die Kranken aber nur oder sie werden gebracht, wenn ihre Sucht infolge der chronischen Vergiftung zu körperlichen und seelischen Schäden geführt hat, wie beim Alkohol; oder auch zu Konflikten mit dem Gesetz, in die sie geraten sind (Rezeptfälschung beim Morphinisten). Nicht wegen der Süchtigkeit kommen die Kranken, sondern wegen der Folgen der Vergiftung. Durch die Auffälligkeit der Zustände und die Besonderheit, daß unsere Rauschgiftsüchtigen wegen der Vergiftung ärztlicher Behandlung und Beratung bedürfen, erscheinen sie als besondere Gruppe und so entstand die Meinung, ihre Willensschwäche wäre etwas besonderes. Wir haben gezeigt, daß das nicht so ist, sondern, daß wir es mit einer Gefahr zu tun haben, die im menschlichen Wesen fast allgemein liegt.

Daraus ergibt sich auch das Entscheidende für die Therapie: Die chronische Vergiftung können wir heilen. Darüber hinaus können wir den Kranken Ratschläge erteilen, auch ihren Angehörigen und als Sachverständige den öffentlichen Instanzen, die sich mit diesen Fragen zu befassen haben. Wir können auch raten, die Entziehung, d. h. die Freiheitsbeschränkung lange genug aufrecht zu erhalten, so wie es uns die Erfahrung lehrt. Die Süchtigen selbst sind leicht zu optimistisch in der Beurteilung der eigenen Festigkeit und Zukunft. Sie verwechseln zuversichtliche Stimmung und Wohlbehagen mit wirklicher Festigkeit. Sie täuschen sich über sich selbst. Sie sind nicht in der Lage, die Beschränkungen auf sich zu nehmen, die sachverständig erfahrener Rat ihnen nahelegt. Sie sind um Argumente nicht verlegen, um ihr stimmungsmäßiges Drängen nach Entlassung zu begründen. Oft gelingt es ihnen, ihre unerfahrenen Angehörigen für ihre Auffassung zu gewinnen. Die statistische Erfahrung lehrt aber, daß die Dauer der Entwöhnung für die Möglichkeit der Süchtigen, sich frei zu halten, von entscheidender Bedeutung ist. Soweit die ärztliche Aufgabe.

Es ist aber nicht eigentliche ärztliche Aufgabe, die Menschen vor den Gefahren, die allgemein in ihrer Natur liegen, zu bewahren. Dazu sind Familie und Freunde berufen, nicht Ärzte, die einer solchen Aufgabe schon ihrer zahlenmäßigen Größe wegen gar nicht gewachsen sind. Sie beschränken sich daher auf ihren sachverständigen Rat und auf die Beseitigung der Folgen der Vergiftung. Der Süchtige wird von der Sucht befreit, wenn er einen Schritt in seiner Lebensentwicklung zu tun vermag. Er muß ein Anderer werden. Das Schicksal, das einer hat, kann ihm zu einem solchen Schritt verhelfen, so z. B. auch die Begegnung mit einem Menschen. Es ist aber eine Selbstüberschätzung, wenn der Arzt glaubt, daß er häufiger, als in seltenen Ausnahmefällen, in diesem Sinne einem Kranken begegnen kann, oder es ist der Glaube, ein solcher Entwicklungsschritt ließe sich durch psychotherapeutische Technik erzwingen. Dem widerspricht die Erfahrung, was den nicht wunder nimmt, der rationaltechnifizierter Auseinandersetzung unter Menschen den bescheidenen Wert zuweist, der ihr zukommt.

Diese Seite des Problems kann schließlich durch einen Vergleich noch beleuchtet und besser verständlich gemacht werden. Süchtigkeit ist ganz allgemein eine Gefahr des menschlichen Wesens; so auch der Leichtsinn. Wenn Süchtigkeit zu einer chronischen Vergiftung führt, werden wir die chronische Vergiftung heilen, so wie wir die venerische Infektion heilen, wenn Leichtsinn dazu geführt hat. In beiden Fällen wird man außerdem sachverständige Ratschläge geben können zur Verminderung der Gefahren. Man bekämpft ebenso die Verbreitung der Geschlechtskrankheiten, wie die Verbreitung der Rauschgifte. Man kann aber weder Leichtsinn, noch Süchtigkeit, weder Fehltritt noch Sucht ärztlich behandeln.

In dieser Klarstellung liegt für den Arzt Selbstbescheidung, für den Patienten und seine Angehörigen Aufgabe und Aufforderung. So können beiden Teilen Enttäuschungen erspart bleiben.

9. Über die Unfähigkeit, die Augen geschlossen zu halten. Apraxie des Lidschlusses oder Zwangsblicken?*

Von LEWANDOWSKY wurde erstmalig über einen Kranken berichtet, der nicht in der Lage war, die Augen zu schließen und sie geschlossen zu halten. Er nannte das Symptom Apraxie des Lidschlusses. Später hat besonders SCHILDER über solche Apraxie des Lidschlusses berichtet, das eine Mal bei einem Fall von Chorea minor, das andere Mal bei einem Fall von Encephalitis periaxialis diffusa, bei dem Stirnhirn und Balken vom Prozeß besonders betroffen waren. Mir ist das Symptom wohl gelegentlich begegnet, in letzter Zeit in 3 Fällen besonders auffällig, zweimal in Verbindung mit ausgesprochenem Zwangs- und Nachgreifen. Diese Kombination der Unfähigkeit, die Augen zu schließen bzw. geschlossen zu halten mit Zwangs- und Nachgreifen scheint mir nicht

---

* Prof. CREUTZFELDT zu seinem 65. Geburtstag gewidmet. Aus der Universitäts-Nervenklinik Würzburg (Direktor: Prof. Dr. J. Zutt). — Nervenarzt 21, 339 (1950).

zufällig, sondern für das Verständnis des eigenartigen Symptoms von wesentlicher Bedeutung.

Fall 1. E. W. Bei dem 42jährigen Patienten handelt es sich um eine Subarachnoidalblutung aus einem röntgenologisch nachgewiesenen Aneurysma der rechten Carotis interna (Schädeltrauma mit 6 Jahren). Die Erkrankung begann 10 Tage vor der Aufnahme mit plötzlich reißendem Schmerz durch den Kopf. Acht Tage später, der Kranke wollte wegen der Kopfschmerzen an die frische Luft, schleifte er das linke Bein und der Stock fiel ihm aus der linken Hand. Keine Bewußtlosigkeit, zunehmende Lähmung der linken Seite. Der Liquor entsprach der Ätiologie: Xanthochromie, Zellvermehrung auf 52/3, Gesamteiweißvermehrung auf das Doppelte der Norm. Relative Vermehrung der Albumine. Eine internistische Übersichtsuntersuchung ergab nichts Krankhaftes. Die Pupillen waren seitengleich, rund, mittelweit, reagierten ausgiebig auf Licht und Konvergenz. Der Augenhintergrund zeigte nichts Pathologisches. Es fand sich keine Hemianopsie. In den ersten Tagen bestand eine Deviation der Augen und des Kopfes nach rechts. Ferner bestand eine durchgehende linksseitige Hemiplegie. Der linke Mundwinkel hing deutlich und blieb in der Innervation zurück. Der linke Arm war schlaff gelähmt, während sich in dem gleichfalls gelähmten linken Bein schon Zeichen von Spastizität fanden. Die Oberflächensensibilität am ganzen Körper war intakt. Die Bewegungsempfindung an den Fingern der linken Hand unsicher, in geringerem Maße am linken Fuß. Die Reflexe waren am linken Arm eher etwas abgeschwächt, die Bauchdeckenreflexe links schwächer als rechts, Patellarsehnenreflexe ohne sichere Differenz; Achillessehnenreflex links lebhafter als rechts. Babinski links deutlich positiv. Sonst keine Pyramidenzeichen. Links deutlicher Palmomentalreflex. Bei Aufforderung, die Augen zuzumachen, ist der Patient zwar imstande, die Augen zu schließen. Er macht sie aber sofort wieder auf. Obwohl keine aphasischen Erscheinungen bestanden, der Patient sich im allgemeinen Aufforderungen aufmerksam zuwandte und sie ausführte, gingen die Augen sofort wieder auf. Er gab selbst an, daß er sich das nicht erklären könne. Bei Prüfung des Cornealreflexes schlossen sich die Augen prompt, auch waren die Augen im Schlaf geschlossen. Es machte dem Patienten übrigens auch Schwierigkeiten, den Mund offen zu halten und bei der Auskultation der Lungen willkürlich tiefe Atemzüge zu tun.

Im weiteren Verlauf bildeten sich die Erscheinungen allmählich zurück, zuerst — schon nach wenigen Tagen — die Deviation der Augen und des Kopfes. In dieser Zeit wurde festgestellt, daß der Kranke, sobald man einen Gegenstand seinem Mund näherte, sofort den Mund aufmachte, als ob er den Gegenstand mit dem Mund aufnehmen wolle. So verhielt er sich trotz eindringlicher, wiederholter Mahnung, den Mund zu schließen und geschlossen zu halten. Beim Beklopfen der Lippen kam es zu einer deutlichen Schnauzenbildung. Der Patient konnte die Zunge auch nicht willkürlich herausgestreckt halten, was die Untersuchung erschwerte. Er sagte dazu: „Die Zunge fällt von selbst zurück." Im Gegensatz zu diesen Bewegungsschwierigkeiten war der rechte Arm frei beweglich, es fand sich nichts von Apraxie, er führte ohne Schwierigkeiten alle Bewegungen aus. Es bestand kein Zwangsgreifen. Allerdings war der linke Arm nach wie vor schlaff gelähmt.

Der Patient machte im weiteren Verlauf eine Pneumonie mit pleuritischem Erguß durch. Die linksseitige Lähmung bildete sich ganz geringfügig zurück. Der Patient war ohne rechtes Krankheitsgefühl, euphorisch. Gegen ärztlichen Rat verließ er die Klinik, ohne daß die ihm angeratene Carotisunterbindung ausgeführt wurde. Bei der Entlassung konnte die Zunge beliebig lange herausgestreckt werden. Er konnte auch den Mund beliebig lange offen halten. Die Augen konnte er zwar schließen, auch etwas länger als zuvor geschlossen halten. Sie öffneten sich aber immer noch nach kurzer Zeit. Eine Erklärung dafür konnte der Patient nicht geben. Er stand der Erscheinung selbst erstaunt gegenüber. Ob bei der spurweise in der linken Extremität wiederkehrenden Motilität eine auffällige Greiftendenz bestand, wurde nicht geprüft.

Fall 2. A. B. Bei dem 26jährigen Patienten handelt es sich gleichfalls um eine Subarachnoidalblutung, möglicherweise auch aus einem Aneurysma. (Der Kranke lehnte die Vornahme einer Arteriographie ab.) Als er 8 Tage vor der Klinikaufnahme nachts aufstehen wollte, hatte er ein „drehendes Gefühl" im Kopf. Morgens bemerkte er eine linksseitige Lähmung, so daß er nicht mehr laufen konnte. Bis am Abend zuvor hatte er sich wohlgefühlt. Morgens hatte er Erbrechen. Das Erbrechen hat sich dann wiederholt. Acht Tage nach der

Erkrankung traten starke Kopfschmerzen auf. Vorher schon hatte er ein Steifigkeitsgefühl in Kopf und Nacken gehabt, konnte auch den Kopf nicht recht heben. Schon in dem Krankenhaus, in dem er die ersten 8 Tage gelegen hatte, war eine L.P. gemacht worden. Sie ergab sanguinolenten Liquor, starke Vermehrung der Zellen bei negativen luesspezifischen Reaktionen. Bei der Aufnahme in der Nervenklinik war der Patient etwas benommen, gab auf Befragen aber gut Auskunft. Supraorbitalpunkte deutlich druckschmerzhaft. Puls verlangsamt 48/min. Die internistische Übersichtsuntersuchung ergab nichts Besonderes. An den Hirnnerven geringe Unschärfe der Papillengrenzen. Die rechte Pupille war etwas weiter als die linke, die Augenbewegungen frei. Kein Nystagmus. Auch die übrigen Hirnnerven zeigten nichts Krankhaftes. Lediglich der linke Mundwinkel blieb in der Innervation etwas zurück. Die Zunge wich etwas nach links ab. Es bestand eine Nackensteifigkeit und positiver Kernig. An der oberen Extremität ist die Hand von der Lähmung deutlich ausgespart. Während Bewegungen im Ellenbogen- und Schultergelenk gar nicht möglich sind, sind Hand- und Fingerbewegungen möglich. Die Beweglichkeit der rechten Seite ist vollkommen ungestört. Radiusperiost- und Tricepssehnenreflexe sind links etwas herabgesetzt. Die Bauchdeckenreflexe sind beiderseits gleich. Patellar- und Achillessehnenreflex sind links herabgesetzt. Babinski ist links prompt auslösbar, ebenso Oppenheim und Rossolimo. Rechts keine Pyramidenzeichen. Sensibel ist alles in Ordnung, auch Lagegefühl und Zahlenerkennen. Die Lähmung besserte sich in wenigen Tagen. Der Patient konnte bald die Faust öffnen und schreiben, pro- und supinieren, auch den Ellenbogen beugen. Keine apraktischen Erscheinungen. Es bestand bei dem Patienten aber ein ausgesprochenes Zwangs- und Nachgreifen links. Einen vor seine Hand hingeworfenen Reflexhammer „muß“ er mit der linken Hand greifen, obwohl er aufgefordert wird, ihn liegen zu lassen. Der Patient sagt selbst, daß er „das Ding eben haben muß“ (aber nur mit der linken Hand!). Es sei ein „komisches Gefühl im ganzen Körper“, das „immer unangenehmer“ werde, so lange, bis er mit der linken Hand endlich zugegriffen habe und den Gegenstand in der Hand halte. Die Hand sei „wie ein Kran, wie ein Magnet“. An der rechten Hand fehlen diese Erscheinungen. Es kommt sogar vor, daß er, wenn ihm aufgetragen wird, das Nachgreifen zu unterlassen, dann die rechte Hand zu Hilfe nimmt, um die linke am Greifen zu hindern oder um einen von der linken Hand gefaßten Gegenstand wieder frei zu machen. Hält die linke Hand des Patienten die Finger des Untersuchers umfaßt, kann er nicht loslassen, greift fester zu, wenn man die Finger wegzuziehen sucht. Der Patient kann auch die Augen nicht lange geschlossen halten und öffnet sie wieder, vor allen Dingen, sobald ihm irgendein neuer Auftrag erteilt wird. Der Zustand besserte sich dann bald. Nach einer weiteren Woche war ein sicheres Zwangsgreifen nicht mehr nachweisbar. Auch die Augen konnten jetzt geschlossen gehalten werden.

Fall 3. N. O. Hier handelt es sich um einen 57jährigen Mann, bei dem sich seit etwa 2 Jahren ein auch encephalographisch nachgewiesener hirnatrophischer Prozeß entwickelt hat. Von Beruf Schneider fiel er zuerst durch Nachlässigkeit im Geschäft auf, hielt bei seiner Arbeit plötzlich im Schneiden inne, weil er in der gewohnten Arbeit auf einmal nicht mehr weiter wußte (typisch für initialen Pick. [Mallison]), machte vieles auch verkehrt, wurde vergeßlich, vernachlässigte sein Äußeres, wurde gleichgültig, ohne rechte Arbeitslust. Ende Dezember 1948 stürzte er vom Rad, erlitt einen Schädelunfall. Wahrscheinlich (er war allein) war er ein paar Minuten bewußtlos. Die Frau meint, daß seitdem die Bewegungsbehinderung der linken Körperseite stärker geworden sei. Seit etwa Februar 1949 entwickelte er krankhafte Eifersuchtsideen gegen Frau und Töchter. Der Schlaf wurde schlecht. Er blieb schließlich antriebslos im Bett liegen. Der Appetit nahm immer zu, zeitweilig aß er geradezu gierig-triebhaft. Auch geschlechtlich wurde er triebhaft-anspruchsvoll, zudringlich gegen die Frau. Dabei war er schamlos in früher nicht an ihm gekannter Weise.

Der Kranke bietet in der Klinik ein monotones Zustandsbild. Er liegt oder sitzt umher, ohne von sich aus etwas zu verlangen oder zu sagen. Der Gesichtsausdruck ist recht unbewegt, aber nicht ausgesprochen im Sinne einer parkinsonistischen Starre. Im Gegensatz dazu sind die Augen weit geöffnet. Die Stirn zeigt infolge davon leichte horizontale Faltenbildung. Ein leichtes Lächeln liegt meistens auf dem Gesicht. Sobald man ihn anspricht, wendet er sich gut zu. Er versteht alle an ihn gerichteten Fragen, ist aber nur in der Lage, ganz leise zu antworten. Dabei zeigen sich keine aphasischen Störungen, aber es treten Schwierigkeiten im Sinne logoklonischer Silbenwiederholungen auf. Zeitlich und örtlich ist der Patient grob desorientiert. Die Lücken seines Wissens füllt er durch Konfabulationen aus. Ein gewisses Krankheitsgefühl besteht insofern, als er z. B. auf Befragen angibt, daß er wegen seiner linken Hand nicht mehr schneidern könne. Wenn sein Verhalten auf der Station auch ohne jede Eigeninitiative ist, so ist es doch geordnet. Er hält sich sauber. Er steht, einmal angeregt und wenn man ihm hilft, auf und zieht sich an, sitzt unter den Anderen, ißt mit ihnen, ist sauber beim Essen. Es fällt auf, daß er die Manipulationen des Essens, so als ob er die letzten Reste sorgfältig vertilgen wollte noch lange fortsetzt, wenn auch nichts mehr auf dem Teller ist. Von sich aus richtet er nie ein Wort an Andere. Die Haltung des ganzen Körpers ist deutlich bewegungsarm und steif. Nur der Blick wandert hin und her, wobei man den Eindruck hat, daß das jeweils Auffälligste die Aufmerksamkeit und damit den Blick auf sich zieht. Zuweilen sieht er auch zum Fenster hinaus. An den Händen besteht insofern ein Unterschied, als die rechte Hand in ihrer Haltung und Bewegung freier ist. Die linke Hand hält gewöhnlich irgendeinen Gegenstand fest (das Bettuch, den eigenen Kittel, die andere Hand). Auf Aufforderung steht er auf, etwas mühsam, steht dann bewegungslos. Der Gang ist kleinschrittig, etwas breitbeinig. Die rechte Hand wird dabei ganz wenig mitbewegt. Die linke Hand liegt fest an der Außenseite des Oberschenkels. Zuweilen wird die linke Hand auch in Prädilektionsstellung vor dem Leib gehalten. An den Pupillen, Augenbewegungen und am Augenhintergrund, auch an den übrigen Hirnnerven findet sich ein normaler Befund. An den Extremitäten findet sich normale Trophik. Der Tonus ist rechts gering erhöht, links besteht eine erhebliche Tonuserhöhung, die nicht immer ganz gleich ist, sondern je nach passiv ausgeführten Bewegungen ab- und zunehmen kann. Im Handgelenk findet sich ein deutliches Zahnradphänomen. In der linken Hand kommt es, besonders bei Intentionen, die nicht gut gelingen, zu einem Tremor der Finger, der aussieht wie eine ungeduldige, tastende Unsicherheit, wenn eine Bewegung nicht gelingt. Die Kraft ist nicht erheblich vermindert. Es können alle Bewegungen im Grunde genommen ausgeführt werden. Allerdings geschehen die Bewegungen mit der linken Hand erheblich verlangsamt, mühsam, ohne freie Mitbewegungen in der ganzen Extremität. Die Reflexe sind mittelstark, beiderseits auslösbar. Es bestehen keine sicheren Seitendifferenzen, keine Pyramidenzeichen. Wenn auch, wie geschildert, die Bewegungen links etwas ungeschickt sind, so kommt es doch nicht zu eigentlichen apraktischen Erscheinungen.

Das psychomotorische Verhalten ist aber gleichwohl in verschiedener Beziehung auffällig: Der Patient ist zwar in der Lage, die Augen einen Augenblick zu schließen. Sie gehen aber sofort wieder auf, wobei der Blick auf den Untersucher gerichtet bleibt. Auf Befragen sagt er schließlich, daß das eben nicht geht, daß er die Augen nicht geschlossen halten kann. Es macht ihm auch gewisse Schwierigkeiten, den Mund zu öffnen und offen zu lassen. Es kommt dann gleich zu Zungenbewegungen und zu kauähnlichen Bewegungen. Der Mund ist gleich wieder geschlossen. Nähert man einen Gegenstand dem Mund, so besteht die Neigung, den Mund dem Gegenstand entgegen zu öffnen. Bei Berührung des Mundes, wendet sich die Mundpartie dem berührenden Gegenstand entgegen. Beim Beklopfen des Mundes deutliche Schnauzenbildung. Beiderseits positiver Palmomentalreflex. An den Händen besteht beiderseits, rechts noch mehr als links, ausgesprochene Greiftendenz. Man kann dem Kranken den Auftrag geben und wiederholen so oft man will, er möge seine Hände unbewegt lassen, wenn man ihm die Hand zum Händedruck hinstreckt, kommt seine rechte Hand, auch gegen seinen Willen entgegen. Auch in der linken Hand kommt es zu ausgesprochenem „Nachgreifen", wenn die Aufmerksamkeit auf ein Greifobjekt erst einmal gelenkt ist. In beiden Händen, links aber erheblich deutlicher, besteht außerdem noch ein ganz schweres Zwangsgreifen und Festhalten. Die jeweilige Hand umschließt mit großer Kraft die in sie hineingelegten Finger, um so fester je mehr man versucht, sie wieder herauszuziehen. Manchmal kommt es dazu, daß er die rechte Hand nimmt, um die Umklammerung durch seine eigene linke Hand zu lösen. Bemerkenswert ist, daß der Patient, auch wenn man ihn auffordert, stehen zu bleiben, auch wenn er den Auftrag wiederholt und verstanden hat, gleichwohl, wenn man ihm die Hand hinstreckt, nicht nur seine eigene entgegenbringt, sondern, wenn man in genügender Entfernung steht, auch auf einen zugegangen kommt. Dies läßt sich beliebig oft wiederholen. Wenn man ihn dann erstaunt fragt „was sollten Sie", antwortet er „stehenbleiben". (Warum bleiben Sie nicht stehen?) „Ich weiß nicht." (Wenn Sie die Hand sehen, müssen Sie dann irgendwie hinlaufen?) „Ja." Wenn er sitzt, entsteht ebenso in ihm die ununterdrückbare Tendenz zum Aufstehen. Dabei kann gelegentlich der Kranke erstaunlich zweckmäßig manipulieren, rückt sich z. B. ganz geschickt den Stuhl zurecht, faßt dabei auch mit der linken Hand zu und läßt wieder los. Er ist in der Lage, eine Kerze anzuzünden. Aufgefordert, sich die Hände zu waschen, wäscht er die Hände richtig unter dem fließenden Wasser mit Seife, dreht dann nach einiger Zeit den Hahn ab, was aber nicht ganz gelingt, reibt dann endlos monoton mit der rechten Hand auf der linken Handfläche, mit der rechten Hand immer Wasser schöpfend. Gelegentlich guckt er einmal nach dem Handtuch (rechts) oder auf den Referenten (am anderen Ende des Zimmers). Er setzt das Händewaschen 20 min fort, läßt sich dann ganz leicht abrufen.

Allen 3 Fällen gemeinsam ist, worauf es mir hier ankommt, die Unfähigkeit, die Augen zu schließen oder, wenn das kurz gelang, sie geschlossen zu halten, so wie dies LEWANDOWSKY als erster bei seinem 64jährigen Kranken mit linksseitiger Hemiplegie als „Apraxie des Lidschlusses" beschrieben hat. Abgesehen von den Schilderschen Arbeiten hat das Symptom zwar gelegentlich Erwähnung, aber nicht viel Beachtung gefunden. Ich halte es für leicht möglich, daß es manchmal übersehen wird. Man denkt, wenn es einem Kranken nicht ohne weiteres gelingt, die Augen auf Auftrag zu schließen oder wenn er sie rasch wieder öffnet, an belanglose Unaufmerksamkeit oder mimische Ungeschicklichkeit, was zuweilen auch zutreffen mag. Man hilft sich dann in der Routine der Untersuchung dadurch, daß man die Augen passiv mit zwei Fingern schließt.

Mir scheint, daß die Bezeichnung Apraxie nicht das richtige trifft und daß es vielleicht gerade diese Bezeichnung ist, die dazu geführt hat, das Symptom in vielen Fällen zu übersehen, weil die Aufmerksamkeit des Untersuchers nicht darauf gelenkt war, wenn sonstige apraktische Symptome fehlten.

Von Apraxie sollte man nur dann sprechen, wenn eine intendierte Bewegungs*gestalt* nicht gelingt, wobei es dann zu sinnlosen, amorphen Bewegungen oder zu falschsinnigen, zuweilen perseveratorisch bedingten Entgleisungen kommt. Auch im Bereich der Gesichtsbewegungen, vor allem der Mund- und Zungenbewegungen, finden sich solche apraktische Störungen und Entgleisungen nicht allzu selten, gewöhnlich zusammen mit sog. subcortical-motorisch-aphasischen Störungen. Bei der Unfähigkeit, die Augen zu schließen oder sie geschlossen zu halten, handelt es sich aber nicht um die Unfähigkeit, aus vielen Möglichkeiten der Bewegungsgestaltung die im Augenblick richtige, intendierte zu verwirklichen. Die Angabe SCHILDERs, daß seine Kranken, anstatt die Lider zu schließen Augenbewegungen lieferten oder die Stirn runzelten, braucht nicht unbedingt auf apraktische Entgleisungen hinzuweisen. Das können auch Verlegenheitsbewegungen sein. Die Lider selbst können ja aber überhaupt nur zwei ganz einförmige Bewegungen ausführen: sie können auf- oder zugemacht, die Augen geöffnet oder geschlossen werden. Es gibt nur diese beiden Möglichkeiten. Eine von diesen beiden, das Schließen der Augen, kann bei unseren Kranken unter einer bestimmten Bedingung nicht mehr verwirklicht werden, dann nämlich, wenn in der Untersuchungssituation der Auftrag dazu erteilt wird und der Kranke diese Aufforderung befolgen möchte. Alles andere, spontanes oder reflektorisches Blinzeln, auch der Augenschluß im Schlaf ist ungestört. Schon die Tatsache, daß die Unfähigkeit, die Lider zu schließen gleichbleibend an eine ganz bestimmte Situation als Bedingung gebunden bleibt — man kann sagen diese Einförmigkeit des Symptoms — erweckt Zweifel an seiner Zuordnung zu den apraktischen Störungen. Dieser Zweifel wird durch psychologische Überlegungen noch bestärkt.

Schilder, der versucht die Auffassung des Symptoms als apraktisch psychologisch zu begründen, sagt über die Psychologie des Lidschlusses das Folgende: „Wir müssen annehmen, daß ja jede Bewegung, jede Handlung ein bestimmtes Ziel hat. Dieses Ziel kann entweder optisch oder taktil, vorstellungs- oder wahrnehmungsmäßig gegeben sein. Bei der Absicht, die Augen zu schließen, ist offenbar das Ziel gegeben in einer nicht optischen Form, denn beim Augenschluß ist nicht die Dunkelheit als solche intendiert, sondern sie ist nur ein Nebenerfolg. Es scheint auch nicht, daß die optische Vorstellung des geschlossenen Auges irgendwie von Belang sei, sondern offenbar ist das Bewegungsziel nur in bestimmten taktilen Sensationen gegeben." Daß der Lidschluß in geringerem Maß optisch repräsentiert sei, könne auch damit zusammenhängen, daß man ihn nicht, wie etwa die Lippenbewegungen im Spiegel wahrnehmen könne. Es scheine also, daß der Lidschluß psychologisch eine gewisse Sonderstellung einnehme gegenüber den anderen Bewegungen im Gesichtsbereich.

Ich muß gestehen, daß ich diese psychologischen Betrachtungen von einem so einfallsreichen Forscher wie Schilder erstaunlich finde. Ich kann ihnen nicht zustimmen. Zunächst scheint mir die Behauptung, daß im Lidschluß nicht die Dunkelheit intendiert sei, sondern eine bestimmte taktile Sensation gar nicht einleuchtend. Ob es gerade Dunkelheit ist, die intendiert wird, das mag dahingestellt sein. Aber, daß die wesentliche der Bewegung innewohnende Tendenz, ihr Ziel, ein optisches ist, nämlich sich vom optischen Umweltraum abzuschließen, das scheint mir sicher. Dieses, sich vom optischen Umweltraum abschließen, kann wiederum verschiedenen besonderen Tendenzen dienen: entweder der Tendenz ungestört von den optischen Umwelteindrücken sich akustisch oder anderen Sinneseindrücken oder auch anderen inneren Vorgängen hinzugeben oder der Tendenz einzuschlafen. Diese Tatsache scheint mir aus unbefangener introspektiver Erfahrung ebenso sicher wie die Tatsache, daß das Ziel des Lidschlusses kein im Wesentlichen taktiles ist. Das kann nur übersehen, wer das Öffnen und Schließen der Augen ganz aus dem natürlichen lebendigen Leistungszusammenhang mit dem Sehen herauslöst und es zu einem isolierten motorischen Akt gleichsam denaturiert [1]. Es ist offensichtlich, daß es die Liepmannsche Bewegungsformel war, deren schematische Übertragung auf die Bewegung der Augenlider, Schilder zu dieser eigentümlichen psychologischen Konstruktion geführt hat.

Das Gesagte wird noch deutlicher, wenn wir nicht nur das Augenschließen, sondern ebenso das Öffnen der Augen bzw. ihr Offensein und -bleiben psychologisch betrachten. Die Unfähigkeit, die Augen zu schließen oder geschlossen zu halten, heißt ja nicht einfach, daß dieser Bewegungsakt mit seinen taktilen Folgen ausbleibt, sondern sie bedeutet, daß die Augen offen sind. Das ist aber etwas dem Wesen nach ganz anderes, als wenn die apraktische Hand in beliebiger oder vertrakter Stellung verharrt oder wenn die Zunge, beim Versuch zu pfeifen, aus dem Munde herausgestreckt wird. Wenn der Lidschluß nicht gelingt, dann bleibt nicht ein irgendwie indifferenter, beliebiger Zustand übrig. Es bedeutet dieses Versagen vielmehr in erster Linie, daß die Augen

[1] Siehe hierzu: J. P. Sartre: Bei geschlossenen Türen, S. 5. Dramen. Rowohlt-Verlag 1949. „Ein Vorhang, der niedergeht" ... „Das Auge wird feucht, die Welt wird zunichte".

offen bleiben und daß damit der optische Raum, seine Weite und Tiefe, sein Licht und die Fülle der in ihm enthaltenen Physiognomien erschlossen sind und bleiben. Sicher genügt dieser kurze Hinweis auf die anthropologische Bedeutung der optisch gegebenen Umwelt, um verständlich zu machen, daß das Bewegungsziel des Lidschlusses ebensowenig wie das des Öffnens der Lider etwa nur oder auch nur in erster Linie ein taktiles wäre. Bei der ungeheuren Bedeutung, die offene Lider, offene Augen für das Erleben haben, muß man sich vielmehr die Frage vorlegen, ob es sich denn bei der Störung unserer Kranken wirklich um die Unfähigkeit handelt, die Lider zu schließen oder nicht vielmehr um einen Zwang, sie offen zu halten. Es könnte das Symptom doch auch bedeuten, daß die Kranken nicht in der Lage sind, den optisch gegebenen Umweltraum „los zu lassen". Es wäre möglich, daß nicht die Unfähigkeit die Augen zu schließen, sondern der Zwang sie offen zu lassen, das wesentliche für das psychologische Verständnis des Symptoms wäre.

Unter diesem Gesichtspunkt eben ist die Symptomatologie der drei kurz dargestellten Fälle von Interesse. Während nämlich apraktische Symptome bei diesen Fällen vollkommen fehlen, trat das Symptom mit anderen zusammen auf, die mit Apraxie nichts zu tun haben, vielmehr als Freiwerden primitiver ontogenetisch früher Bewegungsvorgänge zu verstehen sind. Es handelt sich um die Erhöhung der Greiftendenz als Zwangsgreifen, Festhalten und Nachgreifen und um die Symptome am Mund, wie sie von Oppenheim als Freßreflex von Schuster und Pineas als Ansaugen, von Gamper und Untersteiner als „oraler Einstellautomatismus", von Massion als „reflex de préhension de l'extremité cephalique" beschrieben wurden. Während die Greifsymptome unschwer als ein eigentümliches (zuweilen sogar einseitiges) Freiwerden einer der Hand als Organ innewohnenden Greiftendenz zu verstehen sind, lassen sich die Mundsymptome ebenso in ihrer Beziehung zum Ergreifen dargebotener Objekte mit dem Mund verstehen und in gleicher Weise als ein Freiwerden einer dem Organ innewohnenden Tendenz. Während das Wort Greifen sich ohne weiteres und natürlich für das Handsymptom anbietet, fehlt uns ein rechtes Wort für die Mundsymptome. Am ehesten könnte man den Begriff des Schnappens (man schnappt nach etwas) zur Bezeichnung wählen, wobei in Kauf genommen werden muß, daß Schnappen an sich eine plötzliche Bewegungsform meint, während der zeitliche Ablauf der Symptome am Mund der Reizgestalt entspricht, also kein plötzlicher zu sein braucht. Man könnte aber entsprechend dem Zwangs- und Nachgreifen der Hand durchaus von einem Zwangsschnappen und von einem Nachschnappen sprechen, je nachdem ob die orale Zuwendung erst auf einen taktilen oder schon auf einen optischen Reiz hin erfolgt.

Es kommt mir hier nicht auf eine Erörterung dieses ganzen Fragenkomplexes an (auf die zusammenfassende Darstellung „Les reflexes de préhension" von Massion-Verniory sei an dieser Stelle verwiesen), sondern nur darauf, die Störung des Lidschlusses mit diesen Symptomen dem Wesen nach in Zusammenhang zu bringen.

Es ist ja bekannt, daß sowohl das Greifen, als das Schnappen, die orale Einstellung und das Saugen zu den allerfrühesten koordinierten Bewegungsleistungen des Säuglings gehören. Mit dem „Freiwerden" früher Bewegungskomplexe bei bestimmten Krankheitsvorgängen ist nichts anderes gemeint, als daß diese frühen hereditären Automatismen (im Sinne JACKSONS) oder primären Automatismen (ZUTT) unter krankhaften Bedingungen enthemmt und frei werden, d. h. unter bestimmten Bedingungen auf aktuelle Reize hin sich verwirklichen, auch wenn diese Verwirklichung den allgemeinen, übergeordneten psychomotorischen Tendenzen der Person im Augenblick widerspricht. In diesem Widerspruch zwischen den Tendenzen der Person und dem Verfallensein des Organs an den Reiz liegt das Wesen dieser „Zwänge". Es kann von höchstem Interesse sein, daß solche selbständige Organleistungen „frei" werden können, wobei besonders die Halbseitigkeit des Nachgreifens erstaunlich scheint. Der „optische Reiz" hat dabei ja keine Beziehung zu einer Seite. Es kann keinem Zweifel unterliegen, daß das Auftreten dieser Symptome zusammen kein Zufall ist, sondern mit ihrem ontogenetisch gleichzeitigen, frühen Vorhandensein etwas zu tun hat.

Während das Greifen und Schnappen des Säuglings gleichsam erste koordinierte Zuwendungen zur Umwelt sind, sind Lachen und Weinen erste koordinierte Ausdrucksbewegungen (primäre Automatismen). So ist das Auftreten von Zwangslachen und Zwangsweinen ein ähnliches Freiwerden primitiver Bewegungskoordinationen, wie das Freiwerden von Zwangsgreifen und Zwangsschnappen. Das eine Mal handelt es sich um ontogenetisch früheste Ausdrucksbewegungen (d. h. Bewegungen, deren Gestalt durch den inneren Zustand bestimmt wird), das andere Mal um ontogenetisch früheste Zielbewegungen (d. h. Bewegungen, deren Gestalt vom Umweltobjekt her bestimmt wird). Ich habe in diesem Sinne zu korrigieren, daß ich über das Zwangslachen und Zwangsweinen schrieb, es gebe keine anderen Bewegungsabläufe, die im gleichen Sinn als Zwangsphänomene auftreten könnten. Ich glaube, daß die besondere Art der Unfreiheit, die zur Bezeichnung „Zwang" in Zwangsgreifen und Zwangslachen führt, dieselbe ist.

Zu den allerfrühesten Bewegungskoordinationen des Säuglings gehört nun aber außer Greifen, Schnappen und Saugen auch das *Umherblicken.* Wie die Hand zunächst das Ziel nicht findet, so irrt auch zunächst der Blick des Säuglings durch den Raum. Allmählich finden sich aber Blick und Griff im gemeinsamen Ziel zusammen. Die Zuwendung des wachen Säuglings zur Umwelt geschieht in erster Linie mit den Augen und Händen, im Blicken und Greifen. Es ist deshalb sehr naheliegend anzunehmen, daß dort, wo das Greifen in seiner frühen Form wieder frei wird, auch das zugeordnete Blicken in gleicher Weise „frei", d. h. enthemmt werden kann, d. h. von der psychomotorischen Gesamttendenz der Person nicht mehr in normaler Weise bestimmbar.

So ordnet sich aber die Unfähigkeit, die Augen zu schließen oder sie geschlossen zu halten in natürlicher Weise den Enthemmungsphänomenen zu, in denen ontogenetisch frühe Bewegungskoordinationen frei werden, sich den psychomotorischen Gesamttendenzen der Person nicht mehr eingliedern und so als Zwang erlebt werden. Daß solche ontogenetisch und psychologisch verwandte Symptome im gleichen Krankheitsfalle zusammen angetroffen werden, entspricht unserer Erwartung von der Möglichkeit stufenweiser Leistungsregression. Zum Unterschied von anderen pathologischen Bewegungsvorgängen (z. B. den athetotischen), die auch als Enthemmung bzw. Freiwerden primitiver, früher Bewegungskoordinationen aufgefaßt werden können, handelt es sich beim *Zwangsblicken,* Greifen und Schnappen um Vorgänge, die „schon" einer psychologischen Interpretation zugänglich sind und für die eine solche Interpretation daher angemessen ist. Ihre Verwandtschaft beruht darauf, daß sie der gleichen Stufe der ontogenetischen Entwicklung angehören. William Stern nennt Mund, Hand und Augen die organischen Hauptträger derjenigen Entwicklung, in der der Außenraum allmählich durch das Kind bewältigt wird. Dies geschieht im Schnappen, Greifen und Blicken. Der Sinn, der im Schnappen, Greifen und Blicken ablaufenden Bewegungen ist offensichtlich: Die Kommunikation mit Gegenständen der Umwelt und ihre Einverleibung. Über den biologisch-psychologischen Sinn der athetotischen Bewegungsabläufe kann man mehr oder weniger begründete Hypothesen aufstellen. Den Sinn des Blickens, Greifens und Schnappens aber kann man nicht übersehen und nicht verkennen. Es scheint mir wichtig für das Verständnis der erörterten Zwangsphänomene, daß sie verschiedenes gemeinsam haben: Das frühe Auftreten in der Entwicklung des menschlichen Säuglings, den Sinn: sie dienen alle der „primitiven Bewältigung des Außenraumes", der primitiven Kommunikation mit den Gegenständen der Umwelt und sie kommen in manchen Krankheitsfällen zusammen vor.

Es mag sein, daß es Fälle gibt, in denen die Unfähigkeit, die Augen zu schließen oder sie geschlossen zu halten, anders als durch den Zwang zum Blicken begründet ist. Wenn aber andere apraktische Symptome fehlen, während sich Zwangsgreifen oder Zwangsschnappen im gleichen Falle finden, dann sollte man, glaube ich, die irreführende Bezeichnung Apraxie des Lidschlusses vermeiden. Es handelt sich dann um nichts Apraktisches, sondern eben um das Freiwerden einer organspezifischen, auf die Umwelt gerichteten Tendenz, entsprechend dem Zwangsgreifen und Zwangsschnappen, um ein *Zwangsblicken.*

Zu der Frage der Lokalisation besagen unsere Fälle, da Obduktionsbefunde fehlen und es sich zudem im 3. Fall sicher um einen ausgedehnten hirnatrophischen Prozeß (wahrscheinlich eine Picksche Atrophie) handelt, nichts Sicheres. Die Bedeutung des Stirnhirns, die für das Zwangs- und Nachgreifen durch die klinischen und anatomischen Befunde von Schuster erwiesen und durch tierexperimentelle Erfahrungen gestützt wurde, kann durch die klinischen Befunde der drei erwähnten Fälle bestätigt werden. Bei der Pickschen Atrophie bedarf dies keiner Erörterung. Im 2. Fall könnte es sich schon im Hinblick auf die Verteilung der Halbseitenlähmung (nur geringes und vorübergehendes Betroffensein des Mundes und der Hand, stärkste Beteiligung des Beines) um einen ziemlich umschriebenen Ausfall der A. cerebri anterior handeln, wobei das Fehlen apraktischer Erscheinungen dafür spricht, daß der Balken verschont geblieben ist. Bemerkenswert war in diesem Fall, wie auch im ersten eine gewisse Euphorie den relativ schweren Ausfällen gegenüber. Im ersten Fall war der Herd zweifellos ausgedehnter, zuerst schlaffe, dann spastische, komplette Halbseitenlähmung (dadurch möglicherweise Unterdrückung des Zwangsgreifens). Auch die Bewegungsempfindungsstörung spricht für eine Beteiligung des postzentralen Mediaversorgungsgebietes. Interessant sind in diesem Falle die anfänglichen Augensymptome, die Deviation der Augen und des Kopfes nach rechts, worin ein sicheres Zeichen der Beteiligung der frontalen Felder 6 und 8 gesehen werden kann, gerade derjenigen Rindenareale, die nach der zusammenfassenden Darstellung von MASSION-VERNIORY als die Felder bezeichnet werden, deren Ausfall für das Auftreten von Zwangsgreifen von entscheidender Bedeutung ist. Man wird anatomische Befunde abwarten müssen, um zu sehen, ob die Entstehung der verschiedenen psychomotorischen Zwangstendenzen durch Schädigung jeweils verschiedener Hirnrindenterritorien ausgelöst werden kann. Die Tatsache, daß das eine ohne das andere vorkommen kann (vielleicht hat man aber auf das Zusammenvorkommen der Symptome zu wenig geachtet), könnte für eine somatotoptischen Gliederung der betreffenden Hirnregionen sprechen.

Besonders der erste und zweite Fall machen es bei der streng halbseitigen Symptomatologie dieser Fälle äußerst wahrscheinlich, daß das Zwangsblicken durch einen einseitigen Herd hervorgerufen werden kann, auch durch einen Herd, der schweres linksseitiges Zwangsgreifen bei Freibleiben der rechten Seite hervorbringt. Man könnte sich über das Auftreten dieser beidseitigen Störung bei einem aller Wahrscheinlichkeit nach nur einseitigen Herde wundern. (LEWANDOWSKY sieht gerade darin eine Beziehung zur Apraxie. Für den Lidschluß könne die rechte Hemisphäre eine Bedeutung haben, wie die linke für die Sprache.) Da aber alle Autoren, von JANISCHEWSKI, der als erster auf die gesteigerte Greiftendenz, auf den „Greifreflex“ aufmerksam gemacht hat (1909), die Zusammengehörigkeit des Greifreflexes mit dem Schnauz-, Freß-, Saugreflexen (Bulldogreflex JANISCHEWSKIS) betont haben, so ist zu erinnern, daß ja auch die Mundsymptome, zumal das Nachschnappen nicht halbseitig sind. Bei der räumlichen Trennung der beiden Augen fällt die Beidseitigkeit mehr auf als am Munde. Bedenkt man allerdings die psychologische Interpretation der Mund- und Augensymptome, daß es auf das Blicken und Schnappen ankommt, so ist verständlich, daß es sich hier um nichts Halbseitiges handeln kann. Erstaunlich bleibt wie gesagt viel eher die Tatsache, daß das Nachgreifen, also „eine frei gewordene Tendenz“ halbseitig auftreten kann.

Zu erwähnen ist noch, daß das typisch Zwanghafte von den Patienten bezüglich des Greifens häufig angegeben wird, nicht ebenso aber vom Schnappen und Blicken. Eindrucksvolle Formulierungen für sein Nachgreifen fand unser zweiter Fall. Er sprach davon seine Hand sei wie ein Kran, wie ein Magnet. Er müsse mit der linken Hand „das Ding eben haben“, sonst werde ein komisches Gefühl im ganzen Körper immer unangenehmer. Ein Kranker KALINOWSKYS[2] konnte nicht mit der rechten Hand essen weil die linke nachgreifend dazwischen fuhr, um den Löffel zu ergreifen. Es ist verständlich, daß bei einer solchen auffälligen Diskrepanz zwischen beiden Seiten, die Störung besonders als Zwang ins Bewußtsein tritt und erlebt wird. Vom Blicken, wohl auch vom Schnappen kann man außerdem sagen, daß sie als ichnähere Vorgänge einer objektivierenden Beachtung weniger zugänglich sind als das Greifen.

Ferner ist bemerkenswert, daß in unserem dritten Fall die gesteigerte Reizgebundenheit, die Unfreiheit der handelnden Person durch Abhängigkeit

---

[2] Zit. nach MASSION-VERNIORY, S. 26.

von aktuellen Reizen über das Zwangsblicken, Schnappen und Greifen hinaus sich noch in anderen Weisen des Verhaltens kund tat. Der Kranke muß aufstehen, muß hertrippeln, um die dargebotene Hand zu ergreifen, er kann das einmal angefangene Essen oder Händewaschen nicht ohne Anregung von außen beenden. In dieser Erweiterung des Syndroms zeigt sich seine Einordnung in eine bestimmte Art des Persönlichkeitsabbaues. Die Reizgebundenheit wächst auf Kosten der Fähigkeit des Gesunden, über diese organspezifischen, sensomotorischen Koordinationen frei, auch im Widerspruch zur aktuellen Reizsituation, zu verfügen. Das abstrakte Verhalten (im Sinne GOLDSTEINS) ist ein Ausdruck dieser Freiheit des Gesunden. Die Augen zu schließen in Anwesenheit eines Gesprächspartners, nicht zuzugreifen, wenn etwas Greifbares zu Handen ist, den Mund geschlossen zu halten, wenn etwas Eßbares herankommt oder ihn zu öffnen, nur weil es aufgetragen ist, das alles sind Anforderungen an die Fähigkeit, sich „abstrakt" zu verhalten. Daß die Kranken solche Aufgaben, die Anforderungen an die freie Verfügungsfähigkeit über organspezifische Tendenzen stellen, nicht ausführen können, obschon sie den Auftrag innerlich übernehmen, empfinden sie als unverständlich, zuweilen, insbesondere beim Greifen, als Zwang. Bei weiterer Ausprägung und Ausdehnung der Störung schwindet die Kritik der Reizgebundenheit gegenüber. Es schwindet das Erlebnis des Zwangs. Die Kranken gehen dann anscheinend in den durch die aktuelle Reizsituation angeregten oder geforderten Verrichtungen ohne inneres Widerstreben auf. Sie werden dement.

Schließlich soll in diesem Zusammenhang noch auf den Palmomentalreflex hingewiesen werden, der bei dem ersten und dritten Fall deutlich positiv war. Es ist möglich, daß er bei dem zweiten Kranken, der die Symptome nur wenige Tage dargeboten hat, übersehen worden ist (jedenfalls findet sich keine Notiz in der Krankengeschichte). Dieser merkwürdige Reflex, der die Handfläche und die Kinnregion in eine funktionelle Beziehung setzt, ist erstmalig von MARINESCU-RADWICI im Jahre 1921 beschrieben worden. Im Jahre 1935 wurde er von MAGNUSSON, HENNING und WERNSTEDT erneut, gewissermaßen ein zweites Mal entdeckt. Die Angabe von MARINESCU, daß er bei Gesunden auch in 50% der Fälle aufzufinden sei, daß er als pathologisch nur zu gelten habe, wenn er besonders leicht auslösbar und träge im Ablauf sei, kann ich, was die Häufigkeit bei Gesunden angeht, nicht bestätigen. Interessant und in unserem Zusammenhang wichtig ist aber, daß er bei Säuglingen in den ersten Lebenswochen allgemein vorhanden und typisch ist. Vom typischen Vorkommen des Reflexes beim Säugling konnte ich mich selbst überzeugen. Ich beobachte außerdem gegenwärtig einen Fall, in dem der Palmomentalreflex in einer Stärke beiderseits vorhanden ist, wie ich ihn noch nie gesehen habe, bei einer Patientin, bei der neben einer völligen linksseitigen Hemiplegie (die möglicherweise Zwangsgreifen an der linken Hand verdeckt), neben Zwangsschnappen ein so schweres Zwangsblicken besteht, daß die Kranke zeitweilig nicht einmal in der Lage war, auf Aufforderung hin, die Augen von dem vor ihr stehenden Untersucher für längere Zeit abzuwenden. Eine Verbreiterung der reflexogenen Zone findet sich in diesem Falle nicht. Dieser eigentümliche Reflex, dessen Bedeutung wohl gerade darin liegt, daß in dieser frühen ontogenetischen Entwicklungsphase, in der er physiologisch ist, ein funktioneller Zusammenhang zwischen

Handfläche und Mundpartie offenbar wird, hat auffallend wenig Beachtung gefunden. Ich halte es für sehr wahrscheinlich, daß er mit den besprochenen Enthemmungsphänomenen häufig zusammen auftritt. Er wäre dann ein weiterer Hinweis auf das Wiederauftreten oder die Enthemmung frühinfantiler Bewegungsabläufe an Hand und Mund, und deren physiologisch-funktionelle Verwandtschaft.

Literatur

GAMPER u. UNTERSTEINER: Arch. f. Psychiatr. **71**, 282 (1924). — JACKSON: Die Croon-Vorlesungen, S. 107, übersetzt von SITTIG. Berlin: S. Karger 1927. — JANISCHEWSKY: Dtsch. Z. Nervenheilk. **102**, 177 (1928). — KONOWALOFF: Schweiz. Arch. Neur. **34**, 280 (1934). (Hier auch die Literatur bis 1934.) — LEWANDOWSKY: Neur. Zbl. **26**, 720 (1907). — MAGNUSSON, HENNING u. WERNSTEDT: Zbl. **1935**, 598. — MALLISON: Nervenarzt **18**, 247 (1947). — MARINESCU-RADWICI: Zbl. Neur. **1921**, 254. — MASSION-VERNIORY: Mschr. Psychiatr. Suppl. **88** (1948). — OPPENHEIM: Lehrbuch der Nervenkrankheiten, 6. Aufl., S. 1354. Basel: Karger 1913. — SCHILDER: Arch. f. Psychiatr. **71**, 327 (1924). — Dtsch. Z. Nervenheilk. **90**, 172 (1926). — SCHUSTER u. PINEAS: Dtsch. Z. Nervenheilk. **91**, 20 (1926). — STERN, W.: Psychologie der frühen Kindheit, 4. Aufl., 1927. — ZUTT: Allg. Z. Psychiatr. **110**, H. 1/3 (1939).

10. Entwicklungstendenzen in der modernen Psychiatrie*

Die Wahl des Kongreßthemas zeigt, daß die psychiatrische Wissenschaft in ein bedeutsames Entwicklungsstadium getreten ist. Ein kurzes Referat kann nur aphoristische Hinweise in prägnanten Formulierungen geben. Die klinische Psychiatrie ist heute entscheidend beherrscht von der gewaltigen Konzeption KRAEPELINS. Eine entscheidende Gegenposition ist die von FREUD geschaffene psychoanalytische Theorie und ihre empirischen Grundlagen. Es scheint eine gewisse Erstarrung eingetreten. Auch die Auseinandersetzung zwischen klinischer Psychiatrie und Psychoanalyse ist erstarrt. Zur Erhellung der Situation greife ich einzelne Grundsätze der klinischen Psychiatrie heraus, im allgemeinen wie Axiome hingenommen, gegen die sich Skepsis regt. Sie werden erneut problematisch und neue Lösungen sichtbar.

1. *Axiom: Unabänderliche Wesenszüge eines Menschen sind vorwiegend begründet in der ererbten Konstitution.* Daneben sind Milieuwirkungen von Bedeutung als günstige oder ungünstige Einwirkungen der erziehenden Personen, des ganzen Erziehungsmilieus. Radikal verstanden, ist aber Milieu die gesamte geistige und materielle Tradition, in die der einzelne hineinwächst: Die Gewohnheiten unserer Zivilisation, die zugehörigen Geräte, die Art uns zu kleiden, der Stil unseres Wohnens, der Gehalt der wissenschaftlichen und künstlerischen Tradition, insbesondere die Sprache und die Dialekte. Milieu so radikal gefaßt, hat eine das Wesen von einem gewissen Lebensalter an unabänderlich prägende Wirkung. Zu bedenken ist das Wesen und die Macht der Gewohnheit. Um zu verdeutlichen: Es ist Prägung, ob ich Ostfranzose oder Westdeutscher bin. In diesem Sinne sagt PASCAL: „Die Gewohnheit ist es, die Türken, Heiden, Handwerker oder Soldaten macht."

2. *Axiom: Die nach einer psychischen Krankheit zurückbleibenden Änderungen des Wesens und des Verhaltens sind Zeichen eines prozeßbedingten*

* Referat eines Vortrags auf der Tagung d. Ges. Deutsch. Neurologen u. Psychiater. München 1953. Zbl. Neurol. 128, 342 (1954).

Defektes. Dieses Axiom ist dem ersten verwandt. Die Frage ist, ob nicht wie Prägungen so auch Umprägungen möglich sind, gerade dann, wenn psychotische Episoden den ästhetischen Erlebnisbereich unmittelbar modifizieren, der wesentlich unsere Gewohnheiten trägt.

3. *Axiom:* JASPERS schreibt: *„Wir sprechen von Entwicklung einer Persönlichkeit, so weit wir in der Gesamtheit der lebensgeschichtlichen Kategorien verstehen können, was geworden ist unter Voraussetzung des normalen, biologischen Grundgeschehens.“* Wir fragen: Ist dieses biologische Grundgeschehen, das zwangsläufig die Lebensstadien mit körperlich-seelischen Eigenschaften hervorbringt, nicht recht eigentlich das Vorbild eines Prozesses? Dieser Prozeß bringt den Wandel vom kindlichen bis zum greisenhaften Menschen mit sich. So weit dieser Wandel vom biologischen Prozeß bewirkt ist, ist er nicht zu verstehen, sondern nur zu erklären. Zu verstehen ist die lebensgeschichtliche Entwicklung der Person auf Grund von Hoffnungen, Erfüllungen, Enttäuschungen, Erfahrungen. Solange wir einem gesunden Gehirn nicht ansehen können, ob es einem 20jährigen oder einem 40jährigen gehört, solange wir also die cerebralen Grundlagen des normalen Prozesses nicht kennen, werden wir auch pathologische Varianten vergeblich suchen.

4. *Axiom: Bestimmte Syndrome sollen sichere Zeichen eines in Gang befindlichen Prozesses sein.* Das entscheidende Argument ist: Die betreffenden krankhaften Erlebnis- und Verhaltensweisen seien lebensgeschichtlich nicht ableitbar zu verstehen, sie seien nur aus einem im Gang befindlichen Prozeß zu erklären. In diesem Sinne sei die Psychopathologie am Ende ihrer Möglichkeiten, hier sei nichts mehr zu beschreiben und zu verstehen. Gegen eine solche Auffassung haben wir die allergrößten Bedenken. Wir stehen unter dem lebendigen Eindruck der alltäglichen Erfahrung, daß die herkömmliche Weise psychologische Phänomene zu beschreiben, diese in ihrem wahren Wesen nicht sichtbar macht, sondern sogar zum Teil verdeckt. So ist das zentrale Problem von Vertrauen und Mißtrauen, von Geborgenheit und Angst kaum bedacht. Phänomen und Wesen des menschlichen Blicks sind überhaupt nicht gesehen. Verwiesen sei auf die 60 Seiten, die SARTRE dem menschlichen Blick widmet. Überhaupt müssen die Phänomene in ihrer anthropologischen Sinnfülle gesehen werden. Ein Beispiel: Was das Gift, von dem unsere Kranken alltäglich reden, anthropologisch ist, begreifen wir nur, wenn wir begreifen, was Speise für unsere Beziehung zu den Menschen bedeutet. Jedenfalls ist das Gift, das soll in einer Arbeit KULENKAMPFFs gezeigt werden, nur in Ausnahmefällen eine wahnhaft verarbeitete Geschmackshalluzination.

Das Wesen unserer Einordnung in die Welt in einer Rangordnung unter die Menschen, in einer Wohnordnung unter die Dinge, ist neu zu bedenken. Wohnung ist nicht, was die Abstraktion des Wohnungsamtes oder unser alltägliches Reden daraus macht. Was Wohnung ist und welche Bedeutung sie für unsere Geborgenheit hat, erfahren wir aus Schriften wie Heideggers „Wohnen, Bauen, Denken“ oder in Saint Exupérys Roman die „Zitadelle“. Dort heißt es: „Ich habe eine große Wahrheit entdeckt, diese, daß die Menschen wohnen.“ Bedenken wir so neu die Phänomene, ihre Ordnung und unsere Ordnung in der Welt der Erscheinungen, so wird manches, was nicht verstehbar schien, auch

— z. B. als lebensgeschichtliche Krise — verständlich werden. Es scheint: Wir sind in einer Bewegung unserer Wissenschaft, die auch mit einer Revision mancher Grundbegriffe einhergeht. Es gilt den Blick von erstarrten Theorien freizumachen, das gesicherte Gut der psychiatrischen Erfahrung aber zu bewahren.

11. Der ästhetische Erlebnisbereich und seine krankhaften Abwandlungen*

Ein Beitrag zum Wahnproblem

Es ist nicht das Ziel der nachfolgenden Ausführungen, auf bisher nicht gesehene, nicht beachtete psychische Symptome hinzuweisen. Woran mir vielmehr gelegen ist, ist eine Ordnung bzw. Neuordnung bekannter Erlebnisweisen und Erlebnisgehalte und ihrer krankhaften Abwandlung unter dem Gesichtspunkt ihrer gemeinsamen Zugehörigkeit zum ästhetischen Erlebnisbereich. Mir scheint, und ich hoffe zu zeigen, daß wir durch eine solche ordnende Zusammenschau über das Wesen mancher Symptome etwas Neues erfahren, d. h. daß unser Wissen um sie vertieft wird und unser Verständnis verbessert. Ich habe dabei gerade auch primäre Wahnerlebnisse im Auge, also solche, die nicht von anderen psychischen Veränderungen, insbesondere im Bereich des Bewußtseins oder der Stimmung psychologisch verständlich abgeleitet werden können, die also auch bei klarem Bewußtsein und ausgeglichener Stimmung auftreten.

Zuerst muß dargelegt werden, was unter dem ästhetischen Erlebnisbereich hier zu verstehen ist, welche Weite und welchen Gehalt der Begriff des Ästhetischen in diesem Zusammenhang haben soll. Wenn Eisler im Wörterbuch der philosophischen Begriffe über die Wissenschaft vom Ästhetischen, die Ästhetik, sagt, sie sei die Wissenschaft von dem, was unmittelbar in der anschaulichen Erfassung *gefalle*, sie sei die Lehre vom ästhetischen Genießen und Schaffen, von den ästhetischen Gegenständen überhaupt und deren Klassen, von den ästhetischen Werten und Wertungen, von der ästhetischen Gesetzlichkeit so ist klar, daß der Gegenstand, der gefallen, genossen, klassifiziert oder gewertet werden kann, jeweils schon als etwas selbstverständlich Gegebenes vorliegt. Mit dem ästhetischen Schaffen ist das Hervorbringen irgendwie „schöner" Dinge gemeint. Dem entspricht unser Gebrauch des Begriffs im Alltag, wenn sich uns bei manchen Gegenständen eine Beurteilung unter dem Gesichtspunkt des ästhetischen Geschmacks, also ihrer Schönheit oder Häßlichkeit aufdrängt.

Es scheint mir aber möglich und für eine natürliche Ordnung unserer Erlebnisse von Wert, den Begriff des Ästhetischen grundsätzlicher, allgemeiner, man kann sagen radikaler zu fassen: Der ästhetische Bereich in diesem Sinne ist der Bereich des Erscheinenden überhaupt und nicht etwa nur solcher Erscheinungen, denen ein besonderer Wert oder Unwert im Sinne des Schönen oder des Häßlichen zukommt. Auch das Indifferente, das weder schön noch häßlich

* Aus der Nervenklinik der Stadt und Universität Frankfurt a. M. (Direktor: Prof. Dr. J. Zutt). — Nervenarzt, 23, 163 (1952).

ist, aber nicht verborgen ist, sondern erscheint oder in Erscheinung getreten ist, also in Erscheinung steht, gehört diesem Bereich zu. Der ästhetische Bereich umfaßt gleichsam die Gegenstände, an die ästhetische Urteile, sie seien schön oder häßlich, herangebracht werden können. Es ist der Bereich der Erscheinungen schlechthin. Der ästhetische *Erlebnis*bereich umfaßt die Erlebnisse, die der Verwirklichung der Möglichkeit dienen, in Erscheinung zu treten und in Erscheinung zu stehen (der wache Mensch steht immerwährend in Erscheinung, in der Welt der Erscheinungen), und der anderen: Erscheinendes, das uns begegnet, in seinem Wesen, das in der Erscheinung sich offenbarende Wesen zu erfassen, ihm zu begegnen. Im Sinne des ästhetischen Bereiches ist die Welt erfüllt von Erscheinungen, die bestimmte Wesenheiten offenbaren: Menschen, Tiere, Pflanzen, auch Berge, Flüsse, Häuser, Werkzeuge. (Es gibt auch ein Wesen der Dinge!) Alles dies sind Erscheinungen, die etwas offenbaren, Physiognomien, insofern ihr jeweils besonderes unterscheidbares Wesen in der Erscheinung, in ihrer Physiognomie sich offenbart. Eine solche Physiognomie sind wir selbst. Das physiognomisch Bedeutsame am menschlichen Leib und an den Leibern der Dinge ist jeweils Oberfläche, eben die Erscheinung. Das erscheinende und in der Erscheinung offenbarte Wesen ist irgendwie im Inneren des Leibes enthalten, eingeschlossen, in ihm gleichsam verborgen, aber in der Lage sich zu äußern, zu zeigen, in Erscheinung zu treten. Am menschlichen Leib ist uns dies alles vertraut. Es genügen Hinweise: in der Form, Bewegtheit und auch in der Farbe des Leibes, d. h. in seiner Oberfläche offenbart sich das Wesen, das „innere“ Wesen des Menschen. Ein Inneres vermag sich so zu äußern, zu offenbaren. Das Äußere enthüllt einen inneren Sinn. Alles Erleben aber, das im Dienste der Offenbarung des eigenen inneren Wesens steht, seiner Offenbarung in der Physiognomie des eigenen Leibes und alles Erleben, das dem Erfassen fremder Physiognomien dient, der Erfassung des fremden Wesens durch die Physiognomie hindurch, auch der Begegnung zweier Wesen, dies alles bildet den ästhetischen Erlebnisbereich.

Die folgende Überlegung soll noch eindringlicher erklären, was gemeint ist: Der übliche Maßstab für die Bewertung ästhetischer Phänomene, sie seien schön oder häßlich, bleibt jedenfalls im üblichen Sprachgebrauch, wie mir scheint, formal und an der Oberfläche. Die große Bedeutung, die das Ästhetische in unserem Erleben haben muß, wenn alles, was der Erscheinung dient, dem Vollbringen und dem Erfassen von Erscheinungen, dazu gehört, dieser Weite und Tiefe werden unsere Begriffe schön und häßlich nicht gerecht. Das ist aber wohl nicht immer und überall so gewesen. Ganz offenbar war es anders bei den Griechen: wie sollten sie sonst das Ideal eines Menschen „καλὸς καὶ ἀγαθὸς“ genannt haben. Daß der vorbildliche Mensch gut sein soll, leuchtet uns heutigen Menschen gewiß ein. Daß daneben aber Schönheit gleichwertig, sogar in erster Linie genannt wird, das ist für uns nicht ohne weiteres und nicht leicht verständlich. Entweder wir haben uns geändert oder das Wort „καλὸς“ entspricht nicht unserem „schön“. Beides wird wohl der Fall sein. Was die Änderung des Wortsinns angeht, so verbinden wir mit den Begriffen schön und häßlich leicht eine Beziehung zu formalen Stilgesetzen. Der Begriff des Schönen erfährt so gleichsam eine Verminderung aus der ganzen Fülle seines anthropologischen Sinngehaltes zu einem Diminutiv, etwa zum Begriff des Gefallenden oder des

„Korrekten". (Durch eine ähnliche Verminderung kann aus dem „Wahren" das „Richtige", aus dem „Guten" das „Gehörige" werden.) Wir verfehlen so, durch die Beziehung zu formalen Stilgesetzen, wie mir scheint, den entscheidenden Gesichtspunkt für die Bewertung einer Erscheinung, nämlich den ihrer Leistung für die in jeglicher Beziehung adäquate Offenbarung des erscheinenden inneren Wesens. Worauf es entscheidend ankommt, ist nicht irgendeine formal-konventionelle Schönheit oder Häßlichkeit, sondern dieses: daß in angemessener, wohlgelungener Weise das sonst verborgene Wesen in der Erscheinung sich offenbart, wobei angemessen sich bezieht sowohl auf den in der Erscheinung zum Ausdruck kommenden Gehalt des Wesens, als auch auf die Umweltsituation, auf die hin die Erscheinung vollbracht wird. So, in dieser Weite und Tiefe des Begriffs leuchtet es ein, daß und warum es den Griechen wichtig sein konnte, daß ein Mensch nicht nur gut ist, sondern ebenso, daß das Gute seines Wesens in angemessener, wohlgelungener Weise für die Mitmenschen in Erscheinung tritt. Die Möglichkeit des Menschen, sich in seine Umwelt einzuordnen, auf sie Einfluß zu nehmen, sein Rang als soziales Wesen, als Zoon politicon, hängt wesentlich von dem Rang seiner *ästhetischen Fähigkeit* ab, davon, ob er dem anderen sich zu offenbaren, den anderen aber auch angemessen zu verstehen, Mißverständnisse zu verhüten und zu klären vermag, Vertrauen zu erwecken und Vertrauen zu fassen. Kurz, der Umweltrapport hängt wesentlich ab vom Rang der ästhetischen Fähigkeiten der Person. Ästhetische Fähigkeit bedeutet eben keineswegs nur formale stilgesetzliche Schönheit oder Korrektheit, sondern ebenso Wohlerzogenheit, Rücksichtnahme, Freimut, das individuelle Auftreten, das Vermögen, am rechten Platz zur rechten Zeit das rechte Wort zu sagen oder zu schweigen, kurz alles Weisen des Verhaltens, die wesentlich sind für die Gestaltung der Beziehungen eines Menschen zu seiner Umwelt. Das ist der ästhetische Erlebnisbereich in seiner Weite und Bedeutung. Wir haben nach der Minderung und Verflachung des Begriffes „Schönheit" eine umfassende Bezeichnung für diesen ganzen Bereich nicht. Vom ästhetischen Bereich und Erlebnisbereich zu sprechen, scheint einer natürlichen Ordnung der Dinge zu entsprechen. Eine solche Zusammenschau läßt die Erlebnisse in ihrer natürlichen Zusammengehörigkeit und damit in ihrem Wesen erkennen. Das griechische „*καλὸς*" hat wohl die angemessene Weite und Tiefe gehabt. Den heutigen Menschen (besonders uns Deutschen?) liegt die Frage nach der Intelligenz und der ethischen Qualität eines Menschen viel näher. Wir glauben leicht, es trüge „Verstand und rechter Sinn mit wenig Kunst sich selber vor". Es wäre zu bedenken, ob eine solche Gesinnung nicht viel Mißgeschick erklären kann im Zusammenleben der Menschen, ihrer gegenseitigen Verständigung, in der Erzielung einer angemessenen Einmütigkeit unter ihnen, kurz im Politischen im weiten Sinne.

Nachdem so die Weite und der Gehalt des ästhetischen Erlebnisbereiches aufgezeigt ist, soll kurz auch seine Grenze gezeigt werden: Sie ist überall dort, wo es sich nicht um das Problem des Erscheinens selbst, um das Vollbringen und Erfassen von Erscheinungen handelt. Das Wesen eines Menschen an sich, seine Intelligenz, sein Wissen, die Weite seines Horizontes, sein ethischer Wert, seine affektive Ansprechbarkeit und alle solche inneren Wesenszüge haben an sich noch nichts zu tun mit dem Ästhetischen. Sie bestimmen den möglichen

Gehalt der Erscheinung, machen aber nicht ihr Wesen aus. Erst wenn der individuell geartete Mensch in Erscheinung tritt und so in Kommunikation mit der Welt, dann kommt das Ästhetische im weiten Sinn des Wortes ins Spiel. Erst wenn die Distanz, die ein Wesen vom anderen trennt, durchmessen, überwunden wird, wenn ein Inneres in äußere Erscheinung tritt oder die äußere Erscheinung ein Inneres offenbart, dann handelt es sich um den ästhetischen Bereich.

Im Hinblick auf physiologisch Bekanntes sehen wir aus diesen Überlegungen, daß der ästhetische Erlebnisbereich Psychomotorisches, Bewegungsphänomene im weitesten Sinne und ebenso Sensorisches, Wahrnehmungen, das Erfassen des Sinnes unserer Umwelt umfaßt. Wir fragen in dieser Betrachtung aber nicht nach den physiologischen Bedingungen, unter denen Bewegungen und Wahrnehmungen zustande kommen. Wir nehmen sie als gegebene Wirklichkeit und fragen nach ihren Wesen. Unsere Frage geht z. B. nach der dem ästhetischen Erlebnisbereich eigentümlichen räumlichen Ordnung.

So ist etwas Genaueres zu sagen darüber, in welchem Sinn der Begriff des Inneren in unserem Zusammenhang gebraucht wird. Betrachten wir den menschlichen Leib, so ist das Innere oder Innerste dieses Leibes, sofern er Physiognomie ist, das in der Physiognomie in ihrer Form, Bewegtheit und Farbe sich äußernde, sich offenbarende individuelle Wesen, also z. B. das Wesen meines Freundes, meines Bruders. Dieses Innere ist also in einem ernsten und nüchternen Sinn eine Realität. Es muß hier aber auf die unlösbare Diskrepanz hingewiesen werden zur Betrachtungsweise des Anatomen und Physiologen, also zu einer Betrachtungsweise, die für uns Mediziner eine entscheidend wichtige und vertraute Betrachtungsweise ist. Für den Anatom ist das Innere des Leibes etwas anderes als für den naiven Menschen. Das Messer des Anatomen nämlich enthüllt durch die Oberfläche eindringend nicht das Innere, das wir mit unserem eindringlich fragenden Blick zu erfassen suchen. Das Messer des Anatomen zerstört die physiognomisch allein bedeutsame Oberfläche, zerstört die Physiognomie und enthüllt funktionstragende Organe und Organteile, die im Hinblick auf die ursprüngliche Physiognomie sinnlos sind und so Zerstörung bedeuten. Man muß sich diese Diskrepanz immer vor Augen halten und sich bewußt bleiben, daß es sich hier um zwei verschiedene Wirklichkeiten des Leibes handelt. Das Auge, das der Anatom zergliedert, ist etwas anderes, als das Auge, das uns in einer lebendigen Begegnung erscheint. Für den Anatom ist das Auge ein kugelförmiges Gebilde, in das Gefäße und Nerven eindringen. Das Auge als Physiognomie menschlichen Wesens aber ist Träger des Blicks. Vom Blick findet der Anatom und Physiologe nichts. Er findet Einrichtungen für das Einfallen von Lichtstrahlen. Der Blick ist aber ebenso im ernsten und nüchternen Sinn eine Realität, wie die Erscheinung des menschlichen Wesens überhaupt. Die beiden Wirklichkeiten des Leibes, der Leib als Physiognomie (die sterbliche Hülle!) und der Leib als anatomisches, physiologische Funktionen tragendes Gebilde sind dem menschlichen Bewußtsein unvereinbar. Wir können das eine oder das andere sehen, aber nie beides zugleich. Der selbständige, lebendige Sinn der physiognomisch bedeutsamen Oberfläche ist nicht zu verstehen aus der anatomischen Struktur und den Funktionen des Körpers. Zwischen beiden Wirklichkeiten liegen die unlösbaren Rätsel des psychophysischen Problems. Wir müssen uns aber bei psychologischen und psychopathologischen Betrachtungen sehr hüten, die Erfahrungen der Anatomie und Physiologie unseren Überlegungen ohne Bedenken zugrunde zu legen, das eine aus dem anderen zu erklären. Wir müssen zunächst im Bereich des Physiognomischen bleiben.

Also im physiognomischen Sinn verwenden wir hier die Raumbegriffe innen und außen im Hinblick auf Menschen und Dinge. Und so gibt es im Bereich der physiognomischen Realität, im ästhetischen Erlebnisbereich einen Weg von innen nach außen, der zurückgelegt wird, wenn das Wesen in Erscheinung tritt. Gleichsam umgekehrt wird dieser Weg durchschritten, wenn wir den Sinn, die Bedeutung der Physiognomie durchschauen und das offenbarte Innere durch die offenbarende Physiognomie hindurch zu erblicken und zu erfassen vermögen.

In der Begegnung zwischen zwei Wesen gibt es so also vom Inneren des einen zum Inneren des anderen immer eine räumliche Distanz. Man muß diese Distanz, diese Raumstrecke, deren Bewältigung eine Aufgabe für die ästhetischen Fähigkeiten des Menschen ist, in den Blick bekommen, um die psychomotorischen und Wahrnehmungsphänomene unter dem einigenden Begriff des ästhetischen Erlebnisbereichs zu sehen. Auf dieser Strecke von einem inneren Wesen zum anderen gibt es nun eine äußere und eine innere Grenze, gleichsam Etappen. Die eine dieser Grenzen, die äußere, ist deutlich sichtbar: es ist die Oberfläche des Leibes. (Die Oberfläche des Leibes als Physiognomie ist natürlich nicht durchweg die Haut. Kleider z. B. sind der Physiognomie einverleibt.) Vom innersten Wesen zur Leibesoberfläche führt ein innerer Weg, der in einem psychomotorischen Akt gleichsam durchmessen wird. Ebenso führt ein Weg von der äußeren Grenze der Oberfläche zum innersten Wesen, der dann durchmessen wird, wenn wir uns in eine Physiognomie vertiefen, in sie eindringen, sie durchschauen, wenn eine Physiognomie sich uns aufschließt, transparent wird für das Wesen, das sich in ihr offenbart. Diese äußere Grenze, die Leibesoberfläche, gleichsam die physiognomische Substanz, deren Bedeutung für das „in Erscheinung treten“ und in Erscheinung stehen so selbstverständlich ist, gewährt auch eine Möglichkeit, sich von der Umwelt abzugrenzen, ja sich einer Kommunikation zu versagen. Ein Mensch kann sein Wesen, sein Inneres der Umwelt verbergen, indem er sich versteckt, sich nicht sehen läßt, seine Physiognomie dem Blick des anderen entzieht.

Es gibt aber auch eine innere Grenze auf dem Wege von der Person zur Erscheinung, die am eindrucksvollsten und so am leichtesten erkennbar wird, wenn wir die eigentümliche Situation des Schauspielers bedenken. In dieser Situation trennt sich deutlich eine verborgene, lebensgeschichtlich gewordene, eigentliche Person, die im Inneren des Schauspielenden verborgen bleibt, von einer „auftretenden“, in Erscheinung, in Szene tretenden, aktuellen, sich offenbarenden Person, die dann ausschließlich in Erscheinung steht, handelt, denkt, spricht und reagiert. Ich habe diese, wie mir scheint, wichtige Grenzstelle, an der die lebensgeschichtliche Person die Möglichkeit hat, so oder anders in Erscheinung zu treten, in meiner Arbeit über die innere Haltung gemeint. Im Einnehmen einer bestimmten inneren Haltung[1] wird entschieden, was in

[1] Zutt: Die innere Haltung. Mschr. Psychiatr. 73 (1929) und diese Sammlung S. 1.

der Physiognomie erscheint. Die Bedeutung dieser Möglichkeit, eine bestimmte innere Haltung einzunehmen und die psychopathologischen Folgen von Störungen in diesem Bereich habe ich in der genannten Arbeit dargetan. Hier soll nur hervorgehoben werden, daß diese innere Grenze eine zweite, differenzierte Möglichkeit, sich — sein Wesen — zu verbergen, begründet. Nicht nur der Schauspieler, auch nicht nur derjenige, der gerade nicht zeigt was ihn bewegt, der seinen Kummer und seine Sorgen verbirgt oder seine wahren Absichten, verdankt diese Möglichkeit dem Vorhandensein dieser inneren Grenze des ästhetischen Erlebnisbereiches. Sie ermöglicht es auch, daß bei jedem Menschen jederzeit das private Innere von der offiziellen äußeren Erscheinung potentiell getrennt ist, daß wir „für uns" sein können, obwohl wir „unter anderen" sind, daß es unserer Entscheidung unterliegt, ob wir aus uns herausgehen wollen, ob wir verschlossen oder aufgeschlossen sein, und in welcher Weise wir uns zeigen wollen. Die große Bedeutung dieser Möglichkeit mag an KANTs Ausführungen über den „erlaubten moralischen Schein"[2] dargetan werden: „Die Menschen sind insgesamt, je zivilisierter, desto mehr Schauspieler: sie nehmen den Schein der Zuneigung, der Achtung vor anderen, der Sittsamkeit, der Uneigennützigkeit an, ohne irgend jemand dadurch zu betrügen, weil ein jeder andere, daß es hiemit eben nicht herzlich gemeint sei, dabei einverständig ist, und es ist auch sehr gut, daß es so in der Welt zugeht."

Die Ordnung der Raumstrecke zwischen zwei sich begegnenden Wesen mit den genannten Grenzstellen ermöglicht und begründet so verschiedene Erlebnisweisen: Begegnung, Annäherung, differenziert geordneten unter übergeordneten Gesichtspunkten der Person perspektivisch geformten Rapport, aber auch Distanz, Abgrenzung, Sonderung des privaten Inneren vom offiziellen Äußeren. Auch die Möglichkeit der Täuschung und des Getäuschtwerdens ist in dieser Ordnung natürlicherweise vorgesehen. Normalerweise brauchen wir uns nicht zu verbergen, indem wir uns den Blicken der Menschen entziehen. Wir können ruhig in Erscheinung treten. Aber in dieser Erscheinung offenbart sich nicht einfach unser Wesen, sondern das, was uns im jeweiligen Augenblick und Ort zu offenbaren geraten scheint.

Psychomotorisches und Psychosensorisches, in Erscheinung treten und von Erscheinung ergriffen werden, sind aufeinander hingeordnet, miteinander verschränkt. Blicke suchen sich und ruhen ineinander. Eine bestimmte Haltung, die ich einnehme, wirkt auf mich selbst zurück. Man kann sich selbst Mut machen durch eine aufrechte Haltung. Aber auch die Umwelt wird verändert durch eine eingenommene Haltung. Man denke an die Verwandlung der Umwelt des Schauspielers. Und weiter: Wie man mir begegnet, bestimmt Möglichkeiten meines eigenen ästhetischen Verhaltens. Eine dargebotene Hand eröffnet eine Möglichkeit, die ohne sie einfach nicht vorhanden ist.

Versuchen wir nun, uns die Konsequenzen zu vergegenwärtigen, die sich aus einer solchen Zusammenschau des ästhetischen Erlebnisbereiches für die Ordnung und das Verständnis psychopathologischer Erlebnisse und Erscheinungen ergeben, so ist zunächst zu sagen, daß offensichtlich eine Störung in diesem Erlebnisbereich und seiner natürlichen Ordnung schwere und verschie-

[2] KANT: Anthropologie, 2. Aufl., S. 1800 § 12.

denartige Folgen wird haben können. Bedenken wir nur, welche Bedeutung für unser natürliches Selbstbewußtsein, für unser alltägliches, unreflektiertes Erleben, das Bewußtsein unserer leiblichen Repräsentanz im Raume, unsere Physiognomie, unser fortwährendes „in Erscheinung stehen“ hat und die verschiedenen Möglichkeiten der zum größten Teil willkürlichen Modifikation dieser Erscheinung, so werden wir bereit sein zu glauben, daß eine primär krankhafte Störung des ästhetischen Erlebnisbereiches zum Auftreten abnormer Erlebnisweisen und vor allem zu einer schweren Beeinträchtigung der normalen zwischenmenschlichen Beziehungen wird führen müssen. In unserem herkömmlichen wissenschaftlichen Denken zerfällt dieser einheitliche Bereich in Teile, im Falle der Störung in einzelne Symptome, die wir nicht weiter abzuleiten vermögen und deren Beziehung untereinander wir nicht verstehen. Mir scheint zudem, unser Blick sei zu sehr auf anatomische Gebilde und auf Funktionen gerichtet und nicht auf das Physiognomische: das Bewußtsein unseres physiognomisch bedeutsamen Leibes erfassen wir höchstens als Körperschema, nicht aber als Bewußtsein des Leibes, der wir sind, nicht als Bestandteil unseres individuellen Selbstverständnisses und Persönlichkeitsbewußtseins. Das in Erscheinungtreten ist uns ein psychomotorischer Akt, nicht aber der physiognomisch differenzierte Stil unseres Auftretens in seiner Angemessenheit oder Unangemessenheit. Das Erfassen begegnender Erscheinungen ist eine Wahrnehmung, wobei aber zwischen dem Wahrnehmen des Auges und dem Erfassen des individuellen Blickes kein Unterschied ist. Unser wissenschaftliches Denken ist im allgemeinen in diesem Bereich nicht auf die Phänomene in ihrer lebendigen Sinnfülle gerichtet, sondern bleibt, wie mir scheint, von dieser Fülle durch das sich vordrängende Wissen um anatomische Strukturen und physiologische Vorgänge abgelenkt. Wenn wir den ästhetischen Erlebnisbereich in seiner Besonderheit in den Blick bekommen, erschließt sich die Fülle des physiognomischen Sinnes sowohl unseres Leibes, der wir sind, als auch des Erlebnisses der Bewegtheit dieses unseres Leibes und der wesenoffenbarenden Physiognomien unserer Umwelt, auf die hin unsere Erscheinung gerichtet ist und von der unsere eigene Erscheinung einen formenden Einfluß erfährt. Es werden uns unter den psychopathologischen Abwandlungen des ästhetischen Erlebnisbereichs sogenannte primäre, unableitbare Wahnerlebnisse begegnen, primär unableitbar, weil sie nicht auf andere Erlebnisse psychologisch verständlich zurückgeführt werden können. Es scheint mir aber ein nicht zu unterschätzender Gewinn, wenn es gelingt, verschiedene solche einzelne Symptome als Störung eines einheitlichen Erlebnisbereiches zu begreifen. Zu begreifen im Sinne von Kehrers[3] begreifender Psychologie: es kann uns mit Symptomen gehen wie dem Archäologen mit Scherben: erst der Einfall, zu welchem Ganzen die Scherben gehören, gibt den Schlüssel für die Möglichkeit, das Wesen dieser Scherben zu verstehen. So kann die Darstellung des ästhetischen Erlebnisbereiches den Schlüssel liefern für ein tieferes Verständnis sonst vereinzelt dastehender, unableitbar primärer Symptome.

Es scheint mir erlaubt, nur kurz auf die gemeinten psychopathologischen Symptome hinzuweisen, die eine primäre Störung des ästhetischen Erlebnis-

---

[3] Kehrer: Das Verstehen und Begreifen in der Psychiatrie. Thieme-Verlag 1951.

bereiches anzeigen, wenn sie — wie das oft der Fall ist — ohne Störung anderer seelischer Bereiche, insbesondere des Bewußtseins oder der Gestimmtheit auftreten. Den psychiatrisch Erfahrenen werden diese Hinweise genügen.

Zunächst sind psychomotorische Störungen verschiedener Art zu erwähnen, Störungen also auf dem Wege vom innersten Wesen zur Erscheinung. Störungen der Fähigkeit, „Erscheinung zu vollbringen". Es gibt eine völlige Unfähigkeit, in Erscheinung zu treten oder eine Einengung dieser Möglichkeit auf negativistische Abwehr oder befehlsautomatische Nachgiebigkeit. Soweit es sich um hier gemeinte Störungen handelt, gehen sie immer mit einer schweren psychischen Veränderung einher, zumeist mit einer unverständlichen, eigentümlichen Unterbrechung des angemessenen Rapports mit der Umwelt. Zuweilen scheint die identifizierende Beziehung zur leiblichen Erscheinung fast aufgehoben. Solche Kranke lassen alles mit sich, d. h. mit ihrem Leibe geschehen, ohne davon beeindruckt oder auch nur berührt zu sein. Es kommt auch zu Veränderungen des Körpergefühls, z. B. zum Gefühl, gar keinen Körper mehr zu haben. Auch wenn die Störung nicht so schwer ist, so fällt doch das Gebaren in vieler Beziehung auf. Man hat es beschrieben als nicht natürlich, der Situation, auch der inneren, nicht angemessen, als theatralisch, übertrieben, pathetisch, steif, gespreizt, eckig, maniriert, bizarr, verschroben, geziert. Man sagt von solchen Kranken, sie grimassieren. Kraepelin sprach vom Verlust der Grazie. Man wundert sich angesichts einer solchen lehrbuchmäßigen Aufzählung, in der immer wieder die Absonderlichkeit des persönlichen Erscheinungsstils zum Ausdruck kommt, daß das Wesen dieser Absonderlichkeiten nicht eindringlicher als etwas Besonderes, und nicht nur als „psychomotorische Störungen" bedacht worden sind. Daß es sich tatsächlich bei allen den angeführten wohlbekannten Eigentümlichkeiten der Erscheinung um eine Modifikation der zentralen Fähigkeit des menschlichen Wesens, in Erscheinung zu treten, handelt, ist ja kaum zu übersehen. Das kann eine Gegenüberstellung mit anderen krankhaften Veränderungen der Beweglichkeit des Leibes verdeutlichen; ein beiderseitig Gesichtsgelähmter z. B. sieht leer und blöde aus, ein Kranker mit beiderseitiger Ptosis und kompensatorisch hochgezogenen Augenbrauen kann hochmütig aussehen. Diese Leere und dieser Hochmut sind zufällige, durch äußerliche Störungen hervorgerufene ästhetische Irrtümer, nur „scheinbare Erscheinungen". Sie sind so wenig Ausdruck des inneren Wesens, wie eine zufällige Beschmutzung kein Zeichen mangelnder Sauberkeit ist. Wir wissen aber, daß die Leere eines schizophrenen Defekts und das theatralisch Hochmütige eines jungen Hebephrenen etwas ganz anderes ist. Es hat etwas zu tun mit der zentralen Möglichkeit und der Weise eines Menschen sich auszudrücken, in Erscheinung zu treten, auch mit der Wesensveränderung durch Änderung der unreflektierten Beziehung zum Leib, mit dem persönlichen Stil, der dann in gleicher Weise wie im Gebaren auch im Tonfall, in der Wortwahl und Sprachform sich zeigen kann. Man kann in diesen Symptomen mit Recht Verselbständigungen psychomotorischer Akte sehen, d. h. sie stehen nicht mehr angemessen im Dienst der Offenbarung des innersten Wesens und seiner angemessenen Kommunikation mit der Umwelt, nicht mehr im Dienst der Begegnung mit anderen. In den zentralsten psychomotorischen Bereichen, dort wo die lebensgeschichtliche Person sich zu entscheiden vermag, so oder anders in Erscheinung zu treten, liegt die Störung.

Hier geht durch den krankhaften Prozeß die normalerweise vorhandene Freiheit verloren. Es kommt zu einer Einengung, Verarmung in stereotypen Haltungen. Ganz abgesehen von Fragen der Lokalisation und der Art des jeweiligen Prozesses ist hier anzumerken, daß die hier gemeinte Beeinträchtigung der Möglichkeit, in Erscheinung zu treten, d. h. ja fast immer auch, sich zu bewegen, sich an der „höchstmöglichen", an der dem „Zentrum der Seele" (JASPERS) nächstmöglichen Stelle abspielt, näher also, höher als etwa die Apraxien (s. JASPERS, Allgemeine Psychopathologie, 1946, S. 152). Die gleiche Meinung kommt in meiner Arbeit über die innere Haltung zum Ausdruck. Dort ist ein Funktionskomplex der inneren Haltung postuliert, der es ermöglicht, die sinneinheitlichen, simultan-differenzierten Bewegungsabläufe unseres alltäglichen Verhaltens zu vollbringen.

Bei den gleichen Kranken, die solche Eigentümlichkeiten ihrer Erscheinung zeigen, finden wir nun mehr oder weniger ausgesprochene andere Störungen des ästhetischen Erlebnisbereichs, in erster Linie solche im Erfassen der Bedeutung der Erscheinungen ihrer Umwelt. Sie werden unsicher, was hinter den begegnenden Physiognomien steckt. Es kann alles verändert aussehen, fremd oder neuartig, bedrohlich, so als ob sich etwas Ungewisses ankündigt. Erkennt man schon in solchen allgemeinen Äußerungen über Veränderungen der Umwelt, daß die Erscheinungen fragwürdig geworden sind, d. h. daß die natürliche Beziehung zwischen der Erscheinung und dem in ihr sich offenbarenden Wesen gestört ist, so wird dies noch deutlicher bei bestimmten und konkreten Feststellungen der Kranken: Die Menschen sehen so aus, als ob sie schauspielerten, sich anders gäben und anderes im Schilde führten, sie geben heimliche Zeichen, Kriminalbeamte stehen umher, also Leute, die sich verstellen, im Saal sind keine Kranken, sondern sie tun nur so, als ob sie krank wären. Tatsächlich erkennt man Bekannte aus dem gleichen Ort, Freunde oder Verwandte, die sich aber wieder nicht zu erkennen geben, wobei oft gut gesehene Ähnlichkeiten eine Rolle spielen. Die natürliche Sicherheit, mit der für den Gesunden in der Erscheinung ein Wesen und dessen Tendenzen sich offenbaren, die Ordnung der Physiognomien nach ihrem Rang zwischen nah und fern, vertraut und fremd, ist gestört, vermindert oder aufgehoben und macht meist zunächst einer großen Unsicherheit über das begegnende Wesen Platz. So können auch nächste Angehörige und Freunde gleichgültig werden oder sogar vertrauenslos-mißtrauisch verkannt in ihrer Sorge und Angst, verlockende Speisen als bedrohliches Gift. Gleichgültige Gegenstände können zu Trägern wichtigster Bedeutung werden. Die symbolhafte, gleichsam selbständig der physiognomischen Oberfläche, der oberflächlichen Physiognomie anhaftende Vieldeutigkeit überwiegt gegenüber dem „innewohnenden" Sinn des sich offenbarenden, individuellen Wesens. Eine primäre Störung dieser Art bedeutet, daß die vertrauten Physiognomien wieder unvertraut, d. h. auch fragwürdig werden. Die Eindeutigkeit des Vertrauten schwindet. An ihre Stelle tritt die Vieldeutigkeit des Unbekannten, des Fremden. Der historische Vorgang des Vertrautwerdens einer Physiognomie, das sie „Durchschauen", in sie eindringen, wird gleichsam rückgängig gemacht. Der Blick wird an der Oberfläche zurückgehalten, vermag nicht mehr in der gewohnten Art eindringend das Wesen zu erfassen. Nur dadurch, daß wir selbst in vertrauter Weise in Erscheinung stehen, so scheint es, sind wir *im Stande,* haben wir die Fähigkeit, Erscheinungen, die wir im ungestörten optisch-gnostischen Akt wahrnehmen, auf das sich offenbarende Wesen hin zu durchdringen, das erscheinende Wesen zu erfassen. So bedingt eine Seinsweise des Subjekts eine Erscheinungsweise der Welt[4]. In solchen Erlebnissen erweist sich der ästhetische Erlebnisbereich insofern gestört, als der Weg, der von der Erscheinung der Dinge in ihr Inneres führt, nicht in natürlicher Weise durchschritten zu werden vermag. Es handelt sich hier gerade um solche Symptome, die GRUHLE primär wahnhafte Bedeutungsbewußtheit genannt hat. Die wahnhafte Bedeutung wird gesehen, nachdem die verbindliche Beziehung zwischen Erscheinung und geoffenbartem Wesen gelockert ist. Dieser Wandel im ästhetischen Erlebnisbereich kann das Gefühl einer ungeheueren magischen Machtfülle vermitteln, das Gefühl, alles auch in seinen Zusammenhängen zu durchschauen. Es kann so zu ekstatischen Glücksgefühlen kommen. Häufiger kommt es aber zu Angst, zum Verlust der Sicherheit in der vertrauten Welt, zu deren Zusammenbruch oder Untergang. Es geht ja in der Tat auch eine Welt unter, die Welt der in vertrauten Physiognomien geoffenbarten Wesen.

Weniger beachtet übrigens und bearbeitet ist die bei diesen Kranken häufige Angst, sterben zu müssen oder tot zu sein. Man denkt dabei wohl allzu leicht an die Ausdeutung eines allgemeinen Krankheitsgefühls. Bedenkt man aber das besondere Wesen der Modifikation der Beziehung solcher Kranker zu ihrem physiognomisch bedeutsamen Leibe, so erscheinen die häufige Todesangst und die wahnhaft hypochondrischen Befürchtungen in einem anderen Licht, nämlich als ein spezifischer Ausdruck der Störung, eng verwandt dem mehr beachteten Erlebnis des Weltuntergangs.

Auf Grund dieser Überlegungen überrascht die Tatsache nicht, daß bei sehr vielen Kranken beides zugleich, die Fähigkeit, selbst in Erscheinung zu treten, und die Fähigkeit, fremde Erscheinungen zu durchschauen, gleichzeitig, wenn auch meist in verschiedenem Maße, gestört ist, und es liegt gewiß nahe, hier die einheitliche Störung des ästhetischen Erlebnisbereichs anzunehmen und einen besonders eindringlichen Hinweis auf die Verschränkung von Wahrnehmen und sich Bewegen, und eine Bestätigung des Satzes, daß Seinsweisen des Subjekts Erscheinungsweisen der Welt entsprechen, daß an der besonderen Art der Veränderung, die die Welt erleidet, die besondere Art der Störung des Wesens des Kranken erkannt werden kann und umgekehrt.

Daß der Rapport mit der Umwelt bei solchen Kranken primär in entscheidender Weise leiden muß, ist selbstverständlich. Ihr im Hinblick auf die wirkliche Situation häufig inadäquater Affekt erweist sich zumeist als durchaus adäquat und verständlich, wenn es uns nur gelingt, ein Bild von der Welt zu gewinnen, in der diese Kranken leben. Im späteren Verlauf resultiert die eigentümliche Kühle, Abkehr vom bisherigen Leben, von Menschen und Dingen, die wir als Autismus kennen und bezeichnen.

Die krankhafte Destruktion des ästhetischen Erlebnisbereichs zerstört nun auch dessen räumliche Ordnung. Die Gliederung der Strecke, die vom Wesen des Kranken zu den Wesen seiner Umwelt führt, geht verloren. Wir entsinnen

[4] Vergleiche hierzu Verwandtes: P. CHRISTIAN, Studien zur Willkürmotorik. Dtsch. Z. Nervenheilk. 167, 252. „Die differenzierte Form der Bewegung entfaltet Gegenständliches und wird ihrerseits vom Gegenständlichen induziert."

uns der Etappen, der inneren und äußeren Grenzen, die privates Inneres vom offiziellen Äußeren zu trennen erlauben. Die Grundlage angemessener zwischenmenschlicher Distanz und der Möglichkeit, sich mit Gedanken und Gefühlen in sich selbst zurückzuziehen, diese Ordnung ist bei den Kranken gestört. In ihrem Inneren sind fremde Gedanken, von anderen gemachte Gefühle; alle Welt weiß, was in ihrem Inneren vorgeht, sie besitzen nicht mehr den privaten Raum, in dem sie sich vor fremder Zudringlichkeit verschließen können. Die unter dem Begriff der Ich-Störung bekannte Veränderung des Erlebnisses der eigenen Aktivität gehört hierhin. Fremder Wille steht an Stelle des eigenen. Die Kranken sprechen heute von Suggestion und Hypnose, so wie früher von Hexerei. Innere Vorgänge werden aber auch als Vorgänge in der Außenwelt erlebt, Gedanken und Vorstellungen als Stimmen und Visionen im Außenraum. Der erlebte Unterschied zwischen Phantasie und Wirklichkeit kann verschwinden auf Grund der gestörten oder aufgehobenen Ordnung im ästhetischen Erlebnisbereich. Genau im selben Sinne spricht STORCH [5] von einer „Auflösung der Grenzen des Eigen- und Fremdraumes", von einer „Homogenisierung von nah und fern". Was meine Betrachtungsweise dieser Formulierung von STORCH hinzuzufügen hat, ist eben die Beziehung zu dem im normalen Erleben als etwas Einheitliches hervorgehobenen Erlebnisbereich, der in seiner Struktur die Grenzziehung zwischen Eigen- und Fremdraum, zwischen physiognomischer Nähe und Ferne überhaupt erst ermöglicht.

Die hiermit entwickelten Gedanken ließen sich noch in mancherlei Richtung weiterverfolgen. Das bisher Gesagte scheint mir aber zu genügen, um das Wesentliche, vorauf es mir ankam, erkennen zu lassen. Man sieht: Symptome, die uns im Bereich sog. schizophrener Krankheiten von entscheidender Wichtigkeit sind, finden sich unter den Symptomen, die hier als eine Störung, eine Destruktion des ästhetischen Erlebnisbereichs verstanden wurden. Ich glaube, es entspräche dieser natürlichen Zuordnung, diese Symptome alle unter dem Begriff der *„ästhetischen Symptome"* zusammenzufassen. Damit soll nichts anderes gesagt sein, als daß solche Veränderungen des Verhaltens und Erlebens ein krankhaftes Betroffensein des ästhetischen Erlebnisbereiches anzeigen. Im selben Sinne könnte man von primär intellektuellen Symptomen dann sprechen, wenn eine Störung des intellektuellen Leistungsbereiches durch eine Krankheit herbeigeführt wird.

Eine solche Betrachtung läßt offen, welcher Art die Krankheitsursache ist, die zu der Störung des ästhetischen Erlebnisbereiches jeweils führt. Zu dieser Frage können die entwickelten Gedanken unmittelbar nichts beitragen. Sie beziehen sich also eigentlich nur auf Zustandsbilder, die als ästhetische zu bezeichnende Symptome darbieten.

Einen Gesichtspunkt möchte ich aber abschließend noch erörtern: Offensichtlich sind es ja zum großen Teil Störungen der Psychomotilität und des Wahrnehmens, um die es sich bei den ästhetischen Symptomen handelt. Man könnte daher fragen, wie kommt es, daß bei den mannigfachen Störungen des Sichbewegens und des Wahrnehmens, die wir bei Kranken zu sehen bekom-

---

[5] STORCH: Tod und Erneuerung in der schizophrenen Daseins-Umwandlung. Arch. f. Psychiatr. u. Z. Neur. **181**, 287 (1949).

men, gerade auch im Bereich der apraktischen und agnostischen Störungen, eigentlich ästhetische Symptome in dem hier entwickelten Sinn nicht angetroffen werden. Der Grund hierfür scheint mit im folgenden zu liegen: Bei all diesen apraktischen und agnostischen Störungen handelt es sich immer noch um Peripheres, um Werkzeugstörungen im Sinne von J. LANGE. Hier ist von entscheidender Bedeutung, was JASPERS über die Stellung der Apraxien im Aufbau der Handlung sagt: „Die neurologische Erkenntnis steigt von Schicht zu Schicht höher hinauf in den nervösen Mechanismus, als ob sie dem Zentrum der Seele, dem seelischen Willensbewußtsein immer näher rücke. Als die bisher höchstliegende Störung wurde die Apraxie entdeckt." „Unsere Kenntnisse sind hier von unten nach oben vorgedrungen, aber jenseits der motorischen Apraxie verschwinden sie zur Zeit noch in unbekannte Reiche." Was ich als innere Haltung, als Erlebnis und als Funktionskomplex beschrieben habe, war in diesem Sinne „zentraler" gemeint als die Apraxien, und was in den vorstehenden Ausführungen als zentrale Fähigkeit, in Erscheinung zu treten, gemeint ist, ist in gleicher Weise zentral wie die innere Haltung, sie ist mit ihr identisch. Aber auch die hier gemeinte Fähigkeit, das Wesen der Menschen und Dinge in ihrer jeweiligen Erscheinung oder durch diese hindurch zu erfassen, ist eine „zentrale" Fähigkeit, „dem Zentrum der Seele" (JASPERS) näher als die in den Agnosien gestörte, gnostische Fähigkeit. Es eröffnet sich hier durch die Sammlung der Symptome unter den sie einigenden Begriff des ästhetischen Erlebnisbereiches ein Ausblick in eben jene unbekannten Reiche, von denen JASPERS spricht.

Es scheint mir hier ein Prinzip von allgemeiner theoretischer Bedeutung erkennbar, ein Prinzip, das mir zum ersten Male beim Studium der Pubertätsmagersucht sich ergab: Erlebnisbereiche können in verschiedener Weise durch Krankheiten gestört sein. Erst wenn sie an zentraler Stelle gestört sind, ergeben sich unmittelbare Änderungen des Wesens des Menschen. Man kann sagen, erst dann ergeben sich anthropologische Konsequenzen. Das hier Gemeinte kann für die bei der Pubertätsmagersucht so entscheidend wichtige Appetitstörung so erläutert werden: auch der Magenkranke, auch andere, z. B. solche, die an chronischen Infekten leiden, verlieren ihren Appetit. Bei aller Lustlosigkeit leiden sie aber unter der Appetitlosigkeit, es ist ihnen nicht das Wesen dieser spezifischen Lust verlorengegangen, sondern gleichsam deren Verwirklichung. Sie sind an der Entfaltung eines spezifischen Luststrebens durch ihre, wie mir scheint, „periphere" Appetitstörung gehindert. Anders bei den Magersüchtigen. Diese erinnern sich wohl noch, daß sie einmal Appetit hatten, sie können auch über die Veränderung reflektieren, die mit ihnen vor sich gegangen ist, sie können Vergleiche mit gesunden Menschen anstellen, im Grunde genommen aber ist, wie mir scheint, durch eine „zentrale" Appetitstörung diesen Kranken der Appetit in einer ganz anderen Weise genommen worden. Der Appetit ist ausgelöscht. Es fehlt ihnen im Grunde das Verständnis für Appetit, und es ergeben sich somit Veränderungen ihres Wesens, allgemein anthropologische Konsequenzen, wie Verarmung des Wesens, Verarmung ihrer Welt um spezifische, typische Freuden und Geselligkeiten, Vereinsamung. In der Unterscheidung zwischen peripherer und zentraler Appetitstörung liegt der Grund dafür, daß wir diese eigentümlichen Wesensveränderungen der Magersüchtigen bei den vielen Appetitstörungen, die uns begegnen, nicht finden. In derselben Unterscheidung zwischen peripher und zentral liegt der Grund, weshalb wir anthropologische Konsequenzen, wie die Wesensveränderung der in ihrem ästhetischen Erlebnisbereich gestörten bei anderen Kranken, deren Bewegungs- und Wahrnehmungsstörungen eben mehr peripherer Art sind, nicht finden. Hier liegt z. B. auch der Grund, warum bei aller äußeren Ähnlichkeit ein akinetischer Parkinsonismus etwas ganz anderes ist als ein katatoner Stupor. Der Parkinsonkranke könnte sehr wohl in Erscheinung treten, könnte er sich nur bewegen. Der kataton Stuporöse könnte sich sehr wohl bewegen, wenn er nur in Erscheinung treten könnte. Die Unfähigkeit, in Erscheinung zu treten, in Erscheinung zu stehen, hat aber andere, weiterreichende anthropologische Konsequenzen als nur die Unfähigkeit, sich zu bewegen. Der Parkinsonkranke vermag nicht mehr eine weite Strecke zurückzulegen. Mit der Beeinträchtigung der Fähigkeit, in Erscheinung zu treten und in Erscheinung zu stehen, verliert der Katatone viel mehr als nur die Fähigkeit, sich zu bewegen. Er verliert auch den *Stand,* von dem aus er die begegnenden Erscheinungen auf ihr Wesen hin zu durchschauen vermag. Die eigene Erscheinung und die Erscheinungen der Umwelt werden ihm in gleicher Weise fragwürdig. Die vertraute Welt wird ihm fragwürdig oder versinkt. An ihrer Stelle bildet sich der Wahn.

12. Über Daseinsordnungen *

Ihre Bedeutung für die Psychiatrie

In einer Schlußbemerkung nach BINSWANGERs Referat über die Daseinsanalyse, die anschließenden Vorträge und Diskussionen auf der Südwestdeutschen Psychiaterversammlung 1950 in Badenweiler gab ich der Auffassung Ausdruck, die Begriffssprache, mit der wir im allgemeinen unsere psychopathologischen Befunde festhalten, sei nicht die Sprache unserer Zeit. Anscheinend seien wir dabei, manches in neuer Art zu sehen und in einer neuen, eben in der Sprache unserer Zeit zu beschreiben. Eine wesentliche Bedeutung des daseinsanalytischen Ansatzes scheine darin gelegen, daß ein solches neues Betrachten und Sprechen versucht wird. Tragfähigkeit und Reichweite dieses Ansatzes müßten sich erweisen.

Der nachfolgende Versuch kann gleichfalls der Überwindung bzw. Ergänzung unserer bisherigen Weise der Betrachtung und Beschreibung dienen. Mir scheint es an dieser, unserer herkömmlichen Weise zu betrachten und zu beschreiben — ganz ungeachtet ihrer praktischen, diagnostisch-prognostischen Brauchbarkeit und Bedeutung — der Mangel, daß wir oft zu sehr an Einzelsymptomen haften, an Halluzinationen bestimmter Sinnesgebiete, einzelnen

* Nach einem Vortrag auf der Wanderversammlung Südwestdeutscher Neurologen und Psychiater in Baden-Baden 1952. Aus der Nervenklinik der Stadt und Universität Frankfurt a. M. (Direktor: Prof. Dr. J. Zutt). — Nervenarzt, **24**, 177 (1953).

Wahnwahrnehmungen oder Wahneinfällen, abnormen Bewegungsentäußerungen, ohne daß wir diese Einzelsymptome im angemessenen psychologischen Zusammenhang sehen und so ihren anthropologischen Sinn erfahren. Sieht man so unser Treiben in der Routine des psychiatrischen Alltages, auch des wissenschaftlichen Alltages, so kann man sich gewiß einer kritischen Unzufriedenheit nicht erwehren. Man fühlt sich zuweilen geradezu an folgende Anekdote erinnert: Ein Patient kommt zum Arzt und klagt, jedesmal, wenn er den linken Arm dem rechten Arm entlang nach oben reiße und ihn dann von links oben nach hinten unten stoße und schließlich die Schultern anrucke, dann verspüre er Schmerzen. Auf die Frage des erstaunten Arztes, warum er so merkwürdige Bewegungen denn überhaupt ausführe, meint der Patient: „Wie sollte ich mir sonst den Mantel anziehen?" Man sieht: Wesen und Sinn eines Vorganges kann verborgen bleiben, obschon man ihn an sich richtig in der Beschreibung festhält, wenn diese Beschreibung sich auf den agierenden Menschen beschränkt und vor allem wenn sie an Einzelvorgängen haftet und nicht der dem Wesen des Vorganges angemessene Blickwinkel für die Betrachtung und Beschreibung gewonnen wird. Es erübrigt sich fast zu sagen, daß verschiedene Blickwinkel für die Betrachtung des gleichen Phänomens von jeweils besonderem Wert sein können je nach dem Ziel, das der Beobachter im Auge hat und verfolgt. Die Beschreibung z. B., wie sie der Patient gegeben hat, kann wertvoll sein, wenn es darauf ankommt, die Schmerzen auf die Entzündung eines bestimmten, besonders beanspruchten Gelenkes zu beziehen. Auch ein zu weiter Blickwinkel kann natürlich für das Verständnis des Vorganges wesentliches verhüllen: Würde im Beispiel davon gesprochen, der betreffende Patient mache sich auf den Weg, dann erfahren wir wiederum nicht, daß er den Mantel anzieht. Der wesentliche Sinn eines Vorganges enthüllt sich also nicht ohne weiteres durch Beschreibung, sondern nur bei Betrachtung unter dem dem jeweiligen Sinn angemessenen Gesichtswinkel.

So scheint es mir, daß es bestimmte typische Daseinsordnungen gibt, anthropologisch wesentliche Daseinsordnungen, deren Kenntnis, Beachtung und Hervorhebung es uns ermöglicht, den angemessenen Blickwinkel zu finden, unter dem wir für menschliches Erleben und Verhalten und seine krankhaften Modifikationen entscheidend Wesentliches in den Blick bekommen.

Um zu erklären, was unter solchen Daseinsordnungen verstanden werden soll und worin ihre Bedeutung gelegen ist, folgende Vorbemerkung: Ordnung gibt es nur für ein Subjekt, das in einer Ordnung oder ihr gegenübersteht, das selbst ordnet, Ordnung schafft oder modifiziert, aber auch von bestehender Ordnung her geordnet wird, sich einer Ordnung fügt, sich einordnet, jedenfalls eine Ordnung begreifen, anerkennen oder verwerfen kann. Innerhalb seiner jeweiligen Ordnung lebend genießt das Subjekt Geborgenheit und Sicherheit. Daß wir von Daseinsordnungen sprechen, geschieht in Anlehnung an den Heideggerschen Begriff des Daseins. Das Subjekt steht in primär unlöslicher Verbindung mit der unter verschiedenen Gesichtspunkten je schon geordneten Welt. Subjekt und Welt sind einander zugeordnet. Störungen solcher Ordnungen, wodurch auch immer sie verursacht sein mögen, betreffen zugleich den Menschen und seine Welt, sie ergreifen beide. Innerhalb seiner Ordnung genießt das Subjekt, wie gesagt, Geborgenheit und Sicherheit. Seine Ordnung ist ihm übersichtlich und vertraut. Jede individuelle Ordnung aber hat Grenzen. Sie grenzt an fremde Ordnungen, d. h. an Ordnungen fremder Subjekte, mit denen Kollisionen möglich sind. Solche fremde, d. h. in der eigenen Daseinsordnung nicht miteingeordnete Subjekte, können zudringlich und feindselig sein, Mißbehagen und objektbezogene Furcht erwecken, zur Abwehr und zur Verteidigung der eigenen Ordnung aufrufen. Es gibt aber auch eine grundsätzlich andere Grenze aller möglichen Daseinsordnungen: Ordnung ist jeweils von einem Horizont umschlossen, sie grenzt nicht nur an fremde Ordnungen anderer Subjekte, sie grenzt auch an das nicht Überschaute und so Nichtgeordnete, sie grenzt aber auch an das für den Menschen grundsätzlich Nichtzuüberschauende, Unbekannte, Nichtzuordnende, an das Chaotische. (Auch Chaos gibt es nur für ein Subjekt.) Diese Struktur unserer Daseinsordnung im Ganzen, daß sie als eine bis zu ihrem Horizont reichende, geordnete Insel umschlossen ist vom unermeßlichen Meer des Unbekannten, Ungeordneten, Chaotischen, macht es aus, daß die Sicherheit und Geborgenheit, die sie gewährt, nicht nur durch bedrohliche Zudringlichkeit fremder, furchterregender Subjekte in Frage gestellt und erschüttert werden kann. Der Mensch kann an die Grenze der bergenden Ordnung geraten. In solchen „Grenzsituationen" kann das an sich Fremde, Unvertraute, Ungeordnete, Chaotische sichtbar werden, in den Blick kommen. Es kann in die vertraute Ordnung einbrechen, hereindringen und damit diese Ordnung, Vertrautheit, Geborgenheit und Sicherheit in Frage stellen. Dann kommt es nicht zu objektbezogener Furcht, dann erfaßt den Menschen eine objektlose, aber — wie wir sehen werden — nicht eines spezifischen Sinnes entbehrende Angst.

Was gemeint ist, soll im folgenden genauer gezeigt werden an einem, wie mir scheint, besonders geeigneten Beispiel, das allgemein bekannt ist, vielen aus eigener Erfahrung, aber wenig bedacht: Am Beispiel des Höhenschwindels, der die vielen nicht Schwindelfreien beim Blick in einen Abgrund erfaßt. Dieser charakteristische, wohldefinierbare Zustand hat auch bei Psychologen und Psychopathologen eigentümlicher- und bemerkenswerterweise bis vor kurzem wenig Beachtung gefunden. Viel Gutes steht darüber in einer Arbeit des Otologen KOBRAK[1] aus dem Jahre 1924. Daß ein Otologe sich mit dem Problem des Höhenschwindels befaßte, hat einen einfachen Grund: Mit „Schwindel" bezeichnet man psychische Zustände, die den Verlust der Standsicherheit mit sich bringen. Da sehr charakteristische derartige Zustände, sog. „Drehschwindel", durch Funktionsstörungen der Labyrinthe hervorgerufen werden, ist es verständlich, daß unter Medizinern, allerdings bei oberflächlicher Betrachtung, irrtümlicherweise auch der Höhenschwindel als durch Versagen der labyrinthären Funktionen hervorgerufene Störung und zum Fachgebiet des Otologen gehörig gilt. KOBRAK übersah zwar durchaus nicht die Beziehungen zur Platzangst. Zur Erklärung des Höhenschwindels zog er aber gleichwohl noch eine Durchblutungsstörung in den Labyrinthen heran. Darin irrt KOBRAK. Denn der Höhenschwindel ist lediglich ein Angstzustand, der in einer bestimmten räumlichen Situation, nämlich beim Stehen am Abgrund, beim Blick in den

---

[1] KORBAK: Über den Bergschwindel. Mschr. Ohrenheilk. **58**, 126.

Abgrund auftritt. Diese bestimmte räumliche Situation ist es, die ängstet. Somit ist der Höhenschwindel eine echte Phobie, eine echte Platzangst. Er ist an die Seite zu stellen der Agoraphobie oder der Claustrophobie.

Es ist also Angst, die den Schwindelnden befällt. Auch Goethe, der den Höhenschwindel beim Besteigen des Straßburger Münsterturms erfuhr, spricht von „dergleichen Angst und Qual". Der von dieser Schwindelangst Befallene geht seiner Standsicherheit verlustig, er vermag nicht sich aufrecht zu halten, die Angst zwingt ihn, sich hinzukauern oder zu legen, sich am Boden festzuhalten oder zu entfliehen. Darin zeigt sich, daß solche Angst, obschon es keine Angst vor einem bedrohlichen, fremden Subjekt, also keine Furcht ist, gleichwohl nicht unspezifische Angst, d. h. Angst vor irgendeiner beliebigen Gefahr ist. Der Schwindlige hat keine Angst, ein anderer könne ihm etwas antun oder sein Herz könne versagen. Er verliert die Standsicherheit, es befällt ihn die Angst in den Abgrund zu stürzen, also eine spezifische Angst. Es ist hier gleich wie bei anderen Platzängsten. Der Claustrophobe hat nicht irgendeine Angst, sondern die spezifische, eingeschlossen, eingeengt zu sein, das Weite nicht finden zu können.

Gegen diese Auffassung, der Höhenschwindel sei eine echte Platzangst, eine in typischer Raumsituation, am Abgrund auftretende, weit verbreitete Phobie, lassen sich nun einige Einwände erheben. Wir greifen sie gern auf und wollen sie prüfen, zumal sie Gelegenheit geben, das Wesen des Höhenschwindels, dieser spezifischen Angst, noch klarer werden zu lassen.

So könnte man einwenden, es handle sich bei den schwindligen Menschen einfach um allgemein besonders ängstliche oder balanceunsichere Menschen. Dieser Einwand wird durch die Erfahrung entkräftet: Schwindlige sind nicht allgemein ängstlich, sie können in anderen Situationen durchaus mutig sein und sicher bleiben, während sie am Abgrund versagen. Schwindlige sind auch nicht balanceunsicher, sie können auf Glatteis geschickt sein, gute Radfahrer und Skiläufer.

Ein weiterer Einwand wäre der: Gruhle [2] nennt die Unübersichtlichkeit einer Situation als möglichen Grund für die Entstehung von Angst. Die Angst am Abgrund könnte man so vielleicht auf eine allgemeinere Eigenschaft dieser Situation, nämlich auf eine solche Unübersichtlichkeit zurückführen. An der Unübersichtlichkeit mag etwas Richtiges sein, insofern es dem Schwindligen unmöglich sein kann, den Abgrund und seine ganze räumliche Situation im Sinne einer vertrauten Ordnung zu „überblicken". Keinesfalls aber kann man die Unübersichtlichkeit ableiten aus einer Kompliziertheit der optisch-räumlichen Struktur. Eine steil abfallende, glatte Felswand und darunter eine weite, spiegelglatte Wasserfläche ist keineswegs eine an sich unübersichtliche Struktur, viel weniger als mancher Schreibtisch. Zudem: Der Blick von einem Boot im See aus, hinauf an die Felswand, ängstet den Schwindligen nicht. (Es gibt davon seltene Ausnahmen. Diese bedürfen einer besonderen Interpretation. Darauf kann hier nicht eingegangen werden.) Die Kompliziertheit der optisch-räumlichen Struktur ist bei diesem Wechsel des Standpunktes aber nicht wesentlich anders. Nicht eine in sich, in irgendeiner Kompliziertheit der Struktur

---

[2] Gruhle: Lehrbuch der Geisteskrankheiten, S. 39, 1952.

begründete Unübersichtlichkeit macht den Abgrund gefährlich. Es muß umgekehrt das irgendwie Gefährliche des Abgrundes sein, das den Schwindligen ängstet und ihm die Möglichkeit nimmt, die Situation zu überblicken. Die Unübersichtlichkeit ist Folge, nicht Ursache der Angst.

Der wichtigste Einwand scheint aber schließlich der folgende: Beim Stehen am Abgrund handle es sich um eine objektive Gefährdung. In der Situation, in der der Schwindlige von Angst erfaßt werde, bestehe die reale Gefahr, in den Abgrund zu stürzen. Aus dieser objektiven, wirklichen Gefahr für das Leben sei die Angst des Schwindligen als Todesangst verständlich abzuleiten. Der Vergleich mit anderen Formen der Platzangst sei nicht erlaubt. Der Claustrophobe schwebe in keiner objektiven, realen Gefahr, sondern in einer eingebildeten. Ihm könne ja nichts passieren. Auch diesen Einwand bestätigt die Erfahrung nicht. Das hat unter Anderen schon KOBRAK gesehen. Er wies darauf hin, daß Schwindlige auch beim Besteigen einer durchsichtigen Wendeltreppe, die nur den Blick in die Tiefe, aber nicht den Sturz ermöglicht, vom Schwindel erfaßt werden. Objektive Gefahrlosigkeit, bequemer Stand und eine sichere Rückzugsfläche vermögen es nicht, den Schwindligen vor der Angst zu bewahren. Die Einsicht in die rationale Sinnlosigkeit solcher Angst kommt in natürlicher und beredter Weise zum Ausdruck im mißmutigen Ärger vieler Schwindligen über ihre Unfähigkeit, den Blick in den Abgrund angstfrei zu ertragen. MONTAIGNE weist anschaulich auf dieses Problem hin: „Wenn man einen Balken zwischen die beiden Türme von Notre Dame von Paris legte, von der Größe, die man braucht, um darauf spazieren zu gehen, gibt uns keine, noch so gefestigte philosophische Weisheit den Mut, darauf zu gehen, wie wir es könnten, wenn der Balken auf der Erde läge." Derlei Beispiele, in denen uns der Widerspruch zwischen objektiver Gefahrlosigkeit und dem Erlebnis subjektiver Gefährdung, d. h. die rationale Sinnlosigkeit der Angst des Schwindligen klar zum Bewußtsein kommt, ließen sich leicht um viele vermehren. Dieser Widerspruch richtig bedacht führt uns zwingend zu einer weiteren, für die Situation des Schwindligen wesentlichen Folgerung und Erkenntnis: Das an sich für eine rationale Betrachtung objektiv sichere, den Stehenden sichernde ist der tragende Grund, die Standfläche, also z. B. der Balken MONTAIGNEs auf dem der Schwindelnde steht. Ganz offenbar wird nun durch den Blick in den Abgrund, durch den Schwindel, durch die Angst auch dieser sicher tragende Grund, die sichernde Standfläche in ihrem Wesen gewandelt. Sie verliert ihre sicher tragende Kraft, ihre bergende Bedeutung und wandelt sich zum Abgründigen. Sie wird gefährlich. Das ist wichtig. Zur Introspektion begabte Schwindlige bemerken dieses Unsicherwerden der Standfläche deutlich. Die meisten Schwindligen fühlen außerdem eigentümliche Sensationen und eine Unsicherheit in den Beinen. Es ist dies eine interessante psychosomatische Tatsache.

Daran ist also kein Zweifel: Es ist der Abgrund selbst, der ängstet, sein Wesen, nicht irgendein Accidens, nicht die reale Gefahr, nicht einzelne wenige, balanceunsichere, ängstliche Menschen verfallen dieser Angst beim Anblick des Abgrundes, sondern wie wir wissen viele, die weder allgemein ängstlich, noch balanceunsicher sind.

Es ist bei dieser Angst nicht anders, das mag zur Erläuterung hinzugefügt sein, als bei der besonders bei Kindern häufigen Dunkelangst. Auch da besteht eine gewisse Beziehung zur objektiven Gefährdung. Im Dunkeln vermag sich etwas Gefährdendes leichter unbemerkt zu nähern. Das rationale Wissen darum, daß eine objektive Gefahr ausgeschlossen ist, schützt das dunkelängstige Kind aber nicht vor der Angst. Es ist hier das Dunkel, wie dort der Abgrund, die unmittelbar ängsten. (Das Spezifische der Dunkelangst ist allerdings vom Höhenschwindel verschieden. Das Spezifische der Dunkelangst ist im allgemeinen nicht, zu stürzen, sondern angefallen zu werden.)

Wollen wir nun den Schwindel, diese Angst des aufrechtstehenden Menschen am Abgrund begreifen, so müssen wir versuchen, das Wesen des Abgrunds zu begreifen. Was ist dieses gefährliche Wesen, das sich im Abgrund offenbart? Wir versuchen der Lösung dieser Frage näherzukommen, indem wir uns darauf besinnen, wie wir vom Abgrund reden: Wir sagen, er tue sich auf, er gähne uns entgegen und drohe uns zu verschlingen. Er tut sich auf, darin liegt die Plötzlichkeit, mit der sich der Wandernde vor den Abgrund gestellt sieht. Er gähnt: In diesem Vergleich mit dem gähnenden Rachen ist schon das Gefährliche des Wesens zum Ausdruck gebracht, als das sich der Abgrund schließlich für den aufrechtstehenden Menschen offenbart: Er droht den Schwindligen zu verschlingen.

Wir fragen uns: Ist diese Art und Weise, wie wir vom Abgrund reden, eine anthropomorphisierende Ausnahme oder reden wir von anderen räumlichen Gebilden in gleicher Weise? Als Antwort treffen wir auf eine Fülle im Wesen gleichgearteter sprachlicher, auf räumliche Gebilde bezogener Wendungen: Es entspringt der Quell und bahnt sich seinen Lauf. Der See, das Tal ruhen friedlich und einladend. Die Ebene dehnt sich. Der Weg, die Straße führen hinaus, hinauf und hinab. Der Berg erhebt sich und ragt stolz hinauf in den Himmel. In diese lebendige Ordnung der Dinge gliedert sich ein als eine für viele Menschen nicht erträgliche Grenzsituation, der drohende Abgrund. Der Quell, der Bach, das Tal, der See, die Ebene, der Weg, die Straße und der Berg offenbaren gleichsam ihr Wesen im Entspringen, Laufen, Ruhen, Sichdehnen, Einladen, Führen und Aufragen. Der Abgrund aber offenbart sein Wesen, indem er sich überraschend auftut, als ein Rachen, der den Menschen zu verschlingen droht. Überblicken wir diesen Bereich, so ist offenbar, daß es anthropomorphisierend gesehene, räumliche Gebilde sind, die als Physiognomien ihren anthropologischen Sinn, ihr Wesen offenbaren und so zusammen eine Ordnung konstituieren, die zutreffend als raum- und bewegungsphysiognomische Ordnung bezeichnet werden kann. Unter diesen Gebilden lebt und bewegt sich der Mensch. Der tragende Grund, auf dem er steht, ist das Fundament dieser ganzen Ordnung. Tut ein Abgrund sich auf, gerät dieses Fundament ins Wanken und die ganze raumphysiognomische Ordnung wird in Frage gestellt, verliert ihre bergende Kraft und Bedeutung. So sehr das friedliche Tal etwas unmittelbar Einladendes hat, so sehr der ragende Berg den Menschen verlocken und herausfordern kann, ihn zu bezwingen, so unmittelbar wie diese Freuden ist unmittelbar die Angst vor dem Abgrund. Die Lust des Bergsteigers hat ja auch nur entfernt und mittelbar etwas zu tun mit der räumlich-geometrischen und physikalischen Beschaffenheit des zu besteigenden räumlichen Gebildes, des Berges. Das Stolze lockt den Bergsteiger, das Ragende, das Einsame des Berges. Wo Quellen der Lust, da lauert auch die Gefahr der

Angst. Goethe sagt in den „Wanderjahren“: „Es ist ja überhaupt kein echter Genuß als da, wo man erst schwindeln muß.“

Der Höhenschwindel, diese spezifische Angst, in den Abgrund zu stürzen, ist also gleichsam der Indikator für die in solchem Erleben gestörte raumphysiognomische Daseinsordnung. Als lockend, einladend, ruhend erfahren wir die physiognomisch bedeutsamen räumlichen Gebilde der Welt, in der wir, wie HEIDEGGER sagt, „je schon sind“. Den drohenden Abgrund kann der aufrechtstehende Mensch, soweit er nicht schwindelfrei ist, als Grenzsituation der raumphysiognomischen Daseinsordnung nicht ertragen. Das Fundament dieser Ordnung, der tragende Grund gerät ins Wanken. Es ist anzunehmen, daß die Angst, die die Menschen bei Erdbeben erfaßt, dem Höhenschwindel verwandt ist.

Besonderheiten dieser spezifischen Angst des Höhenschwindligen, unter bestimmten Bedingungen erkennbar und geeignet, das Wesen dieser Angst zunehmend zu erhellen, ließen sich manche erörtern. Wir beschränken uns hier auf Weniges: Es ist z. B. eine von vielen bemerkte, verwunderliche Erfahrung, daß der Höhenschwindlige im Fluge, im Flugzeug von seiner spezifischen Angst zumeist verschont bleibt. Nebensächliches spielt dabei gelegentlich eine Rolle: Die Fenster sind klein und bieten nur geringen Ausblick. Aber die genannte verwunderliche Erfahrung bezieht sich auch auf den Flug im offenen Flugzeug. Das Wesentliche scheint dieses: Die Angst des höhenschwindligen Menschen ist Angst des aufrecht auf tragendem Grunde am Abgrund Stehenden. Der fliegende Mensch ist aber nicht der stehende Mensch. Er hat sich vom tragenden Grund gelöst, erhoben. Er ist schwebend, im Sprung, mag diese Tatsache auch durch die im Flugzeug zumeist verwirklichte Dimension des Sprunges verhüllt sein und daher unwahrscheinlich und nicht recht glaubhaft. Bedenken wir aber das Folgende: der schwebende Mensch ist, wie gesagt, der springende, der sich vom tragenden Grund gelöst hat, seiner gleichsam nicht mehr bedarf, bzw. erst an der Stelle des Wiederaufsprungs. Der übersprungene Raum zwischen Absprung und Aufsprung ist nicht tragender Grund im Sinne der Standfläche, auf der der Aufrechtstehende seine Standsicherheit findet. Das Übersprungene kommt als tragender Grund nicht in Frage. Es vollzieht sich ja schon der Gang des Menschen in kleinen Sprüngen, in Schritten. Wir sind gewöhnt, im Schreiten Teile des Bodens zu überschreiten, zu überspringen. Das heißt also, diese übersprungenen bzw. übergangenen Teile des Bodens kommen als tragende Standfläche gar nicht in Frage. Kein Abgrund, z. B. keine Gletscherspalte, ruft daher Schwindel hervor, wie tief auch der Blick frei in diese Tiefe dringen kann, vorausgesetzt, sie ist nicht breiter, als daß sie leicht überschritten oder übersprungen werden kann.

Beziehungen zu anderen Platzängsten sind erwähnt. Auf einen interessanten Unterschied sei hingewiesen: Die Angst des Agoraphoben bleibt zumeist aus oder wird gemindert, wenn ein vertrauter Mensch den Agoraphoben begleitet. Eine solche Begleitung nützt dem Schwindligen am Abgrund nichts. Die Angst des Agoraphoben stellt sich ein auf Plätzen und Straßen, Räumen also, die der Begegnung von Menschen dienen. In der Weite einer ländlichen Umgebung bleibt der Agoraphobe fast immer von der Angst verschont. Der Mensch, begegnend und begleitend, spielt also in der beim Agoraphoben in

Frage gestellten Daseinsordnung im Unterschiede zur rein raumphysiognomischen Daseinsordnung eine wesentliche Rolle.

Andere, mehr metaphorische Beziehungen sind nicht zu übersehen, sie drängen sich geradezu auf. Wir sprechen von geistiger und moralischer Höhe. Der Lebensweg eines Menschen kann ihn auf schwindelnder Höhe dahinführen. Auch da gibt es die Möglichkeit des Strauchelns, des Abgleitens und des jähen Sturzes. Auch da gibt es drohende Abgründe. Nicht zufällig sprechen wir vom Fall des Mädchens, vom Rückfall des Süchtigen oder des Verbrechers. Es finden sich solche legitime Ausweitungen des Begriffes der Vertikalität auf das Gebiet des Geistigen und des Moralischen in der modernen anthropologischen Literatur, so bei E. STRAUS [3] und bei BINSWANGER, vor allem in seinem Ibsen-Buch. Da findet sich denn auch die Erwähnung des Höhenschwindels. Am eindrucksvollsten, den anthropologischen Sinn des Schwindels auch metaphorisch am vollsten erfassend, sind KIRKEGAARDs bekannte Worte über Schwindel und Angst. An Stelle einer weiteren Explikation des Problems stehen hier die bekannten Sätze: „Die Angst kann man mit dem Schwindel vergleichen. Wessen Auge veranlaßt wird, in eine gähnende Tiefe hinunterzuschauen, der wird schwindelig. Worin liegt aber die Ursache hiervon? Ebenso in seinem Auge, wie in dem Abgrund. Wenn er nur nicht herunterstierte! So ist die Angst der Schwindel der Freiheit. Sie entsteht, wenn die Freiheit, in dem der Geist die Synthese setzen will, in ihre eigene Möglichkeit hinunterschaut und dabei nach der Endlichkeit greift, um sich daran zu halten. In diesem Schwindel sinkt die Freiheit zu Boden."

Ohne Zweifel wird in solcher metaphorischen Verwendung des Schwindelbegriffes eine anthropologische Wirklichkeit in angemessener Weise erfaßt. Es scheint mir aber nicht, es liegen auch keine dafür sprechenden Erfahrungen vor, daß diese mehr metaphorische Bedeutung des Schwindels, der volle anthropologische Sinn des Wortes, herangezogen werden muß, um das so häufige Symptom des Höhenschwindels zu erklären. Seine Ursache scheint vielmehr in einer zunächst nicht näher begründeten spezifischen Labilität der Höhenschwindligen gegenüber der die Sicherheit unseres aufrechten Standes fundierenden physiognomischen Raumordnung zu liegen. Sicher spielt dabei eine wichtige Rolle, daß mit dem in den Abgrund geratenden Blick der Abgrund nicht nur schlechthin sichtbar wird, sondern der Blickende „auch" schon im Abgrund „ist", und damit „schon auf dem Wege" in die Tiefe [4].

Vielleicht würde eine darauf gerichtete Untersuchung interessante Korrelationen zutage fördern. Wir wissen darüber nichts. Bemerkenswert ist, daß es Schwindlige gibt, die kein Verlangen haben, Gipfel zu besteigen, und andere, die danach brennen und so unter der Schwindelangst leiden. Es gibt Schwindelfreie, die es genießen, über Abgründe angstfrei zu triumphieren und andere, die fragen, „was sie da oben eigentlich sollen".

Der hier vorgetragenen Interpretation könnte man schließlich noch mit einem sehr wichtigen Argument entgegentreten. Man könnte sagen: Es handle sich bei den so genannten Raumphysiognomien doch gar nicht um Wirklich-

[3] STRAUS: Aufrechte Haltung. Mschr. Psychiatr. 117 (1949).

[4] ZUTT: „Außersichsein" und „auf sich selbst Zurückblicken" als Ausnahmezustand. Nervenarzt 24, 24 (1953) und diese Sammlung S. 342.

keiten, es handele sich doch eben um anthropomorphisierende dichterische Umschreibungen. Weder der Quell entspringe, noch das Tal lade ein, noch führe der Weg. Es sehe nur so aus. Es handle sich doch um tote Natur. Springen, einladen und führen könnten aber nur lebendige Wesen und nicht anders sei es mit dem Abgrund. Er tue sich nicht auf, er gähne nicht und drohe nicht zu verschlingen. Man dürfe diese anthropomorphisierend-dichterische Beschreibung nicht mit der Wirklichkeit verwechseln, sie nicht für eine solche Wirklichkeit ausgeben und daraus so weitgehende psychologische Konsequenzen ziehen, daß man das Auftreten echter, zu Boden ziehender Angst bei vielen gesunden Menschen daraus ableitet. Auf diesen Einwand gibt es eine einfache Antwort. Wir wollen und können die Frage, was am Menschen und der Welt das Wirkliche sei und was „nur" dichterische Beschreibung, die Frage, ob die Sprache der Dichter nicht gerade die entscheidende menschliche Wirklichkeit enthülle und erfasse, hier nicht eingehend diskutieren. Das aber scheint mir unbestreitbar: Das stolze Aufragen des Gipfels ist so wirklich wie unsere Freude, ihn zu bezwingen. Das Stille, Ruhende und Einladende des Tales so wirklich wie der Friede, der uns da umfängt. Das Gähnen, Drohen und Verschlingen des Abgrundes so wirklich wie die Angst, die den Schwindligen zu Boden zieht. Man befrage den vom Schwindel erfaßten, ob diese Angst eine Wirklichkeit sei. Er könnte uns auch das Wort von PASCAL entgegenhalten: „Le coeur a sa raison, que la raison ne connait pas" [5].

Zu Beginn dieser Betrachtung haben wir den Höhenschwindel als Beispiel gewählt für einen Angstzustand, der den Menschen in der Grenzsituation einer bestimmten Daseinsordnung befällt, weil in dieser Grenzsituation Geborgenheit und Sicherheit in eben dieser Daseinsordnung verloren geht. Der Abgrund hat sich als den Schwindligen untragbare Grenzsituation der raumphysiognomischen Daseinsordnung erwiesen. Auch das Weitere und Wichtige hat sich ergeben: daß sogar das Fundament der raumphysiognomischen Daseinsordnung, die Standfläche, der tragende Grund, in der Grenzsituation am Abgrund seine sichernde und bergende Kraft verliert. Worin liegt nun die Bedeutung des Höhenschwindels als Beispiel? Was kann dieses Beispiel lehren?

Zunächst scheint es von großem Wert, daß Höhenschwindel so verbreitet ist, allen bekannt, vielen aus eigener Erfahrung. Er bietet sich leicht zum Experimentieren an. Diese Situation, in der viele Menschen von rationalsinnloser, aber echter und schwerer Angst befallen werden, ist leicht herstellbar. So ist die empirische Basis eindeutig und klar. Auch hat die Alltäglichkeit an sich etwas Beispielhaftes. Sie zeigt: man muß sich hüten zu glauben, die Phänomene des Seelenlebens oder seiner krankhaften Abwandlungen wären in unseren wissenschaftlich-begrifflichen Beschreibungen hinreichend erfaßt, das Bergwerk der psychopathologischen Phänomene wäre abgebaut. Mir scheint vielmehr, daß das Gerüst unserer Begriffe uns vieles psychologisch und psychopathologisch Wesentliches verstellt oder unserer Aufmerksamkeit entzieht. Es ist daher bemerkenswert, wie geringe Beachtung das alltägliche Phänomen des Höhenschwindels gefunden hat und eine Lehre, daß es ein belehrendes Beispiel sein kann.

[5] PASCAL: Pensées, § 89.

Daß wir nicht wissen, warum der eine schwindelfrei und der andere schwindelig ist, das haben wir gesagt. Es leuchtet ein, daß individuelle lebensgeschichtliche Daten einem so weit verbreiteten Symptom nicht zugrunde liegen können. Wenn es nicht konstitutionelle Verschiedenheiten sind, die über die Standhaftigkeit des Einzelnen innerhalb der raumphysiognomischen Ordnung am Abgrund entscheiden, so können es im Hinblick auf die große Zahl der Schwindeligen natürlich nicht individuelle lebensgeschichtliche Daten sein, sondern nur wahrscheinlich frühe Wesensprägungen, die in gleicher Weise auf eine so große Zahl von Menschen, als es eben Schwindelige gibt, einwirken.

Was weiter lehrt uns das Beispiel? Der Höhenschwindel „dergleichen Angst und Qual" ist rational nicht verstehbar, so wenig wie eine andere Platzangst, eine andere Raumphobie. Gleichwohl wäre es falsch, aus dieser Tatsache, daß uns diese echte und schwere Angst rational sinnlos scheinen muß, zu schließen, daß hier psychologisch nichts mehr zu verstehen sei. Es wäre ganz falsch, eine physiologische Erklärung gleichsam zur Hilfe zu rufen, wie es im Fall des Höhenschwindels solche Erklärungsversuche tun, die (wie auch der von Kobrak) glauben, der Abgrund sei ein optischer Reiz, der auf das Labyrinth wirke, etwa wie eine im Kreise sich drehende Wand den feststehenden Menschen in einen optokinetisch-labyrinthären Schwindel zu bringen vermag. Nicht die Physiologie ist zu befragen, nachdem eine rationale Erklärung versagt hat, sondern die physiognomische Wirklichkeit, „la raison du coeur". Um noch einmal deutlich zu machen, was das heißt, wiederholen wir: Das stolze Aufragen des Gipfels ist wirklich, wie unsere Freude, ihn zu bezwingen. Das Stille, Ruhende und Einladende des Tales wirklich wie der Friede, der uns da umfängt. Das Gähnen, Drohen und Verschlingen des Abgrundes wirklich, wie die Angst, die den Schwindelnden zu Boden zieht. So erkennen wir am Beispiel des Höhenschwindels die Macht und Bedeutung der physiognomischen Wirklichkeit für unser Erleben, auch für das Ausbrechen schwerer Angst.

Dabei kann der am Abgrund von Angst Erfaßte über den wahren Grund seiner Angst nichts aussagen. Er hält die Situation für gefährlich. Die Einsicht, daß objektiv keine Gefahr vorliegt, ja eine „noch so gefestigte philosophische Weisheit" hilft ihm nichts. Auch dem Beobachter bleibt Wesen und eigentlicher Grund dieser Angst im allgemeinen verborgen. Erst eine anthropologische Interpretation macht Wesen und Grund der Angst offenbar. Dies zeigt: Auch dann, wenn Angst in ihrem spezifischen Wesen und Grund dem psychologischen Verstehen zunächst rätselhaft bleibt, ist kein Grund, an primär körperliche Ursachen zu denken. Denn gewiß verfallen nicht alle am Abgrund dem Schwindel, nur viele. Konstitutionelles, körperlich Begründetes mag wie gesagt mitspielen. Daß der Abgrund aber, wenn auch in einem zunächst verborgenen Sinn, die wesentliche Ursache der Angst der Schwindeligen ist, wird kein Vernünftiger bestreiten.

Es wäre natürlich möglich, den Abgrund entsprechend einer verbreiteten psychologischen Betrachtungsweise als Erlebnisreiz, die Schwindelangst als Erlebnisreaktion aufzufassen. Die Abstraktion auf das Schema Erlebnisreiz-Erlebnisreaktion scheint mir aber nicht unbedenklich. Eine solche Betrachtungsweise schließt die Gefahr in sich, daß vieles unbeachtet, verborgen bleibt:

Zunächst *weshalb* der Abgrund Erlebnisreiz ist. Das müßte einfach hingenommen werden. Denn es bliebe ja auch verborgen, welcher Daseinsordnung der Abgrund zugehört. Aus der Erkenntnis dieser Zuordnung aber ergibt sich erst das Spezifische der Angst, vor allem wird erst dadurch sichtbar, wie das Fundament der raumphysiognomischen Ordnung, der tragende Grund, wenn diese Ordnung im ganzen in Frage gestellt ist, eine Wandlung erfährt, vom sicher Tragenden, Bergenden zum Gefährlichen, Wankenden, Abgründigen. Wir wissen, daß auch physiologische Sachverhalte und Vorgänge nur bedingt im Schema Reiz-Reaktion erfaßt werden können, daß die Betrachtung der raumzeitlichen Gesamtsituation zu vertieftem Verständnis verhilft. Wieviel mehr trifft dies zu, wenn es gilt, seelische Phänomene zu interpretieren. Die Frage muß also lauten: In welche Situation ist der Mensch geraten? Welche Ordnung, die ihm sonst vertraute Geborgenheit gewährt, ist in Frage gestellt? Befindet sich der Geängstete möglicherweise in der Grenzsituation einer Daseinsordnung? Was ist das Spezifische seiner Angst? Auf den Verlust welcher Geborgenheit verweist sie?

Wenn nun der Schwindelfreie zum Schwindelnden spricht, ihm die Grundlosigkeit seiner Angst vor Augen hält, ihn mahnt, ruhig stehenzubleiben oder weiterzuschreiten, wobei beiden Sinn und Grund der Angst zuallermeist verborgen ist, erinnert uns diese Situation nicht an Situationen unserer psychiatrischen Erfahrung, wenn wir geängsteten Kranken das rational Sinnlose ihrer Angst vor Augen halten und gerade diese rationale Grund- und Sinnlosigkeit ihrer Angst für das Charakteristische ihrer Krankhaftigkeit ansprechen? Ganz abgesehen von der Frage der Ursache, aus der heraus die Angst entsteht, bleibt immer die Aufgabe der anthropologischen Interpretation der Angst. Diese Aufgabe lösen wir, indem wir eben die Frage zu stellen und zu beantworten versuchen: Was ist das Ordnungsspezifische der jeweiligen Angst, welche Geborgenheit ist dem Menschen verlorengegangen, ist er in eine Grenzsituation geraten, wodurch die sonst sicher bergenden Dinge ihre sicher bergende Bedeutung und Kraft verloren haben und „gefährlich“ wurden. Aus dieser Interpretation erst ergibt sich ein Hinweis, wie und wo der Geängstete in Sicherheit gebracht werden kann.

Schließlich erkennen wir noch etwas Wichtiges an der Angst des Höhenschwindeligen, an der Erfahrung nämlich, daß der Höhenschwindelige nicht ein allgemein ängstlicher Mensch ist, daß er im Gegenteil in Situationen, in denen andere angstvoll versagen, unerschrocken und mutig sein kann. Diese klare Erkenntnis bestätigt, daß Angst den Menschen nicht entsprechend der Schwere der objektiven, rational einsehbaren Gefahr befällt. Vielmehr gibt es eine spezifische Empfindsamkeit, Verletzlichkeit, wie ich glaube, eine ordnungsspezifische Empfindsamkeit jedes Menschen, wodurch jeder gleichsam zu einem Spezialisten der Angst wird. Man kann es auch so ausdrücken: Jeder hat seine *Achillesferse*. Es geht daher nicht an zu argumentieren, es müsse etwas körperlich Krankhaftes im Spiele sein, wenn ein Mensch von einem schweren Angstzustand befallen wird, während er in anderen objektiv gefahrvolleren Situationen angstfrei geblieben ist. Ein Mensch kann im Kugelregen des Gefechtes unerschrocken und ruhig bleiben und gleichwohl nicht in der Lage sein, ohne schwere Angst ein Gerüst zu besteigen. So wie die objektive Gefahr nicht der

Grund ist, daß der Höhenschwindlige von seiner Angst befallen wird, so spielt die objektive Gefahr sicher auch für die Entstehung vieler anderer spezifischer Ängste keine Rolle, sondern die Empfindlichkeit des einzelnen Menschen gegen solche Situationen, in denen seine Geborgenheit in einer Daseinsordnung in Frage gestellt ist, gegen ordnungsspezifische Grenzsituationen.

Diese Lehren entnehmen wir der alltäglichen Erfahrung des Höhenschwindels. Nunmehr erhebt sich dringend die Frage, welche andere anthropologisch wesentliche Daseinsordnungen, innerhalb deren der Mensch im allgemeinen seine Geborgenheit hat, können wir namhaft machen.

Als Daseinsordnungen, die für das alltägliche konkrete Leben der Menschen entscheidende Bedeutung haben, sind Wohnordnung und Rangordnung zu nennen. Die alltägliche Erfahrung mit Menschen lehrt, wie wesentlich für friedliche Geborgenheit es ist, daß sie in ihrem Wohnen und ihrem Rang ihren Platz, ihre Zufriedenheit, ihren Frieden gefunden haben. Ich will versuchen, in einer kurzen Darstellung hervorzuheben, wie viele Tatsachen und Ereignisse eines menschlichen Lebens eine rangordnungs- und wohnordnungsspezifische Bedeutung haben.

Zuvor noch eine Bemerkung: Ich glaube, daß es neben der Rang- und Wohnordnung nur noch eine gibt, die sich an konkreter anthropologischer Bedeutung mit den beiden anderen Daseinsordnungen messen kann: Die gesundheitlich-biologische Ordnung unseres Leibes. Daß wir ihm, als einem „tragenden Grund“ unseres Lebens vertrauen, birgt und sichert uns in der Sphäre des Biologisch-Körperlichen. Die spezifische Angst bei Störungen dieser Daseinsordnungen ist die Angst durch Versagen der Gesundheit sterben zu müssen. Grenzsituationen scheinen in erster Linie durch Funktionsstörungen am Herzen und an der Atmung bedingt. Auch hier scheint es Schwindelfreie und Schwindelige zu geben. Nicht jede coronare Durchblutungsstörung führt zur Todesangst. Hypochondrische Ängste gehören in diesen Ordnungsbereich.

Um den Anschluß zu zeigen, den unsere Betrachtungen über das Beispiel des Höhenschwindels an die folgenden Betrachtungen über die Wohn- und Rangordnung gewinnen, ist klarzustellen, daß die raumphysiognomische Daseinsordnung, in der der Abgrund als eine Grenzsituation sich erwiesen hat, zur Wohnordnung im eigentlichen, weiten Sinn gehört. Es ist nicht schwer, dies zu zeigen. Wir knüpfen an Vorhergesagtem an: zum führenden Weg, zum ruhenden See, zum einladenden Tal gehört das schützende Dach und die bergenden vier Wände. Auch für das Haus ist der tragende Grund, das sichere Fundament, wie in der ganzen raumphysiognomischen Ordnung entscheidend bedeutsam. Man baut nicht auf Sand, man baut fern vom Unsicheren, vom Abgründigen. Diese Zusammenhänge werden noch deutlicher, wenn wir bedenken, was Wohnen und somit die Wohnordnung heißt und bedeutet.

Durch die Weise unseres Wohnens trennen wir einen zu unserem individuell-privaten Leben gehörenden Raum, als das räumlich Vertrauteste, vom weniger Vertrauten und schließlich vom Fremden. So bewohnen wir unsere Wohnung, aber auch unsere Stadt, mehr einen Stadtteil als den anderen, unsere Heimat, die Erde, die Welt. Alle diese Räume können wir als uns Bergende bewohnen, sie können uns vertraut werden. Wohnen heißt ja nicht eine Wohnung haben, so wie sich das in der bürokratischen Abstraktion des Wohnungsamts ausmacht. Wohnen heißt in einem, dem eigenen Wesen angemessenen Raum für sich, mit den Seinen, abgesondert von den Fremden sein, mit diesen aber auch wieder in geregelter Weise, räumlich durch Türen, Treppen, Gänge und Straßen verbunden. In die Wohnung darf nur, wer hereingehört oder um Zutritt bittet und hereingelassen wird. Auf der Treppe geht man grüßend oder grußlos aneinander vorbei, auf der Straße schon ist man unter vielen, wird von ihnen gesehen und zeigt sich ihrer Kritik. Auch innerhalb der eigentlichen Wohnung gibt es eine Ordnung, hier zeigt sich schon die Integration mit der Rangordnung; nach einem oder dem anderen richtet sich alles, auch in der herrschenden zeitlichen Ordnung. Nicht jeder hat den Schlüssel, nicht jeder kann auf dem Schreibtisch und in der Küche walten und schalten, wie er gerade will.

Die Wohnung ist nicht geometrisch wie auf dem Plan des Architekten und des Planungsamtes nach objektiven Maßen räumlich geordnet, sondern subjektiv perspektivisch. Das heißt, wir leben auch in einem großstädtischen Mietshaus, sind wir erst eingewöhnt, fühlen wir uns da erst richtig zu Hause, in einem kontinuierlich vertrauten Raum, der auch das Haus, die Straße, Stadt und Land und den darüber gewölbten Himmel umfaßt. Wir können das eindrucksvoll an einer introspektiv leicht zugänglichen Erfahrung erkennen: Es mag sein, daß schon 1 m vom Kopfende meines Bettes entfernt ein objektiver Wohnraum mit seinem eigenen, mir fremden Stil, den ich nie gesehen habe, beginnt und sich ausdehnt, daß dort vielleicht ein Fremder, mir unangenehmer Mensch sich aufhält. Das gibt es aber nur auf dem geometrischen Plan. In der subjektiv-perspektivischen Ordnung meines Wohnens sind solche Räume nicht wirklich. Das Vertraute fügt und schließt sich daher lückenlos zu einer vertrauten Wohnordnung um die mich bergenden vier Wände zusammen.

Solches Wohnen gehört zum menschlichen Wesen, nicht weil wir zufällig oder aus rationalen Erwägungen auf den Gedanken gekommen sind, uns Wohnungen zu bauen, wohnen wir. Wir wohnen, weil der Mensch ein wohnendes Wesen ist, das je schon in der Welt, im Räumlichen in konkreter Weise sein privates Leben vom Öffentlichen und Fremden abgrenzt, es bewahrt. Die Wohnung birgt auch, insofern man da frei reden kann. Die Wände bergen uns nicht nur vor fremden Blicken, sondern vor fremden Ohren, auch akustisch. Es gelangt nichts hinaus, das private Leben ist in jeder Weise vor der Neugier derjenigen, die es nichts angeht, geschützt. Entscheidend Belehrendes über das Wohnen finden wir bei HEIDEGGER: „Wir wohnen nicht, weil wir gebaut haben, sondern wir bauen und haben gebaut, insofern wir wohnen, d. h., als die Wohnenden sind." Auf die ganze Tiefe des anthropologischen Sinnes des Wohnens weisen die anderen Sätze: „Wohnen, zum Frieden gebracht sein, heißt: eingefriedet bleiben in das Freie, das jegliches in sein Wesen schont. Der Grundzug des Wohnens ist dieses Schonen [6]." Alle Räume der Welt sind wesentlich anthropologisch auch Wohnräume.

---

[6] HEIDEGGER: Bauen, Wohnen, Denken in Darmstaedter Gespräch, S. 72. Neue Darmst. Verlagsanstalt 1951.

Auch innerhalb der Rangordnung hat jeder Mensch einen Platz. Auch in der Rangordnung sucht er den seinem Wesen angemessenen Platz und damit seine Geborgenheit, seine Zufriedenheit, seinen Frieden. So hat jeder seine Rangstelle zu finden innerhalb der Familie, der Freunde, der Bekannten, innerhalb der Personen, denen er im Beruf und in den mannigfachen Ordnungen des öffentlichen Lebens, in der kirchlichen oder politischen Gemeinde, der Partei, dem Verein begegnet. Schon durch die Geburt ist jedem eine Stelle in der Rangordnung zugewiesen, es gibt hohe und niedrige Herkunft, nach familiärer Tradition und materiellem Vermögen. Es gibt die anonyme, uneheliche Herkunft. Schande, die über Vorfahren gekommen ist, liegt schon auf dem Neugeborenen, wie er auch der Ehre früherer Generationen teilhaftig werden kann. Nicht nur Traditionelles ist bei der Geburt schon den Rang des Neugeborenen bestimmend vorhanden. Wenn auch latent, bringt er in seiner Veranlagung seinen möglichen Rang bestimmende Faktoren mit: Klugheit, besondere Talente, ästhetische Fähigkeiten, Besonderheiten des Temperaments, vitale Kraft und Gesundheit. Bedenken wir die Mannigfaltigkeit dieser traditionellen und konstitutionellen Faktoren, so sehen wir auch die Mannigfaltigkeit individueller Lösungsmöglichkeiten und Konflikte. Wir sehen auch die Möglichkeit gelungener und mißlungener Kompensationen auf Grund solcher verschiedenartigen Faktoren. Hinzu kommt, daß die rangmäßige Einordnung von der frühesten Kindheit bis zum Tode immer eine Aufgabe bleibt. Denn der Wandel der Lebensalter von der hilflosen Kindheit, über das Reifen, Wachsen, selbständig und erwachsen werden, bis zum allmählichen Abtreten von der Lebensbühne und zum hilflosen Greisentum weist dem Menschen eine jeweils andere Stelle in der Rangordnung zu. Auch hier gilt: „Qui n'a pas l'esprit de son âge, de son âge a tous les malheurs." Natürlich gibt es auch die freie Entscheidung zum Aufstieg in der Rangordnung, es gibt das Wagnis, das gelingen kann und scheitern.

Es ist natürlich keineswegs meine Meinung, daß lebensgeschichtliche Tatsachen auf ihre spezifische Bedeutung für die Rangordnung des betreffenden Menschen bezogen in der vollen und letzten Tiefe ihres anthropologischen Sinnes damit erfaßt sind. Allerdings aber glaube ich, daß dem rangordnungsspezifischen Sinn von Tatsachen und Erlebnissen ein anthropologisch kaum zu unterschätzendes Gewicht zukommt. Entscheidet sich doch je nach dem, ob dem Menschen diese Einordnung gelingt, die Frage, ob er in Frieden und Vertrauen oder in Mißtrauen und Angst lebt. So betrachtet kann vieles Alltägliche eines menschlichen Schicksals eine hohe ordnungsspezifische Bedeutung haben. Welche Schule man besucht, welche Examina man macht, wodurch man sich Berechtigungen erwirbt, wie man Examina und vieles andere besteht. Examensangst und Lampenfieber, diese unvernünftigen und störenden Reaktionen, erfahren von daher als das Bestehen vor Andern eine entscheidende Beleuchtung. Die Frage, welche Karriere man macht, ob man zurückbleibt, mitkommt oder andere überholt, ob man eine hohe oder niedere Stelle erreicht, alles dies ist von höchster rangspezifischer Bedeutung. Ehrenzeichen zu haben ist angenehm, man ist berechtigt, sie öffentlich zu tragen. Vorbestraft zu sein ist eine Schande und man legt Wert darauf, daß die Strafe selbst im Strafregister gelöscht wird.

Anerkannt, begehrt oder umworben zu sein, hebt das Selbstbewußtsein. Die Andern gewähren bereitwillig den Vortritt auf eine höhere Stelle innerhalb der Rangordnung. Als unbeachtetes Mauerblümchen zu leben, heißt verstoßen zu sein in der Rangordnung und ist gerade auch darum schwer zu tragen. Verheiratet zu sein ist gerade für die Frau von entscheidender rangspezifischer Bedeutung. Scheidungskämpfe sind zumeist unter rangspezifischen Gesichtspunkten nur verständlich. Die Auseinandersetzung mit der eigenen Sexualität und deren Forderung ist für die verheiratete Frau etwas unvergleichbar anderes als für die unverheiratet alleinstehende. Daran kann der zeitbedingte Wandel der Sitten nur im begrenzten Ausmaß etwas ändern. Die daraus sich ergebenden rangspezifischen Konflikte sind besonders häufig und es fällt von hier aus vielleicht noch ein Licht auf KRETSCHMERs in seiner Weise meisterhaft analysierte Fälle von sensitivem Beziehungswahn, die alle unverheiratete Frauen waren.

Rangordnung und Wohnordnung sind mannigfach integriert. Das zeigt sich, wie oben erwähnt, schon in der Ordnung jeder privaten Wohnung, in der ein jeder seinem Rang entsprechend Raum hat, sogar seinen Platz am gemeinsamen Tisch. Aber es gibt nicht nur große und kleine Wohnungen, es gibt bessere und schlechtere, es gibt bessere und schlechtere Wohngegenden, es gibt Mietskasernen, Lauben und eigene Villen. Es gibt den Sitz der Regierung. Daß die Bedeutung der Wohn- und Rangordnung vor der Transzendenz nicht haltmacht, daß die Integration dieser Daseinsordnung auch dort im Jenseitigen konkretisiert ist, das zeigen die Wohnungen der Götter, das zeigen die Verse: „Brüder, überm Sternenzelt muß ein lieber Vater wohnen".

Daß Rang- und Wohnordnungen und ihre Integrationen, für Ordnung und Unordnung des menschlichen Lebens, für Frieden und Zufriedenheit, für Streit und Konflikte innerhalb des Gesunden und Kranken von außerordentlicher Bedeutung sind, hat mich die alltägliche Lebenserfahrung gelehrt, die Sprechstunde und die Klinik. Es scheint mir aber auch eindrucksvoll, bedeutsam und lehrreich, daß es diese beiden Ordnungen sind, die schon im Tierreich in differenzierter Weise das Leben der Tiere ordnend, angetroffen werden. Das was dort zur Beobachtung kommt, als Rangordnung, z. B. in der Hackreihe der Hühner, als Wohnordnung in der Wahl, Bedeutung und Verteidigung des Herrschaftsbereichs, des Reviers, läßt deutlich erkennen, wie tief im Biologischen verwurzelt diese Ordnungen sind. Was in dieser Hinsicht die Tierpsychologie und Verhaltensforschung an den Tag gebracht hat, verdient unsere sorgfältige Aufmerksamkeit. Es verdient unsere Aufmerksamkeit aus dem gleichen Grunde, aus dem Diotima im Gastmahl des Sokrates auf die unheimliche Verfassung aller Tiere hinweist, wenn diese zu zeugen begehren. In der Interpretation dieser Stelle durch GERHARD KRÜGER heißt es: „Bei den Menschen sagt sie, könnte man meinen, sie täten das auf Grund der Überlegung, also in einem freien einfach menschlichen Verhalten. *Die Tiere,* die vor Liebe krank sind und die in diesem Zustande nicht nur zeugen, sondern auch Heldentaten der Elternliebe vollbringen, *können lehren,* daß es auch bei menschlicher Liebe nicht um Menschlichkeit in dem uns vertrauten Sinne geht, sondern wirklich um ein Leben unter der Herrschaft einer höheren Macht, von der der

Liebende besessen ist" [7]. Diese Sätze sagen treffend, was das Verhalten der Tiere lehren kann. Rangordnung und Wohnordnung sind nichts, was einfach auf Grund von Überlegungen vom Menschen hergestellt, gemacht werden kann. Auch hier ist die Herrschaft einer höheren Macht fühlbar, die Herrschaft nämlich von anthropologischen Ordnungen, ohne die es kein menschliches Leben gibt. *Wie* wir uns im Rang und im Wohnen einordnen, unterliegt wohl zum Teil unseren Entscheidungen, unseren Entwürfen. *Daß* wir uns aber einordnen, ist eine notwendige Voraussetzung unseres Daseins. Wir sind je schon geordnet. Dieser Notwendigkeit sind wir ebenso „ausgeliefert", wie anderen natürlichen Notwendigkeiten unseres menschlichen Wesens.

Darin liegt der Grund, warum es in diesen Lebensbereichen oftmals so gar nicht vernünftig zugeht. Viele sind in den Wirren der letzten Jahre ums Leben gekommen oder doch in schwerste Not und Bedrängnis, weil sie sich von der Heimat, von Haus und Hof, von der Wohnung, von den vertrauten Dingen nicht trennen konnten. Viele waren eben nicht in der Lage, ihre Entscheidungen geographisch, nach Landkarte und Globus zu treffen. Nicht jeder kann auf dem Globus leben. Wenn das Fremde feindlich und gefährlich herandringt, sucht man Schutz und Geborgenheit, dort wo man den gewohnten Frieden hat. Es ist kein Zufall, daß im Deutschen Wohnung und Gewohnheit dem gleichen Wortstamm entspringt. In der gewohnten Wohnung haben wir das Höchstmaß räumlicher Geborgenheit. Je älter wir werden, desto mehr. Man kann alte Bäume nicht verpflanzen. So zeigt sich das Unvernünftige wiederum als vernünftig nach der Vernunft des Herzen, nach der Daseinsordnung des Wohnens. Wir hatten uns sehr zu wundern, wie gelassen und ins Schicksal ergeben die meisten die anonyme, gemeinsame Gefahr der Bombennächte überstanden. Rangordnung und Wohnordnung wurden dadurch gleichsam von außen her bedroht, nicht von innen in Frage gestellt. Sie ließen sich aufrechterhalten, verteidigen, man konnte sich in ihnen bewähren, wenn es not tat in allerhand Improvisationen. So komisch es klingen mag, es ist für den unbefangenen Beobachter eine sichere Erfahrungstatsache, daß Hunderte von Bombennächten von den meisten besser ertragen werden konnten, als die „gemeinsame Küche", dieses Symbol für die Enge und Wohnraumnot unserer Nachkriegszeit. Sie ist Anlaß und Schauplatz vieler heftiger und erbitterter Konflikte geworden. Wie unvernünftig scheint das. Warum soll man, nachdem das Leben nicht mehr bedroht, der Krieg zu Ende, nicht fähig sein, durch eine vernünftige zeitliche und räumliche Einteilung sich auch in beschränktem Raum, in einer gemeinsamen Küche, zusammen einzuordnen und zu vertragen. Eindrucksvoll war dieser Widerspruch zwischen vernünftiger Überlegung und Vernunft des Herzens, zwischen den Gesetzen der Ratio und denen der Rang- und Wohnordnung in einem Fall, der uns zur Begutachtung überwiesen wurde:

Ein bis dahin unbestrafter 60jähriger Mann hatte in bester, hilfreicher Absicht seine beiden Töchter und die beiden Schwiegersöhne, die durch die Kriegsereignisse wohnungslos geworden waren, je in einem Zimmer seiner eigenen 3-Zimmer-Wohnung mit Küche, die er mit seiner Frau bewohnte, aufgenommen. Obwohl zwischen Eltern und Kindern auch früher schon Spannungen und Streit vorgekommen waren, der Vater war reizbar und jähzornig, entsprang

[7] Krüger, Gerhard: Einsicht und Leidenschaft, S. 6. Frankfurt a. M.; Klostermann 1948.

die Aufnahme der Kinder einer sicher guten, väterlichen Absicht. Trotzdem führten die kleinen Reibereien und die alltäglichen Schwierigkeiten, in gegenseitiger, vernünftiger Rücksichtnahme zu einer einmütigen Ordnung zu kommen, allmählich zu immer größeren Spannungen. Bezeichnenderweise kam es schließlich dazu, daß man sich trennte, ohne daß eine äußere Trennung der Wohnungen möglich war. Die Töchter zogen sich aus der Küche zurück, erstellten sich in ihren eigenen Zimmern Kochgelegenheiten. Man sprach nur noch das Notwendigste und ging sich auf engstem Raum aus dem Wege. Ein kleiner Anlaß führte zum offenen Streit zwischen dem Vater und einem der Schwiegersöhne. Im Verlauf dieses Streites verletzte der Vater den Schwiegersohn lebensgefährlich durch einen Stich in den Leib. Gewiß, der Vater war ein reizbarer Mensch, aber wie gesagt, bisher unbestraft durchs Leben gekommen. Es ist kein Zweifel: Er hätte sein Leben auch ohne Strafe beschlossen, hätte er nicht in Unkenntnis der Unvernunft seines Herzens und ahnungslos über die Gesetze der Raum- und Wohnordnung sich selbst in eine Situation begeben, die für ihn eine ordnungsspezifische, unerträgliche Grenzsituation war. Selbstverständlich war er für seine Tat voll verantwortlich. Krankhaftes war nicht im Spiel.

Man könnte einwenden, in diesem Beispiel habe Angst keine Rolle gespielt. Das wäre, glaube ich, oberflächlich, wie immer, wenn man nur dann von Angst spricht, wenn diese als solche für den Geängsteten und den Beobachter erkennbar in Erscheinung tritt. Aus der angstfreien, vertrauten Geborgenheit innerhalb der Ordnung des Daseins führt der Weg über den Verlust des Vertrauens, des Gefühls der Geborgenheit über das Mißtrauen in die Angst. Im Mißtrauen schon zieht sich der Mensch aus der vertrauensvollen Verbundenheit mit dem bergenden Wesen der Menschen und Dinge um ihn zurück. Er befindet sich schon auf dem Wege zur angstvollen Bedrängnis der ausgesprochenen, erkennbaren Angst. Auch schon das Mißtrauen aber, als Vorstufe der Angst, hat so wie diese selbst eine das bergende Wesen der Menschen und Dinge wandelnde, es seiner bergenden Bedeutung beraubende Kraft. Innerhalb der Rang- und Wohnordnung sind ängstigende Grenzsituationen, „Abgründe" nicht so einfach und klar in ihrem Wesen zu erkennen wie der Abgrund in der raumphysiognomischen Daseinsordnung. Diese „Abgründe" tun sich auch nicht auf, sie brauchen jedenfalls nicht plötzlich da zu sein. Aber auch hier gibt es Situationen, die schließlich manchen Menschen einfach nicht mehr tragbar sind. Das lehrt der beschriebene Fall.

Der Wandel, den das bergende Wesen der Menschen und Dinge in ordnungsspezifischen Grenzsituationen vom Bergenden, Vertrauten und Sichernden zum Unheimlichen und Gefährlichen erfährt, kann bei manchen Menschen, gleichgültig welche Gründe dabei mitspielen, einen Wandel dieser Wesen bewirken, wie er uns als wahnhafte Bedeutungsbewußtheit bekannt ist: So wie der sicher tragende Grund im Schwindelanfall zum Wankenden, Abgründigen wird, so werden die vertrauten Menschen zu Feinden. Die sichernde Rangordnung ist in ihrem Wesen in Frage gestellt, man fühlt sich nicht geborgen, sondern beeinträchtigt, verfolgt. Alles wird rangspezifisch bedeutsam. Auch von den zufällig des Weges Kommenden wird man gesehen, angesehen, gemessen, beobachtet. Die Polizei erscheint nicht als die schützende, ordnende, sondern in ihrer inquisitorischen Funktion. Die Speise, in der ungestörten Ordnung eine wesentliche Konkretisierung des pflegenden Wohlwollens im Geben und Empfangen, wird zum Gift. Auch die Atmosphäre, die Luft kann vergiftet sein. Hier an Irritationen der Geruchs- und Geschmackssphäre zu denken, ist sicher zumeist unrichtig. Die soziologische Bedeutung von Atmosphäre und

Speise, von Appetit und Hunger muß hier in erster Linie bedacht werden [8]. Aber auch die die bergende Wohnordnung konkretisierenden Dinge können in ihrem Wesen dem wahnhaften Bedeutungswandel unterliegen: Die Wände dichten dann nicht mehr ab gegen das Fremde, sie haben Ohren, meist zeitgemäß in Form eingebauter Abhörgeräte, überall, auch durch Ritzen und Fensterspalten fühlt man sich gesehen, angesehen, beobachtet, bespitzelt und belauscht. Das Private ist öffentlich preisgegeben. Oft findet man die Spuren der Eindringlinge und fühlt sich seiner Habe nicht mehr sicher oder bestohlen.

Woran es im Einzelfall liegt, daß es zu einem solchen wahnhaften ordnungsspezifischen Bedeutungswandel der Menschen und Dinge kommt, ist uns, wie gesagt, nicht immer bekannt. Wir wissen ja auch nicht, weshalb der eine angstfrei am Abgrund ist und der andere vom Schwindel befallen wird. Körperliche Krankheiten, die den Menschen im Rang absinken lassen, können eine Rolle spielen, Störungen der geistigen Fähigkeit in der Richtung der Demenz, Bewußtseinsstörungen, primär krankhafte Störungen des ästhetischen Erlebnisbereichs. In vielen solchen Fällen wird uns die Zusammenschau der Symptome unter dem Gesichtspunkt der modifizierten Rang- und Wohnordnung lediglich dazu verhelfen, das Erleben solcher Kranken anthropologisch zutreffend zu interpretieren. Auch das ist schon von unverkennbarem, wissenschaftlichem Wert. Es gibt aber auch psychogen-psychotische Episoden und Entwicklungen, die bisher verkannt, sich einer solchen Betrachtung in ihrem Wesen überhaupt erst erschließen. Es wird nicht schwer sein, so scheint es mir, hierfür ausreichende kasuistische Belege beizubringen. Ich sehe darin eine klinisch-wissenschaftliche Aufgabe. Um zu zeigen, was hier gemeint ist, schildere ich kurz 2 Fälle psychotischer Episoden, abnormer Erlebnisreaktionen, die für das Gesagte als Illustration dienen mögen.

Ein heute 58jähriger selbständiger Arbeiter, aus einem kleinen Ort aus der Umgebung Frankfurts stammend, ist vor 23 Jahren mit seiner Frau nach Canada ausgewandert. Er war dort erfolgreich, hat sich einen eigenen Betrieb aufgebaut, von dem er und seine Kinder gut leben können. Im Kriege hatte er, immer noch deutscher Staatsangehöriger, mancherlei Schwierigkeiten zu bestehen. Es gelang ihm durch ruhiges und geschicktes Verhandeln mit den Behörden die Internierung von sich fernzuhalten. Überhaupt gilt er im ganzen als ein lebenstüchtiger und lebensmutiger Mensch. Im Jahre 1951 beschloß er, zum erstenmal nach 23 Jahren seine Verwandten, insbesondere seinen Bruder, auf dem Lande bei Frankfurt zu besuchen. Er entschloß sich zu einer Flugzeugreise, der ersten seines Lebens. Sorgfältig wurden die Vorbereitungen getroffen, alles streng gemäß den bestehenden Verordnungen. Allerdings machte es ihm Sorge, wie er das Geld, das er mitnehmen wollte, sicher verwahren könne. Es wurde eigens ein Leibriemen angeschafft, in dem das Geld Platz fand. Unter guten Vorzeichen wurde der Flug angetreten. Über dem Atlantik saß neben ihm ein Mann des gleichen Standes wie er selbst, mit dem er sich gut unterhielt. Sie tranken nicht mehr als es ihrer Gewohnheit entsprach und rauchten. In England hatte er das Flugzeug zu wechseln. Er trennte sich von dem angenehmen Begleiter. Während des mehrstündigen Aufenthalts wußte er mit sich selbst und den dortigen Möglichkeiten nichts Rechtes anzufangen, saß und lief eben umher und wartete. Schließlich fragte er andere Wartende nach dem genauen Abflugtermin seines Flugzeuges. Diese Leute sollen kurz zurückhaltend geantwortet haben und sich von ihm abgewandt haben. So schien es ihm jedenfalls. In diesem Augenblick erwachte in ihm das Mißtrauen. Er war überzeugt, daß man ihn überwachte, daß man ihn, obschon er gar nichts Böses vor oder getan hatte, wegen des Geldes verhaften wolle, er fühlte sich beobachtet und verfolgt. Diese Angst

[8] Siehe hierzu ZUTT: Pubertätsmagersucht. Arch. f. Psychiatr. u. Z. Neur. 180, 776 (1948) und diese Sammlung S. 195.

verließ ihn nicht mehr. Er bestieg das Flugzeug, in dem er von England direkt bis Frankfurt flog. Andere Mitfliegende hielt er für Kriminalbeamte, die hinter ihm her waren. Als er in Frankfurt das Flugzeug verlassen hatte und die Stewardeß ihn aufforderte zunächst mit seinem Paß zur polizeilichen Kontrolle zu gehen, ergriff er ein Messer und durchschnitt sich lebensgefährlich die Kehle. Er wurde in die Klinik gebracht, wo er sich unter ärztlichem Zuspruch und Beruhigungsmitteln, vor allen Dingen aber nach dem Besuch seines Bruders, beruhigte und erholte. Er blieb wenige Wochen, bis seine Wunde geheilt war, verbrachte dann entsprechend seiner Absicht Ferien bei seinem Bruder, verabschiedete sich in der Klinik und ist dann gut und wohlbehalten wieder per Flugzeug zu seiner Familie nach Canada zurückgekehrt. Auf die rationale Sinnlosigkeit seines Tuns angesprochen, gefragt, warum er, da er doch ein reines Gewissen hatte, nicht ruhig zur Polizei gegangen war, um dieses reine Gewissen zu offenbaren, sagte er: er habe die Schande, daß ihn die Polizei gefaßt hätte, nicht ertragen können. In dieser Weise habe die Polizei noch nie etwas mit ihm zu tun gehabt. Über die ganze psychotische Episode ging er hinweg. In ein Gespräch, das seine Krankheitseinsicht erweisen sollte, ließ er sich nicht ein. Er ging lachend darüber hinweg und begab sich froh und zuversichtlich auf die Heimreise.

Ich bin überzeugt, daß dieser Patient, wenn er nicht nach Europa geflogen wäre, auch wenn er sich ähnlichen körperlichen Belastungen ausgesetzt hätte, wie sie das Fliegen und die ungewohnte Umgebung und die vielleicht ungewohnte Ernährung mit sich brachte, von seiner psychotischen Episode verschont geblieben wäre. Die Situation, in der er sich zwischen den Kontinenten befand, ist also das Entscheidende für den Ausbruch der psychotischen Episode. Das Charakteristische dieser Situation ist das Fernsein ebenso von der alten wie der neuen bergenden Heimat. Durch eine unvertraute Technik findet er sich irgendwo auf dem Globus, unter Fremden, die nicht wissen wer er ist, abgesetzt. Diese unvorhergesehene Grenzsituation konnte er nicht ertragen, verfiel der Angst und dem Wahn. Nur die Erkenntnis, daß es sich hier um eine, im wesentlichen wohnungsspezifische Grenzsituation gehandelt hat, vermag einen solchen Fall befriedigend verständlich zu machen.

Ein zweiter Fall: Am 16. 12. 1951 wird der 54jährige Kranke von seinen Angehörigen in die Klinik eingeliefert, weil er zu Hause seit kurzer Zeit in der wahnhaften Befürchtung lebt, seine Frau und deren Familie wollten ihn vergiften. Es hatte sich folgendes zugetragen: Der Kranke und seine Frau mit ihren 2 Kindern, Flüchtlinge, leben in einem kleinen Ort bei Frankfurt, in engen Wohnverhältnissen, zumal sie die beiderseitigen Schwiegereltern noch bei sich haben. Schon seit Monaten war der Vater des Patienten an einem abdominalen Krebs krank. Die Pflege war schwer, besonders auch dadurch eine Zumutung an die Pflegenden, daß der durch das Leiden allmählich kachektisch zerfallende Körper des Kranken einen störenden Geruch verbreitete. In den letzten Tagen seines Lebens scheint der Kranke psychisch beeinträchtigt gewesen zu sein. Er soll von Vergiftung gesprochen haben. Schon einen Tag nach dem Tode des Vaters, durch den das Ranggefüge der Familie verändert wurde, wurde der Patient mißtrauisch und ängstlich, besonders seiner eigenen Frau gegenüber. Er war überzeugt, man habe den Vater vergiftet. In einem Fläschchen, das er nie gesehen zu haben glaubte, sei Gift und seine Frau wolle ihn, weil er die verbrecherischen Machenschaften durchschaut habe, beseitigen. Er suchte zunächst bei der Polizei Schutz und kam auf diesem Wege zu uns in die Klinik. Bemerkenswerterweise trat auch bei diesem Kranken eine wesentliche Beruhigung ein, nachdem die nicht im gleichen Ort wohnende Schwester des Kranken zu Besuch gekommen war, zunächst seine wahnhaften Befürchtungen gläubig angehört hatte, um dann selbst kritisch zu korrigieren und den Bruder zu beruhigen. Wir haben den Kranken schon nach Tagen wieder nach Hause entlassen. Er bekam einen Rückfall, beruhigte sich dann aber und ist seitdem gesund und unauffällig zu Haus.

Auch in diesem Fall scheint mir eines sicher: Wäre der Vater des Kranken z. B. vor Jahren auf der Flucht gestorben, so hätte sich die für die Rang- und Wohnordnung innerhalb der Familie erschütternde Tatsache des Krankenlagers und Todes innerhalb der engen Rang- und Wohngemeinschaft nicht zugetragen und es wäre zu diesem Zeitpunkt nicht zu dieser psychotischen Episode gekommen. Auch dieser Kranke war bis dahin immer geistig gesund gewesen. Sein Lebensalter, die Tatsache, daß in seiner Familie eine chronische Wahnkrankheit vorgekommen ist, mancherlei im einzelnen nicht zu durchschauende Spannungen und Rivalitäten innerhalb der Familie mögen eine Rolle spielen. An ein zufälliges Zusammentreffen der Ereignisse und der psychotischen Episode möchte ich auch dann nicht glauben, wenn der Kranke sich aus seiner Angst und seinem Mißtrauen nicht wieder zur vertrauten Einordnung in die Familie zurückgefunden hätte. Das Rang- und Wohnordnungsspezifische der lebensgeschichtlichen Krisensituation, in die der Kranke zur Zeit seiner Erkrankung geraten war, ist auch in diesem Falle nicht zu übersehen. Nicht irgendeine Angst hat ihn befallen, sondern die Angst, in seiner Wohnung nicht mehr geborgen, sondern bedroht, von seiner Frau nicht mehr wohlwollend gepflegt, sondern mit Gift bedroht zu sein. Das Spezifische dieser Angst ist uns der Indikator dafür, in welche ordnungsspezifische Grenzsituation der Kranke geraten war.

Damit ist diese Betrachtung zu Ende. Die skizzierten Fälle müssen als Beispiele hier genügen. Weitere Kasuistik ist beizubringen. Was unsere Betrachtung über die Daseinsordnungen, insbesondere die Rang- und Wohnordnung, über deren Bedeutung für vertraute Geborgenheit, Mißtrauen und Angst, über das Wesen von Grenzsituationen lehren kann, ist zunächst eine gegenüber unserer üblichen Betrachtungsweise erhöhte Bedeutung der aktuellen Situation, in die ein Mensch im Laufe seines Lebens gerät. Das Wesen dieser Situation, das lehrt eindringlich schon das Beispiel des Höhenschwindels, kann einfachen rationalen Überlegungen unverständlich bleiben. Erst einer vertieften anthropologischen Interpretation, wobei das in den Physiognomien erscheinende Wesen der Dinge in Betracht gezogen wird, offenbart sich der wahre anthropologische Sinn einer Situation. Dabei erkennen wir gerade am Beispiel des Höhenschwindels, daß die individuelle Empfindlichkeit in Grenzsituationen nicht entscheidend begründet zu sein braucht in Daten der individuellen Lebensgeschichte. Besonderheiten der Konstitution oder frühe Prägungen durch das typische Schicksal vieler, Faktoren, die uns in ihrem eigentlichen Wesen heute noch verborgen sind, spielen ganz offenbar eine Rolle. Auf alle Fälle aber bemerkenswert scheint mir der Charakter mancher Situationen als ordnungsspezifischer Grenzsituationen. Solche Grenzsituationen sind für alle Menschen wesentlich, für viele nicht leicht zu bestehen, für manche untragbar. Je nach der Fähigkeit, Grenzsituationen zu bestehen, entscheidet sich, ob der betreffende Mensch in seiner vertrauten Umwelt geborgen bleibt oder dem Mißtrauen und der Angst verfällt.

Wir sehen aber auch, wie Mißtrauen und Angst in Grenzsituationen das Wesen der Menschen und Dinge seiner bergenden Kraft und Bedeutung beraubt. Es wird, wie der tragende Grund am Abgrund, zu Abgründigem, zu Unheimlichem, Gefährlichem gewandelt. So kann die dargebotene Speise zu Gift, der schützende Polizist, der „Schutzmann“, zum inquisitorischen Feind und Verfolger werden. Ich glaube, daß so betrachtet manches, was sich hinter dem im psychiatrischen Alltag verbrauchten Begriff „paranoid“ verbirgt, in seinem Wesen und anthropologischen Sinn tiefer durchschaut werden kann. Allerdings scheint nicht jede Angst in Grenzsituationen diese das Wesen der Menschen und

Dinge wandelnde Wirkung zu haben. Den in der vorstehenden Betrachtung freigelegten Zusammenhängen kommt immerhin eine entscheidende Bedeutung zu. Daneben — so glaube ich — spielt eine wesentliche Rolle, in welcher Art der Verbundenheit mit den Menschen und Dingen der von Mißtrauen und Angst Befallene lebt.

Jedesmal aber, wenn ein wahnhafter Bedeutungswandel der Phänomene sich vollzieht, ohne daß rationale Überlegungen das Erleben der Kranken verständlich erscheinen lassen, an physiologisch verursachende Faktoren, gar an einen Prozeß, als an den entscheidenden ursächlichen Faktor zu denken, das geht, so glaube ich in den vorstehenden Darlegungen gezeigt zu haben, nicht an. Ich glaube, das geht auch dann nicht an, wenn der Kranke für dauernd nicht mehr in die bergende Ordnung seiner wirklichen Umgebung zurückfindet.

13. Vom ästhetischen im Unterschied zum affektiven Erlebnisbereich*

Die seit Jahrzehnten eingebürgerten psychologischen und psychopathologischen Begriffe, mit denen wir die Phänomene des krankhaft veränderten Seelenlebens beschreiben, und die darauf gegründete psychiatrische Systematik erwecken leicht den Eindruck einer klassischen Abgeschlossenheit, um nicht zu sagen Vollendung. So wird es leicht als Wagnis empfunden, die bisherigen Begriffe und die darauf gegründete Systematik in Frage stellend, zu neuen Betrachtungsweisen und auch bisher unbeachteten Phänomenen vorzudringen. In dieser Situation fortschreitender Wandlung, in der wir uns, wie ich glaube, befinden, kann ein Grundsatz wertvoll sein und Halt geben. Man kann diesen Grundsatz so formulieren: Eine ideale Seelenkunde muß Wesen und Struktur des Seelischen und sein Korrespondieren mit Körperlichem so durchschauen lassen, daß die uns bekannten psychopathologischen Symptome als Modifikationen des Normalen ohne weiteres sich erweisen, ja daß die möglichen krankhaften Modifikationen geradezu aus solchem Wissen abzuleiten sind. Von diesem Ziele sind wir aber weit entfernt. Der nachfolgende Versuch strebt ihm zu.

Das gesamte seelische Leben kann man in unterscheidbare Bereiche einteilen. Man kann von Lebensbereichen sprechen. Insofern wir über unser Leben und so auch über unterscheidbare Lebensbereiche zu reflektieren vermögen, wird das Leben zum Erlebnis, die Lebensbereiche zu Bereichen unterscheidbaren Erlebens, also Erlebnisbereichen. Diese Erlebnisbereiche unterscheiden sich voneinander in ihrem Wesen, ihrer Struktur und in ihrem Korrespondieren mit Biologisch-Körperlichem.

Um von Bekanntem auszugehen: Unter dem affektiven Erlebnisbereich verstehe ich nichts anderes als das, was man bisher in der psychiatrischen Terminologie seit BLEULER[1] als Affektivität bezeichnet hat. Bei BLEULER

* Nach einem Vortrag, gehalten im Dezember 1953 im Wiener Verein für Psychiatrie und Neurologie. Aus der Nervenklinik der Stadt und Universität Frankfurt a. M. (Direktor: Prof. Dr. J. Zutt). — Wien. Z. Nervenheilk. 10, 285 (1955).

[1] BLEULER: Affektivität, Suggestibilität und Paranoia. Halle 1906.

heißt es: „Das, was wir Affektivität nennen, wird in ungefährer Weise mit den Worten Gefühl, Gemüt, Affekt, Emotion bezeichnet.“ Wir wissen also ungefähr, was mit Affektivität gemeint ist, und wir sind gewöhnt, affektive Erlebnisse anderen, insbesondere intellektuell-rationalen Erlebnissen, Erwägungen, Schlußfolgerungen und Urteilen gegenüberzustellen. Wir trennen so den affektiven vom intellektuellen Erlebnisbereich, die Affektivität von der Intelligenz. Wir wissen auch, daß zwischen diesen Erlebnisbereichen, der Intelligenz und der Affektivität, trotz ihrer Trennbarkeit mannigfache, weithin durchschaubare Beziehungen bestehen, gegenseitige Einwirkungen, wie sie schon von Bleuler eindrucksvoll gerade in seiner Studie über Affektivität, Suggestibilität und Paranoia in ihrer wesentlichen Bedeutung für dic Psychopathologie aufgezeigt worden sind. Mir scheint es möglich, geboten und fruchtbar, einen von diesen beiden Erlebnisbereichen unterscheidbaren sichtbar zu machen und ins helle Licht zu rücken: den ästhetischen Erlebnisbereich [2]. Sein Wesen, die ihm eigentümliche Struktur und seine besondere Korrespondenz zum Körperlich-Biologischen tritt bei einer Gegenüberstellung zum affektiven Erlebnisbereich besonders eindrucksvoll sichtbar hervor. In diesem Sinne bilden die nachfolgenden Ausführungen eine ergänzende Erläuterung zu meiner früheren Arbeit zum gleichen Problem.

Was läßt sich über die Affektivität, den affektiven Erlebnisbereich, sein Wesen, seine Struktur und sein Korrespondieren zum Körperlichen Charakteristisches aussagen? Ungefähr dieses: Auf dem Boden einer Grundstimmung, die uns immerwährend erfüllt, kommt es in verständlichem Zusammenhang mit der geschichtlichen Situation der erlebenden Person und der Wandlung dieser Situation zu Änderungen der uns erfüllenden Stimmung hinsichtlich ihrer Qualität und Intensität. So entsteht, wächst und vergeht eine Freude, eine Trauer, ein Zorn, ein Mißmut. Wir wissen: Solche Stimmungen sind nicht etwa nur Färbungen eines isolierten solipsistischen Seelenlebens, sondern sie sind zugleich Medien, die eine bestimmte Wirklichkeit der Welt sichtbar machen. Es wäre eine Aufgabe, im einzelnen zu zeigen, welche Erscheinungsweisen der Welt verschiedenen Stimmungen entsprechen. Immerhin: Wir kennen den heiteren Himmel, den wütenden Sturm und den schwermütig verregneten Herbst.

Wichtig für die vorliegende Betrachtung, für die Abgrenzung des affektiven vom ästhetischen Erlebnisbereich ist das Folgende: Affektive Regungen schaffen jeweils eine ganz bestimmte, charakteristische, willenspsychologische Situation: Obwohl nämlich jeweils *meine* Stimmung, *meine* Trauer, *meine* Freude, *mein* Zorn auftritt, so haben gleichwohl alle diese Regungen dem erlebenden Subjekt gegenüber eine charakteristische, fühlbare Selbständigkeit. Die Sprache enthüllt diesen Sachverhalt: Eine Stimmung erfüllt mich, sie trägt oder bewegt mich, eine Trauer bedrückt mich, eine Freude beflügelt mich, ein Zorn reißt mich fort, er verzerrt mein Gesicht. In dieser willenspsychologischen Eigentümlichkeit, einer ebenso alltäglichen wie eindrucksvollen Erfah-

---

[2] Zutt: Der ästhetische Erlebnisbereich, Nervenarzt, 23, 163 (1952) und diese Sammlung S. 298. Siehe dazu auch: Zutt: Innere Haltung, Mschr. f. Psychiatr. u. Neur., Bd. 73, S. 99—100 und diese Sammlung S. 1.

rung ist zugleich gegründet das Folgende, Wichtige: wir können nicht traurig sein, nicht von Freude bewegt oder von Wut ergriffen sein, wann wir wollen, sondern diese Affekte ergreifen uns, kommen über uns. Man kann sie mit Wellen vergleichen: Sie wachsen, sie steigern sich zu ihrer jeweiligen Intensität, sie klingen oder ebben ab, verflachen und vergehen. Wir müssen uns mit ihnen auseinandersetzen, können uns ihren intensiven Tendenzen ausliefern, überlassen, oder uns, d. h. in diesem Falle unsere Stimmung, beherrschen.

Diese willenspsychologische Besonderheit teilen die Affekte nun mit anderen seelischen Regungen und körperlichen Vorgängen, mit denen sie sich so als verwandt erweisen: Mit den Trieben, wie Hunger, Durst, Sexus. Diese Triebregungen, Regungen unserer Triebhaftigkeit, treten in gleicher Weise selbständig auf, erreichen Intensitäten, verebben, klingen ab und vergehen. Auch erweist sich so Müdigkeit als verwandt, auch sie kommt über uns, und wir haben unter Umständen damit zu kämpfen, uns ihrer zu erwehren, während uns Wachheit und Frische trägt und mit Möglichkeiten beschenkt. Die Beziehungen zur Welt bestehen in gleicher Weise wie bei den Affekten aber eindeutig erkennbar: Müdigkeit und Schlaf sind der Dämmerung und der Nacht zugeordnet, so wie das Wachsein dem hellen Tag.

Diese Besonderheit der willenspsychologischen Situation verweist uns aber auch noch auf einen weiteren wesensgemäßen Zusammenhang, und zwar mit Körperlichem, nämlich dem Bereich des vegetativen Nervensystems und seinen Funktionen. Ist es doch gerade dessen willenspsychologische Sonderstellung, seine eigentümliche Selbständigkeit gegenüber dem erlebenden Subjekt, sein eigengesetzliches Wesen, das den Namen des „Autonomen" begründet. Diese Korrespondenz zeigt sich auch im Ablauftempo aller dieser Vorgänge. Nicht blitzartig, in Bruchteilen von Sekunden, sondern wenn schon rasch, so doch in einem deutlichen An- und Abschwellen, eben in jenem dem autonomen Nervensystem eigenen Ablauftempo, kommen und gehen Stimmungen, Triebe, Hunger, Durst und verwandte vegetative Vorgänge und Regungen. Weiterhin zeigt sich die Korrespondenz in den bekannten vegetativen Begleiterscheinungen affektiver und triebhafter Vorgänge, im Erblassen, Erröten, im Schweißausbruch, der Trockenheit des Mundes, in der Änderung der Pulsfrequenz und des Blutdruckes, in der Einwirkung auf den Appetit und die Darmtätigkeit.

Innerhalb des in dieser Weite gesehenen affektiven Erlebnisbereiches liegen die Störungen, die wir mit Recht als affektive Störungen oder Krankheiten, als affektive Psychosen begreifen und beschreiben. Vieles Wohlvertraute aus der Psychopathologie fällt uns hierzu ein: Abnorme Intensität der Affekte, ihre abnorme Dauer, mangelnde Entsprechung zur erlebten Situation, insbesondere mangelnde oder fehlende lebensgeschichtliche Motivation für ihr Auftreten. Wir kennen das Überwältigtwerden von starken Affekten. Unter ihrer Wirkung wird die Welt dann einförmig entdifferenziert gesehen, in der Manie z. B. als Fülle von Möglichkeiten, die in spielender und spielerischer Leichtigkeit ideenflüchtig ergriffen werden, in der krankhaft melancholischen Verzweiflung als ausweglose Leere und hoffnungslose Last. Das Nichtmehrgetragenwerden von einer gesunden Gestimmtheit zeigt sich als Hemmung, der Verlust der in den Stimmungen begründeten unmittelbaren Verbundenheit mit der Welt als Entfremdung. Gebsattel spricht anschaulich von einer basalen Lebensbewegung, vergleichbar einem von Augenblick zu Augenblick neu sich erzeugenden Strom, von dem wir getragen sind. Diese basale Lebensbewegung, dieser Geschehensstrom erschließt uns nicht nur in jeweils besonderer Weise die gegenwärtige Welt, sondern vor allem auch die Zukunft, in die wir gleichsam auf ihm hineingetragen werden. Es ist bekannt, wie durch das Versiegen dieses basalen Lebensstromes das innere Werden ins Stocken geraten kann und von hier aus z. B. die für Melancholische charakteristischen Wahnbildungen, Versündigungswahn, Verarmungswahn, Wahn des gesundheitlichen Verfalls interpretiert werden können [3]. Wir kennen auch bei den affektiven Psychosen die vegetativen Begleitsymptome, den gestörten Schlaf, das Darniederliegen von Appetit und libidinösen Regungen.

Es scheint mir schließlich, daß auch die bekannt gute Prognose der affektiven Störungen, auch der affektiven Psychosen verständlich ableitbar ist aus dem Wesen der Stimmungen und vegetativen Regungen, aus dem Wissen, wie es im affektiven Erlebnisbereich zugeht: Es liegt im Wesen der Stimmungen, nicht in hoher Intensität anzuhalten, sondern abzuklingen. Dann aber, wenn sie abgeklungen sind, entlassen die betreffenden Stimmungen den Menschen gleichsam aus ihrer zu einseitiger Selbst- und Weltansicht führenden, verführenden oder verblendenden Macht. Der so Befreite erlebt die Befreiung als solche und er erkennt, daß eine Stimmung ihn überwältigt hatte. Eben aber dies ist die Grundlage für die bei affektiven Psychosen in der Regel sich einstellende Genesung und Krankheitseinsicht.

Dieser kurze Überblick mag zeigen, daß im affektiven Erlebnisbereich vieles uns recht vertraut, durchschaubar und verständlich ist. Anders ist dies im ästhetischen Erlebnisbereich. Er wird trotz seiner großen alltäglichen Bedeutung als etwas Einheitliches, in seinem Wesen Zusammengehöriges zumeist gar nicht gesehen. Um zu zeigen, was gemeint ist, bediene ich mich als Beispiel einer ganz alltäglichen Situation menschlichen Erlebens und Verhaltens, in der sowohl die Möglichkeit als auch die Notwendigkeit der Unterscheidung des ästhetischen vom affektiven Erlebnisbereich klar hervortritt und erkennbar ist. Ich meine folgende Situation: Ein Mensch ist affektiv von einer schweren, seiner Situation durchaus entsprechenden Trauer ergriffen und erfüllt. Gleichzeitig kann es ihm aber geraten scheinen, aus mancherlei Gründen, z. B. um Angehörige zu schonen, um sie nicht zu bedrücken, diese Trauer zu verbergen. In solcher Situation wird der betreffende Mensch — er kann dies jedenfalls — sich gebärden, als wäre er glücklich, heiter und sorglos. Diese Situation will sorgfältig bedacht sein: Das, was in einer solchen Situation an sorgloser Heiterkeit und gleichsam an Erhabenheit über den Schmerz und die Trauer erlebt wird, ist keine Stimmung, kein Affekt. Denn zunächst: Wenn schon die Qualität der Heiterkeit und Sorglosigkeit erlebt wird, diese erlebte Qualität kommt nicht über diesen Menschen wie ein Affekt, er wird nicht von ihr ergriffen, sondern er nimmt die sorglos-heitere Haltung, die Haltung des Sorglos-Heiteren ein. *Es geschieht ihm nichts, er tut etwas.* Daher ist er auch in der Lage, in jedem Augenblick diese eingenommene Haltung zu ändern, zu modifizieren. Wir können eben weder traurig noch heiter sein, wann wir wol-

[3] v. Gebsattel: „Störungen des Werdens..." in Prolegomena. Springer 1954, S. 138.

len. Stimmungen widerfahren uns. Wir können aber zuverlässig zu einer bestimmten vorausgesagten Stunde mit trauriger oder heiterer Gebärde bei einem entsprechenden Anlaß erscheinen. Dieser große und entscheidende Unterschied der willenspsychologischen Situation zeigt, daß die Heiterkeit und Sorglosigkeit in unserem Beispiel nichts mit dem affektiv-vegetativen Lebensbereich zu tun hat, sondern mit der Tatsache, daß ich — auch im Widerspruch zu der Stimmung, die mich erfüllt — so in Erscheinung treten kann, wie ich will. Diese Möglichkeit, so oder so in Erscheinung zu treten, hat ihren Grund in der besonderen Weise, in der wir über unseren Leib und seine Beweglichkeit willkürlich verfügen können. Der willenspsychologische Unterschied zwischen Stimmung und Haltung zeigt sich hier als identisch mit demjenigen, der uns Medizinern aus der Unterscheidung des vegetativen vom animalischen Nervensystem in willenspsychologischer Hinsicht wohlvertraut ist. Man kann so formulieren: Ich kann deshalb so oder so, wie ich jeweils will, auftreten, in Erscheinung treten, mich zeigen und halten, weil ich mich, meinen Leib, willkürlich bewegen kann. Die Folgerung, die wir aus diesen Erfahrungen und Überlegungen zu ziehen berechtigt sind, lautet: Die Haltung, die ich einnehme, und alle hierin gegründeten Erlebnisweisen und Erlebnisgehalte korrespondieren nicht wie die Stimmungen, die mich erfüllen, mit dem vegetativen, sondern mit dem animalischen Nervensystem.

Wir müssen hier eine Überlegung einschalten über das Wesen der Bewegung. Gerade wir Mediziner werden durch unser Wissen um die verschiedenartige Störbarkeit der Bewegungen durch körperliche Krankheiten, um verschiedenartige Lähmungen leicht in die Irre geführt, wenn es sich nämlich um die Frage handelt, was menschliche Willkürbewegung eigentlich in ihrem Wesen sei. Wir erfahren nichts über Sinn und Wesen einer Bewegung, wenn wir die anatomisch-strukturellen und funktionellen Bedingungen studieren, unter denen sie zustande kommt und durch deren Störung sie gestört werden kann, so wenig wir etwas über Sinn und Wesen eines Dramas erfahren, wenn wir den Mechanismus der Theaterkulissen, Anatomie und Physiologie der Darsteller studieren. Es drängt sich uns auch leicht der Gedanke auf, das Primäre sei das einzelne Isolierbare, etwa eine Muskelkontraktion, oder ein Leitungsvorgang im Nerven, oder ein Erregungsvorgang im nervösen Zentrum in seiner Abhängigkeit von komplizierten Steuerungswirkungen durch sensorische Vorgänge. Nichts von alledem ist richtig. In der Sprachwissenschaft wissen wir längst, daß die konkrete sprachliche Äußerung nicht zustande kommt, indem aus Buchstaben Worte, aus Worten Sätze und aus Sätzen der Sinn des Ganzen zusammengesetzt und gebildet wird. Das erste ist vielmehr die Idee des Ganzen, diese Idee entfaltet und konkretisiert sich, wobei in einer sinnvoll gestalteten Gliederung Sätze, Worte und Buchstaben die Stelle einnehmen, die ihnen eben der Sinn des Ganzen zuweist. Der primäre Sinn der menschlichen Willkürbewegung, die sich in ihr entfaltende Idee ist: Der menschliche Leib. Eindringlicher gesagt: Der Mensch als Leib. In ihm, in dieser Physiognomie vermag sich das menschliche Wesen so oder so zu zeigen. Vermittels der Möglichkeit, der Fähigkeit, die wir als Willkürbewegung beschreiben, beherrschen wir den Leib und können entsprechend dieser Freiheit unseres

Willens [4] so oder so in Erscheinung treten. Wesen und Erscheinung des Menschen sind hier so innig verknüpft, wie es sprachlich zum Ausdruck kommt, wenn ich von dem Leib spreche, nicht als von dem Leib, den ich habe, sondern von dem Leib, der ich bin. Diese innige Verknüpfung von Wesen und Erscheinung, diese Ichnähe des Leibes haben zur Folge, daß wir den Leib in seiner unreflektierten physiognomischen Sinnhaftigkeit übersehen und die in diesem Leib und seiner Beweglichkeit fundierten Erlebnisweisen und Erlebnisgehalte, den ästhetischen Erlebnisbereich, nicht zu Gesicht bekommen. Es ist nicht die ferne Entlegenheit des ästhetischen Erlebnisbereichs, derzufolge man ihn übersah, sondern seine Nähe und seine Alltäglichkeit.

Als willkürlich modifizierbarer Leib bin ich in dieser Welt und unter den Menschen. In der als Ausgangsbeispiel dieser Betrachtung gewählten Situation, in der erfüllende Stimmung und eingenommene Haltung sich widersprechen, tritt das Erlebnis des Leibes, den ästhetischen Erlebnisbereich begründend, besonders deutlich hervor. Dasselbe gilt für die menschliche Möglichkeit schauspielerischen Verhaltens. Das bedarf keiner Erörterung. Wichtig scheint aber der Hinweis, daß wir nicht nur dauernd affektiv gestimmt sind, sondern daß wir uns auch dauernd irgendwie halten, d. h. im Leibe verantwortlich in Erscheinung stehen. Unsere Fähigkeit, uns unter den andern Menschen und in der Welt in situationsgerechter Weise zu bewegen, uns abzugrenzen und einzuordnen, beruht auf dieser Möglichkeit. Das aber meint KANT [5] mit der Bemerkung in seiner Anthropologie, daß der Mensch, je mehr er ein Schauspieler sei, desto mehr sei er ein zivilisierter Mensch.

Nach dem bisher Gesagten dürfte die Abhebung des ästhetischen Erlebnisbereichs vom affektiven verständlich sein. Das Erlebnis des eigenen beweglichen Leibes in seiner physiognomischen Differenziertheit begründet die Erlebnisse innerhalb dieses Bereiches. Es könnte aber mit Recht der Einwand erhoben werden, es sei zutreffender, von einem physiognomischen Erlebnisbereich zu sprechen, handle es sich doch eben eigentlich um das Erlebnis der differenzierten Physiognomie des Leibes. Um zu erklären, weshalb ich mich doch des Ausdrucks „ästhetischer Erlebnisbereich" bediene, sind ergänzende Überlegungen anzustellen: Wir dürfen den Leib als Physiognomie nicht isoliert betrachten. Der Mensch als Erscheinung, als erscheinendes Wesen, als Physiognomie ist zugeordnet der differenzierten Vielgestaltigkeit der Physiognomien der Welt, in der er ist. Hier begegnen uns Menschen und Tiere, es umgeben uns Pflanzen, Wolken, Sterne und Gebilde, die von Menschenhand gemacht sind, kurz alles, was wir als Wahrnehmungswelt bezeichnen. Aber auch hier gilt der Satz, daß das Ganze vor den Teilen komme: Die Wahrnehmungswelt setzt sich nicht zusammen aus einzelnen Formen, Farben, Tönen und Gerüchen. Primär sind vielmehr jeweils physiognomisch bedeutsame Gebilde, die insgesamt das Wesen der uns umgebenden und uns begegnenden Welt offenbaren. Um die innige Verflechtung, die innige Zuordnung von Wahrnehmungswelt und Leib ins rechte Licht zu setzen, sei an das GOETHE-Wort erinnert: „Wär' nicht das Auge sonnenhaft, die Sonne könnt' es nie erblicken". Was hier von

[4] Daß auch diese Freiheit keine absolute ist, daß über ihre Begrenztheit Bestimmtes ausgesagt werden könnte, sei, um Mißverständnisse zu verhüten, ausdrücklich angemerkt.

[5] KANT: Anthropologie, 1798, § 14.

Sonne und Auge gesagt ist, daß nämlich das Auge sonnenhaft sei, der Sonne zugeordnet und mehr als dieses, gilt von der ganzen menschlichen Gestalt. Wie durch das sonnenhafte Auge wir des Lichtes teilhaftig sind, so durch die Möglichkeit des Ganges erst der Weite des Raumes, der Höhen und Niederungen, erst durch die greifende Hand der greifbaren Dinge. Wie wir durch unsere physiognomisch differenzierte Gestalt in der Lage sind, unser Wesen in Erscheinung treten zu lassen und unsere Absichten zu verwirklichen, so bieten uns die mannigfaltigen Physiognomien der Umwelt, unsere Mitmenschen, die Landschaften, die Häuser, Geräte und Instrumente überhaupt erst den gestalteten Raum, innerhalb dessen menschliche Bewegung möglich ist und sich sinnvoll entfalten kann. Der menschliche Leib als isoliertes Gebilde gedacht, ist so sinnlos wie das Auge ohne Licht und Dunkel.

Erst durch solche Einbeziehung der zugeordneten Umweltphysiognomien wird der ästhetische Erlebnisbereich in seiner ganzen Weite sichtbar. Auch seine unendliche qualitative Differenziertheit zeigt sich erst so. Kein Gesicht gleicht ja dem andern, keine Landschaft der andern. Es besteht eine ungeheuerliche Mannigfaltigkeit der Physiognomien in Natur und Kunst. Durch die Mannigfaltigkeit dieser Erscheinungen erfahren wir intuitiv etwas über die Mannigfaltigkeit der Wesen, die sich in den Erscheinungen offenbaren. Die hierin begründeten differenzierten Erlebnisqualitäten haben nichts mit Affekten zu tun. Es handelt sich auch nicht um Erkenntnisse, wie sie durch intellektuelle Operationen und Schlußfolgerungen erreicht werden, sondern um die intuitive Erfahrung des in Erscheinungen offenbar werdenden differenzierten Wesens der uns umgebenden Welt.

Ästhetik kommt von *αἴσθεσις*. *Αἴσθεσις* heißt die Wahrnehmung. Das Licht nehme ich wahr durch Vermittlung des ihm zugeordneten „lichthaften" Auges. Ob ich nun vom Bereich des Lichtes oder vom Bereich des Auges spreche, ist im Grunde genommen gleich. Der Bereich ist eindeutig umschrieben. Ob ich vom Scheinenden oder vom Sichtbaren spreche, vom Tönenden oder vom Hörbaren, ist gleich. So ist es im Grunde genommen gleich, ob ich vom physiognomischen oder vom ästhetischen Bereich spreche. Durch beide Bezeichnungen ist der Erlebnisbereich als etwas Einheitliches eindeutig umschrieben. Dabei scheint es mir von Wert, daß mit dem Begriff des Ästhetischen der Wertbegriff „schön" sich einstellt. Die Griechen haben den vorbildlichen Menschen schön und gut genannt. Diese Bedeutung des Schönen ist uns Heutigen nicht mehr verständlich. Ich glaube, wenn wir den ästhetischen Erlebnisbereich in seiner Einheit, in seiner Weite, Mannigfaltigkeit und Bedeutung wieder in den Blick bekommen, wird uns das Verständnis wieder erwachen für das griechische „schön". Es bedeutet die hervorragende Fähigkeit, in einer der inneren und äußeren Situation angemessenen Weise sich frei zu offenbaren, in Erscheinung zu treten und in Erscheinung zu stehen.

Wir haben in erster Linie den Unterschied des ästhetischen vom affektiven Erlebnisbereich in der Verschiedenheit der willenspsychologischen Situation kennengelernt. Ein weiterer Unterschied sei erläuternd hinzugefügt, der des Tempos: die Plötzlichkeit, mit der wir Modifikationen innerhalb des ästhetischen Bereiches vollziehen können, ist zu beachten: Ich kann, wenn ich nur will, rein des Experimentes halber, mit überraschender Plötzlichkeit von einer wütenden zu einer liebenswürdigen Gebärde übergehen. Diese Plötzlichkeit entspricht eben dem raschen Funktionieren des animalischen Nervensystems. Blitzartig geschehen unsere willkürlichen Bewegungen. Der Blick, das Blicken und das Angeblicktwerden sind die ausgezeichneten Gehalte des ästhetischen Bereichs. Im Blick offenbart sich ja am unmittelbarsten und eindrucksvollsten das begegnende Wesen. Die Plötzlichkeit, mit der ich den Blick da und dorthin werfen und auch von ihm getroffen werden kann, ist geradezu zum Symbol für die kürzeste Zeitspanne als „Augenblick" geworden. Am Auge als Träger des Blicks vermögen wir übrigens schön und eindrucksvoll auch das unmittelbare Nebeneinander des ästhetischen und affektiven Bereichs zu sehen. Den Blick können wir willkürlich werfen, wandern und ruhen lassen. Das Spiel der Pupillen aber ist angepaßt an die uns umgebende Helligkeit, aber auch bestimmt durch unsere affektive Erregung, durch Schreck, Angst, Schmerz und Gespanntheit. Es vollzieht sich nicht plötzlich wie der Augenblick, sondern im Tempo und mit der Autonomie des vegetativen Systems. Dasselbe gilt für die Tränen.

Von einer Intensität der Haltung zu sprechen, ist nicht in gleicher Weise sinnvoll wie im Bereich der Affekte. Der Intensität im affektiven entspricht im ästhetischen Bereich Wohlgelungenheit und Festigkeit. Hier klingt auch nichts ab. Es können ja auch nur Intensitäten abklingen. Verfolgen wir die Weiterentwicklung in der Zeit, so tritt an Stelle des Abklingens die Möglichkeit und Gefahr der Verfestigung in Gewohnheiten, Menschen und Dinge in bestimmter Weise zu sehen und ihnen in bestimmter Weise zu begegnen. Dieser Unterschied ist von großer Bedeutung für Entwicklung und Ausgang von krankhaften Störungen, die den ästhetischen Erlebnisbereich modifizierend ergreifen. Es können sich krankhafte Gewohnheiten, die Welt zu sehen und sich zu verhalten, herausbilden. Auch Gewohnheiten haben eine Macht über den Menschen. Diese Macht ist allerdings von ganz anderer Art als die der uns bedrängenden und ergreifenden Affekte.

Unter den zahlreichen Fragen, die sich hier stellen, möchte ich nur eine herausgreifen, die etwas Wichtiges von der besonderen Struktur des ästhetischen Erlebnisbereichs erkennen läßt: Denken wir zurück an unser Beispiel, in dem der Traurige sich wie ein sorglos Heiterer gebärdet. In der Möglichkeit, den Leib willkürlich zu bewegen, liegt es begründet, daß ich entscheiden kann, ob ich mich zeigen will oder mich verbergen, auch wenn ich mich mitten unter anderen bewege. Ich kann freimütig meinen Zorn, meine Trauer, meine Lustlosigkeit, meine Liebe oder meine Verachtung zeigen, ich kann aber alle diese Regungen, auch meine wahren Absichten, verbergen. Ich kann heucheln, ich kann täuschen, ich kann mich „verstellen". Der sich Beherrschende, der die Würde seiner Person zu wahren versteht, aber auch der Betrüger und Heuchler bedienen sich, also im Guten und im Schlechten, dieser Möglichkeit, sich hinter der willkürlich beherrschbaren leiblichen Physiognomie wie hinter einer Fassade zu verbergen. So gibt es auf dem Wege der Kommunikation von einem menschlichen Wesen zum andern gleichsam eine innere Grenzstelle, an der willkürlich entschieden werden kann, ob und wie sich der Mensch zeigen oder aber sich verbergen will. Diese Möglichkeit ist in der Begegnung aber gegenseitig; so wie ich mich zeigen kann, mich aber auch verbergen oder verstellen, so kann es auch der andere, der mir Begegnende. Was auf der einen Seite gleichsam eine Erweiterung meiner Macht, meines Könnens ist, ist auf der anderen Seite deren Begrenzung und Minderung. Es entsteht so eine Ungewißheit. Es entsteht die Frage: Zeigt sich der andere offen, verbirgt oder verstellt er sich? Es ist die Frage, ob ich dem Begegnenden Vertrauen schenken kann oder nicht.

Hier müssen wir bedenken, was ist eigentlich Vertrauen? Manchmal sind Vertrauen und Mißtrauen zu den Affekten gerechnet worden. SPECHT [6] nennt das paranoische Mißtrauen ein Mischgefühl in Ermangelung eines bezeichnenderen Ausdrucks für „diese ganze Affektgruppe". Vom Vertrauen reden wir aber nicht wie von einem Affekt, sondern wie von einer Haltung. Wir bringen es entgegen, wir schenken es, es ist ein Geschenk, sich aufrichtig zu offenbaren. Wir fassen Vertrauen, wir stellen es her, es wird fest und unerschütterlich. Wir können auch Vertrauen entziehen. Es ist kein Zufall, daß Vertrauen und Treue ethymologisch verwandt sind. Auch Treue kommt nicht über uns, erreicht nicht hohe Intensitäten und klingt ab, wenn es wirklich Treue ist, sondern sie wird gehalten oder gebrochen. Vertrauen und Mißtrauen sind entscheidend wichtige Kategorien als Kommunikationsweisen unter den Menschen. Über ihre Bedeutung im Bereich des Psychopathologischen ist für den Erfahrenen gar kein Zweifel. Gleichwohl ist ihr Wesen wenig bedacht. Das Problem verbirgt sich im psychiatrischen Alltag mit Erfolg hinter dem Terminus „paranoid", der seinem Wortsinn und seiner Entstehung nach auf eine Verfehlung im Intellektuellen hin und damit in die Irre weist. Unsere Betrachtungen lehren uns dieses: Vertrauen, Mißtrauen und die Möglichkeit, sich dem anderen gegenüber zu offenbaren oder sich zu verbergen oder zu verstellen, hängen offenbar aufs engste miteinander zusammen. Das eine gründet im andern. Es sind Erlebniskategorien aus dem ästhetischen Bereich: Vertrauen ist die intuitive Erfahrung der Offenheit, der Unverborgenheit, der Glaube, den andern wirklich zu kennen und zu durchschauen und so zu wissen, was man von ihm zu gewärtigen hat. Mißtrauen ist die intuitive Erfahrung der Fragwürdigkeit der begegnenden Erscheinung, die Erfahrung der Ungewißheit, ob der andere sich aufrichtig zeigt oder aber sich verstellt, ob wir ihn durchschauen oder ob unser fragender Blick an seiner Verstellung abgleitet. So sehen wir: Mißtrauen ist kein Affekt. Viel eher noch ist es dem intellektuellen Zweifel verwandt. Verliert ein Mensch zu seiner Umgebung das Vertrauen, so kann ihn Angst ergreifen. Darum ist aber der Anblick des Vertrauensunwürdigen, die intuitive Erfahrung seiner Unoffenheit noch kein Affekt. Ebensowenig wie der Anblick und Eindruck eines auf mich gerichteten Revolvers schon Angst ist.

Sehen wir unter dem Gesichtspunkt des Vertrauens die gewöhnliche Ordnung eines menschlichen Daseins, so zeigt sich: Wir pflegen unter wohlvertrauten Menschen und Dingen zu wohnen [7]. Hier fühlen wir uns sicher und geborgen. Wer in seinem Wesen nicht zu uns gehört, mit uns nicht in vertrauensvoller Kommunikation lebt, wird ferngehalten. Solche Menschen würden die vertraute Atmosphäre, die Atmosphäre des Vertrauens stören, innerhalb deren jeder seinen auch rangbestimmten Platz hat und insoweit

[6] SPECHT: Über den pathologischen Affekt in der chronischen Paranoia, aus: Festschrift zum 80. Geburtstag ... Luitpold von Bayern, Erlangen u. Leipzig, 1901, S. 18.

[7] ZUTT: Über Daseinsordnungen, Nervenarzt, 24, 177 (1953) und diese Sammlung S. 310.

ungezwungen sich zeigen kann, wie er ist. So richtet sich der Mensch sein Leben ein auf Grund von Entscheidungen, wo und mit wem zusammen er wohnen will. Nun gibt es aber unter dem Gesichtspunkt der ästhetischen Kommunikation außer den vertrauten Menschen und denjenigen, die wir nach einer Begegnung als nicht zu uns gehörig ablehnen, noch die große Zahl von Mitmenschen, die uns fremd bleiben, die vielen, die uns begegnen, die wir gar nicht oder nur flüchtig ansehen. Wenn sie zu viele oder zudringlich sind, so beginnen sie einfach uns zu stören. Man hält sich diese Allzuvielen vom Leibe. Es kommt nicht zu einer individuell irgendwie bedeutsamen Begegnung, sie bleiben gleichgültig, d. h. alle gleich ungültig. Wir bemerken solche Fremden nur als Passanten, Reisende, Fluggäste, oder wir lassen sie gleichsam zu als Träger einzelner Funktionen, so als Schaffner, Polizisten, Händler, Pförtner und Bürokraten. Wir bedienen uns allenfalls so ihres Funktionierens, begrenzen aber den Sinn ihres Wesens auf den Bereich dieser jeweiligen Funktion. So halten wir sie uns fern, mögen sie auch objektiv in unmittelbarer Nähe sein, im Gedränge an unseren Körper gepreßt.

Es zeigt sich hier die Besonderheit der ästhetischen Kommunikation in einer neuen Weise: Der Mensch vermag sich vor dem andern zu verschließen. Es verlangt ihn gar nicht nach einer vertrauten Kommunikation mit dem in der Erscheinung des anderen geoffenbarten Wesen. Zweifellos spielt hier auch ein ökonomisches Prinzip eine Rolle: Die Begrenztheit des menschlichen Wesens bringt es mit sich, daß jeder nur mit Wenigen in wahrem Vertrauen verbunden sein kann. In einer großen Stadt lassen wir ja zahllose menschliche Physiognomien an uns vorüberziehen, ohne daß eine einzige aus der Gleichgültigkeit heraustritt. Man kann diese eigentümliche Möglichkeit des Menschen mit Gebsattel[8] als „neinsagende Selbstbeschränkung" bezeichnen. Zutreffender noch schiene es mir, von einem Sichverschließen zu sprechen, von einem Sichverschließen vor der möglichen Sinnfülle der begegnenden Erscheinungen. So gesehen, bekommt diese Möglichkeit menschlichen Verhaltens auch eine allgemeinere Bedeutung. Es zeigen sich Beziehungen zur Verdrängung der Psychoanalytiker. Auch dort wird die Sinnfülle mancher Phänomene nicht zugelassen. Wir denken aber auch an die eigentümliche Möglichkeit der Menschen, innerhalb der Wunder dieser Welt unangefochten ohne Angst, ja ohne Staunen, zufrieden oft mit dürftigsten Erklärungen und Deutungen, dahin zu leben. Finden sich doch z. B. viele mit der ungeheuerlichen Majestät eines sternklaren Nachthimmels ab, gestützt auf einige Auskünfte ihres Lexikons. Der alltägliche Mensch verschließt sich so vor der Fülle des Gehaltes der ihn weither umgebenden Physiognomien. Er beschränkt sich auf einen ihm individuell angemessenen Kreis vertrauter Menschen und Dinge. Hier kommt es in jedem Leben zur Kommunikation im gegenseitigen Sichoffenbaren und Durchschauen und so zur Verbundenheit in gegenseitiger Vertrautheit und Treue der zusammen Wohnenden.

Hier schließen wir diese Betrachtung. Im Unterschied vom affektiven, gleichsam abgehoben von diesem, zeigt sich deutlich Struktur und Wesen des ästhetischen oder physiognomisch-ästhetischen Erlebnisbereiches und sein Kor-

[8] v. Gebsattel: Zur Psychopathologie der Phobien. Prolegomena. Springer 1954, S. 57.

respondieren zum biologisch-körperlichen, nämlich zum animalischen Nervensystem. Bewegen und Wahrnehmen dürfen nicht nur als vereinzelte Funktionen gesehen werden, sondern auch als den einheitlichen ästhetischen Erlebnisbereich begründende Faktoren, die ihr Wesen und ihren Sinn erst in dieser sie einigenden Gestalt des ästhetischen Bereichs enthüllen. Nur so dringen wir zu einem tieferen Verständnis der bei sogenannten schizophrenen Psychosen so häufigen und fast stets mit Veränderungen der Wahrnehmungswelt verbundenen Bewegungsstörungen vor, nämlich als destruktive Modifikationen unserer Fähigkeit, in Erscheinung zu treten und zu stehen, uns zu verbergen oder zu verstellen und unserer Fähigkeit, begegnende Physiognomien auf das darin geoffenbarte Wesen hin zu durchschauen, diese Sinnentnahme zu begrenzen oder uns vor der geoffenbarten Sinnfülle in neinsagender Selbstbeschränkung zu verschließen. (Im einzelnen können die verschiedenen Arten destruktiver Modifikationen und deren Folgen hier nicht ausgeführt werden. Analyse und Interpretation des schizophrenen Beeinflussungsgefühls, des Autismus und der schizophrenen Wahnerlebnisse habe ich unter grundsätzlich gleichen Gesichtspunkten in meiner Arbeit über die innere Haltung gegeben, auf die ich hier ebenso verweisen kann, wie auf die diesbezüglichen Stellen in der Arbeit über den ästhetischen Erlebnisbereich.)

Daß im affektiven Bereich auch intensive Erregungen abzuklingen pflegen und den zuvor von solcher intensiven Stimmung ergriffenen Menschen gleichsam wieder freigeben und wieder zu kritischer Selbstbetrachtung instand setzen, eröffnet einen Weg zum Verständnis der guten Prognose krankhaft affektiver Störungen, auch affektiver Psychosen. Im Gegensatz dazu klingt, wie gesagt, im physiognomisch-ästhetischen Bereich nichts ab. Hier ist Verfestigung des Erlebten in Gewohnheiten Möglichkeit und Gefahr. Diese Gewohnheiten erstrecken sich auf Haltungen, geprägt bereitliegende Weisen sich zu verhalten und das Verhalten selbst, aber auch auf das zugeordnete Wahrgenommene: Die Macht der Gewohnheit kann auch bestimmen, welchen Sinn man den begegnenden Physiognomien entnimmt, wofür man etwas hält und nimmt. Mißtrauen kann so zur Gewohnheit werden. Es zeigt die Begegnenden als Vertrauensunwürdige, denen man kein Vertrauen entgegenbringt. Die in diesen Besonderheiten des ästhetischen Bereichs gelegene Möglichkeit ist die Herausbildung eines persönlichen Charakters (*χαράζειν* = einkratzen, prägen), die Gefahr, daß die Macht der Gewohnheiten einen Verlust der Wandlungsfähigkeit mit sich bringt, einen Verlust der Fähigkeit, Gewohnheiten zu transzendieren. Hieraus ergibt sich ein neuer Ansatz, psychotische Defekte, nach Psychosen unabänderlich zurückbleibende Wesenseigentümlichkeiten als erstarrte Gewohnheiten zu begreifen. Damit steht auch im Einklang, daß erfahrungsgemäß die Prognose in dieser Hinsicht um so besser ist, je mehr „Affektives" im Bild der Psychose erkennbar war.

Das hier Vorgetragene kann weiterhin zeigen, wie das bei sogenannten Schizophrenen so alltägliche Erleben, daß sie das Vertrauen zu Vertrauten und damit ihre Geborgenheit verlieren und die Tatsache, daß sie sich gleichzeitig der Blicke der Fremden nicht erwehren, sich vor diesen nicht verschließen können, einen gemeinsamen Grund hat. Man könnte von einer spezifisch *physiognomischen Standschwäche* sprechen, derzufolge das sichere Ruhen im

Vertrauten ebenso unsicher wird, wie die Fähigkeit, sich der Blicke begegnender Fremder zu erwehren, sich davor zu verschließen und so das Gleichgültige in seiner Gleichgültigkeit zu belassen.

Hier zeigt sich vielleicht auch eine neue Möglichkeit des Verständnisses für die altbekannte Tatsache, daß zwischen künstlerischer Begabung und psychischen Krankheiten eine innere Verwandtschaft besteht: Ein Wesentliches an der künstlerischen Begabung ist es doch sicher, daß der künstlerisch Begabte sich der Sinnfülle der Erscheinungen mehr öffnen kann oder muß als der alltägliche Mensch. Hölderlin hat vom Wesen des Quells und des Flusses eben mehr geschaut und gewußt als wir alltäglichen Wanderer. Zeigt sich hier nicht eine spezifische für die künstlerische Leistung bedeutsame wie für die Gefahr der krankhaften Überwältigung bedenkliche Empfindsamkeit? Mir scheint, dies wird auch bestätigt durch die Erfahrung, daß solche Kranke zuweilen in ihren Aussagen, auch in sogenannten Neologismen, wenn es uns nur gelingt, den individuellen Sinn des Gesprochenen zu verstehen, erstaunliche Ausdeutungen ihrer Situation und des Geschauten zu geben imstande sind. Die Wesensverwandtschaft mit echten dichterischen Sprachschöpfungen ist manchmal nicht zu verkennen. Rührt nicht vielleicht auch die Häufigkeit religiöser und kosmischer Erlebnisse daher, daß die „neinsagende Selbstbeschränkung" versagt, daß die Fähigkeit sich vor der wesenoffenbarenden Sinnfülle der Erscheinungen in einer der Alltäglichkeit dienlichen Ökonomie zu verschließen verloren geht und so die Erscheinungen transparent werden für die aus der Transzendenz hereinbrechende Gewalt der in diesen Erscheinungen geoffenbarten Wesen? Aus einer solchen Betrachtungsweise könnten sich auch neue Möglichkeiten ergeben, die Beziehung zwischen krankhaften und echten religiösen Erlebnissen als eine Verwandtschaft zu begreifen.

Zum Schluß sei noch eine für den psychiatrischen Alltag praktisch wichtige Konsequenz aufgezeigt: Das Übersehen des ästhetischen Erlebnisbereichs hat zu einer unberechtigten, außerordentlichen Überdehnung des Begriffs und zu einer Überschätzung der Bedeutung der Affektivität überhaupt für das Verständnis psychopathologischer Symptome geführt. Wenn wir von affektiver Erregbarkeit oder von affektiver Stumpfheit sprechen, entspricht dem wohl in Wahrheit ein affektiver Sachverhalt. Auch wenn wir von affektiver Labilität sprechen. Dort aber, wo wir von affektivem Rapport sprechen, handelt es sich im wesentlichen und in erster Linie um eine ästhetische, d. h. um eine im Wesen des ästhetischen Erlebnisbereichs gegründete Fähigkeit. Ebenso glaube ich nicht an die affektive Versandung der Schizophrenen, die — wie jeder Erfahrene weiß — gelegentlich starke Affekte und intensive Stimmungen zeigen können. Ich glaube, es handelt sich nicht um affektive Verblödung und Versandung, sondern um ästhetische Kontaktverluste und Erstarrungen. Daß auch andere psychologische Vorstellungen, wie die von dem eingeklemmten oder nicht abreagierten Affekt, oder der Gedanke, eine Vorstellung könne von einem Affekt besetzt sein, womit ihre individuell lebensgeschichtliche Bedeutsamkeit gleichsam erklärt sein soll, revidiert werden müssen, scheint mir gewiß, wenn wir den Begriff der Affektivität wirklichkeitsgemäß auf den eigentlich affektiven Erlebnisbereich begrenzen, den ästhetischen Erlebnisbereich aber sehen lernen und daraus die Folgerungen für die Probleme unserer Wissenschaft ziehen.

14. „Außersichsein“ und „auf sich selbst Zurückblicken“ als Ausnahmezustand*

(Zur Psychopathologie des Raumerlebens)

Ein 21jähriger intelligenter Philosophiestudent osteuropäischer Herkunft kommt nach Abklingen eines Dämmerzustandes in die Klinik. Die Anamnese ergibt, daß bei ihm, der aus einer mit Kopfschmerzen belasteten Familie stammt, schon seit 9 Jahren gelegentlich Anfälle und psychische Ausnahmezustände auftreten. Ohne Zweifel sind nach der guten Schilderung der Angehörigen früher echte epileptische Anfälle aufgetreten, daneben Dämmerzustände, für die nachträglich fast völlige Amnesie bestand. Ein solcher Zustand war der jetzigen Einlieferung vorangegangen. Manchmal leidet der Kranke auch an poriomanen Verstimmungen.

Die körperliche, auch die neurologische Untersuchung ergibt nichts Krankhaftes, auch das EEG zeigt keine wesentlichen Allgemeinveränderungen, auch bei der Hyperventilation keinen Hinweis für eine epileptische Krankheit, keinen Herdbefund. Psychisch macht der Kranke einen unauffälligen Eindruck, er ist jedenfalls nicht verlangsamt, er ist ausgesprochen geduldig, wohlerzogen. Er macht einen aufrichtigen Eindruck, seine Angaben sind bestimmt, klar und überlegt.

Außer den bereits beschriebenen Krankheitserscheinungen, für die mit Ausnahme der poriomanen Verstimmungen dem Kranken fast völlig die Erinnerung fehlt, treten bei ihm Ausnahmezustände ungewöhnlicher und eigentümlicher Art auf, an die er sich ganz genau erinnert und die er mit großer Genauigkeit und Eindringlichkeit zu schildern vermag: Es befalle ihn ein Zustand körperlicher Schwäche, er lege sich gewöhnlich hin. Das Denken werde immer gegenstandsloser. Schließlich sehe er nur einen Gegenstand, z.B. ein Stück der Zimmerdecke (im Freien hat er bisher einen solchen Zustand nie gehabt). Er fühle seinen Körper dann immer weniger, es sei, wie wenn der Körper zerschmelze. Dann sehe er den letzten einzigen Gegenstand des Bewußtseins, also z.B. den Punkt der Zimmerdecke, auch nicht mehr: Er befinde sich vielmehr an dessen Stelle (also z.B. an der Zimmerdecke). Von da aus könne er nunmehr das Zimmer überblicken und auch seinen eigenen Körper (von außen) sehen. Der Zustand dauert viele Minuten lang an. Er ist in der Lage zu experimentieren: Er versucht seine Hände zu bewegen. Das geht nicht. Er kann leise, monoton sprechen über das, was er gerade sieht, hat dabei aber das Gefühl des Automatischen. Er hat im gesunden Zustand, im gewöhnlichen Leben die Gewohnheit, darauf zu achten, ob er sich im Auge eines Gesprächspartners selbst spiegelt. Im Ausnahmezustand kann er von seinem Spiegelbild in seinem Auge nichts entdecken. Dort oben an der Decke außerhalb seines Körpers hat er keinen Körper, auch keine Augen, obwohl er sehen kann. Andere Betrachtungen angestellt zu haben, ist ihm nicht erinnerlich. Der Zustand ist unheimlich. Das Gefühl des Unheimlichen gründe sich in dem eigentümlichen Getrenntsein

---

* Aus der Nervenklinik der Stadt und Universität Frankfurt a. M. (Direktor: Prof. Dr. J. Zutt). — Nervenarzt, 24, 24 (1953).

vom Körper, durch das Fremdheitsgefühl beim Hören, wie der Körper über die augenblicklichen Empfindungen spricht, und besonders durch die Unmöglichkeit, das eigene Spiegelbild in den Augen des objektivierten Körpers zu entdecken. Das Gefühl des Unheimlichen steigere sich dann, das Gesichtsfeld verengere sich sprunghaft: Erst sehe er den ganzen Raum, dann nur seinen Körper und schließlich nur seine Augen. Die Steigerung des Gefühls des Unheimlichen sei vergleichbar der Ausdehnung einer Seifenblase, die dann plötzlich platze. Nicht allmählich, sondern in dieser Weise plötzlich ende der Zustand, und er sei wieder natürlich in seinem Leib. Es folge dann ein tiefer Schlaf, nach dem Erwachen könne er sich gut an den Zustand erinnern, obwohl die Erinnerung allmählich verblasse.

Der Kranke hat sich mit moderner Philosophie, aber nur mit osteuropäischen Vertretern beschäftigt. Er erinnert sich nicht, etwas gelesen zu haben, was ihm seinen befremdlichen Ausnahmezustand verständlich machen könnte. Er hat sich gelegentlich mit spiritistisch interessierten Menschen unterhalten, deren Gedanken er mit natürlicher Kritik gegenübersteht. Das, was diese Leute Astralisation nennen, schien ihm am ehesten seinem Erlebnis im Ausnahmezustand zu entsprechen. Er nennt ihn daher für sich Astralisation.

Wie schon gesagt hat man im Gespräch mit dem Kranken den Eindruck des Aufrichtigen und Zuverlässigen. Er steht seinen eigentümlichen Zuständen kritisch gegenüber, läßt sich nichts ein- oder ausreden. Er macht nicht den Eindruck eines Menschen, der sich etwas Derartiges ausdenkt oder sich hineinsteigert. Vielmehr hat man den Eindruck, daß ihm das Ganze widerfährt.

Die Sicherheit, daß es einen solchen eigentümlichen Ausnahmezustand als krankhafte Erlebnisweise, wenn auch selten, gibt, wird erhöht, das Syndrom gleichsam objektiviert durch die Tatsache, daß MENNINGER-LERCHENTHAL[1] in seiner Monographie über „Das Truggebilde der eigenen Gestalt" einen offensichtlich ganz gleichartigen Ausnahmezustand bei einem an sich gesunden Menschen schildert. Wegen der Bedeutung, die diese Übereinstimmung im Sinne eben der objektivierenden Sicherung der Erfahrungsgrundlage hat, sei die dortige Selbstschilderung zitiert: „Nach dem Mittagessen auf dem Sofa. Ich habe plötzlich das Gefühl, daß ich außerhalb meines Körpers bin, und ich habe auf meinen Körper von auswärts heruntergeblickt und habe gesehen: Der Johannes N. liegt da, und bin mit Beklemmungsgefühlen wach geworden ... Ich bin direkt außer mir, ich bin nicht mehr der Johannes N., ich beobachte den Johannes N. ... meine Seele tritt aus meinem Körper heraus ... es trennt sich etwas, es geht was heraus, ich frage mich: Was bist du für eine herumwandelnde Hülle? ... Eine merkwürdige Spaltung ist es, ganz was Eigenartiges ... Ich habe das Empfinden, als ob ich mich und meine ganze Lage von außen her beobachten könnte ... Ich möchte nicht sagen, daß ich mich direkt da gesehen habe, aber das Gefühl der Trennung ist so stark, du bist auf einmal außer dir, man hat direkt das Empfinden, man sieht auf sich herunter ... Wenn du mich fragst, von welcher Seite ich mich gesehen habe, funktioniert das schon nicht mehr ... Etwas außer mir hat die Frage quo vadis? gestellt ... Das ist nur ganz kurz, ein paar Sekunden, aber es ist unheimlich, kann ich dir sagen." „Es

[1] MENNINGER-LERCHENTHAL: Das Truggebilde der eigenen Gestalt. Berlin: Karger 1936.

ist kein Traum, von einem Traum ist keine Rede, es ist eher eine Wachhalluzination als eine Schlafgeschichte."

Obschon Unterschiede in der Zustandsbeschreibung der beiden Berichte deutlich sind, die Übereinstimmungen überwiegen. Es handelt sich offenbar um einen, in beiden Fällen gleichartigen, abnormen Bewußtseinszustand. Bemerkenswert ist der jeweilige Zusammenhang mit einem Schlafzustand, der Fall MENNINGER-LERCHENTHALs erwacht aus dem Schlaf, während unser Patient nach dem Ausnahmezustand in tiefen Schlaf versinkt. Es handelt sich um einen jener abnormen Bewußtseinszustände, an die nachträglich eine relativ gute Rückerinnerung besteht. Ätiologische Fragen sollen beiseite bleiben, es soll uns das Besondere des psychopathologischen Phänomens interessieren.

Man könnte unter Verwendung üblicher psychopathologischer Begriffe sagen: Es kommt krankhafterweise zu einer Projektion des Ichbewußtseins hinaus aus dem Körper, in den Raum und zu einer Halluzination des eigenen Leibes, zu einem Truggebilde der eigenen Gestalt. Damit — so könnte man sagen — sei das Erlebnis beschrieben, womit festgestellt sei, daß es so etwas wie Projektion des Ichbewußtseins in den Außenraum und eine Trugwahrnehmung der eigenen Gestalt gebe, und es gelte nur noch aufzuklären, welche krankhaften Vorgänge im Körper den Ausnahmezustand verursachen. Wir wollen sehen, ob sich nicht zum Verständnis und zur Interpretation des eigentümlichen Ausnahmezustandes Differenzierteres sagen läßt. Insbesondere soll uns die Frage interessieren, ob sich nicht wesentliche Beziehungen aufzeigen lassen zu normalen Erlebnisweisen und Erlebnisgehalten.

Wenn wir uns das eigentümliche Erlebnis der beiden Kranken vergegenwärtigen, so sind es zwei Tatsachen, die uns wundern und unser aufmerksames Interesse erwecken: Erstens, die Kranken fühlen sich nicht, wie man annehmen möchte, daß es natürlicherweise sei, innerhalb ihres Körpers, sondern außerhalb desselben. Und zweitens, von dort, außerhalb ihres Körpers, wo sie sich befinden, können sie auf sich selbst zurückblicken.

Wenden wir uns der ersten Frage zu: Kommt es auch im normalen Erleben vor, daß wir uns nicht innerhalb unseres Leibes, sondern außerhalb, draußen, im Raum, befinden? In meiner Arbeit über die polare Struktur des Bewußtseins [2] habe ich diese Frage gestreift. Dort heißt es: „Die scheinbar so einfache Frage, wo ich bin, kann gerade beim Versuch einer psychologischen Analyse der Handlung eigentümlich problematisch werden, z. B. in folgender Situation: Ich suche etwas auf dem Tisch, an dem ich sitze. Ich taste mit den Händen, nehme Dinge auf, um unter ihnen nachzusehen. Wo bin ich? Doch wohl da, wo ich handle, suchend umhergreife und nicht etwa auf dem Stuhl, auf dem ich sitze oder auf dem Boden, auf dem meine Füße stehen. Wenn ich nun aber etwas ‚mit den Blicken suche', etwa in meinen Büchern, die einige Meter von mir entfernt an der Wand stehen, wo bin ich jetzt? Doch sicher auch dort, wo ich suche, wo ich handle, wo mein Interesse ist. Hier begegnen wir einer ganz natürlichen Anwendung des Begriffs Interesse, im ursprünglichen Sinn des Wortes. Ich kann mein Interesse einem Gegenstand zuwenden, dann bin ich dort, bei dem Gegenstand, ‚bei der Sache', ‚inter sum'." Bei diesen Überlegungen

[2] ZUTT, J.: Nervenarzt **16**, 145 (1943).

kam es mir hauptsächlich auf die Interpretation dessen an, was man als „interessiertes bei der Sache sein" bezeichnet.

Wie gesagt, das Problem wurde von mir in der damaligen Arbeit nur gestreift. Bedenkt man die Situation genauer, so ist hinzuzufügen, daß die Raumstelle, an der mein Körper sich befindet, mein Standort, immer *auch* eine, für mein Erleben wichtige Stelle ist und bleibt. Genau genommen muß man sagen: Wenn ich interessiert bei einer Sache draußen im Raum bin, so bin ich dort, aber nicht *nur* dort. Ich bin *auch* dort, hier und dort gleichzeitig. (Vielleicht kann das Verständnis für diese scheinbar paradoxe Feststellung erleichtert werden durch den Hinweis, daß ich ja schon durch meinen Körper — durch seine Ausdehnung —, genau genommen, hier und dort sein kann, nämlich: z. B. auf dem Fußboden mit meinen Füßen und an der Bibliothek mit meiner Hand.) Unter Berücksichtigung dieser Einschränkung aber ist zu sagen, daß wir im wachen Zustand wahrscheinlich fast immer *auch* draußen, im Raum bei den Dingen sind. Die Übereinstimmung dieser Befunde der Selbstbeobachtung mit moderner Ontologie, insbesondere HEIDEGGER, ist offensichtlich. Wenige Zitate mögen das dartun: „Im Sichrichten auf ... und Erfassen geht das Dasein nicht etwa aus seiner Innensphäre heraus, in die es zunächst verkapselt ist, sondern es ist seiner primären Seinsart nach immer schon ‚draußen', bei einem begegnenden Seienden, der je schon entdeckten Welt[3]." „Seiner vertrauten Wortbedeutung nach deutet das ‚Da' (des Daseins, d. Ref.) auf ‚hier' und ‚dort'[4]." Solche Sätze sind nicht etwa der Leitfaden, an dem die dargelegten Befunde der Selbstbeobachtung erst aufgefunden werden konnten. Sie sind aber gewichtige Bestätigungen dafür, daß diese Befunde der Selbstbeobachtung einer Wirklichkeit entsprechen. Verwandtes findet sich natürlich auch bei anderen Autoren unserer Zeit, die in ihrem Forschen versuchen, sich von der „Cartesischen, grundsätzlich heute noch üblichen Weltontologie" (HEIDEGGER) frei zu machen, z. B. bei ERWIN STRAUS, wenn er schreibt: „Im Sehen freilich bin ich normalerweise bei dem Anderen[5]."

Ist man für eine solche Betrachtungsweise aufgeschlossen, so wird die übliche Selbstverständlichkeit, mit der wir glauben, annehmen zu können, wir „seien" jeweils in unserem Leib, ihrerseits zum Problem. Versuchen wir diese Selbstverständlichkeit auf ihre Grundlagen in unserem alltäglichen Denken hin zu befragen, so treffen wir auf das Folgende: Sobald wir über unseren Leib nachdenken, so denken wir über ihn nach als über einen Gegenstand, d. h. einen vergegenständlichten Leib, so wie wir ihn unter anderen Gegenständen der Welt wahrnehmen können. Wir Mediziner zumal denken an den Leib als anatomische Struktur und Träger physiologischer Funktionen, wie wir ihn im Laufe unseres Studiums vor allem in der Anatomie zergliedernd kennengelernt haben. Daß es sich hier im Gegensatz zu dem Leib, „der ich bin", zu dem Leib als wesensoffenbarende Physiognomie, um eine andere Wirklichkeit handelt, habe ich in meiner Arbeit über den ästhetischen Erlebnisbereich[6] dargelegt. Es ist geradezu die Macht einer Gewohnheit in unserem Denken, daß Leib für uns je-

[3] HEIDEGGER: Sein und Zeit, S. 62. 1935.
[4] HEIDEGGER: Sein und Zeit, S. 132. 1935.
[5] STRAUS, E.: Arch. Psychiatr. u. Z. Neur. **182**, 301 (1949).
[6] ZUTT, J.: Nervenarzt **23**, 163 (1952) und diese Sammlung S. 298.

weils anatomisch-physiologischer, vergegenständlichter Leib ist. Daß diese machtvolle Denkgewohnheit eine Auswirkung der cartesischen „heute noch üblichen Weltontologie“ ist, wird heute gewiß von vielen erkannt. Der Prozeß der Befreiung unseres alltäglichen wissenschaftlichen Denkens und Redens von dieser Macht ist aber etwas anderes als die grundsätzliche Erkenntnis. Dieser Prozeß hat kaum begonnen. Für uns Mediziner bedeutet das tägliche Umgehen und das Vertrautsein mit dem Leib als anatomische Struktur und Träger physiologischer Funktionen eine ganz besondere Verhaftung an den vergegenständlichten Leib. Gleichwohl, so scheint es mir, sind auch wir auf dem Wege, den Leib, „der ich bin“, den Leib als wesensoffenbarende Physiognomie, die dazu gehörige Welt und die Bewegung dieses Leibes in der Welt wieder zu entdecken und zu beschreiben.

Betrachten wir lediglich den vergegenständlichten Leib, so sehen wir ihn umschlossen von seiner Oberfläche. Nichts von ihm finden wir außerhalb derselben. Da wir unsere Erlebnisse leicht gleichsetzen mit den sie ermöglichenden Strukturen und Funktionen des Körpers, so sind diese Erlebnisse eben innerhalb dieses Körpers, mit genau der Selbstverständlichkeit, mit der der vergegenständlichte Leib, der „Leib überhaupt“ ist.

Versuchen wir aber den Leib, „der ich bin“, zu entdecken, so finden wir manches, was sich am Leib als Gegenstand nicht zeigt, wiederum manches vermögen wir nicht zu finden, was uns am Leib als anatomischem Gebilde bekannt ist. Das heißt, der Unterschied zwischen den beiden Wirklichkeiten des Leibes zeigt sich in konkreten Einzelerfahrungen. So finden wir z. B. nichts vom wägbaren Gewicht des vergegenständlichten Körpers. Es macht kaum einen Unterschied aus, ob ich den Arm hebe oder senke. Erst eine Lähmung bringt die Schwere des Armes zum Bewußtsein. Gesund aber erleben wir das Gewicht unseres Leibes kaum als Schwere, vielmehr z. B. als unsere Standfestigkeit. Wir finden aber auch etwas von der Leichtigkeit unserer Bewegung im Gang und Sprung, wir finden sie auch in der physiognomisch wirklichen Leichtigkeit der beschwingten Tänzerin oder des springenden Rehes. Wir finden nichts von der lichtlosen Dunkelheit im Inneren unseres Leibes. Es ist nicht so, wie es nach dem Bilde des anatomisch-physiologischen Leibes sein müßte, daß in die Dunkelheit unseres Inneren Lichtstrahlen durch die kleinen Öffnungen unserer Augen hereinfallen. Sondern: indem unser Blick draußen in der Welt ruht, erschließt sich uns dort ein *allseitig offener Raum*. Versuchen wir die Explikation des so als draußen ruhender, einen allseitig offenen Raum erschließender Blick beschriebenen Erlebnisses, so vermögen wir Differenzierteres über das Draußensein zu sagen und stoßen gleichzeitig auf das zweite Problem, das unsere eigentümlichen Fälle uns aufgeben, in dem sie außer sich seiend auf sich selbst zurückzublicken vermögen.

Unser Blick: Am anatomisch-physiologischen Leib gibt es keinen Blick. Der Blick ist hier keine Wirklichkeit, sondern eine Illusion. Unsere Retina wird von Lichtstrahlen getroffen. Das ist die anatomisch-physiologische Wirklichkeit. Dort auf der Retina oder zentraler entstehen Empfindungen. Wir wissen, wie die Bemühungen, die erlebte Gewißheit, die Dinge seien draußen, zu erklären, sich in hypothetischen Begriffen, vor allem in dem der Außenprojektion, konkretisiert haben. Denn „das Nachaußensehen (Joh. Müller) ist unverkennbar eine ursprüngliche, fundamentale Eigentümlichkeit“ (TSCHERMAK[7]). „Die Exteroqualität ist jeder Gesichtsempfindung eigentümlich und immanent“ (TSCHERMAK[8]). „Vom optischen Raumsinn kann man wie vom Licht- und Farbensinn sprechen“ (HERING). Das Draußensein des „Sehdings“ (HERING) ist den Forschern nicht entgangen, sie haben es als eine erlebte Wirklichkeit hingenommen. Das Problem hieß, wie können die Dinge draußen sein, da doch die Empfindungen drinnen sind. Man sieht: das wirkliche Sein für dieses Denken ist die anatomische Struktur und der physiologische Vorgang im vergegenständlichten Leib. Die erlebte Wirklichkeit wird irgendwie zur Illusion degradiert. Um die erlebte Wirklichkeit aus diesem eigentlichen (materiellen) Sein heraus zu erklären, bedarf es der Hypothesen, z. B. der Projektion nach außen. Denn daran, daß das Draußen im Sinne des eigentlichen Seins „drinnen“ ist, war den Forschern kein Zweifel. Von dieser selbstverständlichen Annahme, die mit der erlebten Wirklichkeit in Widerspruch stand, hat man sich nicht frei machen können. So schwer ist es wiederum heute, sich vertraut zu machen mit der Vorstellung, daß es ein reales, nicht illusionäres menschliches Sein gibt, das außerhalb des Leibes ist.

Versuchen wir die Explikation des „draußen ruhenden Blicks“: Am ehesten der anatomisch-physiologischen Vorstellung des Sehvorganges entspricht noch die sprachliche Wendung, unser Blick sei „auf einen Gegenstand gerichtet“. Blickrichtung ist hier gleich Richtung der Bulbi. Nehmen wir aber die zahlreichen anderen Sprachbildungen, mit denen wir vom Blick reden, so lösen sich diese deutlich von den uns bekannten anatomisch-physiologischen Vorgängen und Vorstellungen und weisen auf eine andere Wirklichkeit, auf die des unmittelbaren Erlebnisses hin: Ich werfe meinen Blick, ich hefte ihn auf eine Stelle, er schweift umher, der Blick trifft und ruht. Ich kann etwas anblicken, so wie ich es angreifen und anfassen kann.

Für die Explikation der in solchen sprachlichen Wendungen sich zeigenden Erlebnisgehalte ist das Folgende von Wichtigkeit: Der geworfene Blick, der eine Stelle trifft, dort haftet und ruht, macht diese Stelle zu etwas Besonderem. Es ist nicht so, daß die betreffende Raumstelle bzw. der Gegenstand, auf dem mein Blick ruht, einfach aus allen anderen Raumstellen und Gegenständen innerhalb meines Gesichtsfeldes gleichsam herausgegriffen und lediglich sichtbar gemacht ist als Folge der Tatsache, daß die von dort ausgehenden Lichtstrahlen in einer bestimmten, bevorzugten Weise im Auge auftreffen. Dort, an der Stelle, auf der mein Blick ruht, entsteht vielmehr eine *„Mitte“*. Das ist das Besondere. Mitte heißt, daß an der Stelle, auf der mein Blick ruht, eine Raumgliederung entsteht, eine dreidimensionale Raumgliederung, mit einem davor — dahinter, rechts — links, darüber — darunter. Es bedarf vielleicht einer gedanklichen Leistung, die drei Dimensionen als rechts—links usw. zu benennen. Die dreidimensionale Raumgliederung als solche ist aber nicht etwa die Folge eines nachträglichen, sekundären Urteilens, sondern sie ist im Erblicken ebenso mitgegeben wie die Exteroqualität: *Es ist dies die Dreidimensionalität, die überall dort, aber auch nur dort entsteht, wo ein lebendiges Subjekt ist und*

---

[7] TSCHERMAK: Handbuch der Physiol., Bd. 12, S. 835.

[8] TSCHERMAK: Handbuch der Physiol., Bd. 12, S. 837.

sich zum Raume verhält. Und eben weil ich „auch dort"' bin, wo mein Blick ruht, entsteht dort die Mitte eines dreidimensionalen Systems. Es „geschieht" dort etwas, eine Wirkung meines Dortseins. Es entsteht eine typische räumliche Ordnung. Von dort aus erlebe ich den Raum, und nicht aus dem dunklen Inneren meines Leibes. Daß ich dort, draußen, bei den erblickten Dingen bin, ist der Grund, warum ich nicht erlebe, aus meinem dunklen Leib hinauszuschauen wie ein Leuchtturmwärter, sondern in einem allseitig offenen Raum zu sein, dort, wo mein Blick ruht, wo ich eben auch bin.

Durch die dreidimensionale Ordnung an der Stelle, wo mein Blick ruht, entsteht nun gleichzeitig etwas im Hinblick auf unsere physiologischen Vorstellungen erst recht Paradoxes, für die Interpretation unserer Fälle aber Wesentliches: Der ruhende Blick erschließt mit der dreidimensionalen Ordnung an der Stelle, wo er ruht, unter anderem auch die Richtung zurück, die Richtung von jener Stelle auf mich hin. Lasse ich z. B. den Blick auf dem Boden vor mir ruhen, so ist dies ganz selbstverständlich: Um die Stelle, auf der mein Blick ruht, entsteht im Sinne des peripheren Gesichtsfeldes ein Kreis, dessen Mitte eben die Stelle ist, auf der mein Blick ruht. Von dieser Mitte aus erschließt sich mir auch mein eigener Leib, sichtbare Teile desselben, als von dort aus rückwärts gelegen. Was so, wenn mein Blick etwa einen Meter vor meinen Füßen auf dem Boden ruht, eine Selbstverständlichkeit ist, ist nicht anders, wenn ich den Blick geradeaus in die Ferne richte und ihn auf irgendeiner Stelle der Umwelt haften und ruhen lasse. Immer ergibt sich von jener Mitte aus unter den sich entfaltenden Dimensionen auch diejenige auf mich hin, d. h. zurück auf meinen Leib.

Kehren wir zu unseren Fällen zurück. Wir sehen, das „Außersichsein" ist an sich kein pathologisches Erlebnis, sondern die Freilegung einer erlebten Wirklichkeit, die sich im alltäglichen, unreflektierten Erleben unserer Selbstbeobachtung entzieht. Die Frage lautet nicht, wie kommt es zu dem Außersichsein, zu dem dort und da sein gleichzeitig, sondern wie kommt es zum Auffallen, zur Beachtung dieser sonst unbeachtet verborgenen, erlebten Wirklichkeit. Das gleiche gilt für die Frage, wie es kommt, daß diese Menschen auf ihren Leib zurückblicken. Dieser Blick zurück auf meinen Leib ist, wie gezeigt, gleichfalls unserem normalen Erleben eigentümlich infolge der dreidimensionalen Ordnung an der Stelle, auf der mein Blick ruht, in der dort entstehenden Mitte und der damit auch gegebenen Blickrichtung zurück auf meinen Leib. Also wiederum lautet die Frage: Wie kommt es, daß in dem Ausnahmezustand uns eine erlebte Wirklichkeit, die uns sonst in Indifferenz verborgen bleibt, auffällt. Man kann die Frage auch so formulieren: Wie kommt es, daß die Blickrichtung auf mich zurück als einzige erlebte Dimension in dem abnormen Erleben ausgespart bleibt?

Bevor wir versuchen, über diese letzten Fragen, die uns in der phänomenologischen Interpretation dieser Ausnahmezustände aufgegeben sind, Vermutungen anzustellen, zwei Erläuterungen: Zunächst taucht das Problem der Halluzination auf. Wie schon das Beispiel des vor mir auf dem Boden ruhenden Blickes deutlich gemacht hat und wie einer sorgfältigen Selbstbeobachtung unschwer zugänglich ist, sehen wir tatsächlich, auch wenn wir unseren Körper nicht direkt ansehen, im peripheren Gesichtsfeld etwas von diesem Körper. Nun können wir, ohne die Blickrichtung zu verändern, die Aufmerksamkeit wandern lassen. So kann ich, indem ich geradeaus auf eine Wand sehe, meine Aufmerksamkeit darauf richten, was von meinem Leibe mir optisch gegeben ist. Es scheint mir, daß das, was so zu sehen ist, genügt, um von den Menschen in derartigen Ausnahmezuständen als sichtbarer, eigener Leib erlebt zu werden. Es ist dabei zu bedenken, daß beide Patienten das Erlebnis nicht in aufrechter Haltung, sondern in bequemer Körperlage hatten, in einer Lage, in der der Kopf gegen den Körper leicht geneigt ist, so daß an sich mehr vom eigenen Leibe im peripheren Gesichtsfeld erscheinen kann. Die Unbestimmtheit des optischen Eindrucks in dem Fall von MENNINGER-LERCHENTAL widerspricht einer solchen Auffassung nicht. Das deutliche Sehen der Augen, über das unser eigener Fall berichtet, muß zumindestens als eine illusionäre Ergänzung des unbestimmten Körperbildes angesehen werden, was nicht wunder zu nehmen braucht, bedenkt man nur die illusionären Ergänzungen, die wir beim Betrachten impressionistischer Skizzen vollziehen. Dabei erscheint noch bemerkenswert, daß dieser Kranke den Augen im menschlichen Leibe unwillkürlich eine besondere Beachtung zu schenken scheint: Denn er berichtet, daß er häufig im Alltag beobachtet, wie sich seine eigene Gestalt im Auge seines Gegenübers spiegelt.

Zweitens ist etwas zu sagen über den Blick: Es erscheint rätselhaft, und unser Kranker wundert sich selbst darüber, daß er seinen Leib anblickt, ohne dort, von wo aus er blickt, Augen, ja überhaupt einen Körper zu haben. Es entsteht hier das Problem, inwiefern der Blick, das Blicken, an das Vorhandensein der Augen als seine Träger gebunden ist. In der Arbeit über den ästhetischen Erlebnisbereich habe ich darauf hingewiesen, daß die Augen als Träger des Blickes einer anderen Wirklichkeit des Leibes angehören als die Augen als anatomische Struktur und Träger physiologischer Funktionen. Es war mir klar, daß man die Augen ansehen kann, z. B. als Augenarzt, ohne dem Blick zu begegnen, und ebenso, daß man, wenn man den Blick des anderen erfaßt, das Auge als anatomisches Gebilde gleichzeitig nicht haben kann. Eine „Loslösung" des Blickes von den Augen, als seinen Trägern war mit dieser Betrachtung schon gegeben. Darüber hinaus führt das, was SARTRE[9] in einer überzeugenden Analyse über den Blick ausführt, indem nach seiner Darstellung auch andere Gegenstände Träger des auf mich gerichteten Blickes werden können (z. B. ein Türspalt), sofern sie nur das Erlebnis „gesehen zu werden" vermitteln, sofern sie diese das Wesen des Blicks ausmachende „reine Verweisung auf mich selbst" offenbaren. Es sind nach SARTRE überhaupt niemals die Augen, die uns ansehen, sondern das im Blick offenbarte, andere Subjekt sieht uns an. Nicht die Körperlosigkeit ist es also, die in unseren Fällen zum Problem wird, nicht die Augenlosigkeit des außer sich Seienden, Blickenden, sondern die Rückverweisung auf seinen Leib, in dem von dort, wo er auch ist, auf seinen Leib zurückgewandten Blick.

Wir sehen also, daß wir durch sorgsames Bedenken der Frage, wo ich bin, und durch Überlegungen über das Wesen des Blicks und seine Beziehungen zu den Augen als seinen Trägern etwas gewinnen für das Verständnis der sonst rätselhaften, ja absurd scheinenden Erlebnisse in dem geschilderten Ausnahme-

---

[9] SARTRE: Das Sein und das Nichts, S. 199—201. Rowohlt 1952.

zustand. Wir gewinnen insofern etwas für dieses Verständnis, als uns klar wird, daß Außersichsein und auf sich Zurückblicken ohne Augen nichts dem normalen Erleben Fremdes ist. Wir entdecken vielmehr diese Erlebnisweisen im sorgfältig explizierten, normalen, unreflektierten Erleben. Wenn wir es vermögen, von der Gegebenheit des objektivierten Körpers, seiner anatomischen Begrenztheit und von den uns bekannten physiologischen Funktionen zunächst abzusehen und in diesem Sinne unbefangen unsere Erlebnisse zu befragen, so ist es nichts Absurdes und nichts Rätselhaftes, daß wir draußen bei den Dingen sind. Es ist nichts Rätselhaftes und Absurdes, daß von der durch den ruhenden Blick gebildeten räumlichen Mitte aus auch eine Blickrichtung zurück auf meinen Leib führt, und es zeigt sich, daß man angeblickt werden kann, ohne Augen zu sehen, daß der ruhende Blick einen dreidimensionalen Raum erschließt und damit auch auf den Blickenden selbst zurückverweist, d. h. aber zurückblickt.

Obwohl so die Erlebnisse im geschilderten Ausnahmezustand im angeführten Sinne unserem Verständnis nähergebracht sind, sind wir natürlich weit davon entfernt, mit diesen Gesichtspunkten schon sagen zu können, wie es zu dieser eigentümlichen Modifikation bzw. Destruktion normalen Erlebens in diesen Ausnahmezuständen kommt. Hier sind nur Vermutungen zu äußern: Zunächst scheint bedeutsam die enge Beziehung, die die Ausnahmezustände in beiden Fällen zum Schlaf haben. Im normalen Schlaf bzw. im traumhaften Erleben löst sich der Leib, der ich bin, vom Körper, ich gehe im Traum umher, während mein Körper ruhig liegt. Von manchen Angstträumen, insbesondere auch von quälenden Aufwacherlebnissen aus Angstträumen ist es bekannt, daß der Körper ganz so, wie es unser Patient experimentierend erlebte, einer lebhaften Bewegungsintention einfach nicht entspricht. Das Unheimliche, Quälende, über das beide Fälle berichten, ist wohl der Qual solcher Angstträume verwandt. Auch was unser Patient über den Beginn seines Zustandes sagt, daß das Bewußtsein immer enger und leerer werde, entspricht der allmählichen Veränderung des Bewußtseins im Einschlafen, dieser normalen Veränderung des Bewußtseins aus Weite zur Enge, aus Klarheit zur Umdämmerung, mit dem im Hinblick auf diese Bewußtseinsveränderung paradoxen Erlebnis des Traumes, in dem sich das Subjekt gleichsam aus dieser Enge und Dunkelheit, aber auch von seiner Gebundenheit an den Körper befreit. Wir wissen, wie Dämmerzustände und Delirien durch die offensichtliche Beziehung zu diesen normalen Bewußtseinsveränderungen unserem Verständnis nähergebracht werden können. Sicher ist in diesem Zusammenhang nicht unwesentlich neben der in beiden Fällen deutlichen Beziehung zum Aufwachen bzw. zum Einschlafen die Tatsache, daß unser Kranker nicht nur die geschilderten Ausnahmezustände mit guter Rückerinnerung, sondern auch richtige Dämmerzustände mit völliger Amnesie dargeboten hat und früher gelegentlich epileptische Anfälle.

Schließlich ist noch einer Beziehung der Erlebnisse in den Ausnahmezuständen zur menschlichen Bewegung zu gedenken. Vorauszuschicken ist allerdings, daß bezüglich der Explikation des Bewegungserlebnisses, der Bewegung des Leibes, der ich bin, so gut wie alles noch zu tun ist. Wir wissen vieles über die Vorgänge im Organismus, wenn ein Mensch sich bewegt, d. h. über Vorgänge im objektivierten Leib, über das Wesen der Bewegung „des Leibes, der ich bin“, wissen wir fast nichts. Es trifft zu, was PALAGYI in seinen naturphilosophischen Vorlesungen gesagt hat: Die Psychologie sei in die Empfindung verliebt, aber ihrer ganzen Natur nach „bewegungsscheu“. Das Problem soll hier nur gestreift werden: Im Hinblick auf die in dieser Studie dargelegten Auffassungen scheint mir von entscheidender Bedeutung: Niemand kommt, sich bewegend, an ein Ziel, an dem er nicht vorher schon (auch) ist. Das vorgängige „Draußensein“, „am Ziel sein“ ist unerläßliche Vorbedingung einer Zielbewegung. SARTRE [10] beschreibt das Erlebnis folgendermaßen: „Indessen bin ich selbst dort in der Zukunft. Zu ihr hin, der ich sie selbst an der Wegbiegung sogleich sein werde, strebe ich mit allen Kräften, und in diesem Sinne besteht bereits eine Beziehung zwischen meinem künftigen und meinem gegenwärtigen Sein.“ „Da ich indessen schon bin, was ich sein werde, so bin ich derjenige, der ich in der Weise, er nicht zu sein, sein werde.“ Beobachten wir uns selbst, etwa im Sprung über einen Graben: Im Augenblick des Sprunges und kurz davor verschwindet die Umwelt bis auf die Stelle, die das Ziel meines Sprunges ist, in Indifferenz. Die Situation des Sprunges ist gewiß derart, daß die Stelle, auf der mein Blick ruht, innerhalb des ganzen Gesichtsfeldes eine außerordentliche Bedeutung gewinnt. Die Stelle des Aufsprunges, mein Ziel, tritt aufs deutlichste hervor, daneben versinkt die Umgebung in eine Indifferenz, die dazu führen kann, daß uns im Sprung mancherlei an sich Auffälliges in der Umgebung entgeht. Wir sehen, daß auch diese „Einengung des Bewußtseins“ auf eine Stelle eine Beziehung hat zu dem Erlebnis unseres Kranken im Beginn seines Ausnahmezustandes. Aber noch ein Weiteres ist bemerkenswert für die Beziehung des Erlebnisses im Ausnahmezustand zur Bewegung, am deutlichsten erfahrbar im Sprung: Von der Stelle aus, auf die ich zu springen mich anschicke, vom Ziel meines Sprunges aus, von der Mitte, die sich dort bildet, wo mein Blick haftet, wo ich (auch) schon bin, bleibt aus der in die Indifferenz versinkenden Umwelt einzig ausgespart die Dimension von dort, wo ich auch bin, zurück zu meinem Leibe. Man könnte unseren Ausnahmezustand interpretieren als eine Erstarrung des menschlichen Wesens im Sprung. (Der Fall MENNINGER-LERCHENTALs hörte die Worte „quo vadis“? Sie könnten in diesem Zusammenhang von Bedeutung sein.)

Es gibt zu denken, daß wir auf der Suche nach Zuständen, die mit dem Erlebnis unserer Fälle eine Verwandtschaft haben könnten, einerseits an Schlaf und Traum, andererseits an den Sprung, also an eine Situation erinnert werden, in der der Mensch hellwach zu sein pflegt. Man kann darin mit Recht einen Widerspruch sehen. Vielleicht ist das Verbindende und den Widerspruch Lösende, daß in beiden Erlebnissituationen die Loslösung vom Körper zwar in verschiedener, gleichwohl aber in ausgesprochener Weise geschieht. Auch auf den eigentümlichen Bewußtseinszustand ist in diesem Zusammenhang hinzuweisen: Beide berichten über eine ausgesprochene Wachheit, obwohl der Ausnahmezustand aus dem Schlaf heraus auftritt bzw. in ihn einmündet.

Es bleibt des Rätselhaften noch genug, auch wenn das Verständnis der eigentümlichen psychopathologischen Erlebnisse unserer Ausnahmezustände durch die angestellten Betrachtungen und die darin enthaltene Interpretation

---

[10] SARTRE: Das Sein und das Nichts, S. 92. Rowohlt 1952.

gegenüber der üblichen psychopathologischen Deskription vertieft werden kann. Das bewußte Absehen vom physiologisch Bekannten mit Ausnahme der Hinweise auf Schlaf und Bewegung heißt nicht, daß ich das Physiologische, die Vorgänge im Körper für die Erklärung solcher Zustände nicht für entscheidend wichtig halte. Aber ich glaube, daß gerade eine vom anatomisch-physiologischen Wissen zunächst absehende, unbefangene Explikation unserer Erlebnisse eine Voraussetzung dafür ist und eine Gewähr, daß wir unseren physiologischen Forschungen die richtigen Fragen voranstellen. Es gibt ja nicht nur die Frage: was mag die Bedeutung einer differenzierten Struktur des Gehirns für unser Erleben sein, es gibt auch die Frage: was mag in unserem Körper vorgehen, um Erlebnisse solcher Art, wie sie für unser bisheriges anatomisch-physiologisches Vorstellen rätselhaft sind, zu ermöglichen.

15. Der Lebensweg als Bild der Geschichtlichkeit*

Über Krisen auf dem Lebensweg

Als ich die Aufforderung bekam, zum Thema „Krise" vom Standpunkt des Psychiaters aus zu sprechen, kamen mir zunächst Bedenken. Die Bedenken bezogen sich auf das Folgende: Wir erleben, daß auch im medizinischen Sprachgebrauch sich ein immerwährender Wandel vollzieht, indem alte Fachtermini verlassen werden und neue in Gebrauch kommen. Nicht immer kann man dem zustimmen, weil man nicht immer einsehen kann, was der Sinn des jeweiligen Wandels ist. So spricht man heute z. B. weniger von „Krankheiten". Statt dessen spricht man gern von „Erkrankungen" und vergißt dabei, daß eine Erkrankung der Beginn einer Krankheit ist. Man „erkrankt" heißt doch, man wird krank. In einer schon bedenklichen Oberflächlichkeit spricht man sogar vom Beginn einer Erkrankung, also vom Beginn eines Beginns, und man merkt wohl zumeist gar nicht, was man eigentlich sagt. Anstatt von „Krankheiten" spricht man dann wieder von „Krankheitsgeschehen". Manchmal kann man sich des Eindrucks nicht erwehren, daß sich das Bedürfnis nach einer gehobenen wissenschaftlichen Sprechweise hinter solchen Wendungen und ihrer raschen Verbreitung verbirgt. So auch wenn von „Verhaltensweisen" gesprochen wird, auch wenn man genau so gut vom „Verhalten" reden könnte. Versucht man, in dem offensichtlichen Vermeiden des Begriffs „Krankheit" einen Sinn zu sehen, so findet man vielleicht in der Tat das Bestreben, nicht mehr in starren Krankheitseinheiten zu denken, sondern die funktionellen Bedingungen ihres Entstehens und Vergehens — d. h. eben das Geschehen — in den Blick zu bekommen. So habe ich anfängliche Bedenken gegen die Teilnahme an diesem Gespräch überwunden: denn wenn heutzutage viel von „Krise" gesprochen wird, wenn dieser Terminus in der Lehre von den Krankheitsarten einen Platz

* Nach einem Vortrag auf der 70. Wanderversammlung südwestdeutscher Neurologen und Psychiater. Aus der Nervenklinik der Stadt und Universität Frankfurt a. M. (Direktor: Prof. Dr. J. Zutt). — Nervenarzt **25**, 426 (1954).

zu beanspruchen scheint, so ist es auf alle Fälle gut, sich Gedanken zu machen, was hinter dieser Tendenz, einen neuen Begriff, einen neuen Terminus einzuführen, steckt.

Sehe ich so meine Aufgabe in diesem Gespräch darin, möglichst kurz darzulegen, was der Terminus „Krise“ im Zusammenhang mit der psychiatrischen Krankheitslehre bedeuten und Sinnvolles leisten kann, so ist es eine unerläßliche Voraussetzung, ihn in die Reihe derjenigen Begriffe zu stellen, in die er seinem Wesen und seinem Rang nach gehört. In der Psychiatrie kennen wir krankhafte Prozesse (progrediente und phasenhafte), krankhafte Entwicklungen und krankhafte Reaktionen. In diese Reihe von Begriffen gehört derjenige der krankhaften Krise. Wir müssen fragen: Was kann dieser Begriff Besonderes bedeuten, wird die Möglichkeit, krankhafte psychische Erscheinungen in angemessener Weise zu beschreiben, sie in ihrem Wesen zu erfassen, durch die Einführung dieses Begriffes bereichert?

Sehen wir kurz, was die genannten Termini „Prozeß“, „Entwicklung“ und „Reaktion“ uns bedeuten, um zu sehen, an welcher Stelle der Begriff der Krise seinen Platz haben kann. Ein krankhafter Prozeß ist in der psychiatrischen Terminologie der lebensgeschichtlich sinnlose Einbruch somatischer Krankheitsvorgänge. Entwicklung ist die aus einem Erlebnis sich entwickelnde biographische Konsequenz. Zahlenmäßig spielt die Entwicklung in dem Lehrgebäude der heutigen Psychiatrie eine geringe Rolle, im wesentlichen im Bereich der sog. paranoischen Entwicklungen, die von den paranoiden Prozessen streng abgegrenzt werden. Innerhalb der Psychologie des Normalen sprechen wir von neurotischen Entwicklungen, von Neurosen. Nach ihrer Häufigkeit spielen dagegen im Bereich des psychisch Krankhaften eine große Rolle die Reaktionen, die Erlebnisreaktionen, für deren Entstehung ein Erlebnis außerhalb des erlebenden Subjektes als reizende Ursache gedacht wird, während die im wesentlichen affektive Reaktion sich nach bestimmten Gesetzmäßigkeiten an diesen Reiz anschließt und in relativ kurzer Zeit wieder abklingt.

Überblicken wir diese Terminologie, so fällt folgendes auf: Zwei dieser Termini, nämlich „Prozeß“ und „Reaktion“, stammen ganz aus der somatologisch-physiologischen Betrachtungsweise. Lebensgeschichtliche Bedeutsamkeit, lebensgeschichtlichen Sinn erlangen die so bezeichneten Krankheitsarten eigentlich nur, insofern sie zum Schicksal der kranken Person gehören, auf dieses Schicksal einwirken, d. h. die prozeßhafte Veränderung oder die Reaktion ist gleichzeitig eine mögliche lebensgeschichtliche Erfahrung des Kranken. Lebensgeschichte selbst tritt in diesen Begriffen als selbständiges Thema mit ihr eigentümlicher Problematik und Gesetzmäßigkeit nicht hervor. Sie bildet gleichsam einen selbstverständlichen Hintergrund, von dem sich der krankhafte Prozeß und die abnorme Reaktion als Figur abheben. Nur in den Fällen, wo wir von krankhafter oder neurotischer Entwicklung sprechen, ist dies anders. Hier ist die Geschichtlichkeit selbst — die Erlebnisverarbeitung — das Thema. Aber abgesehen davon, daß man mit „Neurose“ Varianten noch im Bereich des Normalen bezeichnet, ist der Begriff „Neurose“ historisch vieldeutig belastet, und es ist vielleicht weder zufällig noch gleichgültig, daß an einer so wichtigen Stelle unseres psychopathologischen Begriffssystems ein sprachlich vieldeutiges und im Grunde nichtssagendes Wort steht.

Die Verwandtschaft zwischen den Begriffen „Entwicklung“ und „Neurose“ liegt darin, daß sie auf das Geschichtliche des Lebens als Thema bezogen sind. Sie spielen aber, wie gesagt, der Häufigkeit nach innerhalb der eigentlichen psychiatrischen Krankheiten eine nur geringe Rolle neben den Prozessen und abnormen Reaktionen. Ich möchte die Aufmerksamkeit auf diese eigentümliche Selbstverständlichkeit lenken, mit der wir im allgemeinen zu wissen glauben, wie die Geschichte einer menschlichen Person sich entfaltet, welche Möglichkeiten, welche Gefahren, auch Gefahren sog. wahnhafter Erlebnismodifikationen sie in sich birgt, auch ohne daß an einen Einbruch vom Somatischen her gedacht zu werden braucht. Betrachtet man dieses Problem nicht einfach als geklärt und erledigt, so kommt alles — so scheint es mir — darauf an, die Geschichtlichkeit der Person, deren Möglichkeiten, Grenzen und Gefahren als Thema in den Mittelpunkt der anthropologisch-psychiatrischen Betrachtung und Forschung zu stellen. Gelingt uns dies — es ist nur scheinbar einfach und leicht, denn es ist etwas anderes, ob wir die Erforschung der Lebensgeschichte als Aufgabe erkennen, oder ob es uns gelingt, der Geschichtlichkeit eines individuellen Lebens wirklich auf die Spur zu kommen — dann kann sichtbar werden, wie abstrakt, den mannigfaltigen, bunten Möglichkeiten der lebendigen Wirklichkeit gleichsam entfremdet, manche unserer Begriffe, wie z. B. auch derjenige der abnormen Reaktion, sind. In diesem Sinne könnte der Begriff „Krise“ Bedeutung und Wert gewinnen.

Wenn wir die Geschichtlichkeit eines Menschenlebens in ihrem unverhüllten Wesen nicht durch begriffliche Abstraktionen verstellt zu Gesicht bekommen wollen, so gelingt uns das am besten durch das Bedenken eines Bildes unserer lebendigen Sprache. In meinem Münchener Referat über Entwicklungstendenzen der modernen Psychiatrie habe ich die Meinung vertreten, es sei angebracht, skeptisch zu sein gegenüber manchen gewohnten, oft erstarrten wissenschaftlichen Terminis. Demgegenüber könne es fruchtbar sein, ursprünglich spracheigene Worte in ihrem klärenden und erklärenden Gehalt zu bedenken. Ich habe damals daran erinnert, wie wenig wir z. B. das Wort „Vertrauen“ bedacht haben und wie wichtig es ist, von hier aus das bei unseren Kranken so häufige Mißtrauen zu bedenken und zu verstehen. Was wir dann sichtbar machen, ist das, was der Terminus „paranoid“ verdeckt. Heute möchte ich im Zusammenhang mit unserem Thema auf ein anderes anthropologisches Sprachbild verweisen: auf das Bild des *Lebensweges*. In diesem Bild, im Bild des Lebensweges, ist in höchst glücklicher Weise gleichsam versammelt und verdichtet die konkrete Geschichtlichkeit einer menschlichen Person. In diesem Bild wird ein anthropologischer Sachverhalt von zentraler Bedeutung leuchtend sichtbar. Es ist nicht eine „Bezeichnung“, lediglich dazu dienend, etwas an und für sich Bekanntes gleichsam transportabel zu machen. Lebensweg ist vielmehr ein Sprachbild, das seine leuchtend erhellende Kraft schon darin — wie wir sehen werden — erweist, daß viele andere Worte unserer Sprache erst von ihm aus ihren Sinn haben [1].

[1] In der Diskussion wurde die Frage aufgeworfen, ob eine solche Hervorhebung des individuellen Wortsinns wissenschaftlich sei. Demgegenüber glaube ich, daß Wissenschaft, in ihrem Bestreben, die Wahrheit ans Licht zu bringen, vor keinem Bereich die Augen verschließen soll. Wenn in diesem Zusammenhang zur Unterstreichung der kritischen Bedenken

Man könnte folgendes einwenden: Ist es denn nicht das gleiche, ob wir vom Lebensweg reden und ihn bedenken, oder von der Lebensgeschichte, vom Lebenslauf. Ich glaube nicht, daß es das gleiche ist. Der gebräuchlichere Begriff der Lebensgeschichte ist von der Geschichte der Menschheit her übertragen auf die Geschichte des Einzelnen. Es ist die Geschichte des Lebens, sie enthält im wesentlichen das, was man von dem Leben eines Menschen zumeist im Rückblick erzählen kann. Der Lebenslauf ist der Lauf des Lebens. Hier klingt schon an der „Verlauf", und wie blaß und abgenutzt ist dieses Bild. Was verläuft heutzutage nicht alles! Im Bild des Lebensweges aber werden wir gezwungen, das geschichtlich Wesentliche zu denken, nämlich: daß er begangen, beschritten wird, daß er Schritt für Schritt zurückgelegt werden muß. In der Anschaulichkeit des Bildes liegt der wertvolle Zwang für unser Denken. Wege gibt es nur für einen Schreitenden. Der Lebensweg führt den Schreitenden. Er führt ihn von der Geburt zum Tode, er führt von Stadium zu Stadium, er führt durch die Stadien der Jugend, der Reife und des Alters, vom fröhlichen Aufbruch zu glücklicher selbständiger Behauptung und zur müden Heimkehr in die Geborgenheit des Gewohnten. Es gibt die Herkunft, das Herkommen. Als Heimat ist dies der konkrete Raum, in dem der Weg beginnt. Die Eltern und die Familie sind die aus der gleichen Herkunft Mitgehenden, Begleitenden. Man kann sich vom Herkömmlichen entfernen, herausstreben, oder vorsichtig in der ursprünglichen Geborgenheit der Heimat bleiben. Auch für den kühnsten Wagemut gibt es eine Grenze, die nicht ohne Gefahr betreten und überschritten werden kann. Es gibt einen Weg über Höhen und durch Niederungen. Es gibt einen Weg, der durch die Idee des eigenen Wesens, aus dessen Herkunft vorgezeichnet ist und dem man nicht ausweichen kann ohne bedenkliche Schuld. Es gibt Hindernisse auf diesem Wege, Höhen, die überstiegen werden müssen und Tiefen, die nur im Sprung genommen werden können. Es gibt unüberwindliche Höhen und Tiefen, es gibt Abgründe, vor denen uns schwindelt. Es gibt auch eine Gefahr, den Boden unter den Füßen zu verlieren und dafür in den Wolken zu leben. Viele Bilder unserer lebendigen Sprache gewinnen so erst, vom Bilde des Lebensweges her, ihren natürlichen Sinn. Man kann sich versteigen oder verrennen, man kann fallen, versinken, und man kann sich verirren. Man kann seßhaft werden und verlassen sein, man kann auf der breiten Straße mit den anderen und man kann eigene Wege gehen. Immer zwingt uns das Bild des Weges, die Einheit von Entwerfen und Geführtwer-

---

auf die Schwierigkeit hingewiesen wurde, das Wort „Lebensweg" ins Englische zu übertragen, so muß ich gestehen, daß ich diese Bedenken gar nicht teile. Leichte Übertragbarkeit in eine andere Sprache ist sicher kein Kriterium für den Rang eines wissenschaftlichen Textes. Eine Nachfrage beim Frankfurter Englischen Seminar hat übrigens ergeben, daß die Schwierigkeit einer Übersetzung ins Englische im wesentlichen darin liegt, daß die direkte Übersetzung „way of life" etwas anderes als im Deutschen, nämlich „Lebensart" meint. Vielleicht sollte man darüber nachdenken, warum im Englischen ein anthropologisch so bedeutsames Bild für ein im englischen Kulturbereich so wichtiges Gebiet verwandt wird. Nach Auffassung des Englischen Seminars ist aber „course of life", die „Bahn des Lebens", eine mögliche englische Ausdrucksweise, eine Auffassung, die übereinzustimmen scheint mit dem einleuchtenden Hinweis von Herrn SCHALTENBRAND in der Diskussion, welche Rolle im Chinesischen das Bild der „rechten Bahn" spielt. Natürlich ist hier auch an den in der christlichen Anthropologie so wesentlichen „Status viatoris" zu erinnern.

den anschaulich mitzudenken, d. h. die Einheit von Bewegen und Wahrnehmen, die E. STRAUS im „Sinn der Sinne“ und v. WEIZSÄCKER im „Gestaltkreis“ gemeint haben.

An jeder Stelle unseres Lebensweges obliegt uns die Entscheidung, Richtung zu halten oder zu wählen. Rationale Argumente kommen dabei ins Spiel, auch Stimmungen. Rationale Erwägungen schaffen Voraussetzungen, Stimmungen vermehren oder vermindern Möglichkeiten, erleichtern, hemmen oder stören den Gang. Die eigentliche Entscheidung wird im ästhetisch-physiognomischen Bereich vollzogen [2]. In seinem Schreiten nämlich vollzieht der Schreitende letzten Endes seine Entscheidungen. (Schreiten ist eine Bewegung. Bedenken wir dieses Wort, z. B. seine innere Verwandtschaft mit „Weg“, so tauchen Fragen auf, oder sie tauchen wieder auf, die der simplifizierende Begriff „Psychomotorium“ verdeckt.)

Als kritische Situationen oder Krisen kann man nun solche bezeichnen, in denen eine lebensgeschichtliche Entscheidung im wesentlichen eine Entscheidung der Richtung, welchen Weg wir einschlagen, wohin es mit uns weiter gehen soll, unumgänglich gefordert wird. Man kann versuchen, einer solchen kritischen Entscheidung auszuweichen. Gerät man aber hinein, so kann man eine Krise bestehen oder in ihr scheitern. Man kann in verschiedener Weise gewandelt, mit Verlusten und bereichert, aus ihr hervorgehen. In diesem Sinne sind Krisen Kulminationspunkte der Geschichtlichkeit auf dem Lebensweg, und in diesem Sinne allerdings kann die Verwertung des Begriffs im psychiatrischen Bereich etwas Wertvolles bedeuten und bewirken. Ich halte es für sehr wohl möglich, daß die Geschichtlichkeit der Person im Bild des Lebensweges in den Mittelpunkt der Betrachtung gestellt, manche unserer Kranken als in besonderer Weise in einer Krise Gewandelte oder Gescheiterte zutreffender als bisher zu verstehen erlaubt.

Mit PLÜGGEs Auffassung berührt sich die meinige insofern, als auch bei ihm das Problem des spezifisch menschlichen Leibes im Mittelpunkt steht. Über den „Leib als Zuständlichkeit“ kann der Mensch wie über ein Instrument verfügen [3]. In einer Störung dieser Verfügbarkeit sieht PLÜGGE das Wesen der Krise. Es ist interessant, daß auch interne Leiden zu einer so differenzierten Störung des Verfügens über den Leib führen können. Im Bereich der Psychiatrie, so scheint es mir allerdings, hat die Geschichtlichkeit und damit auch die Krise im hier entwickelten Sinn eine größere Bedeutung und zeigt sich in verschiedenen Formen. Vergessen wir nicht: das weite Problemgebiet der Psychiatrie ist eben allein mit naturwissenschaftlichen Begriffen nicht zu fassen. Das Bild des Lebensweges, das anschauliche Wirklichkeit ist, macht das nur deutlich. „Das, was der naturwissenschaftlichen Begriffsbildung die Grenze setzt“ — so heißt es bei RICKERT [4] — „über die sie niemals hinwegzukommen

---

[2] ZUTT, J.: Der ästhetische Erlebnisbereich und seine krankhaften Abwandlungen. Nervenarzt 23, 163—169 (1952) und diese Sammlung S. 298. — Vom ästhetischen im Unterschied zum affektiven Erlebnisbereich. Wien. Z. Nervenheilk. Bd. X, H. 3—4 (1955) und diese Sammlung S. 330.

[3] ZUTT, J.: Rechts-Linksstörung, konstruktive Apraxie und reine Agraphie. Mschr. Psychiatr. **82** (1932) und diese Sammlung S. 101.

[4] RICKERT, H.: Die Grenzen der naturwissenschaftlichen Begriffsbildung. Tübingen: J. C. B. Mohr 1913.

vermag, ist nichts anderes als die einmalige empirische Wirklichkeit selbst, so wie sie in ihrer Anschaulichkeit und Individualität unmittelbar erlebt wird." Solche empirische Wirklichkeit aber sind auch unsere Kranken.

16. Sexualität, Sinnlichkeit und Prägung *

Es scheint mir, daß in der jüngsten Vergangenheit und in unserer Zeit der Begriff des Triebhaften zu weit ausgedehnt worden ist. Ich meine damit nicht nur die Überdehnung des Libidobegriffs in der psychoanalytischen Lehre, wobei dann alles Triebhafte im Sammelbegriff der Libido aufgeht, sondern die Ausdehnung des Triebbegriffs auf alle möglichen Formen des Strebens, Verlangens und Begehrens. So ist nicht nur von Hunger, Durst und Geschlechtstrieb die Rede, sondern vom Selbsterhaltungstrieb, vom Todestrieb, vom Trieb nach Beharrung und Veränderung, vom Wissenstrieb, vom Vervollkommnungstrieb, Gewissenstrieb und Ich-Trieb. Alle diese Triebe sollen dem Menschen eingeborene Triebkräfte sein und ein spezifisches Triebziel haben, also das Leben, den Tod, das Wissen, die Beharrung, Nahrung, sexuelle Befriedigung, Beruhigung des Gewissens usw. Ich glaube, daß es an der eindrucksvoll klaren Phänomenalität des eindeutig Triebhaften liegt, daß man dazu geführt oder verführt wurde, unter dem Bilde des Triebes so verschiedenartige Lebens- und Erlebnisweisen und -gehalte zu sehen und begrifflich zu erfassen. Es kommt durch die Klarheit des Phänomens der Triebhaftigkeit, daß gleichsam das Bild des Triebes zur Interpretation von Erlebnisweisen angewandt wurde, die mit Triebhaftigkeit im engeren Sinne, wie zu zeigen sein wird, nichts zu tun haben.

Ganz ähnlich steht es ja übrigens mit dem Begriff der Affektivität. Die klare Phänomenalität, das klare Erscheinungsbild der Affekte, der Stimmungen in Trauer, Freude oder Zorn haben *auch* dazu geführt, unter dem Begriff des Affektiven vieles zu begreifen, vieles einzubegreifen, was eigentlich unterschieden und begrifflich abgetrennt werden müßte. Der Vergleich mit der Affektivität ist durchaus nicht nur zufällig und äußerlich, weil Triebhaftigkeit und Affektivität anthropologisch und biologisch verwandt sind. Gemeinsam ist ihnen der Wechsel zwischen Ruhe und Erregung. In der Ruhe dürfen wir annehmen, daß die Gestimmtheit ebenso wie die Triebhaftigkeit schwer differenzierbar sich im Gesamt unserer augenblicklichen leib-seelischen Verfassung auswirken. Durch äußere Erlebnisse oder innere — z. B. hormonale — Vorgänge können spezifische Stimmungen und Triebregungen geweckt werden, wachsen, hohe Intensitätsgrade erreichen. Sie verebben und klingen ab. Ein entscheidend wichtiges Gemeinsames affektiver und triebhafter Regungen ist die willenspsychologische Situation, die durch ihr Auftreten geschaffen wird. Affektive und triebhafte Regungen besitzen dem erlebenden Subjekt gegenüber eine eigentümliche Selbständigkeit. Das Subjekt, die Person muß sich mit diesen Regungen auseinandersetzen. Man kann solchen aufkommenden Regungen nachgeben. Man kann aber auch versuchen, Trauer, Zorn, Hunger oder

* Beitr. Sexualforsch. 6, 1 (1955)

sexuelle Erregung nicht zu zeigen, sie zu beherrschen, d. h. diesen Regungen ihre Auswirkung auf unser Tun und Handeln zu versagen. Wir wissen, daß es dafür Grenzen gibt. Man kann überwältigt, mitgerissen werden.

Diese willenspsychologische Besonderheit von Trieben, Affekten und Stimmungen weist auf eine wichtige, gemeinsame Korrelation zu Körperlichem hin: zu den Funktionen des vegetativen Systems! Es ist ja diese gleiche willenspsychologische Eigentümlichkeit, die dazu geführt hat, daß man dem vegetativen Nervensystem den Namen des Eigengesetzlichen, des Autonomen gegeben hat. Wir können nicht willkürlich Vasomotorium, Herz, Drüsentätigkeit regulieren, das geschieht autonom. Ebensowenig können wir Hunger oder Durst, Trauer oder Freude willkürlich hervorrufen, wir können nur Situationen aufsuchen oder herstellen, durch die solche Stimmungen und Triebregungen in uns wach werden; Stimmungen und Triebregungen sind also ihrem Wesen nach dem Vegetativum verwandt. Das muß festgehalten werden. Man sieht es ja auch an den vegetativen Begleiterscheinungen der Stimmungen und Triebregungen, am Erblassen, Erröten, Zittern und ähnlichem. Um kurz auch den wesentlichen Unterschied zwischen Stimmungen und Triebregungen aufzuzeigen, sei gesagt: Stimmungen haben nicht in gleicher Weise ein Ziel in der Umwelt wie die Triebe. Sie tendieren nicht nach einer triebverzehrenden Endhandlung, wie dies in der modernen Instinktlehre für die Triebe formuliert wird. Es gibt nicht ein Stimmungsziel, wie es ein Triebziel gibt.

Als eindeutig Triebhaftes, als Triebe sensu strictiori, glaube ich, kann der *Geschlechtstrieb*, die Sexualität, und der *Nahrungstrieb*, Hunger und Durst, betrachtet werden. Man könnte sagen, an diesen Trieben *κατ' ἐξοχήν*, kann man das Wesen des Triebhaften studieren. Ich glaube, eine vergleichende Gegenüberstellung dieser beiden unzweifelhaft triebhaften Regungen kann über ihr differenziertes Wesen Belehrendes erkennen lassen: Innerhalb des Verlangens nach Nahrung müssen wir trennen zwischen dem eigentlichen Hunger und dem, was wir Appetit nennen. Hunger ist ein Trieb. Zumal die Befriedigung dieses Triebes eine lebenserhaltende Bedeutung hat, gerät der Mensch durch starke Intensitäten des Hungers in Not. Er verliert an Freiheit und kann durch die Intensität des Triebes gezwungen sein, ihn gewaltsam zu befriedigen. So gibt es eine Hungersnot. Das Verhungern ist eine Gefahr. Hunger ist daher ein mildernder Umstand, wenn Verbrechen und Vergehen begangen werden, um ihn zu stillen. Der Hunger hat ein weites, aber eindeutiges Triebziel, nämlich: irgend etwas zu essen. Weiter: Hunger ist etwas, das wegen der darin gelegenen Gefahr verhütet werden muß gerade deshalb, weil Hunger zu Hungersnot führen, zu Hungerrevolte, zu Diebstahl und Totschlag den Menschen drängen kann. Aber in diesen Situationen des intensiven, durch seine Intensität bis zur Not gesteigerten Hungers lernt man, so scheint mir, den Trieb in seinem nackten Wesen kennen.

Ganz etwas anderes ist der Appetit. Es gibt weder eine Appetitnot noch eine Appetitrevolte. Der Appetit ist etwas Schönes, das gepflegt und angeregt wird, und wenn es einem gelingt, einen schönen Appetit zu haben und man sagt: „ich habe einen Mordshunger“, so ist das ein Witz, dessen Pointe gerade darin liegt, daß es kein Hunger ist und nichts mit Mord zu tun hat. Befriedigung des Appetits finden wir nicht dadurch, daß uns „irgendetwas zu essen“

gegeben wird, sondern hier wird die ganze sinnliche Differenziertheit und Verschiedenartigkeit der Geschmacks- und Geruchsqualitäten, der Speisen und Getränke von Bedeutung. Es gibt Leibspeisen. Hier kommen ästhetische Dinge im weiten Sinne des Wortes ins Spiel und werden von Bedeutung, auch solche, die deutlich erkennen lassen, daß sie mit dem Triebziel des Hungers gewiß nichts mehr zu tun haben. Ich meine die Tatsache, daß wir davon abhängig sind, nicht nur daß uns irgendetwas zu essen, irgendeine Speise gereicht wird, sondern was für eine Speise uns gereicht wird, auch wie sie uns gereicht wird. Es bedeutet eine Störung und Destruktion der zur Befriedigung des Appetits gesuchten Gesamtfreude, eine Störung des Appetits, wenn wir z. B. Salzhering mit Schokolade zu uns nehmen sollen oder Suppe aus Bierkrügen, oder wenn sonst die ganze Zurüstung der Mahlzeit uns ästhetisch mißfällt. Man sieht, solche Abhängigkeiten haben mit Nahrungstrieb nichts mehr zu tun. Kurz hingewiesen sei schließlich noch auf die verschiedenartige soziologische Struktur von Hunger und Appetit: Der Hungernde ist in Gefahr, andere — auch seinen Freund — zu berauben. Der seinen Appetit Genießende bedauert, wenn seine Freunde nicht an seiner Freude teilnehmen. Wir wiederholen: im Hunger zeigt sich das Triebhafte in seiner Nacktheit. Appetit hat insofern etwas mit Hunger zu tun, als Nahrung eingenommen und so Hunger verhütet wird. Die Befriedigung des Appetits aber ist verbunden mit differenzierten, besonderen soziologisch-ästhetischen Bedingungen, die von Mensch zu Mensch, von Ort zu Ort, von Land zu Land und von Zeit zu Zeit verschieden geartet sind.

Die Unterscheidung zwischen Hunger und Appetit wiederholt sich im Bereich des Geschlechtlichen im Unterschied zwischen Sexualität und Erotik. Erreicht der Geschlechtstrieb hohe Intensitäten, kann der von ihm betroffene Mensch auch in Not geraten. Man spricht von Sexualnot. Auch hier gilt es dann für den in solche Not Geratenen, irgend etwas zur Befriedigung seines Triebes zu finden und herbeizuschaffen. Es gibt Sexualverbrechen, Sexualmorde. So wie Appetit sich vom Hunger abhebt als eine besondere Sphäre, so erhebt sich die Sphäre erotischer Freuden über die Sexualität. Hier kommt es nicht mehr an auf irgendeine Art der Not zu entrinnen, den Trieb zu befriedigen, sondern das erotische Begehren ist gerichtet auf die ganze bunte Mannigfaltigkeit der durch die Verschiedenartigkeit der Geschlechter in unabsehbarer Differenziertheit gestalteten Physiognomien der Welt. Fast die ganzen Möglichkeiten unserer ästhetischen Lebensgestaltung kommen hier ins Spiel: wie wir uns geben, wie wir uns betragen, uns bewegen und kleiden, uns und unsere Umgebung schmücken und wie wir so in Kommunikation treten mit den Anderen, für die wir das alles tun und jene für uns.

An dieser Stelle unserer Überlegungen, nachdem wir den Unterschied von Hunger und Appetit, Sexualität und Erotik dargelegt und die Gleichartigkeit dieses Unterschieds gezeigt haben, kann die folgende Überlegung weiter und tiefer führen: Wir haben — so scheint es mir — nicht sorgfältig genug bedacht, wo sich die Grenze ziehen läßt zwischen biologisch Ererbtem und früh dem Menschen Eingeprägtem. Man versuche sich zu vergegenwärtigen, was einer von uns, wäre er nicht in diese unsere in mannigfachsten Physiognomien differenzierte Welt, also z. B. auch nicht in unsere Sprache hineingeboren, was würde er, allein auf sich selbst und seine erfinderische Initiative angewiesen, erreicht haben? Ich bin überzeugt, ein solcher Kaspar Hauser wäre über primitives Stammeln nicht hinaus gekommen, hätte kein Gerät, keine Kleidung, keine differenzierten Speisen. Würde es nur gelingen, ihn, bis er herangewachsen wäre, zu erhalten, so ließe er fast jede ästhetische und geistige Differenzierung vermissen. Das phylogenetisch Alte aber, das Triebhafte und Affektive wäre da: sicher zeigte er Stimmungen, er könnte lachen und weinen, gähnen und greifen, wie es unsere Säuglinge können. Sicher suchte er etwas zu essen und etwas zur Befriedigung seines Geschlechtstriebes, und es wären ihm die zur triebverzehrenden Endhandlung notwendigen Bewegungskoordinationen geläufig und sie ständen ihm zu Gebote. Ich finde, an diesem Bild kann man sich leicht, und ich glaube zutreffend, vergegenwärtigen, was phylogenetisch Altes, instinkthaft Angeborenes ist, und man bekommt einen Blick dafür, was anders alles geistige und ästhetische Tradition ist, an der ein Mensch nur teilhat, weil er in sie hineingeboren ist und in ihr lebt, während die ästhetische Tradition umgekehrt in ihm lebt und von ihm geformt wird. Das Triebhafte wandelt sich nicht wesentlich in tausend Jahren, so wenig sich das Treiben der Tiere in solchen Zeiträumen ändert. Aber die in der Tradition überlieferte Sprache, Kleidung, unsere Sitten und Gebräuche wandeln sich nach eigenen Gesetzen in einem Tempo, wie wir sie etwa eindrucksvoll im Stilwandel der Künste studieren können.

Wie sich nun das Wesen des Appetits über den Hunger, das Wesen der Erotik über die triebhafte Sexualität erhebt, so erhebt sich über dem Triebhaften und Affektiven im Menschen der Erlebnisbereich, den ich als den physiognomisch-ästhetischen beschrieben habe [1]. Als Leib, selbst Physiognomie, steht der Mensch innerhalb der Mannigfaltigkeit der wesenoffenbarenden Physiognomien seiner Welt, inmitten der Menschen, Tiere, Pflanzen, auf der tragenden Erde, unter dem sich wölbenden Himmel. So wie der Mensch sein Wesen in seinem Leib, seiner Physiognomie zu offenbaren vermag, so offenbaren sich seiner *intuitiven* Anschauung und Erfahrung die in den Physiognomien der Umwelt erscheinenden Wesen. Hier gibt es keine Korrelation zum vegetativen System, sondern zum animalischen Nervensystem, besser zur willkürlichen Beweglichkeit des physiognomisch bedeutsamen, wesenoffenbarenden Leibes. In diesem Bereich sind Bewegen und Wahrnehmen einander zugeordnet, in einem Gestaltskreis (v. WEIZSÄCKER). Die Sinne sind es, die als Organe die Welt erschließen, Sinnlichkeit nennen wir die Fähigkeit des Menschen, aufgeschlossen zu sein für die unübersehbare Mannigfaltigkeit des sinnlich Gegebenen, die Mannigfaltigkeit der Physiognomien. Stumpfsinnig nennen wir einen Menschen, der armselig vor der differenzierten Pracht der Welt verschlossen bleibt. Es sind sinnliche Freuden, Freuden der Sinnlichkeit, die in der Sphäre des Appetits und der Erotik erschlossen werden, Freuden am Reichtum der möglichen Differenzierung und Mannigfaltigkeit des sinnlich Gegebenen, nämlich der wesenoffenbarenden Physiognomien.

---

[1] ZUTT: Der ästhetische Erlebnisbereich und seine krankhaften Abwandlungen. Nervenarzt (1952) S. 163—169 und diese Sammlung S. 298.

In der unerschöpflichen Mannigfaltigkeit des sinnlichen Bereichs liegen auch Gefahren für den Menschen. Eine Gefahr ist: sich in dieser Mannigfaltigkeit zu verlieren. So wie der Säugling mit gutem Recht als ein Triebwesen bezeichnet werden kann, so gibt es für den heranwachsenden Menschen ein normales Stadium der lebhaftesten Zuwendung zum Bereich des Sinnlichen, ein Stadium des erkundenden Umherschweifens, des jugendlichen Entdeckens. Das ist die Zeit, in der der junge Mensch aus der Geborgenheit seiner Herkunft herausdrängt, begierig nach dem Neuen, Andern, noch nicht Geschauten. Man könnte von einem Stadium der Sinnlichkeit sprechen. Das ist auch das Stadium, in dem man vom physiologischen Don Juanismus, vom Aufgehen im erotischen Genießen sprechen kann, die Zeit des Eintritts in die Gesellschaft, die Blütezeit der Geselligkeit im großen Kreise auf Bällen, Sportplätzen und Anlässen anderer Art. Die jungen Leute werden in die Welt geschickt. Der Himmel hängt voller Geigen, d. h. voller verlockender Möglichkeiten. Bleibt der Mensch auf seinem Lebensweg dieser Lebensweise verhaftet, so bedeutet das Retardierung auf einer Stufe, die normalerweise Durchgangsstufe der Lebensentwicklung ist. Don Juanismus des Erwachsenen ist eine anthropologische Verfallsform!

Das neue Entwicklungsstadium, das der Mensch hinaus über das der betonten Sinnlichkeit mit seinem ruhelosen Umherziehen, Locken, Sich-Versagen, Suchen und Entdecken erreichen muß, soll sein Leben nicht in der Verfallsform des Don-Juanismus dahingehen, kann man als das Stadium der personalen Sammlung und Reife bezeichnen. Man kann das Wesen dieses neuen Lebensstadiums in folgender Gegenüberstellung leicht anschaulich und begreifbar machen: Im Stadium der Sinnlichkeit ist der Mensch, wie gesagt, mehr oder weniger ruhelos unterwegs, er ist auf der Suche nach dem Schönsten, nach dem ästhetisch Reizvollsten. Das Gefallende wird um des Bessergefallenden, das Schöne um des Schöneren willen verlassen. Das Schönste ist der höchste Wert. Er wird gesucht. Im Stadium der personalen Sammlung und Reife aber ist der höchste Wert das *Eigene,* das in einem gegenseitigen Akt des Vertrautwerdens Zugeeignete und in gegenseitiger Treue Verbundene. Das Schönere kann noch Gefahr und Verführung bedeuten, das Eigene, das Angehörige aber ist der höhere Wert. So baut sich der aus der Geborgenheit des Elternhauses herausgetretene Mensch, nachdem er im Stadium der Sinnlichkeit die Welt durchstreift und kennengelernt hat, sein eigenes Haus, d. h. er schafft sich den geordneten Raum, der sein eigenes Leben umschließt und gegen das Fremde begrenzt. Hier kommt er zur Ruhe und Sammlung des erwachsenen Menschen, sofern ihm dieser Schritt zur personalen Sammlung und Reife gelingt.

Wir erkennen so drei anthropologische Schichten, die bezeichnend sind für Entwicklungsstufen des Menschen: Auf der Stufe der *Triebhaftigkeit* wird *irgendetwas zur Befriedigung des Triebes* gesucht, auf der Stufe der *Sinnlichkeit* ist höchster Wert das *Schönste* und schließlich auf der Stufe *personaler Reife* das *Eigene,* das vertraut gewordene, *Gewohnte.*

Wir sehen, wie sich die Verfallsform des persistierenden Don-Juanismus als Retardierung, ein Stehenbleiben auf einer normalen Durchgangsstufe des Lebensweges, der Stufe der Sinnlichkeit, erweist. Wir verstehen nach dem bisher Gesagten gewiß auch, daß das Hervorbrechen nackter ungezügelter Triebhaftigkeit als ein Rückfall in die Entwicklungsstufe der Triebhaftigkeit verstanden werden kann, als Zeichen, daß es mißlingt, den Trieb in den Dienst der Suche nach dem sinnlich Schönsten zu stellen oder ihn der Ordnung, innerhalb der Grenzen der personalen Wohnordnung [2] zu integrieren.

Im Bereich der Sinnlichkeit drohen dem Menschen aber noch andere Gefahren, andere Möglichkeiten des Mißlingens. Da ist zunächst der Tatsache zu gedenken, daß Physiognomien auf ihr Wesen hin durchschaut sein wollen. Es ist nicht das gleiche, ob ich das Gesicht eines Menschen, oder ein Kunstwerk, oder eine Landschaft das erste Mal sehe, oder ob diese Physiognomien durch immer wiederholte Begegnungen mir vertraut geworden sind. Es ist ein historischer Vorgang, der sich so vollzieht, eine Vertiefung der in der ersten Begegnung gewonnenen intuitiv-physiognomischen Erfahrung. Es ist ein Eindringen ins Innere der Physiognomie, ein allmähliches Durchschauen. Überflüssig zu wiederholen [3], daß das so gemeinte Innere nichts zu tun hat mit dem Inneren, das das Messer des Anatomen ans Licht bringt. Vielmehr ist es das Innere, das uns z. B. im menschlichen Blick so eindrucksvoll begegnet und entgegenleuchtet. Die Gesetzmäßigkeiten, die die moderne Wahrnehmungspsychologie herausgearbeitet hat, führen nicht in die hier gemeinte ernste Tiefe, die den Dingen eignet. Man muß sich schon erinnern, was SCHELLING [4] zu unserem Thema gesagt hat: „Wenn wir die wunderbare Verwandlung betrachten, welcher die Materie in der organischen Welt unterworfen ist bis herauf zum menschlichen Auge, aus dem Geist, Verstand und Wille auf eine unbegreifliche, aber sinnlich empfindliche Weise leuchten, so ist es wohl erlaubt, die gesamte Materie als bloße Erscheinung zu betrachten, nämlich nur als ein verschobenes Bild des eigentlich zugrundeliegenden Wesens, und alle Körper nur als Kleider oder Verhüllungen ..." Es liegt im Wesen des Kleides, daß es verhüllt und enthüllt zugleich. Was ist hier verhüllt? die anatomischen Gebilde, enthüllt aber wird das Wesen, das innere Wesen der Menschen und Dinge. Verwandtes finden wir in der modernen philosophischen Anthropologie, bei SARTRE [5] oder in einem Spätwerk von DAVID KATZ [6], wo es heißt: „Die Augen sind die einzigen Stellen des menschlichen Leibes, die durchsichtig erscheinen, ja geradezu wie Öffnungen wirken ... jemandem in die Augen sehen, macht das Innere in unvergleichlich eindringlicher Weise zugänglich." Ich würde sagen, erst wenn es dazu gekommen ist, daß sich die auf gemeinsamem Lebensweg Zusammengehörigen gegenseitig so durchschauen, daß ihr Blick gegenseitig durch alle mannigfaltigen Wandlungen und Modifikationen der Physiognomie hindurch das individuelle Wesen als Vertrautes erschaut, ist Vertrauen wirklich hergestellt, dann kann es fest und unerschütterlich sein wie echte Treue.

Es gilt diesen Vorgang des Eindringens beachten zu lernen. DAVID KATZ [6] meint ihn, wenn er schreibt: „Der soziale Augenkontakt ist also ein Weg, der sozusagen in beiden Richtungen gangbar ist." Auch v. GEBSATTEL [7] meint in

[2] ZUTT: Über Daseinsordnungen. Ihre Bedeutung in der Psychiatrie. Nervenarzt (1953) S. 177—187 und diese Sammlung S. 310.

[3] ZUTT: Der ästhetische Erlebnisbereich und seine krankhaften Abwandlungen. Nervenarzt (1952) S. 163—169 und diese Sammlung S. 298.

[4] SCHELLING: Weltalter (Werke, Bd. 8, 1861, S. 283).

[5] SARTRE, JEAN-PAUL: Das Sein und das Nichts. Hamburg 1952, S. 192 ff.

[6] KATZ, DAVID: Studien zur experimentellen Psychologie. Schwabe, Basel 1953, S. 118 u. 120.

[7] v. GEBSATTEL: Über Fetischismus, in Prolegomena ..., Springer-Verlag 1954, S. 146 u. 147.

seiner Fetischismusarbeit etwas Ähnliches, wenn er vom Spiel des Kindes mit der Puppe spricht. Nicht nur lebendige Leiber und lebendige Gebilde, auch Abbilder, reine Bilder, Kunstwerke haben ihren Wert nicht als materielle Objekte, auch nicht auf Grund einer Gestaltqualität, sondern dank ihrer wesenoffenbarenden Macht, dank der Freigabe jenes geheimnisvollen Weges zum offenbarenden Wesen, von dem KATZ spricht. Diese Macht offenbart sich am eindrucksvollsten im Blick. Durch Integration der geschlechtlichen Triebhaftigkeit mit wesenrepräsentierenden Dingen entsteht dort das, was v. GEBSATTEL [7] die fetischistische Liebeswirklichkeit genannt hat. Daß die Integration nur im Fetisch und nicht mit dem individuellen Wesen in seiner Ganzheit gelingt, kann verschiedene Gründe haben: Das Fehlen einer liebebereiten Umwelt, wie mein Mitarbeiter BOSCH am Beispiel eines hospitalgeschädigten Kindes zeigen wird, aber ebenso eine spezifische Schwäche, nicht eine Schwäche der Triebhaftigkeit, auch keine intellektuelle, sondern eine Schwäche der physiognomisch-ästhetischen Fähigkeit eines Menschen, sein Unvermögen zur aufrechten Begegnung, gegenseitigen Durchdringung, woraus erst Vertrautheit und unerschütterliche Treue ebenso werden, wie die Möglichkeit der Integration des triebhaft Geschlechtlichen im personalen Einswerden zweier individueller Wesen. Gelingt dies nicht, so kommt es zum Ausweichen auf vielerlei Nebenwegen, die am Ziel eigentlich personaler Reife und möglicher Vollendung vorbeiführen und die wie alle Wege, die wir beschreiten, zu festen Gewohnheiten werden können.

Denn gerade im Bereich des Sinnlichen, des physiognomisch Ästhetischen entfaltet das Wesen der Gewohnheit seine bekannte Macht über den Menschen. Principiis obsta warnt vor dieser Gefahr. Wie in der Sphäre des Triebhaften angeboren-triebhaftes Verlangen und instinktartig vorgebildete Bewegungskoordinationen das Handeln des Menschen bestimmen und so dessen Freiheit begrenzen, so im Bereich des Sinnlich-Ästhetischen die Gewohnheiten. Wir haben das Wesen der Gewohnheit zu wenig bedacht und so nicht gesehen, in welchem Maße unser Lebensweg in gewohnten Bahnen verläuft. Soweit der Weg, den wir gehen, uns führt, wir uns seiner Führung überlassen, soweit die Dinge bewegungskoordinatorische Möglichkeiten in uns freigeben, unterliegen wir auch der prägenden, gewohnheitsbildenden Macht unserer Umwelt. *χαράζειν* heißt: prägen. Wir werden zu bestimmten Weisen der Begegnung geführt oder gedrängt. Oft sind wir uns des pathischen Charakters solcher Erlebnisse keineswegs klar bewußt. Es gibt aber auch erlebnisbedingte, also geprägte Weisen, Menschen und Dinge zu sehen als bedrohlich oder verlockend. Man muß von sensorischen Gewohnheiten sprechen. Menschen und Dinge können einmal ihnen beigelegte Bedeutungen gewinnen und behalten. Auch hier wirkt die Macht der einmal geprägten Gewohnheit.

Im Menschen steht die Fähigkeit der Wandlung, die Möglichkeit, über sich selbst hinauszuschreiten, der anderen Fähigkeit, in Gewohnheiten, oder besser im Gesamt eines geordneten, gewohnten Wohnens fest zu werden und Frieden zu finden, gegenüber. KEHRER [8] spricht vom „Wett- bis Widerstreit zwischen Beharrungs- und Veränderungstendenz" als von einer der „grundsätzlichen, durchweg viel zu wenig beachteten Antinomien des ganzen Lebens". Im einen

[8] KEHRER: Über das psychische Altern des Menschen. Dtsch. med. Wschr. 1954, S. 1554.

und anderen Maß zu halten, schützt davor, spezifischen Gefahren zu verfallen. Wandlungsfähigkeit ist ein Vorzug und eine Gefahr der Kindheit und Jugend. Sie ist verbunden mit leichter Umprägbarkeit. Daher schützen wir unsere Jugend vor schlechten Einflüssen und suchen sie zum Guten anzuleiten, den rechten Weg zu führen, an den sie sich gewöhnen mögen. Dem Alter eignet im allgemeinen wenig die Fähigkeit zur Wandlung, seine Gefahr ist, einförmig in Gewohnheiten zu erstarren.

Ob im Bereich des eigentlich Triebhaften überhaupt etwas wie Prägung möglich ist? Ich glaube es nicht. Die ausschließlich vom Trieb her bestimmten Handlungen zeigen eine geringe Variabilität in verschiedenen Zeiten und bei verschiedenen Menschen. Erst wo der physiognomisch-ästhetische Bereich beginnt, der Bereich der Sinnlichkeit, beginnen auch die individuellen Variabilitäten. Man denke daran, daß schon kaum eine menschliche Physiognomie der anderen gleicht. Die Mannigfaltigkeiten individuellen Verhaltens und Anschauens sind unendlich. Hier entfaltet sich die Macht der guten und schlechten Gewohnheiten. Hier in diesem Bereich, im Bereich der Sinnlichkeit, der Erotik, liegen entscheidend die Möglichkeiten des Gelingens und des Verfalls, hier entscheidet es sich, ob ein Mensch in einer Wandlungsfähigkeit bis zur Haltlosigkeit verharrt, oder ob es ihm gelingt, das Stadium personaler Reife und Sammlung auf das Eigene zu erreichen. Hier entscheidet es sich, ob es ihm gelingt, Begegnungen mit anderen Menschen zur Tiefe einer personalen Einung reifen zu lassen, so daß auch die Integration des triebhaft Geschlechtlichen auf dieser Stufe gelingt, oder ob nur oberflächliche Teile der begegnenden Erscheinung durchschaut und mit dem geschlechtlich Triebhaften zu einer fetischistischen Liebeswirklichkeit angeeignet werden können.

So gesehen, scheint es mir, seien sexuelle Abartigkeiten, Verirrungen und Perversionen keine dem geschlechtlich Triebhaften selbst eigentümliche Verfehlungen, gemessen an einem wohlgelungenen Leben, sondern die sexuelle Abartigkeit und Perversion ist ein Indikator dafür, daß in anderen Bereichen, im Bereich der Sinnlichkeit, der Erotik und im Stadium der personalen Reife dem Menschen die Entfaltung seines Wesens, vor allem die Kommunikation mit ihm Angehörigem und die Integration des Geschlechtlichen auf dieser Stufe nicht gelungen ist.

17. Gedanken über die menschliche Bewegung als mögliche Grundlage für das Verständnis der Bewegungsstörungen bei Geisteskranken *

Es ist mir vollkommen klar, daß es eine schwierige Aufgabe ist, in einem räumlich begrenzten Aufsatz (ursprünglich Vortrag) das zu sagen, was aus dem Denken unserer Zeit heraus über die Besonderheiten und Eigentümlichkeiten des „Sichbewegens" bei psychisch Kranken gesagt werden kann. Es kann natür-

* Nach dem Vortrag auf der 2. Tagung der Deutschen Gesellschaft für Psychiatrie und Nervenheilkunde in Bad Nauheim im Oktober 1956. Aus der Nervenklinik der Stadt und Universität Frankfurt a. M. (Direktor: Prof. Dr. J. Zutt). — Nervenarzt, **28**, 7 (1956).

lich gar keine Rede davon sein, daß ich auch nur versuche, hier etwas von der Mannigfaltigkeit der zur Rede stehenden Erscheinungen zur Darstellung zu bringen. Ich will daher gar nichts anderes als das Mögliche: Aussagen machen über das Wesen des Sichbewegens, über seine innere Struktur, und zwar so, daß wenigstens für einige Besonderheiten und Eigentümlichkeiten des Sichbewegens, die bei psychisch Kranken auffallen, ein vertieftes Verstehen sich anbahnen kann.

In der psychiatrisch-neurologischen Wissenschaft ist den Auffälligkeiten der Bewegungen der Kranken lebhaftes Interesse zugewandt worden. Wir verdanken es vor allen Dingen WERNICKE, LIEPMANN und KLEIST, daß eine beschreibende Differenzierung vorliegt mit zum Teil gesicherten, zum Teil hypothetischen Zuordnungen zu anatomischen Strukturen und physiologischen Funktionen. Wesentlich Neues, neue Gesichtspunkte haben seit dem Werk dieser Forscher in die psychiatrische Wissenschaft keinen Eingang gefunden. Die Begriffe, die uns zu Gebote stehen, entstammen dem Denken dieser Forscher und ihrer Zeit: So sprechen wir von Psychomotorik und psychomotorischen Störungen, womit gesagt ist, daß die Seele an der Bewegung einen Anteil hat, wobei in der Begriffsbildung Psychomotorik, die seit DESCARTES im wissenschaftlichen Denken verfestigte Vorstellung der Geschiedenheit des Körpers von der Seele deutlich zum Ausdruck kommt. Wir sprechen von Ausdrucksbewegungen und Zielbewegungen. Weiter von Hyper-, Hypo-, Akinesen, Stuporen und Parakinesen, wobei deutlich ist, daß an eine Energie gedacht ist, deren zu viel oder zu wenig zur Entladung kommt und an ein Leitungssystem, in dem es zu Hindernissen und Fehlleitungen kommen kann. Schließlich sprechen wir von katatonen Zuständen, wobei ursprünglich an einen auffälligen Spannungszustand der Muskulatur gedacht war, während im Laufe der Zeit zahlreiche Symptome, wie Echosymptome, Negativismus, Stereotypien, als katatone zusammengefaßt wurden.

Betrachtet man diese Sammlung von Begriffen — von einem Begriffs-System kann man ja gewiß nicht sprechen — so wird man bei aller praktisch-prognostischen Brauchbarkeit dieser Begriffe, die man aber sicher auch nicht überschätzen darf, etwas nicht übersehen: Hier liegen keine fruchtbaren Ansätze mehr vor, die nach einer weiteren Entfaltung drängen, hier ist etwas zu einem gewissen Abschluß gekommen. Das zeigt sich ja auch darin, daß man ein weiteres Eindringen in die hier aufgegebenen Probleme nicht in der Entfaltung der Begrifflichkeit, d. h. in einer weiteren Durchdringung der Phänomene, sondern in der Korrelation zu anatomischen und physiologischen Befunden erwartet und erhofft. Hier ist etwas ins Stocken geraten, und für dieses Stocken ist die vorliegende allgemein gebräuchliche Begriffssprache keineswegs gleichgültig. GOETHE sagt darüber: „Wenn eine Wissenschaft zu stocken und, unerachtet der Bemühung vieler tätigen Menschen, nicht vom Flecke zu rücken scheint, so läßt sich bemerken, daß die Schuld oft an einer gewissen Vorstellungsart, nach welcher die Gegenstände herkömmlich betrachtet werden, an einer einmal angenommenen Terminologie liege, welchen der große Haufe sich ohne weitere Bedingung unterwirft und nachfolgt, und welchen denkende Menschen selbst sich nur einzeln und nur in einzelnen Fällen schüchtern entziehen." (GOETHE „Versuch einer allgemeinen Vergleichungslehre.")

Das ist die Lage: Es muß aber zur Ergänzung gesagt werden: Wohl gibt es Ansätze zu neuer Betrachtungsweise, Ansätze, denen es gemeinsam ist, daß Bewegung nicht einfach als ein Vorgang hingenommen wird, den wir an beweglichen Lebewesen, also auch am Menschen feststellen und der lediglich auf den ermöglichenden Prozeß hin untersucht werden muß, sondern das Fragen geht weiter und tiefer auf den anthropologischen Grund, sie lautet: Was bedeutet es für unser Verständnis des menschlichen Wesens, daß der Mensch beweglich ist, z. B. welche besondere Art von Freiheit ist ihm darin verliehen und wo sind die Grenzen. Was bedeuten hier Modifikationen, Einengungen und Verluste. Unter den Forschern, die solcherweise Ansätze erarbeitet haben, sind neben Buytendijk vor allem Viktor v. Weizsäcker mit seiner Gestaltkreislehre und Erwin Straus mit der Lehre von der Einheit von Bewegen und Empfinden im „Sinn der Sinne" zu nennen. In der Verwandtschaft dieser Denker zeigt sich, daß sie Zeitgenossen sind. Es wäre falsch, würde ich an dieser Stelle nicht darauf hinweisen, daß wir auch zeitgenössischen Philosophen — denken wir nur an Heidegger und Sartre — entscheidende Anregungen verdanken. Wie steht es aber mit der psychiatrischen Wissenschaft selbst? Sind die im klinischen Erfahrungsbereich uns immer wieder begegnenden, rätselhaften Bewegungsmodifikationen wirklich durchdacht? Ich glaube, wir müssen diese Frage verneinen und zugeben, daß hier fast alles noch zu tun ist. Das ist nicht nur bedrückend, es ist auch ermunternd.

Im nachfolgenden möchte ich nun einige Probleme erörtern, die mir in der gegenwärtigen Situation unserer Wissenschaft wesentlich scheinen. Gelingt es mir dabei, scheinbar Feststehendes in Frage zu stellen und für unser Fragen, Denken und Verstehen einen neuen Zugang zum Problem der Bewegungsstörungen bei psychisch Kranken zu eröffnen, so ist das begrenzte Ziel dieses Aufsatzes erreicht. Mehr ist in der heutigen Situation nicht möglich.

Bedenken wir zunächst dieses: *Die Bewegtheit des gelebten Leibes ist zu unterscheiden von der reflektierend festgestellten Bewegung.* Was heißt das? Für den in der Tradition unserer Wissenschaft Stehenden ist diese Unterscheidung von großer Bedeutung. Kennen wir doch alle die sorgfältigen Analysen der Handlung, die Hugo Liepmann[1] zu verdanken sind. Er war ein Zeitgenosse Wernickes. Es war die sog. „Bewegungsformel", die er als Bedingung für das Zustandekommen einer Bewegung herausgearbeitet hat. Diese Bewegungsformel besteht nach ihm aus Vorstellungen: aus einer Erfolgs- oder Zielvorstellung, die in „kleinste Teil- oder Zwischenzielvorstellungen zerlegt" zu denken ist. Die Zwischenzielvorstellungen sind „bildlich gesprochen lauter Befehle, die Glieder: die gehorsamen Diener". Der gesunde Erwachsene mache „sich das alles nicht mehr klar". Er müsse sich „in die Situation des Kindes zurückversetzen, das schon über geordnete Einzelbewegungen verfüge (! d. Ref.), aber die Zusammensetzung dieser Einzelbewegungen noch nicht gelernt" habe. „Es verschlägt nicht" — so sagt Liepmann — „daß das, was wir hier als Bestandteile bewußter Überlegungen hinstellen, bei sehr Geübten einem halb unbewußt arbeitenden Mechanismus zufällt". Bedenken wir diese wichtigen

[1] Liepmann, Hugo: Über die Störung des Handelns bei Gehirnkranken. Berlin: Karger 1905.

Sätze: Solcher Ableitung gelebter flüssiger Bewegtheit aus kleinsten Teilen und Teilchen können wir doch wohl nicht zustimmen. Wenn ich rasch eine Treppe hinunterlaufe, indessen meine Aktentasche schließe und noch einem Bekannten einen Gruß zurufe, so kann ich zwar gewiß reflektierend (etwa mit Zeitlupentechnik) dieses Bewegungsgesamt in winzige Teile zerlegen! Daß aber die flüssige Bewegung aus diesen Teilen und Teilchen entstanden ist, das möchten wir doch nicht glauben. Das Ganze kommt — doch wohl auch hier — vor den Teilen. Wie, so fragen wir uns, kam ein Forscher vom Range LIEPMANNs zu diesem Irrtum? Erkennen wir den Grund seines Irrtums, so können wir möglicherweise aus diesem Irrtum noch lernen. So ist es. Bei LIEPMANN lesen wir: „Der Handelnde *sagt sich:* Jetzt mußt Du die Schachtel aus der Hülse stoßen, jetzt das Streichholz herausnehmen, jetzt reiben", weiter: „jetzt streckst Du den Zeigefinger, abduzierst den Arm, stößt den ganzen Arm nach links usw.". Führen wir alles das aus, was LIEPMANN hier beschreibt, so wird sofort das Wesentliche klar: Hier wird nicht naiv, geradehin, unreflektiert bewegt und gehandelt, sondern diese kleine Handlung geschieht in Teile zerstückelt im Zustande reflektierender Selbstbeobachtung. Somit ist aber auch die sich bewegende Hand zum Gegenstand reflektierender Selbstbeobachtung gemacht und geworden. Ich *bin* dann nicht mehr diese Hand, wie ich dies im naiv, unreflektiert gelebten Leben bin, sondern ich *habe* diese Hand eben als Gegenstand meiner reflektierenden Betrachtung. Hand sein und Hand haben schließen sich aber gegenseitig weitgehend aus. Sie unterscheiden sich auch grundsätzlich hinsichtlich ihrer Beweglichkeit. Auch die in der Betrachtung vergegenständlichte Hand kann zwar noch bewegt werden, aber nicht mehr einfach, geradehin als sinnvolles Glied des in der Bewegtheit sich entfaltenden Leibes, sondern, und das ist das in diesem Zusammenhang Interessante: nur nach vorheriger Erstellung einer Bewegungsformel im Sinne LIEPMANNs, d. h. ich muß mir zuvor vergegenwärtigen, welchen Finger auf welchem Wege zu welchem Ziel ich bewegen will. Ich habe diese eigentümliche Tatsache, daß wir in solcher Weise, aber auch *nur* in solcher Weise — ich habe so formuliert: nach Stiftung abstrakt räumlicher Beziehungen — vergegenständlichte Gliedmaßen bewegen können, als konstruktive Leistung[2] analysiert und beschrieben. LIEPMANNs Irrtum bestand also darin, daß er gelebte, unreflektierte Bewegung gleichgesetzt hat mit der Ausführung von Bewegungen am vergegenständlichten Körper. Damit mußte er das Wesen der gelebten Bewegung verfehlen.

Über einen weiteren wichtigen Irrtum, der sich bis in unsere Zeit erhält, kann uns das Beispiel belehren: Wenn nämlich LIEPMANN davon spricht, daß wir Erwachsene uns die Teilakte einer Bewegung gar nicht mehr klarmachen, daß alles „einem halb *unbewußt* arbeitenden Mechanismus" zufalle, so schneidet er damit das Problem der bewußten und unbewußten Bewegung an, ein Problem, das wenig durchdacht, auch noch belastet mit den Korrelationen cortex = bewußt, subcortex = unbewußt eine m. E. recht unerfreuliche Rolle in der wissenschaftlichen Diskussion spielt. Liest man den Liepmannschen Text, so ergibt sich klar, daß er — wie viele andere auch heute noch — die

[2] ZUTT: Rechts-Links-Störung, konstruktive Apraxie und reine Agraphie. Mschr. Psychiat. 82, 253 (1932) und diese Sammlung S. 101.

wichtige Unterscheidung nicht trifft zwischen bewußt und reflektiert. Es ist ein Unterschied zwischen Bewußt*sein* im Sinne von Wachsein, und Bewußtsein *haben* von etwas im Sinne der vergegenständlichenden, reflektierenden Zuwendung. Bedenken wir nochmals das Beispiel vom Lauf über die Treppe, so wird uns daran dieser Unterschied eindringlich klar. Nämlich: Ich muß wach sein, d. h. ich darf nicht schlafen, sonst komme ich nicht heil die Treppe hinunter. In diesem Sinne ist mir die Situation bewußt, und ich bewege mich bewußt die Treppe hinunter. Im anderen Sinne aber bewege ich mich unbewußt. Denn: sicher mißlingt mir mein Lauf über die Treppe auch und ich komme zu Fall, wenn ich mir alles in Ziel-, Teilziel- und Zwischenzielvorstellungen bewußt mache. Das brächte mit sich, daß ich auch die Stufen und meine Füße vergegenständlichend „feststelle". Es ist aber nicht nur ein Wortspiel: Was man feststellt, das kann man nicht bewegen! Nur bewußt im Sinne des Wachseins, aber gleichwohl unbewußt, d. h. ohne störende Reflexion kommen wir heil über eine Treppe!

Damit nun stellt sich unausweichlich die unreflektierte, alltäglich gelebte, nicht aus Teilen und Teilchen zusammengesetzte Bewegung als Problem. Wir fragen: *Was ist das Ganze, von dem wir sprachen, das Ganze, das vor den Teilen kommt?* Die Antwort lautet: *Dieses Ganze* ist nicht ein beliebig variables X, ein zunächst Unbekanntes, irgendeine beliebige Bewegungsfigur, sondern: es *ist der Leib* des sich Bewegenden. Aus der leiblichen Gestalt des sich Bewegenden entfaltet sich jegliche Bewegung als individuelle Konkretion. Setzten wir diesen Leib aber gleich dem vergegenständlichten in seine Hülle eingeschlossenen und abgeschlossenen Körperding, wie wir es aus der Anatomie her kennen, so verfehlen wir völlig den hier gemeinten Ansatz unseres Denkens. Vielmehr muß sich hier unausweichlich gleich als weiterer Gedanke anschließen: Daß der Leib welthaft ist, d. h. ursprünglich, d. h. „je schon" der Welt in differenzierter Weise zugeordnet. Welthaftigkeit des Leibes meint genau das gleiche, was die Sonnenhaftigkeit des Auges in dem bekannten Goethe-Wort meint. Wer dieses Goethe-Wort verstanden hat, der weiß, was hier mit Welthaftigkeit des Leibes gemeint ist. Ohne Sonne und Licht wäre das Auge ein sinnloses Gebilde. Nicht anders ist es mit Welt und Leib. Dieser menschliche Leib wäre sinnlos ohne diese menschliche Welt. Sein, des Leibes Sinn, ist je erst erfüllt in dieser Welt. In dieser ursprünglichen Zuordnung von Leib und Welt hat es seinen Grund, wenn BUYTENDIJK sagt, daß die Bewegungsfunktionen im Ausführen und Ausdrücken in ihrem Sinngehalt auf etwas anderes — ergänzen wir: auf Welt — bezogen sind. *Jede menschliche Bewegung ist auf Welt bezogen, weil der Leib welthaft ist und Bewegung: Entfaltung dieses welthaften Leibes.*

Wir wiederholen — ohne ausführlich hier darauf eingehen zu können — daß der Leib, von dem hier die Rede ist, der gelebte, welthafte Leib, nicht dem Körperding gleichgesetzt werden darf und kann, mit dem es der Anatom zu tun hat; nennen wir diesen Gegenstand der anatomischen Wissenschaft im Gegensatz zum Leibe: den *Körper*. Dieser Körper ist das Ergebnis vergegenständlichender Reflexion auf ursprünglich gelebte Gehalte des gelebten Lebens auf den gelebten Leib. Ich spreche vom gelebten Leben und so auch vom gelebten Leib, weil so sprachlich unzweideutig zum Ausdruck kommt, daß keinerlei Reflexion, jedenfalls nur Reflexion als Möglichkeit, keinerlei verwirklichte Reflexion im Spiele ist. Schon die Rede vom Erleben weist auf eine — wie mir scheint — erste Stufe möglicher Reflexion ursprünglich gelebter Gehalte hin. Eine nächste Stufe wäre die Vergegenständlichung, die letzte Stufe die Wandlung des Leibes zum Körperding, das in seine Bestandteile (vom Anatomen) zerlegt werden kann. Diese Unterscheidungen sind fundamental wichtig. Wir haben am Liepmannschen Irrtum gesehen, wohin es führt, wenn man sie nicht beachtet.

Greifen wir nun das Problem der menschlichen Bewegung erneut, unter einem anderen Gesichtspunkt auf, unter dem der *Verursachung von Bewegung*. Würde heute die Frage gestellt, was die Ursache einer menschlichen Bewegung sei, so lautete von vielen die Antwort: Ursache einer Bewegung ist eine Erregung im Zentralnervensystem. Es ist klar, daß in einer solchen Antwort an das Prozeßhafte im Sinne BUYTENDIJKs gedacht wird, an Vorgänge im Körper, daß aber das aus dem Auge verloren ist, was BUYTENDIJK Funktion nennt, was wir die Bewegtheit des ursprünglich welthaften, gelebten Leibes genannt haben, des Leibes der jeglicher Bewegung als ihr Sinn zugrunde liegt. Auch wenn zur Erregung im ZNS noch die Leitung zur Peripherie, zum Erfolgsorgan hinzugenommen wird, ist das nicht anders. Wenn Bewegungsstörungen auf Störungen dieser körperlichen Abläufe hin untersucht werden, so untersuchen wir zwar eine unerläßliche Bedingung für die bewegte Entfaltung des welthaften Leibes, nicht aber diese Entfaltung selbst auf ihr Wesen hin.

Es führt nun — wie mir scheint — weiter, es kann uns in entscheidender Weise über das Wesen einer Bewegung belehren, wenn man die Frage nach der Verursachung einer Bewegung versucht zu beantworten unter Zugrundelegung der aristotelisch-thomistischen Ursachenlehre. Danach gibt es — wie Sie wissen — viererlei Ursachen, *αἰτίαι*, causae, sagen wir in Anpassung an unser heutiges Sprechen 4 unerläßliche Bedingungen, die erfüllt sein müssen, damit ein Mögliches verwirklicht werden kann: 1. die causa materialis, 2. die causa formalis, 3. die causa finalis, 4. die causa efficiens. Auf das Bewegungsproblem angewandt, heißt das: Keine Bewegung wird wirklich, ohne daß diese 4 unerläßlichen Bedingungen erfüllt sind. Das heißt: Es muß (entsprechend der causa materialis) ihrem Wesen nach bewegungsfähige, kraftspendende Materie im Spiele sein. Offensichtlich ist diese Bedingung im allgemeinen erfüllt in der Kraft, die uns innewohnt, die uns fähig macht, uns zu bewegen, die uns die Leichtigkeit verleiht, mit der wir physikalische Tatsachen, z. B. das Gewicht eines Armes, gleichsam aus der Welt schaffen. Fühlen wir doch kaum den Unterschied, ob wir den Arm gegen sein Gewicht heben oder mit Unterstützung desselben senken. Daß es uns möglich ist, diese uns innewohnende Kraft, man kann auch sagen (die Bewegungsenergie), in der Latenz zu belassen, in der Potentialität — ich kann mich ja völlig regungslos verhalten — aber auch möglich, sie in einer Bewegungsleistung zu verwirklichen, das entspricht der 4. unerläßlichen Bedingung, der causa efficiens. Sie ist beim Menschen als eine ganz besondere Fähigkeit des Ja- und Neinsagens in besonderer Weise herausgehoben. Diese Möglichkeit entspricht dem Willensakt, der die Willenshandlung zuläßt, in Gang bringt oder das Ingangkommen untersagt. Man kann auch sagen, es sei die Möglichkeit, den Zeitpunkt zu bestimmen, in dem eine mögliche Bewegung verwirklicht wird, wobei nebenbei als Wichtigstes zu bedenken ist, daß auch *„niemals“* eine solche Bestimmung des Zeitpunktes ist. Die Möglichkeit zu sagen: Ich tue etwas niemals oder niemals mehr, ist in dieser Freiheit des Ja- und Neinsagens begründet.

An dieser Stelle unserer Überlegung könnte man so fragen: Wenn Bewegungsenergie vorhanden ist und diese verwirklicht zu werden vermag, welcher weiteren Ursachen soll es dann noch bedürfen, welche unerläßlichen Bedingungen sollen dann noch erfüllt werden, damit eine Bewegung wirklich wird? Bewegungsenergie verwirklicht ist doch Bewegung! Was sollen die beiden weiteren unerläßlichen Bedingungen? Im Sinne der aristotelisch-thomistischen Ursachenlehre muß man antworten: *Keine Bewegung wird wirklich, ohne daß sie in irgendeiner Weise Gestalt gewinnt,* gestaltet ist, ohne daß die causa formalis und finalis im Spiele sind. Wem dieser Gedanke zunächst befremdlich scheint, dem sei gesagt, daß ja auch schon der individuelle Ort in der Welt, von dem eine konkrete Bewegung ihren Ausgang nehmen kann und nimmt, und selbst undifferenzierte Weite, in die hinein sie geschieht, im hier gemeinten fundamentalen Sinn Gestalt, eine die Verwirklichung einer Bewegung ermöglichende Gestalt sind.

Die konkrete Gestalt einer Bewegung erfährt nun aber ihre jeweilige Gestaltung nicht aus einem, sondern aus zwei unterscheidbaren Gründen: Erstens aus der Gesamtverfassung des sich Bewegenden, als der er in die Bewegung eingeht, und zweitens durch die Erscheinung des Begegnenden, auf das hin die Bewegung geschieht. Das erstere entspricht der causa formalis, das zweite der causa finalis. Das erstere ist der Ausdrucksgehalt, das zweite kann man den Zielgehalt nennen. Beide in solcher Weise gestaltenden Bedingungen sind bei der Verwirklichung jeder Bewegung im Spiel. Es ist nicht anders im kleinen wie im großen, d. h. es ist nicht anders, ob ich einen Knopf in das zugehörige Knopfloch knöpfe, ob ich einen Freund begrüße oder die Heimat verlasse und in die Fremde wandere.

Aus dieser vierfachen Verursachung, den vier unerläßlichen Bedingungen, ergibt sich, daß bei jeglicher Bewegung, soll sie verwirklicht werden, immer ein Vierfaches im Spiel sein muß: die uns innewohnende Kraft, die Bewegungsenergie, die causa materialis. Die Entscheidung aus der Freiheit des Ja- und Neinsagens, die Bestimmung des Zeitpunktes, wann die Bewegung geschieht, die causa efficiens. Aber auch das, was der sich bewegende Mensch an gestaltenden Faktoren in die Bewegung einbringt, die causa formalis. Schließlich was der Weltgehalt, auf den hin die Bewegung geschieht, zur Gestaltung der Bewegung beiträgt, die causa finalis. *Jegliche Bewegung ist also nicht etwa nur Kraftentladung, sondern zudem zugleich dreierlei Unterscheidbares: Sie ist Entscheidung (auch im moralischen Sinn), sie ist Ausdrucksbewegung und sie ist Zielbewegung zugleich.*

An dieser Stelle unserer Überlegungen zeigt sich vielleicht schon der Wert, den eine solche Betrachtung möglicherweise für das Verständnis der Bewegungsstörungen bei psychisch Kranken haben kann. Muß doch bedacht werden, daß Bewegungen nicht nur gestört sein oder unmöglich werden können, weil die sie ermöglichende materielle Energie in ihrer Quelle versiegt oder übersprudelt oder in ihrem Wirksamwerden mechanisch irgendwie behindert oder fehlgeleitet wird, sie kann auch gestört, destruiert oder unmöglich sein, weil sie im Bereich der anderen (nicht in gleicher Weise materiellen) unerläßlichen Bedingungen in Frage gestellt ist: im Bereich der Entscheidungsfähigkeit, der Ausdrucksfähigkeit, der Begegnungsfähigkeit.

Aber bedenken wir zunächst, um in unserem Gedankengang voranzuschreiten, das Folgende: Wir verwandten gerade zwei Begriffe aus der herkömmlichen Bewegungsdeskription: Wir sprachen von Ausdrucksbewegungen und Zielbewegungen. Allerdings drückten wir den damit gemeinten Sachverhalt zuvor anders aus. Wir sprachen von der Gesamtverfassung des sich Bewegenden, als der er in die Bewegung sie gestaltend eingeht, d. h. von den gestaltenden Faktoren, die der sich bewegende Mensch in die Bewegung einbringt. Damit meinten wir den Ausdrucksgehalt. Dann sprachen wir von dem, was der erscheinende Weltgehalt, auf den hin die Bewegung geschieht, zur Gestaltung der konkreten Bewegung beiträgt, womit wir glauben, daß jede Bewegung den Charakter auch einer Zielbewegung bekommt. Setzen wir aber diese Formulierungen in Beziehung zu den Begriffen Ausdrucksbewegung und Zielbewegung, so empfinden wir die Enge dieser herkömmlichen Begriffe, so wie sie herkömmlich gedacht werden: Bei Ausdrucksbewegungen denken wir leicht an Lachen, Weinen, Seufzen und Stöhnen und anderes Ähnliches, wobei unmittelbare Ausdruckshaftigkeit sich dem Beschauer besonders aufdrängt. (Sicher sind solche Bewegungsphänomene einer besonderen Betrachtung wert, nur verdienen sie nicht die Bezeichnung als alleinige Ausdrucksbewegungen, als ob eben nicht allen Bewegungen auch jeweils ein Ausdrucksgehalt zukäme!). Zu dem, was der sich Bewegende an gestaltenden Faktoren in die Bewegung einbringt, gehören ja aber nicht nur ein paar benennbare Gemütszustände. Es kann alles eingebracht werden, was der sich Bewegende ist und geworden ist. Er zeigt sich als Mensch, in menschlicher Weise, er zeigt sich als *dieser* Mensch — in der individuellen Eigenart seiner Erscheinung, seiner Physiognomie, ob groß, klein, schlank, behäbig, kindlich, jung, erwachsen, alt oder greisenhaft, in der Art der Sprache, der Mundart, im Gehabe von Rang, Stand und Beruf. Alles solches kann in die Bewegung, ihre Gestalt modifizierend, eingebracht werden. Den Begriff der Zielbewegung denken wir sicher zumeist im Sinne der Liepmannschen Bewegungslehre. Da stellt sich dann für unser Denken nicht die Welt, nicht ihre in unendlich differenzierten Erscheinungen sich offenbarenden Gehalte als mögliche Bewegungsziele ein, d. h. Weltgehalte, auf die hin die Bewegung vollbracht und gestaltet wird, sondern ein Raumpunkt, irgendwo in der Welt, ein Zielpunkt, die Spitze eines Dreiecks oder der Kopf eines Streichholzes. Solch ein Punkt geht dann als Zielvorstellung in die Bewegungsformel ein. Gerade der Begriff Zielbewegung (womöglich bewußte Zielbewegung!) birgt die Gefahr in sich, beim Nachdenken über das Wesen der Bewegung das Alltäglichste, die gelebte Bewegung zu verfehlen und die Bewegung am vergegenständlichten Leib zum Gegenstand der Betrachtung zu machen, d. h. dem Liepmannschen Irrtum zu verfallen. Die Bewegtheit des gelebten, welthaften Leibes ist aber je schon auch Zielbewegung. Sie ist je schon auch Zielbewegung, weil Zielhaben eine der unerläßlichen Bedingungen für ihre Verwirklichung ist. Sie ist je schon Zielbewegung, weil sie, wie Buytendijk sagt, ihren Sinn erst in der Welt und nicht in sich findet, wie wir ergänzend meinen: weil schon der Leib welthaft ist und somit seine Bewegtheit desgleichen!

Hier ist nun weiter das Folgende zu bedenken: Die dem Leibe, dem welthaften Leibe zugeordnete Welt ist eine menschlich geordnete. So wenig der Leib eine beliebige, chaotische Anhäufung von Atomen ist, sondern in der Einheit seiner Gestalt etwas vom individuellen Wesen dessen, der dieser Leib ist, zur Erscheinung bringt, so ist auch die zugeordnete Welt nicht eine Anhäufung von Atomen oder qualitativ verschiedenartigen Reizen, Empfindungen, d. h. wiederum: Auch die Welt ist kein Chaos, sondern von der Welt her begegnen uns gleichfalls Gestalten, die in der Besonderheit ihrer in sich gegliederten Erscheinung etwas vom Besonderen des jeweils Erscheinenden offenbaren. Alles dies: Menschen, von Menschen Verfertigtes und Erbautes, aber auch Landschaften, Tiere und Pflanzen sind so möglicherweise Begegnendes und somit mögliche Ziele eines sich bewegenden Menschen.

Über diese Ordnung — man kann sagen, sprechende Gestalten uns zuordnende Ordnung — hinaus muß aber eine andere Ordnung auch noch bedacht werden: Diejenigen, durch die die zu mir gehörigen, mir vertrauten Menschen und Dinge vom Ungekannten, vom Fremden, Unvertrauten, ja Unheimlichen geschieden, abgegrenzt sind. Es ist dies die Ordnung, die ich als Daseinsordnung, als Rang- und Wohnordnung beschrieben habe. So, wie gleichsam im biographischen Querschnitt dieses Ranghaben und Wohnen die entscheidenden Ordnungsgesichtspunkte sind, so ist es im biographischen Längsschnitt das Bild des Lebensweges, in dem die Geschichtlichkeit, die geschichtliche Ordnung des Menschen am eindrucksvollsten und wohlgelungen versammelt ist. Jeder geht so im Eigenen, mit den Seinen seinen eigenen Weg, aus eigener Herkunft in eigene Zukunft. Im Gehen mit Anderen ist so ein Trennen und Einigen, ein Vorangehen und Nachfolgen. In solcher in verschiedener individueller Weise je schon grundsätzlich geordneten Welt steht und bewegt sich der Mensch. *In einer ungeordneten, chaotischen Welt wäre sinnlose Kraftentladung möglich, aber nicht sinnvolle, menschliche Bewegung. In der menschlichen Bewegung wird aus der sonst sinnlosen Kraftentladung eine sinnvolle Kraftentfaltung des gelebten, welthaften Leibes. In der geordnet, zugeordneten Welt ist menschliche Bewegung erst sinnvoll, d. h. aber: Sie ist jeweils auch ein Schreiten auf dem Lebenswege.*

Hier müssen wir aber einen Einwand bedenken: Gewiß ist hier noch von Bewegungen die Rede, vom Schreiten nämlich auf dem Lebensweg, da gibt es ein Sicheinigen und Sichtrennen, ein Vorangehen und Nachfolgen. Aber — so kann man gewiß nicht ohne Grund fragen — sind wir nicht trotz alles dieses Redens von Bewegung unmerklich von unserem Thema abgekommen? Kann man denn im gleichen Sinn von Bewegung sprechen, im gleichen Sinn vom Schreiten auf dem Lebensweg, wie vom Besteigen einer Leiter? Sehen wir zu: Vielleicht kommt auch hier das Ganze vor den Teilen. Vielleicht ist auch hier der Teil im Ganzen gegründet, das Kleinere im großen, sinnvollen Zusammenhang.

Um zu sehen, wie es damit steht, bedenken wir das Folgende: Man kann eine Reihe aufstellen vom Nächstliegenden, Kleinen zum Fernen, zum Großen, zum Ganzen. Etwa derart: Wenn ich mich von meinem Stuhl erhebe, so ist das doch sicher eine Bewegung? Warum aber stehe ich auf? Weil ich die Treppe hinuntergehen will. So erweist sich das Aufstehen als Teil eines größeren Bewegungsganzen. Und so geht es weiter: Warum gehe ich die Treppe hinunter? Ich will zu meinem Nachbarn. Warum? Ich will von ihm Abschied nehmen. Warum dies? Ich verlasse die Heimat, ich wandere aus. Das heißt schließlich, ich tue einen entscheidenden Schritt auf meinem Lebensweg, ich trenne mich vom Gewohnten, überschreite eine Grenze und bewege mich dem Neuen, Unbekannten entgegen. Für unsere Betrachtung ist wichtig: Schon indem ich mich vom Stuhl erhebe, bin ich der enttäuschte Auswanderer (das bestimmt den Ausdrucksgehalt), der Auswanderer, der das Glück in der Ferne sucht (das ist das Ziel). Es gibt aber keine menschliche Bewegung, die nicht auch ein Schreiten auf dem Lebensweg ist, es gibt keine Bewegung, die nicht auch einen Sinn, die Bedeutung einer Entscheidung im Ganzen unseres geordneten Daseins hätte. Bedenken wir sorgsam das Folgende: Das Auswandern ist ja nur ein eindrucksvolles Beispiel, um zu zeigen, wie eine kleine scheinbar nur auf ein nahes Ziel gerichtete Bewegung im größeren Sinn, in einer größeren, umfassenderen Bewegung aufgeht. Es ist zwar weniger auffällig, im Grunde aber ist es doch das Gleiche, wenn ich *nicht* auswandere, sondern hier bleibe. Auch das ist eine Entscheidung. Jede Bewegung ist auch Entscheidung auf dem Lebensweg: Ist sie keine Entscheidung zu Neuem, so ist sie eine Entscheidung für das Alte, Gewohnte, eine Bestätigung. So, als Bestätigung, ist sie *auch* Entscheidung, und somit ist *jegliche* Bewegung eine solche Entscheidung. So führt uns dieser Gedankengang, ausgehend von einer alltäglichen menschlichen Bewegungsweise am Leitfaden des Fragens, was der Sinn dieser einzelnen Bewegung sei, zu denselben Ordnungen, zu denen wir gekommen waren, als wir uns klar machten, was Ausdruck und Ziel sei: Jede Bewegung erweist sich so auch als ein entscheidendes Schreiten auf dem Lebensweg. Und dieses Schreiten ist eine Funktion des welthaften Leibes (nicht natürlich des Körpers). Hier liegen entscheidende Probleme. Soviel ergibt sich aber schon aus dem Durchdachten und Gesagten: *Das Sichbewegen eines Menschen kann auch gestört, ja unmöglich sein, weil er im Großen sich nicht zu entscheiden, d. h. auf seinem Lebenswege nicht zu schreiten vermag.*

Für unser heutiges gewohntes Denken liegt in dem hier Vorgetragenen aber ein ganz bestimmtes Ärgernis. Es liegt in der Tatsache, daß mit dem Fortschreiten vom Kleinen zum Größeren und Großen eine immer loser werdende Beziehung besteht, dessen, was gleichbleibend Bewegung heißt zur Aktion der Muskeln und Gelenke, d. h. zur Bewegung des Körpers, die wir doch gemeinhin glauben, fordern zu müssen, damit von Bewegung die Rede sein kann. Den Lebensweg kann ja aber auch beschreiten, wer regungslos auf seinem Stuhle sitzt. Also ist das Schreiten auf dem Lebensweg doch keine wirkliche Bewegung, sondern nur metaphorisch eine Bewegung?! Bedenken wir, was über Zusammenhang von Muskelaktion und Bewegung ausgemacht werden kann an einem Beispiel: Eile ich die Treppe hinunter, so kann ich das Stufe für Stufe oder je eine überspringend tun. Ich kann mich auch auf dem Geländer hinuntergleiten lassen. Sinn und Erfolg meiner Bewegung bleiben die gleichen. Ich komme von hier oben nach dort unten. Schon kann also die gleiche Bewegung durch sehr verschiedene Muskelaktionen verwirklicht werden, womit die Beziehung zwischen Bewegung und Muskelaktion — man kann sagen — gelockert wird. Das hat auch mit der Plastizität des Nervensystems zu tun. Wie ist es aber, wenn ich auf dem Weg zu meinem Nachbarn das Fahrrad benutze oder mein Auto? Wie aber wenn ich mich von meinem Chauffeur fahren lasse, wobei ich regungslos in der Ecke des Wagens sitze? Bewege ich mich dann etwa nicht? Wäre eine Aktion meiner Muskeln unerläßliche Bedingung für meine Bewegung, dann wäre mein Hingelangen zum Nachbarn keine Bewegung, jedenfalls nicht meine Bewegung. Denn Ursache meiner Bewegung wäre nach dieser Auffassung Bewegung meines Skeletts durch Aktion meiner Muskeln. Nach der hier vorgetragenen Auffassung ist aber nicht Aktion der Muskeln des sich Bewegenden unerläßliche Bedingung für das Zustandekommen einer Bewegung, sondern das Insspielkommen bewegungsfähiger, d. h. kraftentladender Materie. In vielen Fällen ist diese Materie die Kraft meines beweglichen Leibes, also die Aktion meiner Muskeln. Aber offenbar ist die Kraft meiner Muskeln ersetzbar. Die bewegungsfähige, kraftspendende Materie sind in unserem Beispiel das Auto, dessen Motor und der Chauffeur in meinen Diensten. *Reglos sitze ich in der Ecke des Wagens und gleichwohl bewege ich mich im wahren Sinne des Wortes: 4 unerläßliche Bedingungen sind erfüllt.*

Hier droht uns schließlich ein letzter naheliegender Einwand: Man kann sagen: Was hier als meine Bewegung deklariert werde, sei keine wirkliche Bewegung, sei nicht meine wirkliche Bewegung. Vielmehr sei es die Vorstellung einer Bewegung, vielleicht eine virtuelle Bewegung im Sinne PALAGYIS, ein Bewegungsphantasma, jedenfalls etwas *nur Psychisches.* Nun, diesem Einwand könnte man einfach begegnen mit dem Hinweis, daß mein Körper von hier nach dort gekommen sei, von meinem Haus zum Nachbarn, so handle es sich doch wohl um etwas Körperliches, um eine wirkliche Bewegung. Man kann den Einwand aber auch tiefer bedenken. Man kann sich die Frage vorlegen, wie steht es denn mit der nur psychischen Bewegungsvorstellung, mit der virtuellen Bewegung, dem Bewegungsphantasma bei einer Bewegung, bei der die Aktion meiner Muskeln mit im Spiele ist? Vergegenwärtigen wir uns das Folgende: Ich will über einen Graben springen. Nun kann es sein, daß ich schon, bevor ich den Sprung wage, weiß, er wird mir spielend gelingen, der Graben ist schmal! Ebenso kann es sein, daß ich sofort einsehe, das Gelingen des Sprunges sei mir unmöglich, der Graben sei zu breit. Für unser Problem entscheidend und interessant ist es nun, wenn ich gerade *nicht* weiß, wie es ausgehen wird. Springe ich in einem solchen ungewissen Fall, dann ist *an meinem Sprung alles gleich, ob ich hereinfalle oder hinüberkomme, alles gleich bis auf die Quantität der entfalteten Kraft!* Diese kann ich sowohl durch Training vermehren oder durch eine zusätzliche Kraft z. B. schon durch eine Feder im Absprung. Dieses Gleiche aber, von dem hier die Rede ist, das Gleiche meines Sprunges, wenn er mir gelingt oder mißlingt, ist dieses angeblich nur Psychische, was auch den reglos im Auto Dahinfahrenden noch zu einem sich Bewegenden macht. Die kraftentladende Materie, man kann auch sagen, das Quantifizierbare an der Bewegung, ist also offensichtlich durch außerkörperliche Kräfte vermehrbar, verstärkbar, ergänzbar, ja schließlich ersetzbar, wie beim reglos im Auto zum Nachbarn Fahrenden. Das Gleiche aber, was das Gleiche bleibt, ob der Sprung gelingt oder mißlingt, was den reglos Dahinfahrenden zum sich Bewegenden macht, ist alles, was wir unter der causa formalis, finalis und efficiens begriffen haben. In diesem Gleichen sind drei unerläßliche Bedingungen erfüllt, in deren Erfüllung ist beschlossen, als wer ich in die Bewegung sie gestaltend eingehe, ferner auf welche erscheinenden Weltgehalte hin die Bewegung vollbracht wird, von denen her sie wiederum Gestaltung erfährt, und es ist schließlich der Zeitpunkt der Verwirklichung des geschichtlichen Schrittes auf dem Lebenswege beschlossen.

Ist dieses alles „nur psychisch"? Ist das Virtuelles? Sind das Phantasmen? (Wenn ich hier gegen PALAGYIs Begriffe der virtuellen Bewegung des Bewegungsphantasmas mich wende, so richtet sich das nicht gegen seine Lehre, sondern nur gegen die Terminologie, die in Terminis wie virtuell und Phantasma ja gerade das Wirkliche zu leugnen scheint.) Jedenfalls wird keine menschliche Bewegung wirklich, das lehrt schon das Beispiel des Sprunges, ohne Erfüllung auch dieser drei unerläßlichen Bedingungen, und an ihrer Erfüllung liegt der ganze Unterschied, ob es zu einer sinnvollen menschlichen Bewegung kommt oder zu einer sinnlosen Explosion. — Wie steht es aber mit dem nur psychisch Sein, nicht wirkliche Bewegung Sein? *Hier fühlen wir die diktatorische Gewalt, der unser Denken auch heute noch unmerklich vorbestimmenden philosophischen Position des Descartes!* Seelisches ist unausgedehnt. Wirkliche Bewegung, Ortsveränderung kann es aber natürlich nur im Ausgedehnten geben. Was im Psychischen vor sich geht, z. B. das Hinblicken auf ein Ding als Ziel einer Bewegung, auch das sich der Führung dieses zum Ziel genommenen Dinges, z. B. im Sprung, Überlassen, oder mein Zögern beim Auftauchen eines unheimlichen Fremden, das alles kann nicht wirkliche Bewegung sein. Alles solches spielt sich im Unausgedehnten ab und im Unausgedehnten ist Bewegung unmöglich. Kann Unausgedehntes aber überhaupt nur an einem Ort im Ausgedehnten sein? Sicherlich nicht. Was ist nun aber der wirkliche Sprung? Die Kraftentladung, die teilweise oder ganz ersetzbare? Ist alles andere nur eine unausgedehnte Vorstellung vom Sprung? Eine „Sprungvorstellung"?

Das Dilemma ist dieses: Indem wir das Psychische vom Körper getrennt und ins Unausgedehnte verbannt haben, scheint uns Kraftentladung das einzig Wirkliche einer Bewegung als Bewegung, und es *muß* uns so scheinen. Alles, was sonst an unerläßlichen Bedingungen für das Zustandekommen einer Bewegung von uns analysiert und zur Sprache gebracht ist, das ist nur Psychisches.

Aus diesem Dilemma befreit uns das Denken moderner Anthropologie! BUYTENDIJK sagt: Bewegung vollzieht sich in einem physisch-psychisch neutralen Raum, in dem die Trennung physisch-psychisch noch nicht wirksam ist oder, wie ich es formuliert habe: Bewegung ist Entfaltung des gelebten welthaften Leibes, der ich bin. Dieser Leib, der gelebte welthafte Leib, der ich bin, ist nicht wie der Körper ein anatomisch-physiologisches, mit immer feineren Methoden lösbares Problem, sondern nach einer Unterscheidung, wie sie GUARDINI getroffen hat: Der Leib, seine Welthaftigkeit, sein Blicken und Erblicktwerden, sein Sichvorraussein, sein Hierunddortsein, ist ein anthropologisches Geheimnis. Die Schleier dieses Geheimnisses zu lüften, soweit es dem Menschen möglich ist, Strukturen seiner Welthaftigkeit ansichtig zu machen, ist eine Aufgabe des Denkens unserer Zeit, auch unserer Wissenschaft. In SARTRES Kapitel über den Leib steht der Satz: „Das Irgendwosein ist bereits Leib [3]!" Ein Satz, der eindringlich bedacht sein will. Für unser Problem ein entscheidend wichtiger Satz. Dieser Satz ist die positive Antwort auf unsere Frage, ob das Unausgedehnte im Ausgedehnten sein könne. Wir haben die Frage verneint. Die positive Antwort gibt SARTRE: Irgendwo (ergänzen wir: im Ausgedehnten) sein ist bereits Leib. *Irgendwo sein heißt entstanden sein, Standhaben, in Erscheinung stehen, d. h.: Leib sein.* Bewegen kann sich nur, wer irgendwo ist, nicht also das unausgedehnt Psychische, nicht das psychische Bewußtsein, bewegen kann sich nur der welthafte Leib. Von ihm, vom welthaften Leib, der der sich Bewegende ist, ist die Rede, wenn wir sagen, der Bewegende fasse sein Ziel ins Auge, er hefte den Blick auf das in Aussicht genommene Ziel. Handelt es sich um ein Greifen, so faßt er das zu ergreifende Ding so zuerst ins Auge, wie danach in die Hand. Blickend ist er sich voraus, voraus der blickende Blick, nicht anders als die greifende Hand dem Rumpf voraus ist. Dort wo der Blick haftet, ruht oder umherschweift, ist der sich Bewegende, dort, wo die Hand tastet und zupackt. So ist der Mensch in den Funktionen (BUYTENDIJK) seines Leibes (hier am Greifen und Blicken kurz erläutert) sich auch voraus, er ist auch seine Zukunft, hier und dort zugleich, nicht eingeschlossen in den materiellen Grenzen seines Körpers und dessen Geschichtslosigkeit. Der Mensch „durchsteht den Raum", heißt es bei HEIDEGGER.

All das lehren uns ja die Phänomene: Nicht in Millimeterteilchen und Millisekundenvollzügen verwirklicht sich Bewegung. Springend bin ich unter Vorwegnahme des Zieles (Prolepsis, v. WEIZSÄCKER) auch schon dort, wohin ich meinen Blick vorausgeworfen habe, besser, mich in meinen Blick vorausgeworfen habe. Denn ich bin dieser Blick! Im Vollzug, in der Vollendung des Sprunges hole ich mich gleichsam nach. Es ist ein zeitlicher Ablauf, dieses Entwerfen, Vorwegnehmen, Sichvorwegsein und im Vollzuge sich nachholen, es ist ein Stückchen Geschichte, ein Stückchen Lebensweg in jeder Bewegung. Bewegung ist so Spannung eines in Freiheit gewählten Dort zum Hier. Eine Spannung, die im Vollzug der Bewegung aufgehoben wird. Hier und Dort sind das Da des menschlichen Daseins. Hier und Dort sind aber darum nicht das Gleiche. In der freien Wandlungsfähigkeit ihres Verhältnisses liegt die Möglichkeit menschlichen Sichbewegens. Das aber ist nicht anders, ob ich einen Graben überschreite oder die Grenze des Gewohnten ins Fremde. Das heißt, es ist im Großen nicht anders als im Kleinen. Subjekt all solcher Entwürfe, Vorwegnahmen und Vollzüge ist nicht ein nur psychisches, ein unausgedehntes Ichbewußtsein, sondern der gelebte welthafte Leib, der ich bin.

Natürlich kann man die Einheit aller solcher sprechender Phänomene in müheloser, virtuoser Gewohnheit in ein körperliches und ein seelisches zerlegen, um alsdann zuzusehen, wie beides sich wieder vereinigen lasse, wobei dann alles, was nicht materieller Vorgang, Prozeß im Sinne BUYTENDIJKS ist,

[3] SARTRE: Beiträge zur Sexualforschung, 9. Heft. Stuttgart: Ferdinand Enke Verlag 1956.

ausgeschieden wird, für nur psychisch erklärt, damit ins Unausgedehnte verwiesen, ins Unwirkliche, Virtuelle, Illusionäre. Seien wir offen für die Sprache der Phänomene! Entziehen wir uns der diktatorischen Gewalt cartesianischen Philosophierens, dann gelingt es zunächst sehr wohl, das Bild des Körpers, das im Denken des naturwissenschaftlichen Mediziners sich vordrängt, wo immer vom Leib die Rede ist, zurückzudrängen in diejenigen Bereiche, in denen es der Forschung dienlich sein kann (nämlich in dem Bereich der Prozesse im Sinne BUYTENDIJKs, d. h. im Bereich der materiellen Vorgänge). Es gelingt aber auch des Leibes ansichtig zu werden, des gelebten, welthaften Leibes, der ich bin. Wenngleich dieser Leib nicht dem materiellen Körper gleichgesetzt werden darf, ist er doch nicht nur Vorstellung vom Leib, nur psychisch, nur etwas Metaphorisches, *sondern wirkliches menschliches Sein: Ich bin Leib.* Auch die geschichtliche Entfaltung dieses Leibes in seiner Welt, seine Bewegtheit, ist ja unabhängig davon, ob materielle Kräfte des Körpers durch außerkörperliche Kräfte ersetzt sind, wirkliches menschliches Bewegen und nicht nur Vorstellung vom Bewegen. Dieser bewegliche Leib, von dem hier die Rede ist, ist in seiner Welthaftigkeit dem Lebensweg zugeordnet. Auch dieser Lebensweg ist ja nicht gleichzusetzen mit der Materialität der Straßen und Wege, die mein Fuß betritt und betreten hat. Wir können ja nicht deshalb Wege beschreiten, weil es Wege gibt, sondern es gibt Wege, weil der Mensch ein Schreitender ist und damit ein Wegbereiter, ein menschliche Wege bereitender. Auch der Weg wird nur verwirklicht, wenn die unerläßlichen Bedingungen erfüllt sind. Mit der Materie, aus der man den Weg „machen" kann, ist es nicht getan. Auch die gestaltenden Mächte (causa formalis und finalis) müssen im Spiele sein, das irgendwo seines Ursprungs, der Standort und das Schreiten eines Leibes und das Ziel des Entwurfs, zu dem der entworfene Weg dann wiederum führt. Mensch sein heißt eben je schon auf dem Wege, d. h. auf dem Lebenswege sein. Daß im deutschen Wort Bewegung das Wort Weg steckt, kann ein Hinweis sein, daß in jeglichem Bewegen das Wesen des Weges enthalten ist.

Leib, Bewegung und Weg, Lebensweg, im hier vorgetragenen Sinn sind, das sei hier aber noch einmal mit allem Nachdruck gesagt, *nicht etwa nur Vorstellungen,* die im Bereich des unausgedehnt Psychischen ein rein formales Spiel treiben. In diesen anthropologischen Strukturen steckt eine eigene Dynamik, es sind *Mächte,* die wir zu entfalten vermögen, denen wir aber auch ausgesetzt sind. (Wir sprechen hier mit Vorbedacht von Mächten, z. B. von der Macht einer Erscheinung, etwa eines Blickes. Wir unterscheiden solche Mächte von den Kräften, dem physikalischen, dem quantifizierbar materiellen.) Deuten wir nur einiges an: An einem Standort Stand haben (irgendwo sein ist bereits Leib!) sind wir Leib, d. h. aber auch schaffen wir um uns Distanz, Abstand, Grenze und damit unsere bergende Wohnung, begründen und bewahren unseren Rang. Als Leib entwerfen wir auch Weg, achten dabei die von uns selbst oder von anderen ergrenzten Grenzen oder überschreiten sie. Wir sind aber auch Begegnende. Wir begegnen dem Eigensinn der Dinge (BUYTENDIJK) und wir begegnen anderen Menschen, ihrer Leiblichkeit, ihrer Grenze errichtenden, Abstand fordernden, Wege entwerfenden Leiblichkeit. Solcherlei Mächte und die in ihnen gegründete Dynamik ist fühlbar in vielen alltäglichen Weisen des Lebens, so wenn uns der Blick eines anderen trifft, dem wir ausweichen oder standhalten können, wenn uns einer zu nahe tritt, wenn wir das Ungewisse einer fremden Wohnung betreten im Unterschied zur Heimkehr ins Eigene, Vertraute, Gewohnte. In derartigen, beispielhaften Situationen wird aber das dynamische Spiel der Mächte nur besonders bemerkbar, es fällt auf, was unser gelebtes Leben je schon fortwährend hält, einfriedend begrenzt und abgrenzend ordnet. Im dynamischen Spiel dieser Mächte kann es zu Abwandlungen kommen, aus denen es folgt, daß die freie Bewegtheit des Menschen gestört, aber auch unmöglich werden kann. *Es kann in einer Situation auf dem Lebensweg begründet sein, in der Situation unseres welthaften Leibseins, daß wir uns nicht bewegen können, ja daß wir auch keinen Finger zu rühren vermögen.*

So kommen wir zu einigen Hinweisen auf Klinisches: Wie kann es zur Regungslosigkeit eines Stupors kommen? Vielleicht einmal durch das Versiegen der das Leibsein und seine bewegte Entfaltung ermöglichenden materiellen quantifizierbaren Kraft, wobei zu bedenken ist, wie das Besondere eines psychotischen Stupors, im Unterschied zu einer extrapyramidalen Akinese zu verstehen sein kann. Es kann aber auch zur Regungslosigkeit eines Stupors kommen, weil der auf dem Lebensweg Schreitende dem Spiel der Mächte nicht gewachsen ist, z. B. weil er den Raum nicht mehr zu durchstehen, sich in dieser Weise nicht mehr voraus zu sein vermag. Was uns Depressive berichten, was sog. Entfremdungsdepressionen so beredt schildern, legt eine solche Interpretation nahe [4]. Alles ist zwar sichtbar, alles wird erkannt und wiedererkannt. Aber es bleibt gleichwohl fern, unerreichbar, fremd. Alles wird namenlos schwer. Im Stupor kann unmöglich werden, ein Glied zu rühren, obschon keine Lähmung im üblichen Sinne vorliegt. Was sog. Schizophrene berichten, legt gleichfalls die Interpretation nahe, daß eine Abwandlung des dynamischen Spiels der Mächte, in anderer Weise allerdings als bei den Depressiven, statthat. KULENKAMPFF hat die Verfassung solcher Menschen einleuchtend interpretiert: Entgrenzung, Entbergung, Betroffensein von Blicken und Stimmen, eine Überwältigung durch das in der Begegnung Andrängende kann den Stand, den Abstand schaffenden und bewahrenden Stand des welthaften Leibes so wandeln, daß jegliche Entfaltung und damit Bewegung unmöglich wird, daß der betreffende Mensch in der Regungslosigkeit eines Stupors erstarrt. Hier ist die Möglichkeit des Menschen, sich in freier Entfaltung des Leibes zu offenbaren, so echte Begegnung ermöglichend, vermindert oder aufgehoben. Möglichkeit zur Begegnung hat offenbar nur derjenige, der aus einem ursprünglichen Abstand aufbrechen kann. Diese Abwandlungen im Spiel der Mächte können, wie sich leicht denken läßt, zu Einengungen der freien Entfaltung des welthaften Leibes, auch zum Verlust an Grazie, zu Steifigkeit, linkischem, manieriertem und in Stereotypien eingeschränktem Verhalten führen.

Auch Hyperkinesen und sog. katatone Erregungen brauchen nicht immer Zeichen eines Überquellens quantifizierbarer Kraft zu sein, sie können auch — häufig mit ratloser Angst verbunden — darauf beruhen, daß der so Gestörte hilflos dem Spiel ihn überwältigender Mächte ausgeliefert in dieses Spiel verstrickt ist.

[4] Vgl. TELLENBACH, Nervenarzt **27**, 289 (1956).

Solche anthropologische Möglichkeiten, für deren entscheidende Bedeutung bei Bewegungsstörungen Geisteskranker theoretisch unvoreingenommene klinische Erfahrung mit den so Gestörten, vor allem auch die angemessene Interpretation ihres Gesamtzustandes bestätigende Hinweise gibt, sind zu bedenken. Sie sind als Interpretationsmöglichkeiten in Betracht zu ziehen, die uns im Verständnis solcher rätselhafter Erscheinungen weiter bringen, als wenn wir sie einfach nach dem Vorbild einer extrapyramidalen Hyperkinese zu verstehen suchen. Natürlich gibt es Bewegungsstörungen — alle peripheren Lähmungen und viele Gehirnkrankheiten —, für deren Verständnis die hier entwickelten Gedanken unwesentlich sind. Für das Verständnis der Bewegungsstörungen bei psychisch Kranken halte ich sie für entscheidend.

Schließlich müssen wir aber noch das Folgende bedenken: Es wäre ein schweres Mißverständnis, würde man diesen Ausführungen entnehmen, aus der Reihe der vier unerläßlichen Bedingungen könnte etwa eine fehlen, und es könnten sich einige dieser unerläßlichen Bedingungen ohne die letzte verwirklichen. Das meint ja gerade die aristotelisch-thomistische Ursachenlehre: Nichts wird wirklich, ohne daß die *vier* unerläßlichen Bedingungen im Spiele sind, erfüllt sind. Um bei unserem Beispiel zu bleiben: Bei dem regungslos im Auto Fahrenden, regungslos zum Nachbarn sich Begebenden ist die causa materialis quo ad Bewegung des Leibes ersetzt durch außerkörperliche Kräfte. Wir haben so Wesentliches herausheben und zur Sprache bringen können für das Problem der Bewegung, nämlich vor allem, was anderes außer der Kraftentladung unerläßliche Bedingungen sind, damit menschliche Bewegung wirklich wird. Indessen: Auch im leiblich regungslos Sitzenden ist causa materialis, Materie als Ermöglichungsgrund wirksam. Es ist also keineswegs so, daß etwa die causa efficiens — wir haben gesagt, beim Menschen als ganz besondere Fähigkeit des Ja- und Neinsagens herausgehoben, als eine besondere Freiheit der Entscheidung, auch eine Freiheit sich dem Führen des Weges, der Verführung der Situation zu entziehen und zu versagen — für sich verwirklicht werden, wirksam werden könnte, ohne daß auch das z. B., was als unerläßliche Bedingung der Materialität, als causa materialis begriffen wird, im Spiele ist. Man könnte auch unter Zugrundelegung der aristotelisch-thomistischen Ursachenlehre die Frage aufwerfen: Wie verwirklicht ein Mensch die im Menschen gelegene Möglichkeit, „aus dem unmittelbaren Zusammenhang des Daseins herauszutreten, Abstand zu gewinnen“, wie es GUARDINI formuliert hat, aus dem, dem so gewonnenen Abstand der Mensch erst in der Lage ist, in typisch menschlicher Weise ja und nein zu den in der Situation auf dem Lebensweg gelegenen Möglichkeiten zu sagen? Auch hier ist das Wesen der ins Spiel kommenden causa materialis zu bedenken, die Frage zu klären, *wie* und *in welcher Weise* liegt Materialität auch noch der Verwirklichung dieser menschlichen Möglichkeiten, diese Verwirklichung ermöglichend, zugrunde? Da ergeben sich dann aber differenzierte Fragen an Anatomie und Physiologie, z. B. diese: Was muß Materie leisten, um solches, z. B. das Abstandgewinnen, zu ermöglichen? Bedenken wir doch Zustände organischer Demenz, Fälle vor allem mit Zwangsblicken, Zwangsschnappen, Zwangsgreifen. Sie zeigen ja eine so ausgesprochene „Reizgebundenheit“, d. h. aber eben eine Defizienz der Fähigkeit, aus dem unmittelbaren Zusammenhang des Daseins herauszutreten, über den Dingen zu stehen und aus dieser Distanz heraus, aus der Freiheit dieser Distanz ja oder nein zu sagen, den Zeitpunkt einer Bewegung zu bestimmen. Wir wissen, solche Veränderungen haben etwas mit dem Stirnhirn zu tun. Aber gewiß läßt sich das, was hier eine unerläßliche materielle Bedingung ist, nicht einfach als Kraftentladung begreifen oder als Leitung, Erregung, Hemmung. Es scheint mir, daß wir uns noch nicht vorstellen können, in wie verschiedener Weise Materie Ermöglichungsgrund sein kann auch für Modifikationen menschlichen Leibseins, z. B. für das Transzendieren des Leibseins in einem solchen Abstandnehmen. Solche Fragen zu formulieren, ist notwendig, um die Probleme sichtbar zu machen und vor gedanklichen Kurzschlüssen zu bewahren. Auch der Fortschritt der Anatomie und Physiologie hängt ja nicht *nur* von einer Verbesserung unserer Mikroskope und einer Verfeinerung unserer Apparate und von der Auffindung bisher unbekannter Strukturen ab, sondern entscheidend auch davon, daß wir die richtigen, sicher auch neue Fragen zu stellen wissen. Um auf diese Fragen zu kommen, müssen wir uns unbefangen und streng an den Phänomenen orientieren.

18. Das Schizophrenieproblem. Nosologische Hypothesen*

In der psychiatrischen Wissenschaft ist seit einigen Jahren eine Diskussion über Grundfragen in Gang gekommen. Überkommene Auffassungen werden in Frage gestellt, gerade auch Auffassungen, die sich die heute tätige Ärztegeneration im Laufe ihres Studiums angeeignet hatte. So scheint es wertvoll und es ist auch keineswegs wegen mangelnder psychiatrischer Grundkenntnisse unmöglich, auch den nicht psychiatrischen Ärzten in die Fragen, um die es in dieser Diskussion geht, Einblick zu gewähren. Wertvoll scheint eine solche Darstellung auch aus dem Grunde, weil bei der vorliegenden Erörterung Probleme von allgemein-medizinischer Bedeutung, gerade auch für sog. psychosomatische Betrachtungsweisen berührt werden. Man spricht, um den neuen Standort zu kennzeichnen, von einer anthropologischen Psychologie und Psychopathologie. Man meint damit, daß der sich anbahnende Wandel der Auffassung nicht zurückzuführen ist auf eine weitere Differenzierung der bisher gültigen Grundansichten vom Menschen, sondern daß diese Grundansichten selbst, das Bild vom Menschen, eben die Anthropologie, sich ändert und daß sich daraus Folgen für die Betrachtung psychopathologischer und psychiatrischer Probleme ergeben. Von besonderer Bedeutung scheint dieser Wandel zunächst für die Auffassung vom Wesen der sog. endogenen Psychosen, somit auch für das Schizophrenieproblem. Am Leitfaden nosologischer Hypothesen soll in den nachfolgenden Ausführungen dem Verständnis des Nichtpsychiaters nahegebracht werden, wie sich der Auffassungswandel auf diese Probleme auswirkt.

Die Situation ist heute diese: Eugen Bleuler sprach von den Schizophrenien, von der Gruppe der Schizophrenien. Das Verbindende war für ihn,

* Aus der Nervenklinik der Stadt und Universität Frankfurt a. M. (Direktor: Prof. Dr. J. Zutt). — Klin. Wschr., 1956, S. 679.

wie für alle Späteren, die — bei aller Variabilität des Einzelfalles — bemerkenswerte Verwandtschaft der Symptomatologie, ihre Unterscheidbarkeit von den (auch endogenen) affektiven Psychosen, von den zumeist mit Bewußtseinsstörungen einhergehenden symptomatischen Psychosen, von den Demenzprozessen und den sog. Erlebnisreaktionen psychopathischer Persönlichkeiten. Es ist also die Verwandtschaft der Syndrome, der Zustandsbilder, welche die Gruppe der Schizophrenien zu etwas Einheitlichem macht. Auf Grund der Variabilität der Syndrome im einzelnen und der verschiedenartigen Verläufe haben KLEIST und seine Schüler eine große Zahl von Krankheiten getrennt und benannt. Darin sind ihnen nicht viele gefolgt. Die meisten Autoren denken — und die psychiatrische Alltagspraxis ist von diesem Denken beherrscht — daß der Verwandtschaft der Zustandsbilder ein organischer Krankheitsprozeß zugrunde liege: *der schizophrene Prozeß*. Für dieses Denken ist so die sonst in der klinischen Psychiatrie fruchtbare Unterscheidung von Zustandsbild und zugrunde liegendem Krankheitsvorgang eigentlich ad absurdum geführt worden. Dem schizophrenen Krankheitsprozeß kann schlechterdings nämlich alles, was sich an Verläufen nur denken läßt, zugeschrieben werden: Er kann früh oder spät im Leben beginnen, er kann schleichend oder stürmisch, kontinuierlich oder in Schüben, aber auch intermittierend verlaufen; ein fast unbemerkter Schub kann den betreffenden Menschen für sein ganzes Leben zu einem Sonderling machen, schwere wiederholte Psychosen können remittieren, so daß auch der Fachmann keine sicheren Reste zu erkennen vermag. Die Krankheit kann wie aus heiterem Himmel hereinbrechen oder in einer kritischen Lebenssituation. Im letzteren Fall ist die Krankheit dann eben ausgelöst, wenn man sich nicht gar in theoretischer Voreingenommenheit mit der Annahme eines „zufälligen Zusammentreffens“ begnügt. Mit treffendem Witz vergleicht HÄFNER [1] diese Situation mit der alchimistischen Forschungsepoche der Chemie, als in allem der Grundstoff „Mercurius“ angenommen wurde.

Meine eigenen und verwandte Bemühungen um das Schizophrenieproblem setzen zunächst bei der anthropologischen Interpretation der Symptome an. Ich kann die Ergebnisse dieser Bemühungen hier nur allgemein verständlich skizzieren, muß im übrigen auf die betreffenden Arbeiten verweisen [2].

Unsere Meinung ist kurz die, daß die sog. schizophrenen Symptome primär weder aus einer Störung des Affektlebens zu verstehen sind (was mit Störung des affektiven Rapports, auch mit dem Begriff der affektiven Demenz gemeint ist), noch aus einer Störung der Intelligenz (als was letzten Endes die Bleulersche Assoziationslockerung anzusehen wäre und worauf ja auch der Begriff

---

[1] HÄFNER: Ref. Nervenarzt **26**, 408 (1955).

[2] ZUTT: Die Innere Haltung. Mschr. **73**, 52 (1929) und diese Sammlung S. 1. — Der aesthetische Erlebnisbereich und seine krankhaften Abwandlungen. Nervenarzt **23**, 163 (1952) und diese Sammlung S. 298. — Über Daseinsordnungen. Ihre Bedeutung für die Psychiatrie. Nervenarzt **24**, 177 (1953) und diese Sammlung S. 310. — Der Lebensweg als Bild der Geschichtlichkeit. Über Krisen auf dem Lebensweg. Nervenarzt **25**, 425 (1954) und diese Sammlung S. 352. — Vom aesthetischen im Unterschied zum affektiven Erlebnisbereich. Wien. Z. Nervenheilk. **10**, H. 3/4 (1955) und diese Sammlung S. 330. — KULENKAMPFF: Über Wahnwahrnehmungen. Nervenarzt **24**, 326 (1953). — Über den Vergiftungswahn. Nervenarzt **26**, 1 (1955). — Entbergung, Entgrenzung, Überwältigung als Weisen des Standverlustes. Nervenarzt **26**, 89 (1955). — Erblicken und Erblicktwerden. Nervenarzt **27**, 2 (1956).

„paranoid“ [neben der Vernunft] hinzielt). Wir glauben auch nicht, daß man das Wesen der in den Symptomen sichtbaren Veränderung in ihrem wahren anthropologischen Sinn in den Blick bekommt und versteht, wenn man die Symptome trennt in solche, die auf Störungen verschiedener Sinnesgebiete hinweisen, auf Wahrnehmungsstörungen, d. h. auf Störungen der Wahrnehmungsfunktion, dann wieder auf Störungen der Bewegungsfähigkeit, d. h. auf Störungen der Bewegungsfunktion (die anthropologische Einheit von Wahrnehmen und Bewegen hat STRAUS im „Sinn der Sinne“, v. WEIZSÄCKER im „Gestaltkreis“ dargelegt), ferner sie als sog. Ichstörungen ansieht und anthropologisch nicht weiter rückführbare Wahnformen (Beziehungswahn, Beeinträchtigungswahn, Verfolgungswahn und Größenwahn) feststellt und beschreibt. Auch die verbreitete Rede vom Persönlichkeitszerfall und von der Persönlichkeitsspaltung kann in ihrer Unbestimmtheit nicht befriedigen.

An einem Beispiel, wie es die psychiatrische Klinik alle Tage bietet, sei skizzenhaft erläutert, wie das gemeint ist: Ein Kranker fühlt die Blicke der Anderen auf sich gerichtet, er fühlt sich beobachtet und bespitzelt. Schließlich glaubt er unter Hypnose zu stehen, so daß er sogar Bewegungen unter dem Einfluß Anderer ausführen muß. Seine vier Wände vermögen ihn vor diesem Andrängen Anderer nicht mehr zu schützen, Horchapparate sind eingebaut. Ja nicht einmal die Grenzen seines Körpers bergen ihn, fremde Gedanken erreichen ihn als Stimmen. Es ist das alltägliche Bild eines sog. paranoiden Verfolgungswahns, das wir hier skizziert haben, und es ist hinzuzufügen, daß dieses skizzierte Syndrom bei der Mehrzahl sog. schizophrener Krankheiten mehr oder weniger ausgesprochen und vollständig zur Beobachtung kommt. Man kann sich nun mit der Feststellung begnügen, es handle sich da um Wahnstimmung, eingliedrigen Wahneinfall, zweigliedrige Wahnwahrnehmung, akustische Halluzinationen, Körperhalluzinationen und Ichstörungen. Diese Symptome seien ein sinnloses Nebeneinander prozeßbedingter Funktionsstörungen. Das eben glauben wir nicht mehr. Wir wundern uns sogar, daß das anthropologisch Fragwürdige, das Vorläufige einer solchen Deskription nicht als unbefriedigend, ja geradezu als beunruhigend empfunden wird. Uns scheint, es handle sich bei einem solchen Verfolgungswahn um etwas anthropologisch Sinneinheitliches. Diese Einheitlichkeit des anthropologischen Sinnes kann allerdings nur derjenige sehen und begreifen, der Wesen und Struktur des physiognomisch-aesthetischen Lebensbereichs neben dem affektiv-vegetativen und intellektuell-rationalen und im Unterschied zu diesen zu sehen vermag. Dann wird die folgende normale Daseinsstruktur sichtbar: Der Mensch steht in Erscheinung. In diesem Sinne hat er Stand, den Stand, von dem (auch in der Alltagssprache) als Selbständigkeit und Standhaftigkeit die Rede ist. Dieses Standhaben ist nicht dasselbe wie das vertikale Aufgerichtetsein des Körpers, so wenig wie menschliche Begegnung identisch ist mit der Berührung von Hautstellen zweier menschlicher Körper. Als Standhabende haben wir auch Stand unter den Anderen, d. h. Stand im Sinne von Rang. Standhaben, In-Erscheinung-stehen ist aber niemals ein gleichsam solipsistischer, d. h. ursprünglich weltloser Zustand, es ist immer auch schon ursprünglich eine Weise des in-der-Welt-Seins, nämlich ein sich in dieser Welt Grenze Erringen, das Fremde vom Eigenen, Vertrauten abgrenzen. Diese (physiognomisch-aesthetische) Lebensstruktur ist der wesentliche anthropologische Grund aller konkreten Weisen des „Wohnens“, im anthropologisch weiten Sinn dieses Wortes. Innerhalb des ergrenzten Wohnraums, mit der Ergrenzung dieses Wohnraums findet der Mensch seinen Frieden und seine Geborgenheit. Hier in seinem Heim vermag er sich zu bergen vor dem Unheimlichen, Unvertrauten, Fremden, vor *den* Fremden, vor deren Blicken und Stimmen.

Bedenken wir nun den skizzierten alltäglichen Fall von sog. paranoidem Verfolgungswahn, so scheint es uns naheliegend und einleuchtend, ihn als eine Modifikation der beschriebenen physiognomisch-aesthetischen Daseinsstruktur oder Daseinsordnung aufzufassen, als Standschwäche, Standeinbuße, Standverlust, somit als Entgrenzung, Entbergung und Überwältigung, in diesem Sinne als Störung der Wohn- und Rangordnung. Die so gewonnene Position bedeutet natürlich nicht eine Lösung aller psychopathologischen und psychiatrischen Rätsel, aber immerhin einen fruchtbaren Ansatz, der zu weiterem Denken und Forschen anregen kann und soll, vor allem auch zum Durchdenken der in der Klinik erfahrbaren Mannigfaltigkeit psychopathologischer Phänomene.

Hier taucht nun auch die psychiatrisch entscheidend wichtige Frage auf, wie kann es im Leben eines Menschen zu solchem Standverlust kommen? Da gilt es unbefangen alle Möglichkeiten in Betracht zu ziehen, soweit sie von der klinischen Erfahrung nahegelegt werden und nicht in gewohntem Kurzschluß beim Auftreten eines bestimmten Syndroms einen — oder sogar den schizophrenen „Prozeß“ anzunehmen, als handle es sich dabei um ein Axiom und nicht um eine Hypothese, wenn auch um eine solche ehrwürdigen Alters. Eines allerdings scheint auf alle Fälle mit unserer anthropologischen Interpretation schon gewonnen: Das Syndrom des sog. paranoiden Verfolgungswahns hat vom Stand her gesehen, vom ergrenzenden und in der Grenze bergenden Stand einen anthropologischen Sinn bekommen, der es überhaupt erst, oder doch erst in einer neuen Weise möglich macht, nach den Bedingungen, auch nach den lebensgeschichtlichen, zu fragen, unter denen so etwas wie Standverlust sich ereignen kann.

Versuchen wir nun einen Überblick zu gewinnen über mögliche Bedingungen, unter denen es zum sog. paranoiden Verfolgungswahn, zum Standverlust kommt, so wie die klinische Erfahrung sie eben nahelegt, so sei das folgende Allgemeine vorausgeschickt: Die nachfolgende Aufzählung nosologischer Hypothesen erhebt nicht unbedingt den Anspruch auf Vollständigkeit. Es braucht auch keineswegs so zu sein, daß in je einem konkreten Fall eine einzelne der zu benennenden Bedingungen die alleinige ätiologische Bedeutung hat. Auch hier ist natürlich eine mehrdimensionale Betrachtung, wie sie in der wissenschaftlichen Medizin unserer Tage und besonders in der Psychiatrie nach den Anregungen KRETSCHMERs geübt wird, die angemessene Betrachtungsweise. Auch daß verschiedenartige Verwandtschaften einzelner Bedingungen untereinander möglich sind und durch klinische Erfahrungen als Möglichkeiten nahegelegt werden können, sei ausdrücklich gesagt. Bedenkt man alle diese Möglichkeiten, so ergibt sich eine Vielfalt berechtigter Hypothesen. Zur üblichen Resignation alles Fragens im monotonen Glauben an „den schizophrenen Prozeß“ ist gar kein Grund.

Da sind zunächst *die schleichenden sog. hebephrenen* und *paranoiden Psychosen.* Die ersteren entwickeln sich vorzugsweise im Lebensalter der Pubertät und Nachpubertät, die anderen in der Zeit des beginnenden Alters, in größerer Zahl bei Frauen im Klimakterium und danach. Der schleichende Verlauf dieser Psychosen, der in seinem Tempo oft jenem langsamen Wesenswandel entspricht, dem der Mensch durch die langsam ineinander übergehenden Reifungsstadien seines Lebens unterworfen ist, legt den Gedanken nahe, daß dieser höchst komplizierte immerwährende von der Geburt bis zum Tode andauernde Reifungsprozeß selbst irgendwie fehlgehen oder mißlingen kann. Man kann sich ja gewiß diese Reifungsvorgänge, diese Wandlungen, nicht kompliziert genug denken. Liegen doch in allen notwendig zu durchschreitenden Stadien eines jeden Lebensweges nicht nur unausweichliche Wandlungen der Situation, denen man sich anpassen kann oder widersetzen, ebenso aber auch Möglichkeiten, die man ergreifen kann oder versäumen. In alledem liegt ja auch das Problem der lebensgeschichtlichen „Rechtzeitigkeit“. Dieser Wandel durch verschiedene Reifungsstadien des Lebens ist ja recht eigentlich das Vorbild eines nicht lebensgeschichtlich durch Erfahrungen, Enttäuschungen und Erfolge, sondern durch überindividuelle (auch biologische), Gesetzmäßigkeit bedingten Wesenswandels. Dazu paßt gut das genannte Prädilektionsalter solcher Psychosen, stellt doch das Stadium des Erwachsenwerdens, des Heranwachsens und Heraustretens aus der Familie, des Selbst-ständig-werdens mit seiner völligen Umwandlung der Rang- und Wohnverhältnisse und ebenso, nur in einem anderen, aber leicht durchschaubaren, Sinn das Altern zumal der Frau mit seinem Wertwandel, mit dem geforderten Rücktritt, mit der Gefahr der Vereinsamung, des Überflüssigwerdens und des Zurlastfallens besondere Anforderungen an den Stand im Sinne seiner Bewahrung, an das Selbständigsein und Standhalten. Unter diesem Gesichtspunkt betrachtet, sind die Symptome solcher schleichend sich entwickelnden Psychosen oft gar nicht sinnlos, sondern als gewaltsam-mißlungene oder hilflos-mißratene Lösungsversuche dieses anthropologisch geforderten Reifungswandels zu durchschauen. Bei diesen Fällen könnte man am ehesten an die Bedeutung *heredodegenerativer* Vorgänge im Sinne von KLEIST denken, an Gefährdung des Standes infolge biologischer Mängel, die sich im Stadium einer gewissen Reife auswirken.

Andere, *plötzlich hereinbrechende, lebensgeschichtlich anscheinend sinnlos, oftmals in periodischer Wiederholung, hereinbrechende Psychosen* legen ganz andere nosologische Vermutungen nahe. Sie gehen oft mit Erregungen, insbesondere ängstlichen Erregungen einher. Man denkt hier mit Recht in erster Linie in Analogie zu anderen klinischen Erfahrungen an *etwas Endotoxisches,* an eine vorläufig nicht faßbare Störung im intermediären Stoffwechsel. Natürlich interessieren in diesem Zusammenhang auch die Erfahrungen mit exotoxischen Psychosen, z. B. mit Alkoholhalluzinosen, Cocain- und Pervitinpsychosen. Bei aller nicht zu vernachlässigenden Unterscheidbarkeit solcher klinischen Bilder von schizophren-paranoiden Psychosen sollte man auch nicht das Gemeinsame übersehen und versäumen, es sorgfältig zu bedenken, das Gemeinsame nämlich des gelegentlich auch bei diesen Psychosen das Bild beherrschenden paranoiden Verfolgungswahnes, des Standverlustes. Wir haben uns daran gewöhnt, wenn eine toxische Ätiologie bekannt ist, z. B. Pervitinpsychosen, mögen sie zunächst einem sog. schizophrenen Verfolgungswahn noch so ähnlich sein, für „etwas ganz anderes" als eine Schizophrenie zu halten, ganz so, als ob man eben wüßte, was eine Schizophrenie ist. Anstatt dessen sollte man — so scheint es mir — z. B. die interessante Frage bedenken, ob nicht die eindrucksvoll günstige Wirkung des Megaphens und anderer verwandter Pharmaka auf akute paranoide Erregungen, auch bei sicher zur Gruppe der sog. Schizophrenien gehörigen Psychosen im Hinblick auf die ungefähr antagonistische Wirkung von Pervitin und Megaphen[3] zu prüfungswerten ätiologischen Hypothesen führen könnte.

Diese vermutlich *endotoxische Gruppe* ist wohl *verwandt* derjenigen, die man als *hyperkinetische Psychosen* charakterisieren kann. POHLISCH hat sie in einer Monographie dargestellt. Im Unterschied zu den manischen Erregungen ist die Erregung dieser Kranken nicht affektiv-freudig, sondern primär psychomotorisch-wahnhaft[4]. Es ist zu bedenken: Als in Erscheinung Stehender ist der Mensch willkürlich beweglicher Leib. Die Beweglichkeit des Leibes gründet *auch* (als causa materialis) in der Verfügbarkeit einer spezifischen Energie, die man normalerweise in der Latenz belassen (ich kann still halten), aber auch in der Wirklichkeit einer Bewegung manifest werden lassen kann (ich kann mich bewegen, wann ich will). Die Annahme einer *krankhaften Erregung dieser spezifischen Energie*, ihre Unbeherrschbarkeit, so zentral zwar, daß der Kranke nicht, wie bei einer Chorea staunend zusehen kann, wie es zappelt, sondern so, daß der Leib, als der ich in Erscheinung stehe, ich als Erscheinung selbst also, in den Strudel dieser Erregung hineingerissen werde, vermag — wie mir scheint — diese eigentümlichen Psychosen am ehesten zu erklären. Auch an ein Versiegen der genannten spezifischen Energie ist zu denken in hypo- und akinetischen Zuständen. Das Abklingen der Erregung, wie das Wiederverfügbarwerden der zeitweilig versiegten spezifischen Energie bringen die Heilung. Daher die gute Prognose.

Hiermit verwandt, nicht immer leicht davon zu unterscheiden, sind die gar nicht seltenen *manischen* und *depressiven* Verstimmungen, also sog. affektive Psychosen, in deren Verlauf sich mehr oder weniger deutlich, mehr oder weniger ausgesprochen Züge eines Verfolgungswahns zeigen. Es sind das die Krankheitsbilder, die man als Manien oder Depressionen mit paranoiden Zügen zu bezeichnen pflegt. Man wird vermuten dürfen, daß es sich um Menschen handelt, deren Standsicherheit den Spannungen ihres Lebens in gesunden Tagen gewachsen ist, deren Stand aber ins Wanken gerät, erfährt ihre Situation durch die affektive Störung eine grundlegende Modifikation.

Hierhin gehört es auch, daß es — woran ich nach meinen klinischen Erfahrungen nicht zweifle — *im Verlauf ganz anderer Krankheiten,* insbesondere Hirnkrankheiten, wie z. B. Arteriosklerosen, zu Standunsicherheit und Standverlust kommen kann. Das ist dann auch wieder nicht etwas ganz anderes, weil Begleitsymptome auf die arteriosklerotische Krankheit hinweisen, sondern etwas anthropologisch durchaus Verwandtes. Es ist auch nicht einfach ein durch die Arteriosklerose ausgelöster schizophrener Prozeß. Wichtig scheint es in solchen Fällen, z. B. die durch die Krankheit eingetretene Rangminderung zu bedenken und die daraus sich ergebende Anforderung an den Stand. Diese

[3] Siehe z. B. MARQUARDT, P., H. PUPPEL u. H. SCHUHMACHER: Klin. Wschr. **1955**, 211—215.

[4] ZUTT: Die Innere Haltung. Mschr. 73, 52 (1929) und diese Sammlung S. 1.

Rangminderung durch Krankheiten macht sich ja schon bei Tieren durch einen Abstieg in der Rangordnung (bei den Hühnern in einem Absinken in der „Hackreihe") bemerkbar. Ein solcher Abstieg ist auch in einem menschlichen Leben trotz vieler, vor allem rationaler Kompensationsmöglichkeiten von offensichtlicher Bedeutung. Da nicht jeder so Erkrankte im Sinne der Standschwäche sich verändert, müssen besondere Faktoren mit im Spiele sein. Man kann dabei ebenso an eine in der Anlage begründete Standlabilität denken, wie an eine im lebensgeschichtlichen Schicksal begründete, wobei sich leicht und oft eine Rangunsicherheit herauszubilden scheint. Aber auch den in der aktuellen Situation gelegenen Spannungen ist Beachtung zu schenken. Wir sahen eine im Bewußtsein und intellektuell nicht wesentlich beeinträchtigte links-hemiplegische Rechtshänderin einem Eifersuchtswahn verfallen, der sich auch gegen die eigene Mutter und Tochter richtete. Sie entwickelte aber auch den Wahn, ihr Mann wolle sie beiseiteschaffen, da er alle lieber habe als sie. Sie hörte die Stimmen der Menschen von der Straße, die ihr ihren Mann wegholen wollten. In der Nacht glaubte sie, diese feindlichen Menschen kämen durch die Fenster und durch die Wand, um ihr den Mann zu rauben. Natürlich kann man die lebensgeschichtlichen Daten, die in einem solchen Fall von Bedeutung sind, nicht einfach von den Kranken oder den Angehörigen erfragen. Man muß bedenken: Es gibt unterschiedliche Grade der Vertrautheit, unterschiedliche aber nicht leicht unterscheidbare, gewiß aber nicht irgendwie meßbare Grade der Vollkommenheit und Unvollkommenheit des Vertrauens und der vertrauten Verbundenheit unter den Menschen. Auch dem solcherweise in einem bestimmten Grad der Vertrautheit mit den Anderen Verbundenen ist dieser Grad der Vollkommenheit oder Unvollkommenheit keineswegs ohne weiteres, sicher nur in seltenen Fällen, in reflexiver Selbstbetrachtung einigermaßen zutreffend erkennbar gegeben. Es gibt hier viele Möglichkeiten der Selbsttäuschung. Wissen wir doch Weniges von uns im Sinne von sagbarem Wissen. Vielleicht vermag der folgende Gedanke dieses Problem zu erhellen: Alles Kluge und Zutreffende z. B., was über Liebe und Vertrauen jemals gesagt worden ist, ist jeweils in jedem Liebenden und Vertrauenden konkrete Wirklichkeit. Das heißt ja aber doch nicht, daß jeder Liebende und Vertrauende auch erkennen, wissen und aussagen kann, was Kluges und Zutreffendes über Liebe und Vertrauen sagbar ist oder ausgesagt worden ist. Das kommt daher, daß wir ursprünglich in erster Linie und zu allermeist unser Leben *leben* aber nicht *erleben,* d. h. nicht in irgendeiner Weise auf dieses unser Leben reflektieren, was aber die Voraussetzung ist für feststellende Erkenntnis und Aussage. So kommt es, daß auch Irrungen und Wirren unseres gelebten Lebens, so bedeutsam sie sein mögen für das Gelingen, Mißlingen und Scheitern unseres Lebens, auch für sog. psychopathologische Wandlungen darum unserem reflektierenden Bewußtsein nicht durchschaubar, geschweige denn erkennbar und sagbar zu sein brauchen. So kann natürlich in einem Fall wahnhaften Mißtrauens, wie in dem skizzierten, die Besonderheit des in der Familie und mit der weiteren Umgebung herrschenden Vertrauens eine wichtige Rolle spielen, ohne daß wir erwarten dürfen, daß wir das von den Kranken oder Angehörigen einfach erfragen können.

Solche Überlegungen können uns auch davor bewahren, die anthropologisch-psychopathologische Bedeutung körperlicher Befunde gedankenlos zu überschätzen. Natürlich ist es immer von großem Interesse und von Wichtigkeit, herauszufinden und festzustellen, daß eine körperliche Krankheit vorliegt, vielleicht eine cerebrale Gefäßkrankheit oder eine thyreotoxische Stoffwechselstörung oder gar eine Encephalitis syphilitischer oder anderer Genese. Wer wäre so töricht, das außer acht zu lassen oder zu unterschätzen? Fragwürdig wird es allerdings schon, wenn ein etwas großes Ventrikelsystem als die Ursache auch für einen paranoiden Verfolgungswahn im Sinne einer prozeßbedingten Hirnatrophie gewertet wird. Um deutlich zu sagen, was hier gemeint ist: Es bleibt ja doch auch der paralytische Größenwahn trotz unseres Wissens über die Syphilis, die Blut-Gehirnschranke, die Panencephalitis, die spezifische Liquorveränderung und die Malaria- und Penicillintherapie noch ein ungelöstes anthropologisch-psychopathologisches Problem. Vergessen wir über unserem höchst nützlichen Wissen nicht das Problem, das darin zu sehen ist, daß das menschliche Wesen mit einer gewissen Regelmäßigkeit eines so eigentümlichen Wandels fähig ist, wie ihn der paralytische Größenwahn darstellt. Gleichgültigkeit gegenüber solchen Fragen wäre bedenklich als ein Zeichen, daß die Zugehörigkeit der Psychiatrie und damit der Psychopathologie zur medizinischen Fakultät auch ihre Schattenseiten hat. Denn: mit sorgfältigster Erfüllung der medizinisch-ärztlichen, diagnostisch-therapeutischen Aufgabe ist der Weite unseres Faches noch nicht zureichend gedient, sonst sinken die anthropologischen Rätsel zu verwendbaren Krankheitssymptomen herab. Vergessen wir auch nicht, daß zweckfreie wissenschaftliche Forschung auch nicht vorausgesehene, praktisch wichtige Ergebnisse zeitigen kann. Die Psychiater, deren anthropologisch-psychopathologisches Fragen verstummt, wenn sie einen körperlichen Befund erheben, z. B. ein abnormes Ventrikelsystem sehen, erinnern mich immer an jene Dame, die von einem Admiral wissen wollte, wie man sich weit draußen auf dem Weltmeer orientiert. Der Admiral begann: „Also da haben wir Seekarten." Die Dame beeilte sich, die vollkommene Befriedigung ihrer Wißbegierde zu bekunden: „Ach! Das wußte ich nicht. So, so, Sie haben Seekarten. Dann ist mir alles klar!"

Schließlich, aber keineswegs in letzter Linie gibt es eine nicht geringe Zahl von Fällen, in denen sich das Syndrom des sog. paranoiden Verfolgungswahns in verschiedener Ausprägung so unverkennbar im Durchschreiten einer lebensgeschichtlichen Krisensituation entwickelt, daß in der Krisenhaftigkeit der Situation die entscheidende Bedingung für das Auftreten der Psychose (also auch für ihr Dasein) gesehen werden muß. Wir nennen solche Psychosen *Krisen auf dem Lebensweg*, gleichgültig ob es bei einer einmaligen oder wiederholten psychotischen Episode bleibt, gleichgültig auch, ob der Mensch im Guten oder im Schlechten gewandelt aus dieser Krise hervorgeht. Dabei ist zu bedenken: Das Krisenhafte einer Situation ist nicht einfach abzulesen an statistisch Erfaßbarem, wie Krieg, Unfall oder Schreck, worauf normal oder abnorm reagiert wird. Das Krisenhafte einer Situation ergibt sich vielmehr aus höchst individuellen Besonderheiten der Situation, in die der Betreffende hineingeraten ist. Uns scheint, worauf oben schon hingewiesen, daß die Festigkeit des in der individuellen Wohn- und Rangordnung herrschenden Vertrauens für die sichere Bewahrung des Standes wie für seine Gefährdung und seinen Verlust von entscheidender Bedeutung sei. Darin liegt z. B. die Erklärung für das scheinbare, in der Erfahrung vielfach bestätigte, Paradox, daß es für die „seelische Gesundheit“ leichter ist, Hunderte von Bombennächten zu ertragen als in einer gemeinsamen Küche zu leben, leichter in den Krieg zu ziehen als in die Wohnung der Schwiegereltern. Wir glauben, daß der Begriff der abnormen Erlebnisreaktion, deutlich aus der Experimentierkammer des Physiologen stammend, nicht geeignet ist, der komplizierten anthropologischen Struktur standgefährdender Krisensituationen zu entsprechen, sondern sie simplifizierend auf das Denkschema Reiz—Reaktion einschränkt. Das Bild des Lebensweges, der den Menschen führt und den dieser beschreitet, ist anthropologisch von anderem Rang als Reiz und Reaktion. J. PIEPER[5] schreibt: „Es ist kaum eine Aussage möglich, die tiefer in die innerste Zone geschöpflicher Existenz eindränge als die: daß der Mensch bis zu seinem Tode in statu viatoris, im Zustande des Auf-dem-Wege-Seins ist.“ Wir stimmen ihm zu. Im Bild des Lebensweges ist vieles versammelt: Ursprung, Ziel und Ende, Weite und Begrenztheit, die Freiheit, unter möglichen Richtungen eine zu wählen, eine einzuschlagen, zugleich aber die Begrenztheit dieser Freiheit darin, daß es eben jeweils nur *eine* Richtung sein kann, für die der Schreitende sich entscheiden muß. Überhaupt ist die Verschränkung von Freiheit und Unausweichlichkeit von Bedeutung und im Bilde des Lebensweges versammelt. Lebensweg ist von der Herkunft vorgezeichnet, er wird aber auch entworfen, er wird beschritten. Er führt aber auch. Jeder Schritt ist Entscheidung, er ist Erfüllung oder Absage an das Vorgezeichnete, er ist freier Entwurf und sich Fügen in das Unausweichliche. Diese ursprüngliche Verschränkung entgeht demjenigen, der mit der Vorstellung von isolierten Funktionen, Willensfunktion, Bewegungsfunktion, Wahrnehmungsfunktion und Denkfunktion die Interpretation gelebter, konkreter, menschlicher Situationen versucht. In jedem Schritt eines Schreitenden ist die genannte Verschränkung schon Wirklichkeit. Auch dieses ist zu bedenken: Das Schreiten ist ja doch eine Weise der Entfaltung des Standes. Von NIETZSCHE stammt das Wort: „Einsame Tage ihr wollt auf tapferen Füßen gehen.“ Obwohl damit NIETZSCHE gewiß keine Anatomie gemeint hat, ist es auch nicht „bloße Dichtung“, was sich in diesem Wort ausspricht, sondern eine anthropologische Wahrheit. Hier ist vom Lebensweg in unserem Sinne, von Stand und Schreiten in unserem Sinn die Rede. Das Nietzsche-Wort richtig bedacht, kann uns belehren, es kann z. B. klarmachen, daß und warum es leichter sein kann, den Tod in Reih und Glied zu sterben, als selbständig in selbstgewählter Einsamkeit seinen Weg zu gehen.

Die standgefährdende Krisenhaftigkeit einer individuellen Situation als solche zu erkennen, ist grundsätzlich schwer. Es genügt nicht, sensitive Wesensart festzustellen und ein seelisches Trauma. Vielmehr gilt es zu überschauen und zu durchschauen, worin und wie fest das Vertrauen des in die Krise geratenen Einzelnen gründet und wurzelt, worauf er sich verläßt und worauf er sich verlassen kann, inwiefern sein Stand ein Wagnis ist oder vielfach gesichert, ob er vom Vertrauen der Anderen getragen oder von ihrer Kritik in Frage gestellt ist. Nur ein solcher Überblick läßt uns beurteilen, welche Möglichkeiten einem Menschen frei verfügbar sind, welchen Unausweichlichkeiten er ausgeliefert ist, auch wo die schwachen Stellen sind, wo er verwundbar ist, seine

---

[5] PIEPER, J.: Über die Hoffnung. Hegner-Bücherei 1949.

Achillesferse hat. Von allen diesen, wie gesagt, im einzelnen schwer durchschaubaren und schwer in ihrer Bedeutung abzuwägenden Weisen der standsichernden und standgefährdenden Verbundenheit mit Menschen und Dingen hängt es ab, ob eine Situation überhaupt krisenhaft wird oder nicht, ob der in die Krise Geratene sie besteht, d. h. eben seinen Stand zu bewahren vermag oder scheitert. Was wir als kasuistisch belegbar erkannt zu haben glauben, ist dieses: daß auch der sog. paranoide Verfolgungswahn, als Standverlust begriffen, ein Zeichen dafür sein kann, daß der auf seinem Lebensweg in eine Krise Geratene nicht im Stande war, sie zu bestehen [6].

Was bedeuten nun diese klinisch begründeten Hypothesen, so fragen wir zum Schluß, für die in der psychiatrischen Wissenschaft im wesentlichen von KRAEPELIN begründete, in der Praxis seit Jahrzehnten gültige, systematische Einteilung der Psychosen? Verliert diese Einteilung der psychischen Krankheitszustände unter den unsere Hypothesen begründenden Gesichtspunkten ihre Bedeutung? Verliert diese Einteilung der psychischen Krankheitszustände, auf das Schizophrenieproblem hin gesehen, die Zusammenfassung vieler Psychosen unter dem einigenden Begriff der Schizophrenien (BLEULER) ihre Bedeutung? Wir glauben das nicht. Diese Bedeutung geht, im großen gesehen, nicht verloren, sie ändert sich aber. Das Gemeinsame — das KRAEPELIN veranlaßte, unter den Psychosen die Dementia praecox — die Gruppe der Schizophrenien (BLEULER) aussondernd zusammenzufassen, das Gemeinsame der Symptomatologie (mit ihrer prognostischen Bedeutung) behält diese einigende Bedeutung, nicht allerdings als Symptomatologie einer einheitlichen Krankheit, nicht einmal einer Gruppe ihrem Wesen nach verwandter Krankheiten. Der paranoide Verfolgungswahn ist eine mögliche, besondere Weise des Scheiterns des Menschen. Dieses Scheitern kann sich ereignen infolge — wie es scheint — sehr verschiedenartiger Krankheiten, wobei die Psychose aber nicht Symptom der Krankheit ist wie z. B. eine Hemiplegie Symptom eines Herdes in der capsula interna. Die Krankheit befällt den Menschen, sie ändert ihn und seine Stellung, seinen Stand in der Welt. Dieses Scheitern kann sich aber auch ereignen infolge besonderer Schicksale. Daher wird auch die Therapie, die Hilfe ganz verschiedene Wege suchen und gehen müssen.

19. Blick und Stimme *

Beitrag zur Grundlegung einer verstehenden Anthropologie**

Unter den psychiatrischen Grundlagenwissenschaften haben die Anatomie, vor allem die Hirnanatomie, die Physiologie, vor allem die Stoffwechselpathologie, und die Pharmakologie einen festen Platz. Die erstere hat ihre entschei-

[6] 70. Wanderverslg. Südwestdtsch. Neurologen und Psychiater, Baden-Baden 1954. Ref. Zbl. Neur. 130, 8 (1954). — ZUTT, J.: Der Lebensweg als Bild der Geschichtlichkeit. Krisen auf dem Lebensweg. — KULENKAMPFF, C.: Zur Klinik der Krise.

* Nervenarzt 28, 350 (1957).

** Den Begriff „verstehende Anthropologie“ hat KULENKAMPFF geprägt zur Unterscheidung unserer Betrachtungsweise sowohl von der üblichen Psychopathologie wie von der Daseinsanalyse BINSWANGERs.

dende Bedeutung für die Erforschung der Ätiologie und Pathogenese aller derjenigen Psychosen, die mit einer Zerstörung der Gehirnsubstanz einhergehen, die letzteren bei symptomatischen und toxischen Psychosen. Im konkreten Fall ergänzen sich beide natürlich. Beide wiederum sind ergänzt durch Psychologie bzw. Psychopathologie in Form der deskriptiven Psychopathologie und der tiefenpsychologischen Betrachtungsweise. Das psychopathologische Fragen bleibt natürlich am eindringlichsten dort, wo Anatomie und Physiologie uns im Stich lassen — jedenfalls trotz eifriger jahrzehntelanger Bemühungen nicht Wesentliches zur Klärung beigetragen haben — im Bereich der endogenen Psychosen. Im Bereich dieser Psychosen hat die deskriptive Psychologie zur Herausarbeitung bestimmter Syndrome und Verläufe von bemerkenswertem prognostischem Wert geführt, die Tiefenpsychologie zu unbestätigten psychogenetischen Hypothesen und anregenden psychotherapeutischen Ansätzen. Ein befriedigendes *Verstehen* dieser eigentümlichen Abwandlungen des menschlichen Wesens ist bisher aber auf diesem Wege nicht gelungen. Wir glauben, daß eine verstehende Anthropologie sich zu einer Grundlagenwissenschaft entfalten kann, die zunächst und in erster Linie gerade für dieses Verstehen des Wesenswandels endogen psychotischer Menschen Bedeutung hat. Wenn wir so von einer verstehenden Anthropologie reden, so meinen wir — da doch alles, was wir tun, sich um eine Lehre vom Menschen, also eine Anthropologie bemüht — daß der Wandel der Betrachtung, der Wandel unseres Fragens und Denkens auf einen Wandel des Menschenbildes selbst zu beziehen sei, das unserem Fragen und Denken zugrunde liegt. Es erweist sich immer wieder als eine Aufgabe darzulegen, wie das gemeint ist. An einem kleinen Exempel möchte ich in Kürze versuchen, zu dieser Aufgabe beizutragen. Nennen wir dieses Exempel: *Blick* und *Stimme.*

Viele von unseren Kranken — wir denken hier an die halluzinierenden Schizophrenen — hören Stimmen. Sie halluzinieren akustisch. Wir fassen das als Sinnestäuschung, eine Täuschung des akustischen Sinnes auf. Denn: Obwohl Stille herrscht, hören diese Kranken etwas, nämlich Stimmen, Stimmen, die objektiv nicht da sind. Das ist also Täuschung. Der getäuschte oder täuschende Sinn ist beim Stimmenhören der Gehörsinn, der akustische Sinn. Wir denken da an die Organe des Gehörsinns, das Ohr, den Hörnerven, die niederen und höheren Hörzentren. Wir denken an das Funktionieren dieser Organe, an Störung dieses Funktionierens, an Funktionsstörungen als Grundlage dafür, daß der Sinn täuscht.

Das Bild des Menschen, das diesen Vorstellungen zugrunde liegt, ist das Bild des funktionierenden körperlichen Organismus, wie ihn Anatomie und Physiologie erforscht und zur Darstellung gebracht haben. Da gibt es die unterscheidbaren Sinnesorgane und Sinnesnerven. Diese werden von Reizen getroffen, erregt, die Erregung wird fortgeleitet, mit anderen Erregungen integriert, so daß schließlich durch die von Reizen hervorgerufene Erregung unsere Wahrnehmungen hervorgerufen, verursacht werden. Es liegt nahe anzunehmen, daß Wahrnehmungen ohne entsprechenden Reiz, auf Erregungen ohne Reiz, in diesem Sinn eben auf einer Störung beruhen. (Für die bekannten Halluzinationen im hemianopischen Gesichtsfeld bei Occipitalherden trifft diese Deutung zu!) So liegt es dann auch nahe, erfahren wir vom Kranken, daß er Stimmen hört, ihn weiter zu fragen: „Sehen Sie auch Bilder, Erscheinungen?“ Denn: hört er, obwohl nichts ertönt, könnte er doch auch sehen, obschon nichts erscheint. Dieses Fragen führt dann gelegentlich zu dem Ergebnis, zu der Feststellung, der Kranke halluziniere auf mehreren oder auf allen Sinnesgebieten. Sie hat aber auch zu der uns geläufigen Feststellung geführt, daß bei sog. Schizophrenen die akustischen Halluzinationen bei weitem überwiegen, die optischen demgegenüber aber fast ganz in den Hintergrund treten oder fehlen. Das ist eine empirisch gesicherte Tatsache, eine nicht weiter erklärbare oder verständliche Diskrepanz. Ist doch nicht einzusehen, warum die Störung sich so vorzugsweise im Bereich akustischer Funktionen abspielen soll, die optischen aber fast ganz verschonen.

Die ärgerliche Diskrepanz beruht, wie wir sehen werden, auf einer zwar an sich nicht unrichtigen Beschreibung. Es ist ja richtig zu sagen, der Halluzinant höre Stimmen. Viele Halluzinierende bestätigen das mit lebhafter Zustimmung auf unsere entsprechende Frage. Es scheint hier alles so klar, daß man sich sicher auf dem rechten Wege fühlt. Die Diskrepanz müsse also — so meint man — wie ein durch sauberes Denken und Beschreiben sich ergebender empirisch gesicherter Tatbestand hingenommen werden.

Vielleicht ist aber die Beschreibung doch falsch, vielleicht deshalb, weil unseren Fragen anstatt eines anderen Bildes vom Menschen das Bild des körperlichen Organismus zugrunde liegt und so das Phänomen entstellt wurde, bevor die Deskription begann. Bedenken wir noch einmal das Phänomen: Hören wir dazu GRUHLE[1]: Er sagt: Das „Vergewaltigtsein“ müsse „ein Spezifikum am Wahrnehmungs-(Halluzinations-)phänomen selbst sein, welches die schizophrenen Halluzinationen charakterisiert“. Bedenken wir diese Formulierung in ihrer Konsequenz, so fällt zunächst auf, daß in der Formulierung: „Der Halluzinant hört Stimmen“, der Halluzinant derjenige ist, der etwas tut, er hört! Wollen wir also dem Phänomengehalt des Vergewaltigtseins gerecht werden, so müssen wir etwas hinzufügen: Wir müssen etwa sagen: Er hört Stimmen und fühlt sich dadurch vergewaltigt. Dieser ergänzenden Formulierung widerspricht es aber, daß GRUHLE, sicher mit Recht, das Vergewaltigtsein „ein Spezifikum am Wahrnehmungsphänomen selbst“ nennt. Hier führt der Hinweis von STRAUS[2] weiter, daß sich „im Hören das Gehorchen andeutet“. Er spricht von einem „krankhaften Betroffensein“. Der Schizophrene höre Stimmen, weil das Ergriffensein, das Ausgeliefertsein, normalerweise zum Akustischen gehöre[3]. So sehr ich mit STRAUS einig gehe in der Interpretation der Stimmen als Ausdruck einer fundamentalen Störung der Kommunikation mit der Welt, so scheint mir die Erklärung, warum bei schizophrenen Halluzinanten die akustischen Halluzinationen fast ganz überwiegen, doch einer Ergänzung bedürftig. Versuchen wir einen anderen Weg: Versuchen wir in der Beschreibung, dem „Vergewaltigtsein“, dem Gehorchen, dem Betroffensein überhaupt Rechnung zu tragen, der Tatsache, daß der Halluzinant nichts tut, sondern daß ihm etwas widerfährt, so bietet sich als scheinbar kleine, in der Tat

[1] GRUHLE, HANS, W.: Handbuch der Geisteskrankheiten, Bd. 9, Psychopathologie, S. 142. Berlin: Springer 1932.

[2] STRAUS, E.: Arch. f. Psychiatr. u. Neur. **182**, 321 (1949).

[3] STRAUS, E.: Vom Sinn der Sinne, 2. Aufl., S. 379 ff.

— wie wir sehen werden — aber bedeutsame sprachliche Modifikation an, die Rede vom aktiven „Stimmenhören“ wenigstens zu ersetzen durch das passive „Angesprochenwerden“. Sagen wir anstatt der Halluzinant hört Stimmen: er wird angesprochen oder er fühlt sich angesprochen. Jetzt widerfährt ihm etwas, und es ist kein Zweifel, daß wir uns auch so in Übereinstimmung mit der klinischen Empirie befinden. Zumeist werden ja die Kranken einfach von den Stimmen angesprochen. Aber auch wenn die Stimmen sich untereinander unterhalten, so bezieht sich das auf den Halluzinanten, auch dann ist der Halluzinant gemeint, das Gesprochene bezieht sich auf ihn. Er bleibt so der Angesprochene. In der herkömmlichen Deskription hört der Halluzinant Stimmen, er bezieht das auf sich und fühlt sich vergewaltigt. Einfacher sagen wir, er wird angesprochen, wobei es am Verhältnis des Ansprechenden zum Angesprochenen liegt, daß dieser sich vergewaltigt fühlt.

Bedenken wir nun das „Angesprochenwerden“. Die Beziehung zum Bereich des Akustischen bleibt auch in dieser sprachlichen Modifikation deutlich. Angesprochen fühle ich mich ja als *Hörender*. Befragen wir aber von hier aus den Bereich des Optischen, so kommen wir nicht auf die so oft gestellte und zumeist verneinte Frage, ob der Halluzinant, so wie er Stimmen hört, auch Erscheinungen oder Bilder sehe, sondern die nunmehr korrespondierende Frage lautet, ob er sich — so wie er sich angesprochen fühlt — auch angesehen, *angeblickt* fühle. *Nicht Stimme* und *Bild*, gehörte Stimme, gesehenes Bild entsprechen sich, *sondern* angesprochen werden und angeblickt werden, *Stimme* und *Blick*. Konfrontieren wir die Frage nach diesem Angesprochen- und Angeblicktwerden mit der klinischen Erfahrung, so schwindet die bisher unverständliche Diskrepanz: Jeder Erfahrene weiß: Es gehört zum alltäglichen und gewöhnlichen, daß Halluzinanten, die Stimmen hören, d. h. die sich angesprochen fühlen, obwohl niemand sie anspricht, sich auch angeblickt fühlen, obwohl keiner sie anblickt. In dieser Auflösung der Diskrepanz dürfen wir eine empirische Bestätigung dafür sehen, daß wir mit solcher beschreibenden Erfassung des Phänomens auf einem richtigen Wege sind. Das Angeblicktwerden, das Beobachtet-, Bespitzeltwerden fügt sich in natürlicher Weise in das Bild eines allgemeinen Betroffen- oder Verfolgtseins. Bedenken wir dabei, welche physiognomische Macht dem Blick innewohnt, so verstehen wir, daß durch die fundamentale Veränderung der Beziehung zu dem Anderen (STRAUS) abgewandelte Blick-Phänomen das „Vergewaltigtsein“ (GRUHLE) in sich hat, denken wir nur an die Bedeutung des Blicks für die Schaffung einer hypnotischen Abhängigkeit und erinnern wir uns auch daran, wie oft unsere Schizophrenen davon sprechen, sie seien hypnotisiert.

Jeder Psychiater verfügt über genügend derartige Beispiele aus seiner Erfahrung mit dem alltäglichen paranoiden Syndrom „in seiner schauerlichen Banalität und Gleichförmigkeit“[4], so daß es sich erübrigt, durch Einzelberichte diese Erfahrung zu belegen, wonach die halluzinierenden Schizophrenen, so wie sie Stimmen hören, so wie sie angesprochen werden, auch angeblickt werden. Soweit die Empirie und die Deskription des empirischen Sachverhaltes.

[4] BAEYER, W. v.: Nervenarzt **26**, 369 (1955).

Nun könnte man das alles auf sich beruhen lassen. Anstatt zu sagen, die Halluzinanten hören Stimmen, bringt man die Diskrepanz zwischen dem optischen und akustischen Sinnesgebiet zum Schwinden, indem man sagt, sie werden angesprochen und angeblickt. Man könnte das, wie gesagt, auf sich beruhen lassen, vielleicht sogar fragen, was eigentlich mit einer so geänderten Deskription gewonnen sei. Dieser Gewinn ergibt sich erst bei weiterem Nachdenken. Bedenken wir zunächst dieses: Das dem Angesprochenwerden korrespondierende Angeblickt-werden ist offenbar ja gar keine Sinnestäuschung in des Wortes üblicher Bedeutung. Nach der üblichen psychopathologischen Deskription sieht ja der Paranoide, der sich überall angeblickt und beobachtet fühlt, nichts, was andere an seiner Stelle nicht auch sehen würden. Dem Gesehenen legt er nur eine andere Bedeutung bei, eine primär wahnhafte Bedeutung. Das ist das gleiche, wenn der Paranoide einen harmlosen Passanten für einen verfolgenden, ihn bespitzelnden Spitzel hält oder in der objektiven Einsamkeit seines Zimmers glaubt, alle oder die Verfolger erblickten ihn und wüßten so, was er tut.

Wie steht es aber nun mit der Korrespondenz von Blick und Stimme? Ist die Stimme, die der Paranoide hört, keine Sinnestäuschung? Bedeutet nämlich das Korrespondieren von Blick und Stimme etwas Wesentliches, so muß uns ja das eine über das andere belehren können. Die Stimme ist „etwas", was der Halluzinant hört, obwohl es nicht wirklich ist. Die Stimme, dieses „Etwas" läßt sich gegenständlich definieren, sie hat einen jeweils bestimmten Ton, eine bestimmte Klangfarbe. So unterscheiden wir Männer-, Frauen- und Kinderstimmen, bekannte und fremde. Den Blick kann ich nicht in solcher Weise gegenständlich definieren. Gewiß läßt sich immer körperlich Materielles aussondern vom physiognomischen Sinn, den es jeweils trägt. Das gilt ganz allgemein. Siehe dazu z. B. den schönen Aufsatz von SPECHT [5] „Vom Ausdruck der Seele". Dort heißt es: „so ist der Leib des Menschen, was er auch sonst noch immer ist (d. h. körperliche Materie, der Ref.), die sinnliche Erscheinungsform der Seele". Ich würde sagen: Als Leib (was er sonst als materieller Körper auch ist) steht der Mensch in Erscheinung. Gleichwohl bleibt es für das Wesen des Blickes von interessanter Bedeutung, daß dieses Phänomen gerade von einem Stückchen glänzender, durchsichtiger Materie getragen wird! Materie ist in dieser Durchsichtigkeit gewissermaßen auf ein Minimum reduziert. Es entsteht eine Lücke! Es wird etwas freigegeben: Der Andere nämlich in seiner unmittelbaren Anwesenheit. Der Blick ist eben — wie SARTRE es eindrucksvoll formuliert hat — „reine Verweisung auf mich selbst". Versuche ich, den Blick zu vergegenständlichen, zu definieren, so trifft dieser Versuch nicht auf den Blick. Er verfehlt ihn. Er trifft aufs Auge. Sehe ich aber das Auge, so habe ich vom Blick schon abgesehen, der Blick ist schon geschwunden, ausgelöscht. Das Auge ist ja nicht der Blick, es ist nur Träger des Blickes. Auch andere Gegenstände — SARTRE hat darauf hingewiesen — können Träger des Blickes werden (andere Lücken!), z. B. kann der offene Laden an einem Gebäude, der Lichtschein einer Lampe, der den Schleier der Dunkelheit zerreißt, mich in die Verfassung des Erblickten, des von einem Blick Betroffenen versetzen. Der

[5] SPECHT, W.: Z. Neur. 101, 671 (1926).

Blick, gleichgültig welcher Träger ihn zur Erscheinung bringt, betrifft mich, er enthüllt eine physiognomische Macht, deren Andrängen ich fühle. Ich kann standhalten oder ausweichen. Was ist nun dieses Besondere am Blick, das ihn zu einem Phänomen von so besonderer, der Objektivierung sich entziehender, jedem erfahrbarer, andrängender Mächtigkeit macht? Hören wir SARTRE: „Im Phänomen des Blickes ist der *Andere* grundsätzlich das, was nicht Objekt sein kann" (SARTRE). Erblicktsein bedeutet immer unmittelbares Auftauchen des *Anderen*, Zuwendung des *Anderen* zum Erblickten. Darin, so scheint es, liegt für uns eine Erkenntnis von großer Tragweite. Der Andere *ist* ja dieser Blick, der mich trifft. Da gibt es keine logische Mehrgliedrigkeit, wie etwa diese: Ich sehe Augen, also muß einer da sein, die Augen sind auf mich gerichtet, also bin ich gemeint. Der auftauchende Blick enthüllt die mich betreffende Anwesenheit des Anderen unmittelbar. Das eben ist gemeint mit SARTREs Aussage, der Blick sei „reine Verweisung auf mich selbst".

Der scheinbar geringfügige Sprachwandel vom Stimmenhören und Bildersehen zum Angesprochenwerden und Angeblicktwerden bringt es so mit sich, daß deutlich wird, daß auch in der Stimme, die der Halluzinant hört, der Andere als Ansprechender je schon steckt, so eben wie im Blick der Anblickende. Dieser Andere wird auch im Angesprochenwerden nicht hinzugedacht in unbewußten oder bewußten Schlüssen, wie etwa diesen: Ich höre eine Stimme, also muß einer da sein, der sie ertönen läßt, wobei dann noch hinzugedacht werden müßte, der Andere meine mich. In dieser Betrachtungsweise bleibt Raum für die Deutung von Wahnbildungen als intellektuelle Verfehlungen. Im Phänomen des Angesprochenwerdens ist aber alles gleich ursprünglich: Der Andere, der in seiner Stimme mich anspricht und mich so meint. Das eben lehrt gerade ein Hinsehen auf das korrespondierende Phänomen: auf das Angeblicktwerden. Wir haben darauf hingewiesen, wie eine logische Mehrgliedrigkeit (ich sehe Augen, es muß einer da sei. Die Augen sind auf mich gerichtet, also meint er mich) das ursprüngliche Phänomen Blick verfehlt. Im Blick, der mich trifft, trifft mich der Andere, denn er *ist* dieser Blick, so *ist* er auch die Stimme, die mich im Angesprochenwerden trifft und betrifft.

In den schönen Arbeiten von PAUL SCHRÖDER über das Halluzinationsproblem bemängelt dieser als Grund für die „Sackgasse", in die das Problem geraten sei, daß man die Halluzinationen zu sehr als Einzelsymptom und losgelöst aus den Symptomgefügen betrachtet habe, in deren Rahmen sie erscheinen [6]. Man sieht die Verwandtschaft zu den hier vorgetragenen Gedanken. (Angesprochenwerden und Angeblicktwerden bilden ja ein solches Symptomgefüge!) Was die Stimmen der sog. schizophrenen Halluzinanten angeht, so sieht SCHRÖDER (in grundsätzlicher Unterscheidung von deliranten Halluzinationen) das Wesentliche in dem „Fremdheitsgefühl für das eigene In-Worten-Denken, das Gefühl des Nicht-selber-Denkens". Dies sei eine „nicht weiter zerlegbare und erklärbare Erscheinung". Auch hier sehen wir die Verwandtschaft der Betrachtungsweise, aber zugleich, wie der hier vorgetragene Ansatz über die Position SCHRÖDERs hinausführen kann. Offensichtlich steckt

---

[6] SCHRÖDER, PAUL: Z. Neur. 101, 599 (1926).

ja in dem Fremdheitsgefühl der Fremde. Wer ist dieser Fremde, der das „In-Worten-Denken" bewirkt? Gewiß kann es ein Unbekannter, ein Anonymer, also ein wirklich Fremder sein. Aber wir wissen aus der klinischen Erfahrung, es kann auch ein Bekannter, ein Konkurrent, es kann auch ein ehemals Vertrauter, ja ein Geliebter sein, dessen Stimme gehört wird. Der Fremde ist also gar kein Fremder. Richtiger ist es zu sagen, er sei der *Andere*. Das Fremdheitsgefühl entspricht dem Einbruch des Anderen in das Eigene.

Hier kann ein kleiner Exkurs über das Gefühl der Fremdheit bei psychischen Krankheiten am Platze sein. Was uns sog. Entfremdungsdepressionen klagend von Fremdheit berichten, es sei *alles* so fremd und fern, ist etwas ganz anderes als das Fremdheitsgefühl für das eigene In-Worten-Denken der Halluzinanten. Das Fremdheitsgefühl der Depression ist Ausdruck eines ganz allgemeinen affektiven Kontaktverlustes mit der Welt, vergleichbar der Weltabgewandtheit des Trauernden wie der Weltzugewandtheit des Freudigen. Es erfolgt nicht der Einbruch des Anderen mit seinen Konsequenzen.

Wie kommt es nun aber zum Phänomen der Stimme, zu den formulierten Worten, Sätzen und Reden? Sie haben ja dazu geführt, daß man das Angesprochenwerden als Sinnestäuschung begriffen und beschrieben hat. Derartige differenzierte Gebilde fehlen im korrespondierenden Angeblickt-werden, mag der Blick des Anblickenden noch so sprechend und vielsagend sein. Das liegt an der bei aller Vergleichbarkeit gleichwohl unübersehbaren und bedeutsamen Verschiedenheit der optischen von der akustischen Kommunikationsweise. Das, worauf es hier ankommt, enthält der bekannte Satz von GOETHE: „Der Mund ist taub und das Ohr ist stumm, aber das Auge spricht *und* vernimmt!" Das Sprechen des Auges ist reine wortlose physiognomische Kommunikation. Der Einbruch des Anderen führt optisch und akustisch in gleicher Weise zu einem Überwiegen der vernehmenden Kommunikationsweise über die sprechende im Optischen und Akustischen, zu einem Überwiegen des Angeblicktwerdens über das Anblicken und des Angesprochenwerdens über das Ansprechen. Hier können wir wieder an SCHRÖDER anknüpfen, dem wir zustimmen, wenn er die akustischen Halluzinationen in Form der Verbalhalluzinose aus dem „In-Worten-Denken" heraus versteht, das durch ein Fremdheitsgefühl zu einem Nicht-selber-Denken und schließlich zum Hören gewandelt werde. Hier ist daran zu erinnern, daß auch beim Gesunden das In-Worten-Denken in verschiedener Weise vorkommt. Die Weise, die uns hier interessiert, ist die des inneren Zwiegesprächs. Die innere sprachliche Auseinandersetzung mit einem Anderen ist wohl jedem Menschen aus seiner introspektiven Erfahrung bekannt. In Wachträumen spielen solche Gespräche eine große Rolle, aber auch in alltäglichen Situationen, vor allem in der Vorbereitung bevorstehender spannender Auseinandersetzungen oder in der Verarbeitung mißlungener. Auch in solchen inneren Zwiegesprächen taucht ja der Andere „in" dem die Zwiesprache haltenden auf. Handelt es sich um eine konkrete Person, so hat sie ihre persönliche Stimme, Sprache und Ausdrucksweise. Dies ist gleichsam die Stelle, an der auch der pathologische Einbruch des Anderen erfolgt, indem so, wie das Angeblicktwerden, das Angesprochenwerden überwiegt. Es erfolgt ein Freiheitsverlust, die „Ansprache" des Anderen kann nicht mehr in spielerischer Freiheit zugelassen werden oder abgestellt werden — was übrigens — das

Abstellen — auch beim Gesunden in Konfliktsituationen nicht ganz leicht sein, ja mißlingen kann — der Halluzinant ist in einer dem Gesunden unvorstellbaren Weise einer Freiheit verlustig gegangen und der Freiheit des Anderen ausgeliefert. Er ist eben je schon Angeblickter, je schon Angesprochener.

So spitzt sich das Problem auf die Frage zu, wie dieser Einbruch des Anderen erfolgen kann, sein Übermächtig-werden, was ist überhaupt damit gemeint? Jedenfalls und offenbar darf dieses Übermächtig-werden des Anderen nicht so mißverstanden werden, als sei sein höchster Grad die Auslieferung eines Wehrlosen an die Willkür eines schrankenlosen Herrschers. Solche Sklaven pflegen ja nicht zu halluzinieren. Der Einbruch des Anderen ereignet sich in der Verfassung, die KULENKAMPFF als Standverlust, als Entbergung, Entgrenzung und Überwältigung beschrieben hat. In der Verfassung des Standverlustes ist der Mensch nicht durch *äußere* Gewalt seiner Freiheit beraubt worden und zum Spielball fremder Willkür gemacht [7], er ist grundsätzlich innerer Möglichkeiten, der freien Auseinandersetzung mit dem Anderen beraubt, er ist grundsätzlich je schon der Entgrenzte, Entborgene und Überwältigte. Das ist ja auch der Grund dafür, daß solche Kranke sich zum Spielball fremden Willens gemacht glauben, unentwegt angeblickt und angesprochen, während kein konkreter Mensch sich um sie zu kümmern braucht.

Wer ist nun dieser Andere, dieser grundsätzlich Andere, der mehr vermag als der schrankenlose Herrscher über seinen Sklaven? Anstöße aus der ontologischen Problematik aufnehmend, zitieren wir HEIDEGGER: „Auf dem Grunde dieses Mithaften-in-der-Welt-Seins ist die Welt je schon immer die, die ich mit dem Anderen teile. Die Welt des Daseins ist Mitwelt. Das In-Sein ist Mit-Sein mit Anderen". Oder SARTRE: „Das Für-andere-sein ist ein ständiges Faktum meiner menschlichen Realität". Was heißt das für unser Problem? Es heißt erstens mit aller Eindringlichkeit, daß der Mensch nicht ursprünglich ein solipsistisches Wesen sei, das Welt in ihrer Differenzierung aus Erfahrungen mit immer wiederkehrenden Reizkombinationen aufbauen muß, um so beispielsweise auch die Erfahrung zu machen, daß es Andere, daß es Seinesgleichen gebe. Ganz im Gegenteil, Menschsein ist je schon ursprünglich auch Mitsein mit Anderen. Nicht weil uns konkrete Andere in der Welt begegnen, sondern weil unser gelebtes Leben je schon von allem Anfang an auch Leben mit Anderen ist, sind wir im Stande, die konkrete Erfahrung des Anderen überhaupt zu machen. Weil der Mensch je schon die Frage nach dem Anderen in sich trägt, so trägt er je schon ein Bild des Anderen in sich. Diese Einsicht läßt uns eine Möglichkeit erkennen, daß die Beziehung zum Anderen grundsätzlich gestört sein kann, wodurch dann das Verhältnis zu allen konkret auftauchenden Anderen im Vorhinsein modifiziert ist. KULENKAMPFF spricht zur Kennzeichnung einer solchen Verfassung von einer fundamentalen Störung des Weltentwerfens, von einer Existenzeinbuße, einem Seinsverlust. Die Welt des Kranken wandle sich, so daß er in dieser Welt je vom Anderen schon erblickt *ist* und in diesem Erblicktsein erstarrt. Ergänzen wir sinngemäß: Im Erblicktsein und Angesprochensein, im Betroffensein von Blick und Stimme erstarrt.

---

[7] KULENKAMPFF, C.: Nervenarzt **27**, 2 (1956), S. 7 (Beispiel des Mörders vor dem Tribunal).

Wir Mediziner wissen, was wir den naturwissenschaftlichen Methoden verdanken, auch die Psychiatrie, obwohl diese im Reiche der Medizin eine Provinz besonderer Art ist. An sich wäre das kein Grund, Anregungen aus anderen Bereichen, z. B. der modernen Ontologie, mit Skepsis zu begegnen. Aber dies ereignet sich oft, ja man kann sagen, daß die naturwissenschaftlichen Mediziner zuweilen dogmatisch unduldsam sind, als ob sie aus der Geschichte der Naturwissenschaften vergessen hätten, daß dogmatische Unduldsamkeit ein Hemmnis für die Erforschung der Wahrheit sein kann. Darum ist es auch nicht immer leicht, Gedanken, wie den hier vorgetragenen, mögen sie für den Unvoreingenommenen noch so einleuchtend sein und helfen, die empirischen Gegebenheiten zu verstehen, in weiteren Kreisen der Fachkollegen Eingang zu verschaffen.

Es kann darum gut sein — es wäre auch gut ohne den besonderen Anlaß der dogmatischen Unduldsamkeit und voreingenommenen Skepsis — das Vorgebrachte aus naturwissenschaftlicher Erfahrung zu bestätigen. Ich meine die Erfahrung an Tieren. Daß Tiere sich, kaum daß sie das Licht der Welt erblickt haben, in dieser Welt zurechtfinden, daß sie ohne Unterrichtung, Dressur oder Erfahrung komplizierte Verrichtungen im Interesse ihrer Lebensgestaltung und -erhaltung ausführen, das pflegen wir auf ihren sog. Instinkt zurückzuführen. Über die Sicherheit dieses Instinktes und über die komplizierten Leistungen, zu dem er die Tiere befähigt, wundert man sich gelegentlich. Die moderne Verhaltensforschung hat interessante empirische Befunde erhoben über Gesetzmäßigkeiten im Verhalten der Tiere und deren Bedingtheit. Man hat auch schon begonnen, solche Erfahrungen für das Verständnis menschlichen Verhaltens heranzuziehen. Uns interessiert hier das ganz Allgemeine, Grundsätzliche: Im Stadium einer gewissen Ausreifung seines Leibes (bei seiner Geburt oder kurz danach) ist dem Tier zugleich — ohne Erfahrung oder Unterrichtung — Welt erschlossen, seine Welt. Die nestflüchtenden Rebhühner bilden ein Volk, sie halten zusammen, flüchten zusammen, picken ihre Nahrung, schlafen bei Nacht und wachen am Tage. Unschwer sind auch schon Strukturen einer Wohnordnung und einer Rangordnung im Treiben solcher Tiere zu erkennen. Was besagt das? Daß sie nicht zunächst einer unübersehbaren Menge von Reizen ausgesetzt sind und gegenüberstehen, die durch Erfahrungen erst geordnet werden müssen, so daß bestimmte — auch noch variable — Reizkombinationen Bedeutungen gewinnen wie „Meinesgleichen", „Schützendes", „Gefährdendes", „Nährendes", „verlockende Helle" und „zur Ruhe und zum Schlafen rufende Nacht". Alles solches und viel mehr noch Differenzierteres ist dem Tier ganz offenbar je schon, ursprünglich mitgegeben und erschlossen, als von allem Anfang an wenn auch zum Teil keimhafte, in Entfaltung begriffene Gehalte seines gelebten Lebens. So ist jedem Tier seine Welt erschlossen, z. B. der Spinne die andere Spinne, die Fliege, das Netz und die Strukturen, an denen sie das Netz anbringen kann, dies alles wiederum nicht auf Grund von Unterrichtungen und Erfahrungen, sondern je schon, ursprünglich. Daß der Vogel zugrunde geht, wenn er verfrüht aus dem Nest fällt, spricht nicht gegen dieses „je schon", „ursprünglich", „von Anfang an". Das zeigt nicht, daß der Vogel Notwendiges noch nicht gelernt hat, es zeigt nur, daß das zu früh aus dem Nest gefallene Tier in einem Stadium der Keimhaftigkeit seines Leibes und seiner Welt ist, in einem Stadium unzureichender

Entfaltung dieser Keimhaftigkeit, unzureichend für die Selbsterhaltung und Behauptung.

Gewiß muß man behutsam sein mit der Übertragung der Erfahrungen, die man an Tieren gemacht hat, auf den Menschen. Überflüssig zu betonen, daß der Mensch über dem Tier steht, daß er insbesondere die Fähigkeit hat, über sich und den Dingen zu stehen, auf die Gehalte seines gelebten Lebens zu reflektieren, Feststellungen zu treffen, Überblick zu gewinnen, in besonderer Weise Erfahrungen zu machen und zu lernen. Darauf kann hier nur ganz allgemein kurz hingewiesen werden. Worauf es hier ankommt, ist, daß gar kein Grund einzusehen ist, warum nicht wie dem Tier auch dem Menschen „je schon" „ursprünglich", „von allem Anfang an" ohne Erfahrung und Unterrichtung Welt in einer seinem jeweiligen Reifungsgrad entsprechenden Differenzierung seines gelebten Lebens mitgegeben, erschlossen sein soll. Die Stadien der Keimhaftigkeit von Leib und Welt, ihre allmähliche Entfaltung sind für Fragen der Entwicklungspsychologie von großem Interesse gerade im Hinblick auf die lange Dauer der Hilflosigkeit des heranwachsenden Menschen. Daß diese Entwicklung aber eine Entfaltung keimhaften Lebens zu verschiedenen Stufen der Differenzierung ist und nicht ein fortschreitender Aufbau aus elementaren Reizen und Empfindungen, woraus dann Erfahrungen gemacht und gesammelt werden, wie z. B. auch diese, daß es Andere, Meinesgleichen gibt, das wird ebenso nahegelegt durch die Erfahrung an Tieren wie durch die Einsichten der modernen Ontologie.

Es wird eine Aufgabe sein, Grundgehalte des gelebten Lebens aufzuzeigen, die auch schon in frühesten Stadien der Entfaltung des Menschen keimhaft zu finden sind. Dazu gehört das Leibsein ebenso wie das Welt haben und in dieser Welt Andere, „Meinesgleichen", dazu gehören — da die menschliche Welt je schon eine geordnete Welt ist — die Daseinsordnungen des Wohnens und des Ranghabens.

Für unser Problem besagt das, daß ebenso wie die Aussagen der philosophischen Ontologie auch die Erfahrung mit dem tierischen Instinkt übereinstimmend darauf hinweisen, daß die Anderen, Meinesgleichen zu den Weltgehalten gehören, die vor aller konkreter Erfahrung, d. h. „je schon" dem Menschen erschlossen sind, sei dieses Erschlossensein zunächst auch nur in der Art der Frage und ohne konkrete Erfüllung. So wie der Mensch je schon ursprünglich in der Welt ist, ist er je schon mit Anderen, Seinesgleichen, denn diese sind ein differenzierbarer Gehalt dieser Welt. In einer Abwandlung dieser Grundstruktur sieht KULENKAMPFF das Wesentliche der paranoiden Weltverwandlung: Der Andere wird je schon, vor jeder konkreten Erfahrung der Entbergende, Entgrenzende, der Überwältigende, auch in Blick und Stimme Überwältigende.

Was sind nun aber Blick und Stimme? Damit kommen wir schließlich auf die Frage zurück, welches Bild von Menschen unserem Fragen nach dem Wesen der Phänomene zugrunde liege. Die Stimme als Sinnestäuschung verstanden, entspricht dem Bilde des funktionierenden Organismus. Ist aber der Blick eine Funktion des Organismus? Das müssen wir verneinen. Funktionen des Organismus sind an bestimmten Orten sich abspielende, meßbare Vorgänge. Solche Funktionen sind das Pupillenspiel, die Funktion der Augenmuskeln und Sehnerven. So ist das Auge Teil eines funktionierenden Systems. Der Blick ist aber kein Teil dieses funktionierenden Systems. Das funktionierende System, insbesondere das Auge ist Träger des Blicks. Der Blick ist nicht quantifizierbar, nicht meßbar (wie alles Physiognomische nicht meßbar ist). Das „Träger-sein", die Beziehung des Trägers zum Getragenen, des Auges zum Blick, ist etwas ganz anderes als die Beziehung eines funktionierenden Teils zu einem anderen, etwa zum Erfolgsorgan, z. B. des Augenmuskels zum bewegten Auge. Überall wo Materie etwas *bedeutet* (und sie bedeutet immer etwas), ereignet sich der Sprung aus dem materiell Bestimmten und Meßbaren ins Physiognomisch-sinnvolle, aber nicht Meßbare.

Ist dann der Blick aber vielleicht gar nichts Wirkliches, gleichsam nur eine Bedeutung, die ich einer bestimmten Konstellation von Materie entnehme oder dieser Konstellation beilege? Ist er ein Vorgang in meinem Bewußtsein, ein unbewußtes Schließen meiner Seele auf eine andere Seele, eben aus einer materiellen Reizkonstellation? So wäre die Begegnung zweier Blicke, das Erblicken und Erblickt-werden, das fühlbare Standhalten und Ausweichen gar keine ursprüngliche raumzeitliche Wirklichkeit. Es wäre irgendwelches Schlußfolgern, bewußtes oder unbewußtes, Bedeutung entnehmen oder Verleihen des unausgedehnt Seelischen, das im Ausgedehnten keine Stelle hat und haben kann, also auch nicht hier sein, werfen, standhalten und ausweichen kann.

Solche Konstruktionen sind die Folge der Descartesschen Ontologie, als deren Fundament die Trennung der res cogitans von der res extensa gelten kann, die weithin unser Denken auch heute noch beherrscht. Demgegenüber glauben wir, daß der Blick und so auch die Stimme *Erscheinungsweisen des Leibes sind, des gelebten, welthaften Leibes*[8]. Daß der Mensch gelebter, welthafter Leib *ist* (der Mensch ist nicht *nur* Leib, denn er kann aus dem leiblichen Eingesenktsein in die Welt heraustreten, aber er *ist* wesentlich auch Leib!), so in Erscheinung steht und so Anderen leiblich in Erscheinung-stehenden begegnet, das eben ist das andere Bild vom Menschen, das uns vorschweben muß, sollen wir verstehen, wie es möglich ist, daß in Blick und Stimme der Andere, der dieser Blick und diese Stimme *ist*, uns unmittelbar erscheinen kann und erscheint. Dann aber kann uns auch aufgehen, daß der Mensch so gewandelt sein kann, daß der Einbruch des Anderen in einer Weise erfolgt, daß der Betroffene im Spiel der physiognomischen Mächte grundsätzlich unterliegt, je schon unterlegen ist — das bezeichnen wir mit Standverlust —, daß er je schon der Angeblickte und Angesprochene, der im Angeblickt- und Angesprochenwerden Erstarrte ist.

20. Blick und Stimme*

Aus dem Schreiben H. v. DITFURTHS: „Ein kleiner Zweifel ist bisher aber auch mir nach der wiederholten Lektüre noch geblieben, ganz am Rande des Problems, nämlich der Zweifel daran, ob die „ärgerliche Diskrepanz", von der

[8] Siehe auch ZUTT: Nervenarzt **28**, 7 (1957) und diese Sammlung S. 406.

* Nervenarzt **29**, 226 (1958). — Aus einem Briefwechsel über die gleichnamige Arbeit in dieser Z., J. 28, 350—355 (1957), zwischen H. v. DITFURTH, Würzburg, und J. ZUTT, Frankfurt a. M.

Sie als einem Beispiel, als gewissermaßen dem Symptom einer wenn auch nicht falschen, so doch unsachgemäßen Beschreibung ausgehen, nun wirklich verschwunden ist. Daß Ihre Betrachtungsweise überhaupt erst in die Lage versetzt, sich der Wurzel dieses Problems nähern zu können, ist mir nicht mehr fraglich.

Aber warum „begnügt“ (bitte erlauben Sie mir diese abgekürzte Sprechweise) sich der dem „Anderen“ Ausgelieferte nicht mit dem Wissen, je schon gemeint zu sein — wie es auf der anderen Seite beim Blick der Fall ist — anstatt wortwörtlich (in des Wortes doppelter Bedeutung) zu hören. Anders ausgedrückt: Ist die Analogie zum Angeblicktwerden (bei dem der Blick des Verfolgers dem Betroffenen ja nichts sagen soll, vielmehr den Verfolger gleichsam nur verrät) wirklich das Angesprochenwerden in dieser „wortwörtlichen“ Weise.

Warum ist die Analogie hier nicht das — ja auch geläufige — Erlebnis, bei welchem der Verfolgte das konkrete Sprechen anderer Menschen (das von ihnen Gesagte sowohl — etwa als vermeintliche „Anspielung“ — wie auch schon ihr bloßes Zusammenstehen im Gespräch) auf sich bezieht.

Aus der Antwort: Sie haben Ihren Zweifel an der Gültigkeit meiner Interpretation so gut und klar formuliert, Ihr Zweifel betrifft zudem einen Punkt, der auch mir wichtig zu sein scheint, daß es mir Freude macht, darauf einzugehen.

Ihre Frage lautet zunächst, ob die ärgerliche Diskrepanz, von der ich in meiner Arbeit ausgehe, nun wirklich verschwunden sei. Sie scheinen — wie aus Ihren weiteren Ausführungen sich ergibt — damit nicht in Zweifel ziehen zu wollen, daß die Diskrepanz insofern schwindet, als die Halluzinanten, die akustisch halluzinieren, aber nicht optisch, zwar Stimmen hören, aber nicht Erscheinungen sehen, so wie sie angesprochen werden auch angeblickt werden. Man könnte sagen über das Schwinden der Diskrepanz hinsichtlich der verschiedenen Häufigkeit des optischen und akustischen seien wir uns — dies im Hinblick auf die alltägliche klinische Empirie — einig. Sie scheinen auch darin zuzustimmen, daß dem Angesprochenwerden wie dem Angeblicktwerden des Halluzinanten eine fundamentale Störung im Sinne der Überwältigung durch „den“ Anderen zugrunde liegt. Das Gemeinsame ist ja das im Angeblicktwerden und Angesprochenwerden sich ereignende überwältigende Betroffensein, ein Erliegen im Treffen (KULENKAMPFF), im Spiel physiognomischer Mächte, wie ich es nannte. Die Diskrepanz aber, die Sie hervorheben und die Ihnen eine Gleichsetzung von Angesprochenwerden und Angeblicktwerden im Sinne meiner Arbeit fraglich erscheinen läßt, ist eine andere. Sie meinen, das Angeblicktwerden sei ein Wissen, angeblickt zu werden. Der Halluzinant „begnüge“ sich gleichsam mit diesem Wissen, erblickt, angeblickt zu sein. Im Angesprochenwerden ereigne sich im Unterschied hierzu ein wortwörtliches Hören, ein Hören von Worten. Auf der einen Seite also nur ein Wissen, daß man gemeint ist, auf der anderen ein Hören von Worten. Diese von Ihnen hervorgehobene Diskrepanz verweist uns — so scheint es mir — auf einen Unterschied zwischen optischer und akustischer Kommunikationsweise und ist — wie ich glaube — aus dieser Unterschiedlichkeit aufzuklären und zu beheben. Das Wesentliche dieses Unterschiedes ist ja sicher darin zu sehen, daß die optische Kommunikationsweise, das Blicken und Erblicktwerden, so vielsagend auch ein Blick sein kann, eine wortlose, sprachlose ist, während in der akustischen Kommunikationsweise die Sprache, das Wort als phänomenaler Gehalt von entscheidender Bedeutung ist, zudem als sinnvolles, physikalisch definierbares Gebilde der Vergegenständlichung zugänglich. Als solches physikalisch definiertes Gebilde ist es ja auch in verschiedener Weise transponierbar: nicht nur ins Grammophon, wobei dieses physikalische Gerät zum Träger von Stimme und Wort wird, sondern auch in die Schrift, wobei Träger des Wortes die geometrischen Strukturen der Schrift werden. Was der vielsagende Blick sagt, können wir nicht in gleicher Weise transponieren, wir können es nicht aufschreiben; wir können es nur abbilden, wobei zumeist das Auge, als abgebildetes Auge, auch Träger des Blickes bleibt.

Bedenken wir zunächst das Angeblicktwerden, Ihren Einwand, der Angeblickte, Verfolgte begnüge sich gleichsam mit dem *Wissen,* daß er angeblickt werde. Ist das richtig? Inwiefern ist das richtig? Dazu ist mancherlei zu sagen; so viel, daß es mir schwer ist, mich auf das für unsere Diskussion Gebotene zu beschränken.

Zunächst, was heißt *wissen,* daß man *angeblickt* wird? Wodurch unterscheidet es sich vom *Angeblicktsein?* Ist überhaupt ein Unterschied? Man könnte so argumentieren: Zwischen Angeblicktsein und Wissen, daß man angeblickt ist, sei ein Unterschied, was daran deutlich wird, daß ich an meinem Schreibtisch sitzen kann, ahnungslos, daß mein Freund mich durch das Schlüsselloch erblickt und beobachtet. In dieser Situation bin ich also erblickt, ich weiß es aber nicht. Hier ist ein Unterschied zwischen Erblicktsein und Wissen, daß man erblickt ist. Dieser — man kann sagen — objektive Sachverhalt des Erblicktseins ist nun aber nicht identisch mit dem Zustand des Betroffenseins, in dem ich mich als Erblickter befinde. Die geschilderte Situation ist gleichsam eine Grenzsituation, die zeigt, daß ich immer — auch wenn ich allein und nicht erblickt zu sein glaube — damit rechnen muß, in verborgener Weise erblickt zu sein. Die polar gegensätzliche Situation ist die des Türlauschers (Beispiel bei SARTRE), der durch ein Geräusch erschreckt und — auch wenn sich das Geräusch als „blinder Alarm" erweist, der objektive Sachverhalt des Erblicktseins also nicht vorliegt — aus dem Zustand des Erblicktseins, des Betroffenseins vom Blick eines Anderen gleichwohl nicht herauskommt. In einem Fall objektives Erblicktsein ohne Betroffensein, im zweiten Betroffensein ohne objektives Erblicktsein! Nun darf kein Zweifel darüber gelassen werden, daß wir mit Erblicktsein nicht den objektiven Sachverhalt des ersten Beispiels, auch nicht das „immer damit rechnen müssen" meinen. Es ist kein Zweifel, daß die Halluzinanten betroffen sind: Darauf bezieht sich ja auch GRUHLEs Formulierung, das Vergewaltigtsein müsse ein Specificum am Halluzinationsphänomen selbst sein.

Wir sehen also ab vom „objektiven Sachverhalt" und meinen das Betroffensein. Ist nun aber dieses Erblicktsein des Betroffenen vom Blick des Anderen nicht zugleich ein Wissen, angeblickt zu sein? Begegne ich einem Bekannten, seinem Blick, weiß ich das dann etwa nicht? So wäre also doch gar kein Unterschied zwischen angeblickt sein und wissen, daß man angeblickt ist. Es wäre eigentlich ein sinnloser Pleonasmus der Sprache? Sehen wir zu.

Wissen ist nicht nur etymologisch, auch dem Wesen nach mit Bewußtsein verwandt. Ich weiß etwas, heißt, ich habe Bewußtsein von etwas. Nur müssen wir hinsichtlich des Wissens genau den Unterschied machen, den wir hinsichtlich des Bewußtseins machen müssen: „Es ist ein Unterschied zwischen Bewußtsein im Sinne von Wachsein und Bewußtsein haben von etwas, im Sinne der vergegenständlichenden, reflektierenden Zuwendung“ [1]. So ist ein Unterschied auch zwischen Wissen und Wissen; und darauf gerade scheint es anzukommen. Bin ich tief bewußtlos, so weiß ich nichts. Bin ich aber bei Bewußtsein und wach, so hat dieses, mein unreflektiertes, gelebtes waches Leben Gehalte, z. B. daß ich am gewohnten Platz am Schreibtisch sitze, in den vertrauten Garten schaue und das vertraute Treiben im Haus und darum herum höre. Von allen solchen Gehalten des gelebten Lebens kann ich natürlich sagen, ich wisse sie. Denn ich bin ja nicht bewußtlos (ohne Wissen und ohne Bewußtsein). Zu solchen Gehalten gelebten Lebens gehört es auch, daß ein Fremder auftaucht, neugierig, fragend herüber über den Gartenzaun blickt. Welch ein Unterschied des gelebten Gehaltes, ob er den Blick abwendet und seines Weges geht, oder mich erblickt, im Blick festhält oder gar in den Garten hereinkommt, auf mich zu, mich anspricht. Auch ein Geräusch, das die Stille durchbricht (Beispiel von SARTRE), ein Schritt, den ich höre, kann so mein Alleinsein aufheben und mein gelebtes Leben in dem Sinne wandeln, daß ich vom Blick eines Anderen betroffen, daß ich erblickt bin.

Alles dieses sind Gehalte meines gelebten, wachen Lebens, und insofern ist mir das alles bewußt, insofern weiß ich es. Es ist aber ein anderes Bewußtsein und ein anderes Wissen, zu dem ich gelange, wenn ich aus dem unmittelbaren Zusammenhang des Daseins heraustretend (GUARDINI [2]) mich den Gehalten meines gelebten Lebens reflektierend zuwende, d. h. wenn ich den ursprünglich gelebten Gehalt zum Inhalt meines reflektierenden Bewußtseins mache. So ist ein Unterschied, ob ich angeblickt werde oder in dem eben erörterten Sinne weiß — und nur in diesem Sinne wollen wir von hier ab von Wissen reden — daß ich angeblickt werde, daß ich Angeblickter bin. Es ist ein Unterschied, ob ich mich bewege oder ob ich weiß, daß ich mich bewege, ob ich Schmerz leide oder weiß, daß ich Schmerz leide. Das eine sind Gehalte gelebten Lebens, das andere Inhalte reflektierenden Bewußtseins. So ist es etwas anderes, ob ich vom Blick, vom Wort des anderen betroffen werde, oder ob ich weiß, daß ich betroffen bin. Ich kann ja auch wissen, daß ich betroffen *wurde*, oder betroffen sein *werde*, ja *ich* kann wissen, daß ein *anderer* betroffen ist. Das Wissen, d. h. eben, daß Gehalte gelebten Lebens zu Inhalten des reflektierenden Bewußtseins gemacht werden, daß ich diese ursprünglichen Gehalte jetzt als Inhalte reflektierenden Bewußtseins habe, das ist das Gleiche. Es handelt sich um das Wissen unterschiedlicher Gehalte. Das Wissen von Unterschiedlichem ist aber kein unterschiedliches Wissen, d. h. das Wissen an sich ist das Gleiche.

Wohl bewahrt auch das Wissen vom Betroffensein etwas von diesem Betroffensein selbst, aber in der Distanz, aus der der Wissende gelebtes Leben ver-

---

[1] ZUTT: „Gedanken über menschliche Bewegung“, Nervenarzt **28**, 9 (1957) und diese Sammlung S. 364.

[2] GUARDINI, R.: Die Situation des Menschen. Die Künste im technischen Zeitalter. S. 13. Hrsg. v. d. Bayr. Akad. der schönen Künste. München: R. Oldenbourg 1956.

gegenständlichend dessen Gehalte als Inhalte seines reflektierenden Bewußtseins hat, ereignet sich eben nicht die echte ursprüngliche Betroffenheit als eine Weise gelebten Lebens. Wissen um das Betroffensein ist etwas anderes als Betroffensein! Mir scheint, man kann sogar das Ausgeliefertsein an Gehalte des gelebten Lebens — etwa an eine Angst — mildern, indem man auf den Gehalt, z. B. auf diese Angst zu reflektieren, aus der Reflexion ermöglichenden Distanz sich als Geängsteter zu wissen sich bemüht. Als Gehalte gelebten Lebens eignet dem Blicken und Erblicktwerden, dem Ansprechen und Angesprochenwerden die ganze Dynamik zwischenmenschlicher Begegnungsmöglichkeiten, zwischen den Polen des Befehlens und Gehorchens, des liebenden Vertrauens und der Hingabe, der mißtrauischen Angst und der Flucht. Diese Dynamik unseres gelebten Lebens nennt KULENKAMPFF das „Treffen", ich sprach vom Spiel der Mächte. Und darauf kommt es an. Es ist ein Unterschied, ob ich Erblickter, Bedrängter, Verlockter oder Verführter bin, oder ob ich um diese meine Situation „nur" weiß. Das heißt, gelebtes Leben und seine Gehalte sind etwas anderes als reflektierendes Bewußtsein und seine Inhalte. Daß unsere Halluzinanten aber nicht *nur*, sondern lediglich *auch* wissen, daß sie erblickt, ja durchschaut *sind*, das scheint nicht zweifelhaft. „Ich bin (für die Verfolger) ein aufgeschlagenes Buch", „die Wände, ja mein Körper sind wie aus Glas", solche aus unzähligen gleichsinnigen Variationen herausgegriffenen Äußerungen eines Paranoiden zeigen deutlich das Erblickt-, Durchblickt-, Ausgeliefert-, Betroffensein, das Vergewaltigtsein im Sinne von GRUHLE.

Wie wirkt sich nun dieses Erblickt-, Durchblickt-, Ausgeliefert-, Betroffensein vom Anderen, wie wirkt sich das im Akustischen, innerhalb der akustischen Kommunikationsweise, auf den Menschen als Hörenden aus? Wie kommt es zum wortwörtlichen Hören? Zum Hören von Worten und Sätzen, zum Vernehmen solcher physikalisch definierbarer Gebilde, wie die Worte es sind? Das ist ja Ihre zweite Frage, und hierzu scheint mir in der Tat eine eindringlichere Erörterung am Platze, als ich sie unter Bezugnahme auf das In-Worten-Denken in meiner Arbeit angestellt habe.

Bedenken wir die alltägliche Situation: Ein Verfolgter geht an einer Gruppe Menschen vorbei. Obwohl von dieser Gruppe keiner ihn ansieht und das Gespräch um ihm unbekannte Dinge dieser Gruppe geht, scheint es ihm, Blicke seien auf ihn und Worte an ihn gerichtet. Dabei spielt natürlich eine Rolle, daß ich zum Fenster hinaussehen kann und dabei doch meinen am Tisch sitzenden Enkel überwachen, ob er Unfug treibt oder seine Schulaufgaben macht; ganz so, wie ich zu meiner Frau sagen kann, es sei schlechtes Wetter, um so dem Enkel zu verstehen zu geben, daß schlechtes Wetter auch eine Gelegenheit sei, Schulaufgaben fertig zu machen. In beiden Fällen bin ich scheinbar dem Garten oder meiner Frau zugewandt, tatsächlich meine ich mit Blick und Wort den Enkel, ihn blicke und spreche ich „an", ihn betrifft Blick und Wort in Wahrheit. In dieser Weise ist auch unser Verfolger betroffen von Blick und Rede der zufällig Umherstehenden. Auf dieses Betroffensein kommt es an, d. h. auf diese Modifikation des gelebten Lebens, das *je schon* Betroffensein ist ja der Wahn des Verfolgten. Daß der Verfolgte um diese Weise seines Betroffenseins auch wissen und davon berichten kann, daß er betroffen ist, ist wie gesagt etwas anderes.

Nun kommt es auf das Wort an, welche Rolle das Wort in der Situation des Verfolgten spielt. Im Betroffensein von den Redenden scheint es ihm, daß die Rede der Redenden von ihm handelt. Schon hier taucht im Unterschied zum wortlosen Blick das bedeutungtragende Wort auf. Es mag sein, daß in der Gruppe das Wort „Lastenausgleich" fällt, daß der Betroffene aber versteht: „Laßt den ausweichen." Das Angesprochenwerden konkretisiert sich so im gehörten Wort. Schon in einem solchen wahnhaften Mißverstehen zeigt sich das Betroffensein vom Anderen als Betroffensein von dessen Blick und Wort.

So bleibt es in allen Graden des Betroffenseins, des Andrängens des Anderen in allen Graden der Entgrenzung und Penetranz durch die den Lebensweg begrenzenden Grenzen. Man kann so von Graden der Entgrenzung und Penetranz sprechen, von einem bloßen Anflug wie in der oben geschilderten Situation, in der die Anderen im Anblicken, in Anspielungen und Anzüglichkeiten Andrängende, gegen die Grenze des eigenen Weges Andrängende werden, bis zur äußersten Erfahrung des Verfolgten, des der Verfolgung ausgelieferten, erlegenen — das eben meinen wir mit Standverlust! — daß er überhaupt nie mehr allein, daß er wie ein aufgeschlagenes Buch, in einem Glashaus, ja wie in einem gläsernen Körper „dem" Anderen, seinem durchdringenden Blick und seinem vergewaltigenden, bestimmenden Wort ausgeliefert sei. Solche unterscheidbare Grade der Entgrenzung und Penetranz haben unterscheidbare prognostische Bedeutung. Das kann uns hier nicht weiter beschäftigen. Was uns hier interessiert ist dieses, daß es in allen Graden der Entgrenzung der Blick und das von der Stimme getragene Wort — dieses als Zuruf oder Rede, ja schon als Gemurmel — sind, als die der Andere andrängt und eindringt. Das ist die klinische Empirie.

Um nun zu sagen, wie es im Gegensatz zum — wenn auch noch so vielsagenden — gleichwohl wortlosen Blick der optischen Kommunikationsweise, in der akustischen Kommunikationsweise zum wortwörtlichen Hören von Worten — solcher physikalisch definierbarer und transponierbarer Gebilde kommt, dazu müßte das Problem der menschlichen Sprache, insbesondere ihre Bedeutung für die akustische Kommunikationsweise bedacht und dargelegt werden. Bedenke ich Gewicht und Weite dieses Problems, so könnte ich versucht sein, auf ein weiteres Eingehen auf diese Fragen einfach zu verzichten. Vielleicht kann aber der Sprache selbst ein Hinweis entnommen werden, der ohne weitgehende theoretische Erörterungen geeignet ist, wenigstens eine gewisse Aufklärung zu gewähren.

Zuvor: Eine wortlose, stimmlich-akustische Kommunikation unter Menschen gibt es so gut wie gar nicht. Auch primitive Ausrufe und Zurufe wie „Au", „Oh", „Ha", „Hallo", „Hm" sind bei aller Primitivität doch Glieder des gegliederten Systems unserer Sprache. Das wird leicht einsehbar, entfalten wir solche Ausrufe zu differenzierteren Sprachgebilden wie „Au" zu „Au — weh — Hilfe", oder „Oh" zu „Oh wie schade", oder „Hm" zu „Hm, was Sie sagen!".

Eine sprachlose akustisch-stimmliche Kommunikationsweise gibt es also unter Menschen unserer Epoche und unseres Kulturkreises natürlicher, ungezwungener Weise überhaupt nicht. Daß man den Anderen mit wortloser Stimme an — *stimmt*, so wie man ihn anblickt, das gibt es nicht. Das „Angehen" des Anderen ereignet sich im Bereich des Akustischen immer schon im Medium der Sprache, nämlich als ein An-reden, An-sprechen, An-rufen, Anschreien. Dem entspricht im Bereich des Optischen das *An*blicken (oder Ansehen, Anschauen), das als liebendes, vertrauendes, mißtrauisch-ängstliches, auch als drohendes, haßerfülltes sich ereignen kann. Die Vorsilbe „an", die uns als Hinweis und Fingerzeig dienen kann, bedeutet hier eine besondere Weise der Begegnung, nämlich willkürliche Zuwendung. *Willkürliche* Zuwendung zum Anderen gibt es nicht im Bereich des Geruchs und Geschmacks, wohl aber wieder im Bereich des Tastsinns, wo wir dann im gleichen Sinne die Vorsilbe „an" vorfinden, im *An*fassen, *An*rühren, *An*packen, *An*stoßen. Hierbei darf natürlich der Unterschied nicht übersehen werden, daß im An-fassen usw. die körperliche Distanz aufgehoben ist, während die Zuwendung im Anblicken und Ansprechen auf körperliche Distanz geschieht. Hier taucht das Problem der Fernsinne auf, der höheren Sinne. Es geht hier um die besondere Frage, inwiefern und wie willkürliches Tun in sinnlicher Kommunikation sich verwirklicht. Nicht einmal der erscheinende Leib kommt ja im Angeblickt- und Angesprochenwerden der Halluzinanten ins Spiel. Es ist lediglich der Schein der Erscheinung des erscheinenden, in Erscheinung stehenden Leibes, von dem die Halluzinanten betroffen werden. Diese sehen im allgemeinen ja nicht *den Anderen,* die Erscheinung des Anderen. Betroffen sind sie lediglich vom Scheine seiner Erscheinung. Diese Differenz zeigt sich in der Rede von den „Stimmen", die sie hören, während sie den Erscheinenden ja nicht sehen, jedenfalls nicht zu sehen brauchen. Daß wir den Unsichtbaren zu uns reden hören, ist uns eine alltägliche Erfahrung. Denken wir nur an das Radio! Daß der Halluzinant aber auch vom *Blick* des Unsichtbaren betroffen werden kann, in vielen typischen Fällen betroffen ist, verlangt eine anthropologische Gleichsetzung von Angesprochensein und Angeblicktsein, als ein Betroffensein nicht von der sichtbaren Erscheinung des Anderen, sondern vom Scheine seiner Erscheinung. Dies ist ein schönes Beispiel dafür, daß die getroffene Unterscheidung zwischen erscheinendem Leib und dem Scheine seiner Erscheinung einen richtigen anthropologischen Sachverhalt trifft.

Ein An-stimmen des Anderen entsprechend dem Anblicken gibt es nicht. Wenn wir unsere Stimme erheben, ist es immer schon so, daß wir zu Wort kommen. Wir stimmen nicht einen Anderen an, sondern ein Lied. In dieser Formulierung erweist sich die pure Stimme als Trägerin des Wortes, als Trägerin der Sprache, hinter der sie gleichsam zurücktritt.

Daß Sprache so je schon im Bereich akustischer Kommunikationsweise dominiert, während die Stimme als Trägerin des Wortes zurücktritt, daran liegt es, daß unsere Halluzinanten wortwörtlich hören, daß sie angesprochen sind sowie vielsagend wortlos angeblickt, wenn sie vom Scheine der Erscheinung des Anderen betroffen sind. Die Diskrepanz, auf die Sie mit Recht hingewiesen haben, erweist sich so begründet im Unterschiede der optischen und akustischen Kommunikationsweise, insbesondere in der Bedeutung der Sprache für die akustische Kommunikationsweise, worüber gewiß mehr zu sagen wäre als das hier kurz dargelegte. Dieses kann vielleicht aber doch genügen, um zu zeigen, worauf Ihre Zweifel beruhen und wie sie zu beheben sind.

21. Vom gelebten welthaften Leibe*

Es war ein Fortschritt der wissenschaftlichen Psychiatrie, daß der Wahn der paranoiden Schizophrenie nicht mehr als intellektueller Irrtum, sondern als eine im Grunde affektive Fehldeutung der Welt interpretiert wurde. Die seit EUGEN BLEULER entfaltete Psychopathologie beruht wesentlich auf dieser Auffassung, wie überhaupt der Begriff der Affektivität im Unterschied zur Intelligenz eine entscheidend wichtige Rolle in der Psychopathologie, insbesondere im Bereich schizophrener Wahnkrankheiten spielte. Mehr als ein Nebeneinander von Symptomen verschiedener diagnostisch-prognostischer Wertigkeit ist so aber nicht erreicht worden, d. h. kein tieferes Verständnis dieser eigentümlichen Abwandlungen menschlichen Daseins, wie sie uns im paranoiden Syndrom gegeben ist. Wir sprechen vom paranoiden Syndrom als einem im einzelnen zwar variablen, im Grunde und im wesentlichen aber doch gleichartigen Syndrom, das bei sog. schizophrenen Krankheiten mehr oder weniger ausgeprägt, aber fast stets zu finden ist. Die Skala der hier angesprochenen, jedem Kliniker vertrauten Erscheinungen ist rasch umrissen: Sie führt vom leichten Beziehungssyndrom, dem Beobachtungs-, Beeinträchtigungs- und Beeinflussungswahn, dem abnormen Bedeutungserleben über die Gedankenübertragung, das Gedankenlesen, Gedankenentziehen, hypnotische Gelenktwerden bis zu den Halluzinationen und schließlich dem vollständigen Ausgeliefertsein an eine den Kranken beherrschende Wahnwelt in vielfältiger und bunter Mischung. Das Gemeinsame dieser zusammengehörigen einzelnen Symptome kristallisiert sich um die mannigfaltig variierte Thematik des Verfolgtseins im weitesten Sinne: Die paranoid verwandelte Welt gewinnt den Charakter des Andrängenden, unentrinnbar Überwältigenden, des Schrecklichen (BINSWANGER); die Anderen erscheinen in dieser Wahnwelt als die Übermächtigen, die durch alle Grenzen Eindringenden, den Besessenen Besitzenden und Bestimmenden. Wir glauben, daß ein gegenüber der bisherigen psychopathologischen Deskription tieferes Verstehen dieses Syndroms möglich sei.

Zum paranoiden Syndrom gehört auch der Größenwahn. Reiner Größenwahn, meist mit kosmischen, religiös-magischen Einbrüchen verbunden, ist ein recht seltenes Ereignis und bedarf einer eigenen anthropologischen Interpretation, die freilich nur in einigen Punkten von der des paranoiden Verfolgungswahns abweicht. Die innere Verwandtschaft zwischen Größen- und Verfolgungswahn kommt schon darin zum Ausdruck, daß das paranoide Überwältigtsein selbst einen Aspekt des Größenwahnsinns an sich trägt: Überschätzt doch der Verfolgungswahnsinnige die Bedeutung seiner eigenen Person ganz gewaltig, indem er eine Welt konstituiert, die sich *nur um ihn dreht*. Die dem paranoiden Syndrom häufig beigemengte Thematik der Eifersucht und der wahnhaften Liebe bedarf gleichfalls trotz aller Verwandtschaft gesonderter Bearbeitung.

Wir glauben, daß neben dem Bereich des Intellektuellen, der Intelligenz, und des Affektiven, der Affektivität, der physiognomisch-ästhetische Lebens-

---

* Aus: Das Paranoide Syndrom in anthropologischer Sicht. Berlin, Göttingen, Heidelberg: Springer 1958.

bereich [1] als etwas Besonderes hervorgehoben werden muß, in dem, um es zunächst einfach zu sagen, sowohl Sich-Bewegen als auch Wahrnehmen nicht als isolierte Funktionen, sondern als Entfaltungen und Erfahrungen in ihrer Einheit zu begreifen sind als Entfaltungen und Erfahrungen des gelebten welthaften Leibes.

Es kommt alles darauf an, begreiflich zu machen, was damit gemeint ist. Was ist dieser gelebte, welthafte Leib? Es ist dies eine schwierige Aufgabe, denn es ist schwer, etwas vom gelebten Leben zur Darstellung zu bringen. Und dem Mediziner ist es besonders schwer, zunächst vom *Körper* abzusehen, der, in Bestandteile zerlegbar, ihm aus der Anatomie vertraut ist und an Stelle dieses Körpers den gelebten Leib in den Blick zu bekommen. Einen Zugang gewährt uns die Sprache, indem ich sagen kann, daß ich dieser Leib *bin*, nicht aber ihn habe.

Bei SARTRE heißt es: Ich habe nicht neben der Seele einen Körper als zufällige Beigabe, sondern Leib [2] ist eine Dauerstruktur meines Seins. Dieses „ich bin Leib" muß in allen Weisen des Leibseins durchgehalten werden: Ich kann sagen, ich *habe* Hunger. Aber: ich *bin* dieser Hunger! Besser: ich hungere. Ich *habe* Durst. Ich *bin* dieser Durst. Ich durste. Ich *habe* sexuelles Verlangen. Ich *bin* dieses Verlangen. Ich verlange. Hunger, Durst und sexuelles Verlangen gehören zum autonom-vegetativen Leibsein. Gleichwohl *bin* ich auch dieses verschiedenartige Verlangen. Denn ich *bin* auch diese *Autonomie*. Aber ich bin auch in anderer Weise Leib. Ich *hungere, dürste* und *verlange* ist auf eine andere Leiblichkeit [3] bezogen als ich *blicke, greife, schreite*. Im Blicken, Greifen und Schreiten bin ich animalisch willkürlicher in entscheidender Weise in Erscheinung stehender, erscheinender, Erscheinung entfaltender Leib. In diesem Leibsein gründet der physiognomisch-ästhetische Lebensbereich.

Was heißt gelebter Leib? Gelebter Leib heißt vor allem präreflexiver Leib, Leib vor jeglicher *verwirklichten* Reflexion. Das *Er*lebnis des Leibes ist schon Reflexion auf den *ge*lebten Leib. Leib im üblichen Sinne des Leib-Seele-Problems ist der als Körper, als funktionierender Organismus aus Anatomie und Physiologie bekannte. Dieser Körper, an dem wir nichts von Seele mehr vorfinden, ist ein spätes Ergebnis dem Menschen möglicher Reflexion, aber nicht ursprünglich gelebt. *Gelebter* Leib sein ist ontologisch und ontogenetisch etwas Ursprüngliches. Der Säugling ist nicht ein seelisches Bewußtsein, das sich an seinem Körper seine Glieder erst zusammensuchen muß, um zu einer Vorstellung seines Leibes, zu einem Körperschema zu kommen. Ursprünglich *ist* dieser Säugling *keimhafter*, sich fortschreitend entfaltender *Leib*, der eine gleichfalls zunächst nur keimhafte sich fortschreitend entfaltende Welt erfährt. Gelebter Leib ist nicht ein Ding, ein Gegenstand, sondern inkarnierte Subjektivität! Das meint die Rede vom gelebten Leib, der ich bin. Was heißt welt-

[1] Siehe J. ZUTT: Der ästhetische Erlebnisbereich und seine krankhaften Abwandlungen. Ein Beitrag zum Wahnproblem. Nervenarzt **23**, 163 (1952) und diese Sammlung S. 298. — Siehe J. ZUTT: Vom ästhetischen im Unterschied zum affektiven Erlebnisbereich. Wien. Z. Nervenheilk. **10**, 283 (1955) und diese Sammlung S. 330.

[2] Bei SARTRE heißt es beide Male „corps". Die Übertragung in „Körper" und „Leib" erfolgt sinngemäß.

[3] Siehe J. ZUTT: Über den tragenden Leib. (Erscheint im Jahrbuch für Psychologie und Psychotherapie) und diese Sammlung S. 416.

hafter Leib? Zunächst heißt welthaft dasselbe, was sonnenhaft in dem bekannten Goethe-Wort bedeutet. Wie das Auge sonnenhaft so ist der Leib welthaft. Das heißt zunächst, daß der Mensch als gelebter Leib nicht ursprünglich ein weltloses vereinzeltes Ding ist, sondern daß diesem Leib Welt ursprünglich je schon gegeben, mitgegeben, zugeordnet ist. Welt aber nicht als ein beliebiges Etwas, etwa als eine Anhäufung von Atomen in verschiedener Dichtigkeit, auch nicht als chaotisches Nebeneinander von Empfindungselementen verschiedener Qualität, sondern als sinnvoll gestaltete Erscheinungen (das meinen wir mit Physiognomien), als Menschen, Tiere, Pflanzen, als Himmel und Erde und vom Menschen verfertigte Dinge, die ihr in diesen Erscheinungen sich offenbarendes Wesen dem Menschen zusprechen.

Welthafter Leib sein heißt aber mehr: Es heißt auch einen Standort *in* der Welt haben. Irgendwo sein sei bereits Leib, sagt SARTRE. Welthafter Leib sein heißt, leiblich in Erscheinung stehen, sehend sichtbar, blickend erblickt sein. In Erscheinung stehen heißt nicht nur hier sein, hier wo mein Körper einen meßbaren Raum einnimmt, sondern auch dort, wohin und wo der Schein meiner Erscheinung scheint. Hier *und* dort ist das Da im Dasein im Sinne HEIDEGGERs. Nicht nur hier, wo das Auge als Träger des Blicks gleichsam seine Quelle ist, *ist* dieser Blick, sondern auch dort, wo er bei den Dingen ruht oder dem Blick eines Anderen begegnet. Und vergessen wir nicht: Ich bin dieser Blick. Die Frage, wo ich bin, muß hier ernst und präzise gestellt werden. Eine Psychologie, die diese Frage nicht ernst und wichtig nimmt, sie auf sich beruhen läßt, verrät damit ihre Herkunft von DESCARTES: Denn: Das Psychische ist unausgedehnt, es hat somit keinen Ort im Ausgedehnten. Im Ausgedehnten ist nur der Körper, und zwar in dem Raum, den dieser Körper einnimmt, innerhalb der Grenzen seiner Haut. Nicht so der erscheinende Leib. Ich bin dieses Erscheinen, und somit bin ich dort, wo der Schein dieser Erscheinung scheint. Da der Blick solches Scheinen ist: Ich bin auch dort, wo mein Blick ruht. Denn ich *bin* dieser Blick, so wie ich dieses Gesicht bin oder die Hand. So wie ich diese greifende Hand bin, und in ihr meinem Rumpf voraus, so bin ich im Blick, der ich bin, meinem Körper voraus. Das hat seinen Grund darin, daß der Mensch in seinen Möglichkeiten sich je schon voraus ist.

Blicken ist aber, wie gesagt, nur eine Weise des leiblichen Erscheinens, allerdings eine von besonderer, spürbarer Eindringlichkeit und Mächtigkeit. Wem es möglich ist, das Phänomen des Blickes in seiner Fülle, Eindringlichkeit und Mächtigkeit theoretisch unbefangen auf sich wirken zu lassen und zu bedenken, dem wird es schwer sein, die Einheit dieses leiblichen Phänomens in etwas Körperliches und etwas Seelisches zu zerlegen! Nun kann unser Blick dem Blick eines Anderen begegnen. Begegnung heißt so nicht körperliche Berührung. Das werden übrigens die meisten zugeben. Nur wenige aber werden sich im strengen Sinn die Frage vorlegen, was Begegnung im Grunde genommen dann sei. Begegnung ist das Zusammentreffen meines Erscheinens, so auch meines Blickes und meiner Stimme, mit dem Erscheinen, mit Blick und Stimme des Anderen im Bereich meines eigenen Erscheinens. Begegnung ist ein Treffen und Betroffensein (KULENKAMPFF) zugleich. Es liegt an der Welthaftigkeit meines Leibes, daß Begegnung mit dem Anderen zu meinen Möglichkeiten gehört, je schon ursprünglich, d. h. vor jeder konkreten Verwirklichung solcher Möglichkeit.

Zum *Stande* des in Erscheinung *Stehenden* gehört nun aber auch der Abstand vom Anderen, der aufgegeben werden kann — z.B. in der liebenden Einung —, der zumeist aber in verschiedener Weise gewahrt sein will. Abstand halten, heißt Grenze errichten, ihre Achtung fordern und sie selbst achten. Dieses Grenze errichten, Abstand fordern und halten ist eine Struktur der Welthaftigkeit unseres gelebten Leibes, unseres leiblichen In-Erscheinung-stehens. Es ist der anthropologische Grund für menschliches Wohnen. Denn, daß wir Wohnungen, unsere vier Wände errichten können, das ist nicht der Grund unseres Wohnens, sondern die notwendige Folge davon, daß der Mensch Leib ist, in Erscheinung stehender welthafter Leib, als solcher Stand hat, Grenze errichtet, Abstand hält und *auf* Abstand hält. Wohnen ist eine Struktur unserer Welthaftigkeit. In diesem Sinne spreche ich von einer Daseinsordnung des Wohnens. Nun liegt es im Wesen unseres Wohnens, daß unsere Wohnung nicht jeder betreten darf. Nur wer uns nahe steht oder näher kommen soll, darf und soll sie betreten. So gründet im Wohnen, im Grenzeerrichten und -achten auch eine andere grundlegende Ordnung unseres Daseins, die Rangordnung, die das Rang-Nahe vom Rang-Fernen, das Eigene vom Fremden, das Vertraute vom Unvertrauten und Feindlichen scheidet, so jeweils angemessenen Abstand schafft. Wohnen und Ranghaben sind so gelebte Strukturen der Welthaftigkeit des gelebten Leibes[4].

Die konkrete Ordnung unseres Wohnens und die konkrete Ordnung unseres Ranghabens sind aber nicht ein für alle Male festgelegte konkrete Ordnungen, sondern kurz gesagt: Sie sind geschichtlich. Sie wandeln sich, denn die Dinge wandeln sich, wir bleiben nicht stehen, sondern wir schreiten voran, und die mit uns sind, und die Fremden desgleichen. So wandelt sich zwar die konkrete Ordnung, aber es bleibt die Struktur unserer Welthaftigkeit. Schreiten ist eine Entfaltung des Standes, es bleibt dieser Stand im Schreiten gewahrt, es bleiben Abstand und Grenze, die das Eigene, Gewohnte, vom Fremden, die Nächsten und Nahen von den Fernen und Fremden trennt. So wird aus dem Raum des verweilenden Wohnens der beschrittene, der sich erstreckende Lebensweg[5].

Dem Lebensweg, den wir beschreiten, zugeordnet ist nicht der Körper. Der Körper ist nicht „auf dem Wege", typischerweise liegt er auf dem Seziertisch. Dem Lebensweg zugeordnet ist aber auch nicht ein Ich, ein unausgedehnt Psychisches, nach dessen „wo" im Raum man nicht zu fragen vermag, weshalb man diese Frage im allgemeinen auf sich beruhen läßt. Dem Lebensweg zugeordnet ist der gelebte, welthafte Leib. Lebensweg ist die entscheidende Struktur der Welthaftigkeit dieses Leibes. Das Eine ist ohne das Andere nicht zu denken. Es handelt sich nicht um bloße Metaphorik, sondern um anthropologische Wirklichkeit.

Bedenken wir schließlich: Leib sein, d.h. auch in der Welt in Erscheinung stehen, Stand haben, in der Welt Grenze errichten und Wohnen, Eigenes in Anspruch nehmen und Fremdes fernhalten, Abstand wahren, d.h. Andere ihrem Rang gebührend fernhalten und zulassen, alles Gewohnte und Erwor-

---

[4] Zutt, J.: Über Daseinsordnungen. Nervenarzt **24**, 177 (1953) und diese Sammlung S. 310.

[5] Zutt, J.: Der Lebensweg als Bild der Geschichtlichkeit. Nervenarzt **25**, 426 (1954) und diese Sammlung S. 352.

bene im Schreiten aufs Spiel setzen und bewahren, in alledem herrscht eine Dynamik. Nicht eine Dynamik physikalischer Kräfte, vielmehr in erster Linie eine *Dynamik physiognomischer Mächte*. Am eindringlichsten wird jedem, der sehen kann, klar, was hier gemeint ist, an der Begegnung zweier Blickenden. Was sich hier abspielt an Treffen und Betroffensein, an Standhalten und Ausweichen, ist das beste Exempel für das hier gemeinte *Spiel der Mächte*. Es ist gegründet in der Struktur der Welthaftigkeit des gelebten Leibes. Es entgeht uns, betrachten wir nur den Körper, das Körperding. Es entgeht uns auch, betrachten wir nur die Seele, von der wir nicht wissen und sagen können und auf sich beruhen lassen, wo sie sei.

So ist der hier in Kürze vorgetragene Versuch nicht *Psychologie* im herkömmlichen Sinn, die gleichsam der Ergänzung durch eine *Somatologie* bedarf. Indem wir den gelebten, welthaften Leib in den Mittelpunkt unserer Betrachtungen stellen, diese ursprüngliche Grundstruktur des menschlichen Seins, geht unser Versuch in Richtung auf eine *verstehende Anthropologie*, deren Entfaltung so etwas wie eine Grundlagenwissenschaft sein kann für die Erforschung sog. psychopathologischer Probleme. Es kommt jetzt darauf an zu sagen, inwiefern das paranoide Syndrom als Modifikation der Struktur der Welthaftigkeit des Leibes und als eine Abwandlung im Spiel der physiognomischen Mächte anthropologisch verstanden werden kann.

(Hier folgte auf dem Symposion: C. KULENKAMPFF: Das paranoide Syndrom, anthropologisch verstanden.)

22. Über den Stand des in Erscheinung stehenden Menschen*

Zu Schrenks Anmerkungen zum Symposion über „Das paranoide Syndrom in anthropologischer Sicht" (Zürich 1957)

Ausgangspunkt der Überlegungen von SCHRENK ist die Sprache. Dazu einige Bemerkungen: Es sind im wesentlichen deutsche Worte wie Wohnordnung, Rangordnung, Stand, Erscheinung, Grenze, Standeinbuße, Entgrenzung, willkürliches Tun, unwillkürliches Werden, in denen wir die Strukturen des gelebten Lebens, die unsere verstehende anthropologische Betrachtungsweise sichtbar gemacht hat, festzuhalten suchen. Ich sehe darin keinen Nachteil. Das in den Blick gebrachte, das gemeinte Phänomen kommt so zur Sprache und wenn dies in gelungener Weise geschieht, dann muß in einem Sprachbild das geschaute Phänomen so versammelt sein, daß das Bedenken des Sprachbildes zu gleichen Fragen führt wie das Bedenken des zur Sprache gebrachten Phänomens selbst.

Das ist bei einer Terminologie, die sich des Griechischen oder des Lateinischen bedient, anders, jedenfalls für uns, die wir in diesen Sprachen ja nicht so zu Hause sind, wie es unsere wissenschaftlichen Vorfahren vor langen Zeiten einmal waren. So sind diese Fremdwort-Termini gleichsam Petrefakte in

* Nervenarzt 30, 415 (1959).

unserer Sprache. Sie bezeichnen etwas Bestimmtes, sie sind Zeichen, Etiketten für Symptome. Sie selbst sind aber nicht mehr sinnvoll zu befragen. Mir scheint, der Reduktion des ursprünglichen anthropologischen Phänomens zum medizinischen Symptom entspräche die Reduktion des lebendigen Sprachbildes zum etikettierenden Terminus. Ein Beispiel: Wir wissen, was eine progressive Paralyse ist. Das Wort Paralyse ist dabei seinem ursprünglichen Wortsinn „Lähmung" fast völlig entfremdet. Kommt uns dieser Sinn einmal in den Sinn, lassen wir den Widerspruch auf sich beruhen, den Widerspruch, der darin liegt, daß wir die Veränderung des Menschen zum Paralytiker doch nur ganz oberflächlich mit paralytisch erfassen können. Im Wort Paralyse spiegelt sich nicht das Problem der paralytischen Wesensveränderung. Terminologisch stellt sich nicht die Frage, was der tiefere Sinn des Wortes Paralyse sei. Es ist nicht anders mit anderen gewohnten Terminis wie paranoid, schizoid, kataton oder Neurose oder mit neuen wie Anachorese, Apophänie. Es würde zu weit führen, hier vom ursprünglichen Sinn der Gelehrtensprache zu handeln und wie sich hier manches entscheidend gewandelt hat.

Daß man den Terminus „Stand", wie er in unseren Arbeiten eingeführt und entfaltet worden ist, so befragen kann, wie Schrenk — unsere Intentionen sehr wohl verstehend — es tut, halte ich für ein erfreuliches Zeichen eben dafür, daß es sich um ein lebendiges Wort handelt, in dessen Tiefe Wesentliches des gemeinten Phänomens versammelt ist, über das es sich lohnt, nachzudenken, und nicht um eine flache Etikette, deren verführerische Handlichkeit vielleicht gerade in ihrer Eindeutigkeit liegt, einer Eindeutigkeit, die ein Vorzug sein, die aber im Hinblick auf die Vieldeutigkeit des gemeinten Phänomens auch Armut sein kann.

Schrenk wirft nun folgende Frage auf: Inwiefern kann man vom „Stand des in Erscheinung stehenden Menschen" sprechen? Inwiefern spricht man nicht einfach vom erscheinenden Menschen, inwiefern nicht vom stehenden, in Erscheinung getretenen und so in Erscheinung stehenden? Ist doch in der prädikativen Aussage etwas von der zeitlichen Bewegtheit des gelebten Lebens enthalten, während die substantivische Aussage „Stand" etwas von Erstarrung enthält, was vielleicht doch schon einen pathologischen Modus des Stehens anzeigt.

Gehen wir aus vom Erscheinen. Daß der Mensch leiblich erscheint und so in der Welt des Erscheinenden erscheint, dieses Erscheinende erfahrend, selbst aber auch ein Erscheinen in differenzierter Weise vollbringend, das hat mich dazu geführt, den physiognomisch-ästhetischen Lebensbereich hervorzuheben und ihn vor allem dem affektiv-vegetativen unterscheidend gegenüberzustellen. In diesem Lebensbereich ist vereint, was dem Erfahren des Zuspruchs des Erscheinenden — im Empfinden und Wahrnehmen — und was dem Vollbringen des Erscheinens — im Sich-Bewegen — dient. In diesem Hervorheben des Erscheinens geschieht für den Menschen (in Richtung auf eine Phanerologie) Verwandtes mit dem, was Portmann im Bereich der Tiere, auf den eigenen Sinn ihres Erscheinens für das Gesehenwerden hinweisend, geleistet hat.

Ich vermied in diesem Absatz die substantivische Aussage. Prädikativisch war die Rede vom Erscheinen, das vollbracht und erfahren wird, erfahren im Empfinden und Wahrnehmen, vollbracht im Sich-Bewegen, beides im Gestaltkreis geeint. So allerdings kann man auch von den Tieren reden. Auch der

Hund erscheint, vollbringt und erfährt differenziertes Erscheinen. Es sind so Weisen des gelebten Lebens zur Sprache gebracht. In Gemeinsamkeiten der Strukturen und Gehalte des gelebten Lebens beruht ja die Gemeinsamkeit, die wir mit Tieren haben können. Aber: Bei GUARDINI heißt es: „Es liegt im Wesen des geistigen Lebens, daß der Mensch aus dem unmittelbaren Zusammenhang des Daseins immerfort heraustritt, Abstand gewinnt, betrachtet." Was GUARDINI hier mit unmittelbarem Zusammenhang des Daseins meint, deckt sich weitgehend mit dem, was wir mit gelebtem, präreflexivem Leben meinen, es umfaßt auch, was wir mit gelebtem Leibsein, mit leiblich erscheinen meinen. Die Möglichkeit des Menschen, aus dem gelebten Leben „herauszutreten", ist eine wichtige Ergänzung aller unserer anthropologischen Aussagen. Diese Möglichkeit des Menschen bringt es mit sich, daß der Mensch, der zwar Leib ist, leiblich auch erscheinend ist, gleichwohl *nicht nur Leib ist,* denn er *weiß auch, daß er Leib ist* und kann so die Aussage tun, er sei Leib. Dieses Wissen unterscheidet den Menschen entscheidend von den Tieren. Das Tier kann vieles — auch vieles, was wir nicht können, aber es *weiß nichts* im Sinne menschlichen Wissens, auch nichts von seinem Können.

Herausgetreten in den geheimnisvollen Raum des Geistigen, vermögen wir, auf unsere gelebte Situation zu reflektieren. Im immerwährenden strömenden Fluß unseres Werdens und im immerwährenden Fortschreiten unseres Tuns vermögen wir so aus der *schwebenden Ruhe* der geistigen Distanz *Feststellungen zu treffen,* so auch etwas im Gedächtnis — auch im Bilde *fest*zuhalten. Nur wer mehr ist als Strömen und Schreiten, mehr im Sinne der erwähnten Teilhabe am Geist, im Sinne der Möglichkeit des Heraustretens, gewinnt den Standpunkt, der es ermöglicht, um das Strömen und Schreiten zu wissen und im Strömenden und schreitend Beschrittenen Feststellungen zu treffen. In diesem Akt des Feststellens wird das so Festgestellte dem Strömen und Fortschreiten des gelebten Lebens gleichsam entrissen oder entnommen: Dem Wahrnehmen die Wahrnehmung, dem Empfinden die Empfindung, dem Sich-Bewegen die Bewegung, dem Erscheinen die Erscheinung, dem Leibsein das Leib-Haben: Aber das dem Menschen mögliche Feststellen, Festhalten und so „Haben" des Festgestellten und Festgehaltenen, die Möglichkeit des Menschen, im Strome der Zeit, in der Erscheinungen Flucht Dauerndes und Währendes herauszuheben, hat mit dem, was wir mit Stand und Standeinbuße meinen, unmittelbar nichts zu tun. Stand und Standeinbuße, die verschiedenen Weisen der Standeinbuße sind Wandlungen des gelebten Lebens selbst, die Standeinbuße des Paranoiden z. B. ist Überwältigung und Entgrenzung durch *den Anderen.* Sie ist Erstarrung in dieser Verfassung. Sie ist ein *Verlust an Freiheit,* die dem gelebten Leben des in seiner Standhaftigkeit Ungestörten eignet. Die Möglichkeit des Feststellens und Festhaltens aus der Distanz des Geistes ist aber *ein unerhörter Freiheitsgewinn,* derjenige, der vor allem den Menschen über die Tiere erhebt. Die dem Menschen mögliche majestätische Ruhe seines Erscheinens ist eben etwas anderes als die Bewegungslosigkeit eines entgrenzten Katatonen. Die Vorsicht, mit der wir und unsere Zeitgenossen die substantivische Aussage verwenden (z. B. v. WEIZSÄCKER wenn er von der Einheit des Empfin*dens* und des Wahrneh*mens* spricht), entspricht unserem Bestreben, das präreflexive, das gelebte Leben, das von den

Wissenschaften vom Menschen übersehene, seine Strukturen und Gehalte nicht weiterhin zu übersehen, es nicht zu verfehlen. So ist SCHRENKs Frage, ob in der substantivischen Aussage Stand nicht etwas von pathologischer Erstarrung schon ausgesprochen sei, beantwortet. Sie ist verneint.

Nur vom Erscheinen des Menschen zu reden, zeigte zwar an, daß der Mensch auch Erscheinendes ist, zeigt aber nicht an, daß er sich in seinem Erscheinen von allem andern, nicht menschlich Erscheinenden auch unterscheidet. Ursprünglich kamen wir ja auf die Rede vom in Erscheinung-Treten und -Stehen, weil in dieser Redeweise ein deutlicher Hinweis auf das Spiel physiognomischer Mächte gelegen schien, wie es zwischen leiblich erscheinenden Menschen statthat und wie es in Standhaftsein, in Selbständigsein, in Abstandfordern, -halten und -wahren, in Vorstehen und Nachstehen zur Sprache kommt. Nun ist es aber ganz offensichtlich, daß ein solches Spiel physiognomischer Mächte auch schon unter Tieren statthat. Das Auftauchen des Raubvogels, sein Erscheinen bringt die Singvögel zum Verstummen und zum Verschwinden in ihrem Versteck. Gleichwohl widerspricht es unserem Sprachgefühl, zu sagen, der Hund etwa trete in Erscheinung, er trete auf, er trete zurück. In dieser Weise des Redens kommt vielmehr zweifellos etwas besonders Menschliches, eigentlich Anthropologisches zur Sprache. In der Rede vom Stande des in Erscheinung tretenden, in Erscheinung stehenden, Abstand fordernden und Abstand haltenden Menschen muß etwas Besonderes am Erscheinen des Menschen zur Sprache kommen, was mit dem Spiel physiognomischer Mächte — mit dem Standhalten — wohl zu tun hat, aber das Erscheinen des Menschen doch von dem des Tieres noch unterscheidet. Das Tier taucht auf, es erscheint, bewegt sich, sein Erscheinen entfaltend, es jagt und flieht, es versteckt sich, und es verschwindet. Wohl steht das Tier auch still, wartet, lauscht, sichert, zögert. Dieses einmal Stillstehen zwischen zwei Weisen des Sich-Bewegens ist aber etwas anderes als die Ruhe des über der Situation stehenden Menschen. Was wollen wir damit sagen? Was hat es mit dem Stand des in Erscheinung stehenden Menschen Besonderes auf sich?

Der Mensch unterscheidet sich von den Tieren entscheidend in zwei Weisen. Die eine haben wir genannt, indem wir, eine schöne Formulierung GUARDINIs übernehmend, sagten, der Mensch könne aus dem Eingefügtsein — aus dem leiblichen Eingefügtsein im gelebten Leben — in die geheimnisvolle Distanz des Geistigen „heraustreten" und, von dem so gewonnenen Standpunkt aus auf sein gelebtes Leben reflektierend, um dieses gelebte Leben in besonderer menschlicher Weise wissen. Wir haben von der schwebenden Ruhe des Standortes im Geistigen gesprochen, die es überhaupt erst ermöglicht, die raum-zeitliche Bewegtheit unseres gelebten Lebens zu erfahren, so wie man das Strömen des Stromes nicht in ihm dahintreibend, sondern nur am festen Ufer erfahren kann [1].

Nun unterscheidet sich der Mensch aber auch in anderer Weise entscheidend von allen Tieren, nämlich: Durch das Besondere der menschlichen Gestalt, durch das Besondere der Gestalt seines erscheinenden Leibes. „Jedem Lebe-

[1] Vergleiche hierzu: MENON (PLATO, sämtliche Werke bei Schneider, Berlin) S. 453: Meinung (*δοξα*) wird zur Erkenntnis (*ἐπιστημη*) durch „Anbinden".

wesen ist sein Verhältnis zur Welt und sein Verhalten in der Welt durch seinen Bauplan vorgeschrieben", so heißt es bei STRAUS[2]. Das gilt, und so meint es der Autor, natürlich auch für den Menschen. Vieles, was davon zu sagen wäre, hat seinen Grund in der dem Menschen eigenen *aufrechten Haltung*, d. h. in seiner Weise des Stehens, in der Besonderheit seines leiblichen Standes. SCHRENK sieht richtig, daß „unsere Diskussion im Grunde um die aufrechte Haltung geht". Man hat diese Besonderheit des aufrechten menschlichen Standes versucht zu verstehen unter dem Gesichtspunkt Darwinistischer Evolutionslehre als nützlich im Kampf ums Dasein, als dienlich der Selbst- und Arterhaltung. Aber selbst bei den Tieren, das hat PORTMANN gezeigt und nachdrücklich betont, reichen diese Gesichtspunkte nicht aus, den Sinn ihres Erscheinens und ihres Gebarens zu verstehen. Wie viel weniger muß das beim Menschen der Fall sein. Liegt es nicht näher, das Besondere der menschlichen Gestalt, der leiblichen Erscheinung des Menschen in Zusammenhang zu bringen mit der Besonderheit seines Seins? Liegt es nicht nahe, daran zu denken, daß das freie, aufrechte Stehen, das den Menschen von den Tieren unterscheidet, etwas davon anzeigt, daß er, obwohl immerfort eingefügt im gelebten Leben, gleichwohl immerfort auch herausgetreten ist in der schwebenden Ruhe der geistigen Distanz. Wir stimmen BOLKE zu, wenn er sagt: „Nicht weil der Körper sich aufrichtete, wurde die Menschwerdung vorbereitet, sondern weil die Form sich vermenschlichte, richtete der Körper sich auf." Was heißt, die Form habe sich vermenschlicht, anderes, als daß das Sein des Menschen, das Besondere dieses Seins in seiner leiblichen Gestalt, im gelebten, erscheinenden Leib zum Scheinen und so zum Anwesen kommt? In seinem Aufsatz „Die Menschengestalt und der Tanz"[3] sagt W. F. OTTO vom „emporgerichteten Stehen" des Menschen: „Es ist von sich selbst erfüllt, die menschgestaltige Antwort auf die Gegenwart dessen, was über den Menschen ist. So könnte man diese Haltung den ersten Mythos nennen, da der Mythos die gestalthafte Erscheinung des Ewigen ist..." Übertragen wir den Sinn dieser Worte auf unsere anthropologischen Aussagen, so heißt es, und das bedeutet eine weitgehende Übereinstimmung, daß in der leiblichen Gestalt des Menschen, in seiner leiblichen Erscheinung etwas von der schwebenden Ruhe des Geistes, etwas von der Möglichkeit des Menschen, aus dem leiblichen Eingefügtsein im gelebten Leben herauszutreten — von seiner Teilhabe am Geist, das aber ist etwas vom Ewigen in ihm, mit zum scheinen kommt. Das mag paradox anmuten, daß im erscheinenden Leib mit zum Scheinen kommt, daß der Mensch nicht nur Leib ist, daß also die leibliche Erscheinung gewissermaßen über sich selbst hinausweist. Aber: Ohne das Wagnis oder die Hinnahme von Aussagen, die für unseren menschlichen Verstand Paradoxie sind, werden wir dem Phänomen nicht gerecht. So sehen wir aber, daß in der Tat die beiden Unterschiede, die den Menschen vom Tier unterscheiden, nämlich seine Möglichkeit, aus der Eingefügtheit im gelebten Leben in die geistige Distanz immerfort herauszutreten, und die Besonderheit der menschlichen Gestalt, seiner leiblichen Erscheinung, im gleichen anthropologischen Sachverhalt ihren Grund

---

[2] STRAUS, E.: Die aufrechte Haltung.
[3] OTTO, W. F.: Die Gestalt und das Sein. Diederichs 1955.

haben, indem die für das Besondere der leiblichen Gestalt so wesentliche aufrechte, emporgerichtete Haltung nichts anderes ist, als das Durchscheinen jener Möglichkeiten im erscheinenden Leib. Darin liegt das anthropologische Besondere des menschlichen Erscheinens. Mir scheint, gerade die substantivische Rede vom Stand des in Erscheinung stehenden Menschen bringt in glücklicher Weise zur Sprache, daß des Menschen erscheinender Leib sich von allem Erscheinenden — auch von den erscheinenden Tieren — unterscheidet, insofern etwas von des Menschen Teilhabe am Geist in seiner Erscheinung mit zum Scheinen kommt. Auch in der substantivischen Sprachform zeigt sich aber mehr als in jeder anderen Form unserer Sprache das dem Menschen aus der Distanz des Geistes mögliche vergegenständlichende Feststellen und Festhalten. So zeigt sich in der substantivischen *Sprachform „Stand"* die Beziehung zum „Geist", die auch im *Phänomen „Stand"* des in Erscheinung stehenden Menschen sich zeigt. Darin aber liegt die Rechtfertigung der substantivischen Sprachform im Sinne unserer Ausführungen über den Wert einer Terminologie.

Daß der Stand des in Erscheinung stehenden Menschen so etwas ihn vor allem anderen Erscheinenden, auch vor allen anderen Lebewesen Auszeichnendes ist, daß ihm besondere menschliche Möglichkeiten innewohnen, das ist leicht einzusehen. Steht er eben doch nicht nur leiblich eingefügt im gelebten Leben, in einer nach dem jeweiligen Hier und Dort seiner leiblichen Erscheinung perspektivisch geordneten Situation, er steht „immerfort" (GUARDINI) *auch* über der gelebten Situation, überschreitet sie im Heraustreten in die Dimension des Geistigen, er reflektiert auf sie und weiß um sie. Obschon er im gelebten Leben eingefügt ist, ist er nie so eingefügt wie ein Tier. Denn: Er ist immerfort *auch*, wenn auch nur der Möglichkeit nach „herausgetreten". Die Tiere sind im Vergleich zum Menschen Spezialisten. „Unter Spezialisierung ist (auch d. Ref.) zu verstehen der Verlust der Fülle der Möglichkeiten" (GEHLEN). Das sind die besonderen menschlichen Möglichkeiten, von denen wir sprechen. „Im Aufrichten gewinnt der Mensch Freiheit, zugleich aber verliert er den innigen Kontakt, die sichere Geborgenheit." „Zugleich mit der Freiheit wächst die Bedrohtheit." „Freiheit und Bedrohtheit sind eng zusammengeschlossen" (E. STRAUS). Welcher Art ist nun diese besondere menschliche Bedrohtheit? Welcher Art sind die Gefahren, die mit der Freiheit wachsen? Sind sie doch wohl sicher nicht nur von der Art, daß wir z. B. leichter in eine Pfütze fallen als die vierbeinigen Lebewesen.

Hier müssen wir nun daran erinnern, daß wir unseren Begriff des Standes nicht am Phänomen des schlechthin in Erscheinung stehenden Menschen entwickelt haben. Wir sind zu diesem Begriff vielmehr hingeführt worden in einem Denken, das vom Phänomen der Stand*einbuße* z. B. vom paranoiden Verfolgungswahn angeregt wurde und seinen Ausgang nahm. Ein defizienter Modus des Standes hat die Frage nach dem Stande ursprünglich aufgeworfen, die Frage, was denn hier beim Entgrenzten, Überwältigten, dessen Stand im Spiel physiognomischer Mächte, im Treffen Einbuße erlitten hat, in einer defizienten Abwandlung vorgefunden sei. Was ist das Heile, das nicht Defiziente, so fragten wir, und so kamen wir auf den Stand des in Erscheinung stehenden, Abstand ergrenzenden und haltenden, gelebten, welthaften Leibes, der dieser Mensch ist. So scheint mir sehr wahrscheinlich, daß die besondere

Bedrohtheit, die der Mensch als Preis für seine besondere Freiheit zu entrichten hat, die verschiedenen Weisen der Standeinbuße sind, von denen unser Denken seinen Ausgang nahm. Dafür spricht ja auch dieses: Die Tiere werden nicht verrückt.

Um vereinfachenden Mißverständnissen vorzubeugen, zum Schluß noch eine kurze differenzierende Betrachtung: Die Defizienz des Standes des in Erscheinung stehenden, die Standeinbuße, ist eine Abwandlung des gelebten Lebens, eine Defizienz der Standhaftigkeit des gelebten menschlichen Leibes. Geängstigt, empört oder in Ruhe, immer aber mit absoluter Gewißheit *weiß* der Paranoide von seiner gewandelten Situation und weiß davon zu berichten. Die Fähigkeit des Heraustretens in die schwebende Ruhe der geistigen Distanz, die Fähigkeit, um seine gelebte Situation zu wissen, ist bei ihm nicht gemindert. In diesem Punkt irrt CONRAD [4], wenn er den paranoiden Wahn als Unfähigkeit zum Überstieg interpretieren will. Sein Begriff des „Überstieges" zielt auf das, was hier mit „Heraustreten" gemeint ist [5]. Eine Defizienz dieser Fähigkeit, der Fähigkeit, aus dem Eingefügtsein im gelebten Leben herauszutreten, in der schwebenden Ruhe der geistigen Distanz über der gelebten Situation zu stehen, Feststellungen zu treffen und das Festgestellte festzuhalten, das Festgestellte und Festgehaltene in eine übersichtliche für Alle verbindliche Ordnung zu bringen und über diese Ordnung (man kann von einer geographisch-kalendarischen Ordnung sprechen) zu verfügen, eine solche Defizienz liegt ganz anderen Störungen zugrunde, solchen nämlich, wie wir sie als intellektuelle Demenzzustände, insbesondere auch als Fälle mit amnestischem Syndrom, kennen. Mit Stand, Standeinbuße und Standverlust haben diese Zustände aber unmittelbar gar nichts zu tun. SCHRENKS Fragen und Einwände haben uns so in willkommener Weise veranlaßt, genau zu präzisieren, warum wir von „Stand" reden. Es war mir wichtig, anzufügen, wo sich die Grenzen des in diesem Begriff Begriffenen deutlich zeigen.

23. Über den tragenden Leib [*]

Wenn v. GEBSATTEL in seiner Studie über Geschlechtsleib und Geschlechtstrieb [1] sagt, die Wissenschaft kenne das Phänomen und den Begriff des Geschlechtsleibes nicht, so hätte er mit gleichem Recht sagen können, daß sie das Phänomen des Leibes nicht kenne. Und wenn er vom Kontinuum eines sich wandelnden — so auch zum Geschlechtsleib sich wandelnden — Leibes spricht, so spricht er damit gerade das Phänomen an, um das ich mich unausgesprochen in früheren Arbeiten und ausgesprochen in Arbeiten der vergangenen Jahre bemüht habe, um dessen Erfassung und Beschreibung es auch in der nach-

[4] CONRAD: Die beginnende Schizophrenie.

[5] Hier zeigen sich Ansatzpunkte zu einer fruchtbaren Diskussion.

[*] Aus der Nervenklinik der Stadt und Universität Frankfurt a. M. (Direktor: Prof. Dr. J. Zutt). — Jb. Psychol. Psychother., 6, 166 (1958).

[1] Prolegomena einer medizinischen Anthropologie, Berlin-Göttingen-Heidelberg: Springer 1954, S. 314.

folgenden Studie gehen soll. Er spricht das Phänomen Leib an, als dessen Wandlungen — um Beispiele aus den genannten Arbeiten v. GEBSATTELs zu zitieren — auch der Arbeits-, Turn-, Marsch-, Kampfleib und der Tanzleib zu verstehen sind. In alledem ist, obschon solche Modifikationen des Leibes nur nach vorheriger reflexiver Erfassung zum Begriff erhoben und so sprachlich begriffen werden können, natürlich der gelebte, d. h. der praereflexive Leib gemeint, das Leibsein, in dem Reflexion wohl als Möglichkeit, implizit aber nicht verwirklicht, explizit enthalten ist, d. h. es handelt sich um Modifikationen des Leibes, der ich bin, im Unterschied zum Leib, den ich als Inhalt und Gegenstand meines reflektierenden Bewußtseins habe.

Der Mensch *ist* dieser sein Leib in allen seinen möglichen Wandlungen. Um diesen Satz zu verstehen, bedarf es nicht komplizierter Denkoperationen. Es muß vielmehr nur das alltäglichste Phänomen festgehalten werden, daß z. B. *ich es bin*, der hier sitzt und schreibt und das *es mein Freund ist*, der hereinkommt und mich stört. Dieses Phänomen festhalten heißt in erster Linie, die Gefahr vermeiden, diese alltägliche Situation im Sinne unserer herkömmlichen Anthropologie umzudeuten in ein Bewußtsein mit verschiedenartigen Inhalten und einen Körper mit ablaufenden Funktionen. Das Phänomen festhalten — in seiner Ursprünglichkeit — im Sinne einer überindividuellen Physiognomik (v. GEBSATTEL) — dient dem wissenschaftlichen Bemühen, über dieses Phänomen etwas auszusagen, über seine formalen Strukturen und seine Gehalte. Solche Aussagen sind möglich. Schon die Aussage, daß der Mensch dieser Leib *ist*, nicht nur den Leib als Inhalt reflektierenden Bewußtseins hat, ist eine solche das Phänomen zur Sprache bringende, weittragende Aussage. Bei unserem Versuch müssen wir uns aber auch davor hüten, das Phänomen Leib in seiner ursprünglichen Einheit aus dem Auge zu verlieren, indes wir stattdessen gleich späte ausdifferenzierte Besonderheiten (wie etwa den Turnleib oder den Marschleib) beachten. Wir müssen versuchen, *fundamentale* Strukturen und Gehalte des Leibes in den Blick zu bekommen und sie zur Sprache zu bringen.

Irgendwo sein, sei bereits Leib, so heißt es bei SARTRE [2]. Das ist eine solche Fundamentales zur Sprache bringende Aussage. Irgendwo *sein* ist natürlich nicht dasselbe wie *wissen, daß man* irgendwo *ist. Ich bin in* Frankfurt ist Struktur und Gehalt meines gelebten Lebens, meines gelebten Leibseins. Das Wissen darum, daß ich in Frankfurt bin, ist nämlich selbst nicht, jedenfalls nicht in gleicher Weise in Frankfurt. Die Aussage, ich sei in Frankfurt, ist nur möglich aus einer Distanz, aus einer Überschau über verschiedene Möglichkeiten ermöglichenden Distanz, aus der heraus die Feststellung getroffen werden kann, ich sei in Frankfurt. Von dieser hier gemeinten Überschau gewährenden Distanz spricht GUARDINI, wenn er sagt: „Es liegt im Wesen des geistigen Lebens, daß der Mensch immerfort aus dem unmittelbaren Zusammenhang des Daseins heraustritt, Abstand gewinnt, betrachtet . . . [3]“ Es ist ein besonderes Problem, *wo ich bin*, nachdem ich solchermaßen aus dem gelebten Leben herausgetreten, von ihm Abstand genommen habe und aus dieser Distanz auf

[2] SARTRE: Der Leib. Stuttgart. Enke Verlag 1956, S. 47.

[3] Die Künste im technischen Zeitalter. München. Verlag Oldenbourg 1954, S. 16.

mein gelebtes Leben, auf seine Strukturen und Gehalte reflektieren kann, ein Problem, auf das wir am Ende dieser Studie noch einmal kurz zurückkommen, dem hier aber nicht nachgegangen werden kann. Hier geht es uns darum, vom gelebten Leben, so auch vom gelebten welthaften Leib etwas zur Sprache zu bringen. Im gelebten Leben, eingefügt in den unmittelbaren Zusammenhang des Daseins, ist der Mensch immer schon irgendwo. Dieses aber, das Irgendwosein, das z. B. In-Frankfurt-Sein ist bereits Leib.

Solche fundamentalen Strukturen unseres gelebten Lebens müssen wir natürlich verfehlen, geht unser anthropologisches Fragen von einem Bewußtsein aus, als dessen Inhalt unter anderen Inhalten auch vorgefunden werden kann, daß ich irgendwo sei, während die Frage, wo jenes, das Bewußtsein, das reflektierende Ich-Bewußtsein sei, ungefragt bleiben und auf sich beruhen kann. Diese fundamentale Struktur, das Irgendwosein in seinem wahren anthropologischen Gehalt, d. h. eben das Leibsein wird auch verfehlt, geht unser Fragen vom Körper aus, der zwar einen Raum einnimmt, einen Raum füllt, so wie Sand einen Sack füllt, aber nicht irgendwo „da" im Sinne menschlichen Daseins ist. „Hier und dort" machen ja erst dieses „da" des menschlichen Daseins aus, des menschlichen In-der-Welt-Seins, das in seiner Konkretisierung je schon auch Leib ist. Als Leib bin ich sowohl *hier,* wo dieser mein Leib einen Raum einnimmt, besetzt hält, bin aber auch *dort,* wohin ich je schon, wenn auch nur meiner Möglichkeit nach — ich bin meine Möglichkeit — blickend, greifend, zeigend, schreitend voraus, d. h. *auf dem Wege bin.* Blicken, Greifen, Zeigen und Schreiten sind Entfaltungsweisen des willkürlich beweglichen Leibes. Diese Entfaltungsweisen können für diesen willkürlich beweglichen Leib als repräsentativ gelten. Wir sind aber nicht nur willkürlich beweglicher Leib. Es gibt auch ein *unwillkürliches Leibsein* und davon soll im folgenden die Rede sein.

Zum unwillkürlichen Leibsein gehören als repräsentative Beispiele das Wachen, Schlafen, Hungern, Dürsten, sexuelles Verlangen, erotisches Lieben, Zürnen, Trauern und sich freuen. Es sind alle jene Weisen unseres gelebten Lebens, die ich als Gehalte des affektiv-vegetativen Lebensbereiches umschrieben habe [4]. Das sie verbindende Gemeinsame ist eben zunächst das Unwillkürliche. *Während die Entfaltungsweisen des willkürlich beweglichen Leibes wie Greifen, Schreiten und Blicken Weisen unseres willkürlichen Tuns sind, sind die Entfaltungsweisen des unwillkürlichen Leibes Weisen unseres unwillkürlichen Werdens.* Ich *werde* wach, hungrig, begierig, zornig, froh und traurig. Wenn ich das jeweilige geworden bin, so *bin* ich es. Ich bin dann das Wachsein, wie der Hunger, die Begierde, der Zorn, die Trauer und die Freude. Diese Unterscheidung von willkürlichem *Tun* und unwillkürlichem *Werden,* von einer Haltung, die *ich einnehmen kann* und Affekten und Triebregungen, die *mich bewegen* und *treiben,* die Unterscheidung des physiognomisch-ästhetischen Lebensbereiches vom affektiv-vegetativen ist eine fundamentale Unterscheidung. Psychologie und Psychopathologie sehen bisher kaum dieses Fundamentale, Einende und Trennende, das auch die Zusammenschau der Phänomene

[4] Vom ästhetischen im Unterschied zum affektiven Erlebnisbereich. Wien. Z. Nervenheilkde., 10, 285 (1955) und diese Sammlung S. 330.

ermöglicht und zwingend nahelegt. Was die unwillkürlichen Regungen angeht, so spricht man von *seelischen Regungen,* Trieben, Gefühlen, Affekten, man spricht von Affektivität und man spricht von *körperlichen Begleiterscheinungen* dieser seelischen Zustände.

Behalten wir aber das ursprüngliche Leibsein im Auge, so trennen wir nicht körperliche und seelische Vorgänge, wenn auch korrespondierende, sondern wir halten fest, daß wie dieses Blicken, dieses Greifen und Schreiten der betreffende Blickende, Greifende und Schreitende *ist* — es sind Weisen der Entfaltung des willkürlich beweglichen Leibes, so *ist* der Betreffende auch dieses Wachen, Hungern, Dürsten und sonstige Verlangen, so *ist* er auch das Zürnen, Freuen und Trauern. Diesem anthropologischen Sachverhalt entspricht es, wenn wir nicht in naheliegender reflektierender Selbstbetrachtung sagen, daß wir Hunger, Durst und sonstiges Verlangen *haben,* daß Trauer uns *bedrückt* und Zorn uns *fortreißt,* sondern daß wir in verschiedener Weise begehrend und verlangend, zornig, traurig oder froh *sind,* daß wir *hungern, dürsten, verlangen, trauern* und *zürnen.* Auch dieses alles sind Weisen unseres Leibseins.

„Ich greife" und „ich hungere" sind natürlich unterschiedliche Weisen dem Menschen auch möglicher Aktivität, obschon in gleicher Aktivform sprachlich ausgedrückt. Greifen kann ich, wann ich den Griff *tun* will, hungern aber nur, wenn ich hungrig *geworden* bin. Gleichwohl hungere ich dann, daß heißt, ich bin dieses Hungern, so wie ich auch das Hungrigwerden schon bin. Wir wissen, daß schon im Geburtsakt der Organismus des Säuglings mitwirkt. Gleichwohl pflegen wir zu sagen, er *wird geboren* (nicht aber er entsteht), so wie er erzeugt und empfangen wird. Dann aber wächst er, reift, blüht und altert. Im sterbenden Vergehen sagen wir nicht, er wird tot oder gar getötet, sondern er *stirbt.* „Ich sterbe" ist die Weise unserer Aktivität, wie wir all unser Werden und Vergehen sind. Das Werden, Wachsen, Blühen, Welken und Vergehen *sind* wir als ursprüngliche Weisen unseres Leibseins.

Den willkürlich beweglichen Leib wollen wir den *erscheinenden* Leib nennen. Denn als wilkürlich beweglicher Leib, blickend, zeigend, schreitend, stehe ich in Erscheinung, vermag differenzierte Situationen zu gestalten und gestalteten zu begegnen. (Dabei wird nicht übersehen, daß die Erscheinung entstanden, *gewachsen, geworden* ist. Das Werden ermöglicht ein Tun, wie das Vergehen ein Lassen erzwingt. Auch wird nicht übersehen, daß etwas Neues über das Erscheinen hinaus sich ereignet, wenn — wie schon beim Greifen — die leibliche Begegnung körperliche Berührung einschließt [5].) Vom erscheinenden Leib reden wir so, weil leiblich in Erscheinung stehen — überall dort, wo der Schein dieser Erscheinung scheint — eine fundamentale Weise des Leibseins ist. Aber auch das Werden, Blühen, Welken und Vergehen sind ursprüngliche Weisen unseres Leibseins. Diese Weise unseres Leibseins ist nicht vorwiegend Erscheinen. In diesem Werden, Wachsen, Blühen, Welken und Vergehen werden wir vorwiegend *getragen.* Das Getragensein ist das fundamental Gemeinsame dieser Weisen des Werdens. Dieses Getragensein trägt uns räumlich hinaus in die Weite des Raumes, zeitlich hinaus in die Weite der Zeit, in die

[5] Den hier auftretenden Fragen sind CHRISTIAN, DERWORT u. a. nachgegangen.

Zukunft. Wir *sind* selbst dieses Tragen, das uns trägt, denn ich bin ja mein Werden: Ich werde. Dieses logische Paradox, daß ich das Tragen, das mich trägt, selbst bin, entspricht der Tatsache, daß ich jede Regung, die mich bewegt, selbst bin [6]. Die Problematik dieses Paradoxes kann hier nicht weiter verfolgt werden. Man kann sie gipfeln lassen in der Frage nach dem Autos der Autonomie sogenannter autonomer Vorgänge. Wir sind ja selbst dieser Autos. Wir sind allerdings nicht *nur* dieses. Wohl können wir nicht wachsen, wann wir wollen, aber wir sind dieses Wachsen, d. h.: „Ich wachse." Wir können nicht zürnen, wenn wir gerade zürnen wollen, wir werden zornig. Aber wir sind dieses Zürnen, d. h.: „Ich zürne." Wir können nicht sterben, wann wir wollen — sich das Leben nehmen ist ja etwas ganz anderes — gleichwohl sind wir dieses Sterben, d. h. wenngleich ich sterben *muß:* „Ich sterbe." Fragen wir nach dem fundamental gemeinsamen alles dieser unwillkürlichen Weisen des Leibseins, so kommen wir eben auf das *tragende Getragensein.* Von diesem Tragen, das wir je auch schon *sind,* werden wir getragen: Ins Leben in der Geburt und in den Tod im Sterben. So wie wir unser unwillkürliches Werden sind, aber auch *nur* so, sind wir auch unser Krankwerden und Kranksein. Hier zeigen sich die Gründe, aber auch gleich die Grenzen der sogenannten psychosomatischen Betrachtungsweise von Krankheiten. Ich werde krank, dann bin ich krank! Bedenken wir genauer das *Tragen:*

Bei v. Gebsattel lesen wir: das „Lebensgeschehen" sei „vergleichbar einem von Augenblick zu Augenblick neu sich erzeugenden Strome . . ."; und weiter: „Dauernd sind wir *getragen* von diesem Strom des Lebensgeschehens, sein Weiterfließen bewirkt, daß wir . . . leben und werden [7]." Dieses Getragensein ist das Getragensein, das gemeint ist, wenn hier vom tragenden Leib die Rede ist, wobei mir nur entscheidend wichtig scheint, zu sagen und hervorzuheben, daß wir dieses Tragen, dieses Strömen und auf dem Strome getragen sein — auch *sind.* Wir leben dieses Strömen, Tragen und Getragensein. v. Gebsattel trägt dieser Tatsache Rechnung, wenn er von der im Strömen des basalen Lebensstromes waltenden Zeitlichkeit, als von einer *gelebten* Zeit spricht und sie ausdrücklich von einer erlebten, beachteten Zeit unterscheidet. Im gleichen Sinne sprechen wir vom *gelebten,* tragenden Leib und unterscheiden ihn vom Erlebnis des Leibes, vom Leib als Inhalt meiner — beachtenden — Reflexion. Strömen im Sinne des basalen Lebensstromes und Tragen, Getragensein im tragenden Leib sind nicht etwa „nur Vergleiche". So könnte v. Gebsattel mißverstanden werden. Wenn wir vom „Strom der Zeit" sprechen, so ist das ja auch nicht etwa „nur ein Vergleich", sondern es ist ein phänomenaler Tatbestand angemessen zur Sprache gebracht. Wir stehen aber nicht nur am Rand dieses Stromes, wir *sind* auch sein Strömen und sein tragendes Getragensein.

Auch der tragende Leib ist ein welthafter Leib. Besonders schön, d. h. unverhüllt zeigt sich die Welthaftigkeit des tragenden Leibes in der Taghaftigkeit des Wachens und der Nachthaftigkeit des Schlafens. Hierin zeigt

[6] Über die nur bedingte Gültigkeit der Logik innerhalb des Lebendigen „gerade bei sorgsamer Beobachtung gegebener Phänomene" s. Kunz, Über den Sinn und die Grenzen des psychologischen Erkennens. Stuttgart Klett, 1957.

[7] v. Gebsattel, a. a. O., S. 138.

sich auch die polare Struktur der Modifikationen des tragenden Leibes: Der Schlaf ist tief wie die Nacht, das Wachen hell wie der Tag. Diese leicht sichtbare polare Struktur findet sich überall in den Modifikationsmöglichkeiten des tragenden Leibes. Dem Mediziner ist diese Polarität auch und vor allem bekannt in den polaren Modifikationen der „körperlichen Begleiterscheinungen" der unwillkürlichen seelischen Vorgänge, im autonom-vegetativen System, in den polaren Gegensätzen von ergotrop-trophotrop, sympatikoton-vagoton und den entsprechenden „Gesamtumschaltungen". Man muß sich aber sehr hüten, über den polar gegensätzlichen Modifikationen das anthropologisch Wichtige, Gemeinsame solcher Modifikationen zu übersehen, das Gemeinsame, dessen Modifikation diese Modifikationen sind, denn: „Die elementarsten Strukturverhältnisse des Daseins entziehen sich dem Blick bekanntlich am hartnäckigsten [8]." Im Tragen, das wir sind und von dem wir getragen sind, ist ein solches elementares Strukturverhältnis zu sehen, eine Totalitätsbeziehung zur Welt, die jeder „einzelnen Weltbegegnung vorgängig" ist. In solchem tragenden Getragensein werden wir wie ins Leben, so in den Tod, ins Wachen und in den Tag, ins Schlafen und in die Nacht getragen. Das tragende Getragensein, dem „Hier — jetzt" voraus in die Weite des Raumes, zu den möglichen Dingen und in die Weite der Zeit, den Möglichkeiten der Zukunft ist ein solches elementares Strukturverhältnis des Daseins, eine Totalitätsbeziehung zur Welt, vorgängig „jeder einzelnen Weltbegegnung", aber auch *vorgängig jeder möglichen polaren Modifikation.*

In dieser Einsicht gründet eine Möglichkeit, Trauer und „krankhafte Depression" ihrem Wesen nach zu unterscheiden. Trauer ist eine mögliche Modifikation des tragenden Getragenseins. Die „krankhafte" Depression am deutlichsten in den mit „Entfremdungsgefühlen", „Depersonalisation" und „Derealisation" einhergehenden Fällen ist ein Versiegen des Strömens, ein Versagen des tragenden Getragenseins, d. h. ein Versinken. KULENKAMPFF spricht von vertikalem Standverlust. In diesem versiegenden Versinken ereignet sich die depressive, melancholische Weltverwandlung, von der solche Kranke so eindringlich — eindrucksvoll berichten. Sie sind nicht einfach traurig. Sie können *weder* froh *noch* traurig sein, weder lachen noch weinen. Alles ist ferngerückt, nichts berührt sie, die wohltuende lebendige Fülle, mit der das strömende — Weite und Zukunft erschließende — Getragensein das Dasein beschenkt, weicht einer toten Leere. „Statt das Leben zu fühlen, ist alles leer" (S. 23) sagte eine Pat. VON GEBSATTELS. „Alles geht einem verloren, nur nicht das Wissen um das, was man verloren hat." „Nicht ist es so, als empfinde ich die Leere, nein, ich bin die Leere (S. 23)." „Der Leib ist tot und fremd und gehört mir nicht (S. 26)." „Der Besuch der Meinen, das ist ein Nachtspuk ... so wunschlos von meiner Seite." „Die Leere füllt den Zwischenraum zwischen mir und meinem Mann, so daß ich nicht hinüberkomme; statt zu leiten, hält der Zwischenraum mich ab. Von der ganzen Welt bin ich so abgehalten ... (S. 25)." Eine meiner Patientinnen klagte: „Es ist alles so weich im Körper, wie als ob ich zusammensacken würde — nicht so richtig — so als würde ich verschwinden, als täte alles in mir stehen bleiben. Es ist alles so tot in mir. Ich kann nicht

[8] v. GEBSATTEL, a. a. O., S. 31.

traurig sein, ich kann nicht lustig sein, ich denke immer ans Sterben." Auch die Freuden erotischer und kulinarischer Mannigfaltigkeiten sind solchen Leidenden geschwunden. Der Schlaf hat für sie nichts Erquickendes. Es scheint mir naheliegend, in solchen Fällen an ein Versiegen des strömenden Tragens, des tragenden Leibes zu denken. Wichtig scheint es schon hier und gerade hier daran zu erinnern, daß solche melancholische Weltverwandlung in der Regel nicht zu einer paranoiden Weltverwandlung führt, nicht zur Standeinbuße im Sinne der Entgrenzung und Überwältigung. (KULENKAMPFF spricht davon als von einem horizontalen Standverlust.) Das hat seinen Grund darin, daß es sich bei der paranoiden Weltverwandlung um eine Modifikation nicht des tragenden, sondern des erscheinenden Leibes handelt, wobei dann — um nur dieses hier erläuternd zu sagen — Strukturen des erscheinenden Leibes und seiner Welthaftigkeit, wie das Blicken und Erblicktwerden, das Durchschauen und Durchschautwerden, das Geborgen- und Bedrohtsein, Vertrauen und Mißtrauen thematisch hervortreten.

Zu den fundamentalen Unterschieden zwischen erscheinendem und tragendem Leib gehört es, daß die raumzeitliche Entfaltung des erscheinenden Leibes nicht ein Strömen ist sondern ein Schreiten! Schreiten darf natürlich nicht als eine Funktion lediglich der Beine verstanden und so mißverstanden werden. Alles willkürliche Tun, auch das Blicken, das Zeigen und Greifen ist diskontinuierlich, Schritt für Schritt, im Unterschied zum kontinuierlichen Strömen unseres unwillkürlichen Werdens. Diese Unterscheidung kann hier nicht weiter verfolgt und dargelegt werden [9].

Inwiefern, so fragen wir zum Schluß dieser Betrachtungen, sollen nun aber Stimmungen wie Freude und Trauer, Regungen wie Hunger und Durst alle in gleicher Weise als Modifikationen eines Leibes, des tragenden, welthaften Leibes verstanden werden? Es mag hingehen, werden viele einwenden, das Hungern als Leibzustand zu verstehen: Aber die Trauer? Ist Trauer nicht ein rein seelisches Gefühl? Solche Fragen müssen ja demjenigen kommen, der das Phänomen Leib festzuhalten, zu befragen und davon etwas zur Sprache zu bringen, nicht gewohnt ist. Denn: Für ihn zerfällt das ursprüngliche Phänomen sofort in das seelische Gefühl des Hungers, der Trauer und deren „körperliche Begleiterscheinungen". Exemplifizieren wir anstatt vieler möglicher qualitativer Gehalte mit Hunger und Trauer.

Sehen wir Hunger als ein Gefühl, so lösen wir ihn aus einem komplexen Phänomen des gelebten Lebens, in das er als Glied eines Ganzen gehört [10]. Vielleicht wird, was hier mit Herauslösen gemeint ist, noch deutlicher, bedenken wir das komplexe Phänomen des sexuellen Orgasmus: Auch hier könnte

---

[9] Der von KUNZ erhobene Einwand gegen das Bild des beschrittenen Lebensweges (KUNZ a. a. O., S. 93) weist auf eine Unvollkommenheit der Erfassung des Phänomens Leib, wenn nämlich Leib nur als willkürlicher, erscheinender Leib — z. B. als schreitender — erfaßt wird. — Sie muß durch den tragenden Leib ergänzt und behoben werden. Gewordensein ist Voraussetzung des Tuns, Getragensein Voraussetzung des Schreitens. Dieser anthropologische Satz hat in der fundamental-ontologischen Aussage seinen Grund: „Die Stimmung hat je schon das In-der-Welt-Sein als Ganzes erschlossen und macht ein Sich-Richten-Auf ... allererst möglich" (HEIDEGGER S. u. Z., S. 137).

[10] S. hierzu SCHELER: „Es ist irrig, die Leibsensationen seien seelische Phänomene." Formalismus in der Ethik. 4. Aufl. 1954, S. 411.

man von einem Gefühl sprechen. Man könnte dieses Gefühl unter anderen aufführen, mit diesen anderen vergleichen und von ihnen unterscheiden. Auch die körperlichen „Begleiterscheinungen", vorwiegend vegetative Vorgänge, hinzugedacht, hinzugenommen, sind wir noch weit entfernt, das „komplexe Phänomen" Orgasmus im Blick zu haben. Erst die Welthaftigkeit dieser Entfaltungsweise des tragenden Leibes, die Zuordnung zu den entsprechenden Begegnungsmöglichkeiten der Geschlechter läßt etwas vom Gesamtphänomen sichtbar werden, in das als zu einem Ganzen ergänzendes Glied der nur theoretisch isolierbare Vorgang des Orgasmus, oder gar nur das „ihn begleitende" Gefühl gehört. Diese Reduktion des Orgasmus auf ein wollüstiges Gefühl liegt auch Verfallsformen der geschlechtlichen Begegnung zugrunde, wie sie der moderne Hedonismus, in dieser Hinsicht ein zeitgenössischer Bruder der subjektivistischen Psychologie, hervorgebracht hat. Aber erst der ganze biologische, ja anthropologische Aspekt oder besser der ganze Horizont der Geschlechtlichkeit, z. B. daß es *den* Menschen gar nicht gibt, sondern nur Menschen männlichen oder weiblichen Geschlechts, eröffnet Möglichkeiten zu verstehen, was Orgasmus — nämlich als verschmelzendes Einswerden, Einswerden der Leiber — ist. Nicht anders ist es mit dem Hunger. Hunger ist ursprünglich nicht nur ein Gefühl mit körperlichen Begleiterscheinungen, auch nicht nur ein Trieb, der sich in unserem Bewußtsein meldet, und es uns überläßt oder uns veranlaßt, Maßnahmen zu seiner Stillung zu treffen, wobei ins Spiel kommt, was wir gelernt haben, wie man den Hunger stillt, daß man den Entschluß faßt, in eine Speisewirtschaft zu gehen, zu bestellen, zu essen usw. Hunger als eine Weise des tragenden Leibes, als komplexes Phänomen ist auch das Hingeordnetsein des Menschen zum Nährenden, das die Erde für ihn trägt, er *ist* auch ein Suchen. Ein Suchen nicht nach jedem Beliebigen — nicht z. B. nach dem verlegten Federhalter —, es ist ein Suchen nach Nährendem. In diesem Suchen ist das Nährende aber als Gesuchtes, so als Auffindbares erschlossen. So wie der hungernde Mensch dieser Hunger ist, so ist er auch ursprünglich das Suchen und Finden des Nährenden. Wir zivilisierten Menschen haben so vieles gelernt, daß wir darüber vergessen haben, was wir *je schon* können. Deshalb wundern wir uns über den Instinkt der Tiere und über die Sicherheit, mit der Tiere z. B., kaum dem Ei entschlüpft, Nährendes suchen und finden. Wir wunderten uns weniger, bedächten wir, daß Hunger kein Gefühl unseres extramundanen Bewußtseins ist, sondern eine Modifikation unseres gelebten welthaften Leibes, und zwar des tragenden Leibes, der uns Nährendes, dieses vor allem als Riechendes und Schmeckendes erschließt. Diese Zuordnung des welthaft tragenden Leibes zum Nährenden ist immer ein Gehalt unseres gelebten Lebens. Die Qualität des Hungergefühls — im Unterschied etwa zum Durstgefühl, oder zum Gefühl sexueller Erregung ist nicht eine zufällige Qualität, dazu da, daß wir an ihr wie an einem beliebigen Zeichen erkennen, was mit unserem Organismus los ist, daß er z. B. der Nahrung bedarf, sondern Hunger ist eine spezifische Modifikation des tragenden Leibes, in der Nährendes erschlossen ist, gesucht und gefunden werden kann. Hunger ist so eine spezifische Modifikation der Welthaftigkeit des tragenden Leibes, in der Nährendes *allgemein* erschlossen und zugänglich ist. Um des *konkreten* Nährenden habhaft zu werden, bedarf es allerdings des

Blickens, Schreitens und Greifens, des Zugreifens, d. h. die *willkürliche* Beweglichkeit des Leibes kommt ins Spiel. Übersättigt sein, dem Nährenden sich verschließen, Nährendes nicht sehen, nicht riechen können ist die dem Hunger polar entgegengesetzte Modifikation des tragenden Leibes. Auch diesem Zustand des Leibes ist Nährendes erschlossen. Solchem Erschlossenen sich verschließen ist etwas anderes als die leere Gleichgültigkeit dem Nährenden gegenüber, wie sie bei fühllos „hungernden" sogenannten Nahrung verweigernden Melancholikern vorkommt, in Zuständen des Versiegens des tragenden Strömens. Im mittleren Zustand — im Zustand zwischen den polaren Modifikationen ist nicht anzunehmen, daß diese in der hungrigen Gier wie im ekligen Widerwillen so deutliche, spezifische Weise des tragenden Leibes und seiner Welthaftigkeit geschwunden sei. Hungergefühl und Ekelgefühl mögen geschwunden sein. Was aber bleibt, ist die spezifische Weise des tragenden welthaften Leibes, in der Nährendes je schon erschlossen ist. Es bleibt auch ein Kraftgefühl der Frische des Gesunden, des Wohlgenährten, und die stete Möglichkeit zur Modifikation in den hungernden Leib.

Bedenken wir auch dieses: Im Hunger — in seinem hier explizierten, anthropologisch weiten Sinne — sind die beweglichen Lebewesen je dem erschlossenen Nährenden verbunden. Es ist die Weise ihres Wurzelns in der Nährendes spendenden Erde. Solches Wurzeln geschieht überall dort und wird zur Verwurzelung, wo ein im tragenden Leibe fundiertes *allgemeines* Verlangen in *konkreten* Gewohnheiten seine Befriedigung findet. Zwar ist der dem Nährenden allgemein zugeordnete Leib, nicht diesem konkreten nährenden Ding, dieser Pflanze, diesem Gericht zugeordnete, gleichwohl erschließt sich ihm eine Gegend allgemein z. B. als üppig, reich spendende, oder als karg, dürr und arm. So ist auch der tragende Leib je schon irgendwo und bestätigt den fundamentalen Satz, irgendwo sein, sei bereits Leib.

Es wäre nicht schwer, andere Modifikationen des tragenden Leibes in ähnlicher Weise, auch ihre Welthaftigkeit zu explizieren. Es wäre eine Aufgabe, so den wachen, den schlafenden, den sexuell verlangenden, den zürnenden Leib als Modifikationen des tragenden Leibes zu explizieren. Wir beschränken uns hier aber darauf, das zu bedenken, was wir im allgemeinen als Gemütszustand der Trauer, als traurige Stimmung oder traurige Affektlage bezeichnen. Wir erinnerten, daß die Auffassung, Trauer sei eine Modifikation des tragenden Leibes, auf Widerspruch stoßen kann mit der Begründung, Trauer sei ein seelisches Gefühl, wenn schon körperliche Begleiterscheinungen nicht zu übersehen und wohlbekannt sind. Wir kennen ja das welke Aussehen des von Trauer Gedrückten, seine Stille oder eintönige Klage, die Sparsamkeit seiner Bewegungen, die Mühe, die es ihm machen kann, sich überhaupt zu bewegen, so als ob er eine schwere Last zu tragen hätte. Wir kennen seine lustlose Abgewandtheit von der Welt, von den Menschen und Freuden. Wir kennen das schmerzverzerrte Gesicht und wir kennen die Tränen.

Bedenken wir nicht die Trauer, bedenken wir den Trauernden. Nehmen wir als Beispiel das am Grabe von dem durch den Tod entrissenen Geliebten Abschied nehmende Mädchen. Mit Aufbietung ihrer Kraft tut sie den schweren Gang. Gebeugt von schwerem Kummer, gesenkten Hauptes steht sie am Grabe. Ihr Blick ist unverwandt auf das Mysterium der Bestattung gerichtet, bis die Tränen heilsam quellend das Bild des Abschieds verschwimmen und schwinden lassen. Der Weg zum Grabe ist noch ein Geleiten, gleichwohl schon als Hinweg Trennung, die sich dann am Grabe ereignet. Der Rückweg ist ein Getrenntsein, ein Sichtrennen, ein Preisgeben des geliebten Toten. Wer zweifelt, daß diese ehrfürchtige Distanz gebietende Erscheinung, d. h. doch dieser Leib, die Trauernde *ist?* Ist es nicht auch geradezu wie eine Verderbnis unseres Denkens, dieses Phänomen von größter unmittelbarer Eindringlichkeit zu zerlegen, zerlegen zu müssen in Bewußtseinszustände und körperliche Funktionen, die diese Bewußtseinszustände „begleiten"?

Beschränken wir uns der Kürze dieser Studie halber darauf, das Phänomen „Träne", diese „körperliche" Begleiterscheinung der Trauer, der affektiven Reaktion auf Trennung zu bedenken. Versuchen wir zu zeigen, was Trennung, Trauer und Träne miteinander zu tun haben. Als körperlicher Vorgang ist die Träne eine eigentümliche, sinnlose Überproduktion einer Drüse, ein Wassertropfen, in dem Salze und Eiweiß gelöst sind, wobei ebenso zwecklos wie sinnlos scheint, daß sich das gerade am Auge abspielt. Begreifen wir die Träne aber als Modifikation des gelebten welthaften Leibes, so ist sie eine Erscheinungsweise der Trauer, die der Trauernde ist. (Sie gehört zu den Phänomenen, in denen das Unwillkürliche [vegetative] unmittelbar zur Erscheinung kommt. Diese Phänomene, wie z. B. auch das Erröten, Erblassen, das Pupillenspiel begründen eine Einschränkung unserer Terminologie, insofern auch der tragende Leib in mancher Weise unmittelbar erscheinender Leib ist. Dabei darf allerdings auch wieder nicht übersehen werden, daß wir das unwillkürlich im Sinne vegetativer Vorgänge erscheinende gerne verhüllen! Aus solchen Gründen war oben von *vorwiegend* erscheinendem und *vorwiegend* tragendem Leib die Rede.) Der anthropologische Sinn der Träne erschließt sich nur dem, dessen Denken vom Phänomen Leib, vom gelebten welthaften Leib ausgeht. Da wissen wir dann, daß das Auge eben nicht nur das Sehorgan ist, das von Lichtreizen getroffen wird. Sondern es ist Träger des Blicks. Welche Rolle der Blick aber in der Situation am Grabe und überall dort spielt, wo sich Trennung ereignet, das ersehen wir schon daraus, daß es den „Abschiedsblick" gibt. So wie der Blick, das Sicherblicken die erste, frühe Weise der Begegnung zu sein pflegt, so ist der Blick als Abschiedsblick, dieses schmerzhafte Sichlosreißen, eine entscheidende Weise des Sichtrennens, vom vertraut und lieb Gewordenen. Trennung im hier gemeinten Sinn ereignet sich natürlich nicht überall, wo Eines und ein Anderes auseinander geraten oder aus-einander gebracht werden. Sie ereignet sich nur, wo zuvor ein Aneignen statthatte, eine Verwurzelung, wo eine Verbundenheit entstanden war. In solchem Sichtrennen ist es dann nicht sinnlos, wenn der Blick sein klares Leuchten verliert, seine festhaltende Kraft und Bestimmtheit, wenn er verschwimmt, so dem Entschwindenden verschwindet und den Entschwindenden dahin schwinden läßt. Trauer und Träne erweisen sich so ursprünglich nicht als ein zufällig sinnlos, zeitlich zusammentreffender Bewußtseinszustand und eine begleitende körperliche Funktion, sondern als eine Modifikation des welthaften Leibes in der Situation der Trennung. Träne und Blick gehören zusammen, nicht Wassertropfen und Auge! Trauer und Trennung, Trennung von lieb Gewordenem sind ihrem Wesen nach verwandt. *Trauer ist die Weise, wie der tragende Leib durch die Situation einer*

Trennung trägt. Abschied nehmen, Trennung hin-nehmen, ist eine Weise des gelebten Lebens. Wissen, daß man Abschied nehmen muß oder mußte, ist etwas anderes als Abschiednehmen. Das Abschiednehmen als Weise des gelebten Lebens ereignet sich stets irgendwo. Irgendwo sein aber ist bereits Leib.

Der Mensch ist Leib. Er ist in verschiedener Weise Leib. Die vorliegende Studie dient einer zunehmenden Klärung dieser Frage. Als fundamental unterschiedliche Weisen des Leibseins haben wir den erscheinenden, willkürlich beweglichen, willkürliches Tun ermöglichenden Leib und den tragenden, unwillkürlich werdenden und im Werden sich wandelnden Leib herausgehoben. Der Mensch ist aber nicht nur Leib. Seine Leiblichkeit überschreitend, aus dem unmittelbaren Zusammenhang des Daseins heraustretend (GUARDINI), Abstand nehmend, stellt sich die Frage, *wo* der Mensch nunmehr sei, in neuer Weise. Daß sie überhaupt gestellt werden kann, bedeutet allerdings eine Einschränkung der Gültigkeit des Satzes: Irgendwo sein ist bereits Leib. Damit stellt sich ein neues Problem. Seine Lösung bedeutet eine anthropologisch wichtige Ergänzung zu den hier vorgetragenen Gedanken. Sie liegt aber außerhalb dieser Studie.

24. Zur Anthropologie der Sucht *

Der Beitrag zum Suchtproblem, den ich auf den nachfolgenden Seiten zu geben versuche, der Beitrag zu einer Anthropologie der Sucht ist kein empirischer Bericht. Empirie geht auf die Sammlung des Mannigfaltigen aus. Anthropologie hingegen strebt danach, zu erfassen, was die Mannigfaltigkeit dieses Erfahrenen Allgemein-gültiges auszusagen vermag über den Menschen. So *kann* eine Anthropologie der Sucht natürlich auf der gesammelten Einzelerfahrung beruhen, keinesfalls darf sie mit ihr im Widerspruch stehen, sonst irrte sie. Sagt sie aber Wahres aus, Wahres über die Sucht, so erhellt sie ihrerseits den empirischen Sachverhalt. Zusammengefaßt heißt das: An den Süchtigen können und müssen wir lernen *wie Sucht sich zeigt,* unsere anthropologische Interpretation aber muß uns sagen, *was Sucht ist.*

Das Thema des Kongresses, auf dem die nachfolgenden Gedanken vorgetragen wurden, beschränkte sich auf Trunk- und Arzneimittelsuchten. Damit sollte sicher nicht gesagt werden, daß außerhalb dieser Suchtarten keine Zustände echter Sucht vorkommen. Am bekanntesten ist die Studie von v. GEBSATTEL über sexuelle Perversionen als Sucht. Ich selbst habe darauf hingewiesen, daß man mit Recht auch von einer Sucht des Autofahrens, auch von Arbeitssucht sprechen kann — und dies nicht nur beim eigentlichen Manager. Aber wie gesagt, das Thema war auf Trunk- und Arzneimittelsucht beschränkt. Sind wir damit im Recht, bei allen *diesen* Suchtarten in gleicher Weise von Sucht zu sprechen, so muß, was für die eine gilt, auch für die andere gelten. Man kann das auch so ausdrücken: Ob sich der Süchtige des Alkohols, des

* Nach einem auf der Jahresversammlung südwestdeutscher Neurologen und Psychiater im Mai 1958 gehaltenen Vortrag. Aus der Nervenklinik der Stadt und Universität Frankfurt a. M. (Direktor: Prof. Dr. J. Zutt). — Nervenarzt **29**, 439 (1958).

Morphins, des Pervitins oder des Schlafmittels als Vehikel bedient, der Sucht zu verfallen, in der Sucht selbst muß etwas Gemeinsames sein; sonst wäre die Terminologie falsch. So halte ich es auch für erlaubt, in meinen folgenden Ausführungen zur Entwicklung anthropologischer Gesichtspunkte allein mit der Trunksucht zu exemplifizieren, mit der in unserem Kulturkreis bei weitem verbreitetsten und bedeutsamsten Sucht. Trotz dieser Beschränkung des Themas möchte ich ausdrücklich betonen, daß der nachfolgende Versuch nicht über eine skizzenhafte Darstellung des Wesentlichen hinausgeht.

Vor 60 Jahren, 1898 erschien ein ausgezeichnetes Buch von GROTIAN über den Alkoholismus [1]. Es ist über 400 Seiten stark, in der Bibliothek für Sozialwissenschaften — wie es im Untertitel heißt: Mit besonderer Berücksichtigung auf soziale Anthropologie und Pathologie — erschienen. Das Buch ist unverändert lesenswert und reich an Gesichtspunkten. Allein unter den Ursachen des Alkoholismus lesen wir von der neuropathischen Konstitution, von Klima und Rasse, von Geselligkeit und Trinksitten, von den sozialen Verhältnissen der Trinker und — vom Zusammenwirken aller dieser Faktoren. Auf das Problem, das ich heute vor Ihnen erörtern möchte, bezieht sich in dem ganzen Buche nur *ein einziger Satz*. Er lautet: „Die Neigung narkotische Stoffe zu genießen, ist eine allgemein menschliche Eigenschaft!" GROTIAN fügt hinzu: „Ein großer Teil der Menschheit bedient sich zur Befriedigung dieses Hanges alkoholischer Getränke." Diese Sätze sind heute so wahr wie vor 60 Jahren. Heute wie damals wissen wir, daß es so ist. Wir wollen versuchen, etwas zur Lösung der Frage beizutragen, *warum* es so ist. Was ist das, diese allgemein menschliche Neigung, diesen Hang Begründende, Hervorrufende, was ist an diesen narkotischen Stoffen, was ist am alkoholischen Getränk das Verlockende, Verführerische, ja schließlich Gefährdende?!

Wir exemplifizieren mit der Trunksucht. Die Neigung, die allgemein menschliche, der Hang, beide haben ja doch einen Zustand zum Ziel: Das ist der Rausch. Er, der Rausch, ist das Verlockende und Verführende. Aus dem Verständnis seines Wesens müssen wir zu verstehen suchen, inwiefern er für viele die Gefahr birgt süchtig zu werden, der Trunksucht zu verfallen. Wir müssen auch zu verstehen versuchen, warum der Trunksüchtige aus der Verfallenheit an die Sucht nur in den seltensten Fällen aus eigener Kraft sich wieder erheben kann, oftmals nicht einmal mit der Hilfe anderer. Die uns hier besonders interessierende Frage nach dem Grunde der Verführung und Gefährdung hat in den vergangenen Jahrzehnten im allgemeinen eine — wie mir scheint — das Problem simplifizierende Antwort gefunden. Wer süchtig ist, zeigt damit, daß er Psychopath ist, hieß diese Antwort. Mir scheint, das sei die Verallgemeinerung einer Teilwahrheit. Sicher gibt es sogenannte Psychopathen, die infolge ihrer Psychopathie besonders gefährdet sind. Es gibt aber auch Psychopathen, die dank ihrer Psychopathie — z. B. ihrer anankastischen Art — sicher davor bewahrt sind, süchtig zu werden. Die trunksüchtigen Gastwirte und Schnapsreisenden, ebenso wie die Morphinisten unter Apothekern, Ärzten und Schwestern zeigen, wie bedeutsam die Situation, in der man lebt, für die Entstehung der Sucht ist. Ich glaube, wir sollten diese zeit-

[1] GROTIAN: Der Alkoholismus. Leipzig: G. Wigand 1898.

bedingte Simplifikation des Problems revidieren. Wir glauben ja auch nicht mehr, daß alle sogenannten Rentenneurotiker Psychopathen sind, sondern Menschen, die einer in der Situation des Wohlfahrtsstaates, des Versicherungswesens gelegenen Gefahr verfallen sind. So kann für das Problem der Sucht Ausgangspunkt unserer Überlegungen sein, Sucht sei nicht Erscheinungsweise einer Psychopathie, sondern eine Gefahr *für den Menschen*.

Am Anfang der Sucht — soviel scheint sicher — steht der Rausch. Was ist dieser Rausch? Das müssen wir bedenken. Zunächst — ganz allgemein gesprochen — ist Rausch ein Zustand, ein Zustand in den wir geraten, in den wir uns auch versetzen können. Man könnte vom Rausch auch sagen, er sei ein Zustand des Gemüts, also ein Gemütszustand, eine Stimmung, die über uns kommt und uns ergreift. Gewiß kann man den Rausch auch als eine besondere Modifikation unserer Affektivität, also als etwas Affektives ansehen. Damit übereinstimmend würde ich den Rausch nach der von mir vorgeschlagenen Begrifflichkeit dem affektiv-vegetativen Lebensbereich als eine besondere Modifikation dieses Bereiches zuordnen. Das grundlegend Gemeinsame aller Gehalte dieses Bereiches ist das autonome oder das unwillkürliche Kommen und Gehen der jeweiligen Zustände bzw. Gehalte. Sie alle sind Modifikationen unseres unwillkürlichen Werdens. Man kann sagen, der Rausch gehört unter die Weisen unseres unwillkürlichen Werdens und Seins. Exemplifizieren wir kurz dieses Werden und Sein mit einigen repräsentativen Beispielen aus diesem Bereich: Ich muß wach werden um wach zu sein, müde werden um müde zu sein; ich muß hungrig werden um hungrig zu sein, froh um froh zu sein, ich muß trunken werden um trunken, um berauscht zu sein. Natürlich kann man unter diesen Weisen unwillkürlichen Werdens auch Unterschiedliches sehen, unterscheidbar etwa als Antrieb, Trieb, Affekt, Emotion. Für unsere Betrachtung kommt es aber nicht auf das Unterscheidbare, es kommt auf das Gemeinsame an.

Das Gemeinsame aller dieser Weisen unseres unwillkürlichen Werdens und Seins, das autonome, unwillkürliche Kommen und Gehen der jeweiligen Zustände, die anthropologische Bedeutsamkeit dieser Gemeinsamkeit tritt deutlicher hervor, stellen wir diesen Weisen unseres unwillkürlichen Werdens unterscheidend gegenüber die Weisen unseres willkürlichen Tuns. So wie Affektivität sich von Haltung unterscheidet, der affektiv-vegetative Bereich vom physiognomisch-ästhetischen, so unterscheidet sich unwillkürliches Werden vom willkürlichen Tun [2]. Repräsentative Beispiele für willkürliches Tun sind das Blicken, Schreiten und Greifen; diese Weisen des willkürlichen Tuns aber nicht als anatomische Funktionen mißverstanden, sondern als verschiedene Weisen der Selbstverwirklichung, schon im blickenden Auswählen, ins

[2] Hier sei ergänzend angemerkt: Unwillkürliches Werden und willkürliches Tun *sind* zwei unterscheidbare Weisen gelebter Leiblichkeit. Ich habe sie als den tragenden und den erscheinenden Leib unterschieden. (Das paranoide Syndrom in anthropologischer Sicht. Springer 1958. S. 4. — ZUTT: Gedanken über die menschliche Bewegung. Nervenarzt 1956, S. 7 bis 15. — ZUTT: Über den tragenden Leib. Jhrb. für Psychologie und Psychotherapie 1958.) Auch ist anzumerken, daß die anatomisch-physiologische Unterscheidung zwischen einem autonom-vegetativen und einem willkürlich-animalischen Nervensystem in der anthropologischen Unterscheidung zwischen unwillkürlichem Werden und willkürlichem Tun ihren Grund hat.

Auge fassen, dann im Einschlagen und Einhalten einer gewählten Richtung und schließlich im aneignenden Ergreifen. Wir kommen darauf zurück. Diese Unterscheidung zwischen unwillkürlichem Werden und willkürlichem Tun halte ich für eine anthropologisch fundamental wichtige, und ich meine, es kann für jeden Verständnisbereiten nicht schwer sein, diese Unterscheidung mit zu vollziehen. Am leichtesten geschieht dieses Mitvollziehen immer am Leitfaden der Sprache: Wachen kann ich nur, wenn ich wach geworden bin und dieses Werden geschieht unwillkürlich. Greifen kann ich, wenn ich den Griff tun will. Halten wir diese Unterscheidung fest und bedenken das Folgende: Dem Werden und dem Tun eignen je eigene besondere, unterscheidbare Strukturen. Bedenken wir zuerst die Struktur unseres unwillkürlichen Werdens:

Die Raum-Zeitlichkeit des Werdens ist ein kontinuierliches Strömen. v. GEBSATTEL spricht in verwandter Weise vom basalen Lebensstrom. Auf diesem Strom sind wir dahingetragen, ursprünglich eingebettet ins Werden, Wachsen, Reifen und Vergehen der vegetativen Natur, *deren wir auch ein Teil sind.* So — ursprünglich auch Natur — teilen wir z. B. im Schlafen und Wachen Nacht und Tag der Natur. Als unwillkürliches Werden sind wir in den Schlaf getragen, wie in das Wachen. Wir sind selbst dieses Tragen, das uns trägt. Darin zeigt sich eine echte Antilogik im Sinne v. WEIZSÄCKERS. Am Schlafen und Wachen zeigen sich neben der Welthaftigkeit weitere Strukturgesetzlichkeiten des unwillkürlichen Werdens: Es zeigt sich, daß es in diesem Bereich Intensitätsgrade gibt und polare Strukturen. Ich kann hellwach sein und tief schlafen; ich kann lebhafte Freude haben und schwerste Trauer; heftigen Hunger und großen Widerwillen.

Wie steht es nun mit dem Rausch? Inwiefern ist er eine Weise dieses, unseres unwillkürlichen Werdens? Ist er dies, so müssen wir die aufgedeckten Strukturmerkmale aufzufinden vermögen. Daß es Intensitätsgrade der Trunkenheit, des Rausches gibt, ist unverkennbar. Sie reichen vom leichten Angeheitersein bis zum sinnlosen Rasen des Trunkenen. Inwiefern aber ist der Rausch eine besondere Weise des Getragenseins, inwiefern finden wir etwas von Polarität? Was heißt es, im Rausche seien wir getragen? Es heißt: Ohne unser Zutun, durch eine Modifikation unseres unwillkürlichen Werdens, werden wir über Grenzen, die unser Tun sonst begrenzen, hinweggetragen, hinausgetragen in eine Weite, zu einer Fülle zuvor verschlossener, jetzt erschlossener Möglichkeiten. Wir werden mit einer Fülle von Möglichkeiten gleichsam beschenkt. Hier hat das Goethe-Wort seinen Grund: Jugend — der die Möglichkeit eines Menschenlebens offensteht — sei Trunkenheit ohne Wein. Im Rausch ereignet sich etwas von dem „alle Menschen werden Brüder". Es ereignet sich im Rausche auch etwas von dem Offensein, von dem RUEMKE [3] geschrieben hat, vom Offensein für den Gehalt und den Zuspruch der Dinge dieser Welt. In diese, im Rausche geöffnete Offenheit hineingetragen sein bis zur Selbstvergessenheit ist das, was den Rausch mit der künstlerischen und anderen Formen der Ekstase verwandt macht. Mit diesem Öffnen der Möglichkeiten erweckt Rausch in uns Hoffnung, es wächst mit ihm die Kraft der Hoffnung.

[3] RUEMKE: In „Rencontre (Encounter, Begegnung) Contributions a une psychologie humaine dédiées au Professeur F. J. J. BUYTENDIJK 1957 Utrecht".

Fragen wir schließlich nach der Polarität, so geht unser Fragen damit nach einem Gegenpol des Rausches; gibt es so etwas? Nachdem wir über die Welthaftigkeit des Rausches einiges gesagt haben, ist es nicht schwer am Leitfaden dieser Welthaftigkeit den Gegenpol zu finden: Unsere Frage kann jetzt lauten, was ist der Gegenpol der Weite, der Fülle, des Offenseins und des unwillkürlichen Hineingetragenseins in diese Weite, Fülle und Tiefe der Welt? Der Gegenpol ist die Welt als Enge, als Bedrängnis, das der Fülle der Möglichkeiten beraubt, in die beklemmende Enge, die Ausweglosigkeit getrieben sein. Die Kraft der Hoffnung schwindet, an Stelle des Rausches tritt sein Gegenpol: die lähmende Angst. Das Gegenstück des Rasenden ist der Zitternde, des Berauschten der Geängstete. So erweist sich der Rausch als eine polare Modifikation unseres unwillkürlichen Werdens, als eine Weise des Getragenseins auf dem kontinuierlichen Strömen des basalen Lebensstromes. Rausch ist verwandt der Freude, der Begeisterung, der künstlerischen und religiösen Ekstase; sein Gegenpol ist Angst. (Angst ist natürlich mehr als nur dieses, aber sie ist auch dieser Gegenpol des Rausches.)

Zur Veranschaulichung des Gesagten eine Selbsterfahrung: Es war in den Zeiten der allnächtlichen Bombardierungen Berlins. Wir pflegten das Wochenende oft einige 30 km vor der Stadt auf dem Lande zu verbringen. Die Gefährdung unseres Lebens, das der Freunde und Anvertrauten lastete schwer auf uns, auch die Unabsehbarkeit des Endes der sinnlosen Tyrannei und ihres sinnlosen Krieges. Niedergeschlagenheit und Verzagtheit kamen oft über uns, ließen sich auch nicht immer verbergen. Ich entsinne mich eindringlich und deutlich, welche Wandlung gelegentlich, fast überraschend ein paar Schluck Branntwein herbeiführen konnten. Nicht eine inadäquat gute Stimmung, eine Euphorie stellte sich ein, die über die wahre Lage hinwegsehen, von den Gefahren absehen ließ und so den Leichtsinnigen täuschte. Die Erfahrung war eine andere: Der beklemmende Ring der Bedrückung löste sich. Hoffnung, Mut und Zuversicht wuchsen, eine gewisse Angriffslust erwachte, den Kampf mit dem feindlichen Schicksal zu wagen und auch um schweren Preis zu bestehen. Freiheit als Möglichkeit erschien am Horizont und siegte so schon mit ihrem Scheine über die enge Bedrängnis, in der wir zu leben gezwungen waren. Übrigens waren auch der See, die Wiesen, die bewaldeten Ufer schöner geworden, sprechender, lebendiger Licht und Farben. Das insgesamt war unverkennbar eine Erfahrung der Berauschtheit.

Doch genug des Lobes der Trunkenheit, des Rausches. Vielleicht scheint es manchem sonderbar, daß hier, wo es um das Thema der Sucht geht, Rühmendes über den Rausch gesagt wird. Indessen mir scheint, wenn man einen Feind bekämpfen will, dann soll man es nicht im blinden Haß tun, ganz gewiß nicht, wenn dieser Feind ein verführerischer Feind ist. Gerade dann gilt es, das Gute an ihm unbefangen zu sehen, das Gute, das zum Verlockenden, aber auch zum Verführenden und Gefährlichen werden kann. Vom Guten haben wir gesprochen, wo — worin liegt die Gefahr?

Der Klärung dieser Frage können folgende Überlegungen dienen: Menschliches Leben verwirklicht sich nicht und vollendet sich nicht in unwillkürlichem Werden. Zwar sind wir weithin solches unwillkürliches Werden, schon in unserem Gezeugt- und Geborenwerden, im Wachsen und Reifen, Altern und schließlich im Vergehen, im Sterben. Wir sind es in dem zwischen Geburt und Tod sich ereignenden vielfältigen Wandel immer gleicher Zustände und polarer Modifikationen, wie wachen und schlafen, frisch sein und müde, im hungrig, durstig, sexuell begehrlich sein, wie im satt sein, befriedigt und überdrüssig, im froh und betrübt, zornmütig und nachgiebig sein, wagemutig—trunken und angstvoll—verzagt. Beachten wir schließlich etwas Wichtiges: Bei aller qualitativen Mannigfaltigkeit dieser aufgeführten Modifikationen handelt es sich im Bereich unseres unwillkürlichen Werdens für sich betrachtet, um die immerwährende Wiederholung des Gleichen. Darin bekundet sich, daß unser unwillkürliches Werden im menschlichen Sinne wesentlich ungeschichtlich ist, nicht anders als das Wachsen, Blühen, Welken und Absterben der vegetativen Natur, in der wir leben und deren wir auch ein Teil sind.

Hier ist die Grenze des Lobes. Die individuelle geschichtliche Gestalt eines Menschen verwirklicht sich — im Sinne der Selbstverwirklichung — nicht im unwillkürlichen Werden, sondern im willkürlichen Tun. Hier kann man an HEIDEGGERs ontologischen Satz erinnern und ihn bedenken: „Die Stimmung hat je schon das Inderweltsein als Ganzes erschlossen und macht ein sich richten auf ... allererst möglich.“ In der Ebene unserer anthropologischen Betrachtungen kann das heißen: Unwillkürliches Werden erschließt uns Welt als Ganzes, z. B. als Weite, als Fülle der Möglichkeiten, es *ermöglicht* auch willkürliches Tun, willkürliches Tun aber *verwirklicht* erst Geschichte. Willkürliches Tun nicht mißverstanden als Muskelkontraktion, sondern verstanden als menschliche Bewegung in ihrer möglichen Freiheit als Blicken, Schreiten und Greifen. Denn: in den repräsentativen Weisen unseres willkürlichen Tuns ereignet sich ja stets ein Wählen, ein sich Entscheiden, ein Ergreifen und so Aneignen. Mit jedem Schritt auf dem Weg unseres Lebens tun wir einen Schritt der geschichtlichen Selbstverwirklichung. In die Weite hinein schlagen wir eine Richtung ein, in der Weite wählen wir einen Ort, im Strom der Zeit wählen wir den Augenblick für die Tat, aus der Fülle der Möglichkeiten gilt es eine zu ergreifen, die mit diesem Ergreifen angeeignet wird. Im so entscheidend entschiedenen Tun bildet sich die individuell geschichtliche Gestalt und der ihr zugeordnete Weg. Übersehen wir aber etwas nicht und bedenken wir es sorgfältig: *Willkürlich wählendes Tun ist nicht nur Verwirklichen, Ergreifen und Aneignen, es ist immer zugleich auch Verzichten.* Man kann ja immer nur *eine* Möglichkeit ergreifen. Damit so eine angeeignet wird, muß man auf *viele* verzichten. Das Principium individuationis verlangt so nach Maßgabe der geschichtlichen Individualität begrenztes und begrenzendes Tun. Hier gibt es ein Gelingen und ein Verfehlen, ein Erfüllen des Aufgegebenen und ein Versagen vor der geschichtlichen Aufgabe in der Freiheit willkürlichen Tuns. Dafür, wie willkürliches Tun individuelle Geschichte verwirklicht, ein Beispiel: Ein jüdischer Freund, Mitglied des Vorstandes der jüdischen Gemeinde in Berlin, stand im Jahre 1938 vor der Frage, ob er emigrieren sollte, was ihm als Möglichkeit offenstand. Ich erinnere mich des Gespräches, in dem er sich für das Bleiben entschied. Er konnte und wollte seine Gemeinde nicht verlassen. Ich entsinne mich deutlich, wie er nach unserem Abschied die nächtliche Straße überquerte. Er ging in den Tod, in seinen Tod. Das war ein Schreiten, das war, was menschliches Schreiten immer schon ist und als das es sich in großen Augenblicken des Lebens in aller Schönheit offenbaren kann, Verwirklichung, ja möglicherweise, wie im Beispiel, Vollendung der geschichtlichen Gestalt.

Bedenken wir nun die *Struktur* unseres willkürlichen Tuns. Sie ist grundverschieden von der des unwillkürlichen Werdens: Die raum-zeitliche Entfaltung ist nicht ein kontinuierliches Strömen, sondern diskontinuierliches Schreiten. Hier gibt es keine Grade der Intensität, sondern Zögern, Zaudern oder Entschiedenheit. Hier gibt es nicht grenzenlose Weite, sondern den Raum in angemessener Begrenzung, nach Maßgabe der individuellen Gestalt, so gibt es auch Freunde, Feinde und Fremde, nicht alle sind Brüder. Hier gibt es nicht polare Struktur, aber es gibt ein Gelingen und ein Verfehlen. Vor allem aber und für unser Problem der Sucht von großer Bedeutung: *Im gelungenen willkürlichen Tun gibt es nicht wie im unwillkürlichen Werden die immerwährende Wiederholung des Gleichen, sondern das schrittweise Fortschreiten und Aufsteigen zu immer neuen Stufen der individuellen Geschichte, der geschichtlichen Selbstverwirklichung.*

Werfen wir von der so gewonnenen und skizzierten Einsicht her einen Blick auf den Trunkenen, den Berauschten: Die rauschhaft verzauberte Welt verlockt ihn, Weite, Fülle und Ungebundenheit zu genießen. Genießen heißt hier schwelgen in dieser Fülle erschlossener Möglichkeiten. Gewiß hat man mit Recht festgestellt, daß das Kraftgefühl und Selbstvertrauen des Trunkenen ein trügerisches sei, weil der Trunkene im Rechentest verminderte Leistung zeigt und in technischen Leistungsversuchen verminderte Zielsicherheit. Man hat darüber aber vergessen, daß in dieser scheinbar nur trügerischen Selbsteinschätzung auch etwas von der Kraft sichtbar wird, die zu irrational kühnen Taten befähigt, die auch Ketten der Knechtschaft sprengen kann in Situationen, in denen vernünftiges Schlußfolgern zum Ergebnis kommt, alles sei aussichtslos. Wir geraten wieder ins Rühmen! Wo lauert die Gefahr? Dem Berauschten droht die Gefahr schon in der Verletzung der Grenzen, der Distanz und Rücksicht gegen die anderen. Vor allem aber droht ihm die Gefahr, die selbstgewählten, die eigene geschichtliche, individuelle Gestalt begründenden und bewahrenden Grenzen und Beschränkungen abzuschütteln und gegen die in diesen Grenzen gegründeten Ordnungen des individuellen Daseins zu verstoßen. Das *carpe diem* des Trunkenen, dieser Aufruf, die Weite des rauschhaften Augenblickes zu genießen, heißt auch: Kümmere dich nicht um Vergangenes und Künftiges im Sinne geschichtlicher Verantwortung und Aufgabe. Es ist verlockend mit der Begrenzung der individuell begrenzten geschichtlichen Gestalt und des ihr zugeordneten Weges, auch den in jeder solchen Begrenzung gelegenen Verzicht auf die Fülle des Möglichen aufzuheben. Hier aber liegt zugleich die Gefahr: Die Gefahr nämlich, sich nicht auf den begrenzten eigenen Weg mit Entschiedenheit zurückzufinden, nicht *eine* Möglichkeit aus deren Fülle in geschichtlicher Tat zu ergreifen, sondern im ungeschichtlichen Schwelgen, Schwärmen und Schweifen, in der Ungebundenheit des Rausches sich zu verschwenden und zu verlieren! Selbstvergessenheit, Selbstverlorenheit steht hier gegen Selbstverwirklichung.

Schon vom Trunkenen verlangen wir im allgemeinen, daß er Maß halte. Dieses Maß ist nicht ein arithmetisches, gemeint ist nicht eine bestimmte Zahl von Gläsern. Das Maßgebende ist die individuelle geschichtliche Gestalt des Trunkenen, die bewahrt sein soll. Ein junger Künstler „darf" mehr trinken, als ein erwachsener Arzt in Katastrophenzeiten. Das meint ja auch Selbstbeherrschung, die wir im allgemeinen vom Trunkenen verlangen. Das Versagen der Selbstbeherrschung habe ich vor Jahren zur Grundlage einer anthropologischen Interpretation der Sucht gemacht. Der Konflikt, der in der Selbstbeherrschung ausgetragen wird, ist ja der zwischen unwillkürlichem Werden und willkürlichem Tun, zwischen der Grenzenlosigkeit der werdenden Natur, auch der Natur in uns und der individuell geschichtlichen Gestalt, die nur in der Achtung ihrer ordnenden Grenzen gewahrt sein kann. Auf dieses Bewahren kommt es aber an. Das meinen wir, wenn wir auch vom Trunkenen verlangen, daß er ein gewisses Maß hält. Hier liegt die Gefährdung des Menschen im Rausch.

Solcher Gefahr ist der Trinker, der Trunksüchtige verfallen. Der Erfahrene weiß ja: Ein Trinker gleicht dem andern in wesentlichen Zügen. Die Züge der individuellen Gestalt verschwimmen. Der Trinker versagt vor dem Anruf eines wirkungslos gewordenen, vertanen geschichtlichen Beginns, der in jeglicher Herkunft und Jugend liegt. Sein Leben, das Leben des Trunksüchtigen, ist charakterisiert durch die Struktur unwillkürlichen Werdens. Ohne rechtes Maß überläßt er sich dem Getragensein des unwillkürlichen Werdens, an das er verfallen ist. So geht sein Leben dahin in der für unser unwillkürliches Werden bezeichnenden immerwährenden Wiederholung des Wandels polarer Modifikationen: Vom Rausch, vom Schwelgen in Möglichkeiten, deren er keine ergreift, zum lähmenden Schlaf. Das Erwachen bringt den dysphorischen Katzenjammer, aus dem gute Vorsätze hervorgehen können. Es folgt der unbegründete Optimismus, ein trügerisches Selbstvertrauen und beides führt erneut in den Rausch. So geht das Leben dahin im immer öder werdenden, langweilig sich wiederholenden Wechsel. Warum diese Verödung? Vom Zauber des Rausches verführt, überläßt sich der Trunksüchtige dem Getragensein seines unwillkürlichen Werdens. Die Öde und Leere eines solchen Lebens steht im paradoxen Gegensatz zu der verlockenden Fülle, mit der der zu Beginn eines solchen Schicksals stehende Rausch den Berauschten beschenkt. Diese Fülle ist eben eine Fülle von Möglichkeiten. Der Trinker schwelgt in ihnen, er verschwendet sie gleichsam, ohne sie zu ergreifen. Er versäumt die in der Freiheit seines willkürlichen Tuns gegebenen Möglichkeiten geschichtlicher Tat und Entscheidung. Dieses Versäumnis ist die eigentliche Schuld des Trinkers. So ermangelt das Leben des Trinkers der Struktur des willkürlichen Tuns: Der jugendliche Trinker ermangelt klarer Ziele und erreicht keines, der ältere verkommt. Die geschichtliche Gestalt zerfällt. Seine Zukunft ist wesentlich das Vergehen im Sterben, dem er entgegentreibt, nicht die Vollendung einer geschichtlichen Gestalt, der er zustrebt und die den Tod überdauert. Verantwortung zu tragen, Versprechen und Treue zu halten, Pläne zu verfolgen und zu verwirklichen, sich zuverlässig in Familie, unter Freunden und im Beruf zu halten und zu bewähren, alles das ist dem Trinker nicht gegeben, denn alles dieses sind Weisen der Verwirklichung und Bewahrung individuell geschichtlicher Gestalt. Der so ärgerliche und typische Optimismus des Trinkers, seine Versprechungen sind nicht nur oberflächliche Zwecklügen, sondern ein kümmerlicher Rest im Rausch gegründeter Hoffnung und Zuversicht. Ein schlechtes Gewissen und empfindsame Reizbarkeit durchzieht oft das ganze wie ein Rudiment geschichtlicher Verantwortung. Des Trinkers unsicheres Taumeln ist wie ein Symbol dessen, daß er des entschiedenen Schreitens nicht mehr fähig ist. Man spricht vom Versumpfen. Der Trinker gerät in den Sumpf. Er steht und er schreitet nicht auf dem festen Boden des tragenden Grundes, der sicheres Schreiten ermöglicht. Im Sumpf gibt es keinen gangbaren Weg. Sein Grund ist aufgeweicht, er ist dem Strömen angenähert. Man sagt vom Trinker schließlich, er vegetiere nur noch dahin, ein trefflicher Terminus im Einklang mit der hier vorgetragenen anthropologischen Interpretation.

v. Gebsattel spricht in seiner Interpretation der Sucht von zerstörerischen Impulsen, die dem Menschen auflauerten und seinem Streben nach Selbstgestaltung und Selbstverwirklichung konträr seien [4]. Ich stimme ihm ganz zu. Es ist nur die Frage, wie es kommt, daß der Mensch es zuläßt, daß diese zerstörerischen Impulse in seinem Leben bestimmend werden. Hier ist das Verführerische zu bedenken. Ich glaube, daß *die zerstörerischen Impulse in unserem unwillkürlichen Werden selbst ihre Wurzeln haben, als Impulse dieser uns tragenden anonym-autonomen Natur — die wir auch sind —, der Natur, die uns unermeßliche Weite und Fülle erschließt, die uns so machtvoll verlockt, daß sie uns ins Grenzenlose verführen kann und mit Zerstörung gefährdet, wenn es uns nicht gelingt, diese Gewalten der Natur durch die Freiheit unseres willkürlichen Tuns, durch Entscheidungen, Begrenzungen und auch durch die in diesen enthaltenen Verzichte gleichsam zu bändigen und so auch dieses unser unwillkürliches Werden in der höheren Lebenswirklichkeit einer individuellen Geschichtlichkeit aufzuheben.* Aufzuheben im doppelten Sinn, im Sinn der Entmachtung nämlich der Gefahr und der Bewahrung des Möglichen.

Daß auch der Gegenpol des Rausches, die Angst, uns verwehren kann einen geschichtlich geforderten Schritt zu tun, ist selbstverständlich. Es ist dies die Situation, in der wir feige versagen. Auch aus der Angst können zerstörerische Impulse erwachsen. Der Angst fehlt aber zunächst das Verführerische des Rausches und gerade darin liegt dessen gefährdende Macht.

Wir sehen so, welche Gewalten, welche Mächte und Kräfte zum Teil widerstreitend im Spiele sind. Es könnte gewiß lehrreich sein, an Beispielen, an beispielhaften Einzelschicksalen zu zeigen, was das Schicksal dem einzelnen Süchtigen versagt hat, welche Enttäuschungen es gebracht, welche Hindernisse sonst es in seinen Weg gelegt hat, um ihm den Mut und die Kraft zum selbstverwirklichenden Vorwärtsschreiten zu nehmen, *wie* die Verlockung und Verführung an ihn herantrat, sich in der Grenzenlosigkeit der Welthaftigkeit seines unwillkürlichen Werdens, im ungeschichtlichen Schwelgen, Schweifen und Schwärmen zu verlieren. Es ließe sich so auch an Einzelschicksalen erweisen, daß Sucht eine Gefährdung vieler, im Grunde genommen *der* Menschen ist. Das heißt aber: Unser unwillkürliches Werden und seine Welthaftigkeit muß eine für den Menschen ungeheure verlockende und verführende Macht haben, sich ihm in seiner rauschhaften Modifikation und dann ganz zu überlassen.

---

[4] Gebsattel, v.: Prolegomena einer medizinischen Anthropologie, S. 229. Berlin: Springer 1954.

Nun darf das hier Vorgetragene natürlich nicht etwa so mißverstanden werden, als stehe es dem Menschen frei, oder es fiele ihm zu, jeweils nur unwillkürliches Werden zu sein oder nur willkürliches Tun. Er ist immer beides zugleich. Ein geschichtlich geforderter Schritt kann dem Berauschten leicht fallen, dem Ängstlichen schwer, dem Angsterfüllten unmöglich sein; aber auch Zögern, Zaudern, ja Warten und Stillstehen sind Weisen des Schreitens. In großen Augenblicken individuell geschichtlicher Entscheidungen wird offenbar, wovon hier die Rede ist. Denken Sie an das Beispiel meines jüdischen Freundes, der in den Tod ging. Im Alltag des Lebens ist alles viel undurchschaubarer, nicht nur für den Beobachter, auch für den Menschen selbst. Handelt es sich doch um Strukturen des gelebten Lebens und ihre Modifikationen. Da kann schon ein scheinbar geringfügiges Nachgeben, eine scheinbar geringfügige Überschreitung der individuellen konkreten, begrenzenden Ordnung des Daseins zu einer grundsätzlichen Änderung des Verhältnisses führen zwischen unwillkürlichem Werden und willkürlichem Tun. Es kommt gleichsam zum Einbruch der vegetativen Natur im Menschen, das kontinuierliche Strömen wird übermächtig, es trägt ihn in seinem ungeschichtlichen Strom nicht mehr gebändigt durch die Freiheit eines das Principium individuationis, die individuelle Ordnung begründenden und bewahrenden Tuns. Verfalllensein an die Sucht ist solches übermächtig Werden des ungeschichtlichen Strömens. Selbstvergessenheit verdrängt Selbstverwirklichung. Schwärmen, Schwelgen und Schweifen geschieht auch dort, wo ein Schreiten und Ergreifen am Platze, das heißt geschichtlich gefordert wäre. Die Gewohnheiten eines solchen Menschen haben sich geändert. Im Gewohnten, im nicht mehr Bedachten, hat er dem unwillkürlichen Werden eine die individuelle Ordnung störende oder zerstörende Macht eingeräumt. — So ist Symbol des Verfallenseins an die Sucht das Greifen des Trinkers, sein Greifen nämlich zum Glase. In diesem Griff verwirklicht sich nicht mehr die dem Menschen in seinem willkürlichen Tun mögliche *Freiheit*, zu *tun* und zu *lassen*, der Griff geschieht ja, um sich in einen Zustand, den Zustand des Rausches zu versetzen, d. h. um eine Modifikation im Bereich des unwillkürlichen Werdens herbeizuführen, nicht viel anders, fast ebenso unfrei, wie beim Löschen des Durstes und beim Stillen des Hungers.

Zweifellos weiß der der Trunksucht Verfallene nicht, was ihm geschieht, der Trinker nicht, was ihm geschah. Wissen wir es? Wissen wir es, die wir ihn zu durchschauen und ihm zu helfen versuchen? Sehen wir das Wesentliche, wenn wir den Rausch als Vergiftung, als Intoxikation mit einer wirksamen Substanz ansehen? Einer wirksamen Substanz, deren Wirkung in einer Euphorisierung besteht mit Erleichterung der Ideenassoziation und Herabsetzung der intellektuellen und motorischen Leistung bei verminderter Selbstkritik? Verstehen wir uns nicht falsch: Es ist hochinteressant, die wirksame Substanz aller berauschenden Getränke isoliert zu haben und zu kennen, es ist hochinteressant zu erforschen, welche Affinitäten zu körperlichen Strukturen und Funktionen bestehen und welche Wirkungen im einzelnen da ausgeübt werden, also den körperlichen Ermöglichungsgrund für das Berauschtsein zu erforschen. Über die verführende Macht des Rausches, über seine verlockende Welthaftigkeit zum Beispiel erfahren wir auf diesem Wege aber fast nichts. Man könnte sagen, wir erfahren darüber so wenig, wie über die verführende Schönheit einer Landschaft, wenn wir sie mit dem Mikroskop betrachten. Beherzigen wir doch den schönen Satz von SCHELLING [5]: „Hier fragt sich nicht, wie muß das Phänomen gewendet, gedreht, vereinseitigt oder verkümmert werden, um aus Grundsätzen, die wir uns einmal vorgesetzt nicht zu überschreiten, noch allenfalls erklärbar zu sein, sondern: Wohin müssen unsere Gedanken sich erweitern, um mit dem Phänomen im Verhältnis zu stehen?"

Dieser Satz von SCHELLING kann uns den Mut geben, schließlich noch daran zu erinnern, daß das von der Welt her zum Rausche Verführende und Gefährdende bei den Griechen nicht eine wirksame Substanz war, sondern ein Gott, nicht irgendeiner, sondern Dionysos. Jeder Griechengott aber, so formuliert es KERENYI [6], ist ein Urbild, welches das Griechentum erkannt hat, als metaphysische Form erlebter seelischer Realitäten und plastisch geschauter Naturwirklichkeit. Ich würde sagen: Anthropologisch differenzierbarer Bereiche und der dieser jeweils zugeordneten Welthaftigkeit. Hören wir nun aus W. F. OTTOs Dionysos-Buch, wie die Griechen von diesem Gott geredet haben: „Er, der Gott des Rausches und der verzücktesten Liebe, der nährende und bezaubernde, er der ewig gepriesene Geber des Weines, des Lösers aller Trauer und Sorge, er der Befreier und Heiler, die Wonne der Sterblichen, der Freudenreiche, der Tänzer und ekstatische Liebhaber, der Reichtumspender, der Wohltäter [7]. Oder hören wir NIETZSCHE in der Geburt der Tragödie über den Zauber des Dionysischen: „Unter diesem Zauber schließt sich nicht nur der Bund zwischen Mensch und Mensch wieder zusammen, auch die entfremdete, feindliche oder unterjochte Natur feiert wieder ihr Versöhnungsfest mit ihrem verlorenen Sohne, dem Menschen." „Der Mensch ist nicht mehr Künstler, er ist Kunstwerk geworden, die Kunstgewalt der ganzen Natur offenbart sich hier in den Schauern des Rausches [8]." Hier finden wir das unwillkürliche Werden. Wir finden den Menschen, dem welterschließenden, verzaubernden Tragen, der „Kunstgewalt" der Natur, deren er auch ein Teil ist hingegeben und ausgeliefert. Wo, so fragen wir, lauert nun die Gefahr, hören wir W. F. OTTO: „Kein Reich eines Griechengottes ist so vom Widerspruch zerrissen, wie das des Dionysos. Der lustvollste der Götter ist zugleich der fürchterlichste von ihnen. Man nennt ihn auch den Menschenzerreißer, den, der am Blutvergießen seine Lust hat. Dionysos selbst, der das Leben zur Verzückung steigert, ist der leidende Gott. Die Entzückungen, die er bringt, entspringen der innersten Bewegtheit des Lebendigen. Wo aber diese Tiefen aufgerührt werden, da steigen mit den Wonnen und Geburten auch die Schrecknisse und Zerstörungen empor" [9]. Hier ist, wie in unserem Versuch einer anthropologischen Interpretation, von den Gefahren die Rede, die im Wesen des Rausches selbst gelegen sind. Hören wir über diese Gefahren des genaueren NIETZSCHE, hören wir ihn über den Gegensatz des Dionysischen zum Apollinischen. Apollo ist das herrliche Götterbild des Principii individuationis. „Die Vergöttlichung der Individuation kennt nur ein Gesetz, das Individuum, d. h.

---

[5] SCHELLING: Philosophie der Mythologie, 5. Bd., II/2, S. 137.
[6] KERENYI: Apollon. Düsseldorf: Diederichs Verlag 1953.
[7] OTTO, W. F.: Dionysos. Mythos und Kultus, S. 103/04. Frankfurt: Klostermann 1933.
[8] NIETZSCHE, F.: Bd. 1, S. 24/25. München: Hauser-Verlag.
[9] OTTO, W. F.: a. a. O., S. 164.

die Einhaltung der Grenzen des Individuums, das Maß im hellenischen Sinn"[10]. Wonnevolle Verzückung aber steige beim „Zerbrechen dieses Principii individuationis" aus dem innersten Grunde des Menschen, ja der Natur empor. Wörtlich heißt es: „So tun wir einen Blick in das Wesen des Dionysischen, das uns noch am nächsten durch die Analogie des Rausches gebracht wird. Entweder durch den Einfluß des narkotischen Getränkes, von dem alle ursprünglichen Menschen und Völker in Hymnen sprechen oder bei dem gewaltigen, die ganze Natur lustvoll durchdringenden Nahen des Frühlings erwachen jene dionysischen Regungen, bei deren Steigerung das Subjektive zur völligen Selbstvergessenheit hinschwindet."[11] „Und so war" — so heißt es an anderer Stelle — „überall dort, wo das Dionysische durchdrang, das Apollinische" — ergänzen wir: die individuelle, geschichtliche Gestalt — „aufgehoben und vernichtet." *„Es darf von jenem Fundament aller Existenz, von dem dionysischen Untergrunde der Welt genau nur so viel dem menschlichen Individuum ins Bewußtsein treten, als von jener apollinischen Verklärungskraft wieder überwunden wird"*[12].

Die Übereinstimmung unserer anthropologischen Interpretation der Sucht als Verwirklichung einer im Rausche — allgemeiner gesagt im unwillkürlichen Werden — selbst schon gelegenen Gefährdung der individuellen Gestalt und des zugeordneten Weges, ihres Maßes und ihrer Grenzen mit der Gefährdung des das Principium individuationis wahrenden Apollinischen durch die Maß- und Grenzenlosigkeit des Dionysischen ist offensichtlich. Natürlich stehe ich nicht an, zuzugestehen, daß wir mit Einbeziehung solcher Verstehenshorizonte — sowohl natürlich des Mythologischen als auch des Anthropologischen die Grenzen naturwissenschaftlich-medizinischer Betrachtungsweise überschritten haben. Vielleicht aber ist das Problem der Trunksucht mit den Fragen, die naturwissenschaftliche Medizin zu stellen vermag und mit den Antworten, die sie zu geben vermag, grundsätzlich nicht zureichend zu klären. Dafür spricht empirisch vieles: Typisch naturwissenschaftliche Methoden erweisen sich therapeutisch als nahezu wirkungslos. Was wir tun können: zwangsweise Entwöhnung, ärztliche Anteilnahme und Führung, Erziehung zur Arbeit und Gewöhnung an ein geregeltes Leben, Hinführen zu Abstinenz übenden Gemeinschaften, die dem Gefährdeten Halt geben, die Wirksamkeit dieser Gemeinschaften selbst, alles dies liegt weit ab von einer kausalen Therapie, von den Methoden, mit denen naturwissenschaftliche Medizin ihre großen Erfolge erzielt. Die eindrucksvollsten „Erfolge", d. h. die Abnahme der Trunksucht, die in unserer Generation sich wiederholt ereignete, fällt nicht zusammen mit der Auffindung heilender Pharmaka oder der Erfindung heilender Eingriffe, ja ärztliche Psychotherapie war und ist weitgehend wirkungslos. Die Abnahme der Trunksucht fällt zusammen mit den großen Notzeiten der beiden Weltkriege und ihren soziologischen Umschichtungen, mit Zeiten, in denen es wenig oder nichts mehr zu trinken gab! Neuerdings wird die Trunksucht eingedämmt durch eine andere Sucht, durch die Sucht, in großen Geschwindigkeiten die

[10] Nietzsche: a. a. O., S. 24.
[11] Nietzsche: a. a. O., S. 33.
[12] Nietzsche: a. a. O., S. 133.

weite und mannigfaltige Schönheit der Landschaft in rauschhafter Weise zu genießen. Dies alles gibt zu denken. Es scheint zu der Schlußfolgerung zu berechtigen, daß die anthropologische Interpretation der Trunksucht, wie ich sie hier versucht habe, nicht so sehr meiner Vorliebe für die Einbeziehung dieses weiteren Verstehenshorizontes auf psychiatrische Probleme entspringt als der Tatsache, daß dieser Verstehenshorizont zum Thema der Trunksucht im rechten Verhältnis steht.

25. Bemerkung zu Conrads Aufsatz über Daseinsanalyse und Gestaltanalyse *

In unserer verstehenden Anthropologie geht es uns — darin liegt ein Unterschied zur Daseinsanalyse — nicht nur um die Erhellung einer individuellen Lebensgeschichte. Es geht uns auch — sogar in erster Linie — um die Frage, ob typische Lebenssituationen zu typischen — pathologisch genannten — Abwandlungen des Erlebens und Verhaltens führen können. Genaueres darüber steht in meiner Arbeit über die Daseinsordnungen. Einem Mißverständnis ist aber hier vorzubeugen: *Situation ist nichts Psychisches*, also nur als Gegenstand einer Psychologie nicht zu verstehen. Situation ist immer auch Situation des gelebten welthaften Leibes, der der die Situation gestaltende und erfahrende ist. „Die Heimat verlassen" ist nichts Psychisches mit körperlichen Begleiterscheinungen. Es ist ein leibliches Schreiten. In diesem schreitenden Leib ist auch das, was im Körper, diesem Ergebnis naturwissenschaftlicher Reduktion vorgeht, in unüberschaubar verschiedenartiger Weise als materieller Ermöglichungsgrund enthalten. So darf auch das, was aus einer Situation folgt, nicht als psychogen mißverstanden werden.

Die sicher bedeutsame Möglichkeit des Menschen das Bezugssystem zu wechseln, bedeutsam m. E. vor allem für die Interpretation von organischen Demenzzuständen [1], wird von CONRAD zu Unrecht auch für die Interpretation des bewußtseinsklaren paranoiden Syndroms herangezogen. Beschränken wir uns hier auf einen Hinweis: Es bedarf ja doch gewiß nicht dieser Fähigkeit, um eine Absicht, ein Gefühl, einen Gedanken als nicht gemacht, sondern als jeweils meinigen zu leben.

Dieser Fehler hängt auch damit zusammen, daß, wie ich glaube, in CONRADS Betrachtungen die Dynamik unseres gelebten präreflexiven Lebens, das Spiel physiognomischer Mächte, das Treffen (C. KULENKAMPFF) übersehen oder doch unterschätzt wird. Daß mich ein Blick treffen kann, daß ich ihm standhalten oder ausweichen kann, ist repräsentatives Beispiel für solche Dynamik. Es handelt sich dabei doch gewiß um Beschreibung einer schlichten alltäglichen Erfahrung und nicht um Deutung! ein Wandel dieser Dynamik begründet aber m. E. das paranoide Syndrom.

---

* Der Nervenarzt 31, 273 (1960).

[1] Auf die genauere Explikation dieses Gedankens in meiner Darstellung der „verstehenden Anthropologie" in „Psychiatrie der Gegenwart" im Springer-Verlag — demnächst erscheinend — muß hier verwiesen werden.

Die Personenverkennung nun ist nach CONRAD Folge einer Wahnehmung unter gelockerter Reizbindung. Die Reduktion der Zahl der dem Menschen verfügbaren Prägnanzstufen in einer Psychose sei ein Symptom, das auf eine einschneidende Änderung der Struktur des Wahrnehmungsfeldes im Wahn hinweise. Ich stimme dem zu. Ich halte aber für wichtig, folgendes hinzuzufügen: Man kann natürlich eine solche Lockerung der Reizbindung und Verminderung der Prägnanzstufen einfach auf einen krankhaften Vorgang im Gehirn beziehen. So verstehen wir CONRAD wohl richtig. Man kann aber doch auch fragen, wie kommt es überhaupt erst einmal zu *Reizbindung* und wie kann diese gelockert werden? Wie man aus CONRADs einleuchtendem Beispiel vom Europäer unter Chinesen sehen kann, hat Reizbindung auch etwas mit dem vertraut zu Hause sein zu tun, Lockerung dieser Reizbindung aber und Verminderung der Prägnanzstufen etwas damit, daß man unter Fremde, Unvertraute geraten ist. So könnte doch aus CONRADs eigenem gestaltanalytischem Ansatz eine Brücke führen zu der Fall-Interpretation KULENKAMPFFs, einer Ostvertriebenen, die in einem ihr höchst fremden und unvertrauten Milieu eines amerikanischen Haushalts psychotisch geworden war und in die Klinik verbracht dort die Menschen ihrer Umgebung als Verwandte und Bekannte verkannte. Wir sind gewiß weit entfernt davon, das Daseinsganze dieser Patientin zu übersehen, das Ganze ihres Lebensweges. Das ist aber auch gar nicht unser Anspruch. Hingegen ist die lebensgeschichtliche Situation gleichwohl recht eindrucksvoll und charakteristisch. Unsere Patientin ist eine ins Fremde, in die Fremde unter die Fremden geratene. Von ihrer Heimat ist sie vertrieben. Sie ist in einer Situation, in der aufkommendes Heimweh nur zu verständlich ist. In der Fremde sind aber die Prägnanzstufen vermindert, für den Europäer unter den Chinesen, die Reizbindung ist locker.

Aus dem Jahre 1855 [2], aus einer Zeit also, in der man noch nicht so weit war wie heute, in der man die dargebotenen psychopathologischen Zustandsbilder noch nicht so differenziert terminologisch beschrieb, dafür aber den Kranken vielleicht natürlicher und unbefangener begegnete, stammt eine kleine Arbeit von LUDWIG MEYER: „Der Wahnsinn aus Heimweh". Es sind 4 Fälle mitgeteilt. Lassen wir als Beitrag zum Thema lebensgeschichtliche Situation und Personenverkennung Auszüge aus der Darstellung solcher Wahnsinniger aus Heimweh für sich selbst sprechen:

1. Fall. „... Trotz des freundlich, teilnehmenden Wesens ihrer Umgebung sei ihr alles häufig so fremd vorgekommen, dann wieder wäre es ihr gewesen, als sei sie nur von Bekannten umgeben, daß jeden Augenblick Mutter oder Schwester hereintreten muß; die Kinder hätten wie Nachbars Kinder ausgesehen. Nicht besser sei es ihr mit den Stimmen ergangen, welche sie zufällig gehört; sie sei oft ohne Veranlassung in die Wohnstube oder Küche gegangen, habe auf die Straße geblickt, um sich zu überzeugen, ob dieser oder jener Bekannter aus Braunschweig wirklich dort spräche. In der Nacht des 3. Dezember habe sie Mutter und Schwester deutlich umhergehen sehen; dieselben seien in der folgenden wieder gekommen und längere Zeit bei ihr geblieben."

[2] Deutsche Klinik hrsg. von GÖSCHEN 1855, Nr. 1—3.

2. Fall. „Schon einige Tage vor ihrem plötzlichen Entschluß war es ihr einige Male vorgekommen, als sähe sie Gesichter Bekannter in den Fenstern des gegenüberliegenden Hauses, sie fühle sich oft versucht, Vorübergehenden ins Gesicht zu sehen, weil sie in ihnen Bekannte aus Jena vermutete. An jenem Tag ging sie in ihrer Illusion so weit, einen vorübergehenden ältlichen Herrn als einen Jenaer Apotheker zu begrüßen, der in ihrer Nachbarschaft gewohnt und oft freundlich mit ihr geplaudert. Selbst das Erstaunen des Herrn und seine Entfernung waren ihr höchst verdächtig und nicht geeignet, ihre Illusion zu zerstören. Die Menge der Freunde und Bekannten wuchs stündlich, zuletzt glaubte sie, ganz Jena wäre herübergekommen, um nach ihr zu sehen. Indes war diese Vermutung keineswegs beruhigend; sie ängstigte sich vielmehr in hohem Grade, und die unbedeutendsten Ereignisse erregten Verdacht. Die Speisen und Getränke ihrer Wirte hatten einen seltsamen Geschmack, sie behauptete, man hätte Gift hineingetan, und weigerte sich zu essen."

3. Fall. „... alle Gesichter schienen ihr sehr bekannt; einige, die ihr entfernter saßen, hielt sie für ihre verkleidete Mutter und Schwestern; jedoch näherte sie sich ihnen nicht, um sich nichts merken zu lassen. ... Am folgenden Morgen glaubte sie, ihre Mutter im Fenster des gegenüberliegenden Hauses zu erblicken; sie ruft hinüber und will das Zimmer verlassen, um zu ihr zu eilen." „Sie glaubt sich von vielen Bekannten umgeben."

4. Fall. „Sie sah die Gesichter ihrer Angehörigen, toter und lebender, in hellen Wolken an sich vorbeiziehen; ... Visionen, als wenn ihre Schwester mit ihr spräche, ... riefen ihr Stimmen zu, ihre Eltern wären krank und stürben, weil sie dieselben verlassen. Die Hauptrolle spielten indes Mutter, Schwester und Freunde aus Liegnitz; sie hörte ihre Stimmen auch am Tage und behauptete auch zuweilen, daß sie im Zimmer wären oder es eben verlassen hätten."

Man sieht: In Heimwehsituationen kommen die Nächsten und Bekannten aus der Heimat in Personenverkennungen, auch in Visionen und Wahneinfällen. Handelt es sich vielleicht doch nur um pathoplastisches Beiwerk zufällig in der Fremde Erkrankter? Diese Frage ist zu verneinen, denn nach den mitgeteilten Daten tritt die Störung bei den Fällen MEYERs, wie im Kulenkampffschen Fall in einer das Aufkommen von Heimweh und heimwehähnlichen Regungen besonders begünstigenden Situation auf. Ist damit aber unzweifelhaft das „Jetztsein" (v. BAYER) der Störung begründet, so schließt das die Auffassung ein, die Kranke könne von der Störung überhaupt verschont geblieben sein, wäre sie nicht in diese Situation geraten. Es erübrigt sich doch wohl, eingehender darzulegen, daß nicht jedem, sondern nur Disponierten in solchen Situationen ein solcher wahnhafter Wandel gelebten Lebens widerfährt.

Ein weiterer Zusammenhang sei nur angedeutet: Durchaus nicht anthropologisch ausgerichtete, sondern rein statistische Untersuchungen („Schizophrenie". Somatische Gesichtspunkte. Hrsg. von DEREK RICHTER. Stuttgart: Georg Thieme 1957) kommen in Übereinstimmung mit meinen eigenen Erfahrungen zum Ergebnis, daß unter den bei bestehender erblicher Disposition zum Manifestwerden einer schizophrenen Psychose führenden Bedingungen an erster Stelle die *„Soziale Isolierung"* stehe. Auch Heimweh entsteht in einer

Art sozialer Isolierung. Soziale Isolierung ist immer ein wohn- und rangordnung-spezifischer Sachverhalt und ist für den Disponierten Gefahr fundamentaler Entgrenzung und Überwältigung, Gefahr der Standeinbuße. Ich glaube, daß konstitutionell schwer Gefährdete schon den Schritt aus der ursprünglichen familiären Geborgenheit nicht vollziehen können, ohne in eine „Fremde“ zu geraten, der sie nicht standzuhalten vermögen. So kann CONRADS Hinweis, daß Personenverkennungen oft im Verlauf beginnender Schizophrenien vorkommen, in neuem Licht erscheinen.

Ich halte es für durchaus wahrscheinlich, daß auch die gestaltanalytische Betrachtungsweise — von CONRAD in differenzierten Ansätzen entwickelt — zu wertvollen Einsichten führen kann. Vieles aber läßt diese Betrachtungsweise — entsprechend der auch in der Gestaltanalyse vollzogenen Reduktion der Phänomene — außer Betracht, auch was für das Verständnis der Situation unserer Kranken wesentlich sein kann. Reizbindung ist eben etwas anderes als vertraute Verbundenheit mit Menschen, Tieren, Pflanzen und Dingen. Solche Verbundenheit entsteht lebensgeschichtlich, sie ermöglicht erst, daß sich im Leben eines Menschen ereignet, was Trennung, Abschied, Heimweh, Sehnsucht, Wiederkehr ist. Auch Einsamkeit, „soziale Isolierung“, gründet ja in der Trennung vom Vertraut-Verbundenen, also im Lebensgeschichtlichen.

26. Zur Anthropologie des Vegetativen*

Was ist dieses Vegetative, von dem heute so viel die Rede ist und dessen Gestörtsein, dessen Dystonie so vielfach beklagt wird? Am bekanntesten und am klarsten ist die Rede vom vegetativen, vom unwillkürlichen, autonomen Nervensystem. In dieser Rede wird auch das vom Vegetativen zu Unterscheidende, dieses also definierend, greifbar: Das animalische, das willkürliche Nervensystem.

Nehmen wir diese Unterscheidung zur Grundlage unseres Denkens, so ist das Vegetative das Pflanzliche im Unterschiede zu dem das Pflanzliche Überschreitende in den Tieren. Auch in den Tieren gibt es ja das Vegetative. D. h. es gibt: Entstehen, wachsen, blühen, welken und vergehen, es gibt zeugen und fortpflanzen, es gibt atmen und nähren, es gibt Stoffwechsel. Das Animalische aber, das eigentlich Tierische, das Besondere bei den Tieren ist das Willkürliche, es ist das der Bewegung, der Willkürbewegung Dienende, so auch die Sinne, soweit sie die Welt — in der Willkürbewegung sich ereignet — erschließen.

Fragen wir so in einer grundsätzlichen Weise nach Wesen und Umfang des Vegetativen, so ist es dasjenige, was sich in uns unwillkürlich vollzieht, was wir jeweils werden und sind ohne unser Zutun, ohne unser willkürliches Tun. So werden wir geboren, erwachsen, alt, wir werden müde, im Schlafe wieder frisch, wir werden in mancherlei Weise begehrlich, satt und überdrüssig, wir werden froh, traurig, angriffslustig und ängstlich. Es versteht sich von selbst,

---

* Aus der Universitäts-Nervenklinik Frankfurt a. M. (Direktor: Prof. Dr. J. Zutt). — Med. Klin. 1960, 1582.

daß so grundsätzlich gesehen, die Rede vom Vegetativ-Endokrinen zu Recht besteht, die Verbindung dieser — nur künstlich auf Grund trennbarer Strukturen unterscheidbarer Funktionskreise. Die Nebenniere vom Vegetativen zu trennen, ist etwa so begründet wie die Trennung des Auges vom Sehnerv oder die des motorischen Nerven vom Muskel. Auch die Hyperthyreose z. B. ist in diesem Sinne eine Störung im Vegetativen.

Man spricht vom Vegetativen auch als vom Autonomen. So spricht sich die Erfahrung aus, daß es sich beim Vegetativen um Vorgänge handelt, die in fortwährendem, eigengesetzlichem Wandel in uns unwillkürlich werden. Wir können, wir müssen hier fragen, wer denn eigentlich der Autos dieser Autonomie, der Gesetzgeber dieser Eigengesetzlichkeit sei. Um das nun in den Blick zu bekommen, können wir einen Grundsatz moderner Anthropologie bedenken, nämlich daß der Mensch niemals nur ein in sich abgeschlossenes Funktionssystem, ein in sich abgeschlossener Organismus ist, der alsdann von der Welt her Reizen ausgesetzt ist, die zu verstehen er erst lernen muß und auf die er so oder so reagiert. Vielmehr: Der Mensch ist ursprünglich, ja schon In-der-Welt. In diesem Sinne nannte GOETHE das Auge sonnenhaft, d. h. der Säugling bedarf nicht irgend welcher Erfahrung oder gar Belehrung, damit aus den Reizen, die sein Auge treffen, für ihn Licht wird oder Dunkelheit. Es bedarf auch nicht der Belehrung und Erfahrung, damit aus anderen Reizen, die die Haut treffen, wohlige Wärme oder schneidende Kälte wird, aus chemischen Reizen wohlschmeckende Süße oder abscheuliche Bitterkeit. In diesen Beispielen zeigt sich, was man die Welthaftigkeit des Menschen (so wie die Sonnenhaftigkeit des Auges) nennen kann, insbesondere hier die Welthaftigkeit des Vegetativen. Diese Welthaftigkeit bedeutet ein ursprüngliches Zugeordnetsein von Mensch und Welt, in deren Mannigfaltigkeit der Säugling sich aus einer ursprünglichen Keimhaftigkeit entfaltend hineinwächst, von der der Mensch aber stets abhängig bleibt. Die Luft, die wir atmen, die Sonne, die uns wärmt, der Wald, der uns Schatten spendet, das Wasser, das unseren Durst löscht, die Früchte und anderes Nährendes, das uns die Erde spendet, der helle Tag, der uns hell wach werden läßt und in die Weite lockt und die tiefe Nacht, die uns unser Lager aufsuchen und in tiefen Schlaf sinken läßt, alles dieses ist ursprünglich uns — und wir ihm — zugeordnet. Es ist die Welthaftigkeit des Vegetativen. Man könnte auch von vegetativen Weltgehalten sprechen, von einer Welt, die schon im pflanzlichen Leben relevant ist. Wir sind auch ein Teil dieser Welt und damit sind wir ihren Gesetzen unterworfen. Diese Gesetze aber, denen das pflanzliche Leben im ganzen unterliegt und folgt, sind die Gesetze, die auch unser vegetatives Leben beherrschen. Der Autos der Autonomie unserer autonomen Vorgänge, der Gesetzgeber ihrer Eigengesetzlichkeit, ist die für pflanzliches Leben relevante Natur, deren wir ein Teil sind. Das Unwillkürliche in uns, von dem wir als vom Autonomen sprechen, ist das Ausgeliefertsein an die Gesetze dieser Natur um uns und in uns.

Überblicken wir nach dieser definitorischen Umfangsbestimmung des Vegetativen die Weisen des Gestörtseins, die in diesem Bereich möglich sind, so sind es solche, die unsere unwillkürlich sich wandelnden Zustände betreffen. Es sind beispielsweise Störungen des Schlafes, des Wachens, des allgemeinen Befindens, des Appetits, der Verdauung, es sind Störungen des Kreislaufes, des ruhigen, unbemerkten Herzschlages, es sind auch Störungen der geschlechtlichen Einung im Nehmen und sich Hingeben. Es gehören auch dahin die Störungen des weiblichen Cyclus. Ein solcher Überblick erinnert uns an Weisen des Gestörtseins, die heutzutage häufig sind und über die viel geklagt wird. Es ist in solchen Fällen etwas in Unordnung, ohne daß wir eigentlich körperliche Krankheiten, Infektionen oder krankhafte Veränderungen der Organstrukturen finden können. Es handelt sich um vegetativ-endokrine Funktionsstörungen, um Dysfunktionen, vegetative Dystonien und ähnliches. Man darf wohl der allgemein verbreiteten Auffassung beitreten, daß solche Störungen heutzutage häufiger geworden sind, als sie es noch zur Zeit unserer Väter und Großväter waren. Was mag dafür der Grund sein und wie soll der zu Rate gezogene Arzt helfen? Was ist hier sachgerechte Therapie?

Greifen wir ein Beispiel heraus: Die bekannte, häufige Dysmenorrhoe jener jungen Mädchen, die zum Arbeitsdienst einberufen waren. Man hat damals alle möglichen Gründe für diese Störung erwogen und geprüft: Trennung von zu Hause, schwere Arbeit, andere Ernährung. Aber keiner dieser Gründe hielt näherer Prüfung stand. Es blieb als Grund, die für ein heranreifendes junges Mädchen widernatürliche Zumutung, ein Rekrutendasein zu führen. Widernatürlich deshalb, weil ein heranreifendes Mädchen ein Menschenwesen ist, das gerade besonders behutsamer und sorgsamer Pflege und Schonung — was nichts mit Verwöhnung und Faulheit zu tun hat — bedarf, um glücklich gelungen in die Reife eines eigenen Lebens hineinzuwachsen.

Woher aber weiß man das? Woher weiß man, was gut für ein heranreifendes Mädchen ist? Lehren es uns unsere Kenntnisse über die Gesetzmäßigkeit des weiblichen Cyclus, über die hormonellen Zusammenhänge, die Biochemie der Gewebe? Das alles sind hochwichtige und hochinteressante Kenntnisse, die unsere naturwissenschaftliche Forschung ans Licht gebracht hat. Darüber aber, warum die Funktionen in Unordnung geraten, wenn man das Mädchen zu einem Rekrutendasein zwingt, erfahren wir auf diesem Wege nichts.

Wie kommt das? Man muß sich hüten, vor lauter Bäumen den Wald nicht zu sehen. Das ist eine allgemein-menschliche Gefahr. Man kann diesen Gedanken eindringlicher explizieren: Im Mikroskop sehen wir nichts vom Wald, von der Histologie und Biochemie des Holzes ist es noch weiter zum Wald als von den Bäumen. Die Gefahr, den Wald nicht zu sehen, ist noch größer. So aber, wie wir den Wald nicht sehen, wenn wir uns mit der Histologie und Biochemie des Holzes befassen, so entgeht uns das heranreifende Mädchen, sein nach bestimmten Daseinsbedingungen verlangendes Wesen, seine welthafte Gestalt, befassen wir uns mit Struktur und Funktion seiner z. B. den Cyclus bedingenden Organe. In diesem Beispiel kann klar werden, was mit ein Sinn moderner anthropologischer Betrachtungsweise überhaupt ist, nämlich: Über der höchst nützlichen Vertiefung in isolierte Einzelheiten bis zu atomaren Strukturen die großen Zusammenhänge, in denen der Mensch steht und die für seine Gesundheit auch relevant sind, nicht aus dem Auge zu verlieren; über den Bäumen nicht den Wald.

Man kann einwenden: Ist das entworfene Bild des bewahrt und behütet heranreifenden Mädchens nicht einfach das Bild einer „guten alten Zeit“, so wie sie jeder alternden Generation als das Bessere erscheint, gegenüber dem Neuen, Heraufkommenden? Daran ist etwas Richtiges. Aber wir wollen ja gar nicht sagen, daß jene „gute alte Zeit“ einfach die bessere war, auch in gesundheitlicher Beziehung die bessere. Man starb damals früher. Man starb an Tuberkulose, Syphilis, Hirnhautentzündung, Kindbettfieber, Anämie, Diabetes. Man starb an vielen Krankheiten, an denen man heute nicht mehr stirbt, weil man sie heute heilen kann. Aber: Man hatte weniger vegetative Störungen, wenn die Beobachtung zutrifft, daß diese Störungen zugenommen haben. Das hieße also, bedenken wir das Beispiel der dysmenorrhoischen Arbeitsdienstmädchen richtig, es müsse an unserer Lebensweise, an der Lebensweise liegen, die uns zugemutet wird oder die wir uns zumuten, daß diese Störungen zugenommen haben.

Wer unbefangenen Auges den „Wald“ betrachtet, nicht nur Histologie und Biochemie des Holzes, dem fällt vieles auf, was für diese unsere Frage von Bedeutung sein kann. Vor allem Änderungen in der dem Vegetativen zugeordneten Welt. Wer es nicht unbewaffneten Auges zu sehen vermag, der kann es heutzutage mancherorts lesen, so in der Züricher Zeitung vom 19. 4. 60 „Bis zum letzten Wildwasser?“ Da heißt es: „Wir erkennen den Verlust der Natur. Wir sehen nicht allein mehr die Kreatur bedroht — was schon LEONARDO DA VINCI sah —, wir sehen die Gleichgewichtsstörungen in der elementaren Natur. Eine Schwelle ist überschritten: Wir haben nicht mehr gegen eine widerspenstige Natur zu kämpfen — das taten unsere Vorfahren in unermüdlicher Kultivierung von Wildnis —, wir haben uns gegen die Folgen unserer eigenen Störung der Schöpfung zu wehren. Unsere gesamten Wasser sind durch unser eigenes Tun in lebensbedrohender Weise verschmutzt. Wir atmen gesundheitsgefährdende Luft. Wir haben die Stille zerstört. Und so haben wir denn begonnen, um frisches Wasser zu kämpfen, organisieren die Wehr gegen unseren eigenen Lärm und wissen noch nicht, wie wir uns die Luft gesund erhalten sollen.“ Machen wir Augen und Ohren auf. Achten wir auf den „Verlust der Natur“, sehen wir zu, wie wir unter den Folgen unserer eigenen Störung der Schöpfung zu leiden haben.

Exemplifizieren wir mit dem Schlaf. In einer ausgezeichneten Zusammenstellung davon, was wir anatomisch und physiologisch über den Schlaf wissen, steht der Satz: „Obschon die Ursache des Schlafes nach wie vor unbekannt ist“. Man stutzt und begreift, wohin ein solcher Satz zielt: Kennt man die Ursache des Schlafes, so zeichnet sich z. B. die Möglichkeit ab, Schlafstörungen mit causaler Therapie anzugehen. Und causale Therapie ist ein hohes Ziel unserer Medizin. Aber: Gibt es überhaupt *die* Ursache des Schlafes? Und wenn es sie gibt, ist sie vielleicht... die Nacht? Ist doch die Welthaftigkeit des Schlafens, die Zuordnung des Wachseins zum Tage und des Schlafens zur Nacht als fundamentale Tatsache unserer vegetativen Natur unübersehbar. Könnten die massenhaften Schlafstörungen, unter denen heute die Menschen zu leiden haben, vielleicht damit zusammenhängen, daß mit der Nacht etwas geschah? Da fällt uns auf: Wie haben wir die Nacht zerstört! Die moderne Beleuchtungstechnik erlaubt es, das Dunkel, das uns wohltuend umfängt, spielend in vielerlei Weise gewaltsam zu vertreiben. Tausende wohnen Flutlicht-Sportveranstaltungen bei. Das das Dämmerlicht ergänzende warme Licht der Studierlampe ist dem zitternd-grünlichkalten Licht des Fernsehgerätes gewichen. Der Lärm unserer Städte ist bekannt, das Quietschen der bremsenden Wagen, der Krach der Motore, das Donnern der Jets. Alles das vertrieb die Stille der Nacht. Gleichzeitig mit der Beleuchtungstechnik kamen die Schlafmittel. Wenige Jahrzehnte danach kamen die modernen aufpeitschenden Weckmittel in Gebrauch. Sie sind wirksamer, stärker, eingreifender als der alte Schlaftrunk und der Morgenkaffee.

Das führt uns schon an das Problem von Leistung und Erholung. Hohe Leistung aus dem Organismus „herauszuholen“, ist das Gebot der Zeit, so wie hohe Produktion aus dem Betrieb. Das Bild der Maschine drängt sich vor. Man will 100% funktionstüchtig sein, auf hohen Touren laufen. Ruhebedürfnis wird als unerfreuliche, störende Leistungsbegrenzung empfunden. Erst recht das Alter wird als Leistungsbegrenzung erfahren und nicht in seinem Eigenwert. Nicht nur die Nachtruhe, auch der Sonntag und die andere Erholung wird dem Betrieb, dem man — steht man in höherem Funktionärsrang — vorzustehen glaubt, von dem man in Wahrheit erfaßt und getrieben ist, geopfert. Aber oft findet man auch dazu nicht Zeit. Auch in Erholung finden nur wenige Außenseiter zu den erholsamen Rhythmen der Natur zurück. Auf Autobahnen quält man sich und die Familie einem geographisch verlockenden Ziel entgegen. Leicht täuscht man sich in der rauschhaften Fülle der Eindrücke über den wahren Charakter und Wert solcher Unternehmungen. Vegetative Dystonie ist eine Form des Katzenjammers dieser Räusche. Das Bild ist bekannt. Instinkt- und maßlos angewandte, schematisch verordnete, modische Heilmittel — allerhand Medikamente, Sauna, Gymnastik, Sport — ergänzen es. In Vergessenheit geraten ist dieses: Daß ein Leben so geordnet sein kann, ja daß es idealiter so geordnet sein sollte, daß es im natürlichen Wechsel von Tätigkeit und Ruhe, von Gespräch und Schweigen, Schaffenslust und Feierabend, Arbeitstagen, Sonn- und Feiertagen und in einer Entsprechung zu den Jahreszeiten Erholung so in sich schließt, daß „Erholung“ sich eigentlich erübrigt. Das Reisen könnte dann einen anderen Sinn haben: den der Erweiterung des Horizontes, für jene, die danach wirklich verlangen.

Man kann einwenden: So sei gut reden. Wer aber sei heutzutage in der Lage, so zu leben? Dieser Einwand ist berechtigt für die vielen, oberen, mittleren und unteren Funktionäre moderner Großbetriebe. Sie bedürfen schon wegen der zumeist sinnarmen Einförmigkeit ihres Tuns des Ausgleiches, des Urlaubs, zumal die Erwachsenen vom 40. Lebensjahr ab. In einen solchen Urlaub gehören aber nicht tagelanges Autofahren, unbedachtes Aufsuchen klimatischer Außergewöhnlichkeiten, starkes und ungewohntes Essen, faule Sonnenbäder unter der Vorstellung, Braungebranntsein sei gesund. Der Urlaub soll es dem, der ihn nötig hat, ermöglichen, in den verlorenen Rhythmus der Natur zurückzukehren. Der Urlaub kann und soll für den, der ihn braucht, keine Sensation sein. Die Gefahr ist, daß Urlaub, anstatt Erholung vom Betrieb zu sein, selbst zum Betrieb wird. Es ist für den modernen Menschen offenbar nicht leicht, den Zuspruch der Natur um ihn und in ihm zu vernehmen und ihm zu entsprechen. Dazu gehört nicht Studium von Atlas und Landkarte, von Annoncen und Prospekten und anderen gewerblich organisierten Verführungen. Um dem Zuspruch der Natur erholsam zu entsprechen, gehört ein ruhiges Lauschen auf die Stimme der Natur ohne die nagende Sorge, irgendwo nicht dabei gewesen zu sein, irgend etwas versäumt, irgend etwas nicht gesehen, nicht fotografiert zu haben. Es bedarf der Ruhe, der Stille, der Sammlung, der Vertiefung, der Geduld mit sich und den Seinen, damit die zerstörten Harmonien im Einklang mit der Natur ertönen, damit auch verschüttete Neigungen und Talente sich melden und entfalten, die Liebhabereien gepflegt werden können. Gewiß ist so etwas nicht einfach und ohne weiteres zu verwirklichen. Aber man muß wenigstens Sinn und Ziel einer naturgerechten Lebens- und Urlaubsgestaltung kennen, um nicht den in unserer Zeit gelegenen Verführungen und Gefahren ahnungslos zu erliegen.

Ergänzen wir diese Betrachtungen noch durch ein weiteres Exempel, durch einen Hinweis auf das Erotisch-Geschlechtliche. Welche Mächte der Natur hier im Spiel sind, lassen uns die Lust und die Schmerzen, die im Erotisch-Geschlechtlichen gegründet sind, ermessen und die lebensgestaltende Bedeutung, die sie zu allen Zeiten besitzen. Typisch für unsere Zeit ist aber auch hier ein Verlust der Natur: die Reduktion solcher anthropologisch-kosmischer Mächte zu einem Vergnügungs-, Verhütungs- und Unterbrechungsgewerbe, schließlich mit dem Verlangen nach so etwas wie Planwirtschaft! Das so Skizzierte ist wiederum nicht mißzuverstehen als ein Jammer über die Schlechtigkeit der Welt. Solches Jammern verbietet sich schon im Hinblick auf die Kollektivschuld der Zeitgenossen. Es geht hier ja nicht um die Frage, ob diese Zeit gut oder schlecht sei, besser oder schlechter als eine Frühere. Es geht um die Frage, warum es so viele vegetative Störungen gibt, im Bereich des Erotisch-Geschlechtlichen z. B., warum es so viele vom Übel der Frigidität geplagte Frauen gibt.

Es erhebt sich die Frage: Warum tun die Menschen heutzutage so vieles, was sie in Widerspruch zur Natur bringt, deren sie ein Teil sind? Einfacher gesagt: Warum wissen so viele nicht, was gut für sie ist? Warum vernehmen sie nicht den Zuspruch der vegetativen Natur und entsprechen ihm? Im Hinblick auf die Tiere, die diesem Zuspruch so willig folgen, kann man auch fragen: Warum sind die Menschen in diesen Dingen so instinktlos? Wie kommt das in einer Zeit, in der die Menschen doch so vieles wissen, gerade von der Natur wissen, im natur-wissenschaftlichen Zeitalter? Hier bewährt sich wieder das Bild von dem vor lauter Bäumen unentdeckten Wald. Es liegt im Wesen der modernen naturwissenschaftlichen Forschung, über ihren faszinierenden Ergebnissen die großen Zusammenhänge zu übersehen, in denen der Mensch steht und denen er sich einzuordnen hat, oder zu leiden. Die anthropologische Richtung in der Medizin sucht vor solchen Fehlern zu bewahren.

Und die Ärzte? Sie sind ja auch Kinder dieser Zeit. Sie sollen wissen, wo die Grenzen und Einseitigkeiten ihrer, im Vergleich zu früheren Zeiten, wahrhaft wunderbaren Kunst liegen. Von den wunderbaren Möglichkeiten moderner Chirurgie abgesehen, heilen wir Krankheiten mit hochwirksamen Substanzen, mit Tabletten und Injektionen. Im Idealfall wird so die Krankheit geheilt, wobei unwichtig bleibt, ob der Träger der Krankheit Mann oder Frau, Greis oder Kind, ein Manager oder ein Faulpelz ist. Diese wahrhaft wunderbaren Möglichkeiten haben für das Tun der Ärzte eine stilbildende Macht. Es besteht die Gefahr, daß alles mit Injektionen und Tabletten behandelt wird. Hier muß die Selbstkritik der Ärzte einsetzen. Oft sind Medikamente nur ein

Hilfsmittel der Therapie, oft sind sie überhaupt überflüssig. Nicht jede Schlafstörung ist mit Schlafmitteln zu beheben, nicht jede Müdigkeit mit Weckmitteln, nicht alle Herzbeschwerden mit Herzmitteln, nicht jede Ohnmachtsneigung mit blutdrucksteigernden Mitteln, nicht jede Verdauungsstörung mit appetitanregenden, obstipierenden und laxierenden Medikamenten, nicht jede Frigidität und Potenzstörung mit Hormonen, nicht jede Verstimmung mit Thymolepticis! Die vielen Fehler, die heutzutage mit solchen Verordnungen gemacht werden, sind, wie gesagt, eine Folge der den Behandlungsstil prägenden Macht, die den wunderbaren Möglichkeiten der modernen naturwissenschaftlichen Medizin innewohnt.

Es ist aber auch ein verbreiteter Irrtum, nun zu glauben, daß da, wo Tabletten und Injektionen nicht am Platze sind, Psychotherapie am Platze sei im Sinne der Tiefenpsychologie, die vielen vegetativen Störungen unserer Tage hätten ihren Grund in Konflikten und Verwicklungen der individuellen Lebensgeschichte, die es zu erhellen gelte. Schon das Einförmige und Gleichartige der Beschwerden und Klagen — man denke nur an die Schlafstörungen — spricht gegen solche in der individuellen Lebensgeschichte gelegenen Gründe und spricht eher für etwas allgemein Zeittypisches.

Vielleicht kann folgende Überlegung uns hier weiterhelfen: Was taten wohl gute Ärzte vor 100 Jahren, zu einer Zeit also, in der ihnen unsere wunderbaren Untersuchungs- und Behandlungsmöglichkeiten noch nicht zur Verfügung standen? Es gab doch auch vor 100 Jahren gute Ärzte. Von Tiefenpsychologie im Sinne der Psychoanalyse haben sie auch nichts gewußt. Was hat es eigentlich mit jenem guten Hausarzt auf sich, der Freund der Familie war und dessen Verschwinden so häufig beklagt wird? Diese Hausärzte waren doch keineswegs Charlatane? Daß man den Hausarzt gern „befreundet“ nannte spricht dafür, daß er mit den Lebensumständen der von ihm betreuten Familie gut vertraut war. Im Rat, den er gab, war sicher vieles enthalten, was wir heute psychohygienisch nennen oder zur prophylaktischen Medizin rechnen [1]. Eine Schlafstörung infolge Familienstreites, kann eben am besten durch dessen Schlichtung „geheilt“ werden, sei es durch Versöhnung oder durch Trennung der Streitenden. Fehler der Lebensgestaltung, übertriebener Eifer im Aufbau eines Betriebes z. B. kann nur der vermeiden und abstellen helfen, der am Leben der Betreffenden teilnimmt und seinen Rat nicht einfach dahinsagt in einer kurzen Sprechstunde, wo dieser Rat überhört wird und wirkungslos bleibt. Er muß es verstehen, seinem Rat Geltung zu verschaffen. Dazu gehört aber, daß er es dahin bringt, daß man auf seinen Rat auch hört, d. h. daß er als Ratgeber anerkannt ist. Das eben hatte es mit dem befreundeten Hausarzt früherer Zeiten auf sich.

Ich höre den Einwand: Wer kann das heutzutage? Wer hat dazu Zeit, wer von den Patienten, wer von den Ärzten? Die Antwort auf diesen Einwand kann nur so lauten: Gewiß ist der Betrieb in modernen Sprechstunden und Krankenhäusern, die große Zahl der Ratsuchenden, die geringe zur Verfügung stehende Zeit nicht günstig einer Verwirklichung der hier skizzierten

[1] Eindrucksvolles darüber schreibt der Arzt E. Frh. v. Feuchtersleben in seiner „Diätetik der Seele“. Gerold, Wien, 1853. 12. (!) Auflage.

gesundheitlichen Anteilnahme und Beratung. Aber man kann doch wenigstens wissen, worauf es ankommt und dann in der Not dieser Zeit — jede Zeit hat eine andere Not — die unsrige ist zumeist auch eine Zeitnot, das Mögliche tun. Man kann ja auch Geduld haben, wenn man nur wenig Zeit hat. Das fühlen auch die ratsuchenden Patienten.

Da spielt nicht nur eine Rolle, was gesagt wird, sondern wie es gesagt wird, und das hängt schließlich davon ab, wer es sagt: Gewiß soll sich der Arzt auskennen in den wunderbaren Möglichkeiten moderner, naturwissenschaftlicher Untersuchungs- und Heilkunst und diese anwenden, aber eben wenn sein Rat darüber hinaus Gewicht haben soll, z. B. bei vegetativen Störungen, von denen hier die Rede ist, dann muß er sich in erster Linie selbst helfen, d. h. er muß ein Beispiel sein können. Der Arzt, der selbst ein gehetzter Manager seines ärztlichen Betriebes ist, wird einen anderen Manager nicht von seinem Treiben abbringen. Wir mißtrauen ihm, so wie wir mit Recht einem Tiefenpsychologen mißtrauen, der selbst ein mißlungenes Leben führt. Denn: Wer selbst schlecht schläft, versteht ja offenbar in einem entscheidenden Sinne nichts vom Schlafen und nichts davon, wie man Schlaflosigkeit heilt, mag er sich in den vielen Schlafmitteln und ihrer chemischen Struktur noch so gut auskennen und über Schlafzentren und Schlaffunktion noch so Genaues wissen. Wie die meisten Schlafstörungen zu beheben sind, das lernt man eben am besten, wenn man erfahren hat, wie man den eigenen Schlaf und den seiner Nächsten vor Störungen bewahrt und eingetretene Störungen wieder behebt. Hier gilt — auch als Quelle der Erfahrung: Arzt, hilf dir selber.

27. Der Leib der Tiere*

Möglichkeiten und Grenzen pharmakologischer Einwirkungen auf das Verhalten

Es ist in den letzten Jahren viel nachgedacht worden über den Leib des Menschen und manches über ihn ausgesagt. Über manches besteht auch Einmütigkeit, z. B. darüber, daß über den Leib nachgedacht werden muß. Die Ergebnisse des Nachdenkens aber sind oft verschieden. Ich glaube nicht, daß diese Verschiedenheit ihren Grund darin hat, daß der Eine die Wahrheit hat und der Andere sich im Irrtum befindet. Wahrscheinlich zeigen sich gerade an den Stellen, wo die Unterschiede besonders deutlich sind, Probleme, denen heute nachgedacht werden muß.

Ich gehe in dieser Betrachtung vom *menschlichen* Leib aus. Genauer muß ich sagen, daß meine den menschlichen Leib betreffenden Überlegungen ausgegangen sind von den Phänomenen der neurologischen und psychiatrischen Klinik, also von Apraxien, von Zwangsgreifen, Zwangsschnappen, Zwangsblicken oder von Bewegungsphänomenen bei Geisteskranken im Sinne des Gehemmten, des Katatonen, des Verschrobenen und Manirierten. Ich glaube, daß in der Besonderheit des Ausgangspunktes auch schon mit eingeschlossen ist die Besonderheit des Ergebnisses. So denke ich, daß manche Unterschiede zu

* Aus: Anthropologische und naturwissenschaftliche Grundlagen der Pharmakopsychiatrie (Starnberger Gespräche 1961). Stuttgart: Thieme 1963.

meinen Auffassungen, die ich z. B. in Arbeiten von Herrn PLÜGGE gefunden habe, ganz einfach daher stammen, daß er von den internistischen Problemen und Phänomenen ausgeht und ich von den psychiatrisch-neurologischen.

Die Disposition meiner Darlegung ist folgende: Ich will erst skizzenhaft über den menschlichen Leib sprechen. Dann möchte ich in einem zweiten Absatz darüber sprechen, was sich aus den Aussagen über den menschlichen Leib ergibt für den tierischen Leib, für den Leib der Tiere. Und im dritten Absatz schließlich möchte ich etwas darüber sagen, was sich aus meinen Betrachtungen und Unterscheidungen möglicherweise ergibt für das Verständnis des Wesens und der Grenze pharmakologischer Einwirkungen auf das Verhalten von Tieren und Menschen.

Ich beginne also mit den Aussagen über den Leib des Menschen: So einfach diese Aussagen sind, die Erfahrung hat mich gelehrt, daß es für jemanden, der dieses Denken nicht gewöhnt ist, schwer ist, es zu vollziehen. Eine Darlegung über den Leib muß immer mit der einfachen Aussage anfangen, daß der Mensch Leib *ist* und daß der Mensch diesen seinen Leib lebt. Dazu darf ich kurz terminologisch folgendes bemerken: Im *Erleben,* von dem seit DILTHEY häufig gesprochen wird, liegt in meiner Terminologie immer schon eine Spur von Reflexion. Um auch diese Spur von Reflexion auf den unreflektierten Leib auszuschalten, das Leben des Leibes, das leibliche Leben ganz in den Blick zu bekommen, spreche ich vom *gelebten Leib.* Dieses Leibsein, diese gelebte Leiblichkeit, ist ein ganz alltägliches, ein immerwährendes Konstituens unseres Daseins. Man muß sich klar darüber sein, daß wir damit etwas anderes meinen als mit den Ergebnissen des Reflektierens auf den Leib, etwas anderes als den Körper mit Seelischem, mit einem seelischen Epiphänomen oder auch seelische Vorgänge mit körperlichen Begleiterscheinungen. Daß ich diesen Leib lebe, ist, obwohl dieses Leibleben alltäglich und immerwährend ist, gleichwohl gerade weil es gelebtes Leben ist, nur unvollkommen zu vergegenwärtigen. Das liegt einfach daran, daß man nicht das Leben leben kann, in all seinen Differenziertheiten und Mannigfaltigkeiten und gleichzeitig das gelebte Leben im Ganzen und Einzelnen reflektierend betrachten und erfassen. An einem Beispiel möchte ich das erläutern: Wir sind immer Leib. Auch wenn wir ganz bei den Dingen sind, also wie man zu sagen pflegt, den Leib transzendieren, so leben wir doch gleichzeitig diesen Leib. Denn das Transzendieren selbst ist eine Funktion, es ist eine Weise unseres Leibseins. Daß wir irgendwo sind, daß wir hier sind, hier wo wir einen Platz einnehmen, ist eine Weise unseres Leibseins, daß wir dort sein können, dort z. B. wo unser Blick ruht oder wo wir jemanden ansehen, an-greifen oder etwas suchen, dort, wo wir eine einzigartige, in ihrer Einzigartigkeit durch unser Hier bestimmte perspektivische Ansicht der Dinge haben, ist gleichfalls eine Weise unseres Leibseins. Dieses Irgendwosein, Hiersein, aber auch Dortsein, bei den Dingen sein, das ist Leib leben.

Nun sagen wir von diesem gelebten Leib er sei welthaft. Damit meinen wir, daß auch dem Menschen je schon ursprünglich, d. h. vor aller Erfahrung und vor aller Belehrung, Welt in differenzierten Weltgehalten erschlossen ist. Ein Beispiel: Bedenken wir Lichtreize. Müßte man doch eigentlich fragen: wie kommt es, daß dieser Reiz, der die Netzhaut trifft, als Helligkeit, als Licht gelebt wird? Hier hilft uns das schöne Goethe-Wort von der Sonnenhaftigkeit des Auges. Der Säugling bedarf nicht einer Belehrung noch einer Erfahrung, um aus den Reizen, die die Netzhaut treffen, Licht zu „machen". Gelebte Helligkeit ist ein ursprünglich dem Menschen erschlossener Weltgehalt und nicht anders ist es mit Wärme, nicht anders mit Kälte, nicht anders ist es mit Farben, Gerüchen und Geschmäckern, und ich glaube, nicht anders ist es auch mit *Gestalten.*

Dieser Sachverhalt, daß vor aller Belehrung Weltgehalte, ich würde sagen, dem *leiblichen Leben* erschlossen sind, wird verschieden interpretiert. HERING sprach von einem Gedächtnis der Materie, LEIBNIZ von eingeborenen Ideen, besonders schön finde ich SCALIGERS „Semina aeternitatis", weil es im Begriff des Samens liegt, daß das ursprünglich Erschlossene ein Keimendes ist, daß sich etwas entfaltet, in der wachsenden Erfahrung entfalten kann. Um kurz an einem Beispiel zusammenzufassen, was ich so mit Welthaftigkeit meine: Ich zweifle nicht, daß Kaspar Hauser einen Apfel pflücken würde und ihn aufessen, daß er eine Frau umarmen würde und einen Nebenbuhler vertreiben, ohne Belehrung deshalb, weil Welt, Gestalten, Qualitäten, Modalitäten durch seinen Leib, in diesem Leib ihm ursprünglich erschlossen sind. Das ist mit der Rede vom *welthaften* Leib gemeint.

Lebte nun der Mensch nur diese durch den Leib so erschlossene Welt, dann lebte er eigentlich etwas der Umwelt der Tiere im Sinne UEXKÜLLS Vergleichbares. Jedenfalls ergibt sich daraus dieses: Der Mensch unterscheidet sich von den Tieren auch schon durch die Gestalt seines Leibes und dessen Welthaftigkeit. Bei STRAUS heißt es irgendwo, den Tieren sei ihr Verhalten zur Welt durch den Bauplan ihres Körpers vorgeschrieben. Das ist richtig. Die Organe belehren die Tiere (GOETHE), aber auch der Mensch hat durch die besondere Gestalt seines Leibes eine menschliche Welt vor aller Belehrung, auch vor aller Erfahrung je schon erschlossen.

Ich möchte aber nochmals betonen: Leib ist keinesfalls etwa das Gleiche wie Körperschema, dieser aus der Reflexion stammende, etwas formale Begriff. Leib ist auch nicht nur anatomische Struktur und physiologische Funktion. Wir sind heute so sehr gewöhnt, beim Bedenken des Leibes an Anatomisches zu denken, an Nervensystem, Rückenmark usw. Ich würde demgegenüber sagen: *Leib ist alles das, Leib ist aber auch noch mehr.* Nichts ist an diesem Leib, was ich nicht bin, was ich nicht lebe, was nicht durchlebt wird, was nur ein Apparat ist, nur ein Aufnahmeapparat oder nur ein Erfolgsorgan. Der Leib *lebt* auch in der Art und Weise wie er transzendiert wird. Alles Funktionieren, das wir am Organismus feststellen, alle physiologischen Funktionen *sind* wir. Hier liegt die Schwierigkeit, sich aller Reflexion gleichsam zu enthalten und festzuhalten, daß wir das alles auch *sind.*

Ein erläuternder Hinweis: Es gibt bei NIETZSCHE erstaunliche Stellen, wo er sich auf Physiologie bezieht, z. B. wenn er Antwort auf die Frage gibt, was eigentlich das Ich sei: Das Ich sei „eine Hierarchie von Zellen"! Für jeden, der über das Ich einmal nachgedacht hat, ein erstaunlicher Satz. Aus HEIDEGGERS Nietzsche-Buch wird klar, daß die Formulierung NIETZSCHES den Versuch darstellt, aus dem extramundanen Bewußtsein herauszukommen und im Grunde genommen sagt NIETZSCHE mit seinem erstaunlichen Satz etwas aus über den Leib. Denn: Wenn ich sage, daß im Leib alles, auch alles Funktionieren enthalten sei, indem ich sage, ich bin Leib, dann *bin* ich auch dieses Funktionieren, dann bin ich auch die Hierarchie von Zellen.

Wir sprachen davon, daß auch dem Menschen, woran kaum jemals gedacht wird, durch die Gestalt seines Leibes eine Welt erschlossen ist, ganz ähnlich wie den Tieren die ihrige, und daß die menschliche Welt sich von jeder tierischen Welt durch die besondere Gestalt des menschlichen Leibes und dessen Welthaftigkeit unterscheidet, so wie die tierischen Umwelten sich voneinander infolge der Verschiedenheit der tierischen Leiber unterscheiden. Es liegt an der Verwandtschaft der Leiber und der zugeordneten Umwelten, daß wir uns mit manchen Tieren verständigen können und mit manchen nicht. Es gibt Tiere, mit denen zusammen wir etwas treiben können. Wir können mit einem Hund z. B. jagen, wir können mit ihm spielen, wir können in einer Situation mit ihm zusammensein. Das eben liegt an der Verwandtschaft der Umwelten. Es gibt andere Tiere — und das setzt die innere Verwandtschaft und die mögliche Beziehung z. B. zum Hund ins richtige Licht — mit denen können wir nicht spielen, mit denen können wir nichts treiben, wir können sie höchstens stören. Und sie stören uns. Und nun kommt etwas hinzu: wir können auf einem großen Umweg — (das ist eine ganz andere Art und Weise des Verstehens, es ist gewissermaßen eine mittelbare Erschlossenheit) — herausbringen, warum eine Biene tanzt, warum eine Ameise dies oder jenes tut; das ist uns aber nicht so ursprünglich erschlossen wie das Wedeln des Hundes und seine aufmerksamen Augen, wenn er wartet, ob es mit ihm auf einen Spaziergang geht. Daraus ersieht man, daß weder der Leib des Menschen noch der Leib der Tiere eine tabula rasa sind, sondern an der Besonderheit der Gestalt auch tierischer Leiber kann man sehen, gleichsam ablesen, welche Umwelt in ihrer Welthaftigkeit erschlossen ist. Man denke an das sonnenhafte Auge und das Licht, man denke an die Flosse und das Wasser, man denke an die Vogelfüßchen und die Äste der Bäume und Sträucher und unendlich vieles mehr. Man wundert sich oft über das Gedächtnis der Materie, durch das ohne Belehrung und Erfahrung den Tieren Welt ursprünglich erschlossen ist. Man wundert sich aber weniger darüber, daß es auch das Gedächtnis der Materie ist, das diese eigentümlichen, vielgestaltigen Formen der Leiber werden und wachsen läßt, die wie das Auge sonnenhaft oder wie das Ohr lauthaft, im Ganzen welthaft sind.

Nun unterscheidet sich der Mensch aber nicht nur durch die besondere Gestalt seines Leibes, was, wie gesagt, oft übersehen wird, sondern er unterscheidet sich auch dadurch vom Tier, daß er in die Dimension des Geistes einzutreten vermag. Vergegenwärtigen wir uns kurz, was diese Aussage, den Leib betreffend heißt und bedeutet. Das Folgende: *Wir sind nicht nur Leib. Schon die Tatsache, daß der Mensch sagen kann, er sei Leib, hat zur Voraussetzung, daß er noch etwas anderes ist als nur dieses.* Wir können, wie GUARDINI sagt, aus dem unmittelbaren Zusammenhang unseres Daseins, wie ich sagen würde, aus dem leiblichen Eingefügtsein im gelebten Leben heraustreten und auf uns und unsere Situation reflektieren. Ich möchte an einem Denkexperiment, das mir eindrucksvoll und lehrreich scheint, versuchen zu verdeutlichen, was mit Reflexion gemeint ist. Wenn ich im Garten sitze und mein Hund liegt vor mir und wir beide sehen uns an, vielleicht in Spannung, ob etwas passiert oder ob es langweilig bleibt, dann ist kein Zweifel, daß ich beim

Hund bin und der Hund ist bei mir. Wir sind zusammen. Ganz bestimmte Perspektiven sind uns gegeben und in dieser perspektivischen Ansicht ist mir der Hund als Ganzes erschlossen und ich bin dem Hund als Ganzes erschlossen. Ich kann nun aber etwas ganz Merkwürdiges, was der Hund, wie ich glaube, nicht kann: Ich kann mir vorstellen — es sei dieser einfache Ausdruck erlaubt — wie wir beide, der Hund und ich, zusammen von oben aussehen, ich kann mir vorstellen, wie wir von unten aussehen, von hinten, von allen Seiten. Ich kann so also etwas sehr Merkwürdiges vollziehen, nämlich aus dem ganzen gelebten Zusammenhang heraustreten und alsdann auf die gelebte Situation reflektieren. Dieses Heraustretenkönnen ist etwas durchaus Alltägliches, es ist gleichwohl etwas Geheimnisvolles. Denn ich ändere den Standpunkt, der durch meine Leiblichkeit bestimmt ist, ich ändere das leibliche Hier und Dort, ohne daß ich den Leib bewege, und übersehe so die ganze Situation nunmehr von einem neuen Standpunkt. Dadurch, daß ich meinen Standpunkt in dieser Art und Weise ändern kann, ich würde sagen, in die Dimension des Geistes eintreten kann, kann ich jeden Gegenstand nicht nur jeweils in *einer* Perspektive haben, sondern ich kann ihn in allen Perspektiven haben. Ich kann nunmehr *wissen,* daß dies ein Gegenstand ist, der mir zwar eine Ansicht *zeigt,* der aber unendlich viele Ansichten *hat.* So kann ich auch meinen eigenen Leib betrachten und so kommt es, daß ich nicht nur Leib bin, sondern daß ich auch weiß, daß ich Leib bin. Ich bin nicht nur in der Situation, sondern ich *weiß,* daß ich in der Situation bin. Ich weiß, daß ich gestern in einer anderen Situation war, ich weiß, daß ich morgen wieder in einer anderen Situation sein werde. Durch dieses Wissen, durch diese Möglichkeit von einem ganz neuen, nur dem Menschen möglichen Standpunkt aus, die Situation und damit uns selbst zu betrachten, nehmen wir nicht nur wahr, sondern wir wissen, daß wir wahrnehmen, und daß es Wahrnehmungen gibt. Alles solches Wissen gewinnen wir nur in der dem Menschen möglichen Distanz, in der Dimension des Geistes. Hier konstituiert sich die Landkarte und das Metermaß, der Kalender und die Uhr, hier konstituiert sich *eigentlich menschliche Welt* über einer ursprünglich *leiblich* auch dem Menschen *erschlossenen „Umwelt"*. Natürlich ist es nicht so, daß diese beiden Welten vollkommen getrennt nebeneinander bestehen, gelebte Landschaft, Landkarte und Geographie, gelebtes Leben, sein Strömen und Schreiten, die Uhr und der Kalender, sondern bei allen deskriptiv möglichen anthropologischen Trennungen muß man sich immer gleich auch wieder sagen, daß das Trennbare eine Einheit ist: dieser eine Mensch und seine Welt.

Dazu eine psychiatrische Bemerkung: Ich glaube, daß in einer Defizienz gerade dieser Möglichkeit des Menschen, seine Situation nicht nur zu leben, sondern auch reflektierend um sie zu *wissen,* bestimmte Feststellungen zu treffen und damit umzugehen, daß in einer Defizienz dieser Möglichkeit seinen Grund hat, was wir in der Psychiatrie als organische Demenz bezeichnen.

Alle Tiere aber sind ohne diese Dimension des Geistes. Die Tiere sind nur Leib. Das ist das Entscheidende, was wir zu unserem Thema „der Leib der Tiere" aussagen können. Natürlich sind die Tiere auch wieder Leib mit allen Funktionen, mit Haut und Haaren, mit Hirn und Herz. Und wenn Herr ACHELIS in seinem Vortrag [1] gesagt hat, im Angriff des Tieres komme nicht ein einzelnes

[1] Befinden und Verhalten. Georg Thieme 1961, S. 12.

Organ ins Spiel, sondern das Tier selbst, so ist das eben dieser Leib des Tieres. Denn Tiere sind Leib. Da Tiere nur Leib sind, wissen sie nicht, daß sie Leib sind. Ihre Umwelt ist ursprünglich ihrem Leib erschlossen.

Ich hatte zufällig einmal das Glück anzusehen, wie 6 junge Meisen aus einem Meisenkasten in meinem Garten erstmals ausflogen. Wenn man sieht, wie diese Tiere ohne alle Belehrung und Erfahrung den ersten Sprung auf den Ast machen, dort natürlich und sicher sitzen und wie sie dann kurz kehrtmachen und in eine Gegend, die sie noch nie gesehen haben, über 15 Meter entfernt auf einen anderen Baum fliegen und dort wieder präzise auf einem Ast Platz nehmen, dann weiß man, was es heißt, daß dem Leib Welt erschlossen ist und mit dieser Erschlossenheit gleichzeitig der Umgang mit dieser erschlossenen Welt, mit ihren Strukturen und Gehalten.

Als Leiber sind auch Tiere natürlich hier und dort. Auch das Tier transzendiert seinen Leib. Der Hund, der den Hasen jagt, ist natürlich beim Hasen, genau wie ich bei den Büchern bin, wenn ich in der Bibliothek eines suche. In diesem Übersichhinaus und Sichvorwegsein sind bewegliche Leiber Menschen und Tiere grundsätzlich verschieden von allen Maschinen. Selbst wenn ein konstruiertes Flakgeschoß das Flugzeug scheinbar sucht und es schließlich trifft, dann ist das doch nur ein Vorausberechnetsein auf bestimmte Bedingungen, aber nicht ein Sichvorwegsein. *Sichvorwegsein* ist etwas grundsätzlich anderes als *Vorausberechnetsein.* Dieser Unterschied ist von entscheidender Wichtigkeit in der Diskussion über die Intelligenz der Maschine.

Dieses *ursprüngliche Können* nun der Tiere, ihr Können *ohne Belehrung und ohne Erfahrung ist das Wesen des Instinktes.* Wir wundern uns darüber, daß die Tiere Kenntnisse und vor allen Dingen, daß sie ein Können haben, ohne daß sie Erfahrungen gemacht haben oder Belehrungen empfangen haben, aus denen sie das Können lernen konnten. Aus solchem Wundern entsprang Goethes Gedanke: die Tiere würden „von ihren Organen" — d. h. aber eigentlich, von ihrem Leib — — „belehrt". In diesen Zusammenhang gehört eine Bemerkung über die Bewegungen der Tiere: Da die Tiere Instinktwesen sind, glaube ich, daß alle ihre Bewegungen Instinktbewegungen sind. Der Versuch, manche Bewegungskoordinationen abzugrenzen von den übrigen Bewegungen, als Instinktbewegungen abzugrenzen, halte ich mindestens terminologisch für fragwürdig. Es erinnert mich an die Unterscheidung der Bewegungen des Menschen in Ausdrucksbewegungen und Zweckbewegungen. Natürlich gibt es Bewegungskomplexe beim Menschen, die besonders ausdruckshaltig sind. Aber es ist gar kein Zweifel darüber, daß jede Bewegung des Menschen *auch* Ausdrucksbewegung ist. Denn jede Bewegung kündet auch von einem Zustand, in dem er sich gerade befindet. Das ist wichtig. Wenn man nämlich z. B. vom Lachen und Weinen sagt, das seien Ausdrucksbewegungen, während z. B. eine Geste, die ich mache, um etwas zu verdeutlichen oder eindringlicher zu machen, keine Ausdrucksbewegung wäre oder es wäre nichts Ausdruckhaftes dabei, wenn ein Mann mit einer Axt einen Baum umschlägt, dann übersieht man auch, was das Besondere z. B. von Lachen und Weinen ist. Weinen und Lachen sind tatsächlich sehr interessante Bewegungskoordinationen. Wir wissen, daß es Zwangsweinen und Zwangslachen gibt. Wir wissen, daß der Blinde, der keine Kommunikation mit der Welt und infolgedessen einen ausdruckslosen Gesichtsausdruck hat, gebärdenstumm ist, gleichwohl lachen und weinen kann, weil dies vorgebildete physiologische Bewegungskoordinationen sind. Es sind dies gleichsam Bausteine, aus denen sich das Ganze unserer Bewegungen entfaltet. Nach dem Lachen ist das Lächeln gebildet, nach dem Weinen das traurige Gesicht. Gewiß, Lachen und Weinen sind etwas Besonderes, aber sie allein als Ausdrucksbewegungen von andern Bewegungen zu unterscheiden ist, so scheint es mir, oberflächlich. Und so würde ich auch glauben, daß alle Bewegungen der Tiere, gleichgültig was diese tun, Instinktbewegungen sind. Was das Besondere an den „sogenannten Instinktbewegungen“ ist, dem müßte erneut nachgedacht werden. Alles Können der Tiere ist instinktives Können, es ist Leben des gelebten welthaften Leibes, der die Tiere sind.

Nun möchte ich versuchen, am gelebten Leib, am menschlichen Leib, aber auch am Leib der Tiere, zwei Weisen des Leibseins unterscheidend hervorzuheben. Ich wiederhole damit an anderer Stelle Ausgeführtes. Die Unterscheidung aber ist mir hier wichtig und sie scheint mir letzten Endes für die Konsequenz, die ich für die pharmakologischen Einwirkungsmöglichkeiten ziehen möchte, von Bedeutung. Dieser gelebte Leib, der nicht gewußte, der nicht reflektierte, der praereflexive Leib, durch den hindurch, ihn transzendierend ich in der Welt, bei den Dingen bin, läßt sich differenzieren in zwei Weisen der Leiblichkeit, und zwar ist dieser Leib erstens *Erscheinung*. Ich habe ihn den *erscheinenden, willkürlich beweglichen Leib* genannt. Daß der Leib Erscheinung ist, ist dasjenige was man fast erstaunlicher Weise im allgemeinen übersieht, wohl weil man es als alltägliche Selbstverständlichkeit unbedacht hinnimmt. Hier gilt es wirklich, sich über etwas wundern, worüber man sich im allgemeinen nicht wundert, nur weil man es den ganzen Tag vor sich hat und weil man es *ist*. Denken Sie hier auch an die Arbeiten von PORTMANN. Er versucht ja wieder ins Bewußtsein zu bringen, was es bedeutet, daß die Lebewesen von einer solchen nicht zu übersehenden ungeheueren Mannigfaltigkeit der Erscheinung sind, und daß diese Mannigfaltigkeit einen anderen Sinn hat, als nur den der Arterhaltung. Nun, der Leib ist also Erscheinung, d. h. wer leiblich erscheint, hat ein bestimmtes Aussehen, dieses sagt etwas aus über sein Wesen. Der Leib ist ein Sich-zeigen, er ist ein Gesehenwerden, er ist ein Erblicktwerden. Leib ist natürlich ebenso ein Sichverstecken, ein Sichverbergen, ein Sichnähern, ein Angreifen, ein Drohen, ein Irgendwoeintreten, ein Sichentfernen. Leib ist auch ein Sichergeben, denken Sie an die Demutshaltung. Die Demutshaltung ist ein sich demütig *zeigen*, ist demütig *erscheinen*. Alle diese Modifikationen seines Erscheinens *lebt* das Tier. Die Frage ist ganz müßig, ob es da so etwas wie eine Psyche zu abstrahieren gibt. Jedenfalls lebt das Tier diese leibliche Erscheinung und der Mensch die seine auch. Alle ihre Modifikationen sind Weisen des Tieres Situationen zu schaffen, diese zu ändern, vor allem auch andern Tieren zu begegnen. Aus diesen Begegnungen ergeben sich Ordnungen, sie gehen daraus hervor: Die Rangordnung der Tiere, der Rang, den das einzelne Tier unter den anderen hat. Es gehen aus diesen Begegnungen die Reviere hervor und ihre Grenzen und es gehen aus diesen Begegnungen hervor viele konkrete Gewohnheiten, die Wechsel der Tiere, z. B. vom und zum Nest.

Warum nun nennen wir den erscheinenden Leib willkürlich beweglich? Natürlich ist die Erscheinung gewachsen, d. h. sie ist unwillkürlich geworden. Aus der Keimzelle entwickelt sich in einem ungeheuren, unübersehbaren Prozeß allmählich die besondere Gestalt. Alle Modifikationen aber dieser so gewordenen, so gewachsenen Erscheinung sind fast ausschließlich Leistungen der willkürlichen Beweglichkeit, d. h. auf Anatomie bezogen, eigentlich Leistungen des animalischen Nervensystems. Aus diesem Grunde, weil der erscheinende Leib in all seinen Modifikationen, in seinen verschiedenen Qualitäten des möglichen Erscheinens, des Fliehens, des Angreifens, des Imponiergehabes und der Demutshaltung willkürlich beweglicher Leib ist, weil das Tier, wenn es der Augenblick, wenn es die Situation gebietet, sich in Demutshaltung begeben kann, aus diesem Grunde spreche ich vom erscheinenden Leibe, als einem willkürlich beweglichen Leibe. Ich habe gesagt vorwiegend willkürlich beweglich, denn es ist unübersehbar, daß die Pupille, die unwillkürlich eng wird und sich unwillkürlich erweitert, daß auch diese erscheint, unwillkürlich erscheint. Aber das ist eine der Ausnahmen. Ich übersehe auch nicht, daß man die Zunge bewegen kann, *ohne* daß man es sieht. Aber auch das ist eine Ausnahme. Im Grunde genommen trifft es doch zu, daß die Modifikation der leiblichen Erscheinung, die der betreffende Mensch oder das betreffende Tier ist, Funktion der willkürlichen Beweglichkeit ist. Dieses seine Erscheinung wandeln, die leibliche Erscheinung wandeln und damit die Situation, in der man sich befindet, modifizieren, *das ist Bewegung*, das ist ursprünglich und eigentlich Bewegung, nicht Muskelkontraktion, nicht ein irgendwie feststellbarer Erregungsablauf im Nervensystem, nicht ein Reizkomplex im Gehirn. Selbstverständlich sind die Erregungsvorgänge im zentralen Nervensystem schon als materieller Ermöglichungsgrund von Bewegung von außerordentlicher Bedeutung. Wir überblicken diese Vorgänge auch heute noch nicht im Entferntesten. Es ist durchaus keine Herabwürdigung einer derartigen Forschung, wenn man sich seinerseits der Frage zuwendet, was eigentlich das Ganze, die Bewegung als Ganzes bedeutet, welchen Sinn Bewegung hat und welchem Sinn demnach die feststellbaren physiologischen Vorgänge dienen. Es ist von großem Interesse, elektrophysiologisch zu wissen, was im Daumen einer greifenden Hand vorgeht. Es ist auch von außerordentlichem Interesse zu wissen, aus welcher Materie die einzelnen Knochen der Hand bestehen. Man muß sich nur darüber im klaren sein, daß man alle diese Dinge an der Hand untersuchen und darüber vieles wissen kann, daß man dabei aber nichts mehr vom Wesen der Hand, also z. B. vom Greifen oder vom Zeigen im Blick hat. Des Greifens oder Zeigens wird man nur ansichtig, vom Greifen erfährt man nur etwas, wenn man die *ganze Hand* im Blick behält, nicht nur Bestandteile. Was wir so von der Hand und vom Greifen sagen, das kann man vom ganzen Menschen und allem menschlichen Tun sagen. Auch menschliches Tun wird nur sichtbar, wenn man das Ganze — d. h. den willkürlich beweglichen, erscheinenden Leib — im Blick behält, nicht nur Bestandteile. Dasselbe kann man vom Tier sagen und das ist wieder der Punkt, auf den Achelis hingewiesen hat, es sei nicht ein Organ im Spiel, sondern das ganze Tier, das aber heißt eben: der Leib des Tieres. Das Tier ist dieser Leib. Und: Wenn ein Hund die Ohren spitzt, dann ist auch das keine isolierte Bewegung, sondern damit ändert sich der ganze Leib. In diesem Sinne ist der gelebte Leib eine Gestalt. Man kann nicht einen Teil ändern, ohne daß sich das Ganze ändert. Es ist eine eigentümliche Tatsache, daß alles Sichbewegen den Leib immer in einer sinneinheitlichen Art und Weise wandelt. Es gibt hohe Grade der Differenziertheit der Erscheinung, es gibt aber keine echten Widersprüche im Gesamterscheinen. Es ist irgendwo eine Sinneinheitlichkeit am Werk und wenn wir nach dieser Sinneinheit physiologisch fragen wollen, d. h. nach ihrem körperlichen Ermöglichungsgrund, dann können wir diese Frage nur stellen, wenn wir erst die Sinneinheitlichkeit, nämlich die Leiblichkeit in ihrer Totalität gesehen und in ihrer Bedeutung erkannt haben. Wenn wir aber gleich das Mikroskop nehmen, erfahren wir nichts vom Greifen und Zeigen der Hand, dann erfahren wir nichts von der Welthaftigkeit des Leibes, den ursprünglichen Weltbeziehungen des Menschen, dann entgehen uns eine Fülle von wesentlichen Phänomenen. Soviel über den erscheinenden, willkürlichen beweglichen Leib.

Von diesem Leib, so glaube ich, hat man grundsätzlich zu unterscheiden eine andere Weise des Leibseins. Ich habe diese andere Weise des Leibseins genannt: Den *unwillkürlich werdenden, vorwiegend tragenden Leib.* Man kann um einfach zu erklären was damit gemeint ist, sagen, alle aus der Reflexion feststellbaren Vorgänge in unserem Körper, die wir nicht in Gang bringen können, wann wir wollen, die unwillkürlich werden und sich wandeln sind gemeint. Also z. B. die großen Rhythmen des Wachsens, des Blühens, des Welkens, des Vergehens, des Sterbens; aber auch die kleinen Rhythmen, das Wachwerden, das Frischwerden, das Müdewerden, das Hungrigwerden, das Durstigwerden, das Sattwerden, die Begehrlichkeiten in allen verschiedenen Qualitäten, alles das *wird und wandelt sich unwillkürlich.* Ich kann nicht von jemandem verlangen, er soll schneller wachsen, auch nicht, er soll hungrig sein, ich kann nicht von ihm verlangen, er solle frisch sein oder eine Begehrlichkeit schwinden lassen. Der Mensch kann sich beherrschen, das ist etwas ganz anderes. Der Zustand selbst, der Zustand der Leiblichkeit, der möglicherweise beherrscht werden kann, ist aber unwillkürliches Werden. So klar nun die Beziehungen des erscheinenden Leibes zur willkürlichen Beweglichkeit und damit zum animalischen Nervensystem sind, so klar sind die Beziehungen der jetzt geschilderten Weisen der Leiblichkeit zum Vegetativen, zum Autonomen, auch zum Endokrinen. Ich will nicht sagen, daß das ganz einfache und durchweg gültige Entsprechungen sind, aber enge und wesentliche Beziehungen bestehen zwischen den unterscheidbaren Weisen des Leibseins und diesen trennbaren Funktionsbereichen des animalischen und vegetativen Nervensystems. Im „Psychischen" handelt es sich bei diesem unwillkürlichen Werden der Leiblichkeit um den Bereich der Triebhaftigkeit, der Affektivität und der Stimmungen. Wir müssen wieder vorsichtig sein, daß gewohntes Denken uns nicht auf irrige Wege führt: Hunger ist kein Körperzustand mit seelischer Begleiterscheinung oder ein seelischer Zustand mit körperlicher Begleiterscheinung, sondern: Hunger, das Hungern *sind* wir, wir *sind* hungernder Leib. Hunger ist nicht ursprünglich ein Zustand, den wir haben, der uns dann dazu bringt, ein Restaurant aufzusuchen usw., sondern Hunger ist ein Verlangen nach bestimmten Gehalten der Welt, diese als bevorzugte, naheliegende aufzusuchen und zu finden. Von dieser Art der Leiblichkeit als vom tragenden Leib zu sprechen hat seinen Grund darin, daß wir durch alle diese Regungen eigentlich getragen werden. Wir werden in eine bestimmte Richtung getragen: Die Müdigkeit trägt uns in das Schlafen der Nacht, das Wachsein trägt uns in das Tätigsein des Tages, der Hunger trägt uns zum Nährenden, die Frische trägt uns zu irgend welchen Unternehmungen. Ein Paradox ist es und das ist anthropologisch wichtig, daß wir dieses Getragensein selbst sind, dieses Tragen, von dem wir getragen sind. Das Paradox muß hingenommen werden und bedacht werden. Wenn ich einen Zorn z. B. habe, so bin ich dieser Zorn, denn ich bin ja zornig. Ich bin der Zorn und trotzdem kann ich sagen, der Zorn hat mich fortgerissen, hat mich zu einer Tat veranlaßt, die ich nicht tun sollte und wollte. Die Problematik, die sich hier auftut, aber an dieser Stelle nicht weiter verfolgt werden kann, ist die anthropologische Problematik des Autonomen, des Eigengesetzlichen, dessen Eigengesetzlichkeit wir zwar ausgesetzt sind, obwohl wir diese Eigengesetzlichkeit doch auch selbst sind.

Nun: Auch dieser tragende Leib, auch dieses unwillkürliche Werden, auch Affektivität, Triebhaftigkeit und Stimmungen sind welthaft. Einfach leuchtet als Beispiel ein; daß die Welthaftigkeit des Wachens der Tag, die Welthaftigkeit des Schlafens die Nacht ist. So können also Weltbeziehungen der Müdigkeit und der wachen Frische aufgezeigt werden. Frühjahr und Winter, überhaupt Jahreszeiten und Klima sind solche deutlichen Weltbeziehungen unserer unwillkürlich werdenden Leib-Zustände. Fragen wir nun weiter: Welche Unterschiede bestehen zwischen der Welthaftigkeit des willkürlichen Tuns und der Welthaftigkeit des unwillkürlichen Werdens, diesen beiden Weisen des Leibseins? Das unwillkürliche Werden, also die Befindlichkeit, die Stimmungen, die Affekte, die Triebe, sind zugleich etwas, was man allgemeiner ein Verlangen nennen kann, sie haben einen intentionalen Charakter, sie sind auf unterscheidbare Weltgehalte gerichtet. Sie sind ein Verlangen, ein Verlangen aber *nach etwas.* Solche Zustände, die unwillkürlich geworden sind, legen als qualitativ besonderes Verlangen ein bestimmtes, besonderes Verhalten nahe und rücken ein anderes Verhalten in die Ferne. *Sie sind selbst aber kein Verhalten!* Hunger z. B. ist ein Verlangen, Nahrungssuche aber und Fressen des Tieres ist ein Verhalten. Müdigkeit ist ein Verlangen, Suchen und Aufsuchen des Lagers ist ein Verhalten. Obwohl nun, das bitte ich zu beachten, Verlangen bei den Tieren ein entsprechendes Verhalten viel unmittelbarer zur Folge hat als beim Menschen (der Mensch vermag sich in besonderer Weise zu beherrschen, das hat mit seiner Möglichkeit des Eintritts in die Dimension des Geistes zu tun und mit den von dorther möglichen Entscheidungen), so ist doch an der Unterscheidbarkeit der beiden Weisen der Leiblichkeit auch beim Tier kein Zweifel. Auch die Tiere haben ja ein vegetatives und ein animalisches Nervensystem. Die Unterscheidung der beiden geht auch bei den Tieren auf die Unterscheidung von Unwillkürlichkeit und Willkürlichkeit zurück. Ich kann vom Tier verlangen, was es willkürlich kann, daß es z. B. zu mir kommt, einen Platz meidet, etwas frißt, etwas liegenläßt. So wenig aber wie der Mensch kann das Tier „auf Kommando" hungrig sein, begehrlich oder satt.

Was nützt uns nun diese Unterscheidung? Nehmen wir an, es sei richtig, daß man auch beim Tier willkürliches Tun und unwillkürliches Werden einer unreflektierten Leiblichkeit unterscheiden kann. Was nützt das uns? Bedenken wir das Folgende: Der *Weltbezug* des unwillkürlich werdenden tragenden Leibes ist ein *grundsätzlich anderer* als der Weltbezug des erscheinenden, welthaften, willkürlich beweglichen Leibes. Ein Beispiel: Die Brutstimmung, in die ein Vogel gerät, ist als Stimmung eine Weise unwillkürlichen Werdens, ist unwillkürlich geworden. So wie jede Stimmung oder jeder Trieb kommt eines Tages unter bestimmten inneren Bedingungen, auch durch äußere Bedingungen, z. B. die Jahreszeit erweckt, die Brutstimmung über den Vogel. Damit erwacht in ihm das Verlangen *ein* Nest zu bauen, die Tätigkeit des Nestbaues wird aus der inneren Verfassung, die wir Brutstimmung nennen, nahegelegt. Es ist richtig formuliert, *der Vogel will ein Nest bauen.* Nun ist es eine eigentümliche und bemerkenswerte Tatsache, daß der Vogel *ein* Nest *nicht* bauen kann. Sobald er nämlich aus dieser Verfassung, die den Vogel zu *etwas* hintreibt, ihm etwas nahe, anderes fernlegt, zum *Tun* übergeht, handelt es sich *nicht mehr* um einen *allgemeinen* Weltbezug, ich würde beim Menschen sagen, um einen *praeindividuellen,* jetzt handelt es sich um einen *individuellen Weltbezug. Der Vogel kann nämlich nicht ein Nest bauen, sondern nur dieses Nest oder ein anderes.* Hier beim willkürlichen Tun kommt auch beim Vogel, nicht nur beim Menschen, ein *Wählen* ins Spiel. Die ganze Situation, die Nähe von Menschen oder anderen Tieren, die Verborgenheit des Nistplatzes, seine Geschütztheit gegen Wetter und Klima, alles solches wird für dieses Wählen bedeutsam, bedeutsam für die *Verwirklichung des allgemeinen praeindividuellen Verlangens, im Bau* (Bauen ist willkürliches Tun) *dieses individuellen Nestes.* Das Gleiche ist es beim Hunger. Das hungernde Tier verlangt *etwas zu essen.* In seinem willkürlichen Tun entschließt es sich dann zu *diesem oder jenem.* Ein erläuternder Hinweis: Gelegentlich kann beim Menschen das praeindividuelle des Weltbezugs der Stimmung in Situationen offenbar werden, wenn z. B. der Wütende schließlich *auf alles* einschlägt. Oder der Hungernde *etwas* zu essen raubt. In solchen Situationen werden alle Schranken, die die individuelle Ordnung unserer leiblich geordneten Welt umgrenzen, niedergerissen und es kann zu Taten kommen, die als Durchbruch des praeindividuellen Weltbezugs durch die Schranken der individuellen Ordnung aufzufassen sind.

Aus dieser Unterscheidung verschiedener Weisen des Leibseins mit unterscheidbaren Weltbezügen ergeben sich m. E. für die Verhaltensforschung terminologische Konsequenzen: Man sollte — so scheint mir — nicht von Appetenzverhalten sprechen, sondern man sollte von Appetenz sprechen und das Verhalten davon abtrennen. Ich glaube, Appetenz ist ein Verlangen nach *etwas* z. B. zum Trinken, zum Essen, zum Brüten. Appetenz ist eine Funktion des tragenden Leibes, seines praeindividuellen Weltbezuges. Die Verwirklichung aber ist Funktion einer anderen Leiblichkeit, die weniger, und das ist von großer Wichtigkeit, die viel weniger von der inneren Verfassung als von der angetroffenen Umweltsituation, von ihrer besonderen Form und Ordnung in ihrer konkreten Entfaltung bestimmt wird. Ich glaube, diese Betrachtungen zielen auf etwas ab, was Tinbergen „hierarchische Ordnung des Instinktlebens" nennt. Er meint damit, daß erst Allgemeines angestrebt wird und schließlich erst in der triebverzehrenden Endhandlung *dieses* bestimmte, eingeschränkte, individuelle Ziel. Diese hierarchische Ordnung weist auf die unterscheidbare Welthaftigkeit des unwillkürlich werdenden und des willkürlich beweglichen Leibes hin: Auch das Tier kann zwar *Etwas* verlangen, aber nur *Dieses* ergreifen!

So glaube ich also, daß im Weltbezug des tragenden Leibes ein praeindividueller Weltbezug vorliegt. Das hat in der Psychiatrie, in der Anthropologie der Depressionszustände z. B. die Bedeutung, daß durch die Störung der vegetativen Kommunikation, von der v. DITFURTH in seiner Arbeit über die Depression schreibt, die individuelle Ordnung der Welt zwar erhalten bleibt, daß aber *alles* fremd wird. Alles wird fremd, nicht nur dieses oder jenes, nicht nur der Nahe und Nächste. So ist es überall wo Affektivität, wo Stimmung ist, wo der tragende Leib im Spiel ist mit seinem praeindividuellen Weltbezug. Erst im willkürlichen Tun wendet sich der Leib, der erscheinende, willkürlich bewegliche Leib, auch das Tier, im Blick, im Schritt, im Flug, im Griff, im Biß diesem bestimmten, gewählten Gegenstande oder lebendigen Wesen zu. Die so Situation gestaltende Entfaltung des tierischen Leibes ist, wie gesagt, eigentlich Bewegung des Tieres, nicht Muskelkontraktion, nicht Verkürzung oder Verlängerung einer Extremität, nicht eine von den vielen isolierbaren Funktionen des tierischen Körpers.

Nun erscheint mir schließlich das Folgende wichtig: Es ist der tragende Leib, d. h. das unwillkürlich Gewordene und im Werden sich wandelnde, die *Stimmungen, Affekte und Triebe*, die ganz offensichtlich *Beziehungen* haben zu den *Säften des Leibes*. Wir können durch ein Medikament einen Menschen schlafend machen, auch ein Tier. Wir können mit Weckmitteln den Schlaf vertreiben. Wir können durch eine chemische Substanz den Menschen lustig machen, wir können ihn in ängstliche Erregung versetzen. Durch Flüssigkeitsentzug können wir quälenden Durst erzeugen, durch einen Trunk die Qual wieder zum Schwinden bringen. So ist es offenbar, daß ein einfacher, einsichtiger Zusammenhang besteht zwischen der inneren chemischen Situation des Körpers und allerlei Befindlichkeiten. Bedenken wir den Hunger. Bedenken wir die Bedeutung der Hormone, z. B. der Geschlechtshormone für libidinöse Regungen. So glaube ich, daß die biochemische Situation des Körpers der materielle Ermöglichungsgrund ist für den tragenden Leib, für die verschiedenen Weisen seines tragenden Getragenseins. Daher erscheint es mir eine hinreichend begründete und daher erlaubte Annahme, daß die Wirkung der Pharmaka eine solche auf den tragenden Leib ist. Dabei ist zu bedenken, daß wir natürlich weit davon entfernt sind, auch nur einigermaßen die Verschiedenartigkeit und qualitative Differenziertheit unserer gelebten Stimmungen, Affekte und Triebregungen zu überblicken.

Ein erläuternder, differenzierender Hinweis: Daß der chemische Zustand unseres Körpers materieller Ermöglichungsgrund ist für unser Hungrig- und Sattsein, das leuchtet — wie gesagt — gewiß ein. Wie steht es — im Unterschied dazu — mit dem materiellen Ermöglichungsgrund eines Denkvorganges wie 27 — 13 = 14? Hier liegt es gewiß fern, an chemische Säftemischung und deren Wandlung zu denken. Es liegt aber nahe, an moderne, elektronische Rechenmaschinen zu denken. Diese könnten als materielles Modell dienen für die biologischen Vorgänge in unserem Gehirn, die als körperliche Bedingung, als causa materialis, den Vollzug z. B. einer Rechenaufgabe ermöglichen. Dies nur nebenbei. Jedenfalls: Mir scheint aus vielen Erfahrungen hervorzugehen, daß *Biochemisches,* als Biochemisches in unserem Körper Isolierbares — um genau zu sein — ein *Ermöglichungsgrund* ist für *Modifikationen des tragenden Leibes.* Infolgedessen scheint mir aber ebenso klar, daß auch *Medikamente hier ihren Ansatzpunkt* haben.

Daß nun aber der erscheinende, der willkürlich bewegliche Leib *unmittelbar* überhaupt durch chemische Einwirkungen beeinflußbar ist in seinen differenzierten Modifikationen, das scheint mir ganz unwahrscheinlich. Der willkürlich bewegliche, erscheinende Leib wird in seiner differenzierenden Entfaltung bestimmt und geprägt nicht — oder nur in geringem Maße — vom inneren, biochemischen Milieu, sondern *von dem von der Welt her erscheinend Begegnenden.* Die Brutstimmung erwacht in dem Tier, sie legt nahe, sie weckt das Verlangen, ein Nest zu bauen. *Welches Nest aus der Zahl der an sich möglichen* Nester gebaut wird, das entscheidet sich in der Auseinandersetzung mit dem von der Welt her Erscheinenden, Büschen, Zweigen, Bäumen, Höhlen und Begegnendem wie Artgenossen, Feinden usw. Oder ein Beispiel aus dem Bereich menschlicher Entwicklung: In einem Stadium seiner Entwicklung erwacht im Kinde das Verlangen zu sprechen, *eine Sprache* zu sprechen. *Eine* Sprache kann man aber nicht sprechen. Man kann nur *diese* Sprache sprechen, oder eine andere, vielleicht auch einmal diese und jene, aber nicht *eine* Sprache. Welche Sprache das Kind dann spricht, hängt nicht ab von seinem allgemeinen Verlangen zu sprechen, sondern von *der* Sprache, die die von der Welt her Begegnenden sprechen. Begegnete dem Kinde kein sprechender Mensch, so bliebe seine Sprache ein Rudiment. Das heißt: Solange allgemeines Verlangen und unwillkürliches Werden, solange der tragende Leib wesentlich im Spiele ist, solange ist das innere Milieu das bestimmende und modifizierende. Sobald es aber darum geht, das allgemeine Verlangen in willkürlichem Tun in der Welt des Erscheinenden selbst erscheinend zu verwirklichen, d. h. sobald der willkürlich bewegliche, erscheinende Leib wesentlich ins Spiel kommt mit seiner differenzierten, individuellen Welthaftigkeit, wird das von der Welt her Begegnende, als das differenzierte Entfaltung und Verwirklichung Ermöglichende eine unerläßliche Bedingung und somit von entscheidender Bedeutung.

Dazu ein Beispiel aus der psychiatrischen Klinik: Ich glaube, es gibt Menschen, in deren Leben das tragende Getragensein eine überwiegende Rolle spielt. Das sind die Menschen, die BLEULER die Syntonen genannt hat. Das Charakteristische an ihnen ist, daß sie außerordentlich umgängliche Menschen sind. Man hat sie gern. KRETSCHMER hat sie liebevoll geschildert. Sie sind durch sein Werk gleichsam geadelt worden. Man kann sie aber auch anders sehen: Die Syntonen, deutlicher noch die Hypomanischen, haben einen vorwiegend praeindividuellen Weltbezug, d. h. sie können mit Allen! Ohne hypomanische Persönlichkeiten gibt es keine Weihnachtsmärkte, ganze Volksfeste kommen zum Erliegen. Solche Anlässe sind auf praeindividuelle menschliche Beziehungsbereitschaft angewiesen. Nun haben wir die Erfahrung gemacht, daß Menschen dieser Wesensart, d. h. solche, die etwas vom Syntonen, vom Zyklothymen haben, daß diese, wenn sie in wahnhafte Konflikte geraten, leichter aus der wahnhaften Verstrickung wieder sich befreien können als Andere. Ich glaube, das liegt daran, daß der individuelle Konflikt durch einen praeindividuellen Weltbezug und die in ihm sich eröffnenden Möglichkeiten gemildert wird, daß diese neuen Möglichkeiten heilsam auftauchen, während der nicht vorwiegend Stimmungsgetragene, der nicht vom praeindividuellen Weltbezug vorwiegend Getragene, dem individuellen Konflikt verhaftet bleibt. Das ist meiner Ansicht nach die Erklärung dafür, daß Menschen, die in ihrem Wesen synton sind, die in ihrem Wesen stimmungsgetragen sind, in deren Leben also der tragende Leib eine größere Rolle spielt, verfallen sie einem paranoiden Wahn, eine bessere Prognose haben. Hier scheint mir etwas der pharmakotherapeutischen Wirkung Verwandtes vorzuliegen. Ich glaube, wenn man einen Menschen in seinem Getragensein, in seinem unwillkürlichen Werden, in Stimmung und Befinden ändert, und das können wir pharmakotherapeutisch, dann können Situationsprobleme, die ihm vorher ihn bedrängend nahelagen, ferngerückt werden, sie können an Bedeutung verlieren. Zugleich werden neue Möglichkeiten, die im praeindividuellen Weltbezug des tragenden Leibes ihren anthropologischen Grund haben, sichtbar und greifbar. Hierin liegen die pharmakopsychiatrischen Möglichkeiten.

Das Wesen moderner pharmakopsychiatrischer Möglichkeiten liegt in zahlreichen neuen Weisen Einfluß zu gewinnen auf den tragenden Leib im Sinne einer Modifikation des praeindividuellen Weltbezugs. Neue Weisen der Einflußnahme, neu im Vergleich zum Alten wie Alkohol, Morphin oder Hypnotika ermöglichen die neuen Präparate. Naheliegendes, unter Umständen Bedrängnisbewirkendes, wird so ferngerückt. So wird Freiheit zurückgewonnen, es werden neue Möglichkeiten eröffnet oder wieder eröffnet. Es gibt Kranke, bei denen das genügt, deren Lebenssituation genügend Zukunftsoffenheit hat. Andre, Viele, bedürfen aber der Ergänzung durch von der Welt her heilsam Begegnendes, durch Einwirkungen auf den erscheinenden, willkürlich beweglichen Leib, das aber heißt auch, durch alle Formen sogenannter Psychotherapie, von der verständnisvollen Milieugestaltung bis zur individuellen psychotherapeutischen Begegnung.

Wir können so vom Leib des Menschen etwas über den Leib der Tiere lernen und umgekehrt. Durch vertieftes Wissen vom Wesen des gelebten Leibes können wir etwas erfahren vom Wesen der pharmakologischen Einwirkung, ihren großen Möglichkeiten und ihren Grenzen aber auch von ihrer Ergänzungsbedürftigkeit durch von der Welt her Begegnendes, durch Psychotherapie.

28. Was lernen wir aus den Bewußtseinsstörungen über das Bewußtsein *

Wenn ich auszuführen versuche, was Bewußtseinsstörungen uns über das Bewußtsein lehren, so heißt das nicht, daß in meinen Ausführungen jeweils von einer Störung des Bewußtseins ausgegangen wird, um zu einer Aussage über das Bewußtsein zu kommen, sondern dieses: Was ich aussagen werde

* Nervenarzt 33, 11 (1962).

über das Bewußtsein gründet im Ganzen in dem, was wir in der Klinik als Störungen des Bewußtseins erfahren. Gleichwohl nehme ich als Ausgangspunkt für unsere Betrachtung eine Erfahrung am Gesunden:

Wenn der Mensch nicht jede Nacht regelmäßig in Schlaf verfiele, und des Morgens wieder erwachte, wäre man nicht so früh und so einmütig zur Erfassung — auch zur begrifflichen Erfassung — von so etwas wie Bewußtsein gekommen. Regelmäßiger oder doch auffälliger Wechsel von Zuständen, dem wir ausgesetzt sind, begünstigt eine solche Erfassung. Nicht anders ist es ja mit Stimmungen und Triebregungen. Was lehrt uns das Wachen und das Schlafen?

Zunächst könnte es so scheinen, als ob der Mensch im Schlafe das Bewußtsein einfach verlöre. Im Schlafe sind wir ja nicht mehr bei Bewußtsein, wir sind ohne Bewußtsein. So scheint es uns, solange wir Bewußtsein und *waches* Bewußtsein gleichsetzen, und solange wir im Schlaf nur ein Erlöschen des Bewußtseins, sein Fehlen sehen. Anthropologische Einsichten und physiologische Befunde zeigen, daß es anders ist: So wie die Nacht nicht nur das Fehlen des Tages ist, so wie Dunkelheit und Stille nicht nur das Fehlen von Licht und Lärm, so ist auch der Schlaf nicht einfach das Fehlen der Wachheit, so wenig Trophotropie nur das Fehlen der Ergotropie ist. Die Physiologen sagen, der Schlaf sei eine aktive Leistung des Organismus. Dem entspricht die anthropologische Einsicht, der Schlaf sei keine Abkehr von der Welt, nicht ein Erlöschen, kein Verlust allein, sondern eine Weise der Zuwendung zur Welt, eine Zuwendung zur nächtlichen Welt nämlich, eine Modifikation des Bewußtseins, nicht sein Verlust. Eine Modifikation also, die nur richtig verstanden werden kann, geht man von der Einsicht aus, daß das Bewußtsein eine *polare Struktur* hat, daß nicht nur zwei Möglichkeiten gegeben sind: Wachen und Schlafen, wobei des Morgens beim Erwachen gleichsam ein Licht an- und abends beim Einschlafen wieder ausgeknipst wird, eine Auffassung, die MORUZZI mit guten Gründen unter Hinweis auf den gesetzmäßigen Wandel der Frequenzen und Amplituden vom Schlaf-EEG bis zu dem gespannter Aufmerksamkeit kritisiert hat. Das Hellwachsein des Tennisspielers, das ganz andere Wachsein des sich vertiefenden Forschers, dasjenige des Spaziergängers oder des feierabendlich Plaudernden, die Verfassung des nur mit Mühe sich wachhaltenden Schläfrigen, alles dieses sind Beispiele für Modifikationen des gesunden Bewußtseins, dessen polare Modifikationsmöglichkeiten vom Hellwachsein zum tiefsten Schlaf reichen. Daß auch noch im Schlaf Modifikationsmöglichkeiten zu differenzieren sind, wie leichter, oberflächlicher Schlaf, tiefer, träumender und traumloser Schlaf wie auch die Schlaftrunkenheit, ist nicht zu bezweifeln. Es sind entsprechende EEG-Befunde erhoben worden. Z. B. von LOOMIS sind Schlafstadien — deren fünf — unterschieden worden. Der EEG-Differenzierung von Wachstadien allerdings hat man nicht dieselbe differenzierende Aufmerksamkeit geschenkt. Untersuchungen darüber werden zur Zeit von VAN REY und PRÜLL in unserer Klinik durchgeführt, wobei unterschiedliche Zuwendungsweisen zur Welt intervall-analytisch untersucht werden. Die ersten Befunde lassen interessante Ergebnisse immerhin für möglich halten.

Nun: Der Schlaf ist also kein Bewußtseinsverlust, keinesfalls ist er natürlich eine Bewußtseinsstörung. Aber: Die *Schlafstörung*, da Schlaf eine Modifikation des Bewußtseins ist, ist eine *Bewußtseinsstörung!* Ist das auch eine ungewohnte Aussage, so ist es nach dem bisher Gesagten doch eine klare theoretische Einsicht, und sie hat eine große, auch praktische Bedeutung. Wir müssen fragen: Was ist hier eigentlich gestört? Nicht einfach das Bewußtsein, sondern: die Entsprechung, die Angepaßtheit des Bewußtseinszustandes an eine bestimmte Umweltsituation: im Falle des Einschlafens an die dunkle, stille, erholsame Nacht.

Wer aber — so fügen wir gleich hinzu — eine Schlafstörung hat, fühlt sich auch am Tage nicht wohl. Oft hören wir von Konzentrationsschwierigkeiten oder von gereizter Ungeduld bei Inanspruchnahme durch andere Menschen. Diese Erfahrungen legen die Einsicht nahe: *Wer eine Schlafstörung hat, der hat auch eine Wachstörung.* Was am Tage beim Schlafgestörten als Unbehagen, als Reizbarkeit und Leistungsbehinderung erfahren wird, *kann* jedenfalls auch eine Bewußtseinsstörung sein, eine Störung der Fähigkeit den sich wandelnden Situationen des Tages mit angemessenem Wandel der Bewußtseinshelligkeit zu entsprechen, sich ihnen anzupassen. Eine Störung also derselben Fähigkeit, die sich beim Schlafgestörten in der Tat als gestört erweist. Wer sich im Bewußtseinszustande des Feierabends am Schreibtisch müht, wird ebenso versagen wie der Hellwache, dessen Bewußtseinszustand der Situation des Sportplatzes angemessen wäre.

Mir scheint es richtig, für den hier geschilderten Sachverhalt einen Terminus vorzuschlagen. Man kann nämlich von einer *Syntonie des Bewußtseins* — in durchaus sinnvoller Entsprechung zu Bleulers „affektiver Syntonie" — sprechen, d. h. von einer Fähigkeit, dem von der Welt her Begegnenden in der angemessenen Bewußtseinsmodifikation zu entgegnen, zu entsprechen. Eine Schlafstörung, eine Störung des Einschlafens und Aufwachens ist so betrachtet ein Sonderfall einer gestörten Syntonie des Bewußtseins. Da wir aber auch willkürlich unseren Bewußtseinszustand, unabhängig von der Situation in der wir sind, z. B. uns aufraffend, in gewissem Grade ändern können, müssen wir ergänzend auch eine spontane Wandlungsfähigkeit des Bewußtseins, also eine nicht umweltbedingte, annehmen. Syntonie und spontane Wandlungsfähigkeit des Bewußtseins sind, so scheint es, dem im Sinne einer Schlafstörung Bewußtseinsgestörten defizient geworden. Man könnte auch, um die eine Schlafstörung begleitende Wachstörung zu beschreiben und bei gewohnter Terminologie zu bleiben, von einer gestörten passiven und aktiven Aufmerksamkeit sprechen. Nur: Der Begriff Aufmerksamkeit scheint mir zu eng. Es fehlt die positive, bewußtseinsspezifische Aussage, was z. B. Unaufmerksamkeit sei. Sie ist jedenfalls nicht nur etwas Negatives. Zum Beispiel der Einschlafende ist nicht nur unaufmerksam hinsichtlich der Zeitung, die ihm aus der Hand fällt. Mit gesammelter passiver Aufmerksamkeit muß er in der Lage sein, sich der stillen Dunkelheit der Nacht zuzuwenden. Das kann derjenige nicht, der eine Einschlafstörung hat. Es wäre gewiß ungewöhnlich und ungewohnt den Zustand dessen, der nicht einschlafen kann, als Unaufmerksamkeit zu bezeichnen. Das eben liegt an der Enge des Begriffes Aufmerksamkeit. Die dem Problem angemessene Weite hat der Begriff der Syntonie des polaren Bewußtseins, der alles zu verstehen und zu beschreiben erlaubt, auch den Zustand des unausgeschlafenen Sportsmanns, des übermüdeten Studenten, des nicht entspannungsfähigen Managers, wie desjenigen, der den Schlaf nicht finden kann.

Interessante Befunde zum Thema Schlafstörung haben WISSFELD und VAN REY aus unserem EEG-Labor auf dem letzten EEG-Kongreß vorgelegt. Wir interessierten uns für den Schlaf der Depressiven eben in der Annahme, daß die Klagen vieler blander, im wesentlichen über Leistungsinsuffizienz, besonders über Konzentrationsunfähigkeit klagender Depressiver mit der verminderten Modulationsfähigkeit, der mangelnden Syntonie des Bewußtseins zusammenhängen. Tatsächlich fanden wir bei Depressiven einen im Vergleich zu gesunden Versuchspersonen veränderten, einen *modulationsarmen, oberflächlichen* Schlaf. Die Untersuchungen wurden mit dem Intervallanalysator (TÖNNIS) ausgeführt. Diese Befunde scheinen eine mangelnde Wandlungsfähigkeit des Bewußtseins zu bestätigen und die Annahme zu rechtfertigen, daß auch im Wachzustand mangelnde Syntonie vorliege.

An eine mangelnde Wandlungsfähigkeit bis zur Erstarrung in einer Bewußtseinslage zu denken, liegt nahe bei krankhafter Benommenheit, bei vielen symptomatischen Psychosen, bei Dämmerzuständen und Delirien. Der Schlafende unterscheidet sich ja vom Benommenen durch seine Erweckbarkeit. Erweckbarkeit aber ist ein Sonderfall von Modulationsfähigkeit des Bewußtseins, ein Sonderfall von Syntonie. Auch die Schlaflosigkeit erregter Kranker deutet in diese Richtung. Vor allem auch das Trinker-Delir mit seinen traumähnlichen Gehalten, an deren Verwandtschaft mit einem Schlafstadium wohl niemand zweifelt. Während des Delirs kann der Delirante weder richtig wach sein, noch richtig schlafen. Sinkt er dann in den typischen terminalen Schlaf, so wacht er auf und ist genesen vom Delir.

Natürlich kann man deskriptiv solche pathologischen Bewußtseinszustände auch im Hinblick auf ihre Eigentümlichkeiten, im vergleichenden Hinblick auf Zustände klaren Wachbewußtseins als Trübungen, als Umdämmerungen, Einengungen beschreiben. Darin liegt kein Gegensatz zu der hier vorgetragenen Interpretation; man kann ja auch das Bewußtsein des gesunden Schlaftrunkenen ein eingeengtes, das des gesunden Träumenden ein getrübtes nennen. Unsere Interpretation der Bewußtseinsstörungen als mangelhafte Wandlungsfähigkeit bis zur Erstarrung, als mangelhafte Syntonie mit der begegnenden Weltsituation, ordnet die Störungen der polaren Wandlungsfähigkeit des polar strukturierten normalen Bewußtseins zu, und eröffnet uns so auch ein Verständnis für die Art der körperlich-physiologischen Vorgänge, die eine solche Störung charakterisieren. Hier eben bieten sich Versuche an, elektrophysiologisch verschiedene Zustände, Stadien auch des wachen Bewußtseins, zu unterscheiden.

Das Bewußtsein, von dem wir hier bisher gehandelt haben, ist wandlungsfähig zwischen den normalen Polen heller Wachheit und tiefen Schlafes — im Pathologischen zwischen überwacher Erregtheit und tiefer Bewußtlosigkeit. So weit gefaßt ist das Bewußtsein ein immerwährender Gehalt, eine Weise unseres gelebten Lebens, genauer unseres gelebten welthaften Leibes. In der Welthaftigkeit des leiblichen Lebens ist ja die Syntonie des Bewußtseins, seine Zuordnung zu und seine Angepaßtheit an jeweilige Weltsituationen gegründet als eindrucksvolle Beispiele, seine Nachthaftigkeit im Schlaf, seine Taghaftigkeit am Tage. Auch bei Tieren finden wir wandelbare Bewußtseinszustände, Wachen und Schlafen, auch Träumen, Dösen, gespannte Aufmerksamkeit und unruhige Erregung, je nach der Situation, in der sie sich befinden. Auch bei ihnen gibt es die Syntonie des Bewußtseins.

Nun finden wir aber Kranke — sie können gut schlafen, aufmerksam zuhören, gemütlich plaudern — d. h. wir finden an ihnen nichts, was auf eine Störung ihres Bewußtseins im Sinne der Schlaf-Wach-Polarität — vielleicht ist es erlaubt, einfach vom polaren Bewußtsein zu sprechen — schließen ließe, auch nicht auf eine gestörte Syntonie. Und doch sind wir geneigt, bei ihnen von einer Störung des Bewußtseins zu sprechen, denn sie sind irgendwie im Ganzen gestört. Sie wissen vieles nicht, was sie wissen müßten, was der Gesunde weiß. Sie wissen unvollkommen oder nicht, wo sie gerade sind, wo sie gerade waren, wo sie herkommen und so irren sie und verirren sich leicht, sie wissen unvollkommen oder nicht die Uhrzeit, das Datum und ihr Alter und irren auch in diesen zeitlichen Bestimmungen. Sie sind nicht mehr richtig in dem, was ich die geographisch-kalendarische Ordnung nenne, verwandt mit dem was THOMAE das Lageschema nennt, über das der Gesunde zu verfügen vermag. Die Kranken sind bei aller angemessenen Wachheit auch unvollkommen oder nicht in der Lage, das verlorene Wissen wieder zu erlangen, zu erwerben. Wir nennen solche Kranke amnestisch und es ist klar, daß man ihren Zustand unter verschiedenen Aspekten betrachten und bedenken kann. So unter dem Gesichtspunkt des Gedächtnisses, oder der Orientierung. Wir werden über die Ergebnisse solchen Denkens auf unserer Tagung hören. Man kann diese Zustände auch unter dem Gesichtspunkt des Bewußtseins bedenken. Und das soll hier geschehen.

Um dem Bewußtseinsspezifischen dieser Fälle nahezukommen, müssen wir von dem ausgehen, was wir das *Selbstbewußtsein* nennen, nicht in dem Sinne, daß einer eine große oder kleine Meinung von sich hat, sondern in dem Sinne, daß er um sich selbst und um seine Situation weiß, daß er nicht nur bei Bewußtsein ist, sondern ein Bewußtsein gerade auch von sich selbst hat, ein Wissen von sich selbst. Auf dem Grunde dieses Selbstbewußtseins lebe ich nicht nur mein individuelles menschliches Schicksal, sondern ich weiß auch, daß ich es lebe, ich bin nicht nur ein Mensch, sondern ich weiß, daß ich ein Mensch bin, geboren und sterblich, ich bin nicht nur Leib, sondern ich weiß auch, daß ich Leib bin. (Darin übrigens zeigt sich, daß ich nicht *nur* Leib bin. Denn wäre ich nur Leib, so könnte ich nicht wissen und aussagen, daß ich es bin.)

Die räumliche Struktur dieser Erlebnisse ist ganz offensichtlich die Rückwendung des Menschen auf sich selbst. Das heißt Selbstbewußtsein. Gemeint ist ein Bewußtsein, dessen Subjekt und dessen gegenständlicher Inhalt das Selbst ist. Das heißt, die Leistung dieser Weise des Bewußtseins ist die Rückwendung, es ist die Reflexion. *Zutreffend sollte man daher vom „reflektierenden Bewußtsein" sprechen und diese besondere Weise menschlichen Bewußtseins so als reflektierendes Bewußtsein vom „polaren Bewußtsein" unterscheiden.* Es ist etwas ganz anderes. Polares Bewußtsein haben, wie gesagt, auch Tiere. Ob es Rudimente reflektierenden Bewußtseins bei Tieren überhaupt gibt, ist eine Frage. Ist sie zu bejahen, so ändert das nichts daran, daß reflektierendes

Bewußtsein im Wesentlichen eine menschliche Bewußtseinsart, eine menschliche Möglichkeit ist, ja eine Möglichkeit, die den Menschen recht eigentlich zum Menschen macht, in dem sie ihm ermöglicht, sein Leben nicht nur zu leben, sondern um dieses gelebte Leben auch zu wissen, nicht nur irgendwo zu leben, sondern im geographischen Sinne das Irgendwo als festen Punkt zu bestimmen, nicht nur das Jetzt des Augenblicks zu leben, sondern im kalendarischen Sinne das Jetzt des gelebten Zeitpunktes zu bestimmen. Der Verlust oder die Defizienz dieser Möglichkeit ist bei aller Verschiedenheit im einzelnen der Grundzug der Fälle mit cerebral-organischer Demenz bei ungestörtem polarem Bewußtsein.

Versuchen wir nun, uns auf das Wesen des reflektierenden Bewußtseins zu besinnen. Daß hier von polarer Struktur nichts anzutreffen ist, leuchtet ein. Hingegen liegt auch im Begriff der Reflexion unübersehbar eine räumliche Bestimmung. Bedenken wir diese im Begriff der Reflexion, der Zurückbeugung oder Zurückwendung, enthaltene räumliche Bestimmung, so stellt sich dem theoretisch Unbefangenen zuerst die Frage nach dem Wo, woher Reflexion möglich wird und woher sie erfolgt. Wie ist es dem Menschen möglich, einen Standpunkt zu gewinnen, von dem aus er sich auf sich selbst zurückwenden kann. Die Antwort auf diese Frage finden wir z. B. bei GUARDINI, wenn er sagt: „Es liegt im Wesen des geistigen Lebens, daß der Mensch immerfort aus dem unmittelbaren Zusammenhang des Daseins heraustritt, Abstand gewinnt, betrachtet". Dieses Heraustreten ist ebenso alltäglich wie geheimnisvoll. GUARDINI sagt, das Heraustreten gehöre zum geistigen Leben des Menschen. PLESSNER, der im gleichen Sinne von einer exzentrischen Positionalität spricht, in der der Mensch das leibgebundene Hier—Jetzt der Tiere überschreitet, faßt es ausdrücklich als das Gewinnen eines Standpunktes, wodurch der Mensch sich vom Tier unterscheidet, sich über alles Tierische erhebt. Das ist Übereinstimmung. Denn: Durch die Teilhabe am Geist erhebt sich ja der Mensch über Tiere.

Dieses Heraustreten ermöglicht aber erst das Sichzurückwenden, es ermöglicht erst Reflexion. Wer von Reflexion spricht ohne zu bedenken, daß Voraussetzung solcher Möglichkeit ein Heraustreten ist aus dem unmittelbaren Zusammenhang des Daseins — ich würde sagen ein Heraustreten aus dem leiblichen Eingefügtsein im gelebten Leben — wer dieses Heraustreten übersieht, dem entgehen entscheidende anthropologische Strukturen. Um diese Strukturen sichtbar zu machen, können folgende Überlegungen dienen: Im gelebten unreflektierten Leben ist der Mensch im jeweiligen Hier—Jetzt nicht eingeschlossen in der Haut seines Körpers und nicht eingeschlossen in die Millisekunde des Jetzt. Das gelebte Leben des Menschen hat die Struktur des Weges, d. h. das jeweilige Hier—Jetzt ist mitkonstitutiert durch ein Woher und Wohin, durch Vergangenheit und Zukunft. Räumlichkeit betreffend ist die entscheidende anthropologische Aussage, daß ich nicht eingeschlossen bin in der Haut meines Körpers. Dasein heißt Hiersein *und* Dortsein: Ich bin *hier*, wo ich einen Platz besetzt habe, einen Raum einnehme. Ich bin aber auch *dort*, wo mein Interesse ist (Interesse heißt dazwischen, dabei sein). Ich bin bei der Sache. Ich bin z. B. dort, wo mein Blick ruht, wohin mein Schritt und mein Griff zielen. Erst das Hier, das Besetzthalten und Platzeinnehmen *und* das Dort im Sinne des Sichvorwegseins, im Blick-, Griff- und Schritt-Sichvorwegseins machen zusammen das

Da des menschlichen Daseins aus. Sie sind auch die entscheidenden räumlichen Strukturen unseres leiblich gelebten Lebens. Bedenken wir nebenbei: Nicht nur der Jäger ist in diesem Sinne beim Hasen, auch der Hund ist es. In diesem Sichvorwegsein liegt keineswegs ein Unterschied zwischen Mensch und Tier, sondern gerade eine Gemeinsamkeit, die gemeinsames Tun und Treiben von Mensch und Tier ermöglicht.

Nun kann der Mensch aber etwas Besonderes, was wie ich glaube, Tiere höchstens in spärlichen Rudimenten können: Vergegenwärtigen wir uns ein anschauliches Beispiel: Sitze ich mit meinem Freund zusammen in meinem Garten, zu unseren Füßen liegt mit uns, bei uns, mein Hund. Wir sind zusammen, wir sind beieinander, auch wenn die unsere Körper bedeckende Haut meterweit getrennt bleibt. Für uns und das Tier gibt es solche Gemeinsamkeit durch auch mit dem Tier gemeinsame Strukturen gelebten Lebens, es gibt z. B.: Das Zusammensein, es gibt den Schmerz der Trennung, und es gibt die Freude des Wiedersehens. Das alles ist gelebtes Leben. Um nun zu zeigen, was Heraustreten aus solchem Eingefügtsein im gelebten Leben heißt, diene uns folgender Hinweis, folgender Gedanke: Ich kann mir ohne meinen Platz zu wechseln, ohne mich zu bewegen *vorstellen,* wie ich, wie auch unsere ganze Gruppe von oben etwa aus 10 m Höhe aussieht. Zum Zeichen, daß ich das kann, zum eindringlichen Zeichen auch dafür, daß es sich nicht um Metaphorisches, sondern um Wirkliches handelt, kann ich z. B. auch zeichnen, wie meine Situation von oben, etwa von der Decke des Raumes her aussieht. Ich kann davon eine Skizze entwerfen. Was heißt das? Das heißt: ich bin dem durch meine Leiblichkeit bestimmten Hier und der dadurch mitbestimmten Perspektive nicht verhaftet. Ich habe die Freiheit — ohne mich zu bewegen — irgendwo z. B. oben an der Decke des Raumes gleichsam ein Hier zu errichten und von diesem errichteten Hier her das leiblich gelebte Hier zu einem Dort zu wandeln. Dieses: Das Heraustreten aus dem leiblichen Eingefügtsein im gelebten Leben, das im Heraustreten mögliche und verwirklichte Errichten eines Hier und von diesem Hier her, das leiblich gelebte Hier zu einem Dort zu wandeln, das ist an *einem* anschaulichen Beispiel erläutert, klargemacht, was Reflexion ist. Beispiele lassen sich beliebig vermehren. Auch daß ich mir vorstellen kann, wie mein Vater um die Jahrhundertwende über meine Zukunft gedacht haben mag, ist ein solches Beispiel. Des Heraustretens und des Sich-auf-sich-selbst-Zurückwendens ist der Mensch im Akte des *Selbstbewußtseins* fähig. Er ist ein der Reflexion fähiges Lebewesen. Wiederholen wir aber: Das ganze ist ebenso geheimnisvoll wie alltäglich.

Eine kleine anschauliche bestätigende Erläuterung: Wir Menschen können uns im Spiegel betrachten. Daß wir uns im Spiegel betrachten können ist nicht damit erklärt, daß es spiegelnde Flächen gibt. Für Tiere gibt es auch spiegelnde Flächen. Vögel fliegen sich an großen Scheiben zu Tode, weil sie einem gespiegelten Baum zustreben. Tiere sehen aber, dafür gibt es viele Beispiele, in der spiegelnden Fläche wohl *etwas,* aber sie sehen nicht *sich.* Der Mensch aber sieht sich. Weil er ein der Reflexion fähiges Wesen ist, dienen ihm spiegelnde Flächen zu einer Verwirklichung dieser seiner Möglichkeit. Er sieht sich selbst von dem zum Hier gewandelten Dort im Spiegel.

Weiter: Darin, daß wir die durch unsere Leiblichkeit gegebene Perspektive im geschilderten Heraustreten überschreiten können und so eine andere Perspektive gewinnen, darin liegt zugleich, daß wir ohne uns zu bewegen, *jede mögliche* Perspektive gewinnen können, als Möglichkeit jede beliebige Perspektive haben. Damit aber, mit dieser Möglichkeit, konstituiert sich das Geschaute in einer neuen Weise. Aus dem Perspektivisch-Begegnenden, das in jeglicher Situation jeweils nur eine Ansicht zeigt, wird der *Gegenstand,* der zwar nur eine Ansicht jeweils zeigen kann, von dem wir aber *wissen,* daß er unter unendlich vielen Perspektiven, von vielen Seiten her und aus allen Entfernungen unendlich viele Ansichten darbieten kann. Somit konstituiert sich auf dem Grunde der spezifisch menschlichen Möglichkeit des Heraustretens aus dem leiblichen Eingefügtsein im gelebten Leben der spezifisch menschliche Gegenstand. An HEIDEGGER angelehnt können wir sagen: Aus dem zuhandenen Zeug wird so der vorhandene Gegenstand. Fügen wir hinzu: Aus dem individuell Begegnenden wird zugleich etwas postindividuell Allgemeines. Aus *dieser* Tür, die mir in dieser perspektivisch geordneten Situation Möglichkeiten versperrt oder freigibt, wird das Wissen, das dies *eine* Tür ist mit den Eigenschaften, die Türen haben. So konstituiert sich *ein* Baum, *ein* Hund, *ein* Mensch.

Dazu gehört aber ein weiteres: Eingefügt, leiblich eingefügt ins gelebte, man kann auch sagen präreflexive oder reflektionsfreie Leben, was es — das reflektionsfreie — beim Menschen wohl nur in Annäherung gibt, sind wir auch gelebte Zeit, im strömenden Werden und im diskontinuierlichen Tun. Daß wir nicht *nur* gelebte Zeit sind, daß wir nicht *nur* werden und schreiten, ergibt sich zwingend daraus, daß wir wissen können und aussagen, wir seien es. Nur wenn Festes in Sicht ist, Unbewegtes, das feste Ufer zum Beispiel oder der feste Grund über den die Wasser hinwegrauschen, d. h. nur vom Festen her nehmen wir das Strömen des Strömenden wahr. Daraus ergibt sich aber ein Weiteres: Im Heraustreten aus dem Eingefügtsein im gelebten Leben sind wir offenbar nicht nur dem Hier entrückt (dem Hier, an das wir gleichwohl paradoxerweise auch gebunden bleiben), wir sind auch dem strömenden Werden gelebter Zeit, wir sind dem gelebten Jetzt entrückt. Der Standpunkt, den wir im Heraustreten gewinnen, liegt jenseits der gelebten Zeit, gelebtes Leben und seine Zeitlichkeit ist transzendiert. In diesem Transzendieren gewinnt der Transzendierende in der Dimension des Geistes, deren Zeitlichkeit ich nur als schwebende Ruhe zu fassen vermag, die alltägliche und ebenso geheimnisvolle Festigkeit und Ruhe von der aus wir gelebtes Leben als Bewegtes, als Strömendes und Schreitendes zu erfahren vermögen. Nur in dieser schwebenden Ruhe, die wir auch zu sein vermögen, erfahren wir unser gelebtes Leben als ein im Werden und Tun Bewegtes. So sind wir nicht nur mehr bewegtes Leben. Wir wissen es auch und können es sagen. So sind wir auch nicht mehr nur Leib, wir wissen auch, daß wir Leib sind. Wir nehmen nicht nur wahr, wir wissen auch, daß wir wahrnehmen und daß es Wahrnehmungen gibt. Wir leben nicht nur von der Geburt her und auf den Tod hin — so wie auch die Tiere — sondern wir wissen auch, daß wir geboren sind und daß wir sterben müssen.

In diesem Wissen, das erst reflektierendes Bewußtsein uns eröffnet, ist auch begründet, daß wir das Gewußte zur Sprache bringen, daß wir sprechen können. Darauf kann ich hier nicht eingehen. Vielleicht genügt ein erläuternder

Hinweis auf die sprachlose Welt der Tiere. Sie erinnern sich wohl des eindrucksvollen Bildes, das NIETZSCHE in einer seiner unzeitgemäßen Betrachtungen vom Schaf entwirft, das dem Menschen etwas von seinem Glück sagen will. Das Sprechen des Schafes unterbleibt, weil das Schaf „kurz angebunden an den Pflock des Jetzt", in dem Augenblick, in dem es etwas gerade sagen wollte, vergaß, daß es etwas sagen wollte. Ein schönes, treffendes Bild vom unentwegt werdenden Wandel unreflektierten, gelebten, tierisch sprachlosen Lebens.

Vom Festen aus, aus der schwebenden Ruhe des im Heraustreten aus dem gelebten Leben in der Dimension des Geistes gewonnenen Standpunktes, gelingt es dem Menschen, hat er die Möglichkeit im Überblick über die gelebte Situation *Feststellungen zu treffen,* so auch Situationen festzuhalten, in erster Linie natürlich im Gedächtnis festzuhalten, aber auch zum Beispiel sie im Bilde festzuhalten. In dieser Möglichkeit des Menschen im gelebten Leben Feststellungen zu treffen und das Festgestellte festzuhalten, hat es auch seinen Grund, daß wir mit so Festgehaltenem etwas anfangen können. Es ist hier nicht anders als mit der spiegelnden Fläche: Daß wir *uns* in der spiegelnden Fläche sehen können, das liegt — wie gesagt — daran, daß wir reflektieren können. Daß wir das im Bilde Festgehaltene als Wiedergabe gelebten Lebens erfahren können, liegt natürlich daran, daß wir feststellen und festhalten können. Deshalb sagt uns das so Festgehaltene etwas. Tiere sehen das gleiche wie wir, wenn wir sie dazu bringen, eine Fotografie anzusehen, aber auch dieses Gesehene sagt ihnen nicht das gleiche wie uns. Die Landkarte ist nur ein Sonderfall des Bildes, sie zeigt uns das Land aus der Vogelperspektive. Auch diesen Standpunkt können wir einnehmen. Denn: jede beliebige Stelle im All können wir aus dem Eingefügtsein im gelebten Leben heraustretend, einnehmen.

Fassen wir zusammen und ergänzen wir, was wir vom Begriff des Selbstbewußtseins ausgehend, von der Reflexion ausgehend an anthropologischen Strukturen erkannt haben: Es liegt im Wesen des menschlichen Selbstbewußtseins, des reflektierenden Bewußtseins, daß der Mensch aus dem leiblichen Eingefügtsein im gelebten Leben in ebenso alltäglicher wie geheimnisvoller Weise heraustreten kann. So gewinnt er in der Dimension des Geistes einen festen Standpunkt schwebender Ruhe, der es ihm ermöglicht, nicht nur sich selbst, sondern auch seine Situation im ganzen, ja jegliche Situation gelebten Lebens in neuer Weise zu betrachten. Den anthropologisch möglichen Übergang zu dieser neuen Betrachtungsweise nannte CONRAD die Kopernikanische Wendung. So gelingt es dem Menschen im Strömen und Schreiten gelebten Lebens Feststellungen zu treffen, das Festgestellte festzuhalten in Wort und Bild, auch im Gedächtnis festzuhalten. Geographische Punkte und Zeitpunkte, Daten sind solche Feststellungen. Das Metermaß, die Landkarte, das Zeitmaß, Uhren und Kalender, das sind konkrete Dinge, in denen sich die fundamentale Möglichkeit des Menschen, Feststellungen zu treffen und das Festgestellte festzuhalten und es festzulegen konkretisiert. Wir können nicht uns orientieren, weil wir Landkarten haben, sondern wir haben Landkarten, weil wir eine kartographische Ordnung errichten können. Wir können uns auch nicht in Zeiträumen orientieren, weil wir Kalender haben, sondern wir haben Kalender, weil wir in der strömenden Zeit, die wir auch sind, Zeitpunkte feststellen, festhalten, Daten festlegen können und über diese Ordnung disponierend verfügen. Des Heraustretens aus dem leiblichen Eingefügtsein im gelebten Leben fähig, kann der Mensch im wahren Sinn des Wortes *über der Situation stehen.* Diese dem Menschen mögliche Sicherheit und Ruhe, herausgetreten aus der Situation, über ihr stehend, so nicht abwesend, sondern in einer besonderen, nur dem Menschen möglichen Weise anwesend, zeigt sich etwas Entscheidendes von der Würde des Menschen. So kann der Mensch alles in Betracht ziehen, was er weiß über fernste Räume und fernste Zeiten und angesichts dieses gewaltigen Überblicks kann er Pläne erwägen und *Entscheidungen* treffen.

Daß es sich bei dem so Geschilderten um fundamental bedeutsame Strukturen und Möglichkeiten des menschlichen Wesens handelt, braucht gewiß nicht ausdrücklich dargetan zu werden. Hingegen ist es am Platze in der notwendigen Kürze nun zu bedenken, was sich aus einer krankhaften Defizienz solcher Möglichkeiten und Fähigkeiten ergibt. Wir finden solche Folgen nicht in erster Linie bei solchen Zuständen, die wir als Bewußtseinsstörungen zu bezeichnen gewöhnt sind, d. h. bei Störungen des polaren Bewußtseins, sondern in natürlich verschiedenartiger Ausprägung und Besonderung bei Zuständen des Versagens im Sinne einer organischen Demenz.

Das heißt im einzelnen: Der Überblick über die Situation im ganzen geht solchen Kranken verloren. Zu wohl begründeten Entscheidungen auf Grund eines großen Überblicks sind sie nicht mehr oder nur mangelhaft in der Lage. Sie stehen nicht mehr ruhig und sicher über der Situation, typisch ist für sie vielmehr ein Dahindösen ohne das Verlangen nach Klarheit oder ein ratlos-unruhiges Umherirren und Suchen, ohne Überblick, ohne Ziel und Plan. Das nicht oder nur unvollkommen Heraustretenkönnen, das sich nicht Distanzierenkönnen von der gelebten Situation hat eine Reihe von Symptomen zur Folge, die als ein Verfallensein an die Situation, auch an die wahnhaft verkannte, zu verstehen sind, als eine Unfähigkeit sich kritisch zu distanzieren. So zu verstehen sind die häufigen Perservationen, das Haften an einem Gedankeninhalt, auch das häufige Verharren in einem Verhalten, das stets einsichtslose Hinausdrängen zur Tür, das rastlose Herumhantieren mit Gegenständen, insbesondere das Nesteln mit dem Bettzeug. Hier ergeben sich auch interessante Beziehungen zu manchen Herdsymptomen, auf die hier im einzelnen nicht eingegangen werden kann, aber das Zwangsgreifen, das Nachgreifen, das Zwangsblicken und Zwangsschnappen sind eindrucksvolle Beispiele eines solchen unfreien Verfallenseins an Begegnendes. Eindrucksvoll ist zumeist die Unfähigkeit, Feststellungen zu treffen, das Festgestellte festzuhalten und über das Festgehaltene im Sinne einer geographisch-kalendarischen Ordnung zu verfügen. Diese Defizienz ist für sog. amnestische Zustände besonders charakteristisch, die zumeist und mit Recht als Beeinträchtigungen des Gedächtnisses, der Merkfähigkeit und der Orientierung aufgefaßt werden. Das ändert gar nichts daran, daß die diesen Zuständen zugrunde liegende, die fundamentale Störung, eine Defizienz ist des Selbstbewußtseins, richtig verstanden als reflektierendes Bewußtsein, eine Unfähigkeit aus dem Eingefügtsein im gelebten Leben herauszutreten, sich von ihm kritisch zu distanzieren, was die Voraussetzung ist für jegliches Feststellen und Festhalten, also auch für die Merkfähigkeit im menschlichen Sinne.

Daß polares Bewußtsein im Sinne der Modifikation des Schlaf-Wach-Bewußtseins etwas ganz anderes ist als Selbstbewußtsein, reflektierendes Bewußtsein dürfte durch das bisher Gesagte noch einmal klar geworden sein. Aber wir fragen: Welche Beziehungen bestehen zwischen den beiden Weisen des Bewußtseins, gibt es überhaupt wesensgemäße Beziehungen zwischen ihnen? Um uns solche sichtbar zu machen, vergegenwärtigen wir uns zunächst, daß im Schlafe die Fähigkeit des Menschen über seiner Situation zu stehen zum Erliegen kommt. Der Schlafende ist fast ausschließlich reflektionsfreies gelebtes Leben. Das zeigt schön die völlige Unmöglichkeit, den Moment des Einschlafens zu beobachten, festzuhalten, sich zu merken. Während der Mensch schläft, kann er, von Ausnahmezuständen abgesehen, nicht zugleich *wissen*, daß er schläft. So sehen wir, daß Modifikationen des polaren Bewußtseins nach dem Pole des Schlafens oder der Benommenheit hin die Fähigkeit des Menschen über der Situation zu stehen, Überblick zu gewinnen beeinträchtigt. Dem entspricht die klinische Erfahrung, daß es Abend und Nacht sind, in denen bei organisch leicht Defizienten die schwersten Störungen vorkommen. Aber: Auch starke Erregungen im Sinne der Anpassung des Bewußtseins an spannende Situationen, gespannte hellwache Aufmerksamkeit ist dem reflektierenden Bewußtsein nicht günstig. Der gespannt Aufmerksame, der Hell- oder Überwache wird ins gelebte Leben gleichsam hineingezogen oder hineingerissen. Schon der über die Treppe Hinuntereilende denkt nicht und weiß nicht, daß er und vor allem wie er läuft. Der im entscheidenden Kampf stehende Sportsmann kämpft, aber er weiß nicht im Sinne reflektierender Zuwendung, daß er und wie er kämpft. Daraus ergibt sich: Was das polare Bewußtsein angeht, so ist eine Mitte zwischen den Polen, ein Zustand weder zu nahe am Schlaf noch zu nahe am hellen Wachsein mit gefesselter Aufmerksamkeit an Weltgehalte, günstig für die Verwirklichung der im reflektierenden Bewußtsein gegebenen Möglichkeit. Ich habe diese Mitte als Bewußtseinsklarheit gekennzeichnet und sie als etwas anthropologisch Besonderes hervorgehoben. Das Besondere liegt darin, daß dieser Zustand der Klarheit, der Zustand der Mitte zwischen den Polen des Schlafes und der hellwachen Gehetztheit, die spezifisch menschliche Möglichkeit über der Situation zu stehen mit allen geschilderten Folgen besonders begünstigt. Im Zustande der Klarheit des polaren Bewußtseins kommt die Möglichkeit des reflektierenden Bewußtseins, die Möglichkeit des Menschen über der Situation zu stehen, gleichsam auf ihren Gipfel. Ein Hinweis auf die Tiere mag dies verdeutlichen: Für sie ist die genannte Mitte zwischen den Polen nichts so Besonderes. Sie ist nichts als ein Zustand der Ruhe, der zumeist rasch in ein Dösen und Schlafen übergeht. Die Dimension des Geistes ist den Tieren eben verschlossen.

Die so aufgezeigte Beziehung der beiden Weisen des menschlichen Bewußtseins hat praktische Bedeutung. Bewußtseinsklar muß der Mensch sein, weder dämmrig noch gehetzt, um Einsicht in seine Situation zu gewinnen, auch Krankheitseinsicht. Auch die Weise wie wir dem Kranken begegnen, ermöglicht es ihm oder erleichtert es ihm im Sinne der Syntonie des polaren Bewußtseins in den Zustand der Klarheit zu kommen, damit so etwas wie kritische Einsicht, auch Krankheitseinsicht gelingt. STÖRRINGS Überlegung über Bewußtsein und Besinnung gehören als verwandte Gedanken hierher.

Wir sprachen bisher von den Möglichkeiten des reflektierenden Bewußtseins und von seiner *Defizienz*. Hinzuzufügen ist noch, daß dem gesunden Menschen die Fähigkeit eignet, immerhin weitgehend reflektionsfrei im gelebten Leben aufzugehen. Entschlossenes Handeln erfordert ein solches Aufgehen im gelebten Leben. Es eignet dem gesunden Menschen auch die Fähigkeit — ich möchte sagen mit einer gleitenden Leichtigkeit — in die Dimension des Geistes herauszutreten, Überblick zu gewinnen und wieder zurück- und einzusinken ins unreflektierte, gelebte Leben. Mir scheint nun, es gäbe auch den Verlust der Fähigkeit weitgehend reflektionsfrei auch im gelebten Leben aufzugehen, sich vom Begegnenden einfach ansprechen zu lassen und als Antwort situationsgerecht zu handeln. Die Zwangsneurosen sind es, bei denen mir eine solche Erstarrung im Zustand reflektierenden Bewußtseins vorzuliegen scheint. Solche Kranke beobachten immerwährend sich selbst, sie beobachten ihre Situation und ihr Tun. Viele sagen es sei so, als ob sie dauernd neben sich selbst ständen, sie treffen unentwegt Feststellungen, feststellbares, kontrollierbares spielt bei ihnen die entscheidende Rolle. Berechenbare Ordnungen werden errichtet und befolgt. Das Vertrauen ins Gelingen unreflektiert gelebter und so gekonnter Handlungen ist verloren gegangen, dieser Vertrauensverlust hat Unsicherheit und Angst zur Folge. „Der angeborenen Farbe der Entschließung ist des Gedankens Blässe angekränkelt." Der Teufelskreis in den ein Zwangsneurotiker geraten ist, entsteht aus dem Versuch, das im ganzen und in seinen Einzelheiten niemals Feststellbare, nämlich die gelebte Situation durch Feststellungen erschöpfend zu klären. Sinn- und endlose Bemühungen müssen die Folge sein und sie sind es. Hier gilt die Formulierung von KLAGES zurecht, der *Geist sei der Widersacher der Seele.*

Zum Schlusse einige elektro-neurophysiologische Betrachtungen: Daß Korrelationen bestehen zwischen den EEG-Befunden und den polaren Modifikationsmöglichkeiten des Bewußtseins scheint offenbar. Man könnte sagen, daß die EEG-Befunde so etwas wie die polare Struktur des Schlaf-Wach-Bewußtseins bestätigt haben und bestätigen. Daß es auch noch gelingen wird, genaueres bezüglich der Korrelation unterscheidbarer Wachstadien zu unterscheidbaren Amplituden und Frequenzbildern zu finden, halte ich für sehr wahrscheinlich. Es wird wohl erst sorgsam darauf gerichteten Untersuchungen, wohl solchen mit dem Intervallanalysator (I. F. TÖNNIS), der vielstündige Untersuchungen und Auswertungen ermöglicht, gelingen, die Modulationsfähigkeit des Bewußtseins zu untersuchen, seiner spontanen Wandlungsfähigkeit und seiner Syntonie entsprechende Befunde zu erheben. Der von VAN REY und PRÜLL an unserer Klinik erhobene Befund, daß Depressive im Unterschied zu Gesunden einen oberflächlichen, modulationsarmen Schlaf haben, scheint mir etwas wenigstens in dieser Richtung zu versprechen. Es scheint mir wie gesagt, eine erlaubte Hypothese, auch im Wachzustand der Depressiven einen Mangel an Modulationsfähigkeit, einen Mangel an Syntonie als Grund z. B. für die Konzentrationsschwierigkeiten anzunehmen und in dieser Richtung Untersuchungen anzustellen.

Weiter scheint es mir sicher, gleichwohl ist es eine reine Hypothese, daß der körperliche Ermöglichungsgrund für die Fähigkeit des Menschen, aus dem leiblichen Eingefügtsein im gelebten Leben herauszutreten und im Zustande reflektierenden Bewußtseins sich der Situation in einer neuen spezifisch menschlichen Weise zuzuwenden, in elektrophysiologisch zentral-nervösen Vorgängen zu suchen sein wird. Es müssen dabei natürlich spezifisch menschliche Anteile des Gehirns im Spiele sein, wobei deren Beziehungen zu primären Sinnes- und Handlungszentren im Hirnstamm von Bedeutung sein werden [1]. Es muß sich dabei um die Möglichkeit einer Abschirmung, einer Isolation handeln. Mir scheint die Hypothese, daß es sich hier um Elektrophysiologisches handelt, ebenso begründet, wie die Annahme, das ätiologische Zwischenglied bei der Entstehung des Trinkerdelirs sei etwas Physiologisch-Chemisches. Natürlich: Man kann nur untersuchen, wenn man weiß, was man untersuchen will. Auf unser Problem bezogen heißt das, man muß die polare Struktur des Schlaf-Wach-Bewußtseins kennen und man muß die Struktur und die Bedeutung dessen kennen, was als reflektierendes Bewußtsein davon unterschieden werden kann und muß. Zu einer solchen Kenntnis beizutragen, war der Sinn dieser Ausführungen.

Literaturverzeichnis

CONRAD, K.: Die beginnende Schizophrenie. Versuch einer Gestaltanalyse des Wahnes. Stuttgart: Thieme 1958.

GUARDINI, R.: Die Künste im technischen Zeitalter. S. 20. München: Oldenbourg 1954.

HEIDEGGER, M.: Sein und Zeit. 7. Aufl. Tübingen: Niemeyer 1953.

LOOMIS, A. L., E. N. HARREY and G. HOBERT: III. Distributions of disturbance-patterns in the humans electroencephalogram with special reference to sleep. J. of Neurophysiol. 1, 413—430 (1938).

MORUZZI, G., and H. W. MAGOUN: Brain stem reticular formation and activation of the EEG. Electroenceph. din. Neurophysiol. I, 455 (1949).

NIETZSCHE: Vom Nutzen und Nachteil der Historie für das Leben. Werke. Kröner, Leipzig. 1917. Bd. 1.

PLESSNER: Die Stufen des Organischen und der Mensch. de Gruyter 1928.

VAN REY, W., und E. WISSFELD: EEG-Kongreß vom 7. 4. bis 9. 4. 1962 in Bad Nauheim.

STÖRRING, G. E.: Bewußtsein und Besinnung. Stuttgart: Georg Thieme. 1953.

[1] Die bessernde Wirkung der frontalen Leukotomie auf Zwangsneurosen kann so auf eine Minderung der Reflexionsneigung und -fähigkeit zurückgeführt werden.

B. Allgemein ärztliche und praktisch-psychiatrische Fragen

1. Über den Geltungsbereich und die Bedeutung des psychiatrischen Urteils *

Das psychiatrische Urteil gilt innerhalb des Bereichs psychiatrisch-ärztlicher Wirksamkeit — im besonderen innerhalb der psychiatrischen Klinik. Darüber hinaus finden sich aber häufig Gelegenheiten, das psychiatrische Urteil auch außerhalb dieses primären Geltungsbereiches heranzuziehen, wenn es sich nämlich darum handelt, das Wesen von Persönlichkeiten zu erhellen, bei denen die Frage der geistigen Gesundheit gar keine oder doch nur eine nebensächliche Rolle spielt. Bei manchen Begutachtungen und Eignungsprüfungen treten derartige Anforderungen an den psychiatrischen Experten heran. In Pathographien und in Arbeiten über andere allgemeine Probleme, wie z. B. über künstlerisches Schaffen fühlt sich der Psychiater gelegentlich selbst veranlaßt, die Grenzen seiner primären Kompetenz zu überschreiten. Solche Versuche begegnen bei Laien begreiflicherweise der widersprechendsten Hinnahme, je nachdem ob diese dem psychiatrischen Urteil überhaupt mit mißtrauischer Ablehnung oder mit kritikloser Bewunderung gegenüberstehen. Das verständnisvolle Vertrauen ist ja doch die Ausnahme und wird vielleicht gerade durch gelegentliche unberechtigte Grenzüberschreitungen enttäuscht und erschüttert. Es ist daher sicher angezeigt, daß wir uns Rechenschaft geben über die Möglichkeiten, außerhalb unseres eigentlich psychiatrisch-ärztlichen Bereichs auf Grund unserer Sondererfahrungen ein Urteil abzugeben.

Um hier Klarheit zu gewinnen müssen wir uns fragen, was wir als Psychiater über einen Menschen überhaupt besonderes aussagen können. Zuvor wollen wir aber die noch allgemeinere Frage aufwerfen und zu beantworten suchen; nämlich: Was kann man überhaupt über einen Menschen aussagen, d. h. wie weit ist es möglich, das Wesen eines Menschen durch eine Aussage darzustellen, sprachlich zu bestimmen. Erst aus der Klärung dieses allgemeinen Problems ergibt sich der besondere Inhalt des psychiatrischen Urteils. Ganz allgemein kann man in drei verschiedenen unterscheidbaren Weisen über einen Menschen etwas aussagen:

Erstens können wir berichten, was ein Mensch getan hat, wir können seine Geschichte erzählen, wir können über seine Handlungen, sein Wirken berichten, und aus der Besonderheit dieser historischen Geschehnisse erfahren wir etwas über die Besonderheit des betreffenden Wesens. Niemand, dem die Aufgabe zufällt, ein menschliches Wesen sprachlich zur Darstellung zu bringen, wird auf die Möglichkeit verzichten, die Lebensgeschichte des Betreffenden zu erzählen.

* Aus den Kuranstalten Westend, Berlin. — Mschr. Psychiat. Neurol. 99, 399 (1938).

Nichts anderes tun wir, wenn wir eingehende Vorgeschichten unserer Kranken schreiben, und wir wissen wie wertvoll und wie notwendig solche Berichte sind. Nichts anderes unternimmt aber auch der Schriftsteller, und die Frage, wie weit uns unsere Persönlichkeitsschilderungen gelingen, hängt von unserer schriftstellerischen Begabung ab.

Zweitens können wir von einem Menschen sagen, wie er aussieht, wir können über den Sinn seiner äußeren Erscheinung, über seine Physiognomie etwas berichten. Hier begegnen wir aber einer ganz besonderen Schwierigkeit. Während nämlich beim Anblick eines Menschen sehr viel von seinem Wesen sich uns offenbart, sehen wir uns in die größte Verlegenheit versetzt, wenn wir Inhalt und Mannigfaltigkeit dieses Eindrucks sprachlich wiedergeben sollen. Man versuche den Eindruck, den man vor kurzem von der Physiognomie eines Menschen empfangen hat, einem Anderen zu schildern, so daß der Betreffende sich ein wirkliches Bild von dem Geschilderten machen kann, und man wird sehen, welchen unüberwindlichen Schwierigkeiten man hier begegnet. Was wir da sprachlich von steiler Stirn und ausladendem Kinn, von geschwungener Nase und breiten Backenknochen sagen können, ist immer nur ein dürftiger Hinweis auf das Geschaute. Jeder Erfahrene weiß, was demgegenüber eine einfache Photographie zu leisten vermag, eben wenn es sich darum handelt, das Wesen eines Menschen zu vergegenwärtigen. Man wird dabei an ein Wort von Rilke erinnert, wonach es Räume gibt, die Worte niemals betreten haben. Die adäquate Wiedergabe des in einer Physiognomie offenbar werdenden Wesens ist eben nicht die sprachliche Schilderung, sondern das Porträt. Wie die Wesensschilderung durch Darstellung der Geschichte eines Menschen eigentlich das Gebiet des Schriftstellers ist, so die Wesensschilderung durch Darstellung der Physiognomie die des Bildhauers oder des Malers. (Es ist hier zu bemerken, daß wir unsere mangelnde Begabung im Malen und Zeichnen viel stärker empfinden und darum hier viel zurückhaltender sind als in den sprachlich-schriftstellerischen Versuchen. Die Gründe hierfür können unerörtert bleiben.)

Es gibt nun aber noch eine dritte Möglichkeit, über das Wesen eines Menschen etwas auszusagen: Nämlich indem wir von dem betreffenden Menschen nicht berichten, *was er* getan hat und *tut,* wir sprechen auch nicht davon, *wie er aussieht,* sondern wir sagen unmittelbar etwas über sein Wesen aus, darüber: *Wie er ist.* Wir sagen nicht, was der Mensch getan hat und wie er aussieht, damit daraus sein Wesen ansichtig wird, sondern umgekehrt sagen wir unmittelbar etwas über sein Wesen aus, woraus sich ergibt, was er getan haben kann und was er tun wird und welche Erscheinung wir von ihm zu erwarten haben. So sagen wir z. B. von einem Menschen, er sei edel, und erfahren daraus, daß er aussehen wird wie ein Edelmann und ebenso handeln. Ebenso können wir von ihm sagen, er sei brutal oder gemein, er sei gütig oder weise. Alle diese Worte beziehen sich unmittelbar auf Wesenszüge des Menschen. Häufig mischen sich solche unmittelbaren Bezeichnungen gerade dort ein, wo der sprachliche Versuch einer anderen Wesensdarstellung auf Hindernisse stößt. So spricht man dann von einer edlen Stirn oder einem brutalen Mund, wobei natürlich nur scheinbar noch das Antlitz porträtiert wird, um das Wesen ansichtig zu machen, sondern umgekehrt, das Wesen wird benannt, um die Dürftigkeit des sprachlichen Porträts zu verbessern.

Bei diesem Versuch einer unmittelbaren Wesenscharakterisierung wird eine Grenze deutlich, die jedem Versuch einer sprachlich-begrifflichen Erfassung menschlichen Wesens gesetzt ist: Stets vollziehen wir mit solchen Bezeichnungen nur eine Zuordnung zu einem Typ. Wenn wir von einem Menschen sagen, er sei edel, ordnen wir ihn zu den Edelleuten und sondern ihn ab von den Unedlen, den Gemeinen. Ebenso bei jeder anderen derartigen Bezeichnung. Niemals aber ist es möglich, sprachlich etwas über das eigentlich Besondere, die Individualität eines Menschen unmittelbar auszusagen, immer nur über den Typ. Nur im getreuen Porträt und in der schriftstellerischen Darstellung des Schicksals eines Menschen kann etwas von seinem individuellen Wesen sichtbar werden, in der gleichen Weise wie bei einer wirklichen Begegnung mit dem lebendigen Menschen. Das Einmalige, das Individuelle selbst aber entzieht sich auch dann stets dem unmittelbaren Zugriff der Sprache. Folgen wir der Richtung des Versuchs, in der Lautsprache die Individualität des Menschen darzustellen, so treffen wir auf das Symbol des Namens, dieses Fremdkörpers unter den Eigenworten, ohne jegliche begrifflich allgemeine Bedeutung. Wie beim Versuch, über den Inhalt einer Physiognomie etwas auszusagen, fühlen wir auch beim Versuch, unmittelbar über das Wesen des Menschen etwas zu sagen, die Unzulänglichkeit der Sprache: Wenn wir von einem Menschen sagen, er sei edel, so haben wir eben erst die Menschheit gewissermaßen in zwei Teile geteilt und den betreffenden Menschen der einen Hälfte zugeteilt; so allgemein ist dies Urteil. In der Physiognomie hingegen wird uns etwas so weitgehend Besonderes offenbar, daß wir kaum *einen* Menschen jemals mit einem anderen verwechseln werden.

In diesem Dilemma zwischen differenzierter Wesenserfassung und sprachlicher Unzulänglichkeit bietet sich uns ein Ausweg: Der des Vergleichs. Wir sagen z. B. von einem Menschen, daß er ganz ähnlich sei wie ein anderer, über den wir selbst und der Personenkreis, für den die Schilderung bestimmt ist, schon etwas wissen. In der Tat enthebt uns diese Methode des Vergleichs der Schwierigkeiten, auf die wir gerade hingewiesen haben. Wir können so ein Gesicht durch Hinweis auf ein ähnliches beschreiben und so etwas über das Wesen des Betreffenden vermitteln. Zur Voraussetzung hat diese Methode, daß der Schildernde und der, für den die Schilderung bestimmt ist, die Vergleichsperson aus eigener Erfahrung kennen. So ist es eine bekannte Gewohnheit — z. B. in klinischer Gemeinschaft — daß man zur schnelleren Verständigung an einen gemeinsam bekannten Fall erinnert. Genau so ist der Weg natürlich in jeder anderen Gemeinschaft gangbar, sei sie beruflicher oder familiärer Art. So sagt es den meisten unserer Zeit und unseres Kulturkreises etwas, wenn über einen Menschen berichtet wird, er sei ein typischer Oberlehrer, ein Unteroffizier, ein Bauer oder ein Bohemien. Diese Methode des Vergleichs ist im Hinblick auf die obengenannten drei Möglichkeiten der Aussage im Grunde nichts Neues. Sie ist identisch mit der Methode der unmittelbaren sprachlichen Erfassung des Wesens des anderen Menschen, mit der Aussage, *wie* ein Mensch *ist*. Allein während wir dort mit der Bezeichnung „der Edle", „der Gütige", „der Intrigant" und „der Gemeine" auf Typen hinweisen, die alle Menschen erfahren haben und die daher allgemein als bekannt vorausgesetzt werden können, handelt es sich bei den anderen Vergleichen um Hinweise auf Typen, die nur einem beschränkten Kreise bekannt sind. So macht jeder Kreis seine gewissermaßen privaten Erfahrungen und sammelt seine Typenbilder, und es gibt eine Verständigung darüber jeweils unter den Hoteliers, den Offizieren, den Richtern und den Psychiatern. Wie der Richter, der Offizier und der Hotelier jeder aus seinem besonderen Erfahrungsbereich heraus seine Typenbilder gewinnt, so gewinnt der Psychiater bestimmte Typenbilder (z. B. Krankheits*bilder*) aus seinem besonderen Erfahrungsbereich, aus der psychiatrischen Klinik. Wenn wir nun aussagen, es handle sich um eine blühende Manie oder um eine demente Paralyse, so beziehen wir uns dabei auf den besonderen psychiatrischen Erfahrungsbereich — die genannten Typen haben sich uns da ergeben, wir haben sie da sehen gelernt. Jeder Psychiater weiß, was gemeint ist, während für den, der diese besondere Erfahrung nicht hat, eine solche Bezeichnung nichtssagend bleibt. Nichts anderes geschieht im Grunde genommen, wenn wir im engeren Kreis einer klinischen Arbeitsgemeinschaft einen erregten Kranken durch Hinweis auf einen kürzlich gesehenen anderen Fall beschreiben, nur handelt es sich im einen Fall um allgemein in der Psychiatrie bekannte Krankheitstypen, während es sich im anderen Fall entweder um schwer einzuordnendes Ungewöhnliches oder um noch nicht Eingeordnetes handelt.

Aus diesen Überlegungen geht hervor: Aus den besonderen psychiatrischen Erfahrungen kann immer nur über einen Menschen etwas ausgesagt werden, was ihn in Beziehung bringt zur psychiatrischen Klinik, d. h. zu den psychischen Krankheitszuständen und Anomalien, die die damit Behafteten ärztlichen Rats und ärztlicher Hilfe bedürftig machen.

Wenn es sich deshalb um die Beurteilung der seelischen Gesundheit eines Menschen handelt, ist das psychiatrische Urteil, die Zuordnung des zu Beurteilenden zu einem der uns aus der psychiatrischen Klinik bekannten Typen wesentlich und entscheidend. Das Laienurteil hat daneben nur ausnahmsweise und untergeordnete Bedeutung, eigentlich nur in praktischen Fragen. So selbstverständlich das in diesem Zusammenhang erscheint, die Laien, die sich hier desungeachtet ein Urteil anmaßen, sind eher die Regel als die Ausnahme. Als Laie ist aber jeder hier einzubegreifen, der nicht über eine ausreichende psychiatrisch-klinische Erfahrung verfügt; auch der nicht psychiatrische Arzt und die vielen, die sich nur gelegentlich oder dilettantisch mit psychiatrischen Fragen beschäftigen.

Aus unseren bisherigen Überlegungen ergibt sich ohne weiteres, daß der eigentliche Geltungsbereich des psychiatrischen Urteils dort seine Grenze hat, wo das Fragen nach der geistigen Gesundheit oder dem geistigen Kranksein aufhört und allgemeinere Fragen über das Wesen der Menschen aufgeworfen werden. Es sind zwei Gründe, die uns instand setzen, auch jenseits der genannten Grenze im allgemeineren Bereich etwas auszusagen. Zuerst bringt es ganz einfach unsere dauernde Beschäftigung mit Menschen (Kranken und Angehörigen) mit sich, wobei es jeweils auf Persönlichkeitsbeurteilung ankommt, daß wir über eine besonders reiche psychologische Erfahrung verfügen, natürlich soweit wir in der Lage sind Erfahrungen zu machen. Zum anderen — und das ist von größerer Bedeutung — sind die anormalen und krankhaften Abwandlungen des seelischen Lebens kaum von geringerer Mannigfaltigkeit und Differenziertheit als das menschliche Wesen überhaupt, so daß es kaum einen Menschen gibt, über den wir nicht auf Grund unserer psychiatrischen Sondererfahrung etwas Kennzeichnendes auszusagen vermögen. So ergibt sich — um ein Beispiel zu nennen — ja schon ohne weiteres, daß man aus der polaren Gegensätzlichkeit der Psychopathologie der manisch-depressiven Erkrankungen über jeden Menschen etwas sagen kann bezüglich seiner habituellen Gestimmtheit. Wir können unter Umständen einen Menschen, der niemals in seinem Leben in irgendwelche wesentlichen Konflikte gerät, der niemals Schwierigkeiten der Selbstbehauptung hat, wegen seiner habituellen Gestimmtheit als einen hypomanischen Menschen bezeichnen, womit er in eine wesentliche Beziehung gebracht ist zu schweren psychischen Krankheitszuständen. Wir sehen hier eine Möglichkeit, aber auch eine Grenze: Jeder Psychiater versteht, was mit Hypomanie gemeint ist, für einen psychiatrischen Laien ist diese Aussage nichtssagend und unverständlich. Wir sehen in unserem Beispiel, daß der dem Laien nicht zugängliche Erfahrungsgehalt in einem Worte (hypomanisch) ausgedrückt ist, das dem Bestande der psychiatrischen Terminologie entstammt, die für den Laien fremd und unverständlich ist. Sobald psychiatrische Urteile außerhalb des psychiatrisch-ärztlichen Kreises abgegeben werden, entsteht das Problem der besonderen Terminologie, ihrer Notwendigkeit und Berechtigung, aber auch ihres Mißbrauchs, ferner ihrer richtigen und falschen Bewertung durch den Laien. Die Terminologie bedeutet gewissermaßen eine Grenze, die der Laie nicht zu überschreiten vermag. Diese Tatsache ist von großer praktischer Bedeutung.

Haben wir nämlich ein psychiatrisches Urteil vor Laien abzugeben, haben wir vor Gericht z. B. die Aussage zu machen, daß eine beginnende progressive Paralyse vorliegt, so hat im Grunde genommen der Gerichtshof diese unsere Feststellung hinzunehmen. Jeder Versuch, diesem Gremium psychiatrischer Laien den Erfahrungsgehalt einer solchen Feststellung zu vermitteln, ist falsch und kann nur zu Mißverständnissen führen. Ein solcher Versuch wäre nichts als ein Sonderfall des allgemeineren Fehlers der Popularisierung wissenschaftlicher Begriffe in solchen Kreisen, denen die Legitimität für den Gebrauch dieser Begriffe fehlt, nämlich wiederum: Die besondere psychiatrische Erfahrung. Dem Richter bleibt nichts anderes übrig als zu vertrauen; kann er sich dazu nicht entschließen, so kann er das Urteil durch einen anderen Fachmann prüfen lassen. Daß hier der psychiatrische Terminus in seiner Fremdartigkeit für den Laien wie ein Signal wirkt, daß hier fremdes Gebiet beginnt, in das er nicht eindringen kann, ist nur richtig. Es zeigen sich hier unverdrängbare Reste dessen, was früher als Gelehrtensprache existierte und was die Erfahrungsgüter der Wissenschaft vor der popularisierenden Verarbeitung zu bedenklichem Halbwissen bewahrt hat. So wünschenswert eine Verdeutschung unserer Krankheitsbezeichnungen in mancher Hinsicht auch wäre (weil die Unzulänglichkeit mancher Begriffsbildungen fühlbarer würde), sicher brächte das auch mit sich, daß ein Laie noch leichter als bisher übersehen könnte, daß er nichts oder nur ganz unzulängliches von dem Gehalt dieser Begriffe weiß. In diesem Bestreben, die besonderen Erfahrungen des eigenen Wissensbereichs vor bedenklicher Popularisierung zu bewahren, handelt es sich nicht etwa um einen unberechtigten Gelehrtenstolz, sondern es zeigt sich hierin die Besorgnis wissenschaftlicher Menschen, denen es um Klarheit zu tun ist, vor Mißverständnissen. Den unberechtigten Stolz wird man aber gewiß bei den Popularisierungsbeflissenen suchen müssen.

Bis hierher hatten wir es mit dem richtigen Gebrauch der psychiatrischen Terminologie zu tun, sie kann aber auch mißbraucht werden. Zunächst: Sie kann nachlässig gebraucht werden. Und hier dient es sicher der Verständigung, wenn wir zugestehen, daß häufig die Bezeichnung „Psychopath" nachlässig gebraucht wird. Dann nämlich, wenn wir von einem Psychopathen sprechen, nur weil Wesenszüge eines Menschen zu seelischen Anomalien oder Krankheitszuständen in Beziehung gebracht werden können. Solche Beziehungen sind ja aber bei jedem Menschen aufzuzeigen, und man sollte nur dann von Psychopathie sprechen, wenn die zur psychiatrischen Klinik in Beziehung setzbare Eigentümlichkeit ein für den betreffenden Menschen wesentlich kennzeichnender Zug ist, wobei es dann zumeist dazu kommt, daß der Mensch selbst oder seine Umgebung unter diesem Wesenszug zu leiden haben, womit KURT SCHNEIDER richtig das eigentlich Psychopathische abgrenzt. Es ist ein bedenkliches Mißverständnis, das hier vermieden werden muß: Die Auffassung nämlich, daß ein gesunder Mensch von uns für geistig abnorm oder krankhaft gehalten wird, nur weil wir aus unserer Sondererfahrung heraus etwas über ihn auszusagen vermögen.

Ein bedenklicherer Mißbrauch liegt aber vor, wenn die für den psychiatrischen Laien unübersteigbare terminologische Schranke Banalitäten verbirgt, die dem Verständnis durchaus zugänglich wären, wenn sie nur anders ausgedrückt würden. Wenn wir so von einem Menschen z. B. sagen, er sei ein Einsiedler, ein Misanthrop, der dazu neigt, anderen Menschen Schlechtes zuzutrauen, und daß sich diese Eigenschaft mit zunehmendem Alter immer deutlicher zeige, so weiß jeder Laie, was wir ungefähr damit sagen wollen. Wenn wir aber, was ungefähr das Gleiche ist, von diesem Menschen behaupten, er sei ein schizoider Psychopath mit ausgesprochen autistischen Zügen und mit einer paranoischen Reaktionsbereitschaft, wobei das ganze Zustandsbild eine mit dem fortschreitenden Alter progressive Tendenz zeige, so weiß ein Psychiater, was gemeint ist, der Laie ist vom Verständnis ausgesperrt, und wie es scheint, zu Unrecht. Je nachdem wie er der psychiatrischen Wissenschaft gegenüber allgemein eingestellt ist, geht er zur Tagesordnung über oder wird zu der falschen Vermutung gebracht, hier spielten doch offenbar noch Dinge eine Rolle, die sich seiner eigenen Beurteilung entziehen. Bei gerichtlichen Gutachten kommt der Psychiater leicht in solche Versuchung, besonders dann, wenn er das Vorliegen einer geistigen Erkrankung oder einer Anomalie ablehnt. Wenn dann in solchen Fällen trotzdem von schizoiden Zügen, von autistischen Neigungen, von epileptoiden Stimmungsschwankungen gesprochen wird, so sind solche Ausdrucksweisen meist überflüssig und dienen nicht zur gegenseitigen Verständigung. Man kann auf diese Gefahr nicht hinweisen, ohne an die Tätigkeit der praktischen Psychologen zu erinnern, die heute an vielen Stellen ihren Rat anbieten oder darum angegangen werden, wo es gilt, Leute auf ihre Geeignetheit für bestimmte Berufe und Stellungen zu prüfen. Hier hat sich zum Teil eine höchst sonderbare Nomenklatur herausgebildet. Wenn da von der Qualität des Wesenskerns eines Menschen oder der Zähflüssigkeit des Denkverlaufs die Rede ist, vermutet der in solchen Dingen nicht Erfahrene wirklich, daß da etwas erfaßt wäre, was man in der üblichen deutschen Sprache nicht wiedergeben könnte. Tatsächlich liegt aber das Geheimnis nicht in dem erfaßten Gegenstand, sondern in der angewandten Ausdrucksweise. Wie weit solche Wege von der Wirklichkeit abführen können, mag ein Beispiel zeigen: Ein bekannter Psychologe hat im Jahre 1929 gefordert, daß die Zentralstelle des diplomatischen Dienstes sich auf Typologie verstehen müsse. Ein Basedowoider nämlich, ein Synästhetiker oder überhaupt stark Integrierter werde in Paris vielleicht mit offenen Armen aufgenommen, während Persönlichkeiten, die auf der Grenze des J 2-Typus und des rein nach innen hin integrierten Typus stehen, in England die ersprießlichsten Dienste leisten könnten. Hat man die Wirklichkeit nicht ganz aus dem Auge verloren, so wird man durch solche Vorschläge an die lustigen Arbeiten der großen Akademie von Lagado in Gullivers Reisen erinnert.

Oftmals sind aber weder Psychologen noch Psychiater schuldig, wenn es zu solch überflüssiger Verwendung einer dem Laien unverständlichen Sprache kommt. Häufig sind es die Laien selbst, die viel lieber ein Gutachten in fremdklingenden Fachausdrücken hören, als die schlichte Persönlichkeitsschilderung, wie sie dann am Platze ist, wenn Krankhaftes nicht vorliegt und das Wesentliche zur Kennzeichnung der Persönlichkeit auch ohne Verwendung einer besonderen Terminologie gesagt werden kann.

Hier ist die Stelle, um ein Wort über die Pathographien bedeutender Menschen zu sagen. Es ist natürlich für den Psychiater interessant, eine geistige Erkrankung, deren seelische Auswirkung er kennt, an einer bedeutenden Persönlichkeit zu verfolgen. Die psychiatrischen Fragen, die sich hier ergeben, sind offensichtlich. Auch psychopathische Wesenszüge und andere Anomalien bei genialen Persönlichkeiten zu studieren, ist für den psychiatrisch-psychopathologisch Interessierten selbstverständlich von unbestreitbarem Wert. Nur muß man daran erinnern: Der genialen Persönlichkeit selbst, die sich ja doch ihrem Wesen nach gerade der Einordnung in alles Typische widersetzt, kommt man durch solche Betrachtungen in keiner Weise nahe. Durch Vertiefung in das eigene Werk des genialen Menschen oder in einer ebenbürtigen Biographie, in einem ebenbürtigen Porträt gelingt es uns vielleicht, dem Wesen solcher ungewöhnlichen Persönlichkeiten zu begegnen, aber nicht in Aussagen über ihn, die ihrem Wesen nach nichts anderes bedeuten als Zuordnung zum Typischen, im Fall der Pathographie zu psychopathologischen Typen, die für die Erhellung der genialen Persönlichkeit von subalterner Bedeutung sind. Für den Psychiater selbst können solche Betrachtungen, wie gesagt, von Interesse sein, sie haben daher ihren Ort in der psychiatrischen Literatur. Wenn er aber glaubt, dem Wesens-Verständnis der genialen Persönlichkeit damit näher zu kommen, und daher seine Betrachtung weiteren Kreisen unterbreitet, so befindet er sich in einem überheblichen Irrtum. Der Laie aber, dem die Pathographie mehr als etwas Nebensächliches sagt, hat das zentrale Problem der genialen Persönlichkeit sicherlich aus dem Auge verloren.

Wir sehen so, wie begrenzt die Möglichkeit der Verwendung der psychiatrischen Nomenklatur außerhalb des psychiatrischen ärztlichen Wirkungskreises ist und welche Bedenken einer solchen Verwendung entgegenstehen. Für die Beurteilung der geistigen Gesundheit hat unsere Aussage unzweifelhafte

Geltung. Hier verwenden wir auch unsere Terminologie mit vollem Recht. Darüber hinaus — bei allgemeineren Wesensschilderungen — sollen wir uns stets bewußt bleiben, daß die psychiatrische Terminologie nur für Psychiater verstehbar ist und in ihrer Leistungsfähigkeit darauf beschränkt, die Beziehung zur Typenbildung der Psychopathologie herzustellen. Ob wir darüber hinaus etwas zur Wesensdarstellung zu sagen haben, hängt nicht von unserer Fähigkeit ab, die psychiatrische Terminologie zu beherrschen, sondern von der allgemeineren Fähigkeit, von unserer Sprache differenzierten Gebrauch zu machen (vorausgesetzt natürlich, daß wir etwas differenziertes zu sehen vermögen). So ist z. B. etwas Wesentliches und Allgemeinverständliches über einen Menschen gesagt, wenn wir ihn „gütig" nennen, ein Begriff, der durch keinen anderen zu ersetzen ist.

Aber auch innerhalb der eigentlichen psychiatrischen Tätigkeit entstehen durch die psychiatrische Nomenklatur, die wissenschaftliche Begriffsbildung, Gefahren, auf die zum Schluß dieser Betrachtung noch hingewiesen sein soll: nicht alle Psychiater sind in gleicher Weise bereit, konkrete Sachverhalte mit einem Begriff unserer Terminologie zu kennzeichnen, also z. B. einen Fall als Schizophrenie zu diagnostizieren oder ein absonderliches Verhalten als „läppisch" oder „manieriert" zu bezeichnen. In dem Unterschied, ob jemand bereit oder zurückhaltend ist im Gebrauch geprägter, gültiger Begriffe, kündigt sich ein Unterschied der jeweiligen wissenschaftlichen Persönlichkeit an. Wer leicht und schnell zur Charakterisierung konkreter Fälle und Erscheinungen mit den Bezeichnungen der psychiatrischen Nomenklatur zur Stelle ist, zeigt damit, daß er in diesen Begriffen denkt, daß ihn das mehr oder weniger Problematische, was jedem derartigen Begriff anhaftet, nicht mehr beunruhigt. Bei so gearteten Persönlichkeiten kommt es dann leicht zu einer einfachen und klaren systematischen Diagnostik, wobei die Mannigfaltigkeit der Wirklichkeit sich nur noch unzureichend ihr Recht verschafft in einer Fülle von Unterformen, die alle niemals die ursprüngliche Begriffsbildung und Nomenklatur in Frage stellen. Solche Persönlichkeiten neigen dann gelegentlich auch zu weitgehenden praktischen Konsequenzen, verführt durch das Bewußtsein der Fertigkeit ihres systematisch geordneten Wissens und befähigt durch ihre Neigung zur Vereinfachung problematischer Sachverhalte. Wer sich aber der Problematik der jeweiligen wissenschaftlichen Position bewußt bleibt, wird im Gebrauch festgelegter Begriffe zurückhaltend sein. Er wird sich erinnern, wie frühere Begriffe für die Zeit ihrer Gültigkeit die dahinter verborgene Wirklichkeit verhüllt haben. Man denke nur an die „Neurasthenie", hinter der sich ebenso periodische Depressionen wie Thyreotoxikosen und vieles andere verbarg, und man wird gegen manche unserer heutigen Begriffe ein nicht unberechtigtes Mißtrauen haben. Der Augenblick, in dem die Diagnose gestellt ist, ist ja zumeist auch der gleiche, in dem die Bemühungen um das Verständnis des Falles und seine Klärung enden, ganz gleich von welcher Wertigkeit die jeweilige Diagnose ist. Aus einer solchen Gesinnung wird man sich daher häufig zunächst mit allgemeineren vorläufigen Bezeichnungen begnügen, wie etwa daß es sich um absonderliche oder wunderliche Erscheinungen handle. Solche Vorsicht im Gebrauch festgelegter Begriffe zeigt nicht nur die Skepsis gegenüber dem Stande unserer Erkenntnis und eine besonnene Unzufriedenheit, wie sie jeder historischen Situation gegenüber am Platze ist. Es zeigt sich darin vielmehr auch die Bereitschaft, immer und immer wieder zu fragen, ob es gelingt, aus der stets überraschenden Mannigfaltigkeit der uns beschäftigenden Tatsache Neues herauszulesen und zu formulieren. Die Möglichkeit der Einordnung in die bestehende Systematik und die Verwendung der dazu gehörigen Terminologie interessiert nur in zweiter Linie. Einer solchen wissenschaftlichen Gesinnung bleibt es allerdings nicht erspart, die Endlosigkeit der wissenschaftlichen Problematik und die Begrenztheit unserer Erkenntnis immer erneut zu erleben. Auch die Unzufriedenheit der meisten Zeitgenossen muß hingenommen werden. Sie kommen mehr auf ihre Rechnung bei den Systematikern, die das Verlangen, etwas schwarz auf weiß zu besitzen — und getrost nach Hause zu tragen, besser befriedigen.

2. Über die gegenwärtige Situation der Psychotherapie *

Wenn man heutzutage von Psychotherapie spricht, so ist es notwendig, daß man genauer bestimmt, was mit dem Begriff gemeint ist. Wollte man nämlich alle seelischen Einwirkungen des Arztes auf den Kranken darunter verstehen, alles was in dieser Hinsicht über das medizinisch notwendige hinaus von Ärzten geleistet wird, so würde unendlich viel von ärztlichem Wirken in Stadt und Land in privaten Sprechstunden, in Kliniken und Polikliniken damit bezeichnet. Viele von denen, die so wirksam sind, wissen wahrscheinlich gar nicht, daß man das, was sie tun, als Psychotherapie bezeichnen könnte. Überall dort, wo eine engere Verbundenheit zwischen Arzt und Patient durch die besonderen örtlichen Verhältnisse noch erhalten ist, wird sich nämlich eine allgemeinere Einflußnahme des Arztes auf den Kranken ganz natürlich ergeben. Es scheint, als ob gerade in der inneren Klinik da und dort die fürsorgliche Beschäftigung mit der psychischen Situation des Kranken als etwas Besonderes, als Psychotherapie, angesehen wird. Dies ist vielleicht eine Reaktion darauf, daß eine gewisse Tendenz der inneren Klinik (natürlich nicht überall) in den voraufgegangenen Jahren bestanden hatte, das Laboratorium einseitig zu überschätzen. Wenn man nun aber etwa feststellen muß, daß die seelische Beruhigung eines Kranken nicht einfach dadurch erreicht wird, daß man prinzipiell Besuche verbietet und lärmende Geräusche ausschließt, sondern daß das zur inneren Beruhigung Erforderliche nur im verständnisvollen Eingehen auf die Lebenssituation des Kranken getan werden kann, so liegt natürlich auch hier kein Grund vor, von Psychotherapie zu sprechen, sondern es handelt sich nur um die im Vergleich zu vorher verständnisvollere Erfüllung der gleichen allgemein ärztlichen Aufgabe.

Die eigentliche Psychotherapie aber oder die psychotherapeutische Bewegung will als etwas Besonderes betrachtet werden. Sie ist vor einigen Jahrzehnten aus der Überzeugung hervorgegangen, daß psychische Faktoren bei

---

* Aus der Psychiatrischen und Nervenklinik der Universität Berlin. (Direktor: Geheimrat Bonhoeffer). — Nervenarzt, 8, 1 (1935).

der Entwicklung mancher Krankheitszustände von wesentlicher Bedeutung und daß deshalb psychische Einwirkungen auf den betreffenden Patienten das eigentliche Mittel zur Heilung jener Zustände seien. Das lebhafte Interesse, mit dem man sich damals psychologischen Fragen zugewandt hat, ist sicher in vieler Beziehung fruchtbar gewesen. Es förderte auch entscheidend unsere Erkenntnisse über die psychische Bedingtheit mancher Zustandsbilder. Wir denken in diesem Zusammenhang an die verschiedenen hysterischen Zustände, Kriegs- und Rentenneurosen. Gleichzeitig kam es aber zu einer ganz erheblichen Überbewertung der Bedeutung psychologischer Faktoren für die Entstehung vor allen Dingen endogener Psychosen. Es genügt nur daran zu erinnern, was bis in die letzte Zeit hinein von schizophrenen und manisch-depressiven Erkrankungen gesagt wurde. In der gleichen Weise überschätzte man infolgedessen die Möglichkeit der psychotherapeutischen Beeinflußbarkeit solcher Erkrankungen. Auch die Zwangsneurose gehörte damals bezeichnenderweise zu den Krankheitszuständen, für die psychotherapeutisches Vorgehen besonders erfolgversprechend schien. Es ist dies begreiflich, da ja doch die verständlichen psychologischen Zusammenhänge im Aufbau des Krankheitsbildes häufig besonders deutlich sind. Daß daneben aber die „kausalen" Zusammenhänge ätiologisch als entscheidend angesehen werden müssen — diese Einsicht hat sich in sehr vielen therapeutischen Mißerfolgen bestätigt.

Die therapeutischen Bemühungen selbst in jener Epoche sind zu charakterisieren als der Versuch, eine psychotherapeutische Methode herauszubilden, die zur Heilung der Krankheitszustände angewandt werden sollte. Als Methode sollte sie lehrbar und lernbar und weitgehend unabhängig von der individuellen Eigenart des einzelnen Therapeuten sein. Recht charakteristisch für diese damalige Auffassung ist eine Tatsache, die mir Geheimrat BONHOEFFER erzählte: Als er nämlich etwa im Jahre 1905 einen Assistenten zu FREUD nach Wien schicken wollte, um das dort geübte psychotherapeutische Verfahren kennen zu lernen, lehnte das FREUD mit der Begründung ab, eine persönliche Beziehung sei dazu nicht notwendig, es ergebe sich ja alles aus den Darstellungen, die veröffentlicht seien.

Die ursprüngliche Situation war also diese: Man hoffte, eine psychotherapeutische Methode auszubilden, die lehrbar und lernbar ist und wirksam zur Behandlung von solchen Krankheitszuständen, die wesentlich durch psychische Faktoren verursacht sein sollten. Diese ursprüngliche Situation hat sich inzwischen gründlich geändert. Das Anwendungsgebiet ist ein anderes geworden, und an die Ausbildung einer psychotherapeutischen Methode im damaligen Sinn denkt heute niemand mehr. Betrachten wir zuerst die Veränderung des Anwendungsgebietes.

Wir haben oben schon auf die Enttäuschungen im Gebiet der endogenen Psychosen hingewiesen. Wir haben auch gesagt, daß die Zwangsneurose sich als unheilbar und überhaupt wenig beeinflußbar erwiesen hat. Dazu kommt, daß die zahlreichen ausgesprochen psychogen hysterischen Zustände aus dem Bereich der traumatischen Neurose, der Renten- und Unfallneurose charakteristischerweise kaum jemals freiwillig zum Arzt kommen. Sie machen in der psychotherapeutischen Sprechstunde einen verschwindenden Prozentsatz aus. So hätte man eigentlich annehmen müssen, daß durch diese Verkleinerung des

Anwendungsgebietes ein Rückgang der psychotherapeutischen Bemühungen im allgemeinen erfolgt wäre. Dies ist aber keineswegs der Fall gewesen, vielmehr hat sich das Anwendungsgebiet der Psychotherapie im Eifer der Therapeuten fast unmerklich geändert. Man wandte sich ganz anderen Gebieten zu. Nicht mehr Krankheitssymptome oder Krankheitszustände sind heute noch Gegenstand der psychotherapeutischen Bemühungen (höchstens ein Anlaß), sondern ganz einfach irgendwelche seelischen Leidenszustände, irgendwelche seelische Not. Man hat heute für diese seelischen Leidenszustände den vieldeutigen Begriff der Neurose. Es wird also die Neurose behandelt, die nach dem Ausspruch von C. G. Jung „im letzten Verstande ein Leiden der Seele ist, die ihren Sinn nicht gefunden hat". Mit Recht sagt Jung, daß mit dieser Erkenntnis der Arzt ein Gebiet betritt, dem er sich nur mit Zögern naht. Jung meint selbst, das Problem des seelisch Leidenden gehe eigentlich den Seelsorger in viel höherem Maße an als den Arzt. Unter seinen Patienten jenseits des 35. Lebensjahres kranke in letzter Linie jeder daran, daß er das verloren habe, was lebendige Religion ihren Gläubigen zu allen Zeiten gegeben habe. Das Problem der Heilung sei ein religiöses Problem, der Seelenarzt werde von den Kranken in eine priesterliche Rolle gedrängt, indem sie von ihm erwarteten und verlangten, von ihren Leiden erlöst zu werden. Darum müßten die Seelenärzte sich mit Problemen beschäftigen, die, streng genommen, eigentlich der theologischen Fakultät zufielen. Diese Jungschen Zitate bezeichnen treffend die heutige Situation hinsichtlich des Anwendungsgebietes der Psychotherapie. Diese eindeutigen Formulierungen sind eine wertvolle Grundlage für eine kritische Besinnung. Es wäre nicht schwer, das, was sie inhaltlich besagen, durch Formulierungen anderer bekannter Psychotherapeuten zu bestätigen.

Entsprechend der Veränderung des Anwendungsgebietes hat nun auch das Verfahren des Therapeuten einen völligen Wandel erfahren. Niemand denkt heute noch an die Möglichkeit einer solchen Technifizierung des seelischen Rapports, wie sie dem ursprünglichen Gedanken einer psychotherapeutischen Methode zugrunde lag. Wie anders die heutige Anschauung über das „therapeutische" Verfahren ist, auch das können wir wiederum von Jung erfahren: Das Ziel der Bemühung sei, den Patienten zu einem entscheidenden inneren Erlebnis hinzuführen! Der Weg dazu sei keine Methode, sondern „ein Wagnis, das den unbedingten Einsatz der ganzen Persönlichkeit fordert". Eine „heroische Haltung" sei erforderlich, sagt Heyer. Wir kommen auf diese Formulierungen, die so unerhört ethische Forderungen enthalten, später zurück. Zunächst noch einige Bemerkungen über die Entstehung der gegenwärtigen Situation.

Die unbestreitbare Tatsache, daß der Psychotherapeut ein Gebiet betreten hat, das eigentlich das Gebiet des religiösen Seelsorgers ist, findet ihre Ergänzung und ihre teilweise, vielleicht auch nur scheinbare Rechtfertigung in der anderen Tatsache, daß viele Menschen in beliebigen seelischen Nöten, die sie früher allein überwunden oder dem religiösen Seelsorger anvertraut hätten, heute den Arzt aufsuchen. Über die mannigfachen Gründe hierfür müssen wir uns auf einige Andeutungen beschränken. Diese Menschen suchen nicht mehr das, was ihnen der religiöse Seelsorger geben kann, es liegt ihnen fern, sich in privater Not an seine Adresse zu wenden. Der Arzt ist heutzutage die Person, der man sich am willigsten zu offenbaren bereit ist, von dem man zunächst nur Verständnis erwarten kann, während man vom Seelsorger eine wenn auch verborgene Kritik und unbefriedigende, formelhafte Ratschläge erwartet. Dies alles weist darauf hin, daß, wie der psychotherapeutische Arzt, der in die seelsorgerische Rolle gedrängt wird, ebenso auch seine ihn drängende Klientel, Zeichen für eine Krise des religiös-kirchlichen Lebens sind. Die Existenz einer solchen Krise wird nicht bestritten werden, auch nicht die Tatsache, daß diese Krise innerhalb der protestantischen Kirche am deutlichsten zu erkennen ist. Es ist daher interessant und bezeichnend, wenn JUNG mitteilt, daß die Mehrzahl seiner Patienten protestantisch gewesen ist, eine kleinere Zahl war Juden, und unter allen seinen Patienten (im ganzen mehrere hundert Fälle) waren nur etwa 5 wirklich praktizierende katholische Christen. JUNG meint nun, daß sich die Ärzte in der augenblicklichen Lage, da die Kirchen nicht imstande seien, die Trostsuchenden zu befriedigen, dieser Problematik annehmen müßten. Dazu nötige sie Tag für Tag „die ganz unmittelbar an sie herantretende Not der Kranken".

Es ist an dieser Stelle mit Nachdruck zuzugeben und zu betonen, daß ein Arzt, wenn er von einem Kranken um Rat angegangen wird, seine Hilfe gewähren soll, auch wenn es sich nicht um rein medizinische Fragen handelt. Es ist dies nichts anderes als die alte und natürliche Forderung des ärztlichen Standes, daß der Arzt der Freund des Kranken sein soll. Man darf dabei nur nicht vergessen oder übersehen, eine wie hohe ethische Forderung dies ist, und daß es vieler aufopferungswilliger Geduld bedarf, ihr einigermaßen gerecht zu werden. Der Wert der Freundschaft hängt dann immer noch von der Persönlichkeit des Arztes ab. Kein Mensch kann mehr geben als er hat, und der gute Wille allein genügt nicht, um in einem Freundschaftverhältnis der gebende Teil zu sein. Aber es kann gar nicht in Abrede gestellt werden, daß so durch den Arzt als Freund Hilfeleistungen geschehen können, die seelsorgerischer Tätigkeit nahe stehen, ja in seltenen Fällen ihr gleichen können, je nach der Persönlichkeit des Arztes. Niemals wird es aber zur Regel werden dürfen, daß Menschen den Arzt aufsuchen, ohne daß gesundheitliche Leiden oder gesundheitliche Befürchtungen dafür die Ursache sind.

Doch hier handelt es sich ja nicht um eine Anweisung für das praktische Verhalten des Arztes, sondern um eine kritische Besinnung. Wir müssen daher fragen, ob es denn keine grundsätzliche Unterscheidung gibt zwischen der Hilfe des Arztes und derjenigen, die der Seelsorger gewährt. Oder um das Problem ins rechte Licht zu rücken: Ist es etwa eine Unterlassungssünde der Medizinischen Fakultäten, daß im Rahmen des medizinischen Studiums nicht Seelsorge gelehrt wurde? Es ist keine Unterlassungssünde, und es gibt grundsätzliche Unterschiede zwischen ärztlicher und seelsorgerischer Hilfe. Ja, es bestehen Grundunterschiede zwischen der Aufgabe, die der Arzt, und derjenigen, die der religiöse Seelsorger an dem leidenden Menschen haben: Der Arzt hat den Grund des Leidens, d. h. die Krankheit zu beseitigen, zu heilen, dafür ist er ausgebildet, das erwartet der Kranke von ihm. Kann er nicht heilen, so soll er die Krankheit soweit beschränken oder ihre quälenden Folgen verhüten, als es nach dem Stande des ärztlichen Wissens und der Kunst möglich ist. Darüber hinaus gewährt er dem Kranken seine Freundschaft. — Der religiöse Seelsorger hat es im Grunde genommen mit einem ganz anderen Leid zu tun. Mit einem

Leiden, das nicht im gleichen Sinne zu heilen, zu beseitigen ist wie die Krankheit: Mit eigentlich unabwendbarem menschlichem Leiden. Sein Amt ist es daher, den Weg zur inneren Überwindung, zur Erlösung vom Leiden zu zeigen oder zu führen. Solange die ärztliche Kunst die Krankheit zu heilen imstande ist, ist ein aktuelles Bedürfnis nach dem Seelsorger nicht vorhanden. Wenn aber die ärztliche Kunst sich als ohnmächtig erweist, wenn die ärztliche Tätigkeit sich auf die dürftige und für die Situation bezeichnende Verordnung „ut aliquid fieri videatur" beschränken muß, dann gerade beginnt die eigentliche Wirksamkeit des religiösen Seelsorgers. Der Arzt soll versuchen, die Bürde, die einer zu tragen hat, zu erleichtern. Der Beruf des Geistlichen ist es, die seelischen Kräfte des sich Mühenden zu stärken. Wie der Arzt in seiner Haltung als Freund in die Nähe des Seelsorgers gerät, so kann auch der Geistliche, wenn die Situation es verlangt, in Ausübung seines Berufes über dessen eigentliche Grenzen hinausgeführt werden: er wird sicher nicht anstehen, einen Verwundeten zu verbinden, wenn er ihn hilflos antrifft, und in einer Seuchengegend mit Hand anlegen, wenn es an der nötigen Pflege fehlt. Aber niemand wird die Folgerung daraus ableiten wollen, daß innerhalb der theologischen Fakultät Verbandlehre und Seuchenbehandlung gelehrt werden müsse.

Abgrenzung und Verwandtschaft der beiden Berufe, die es beide mit menschlichem Leiden, jeder in seiner Weise, zu tun haben, werden so einigermaßen klar geworden sein. Jeder muß wissen, wozu er sich befähigt und berufen fühlt, zum Arzt oder zum Seelsorger. Aber er wird sich zum einen oder anderen entscheiden müssen. Und wenn er sich entschlossen hat, Seelsorger zu sein, dann wird dieser Entschluß nicht nur für den thematischen Gehalt seiner Wirksamkeit bestimmend sein, sondern auch für die Art und Weise ihrer Entfaltung. Was heute nämlich zumeist geschieht, wie gezeigt werden wird, zur Kritik herausfordert, ist der Versuch, eine seelsorgerische Aufgabe im Rahmen ärztlicher Berufsformen zu erfüllen. Durch diese Vermischung kommt es, daß man von Behandlung spricht, von Therapie und Gesundwerden, wo es sich um Tröstung und Aufrichtung handelt; von Kranksein und kaputten Nerven, anstatt von Verzweiflung und Versagen der Persönlichkeit vor wichtigen Lebensaufgaben. (Was wird nicht alles mit dem Terminus Neurose gedeckt!) Nur so ist es ja möglich und zu verstehen, daß gelegentlich die eigentliche Psychotherapie — d. h. also der bedingungslose Einsatz der ganzen Persönlichkeit — in ihrer Wirkung durch Atemgymnastik und Massage ersetzt wird. Der Seelsorger, dem es wirklich um die Linderung menschlicher Not zu tun ist, betreut eine Gemeinde. Innerhalb dieser Gemeinde sucht er die Not da, wo sie am drückendsten ist. Dort muß auch die seelsorgerische Hilfe zunächst sein. Der Psychotherapeut aber beschränkt seine Tätigkeit auf eine relativ kleine Zahl von Menschen, die „aus äußeren, z. B. aus finanziellen Gründen" (HATTINGBERG) immer klein bleiben wird. Kann denn aber ein Seelsorger wirklich die Entscheidung, wem er seine Hilfe angedeihen läßt, unter anderen Gründen auch nach der Zahlungsfähigkeit der Hilfesuchenden treffen? Ist nicht schon das Mißverhältnis zwischen der kleinen Zahl derjenigen, denen eine psychotherapeutische Behandlung zuteil werden kann, und der großen Zahl derer, die seelsorgerischer Hilfe bedürfen, ein deutliches Zeichen dafür, daß diese Weise, Hilfe zu gewähren, der Aufgabe nicht entspricht? Ferner muß man sich auch einmal darüber klar sein, was es heißt, und welche inneren Widersprüche es enthüllt, wenn man sich die heroische Haltung, den Einsatz der ganzen Persönlichkeit nach einem Stundenhonorar entgelten läßt? (Das Stundenhonorar war adaequat, als man noch an die Anwendung einer Technik glaubte.) Es handelt sich hier nicht etwa um eine nebensächliche Frage, sondern um einen entscheidenden Prüfstein für die Echtheit des ethischen Pathos. Wir werden uns ja ohnehin über dieses Pathos wundern; vor allen Dingen darüber, daß Menschen so über ihre eigene Berufstätigkeit berichten. Man wird sich darüber hinaus zu der Frage gedrängt fühlen, ob es denn nicht etwa ganz seltene Augenblicke im Leben eines Menschen sind, in denen ihm die äußere und die innere Möglichkeit zu einem Erlebnis gegeben ist, das mit Recht als ein den Einsatz der ganzen Persönlichkeit forderndes Wagnis bezeichnet werden kann? Wenn man es mit solchen Worten überhaupt ernst meint, dann heißt das doch wohl, daß man bereit sei für den andern zu sterben. Dann ist das Wort Wagnis am Platze und dann verstehen wir, was gemeint ist mit bedingungslosem Einsatz der ganzen Persönlichkeit. Hat das aber wirklich noch etwas mit Psychotherapie zu tun? Und ist dieser fragwürdige Gebrauch der Sprache hier nicht besonders erstaunlich und bedenklich, weil wir Sorgsamkeit und Gewissenhaftigkeit erwarten dürfen wegen der zentralen Bedeutung, die das gesprochene Wort in der psychotherapeutischen Berufsausübung hat. Natürlich ist es auch nicht angängig, die angeführten Bedenken hinsichtlich der Unvereinbarkeit zwischen Seelsorge und Honorar etwa mit dem üblichen Hinweis zu entkräften, daß doch der Psychotherapeut eben mit seiner Tätigkeit seinen Unterhalt verdienen müsse, und da er nur wenige Kranke behandeln könne, so müßten diese eben relativ zahlungsfähig sein. Zunächst handelte es sich dann also nicht mehr um den unbedingten, sondern um einen an eine wesentliche Bedingung geknüpften Einsatz der Persönlichkeit. Und zudem ist eben die Weise, wie verschiedene Berufsarten ihre wirtschaftliche Existenzsicherung erfahren, nicht etwa gleichgültig oder zufällig, sondern charakteristisch und lehrreich, das müßten eigentlich gerade wir Ärzte wissen. Es ist in der Ordnung, daß der Kaufmann sich seine Ware bezahlen läßt, der Handwerker sich seine Arbeit. Aber schon der Arzt wird nicht mehr einfach bezahlt, sondern bekommt ein Honorar, einen Ehrensold. Dies alles finden wir richtig. Es widerspricht aber unserem Empfinden, daß man den Seelsorger für die einzelne seelsorgerische Leistung bezahlt oder honoriert. Es würde zu weit führen, sollte hier aus dem Wesen der Sache heraus gezeigt werden, wie sehr das ärztliche Honorar eine Unmöglichkeit ist zur Bezahlung einer seelsorgerischen Wirksamkeit. Die meisten Menschen werden die Argumente hierfür auch leicht gegenwärtig haben. Eine historische Erinnerung soll das, worauf es hier ankommt, illustrieren:

Im Jahre 1848 nahm der preußische Ärztetag „nicht ohne berechtigtes Mißbehagen“ davon Kenntnis, daß in der jüngeren Ärzteschaft eine Bewegung im Gange war, jährlich einmal eine Liquidation zu verschicken. Man hielt es damals mit der familiären Vertrauensstellung des Arztes nicht für vereinbar, daß überhaupt eine Honorarforderung gestellt wurde; so ernst nahm man es damals mit den Konsequenzen dieser familiären Vertrauensstellung. Inzwischen hat die Technifizierung weiter Bereiche der ärztlichen Tätigkeit eine ganz allgemeine Anwendung des Liquidationsverfahrens nach einer bestimmten Taxe für die Einzelleistung zur Folge gehabt. Dies ist gewiß in weitem Maße berechtigt und hat eben in der weitgehenden Technifizierung der ärztlichen Kunst seinen wesentlichen Grund. Diese Entwicklung ist aber nicht ohne Folge auf das Verhältnis des Arztes zum Patienten geblieben. Man klagt heute unter Ärzten und Kranken, daß das persönliche Vertrauensverhältnis, die Freundschaft zurücktritt hinter dem technischen Apparat der Diagnostik und Therapie. Es scheint, als ob der Arzt der Freund des Patienten eben nur sein kann, und es nur dann überall wieder werden kann, wenn nicht jeder einzelne Besuch und jede einzelne Leistung liquidiert wird. Die Entwicklung hat dahin geführt, daß es fühlbar wird, daß ein wirklicher, echter Freundschaftsdienst nicht nach Einzelleistung und nicht nach Zeit beglichen werden kann. Es handelt sich dabei nicht etwa um falsche Scham oder um unberechtigte Empfindsamkeit, sondern um das richtige Gefühl für Imponderabilien von entscheidender Bedeutung. Es stellt aber sicherlich den Höhepunkt dieser abwegigen Entwicklung dar, wenn man sich die heroische Haltung, das Wagnis, den unbedingten Einsatz der ganzen Persönlichkeit für den Hilfesuchenden, dessen unmittelbar an uns herantretende Not unsere Hilfe herausfordert, nach Stundenleistung bezahlen läßt. Man wird das Gefühl berechtigten Mißbehagens nicht unterdrücken können.

Unsere kritischen Überlegungen führen uns also zu folgendem Ergebnis: Das, was heute in der eigentlichen psychotherapeutischen Bewegung geschieht, ist eine in sich widerspruchsvolle Vermischung seelsorgerischer Aufgaben mit ärztlichen Berufsmethoden. Sie hat sich entwickelt aus einer Annahme über das Wesen vieler geistiger Erkrankungen, die sich als irrig erwiesen hat. Die psychotherapeutische Wirksamkeit ist kaum von wesentlicher Bedeutung, denn die Zahl der Behandelten ist im Hinblick auf den Umfang der seelsorgerischen Aufgaben verschwindend. Die weitere Entwicklung des „psychotherapeutischen Problems" entscheidet sich im größeren Zusammenhang kultureller im wesentlichen religiös-kirchlicher Fragen. Mit der Sphäre der ärztlich-medizinischen Wirksamkeit hat die Psychotherapie nach den unmißverständlichen Formulierungen C. G. Jungs wohl kaum mehr etwas zu tun.

3. Über seelische Krankheitsentstehung*

Überlegungen zu dem gleichnamigen Buch von R. Siebeck, H. Schultz-Hencke und V. v. Weizsäcker**

Die Autoren vereinigen drei Vorträge in einem Bande, selbständige Arbeiten mit eigenen Gedankengängen, die gleichwohl vor allem eine Grundrichtung und ein gemeinsames Ziel hervortreten lassen sollen.

Zunächst eine kurze Inhaltsangabe der 3 Vorträge: Siebecks Ausführungen entwickeln eine Mannigfaltigkeit der Gesichtspunkte, die den erfahrenen

* Klin. Wschr., 19, 36 (1940).

** Im Verlag Georg Thieme, Leipzig 1939.

Internisten in lebendiger Auseinandersetzung mit den Problemen seines Faches zeigt. Er weist auf die Folgen der verfeinerten Untersuchungsmethodik hin, die zur Erhebung „unterschwelliger Organbefunde“ führt, die ganz anders eingeschätzt werden müssen als die Veränderungen, die sich in gröberen Symptomen früher erkennbar machten. Dies ist ein für die Praxis wichtiger Hinweis! — Weiter weist er auf die enge Verknüpfung von organischen und funktionellen Störungen hin, z. B. darauf, daß eine Funktionsstörung eine organische Veränderung bewirkt und diese wieder eine Veränderung der Funktion. Vegetative Funktionen und die Bereitschaft zu Fehlleistungen in diesem Gebiet sind weitgehend konstitutionell in der Erbanlage begründet. Auch im Verlauf des Einzellebens kommt es zu Schwankungen der vegetativen Funktionen. Schließlich sind die vegetativen Funktionen in hohem Maße psychischen Einflüssen zugänglich, sie sind in der Persönlichkeit verhaftet, die vitale Person ist gestimmt, die Stimmung ist immer körperlich und seelisch zugleich. So können natürlich auch krankhafte Symptome psychisch ausgelöst und wieder ausgeglichen werden.

Mit Weizsäcker rechnet Siebeck zu den für psychische Einflüsse zugänglichen vegetativen Vorgängen auch die Reaktion auf Infekte. Oft fällt psychische und vegetative Labilität zusammen; wenn das Abwegige im seelischen Bezirk liegt, sprechen wir von neurotischen Reaktionen. Diese entstehen durch eine besonders verfehlte seelische Dynamik. Die Organneurose unterscheidet sich in der Funktionsstörung nicht von Abläufen, die durch andersartige Momente verursacht sind, nur durch die besondere psychische Dynamik in der Pathogenese. Unter Bezugnahme auf die „Triebpsychologie“ wird dann der „Neurotiker“ definiert als ein Mensch, der uneins ist mit sich selbst und der Welt, in die er gestellt ist, die für ihn Schicksal und Aufgabe ist. An der Aufgabe scheitere er. Die Neurosebereitschaft sei verschieden. Siebeck glaubt, daß man in der Annahme symbolischer Beziehungen zwischen Seelischem und Körperlichem viel zu weit gegangen sei.

Bei jedem Krankheitsfall müsse man zu klären versuchen, was organisch, was funktionell und was neurotisch sei. Der Begriff des Neurotischen dürfe nicht zu weit ausgedehnt werden. In der Therapie kommt es auf volles Verständnis der Situation der Persönlichkeit an. Auch bei Schwerkranken kann die ärztliche Haltung und das richtige Wort eine größere Hilfe sein als Arznei. Gelegentlich würden erhebliche Funktionsstörungen durch Psychotherapie beseitigt. Jeder Arzt müsse Auge und Verstand für Leidende, für menschliche Schicksale haben und Kenntnis einer vernünftigen Psychologie, wie sie am besten aus den Arbeiten der neueren Psychotherapie zu gewinnen sei.

Mehr aus der Theorie kommt der Beitrag von Schultz-Hencke. Er meint, daß wir uns historisch offenbar heute an dem Punkt befinden, „an dem die mit den neuesten Methoden feststellbaren minutiösen organischen Befunde unmittelbar ‚neben‘ den feinsten seelischen Fakten liegen, die die Tiefenpsychologie etwa registriert“. Er tritt für eine Zuordnung spezieller Affekte zu speziellen Organen ein, wenn auch nur als „Anregung in Form vorsichtiger Hinweise“: Der Affekt der Angst (z. B. Todesangst) habe etwas mit Lunge oder Herz zu tun, der Schreck mit der Schilddrüse, die Trauer mit der Leber, der Ärger mit der Galle, die Wut mit den Kopfarterien, der Geiz mit dem

Darm, die Habgier mit dem Magen, die Sexualität mit Genitale oder Herz. „Umgekehrt steht die Niere mit ihren Ausführungsgängen in regelhafter Beziehung zur Sexualität, zur Wut oder zum Geiz." Dem Gebäude einer Sexualtheorie der Neurosen, das „Anfang der 90er Jahre" übereifrig abgeleitet worden sei, stellt SCHULTZ-HENCKE als Hintergrund der neurotischen Dynamik drei affektive Erlebnisgebiete gegenüber: das Geltungsstreben, das Besitzstreben und das Sexualstreben, wobei auf eine Übereinstimmung mit den mönchischen Geboten der Armut, der Keuschheit und des Gehorsams hingewiesen wird. — Zum Abschluß wird der Zugang zu den Erfahrungstatsachen der Tiefenpsychologie, „jenem schattenhaften Bereich" angegeben: Man müsse sich an einen bestimmten Patiententypus halten, der mit Wahrscheinlichkeit das zu berichten vermag, wonach gesucht wird. Es handle sich um Menschen, die einerseits in irgendwie streng dogmatisch gebundener Atmosphäre aufgewachsen sind, die aber andererseits nicht starr verblieben sind, sondern mit vertrauender Bereitwilligkeit auch über die expansiven, triebhaften Seiten ihrer Person zu berichten und mit einiger Unbekümmertheit die Welt unter diesem Gesichtspunkt anzuschauen und zu erörtern geneigt sind. Was solchen „Patienten" fehlt, wird nicht gesagt.

Schließlich WEIZSÄCKER: „Über seelische Einflüsse auf den Ablauf von Kreislaufkrankheiten." Die Psychogenie der Kreislaufkranken sei, so führt v. WEIZSÄCKER unter Hinweis auf alte Äußerungen TROUSSEAUs über die Angina pectoris aus, sozusagen mit wissenschaftlichem Bürgerrecht ausgestattet. Welche Rückwirkungen sich daraus für die Grundlagen wissenschaftlichen Denkens ergeben, sei noch nicht abzusehen. Denn mit der Mischung psychischer und somatischer Elemente erhebe sich „eine neue, tiefgreifende Frage nach dem Sein der Dinge selbst". Die Vorstellung der Reihe von rein psychischen zu rein physischen Fällen genüge nicht. Das Ereignishafte, nämlich *warum gerade jetzt* Herzinsuffizienz, Thrombose, Embolie eintritt, sei aus der anatomisch-physiologischen Forschung heraus nicht verständlich. Bei der Verflechtung von Krankheit und Subjekt handle es sich nicht um ein kausales Zusammenwirken von Faktoren, die man isoliert bestimmen kann, sondern um ein nur aus seiner Gesamtstruktur verständliches Werden. Das Entstehen der Krankheit aus einer lebensgeschichtlichen Situation und das Eingehen der Krankheit in die Gestaltung des nächstfolgenden Stückes der Biographie sei nicht als Kausalität zu verstehen, sondern als ein vollständiges Drama. In ihm habe das somatische Geschehen einen psychischen Wert, das psychische Geschehen aber ganz ebenso einen körperlichen, es darstellenden Ausdruck. Es lassen sich Gruppen unter den Kreislaufkrankheiten bilden: Rhythmusstörungen haben Beziehung zur Tiefenpsychologie der Leidenschaften; Insuffizienzen zur Schicht der psycho-physischen Widerstands- und Willensbildung. Die 3. Gruppe vasomotorischer Störungen wird als Ausdruck der Abnutzung gesehen, die Todesangst dieser Kranken sei nur zu oft sinnvoll; schließlich: Infarkt, Thrombose, Blutung bedeute die Selbstaufgabe. WEIZSÄCKER sammelt schon lange in Geschichte und Politik, aber auch in den großen Werken der Literatur Beispiele dafür, daß der Gefäßtod an *der* Stelle der Biographie steht, an der das Leben dem Träger objektiv und subjektiv ausgelebt und lebensunwert war.

Diese biographisch-anthropologische Betrachtungsform leiste mehr, möchte der Autor „fast" sagen, wenn sie sich nicht streng wissenschaftlich gebärdet: mit der Beachtung des „inneren Sinns der Krankheit", daß jede Krankheit ein lebensgeschichtliches Problem sei, müsse Ernst gemacht werden. Das Zustandekommen eines Infektes, z. B. sei ein komplexes, psycho-physisches Ereignis. „Je mehr wir auf diese Frage zu achten uns gewöhnen, um so größer wird unsere Sammlung von Krankengeschichten, in denen eine Angina, eine Appendicitis, eine Grippe unter den Verhältnissen einer kleineren oder größeren lebensgeschichtlichen Krise entstanden war."

Eine „Einheitsbetrachtung", in der die Begriffe organische, funktionelle, psychische und soziale Krankheit nicht mehr fallweise nebeneinander stehen, sondern in jedem Falle zusammentreten, verspreche auch eine bessere Beurteilung der Leistungsfähigkeit eines Menschen, die bestimmt sei durch das Verhältnis seiner psychophysischen Struktur zu seiner psychophysischen Umwelt.

Die gemeinsame Grundrichtung der 3 Vorträge wird im Vorwort herausgehoben: „Wir sind nicht mehr befriedigt, wenn von ‚der Ursache der Krankheit' gesprochen wird, wir glauben vielmehr, für ein volles Verständnis sei es unerläßlich, jede Erkrankung als eine Episode in der Lebensgeschichte zu sehen. Und wenn wir versuchen, einzelne Wurzeln der Krankheit zu erfassen, innere und äußere, körperliche und seelische, so kann es sich dabei niemals um ‚ein kausales Zusammenwirken von Faktoren handeln, die man isoliert betrachten kann', vielmehr müssen wir stets das ‚nur aus seiner Gesamtstruktur verständliche Werden' im Auge haben."

Die somit kurz referierten Ausführungen der Autoren können zu mancherlei Überlegungen Anregung sein. Die nachfolgenden sollen die gemeinsame Grundrichtung zum Gegenstand haben. Zunächst: Es war wohl allen besonnen urteilenden Ärzten jederzeit bewußt, daß es mannigfache Ursachen sind, die zusammentreffen müssen, damit eine Krankheit entsteht oder zum Ausbruch kommt. Diese oder jene Ursache (infektiöse, klimatische, konstitutionelle) wird jeweilen nach Zeitströmung und Interessenrichtung mehr Beachtung gefunden haben, ihre Bedeutung auch zeitweise überschätzt worden sein. Die wirkliche Problematik der Ursachenlehre werden aber nur unkritische Köpfe darüber vergessen haben. Man erinnere sich z. B. an Gedankengänge wie die GROTJAHNS[1] aus dem Jahre 1899: „Denn mit der Kenntnis der pathologisch-anatomisch oder bacteriologisch nachweisbaren Ursache eines krankhaften Zustandes ist unser Causalitätsbedürfnis ebenso wenig befriedigt wie das Zustandekommen des krankhaften Zustandes selbst erklärt", und weiter zur Ätiologie des Alkoholismus: „Zeigt uns doch gerade die Ätiologie im weitesten Sinne, daß einerseits Zustände des inneren Menschen, wie psychopathische Constitution oder epileptische Anlage, und andererseits Zustände der Außenwelt, wie Klima, Rassenzugehörigkeit, Gestaltung des geselligen und öffentlichen Lebens, Form der Spirituosenproduktion, sociales Milieu, in durchaus verschiedener Weise als Komponenten wirken müssen, um als Resultante dann den Spirituosenmißbrauch zu erzielen."

[1] Zbl. Nervenheilk. u. Psychiatrie **22** (1899).

In zweierlei Hinsicht geht allerdings die Meinung der Autoren über die von GROTJAHN gegebene Formulierung hinaus. Erstens wird gesagt, es handle sich bei der Krankheitsentstehung nicht um ein kausales Zusammenwirken von Faktoren, die man isoliert betrachten könne, sondern man müsse stets das aus seiner Gesamtstruktur verständliche Werden im Auge haben. Zweitens, jede Erkrankung sei eine Episode in der Lebensgeschichte des Kranken.

Wir wenden uns der ersten Behauptung zu: Es scheint sich hierbei um zwei Probleme zu handeln: um das Problem der Kausalität und das Verhältnis des Ganzen zu seinen Teilen. Beides sind philosophische Probleme. Ihre Bedeutung für unser medizinisches Denken ist selbstverständlich. Ich glaube an die Notwendigkeit, eines unermüdlichen Fragens, das von jeder Einzelheit unserer Erfahrungstatsachen ausgehen kann und zu allgemeinen und schließlich philosophischen Fragen vordringen muß. Dort in diesen Bereichen allgemein-philosophischer Probleme wird erst die Getrenntheit der Fakultäten überwunden und ihre Gemeinsamkeit sichtbar, ja schließlich wird hier erst die Universitas literarum Wirklichkeit. Verschiedene Arten philosophischer Weltbetrachtung sind es, die uns schon unbemerkt leiten und bestimmen, wenn wir scheinbar unvoreingenommen sehen und Erfahrungstatsachen sammeln. Die Wandlungen, die unsere Auffassungen in diesen Bereichen des Allgemeinen erfahren, können somit gar nicht als bedeutsam genug angesehen werden.

Daß es sich aber nun bei dem von den Autoren aufgeworfenen Problem um ein solches Ergebnis fortschreitenden Fragens vom Einzelfall zum allgemeinen Problem, das hier notwendigerweise angetroffen wird, handelt, ist nicht einzusehen. Fast scheint es, als handle es sich um ein in der Zeit gelegenes, das als solches nunmehr auch im Gebiete der Ursachenlehre angewendet werden soll. Denn wir hören viel in den letzten Jahren — besonders unter dem Einfluß der Gestalttheoretiker — von dem Ganzen, das mehr ist, als nur eine Summe der Teile usw.

Wir wissen, wie anregend diese Gedanken gewesen sind, z. B. in der Diskussion der Symptomatologie der cerebralen Herderkrankungen. Es sei nur an Begriffsbildungen wie Ganzheitsstörungen und Werkzeugstörungen erinnert. Ob solche Gedanken aber im Gebiet der allgemeinen medizinischen Ursachenlehre notwendig auftauchen müssen und ob sie hier unser Verständnis zu fördern vermögen, soll an einem einfachen Beispiel untersucht werden, an einem Fall schwerer Lungentuberkulose: Wir kennen die Bedeutung der Bakterien, des Klimas, der Jahreszeit, der körperlichen und seelischen Konstitution, aber auch die Bedeutung der wirtschaftlichen und gesamten Lebenssituation für das Zustandekommen und den Verlauf der Erkrankung. Daß zwischen diesen Einzelfaktoren, deren jeder einzelne „ein weites Feld“ ist, die verschiedenartigsten Wechselbeziehungen bestehen, daß z. B. Funktionsstörungen zu organischen Strukturveränderungen und diese wieder zu erneuten Veränderungen der Funktion führen können, kann nicht übersehen werden, so daß das Ganze natürlich hinreichend kompliziert ist. Warum es sich hier aber nicht um ein kausales Zusammenwirken von Faktoren, die man isoliert betrachten kann, handelt und was es demgegenüber bedeuten soll, daß man hier das aus seiner Gesamtstruktur verständliche Werden im Auge behalten muß, ist nicht klar und wird auch durch den Inhalt der Einzelaufsätze nirgends geklärt. Eine solche Behauptung aufstellen, schließt aber die Verpflichtung ein, sie eingehend und klar zu begründen, was in einer eingehenden theoretischen Auseinandersetzung unter Bezugnahme auf die Erfahrungstatsachen zu geschehen hätte. Daß der Tuberkelbacillus mit dem Klima etwas zu tun hat, leuchtet ohne weiteres ein, auch das Klima etwas mit der Konstitution, die Konstitution mit dem Schicksal, das Schicksal mit der wirtschaftlichen Lage. Weshalb aber der Tuberkelbacillus (z. B. seine Virulenz) und die wirtschaftliche Lage (z. B. die Notlage) des Kranken nicht als zwei ursächliche Faktoren für die Tbc.-Erkrankung angesehen werden können, die man isoliert betrachten kann, ist nicht einzusehen. Solche Faktoren *müssen* isoliert betrachtet werden, weil sie auch isoliert jeweils in besonderer Weise Gegenstand unserer Hilfe sein müssen.

Das Grundsätzliche an der hier zur Diskussion stehenden Problematik kann vielleicht an einem Beispiel aus einem anderen Gebiet am besten geklärt werden. Ein musikalisches Werk, etwa eine Sinfonie, ist ein „nur aus seiner Gesamtstruktur verständliches Werden“. Jeder Ton, jeder Akkord, jedes Motiv hat seinen eigentlichen Sinn nur in seiner Beziehung zum ganzen Werk. Herausgelöst, wirklich isoliert, ist der Ton etwas ganz anderes. Ebenso wie das ganze Werk verändert ist, wenn ein solcher isolierbarer Teil fehlt. Für das wirkliche Verständnis des eigentlichen Sinnes des ganzen Werkes und einzelner Motive muß man stets das Ganze — oder das aus seiner Gesamtstruktur verständliche Werden (das musikalische Werk ist ja ein in der Zeit sich entfaltendes, werdendes) — im Auge behalten. Wenn aber eine Störung auftritt — wenn der Sinn des Ganzen in einer Aufführung gestört ist —, dann gilt es natürlich den Faktor zu suchen, zu isolieren und zu korrigieren, der die Störung verursacht: den Geiger, den Bläser usw. Um hier die Störung zu beseitigen, *muß* man dem isolierbaren Teil, dem störenden Faktor, sich zuwenden. Ganz ebenso wie im gestörten musikalischen Werk ist es auch im gesundheitlich gestörten Organismus: Es gibt Lungenkrankheiten und Nierenkrankheiten, Nervenkrankheiten, Infektions- und Erbkrankheiten. Alle diese Begriffe, über deren Wert doch wohl eine Diskussion nicht möglich ist, verdanken wir nur dem wissenschaftlichen Bemühen, einzelne Faktoren aus dem Gesamt der kausalen Verknüpfungen herauszulösen, isoliert zu betrachten und in ihrer Bedeutung für die Krankheitsentstehung zu würdigen.

Der Blick auf den ganzen Menschen, sein Schicksal, seine lebensgeschichtliche Situation ist darum gleichwohl unerläßlich für ärztliches Beobachten und Handeln. Bei der Bewertung der Klagen, bei der Suche nach psychogenen Komponenten des Leidenszustandes und beim Urteilen über die Konsequenzen einer Erkrankung, auf Grund unserer Prognose. Alles das versteht sich ja eigentlich von selbst. Es bleibt aber nicht einzusehen, warum man etwa bei den Folgen einer gewerblichen Intoxikation nicht von dem Gift als einem ursächlichen isolierbaren Faktor sprechen soll.

Nun zum zweiten Gesichtspunkt, wonach jede Erkrankung als Episode in der Lebensgeschichte des Menschen anzusehen sei. Gemeint ist nicht etwa die Selbstverständlichkeit, daß von der Krankheit nicht nur die anatomische Struktur und die physiologische Funktion betroffen werden, sondern der Mensch mit seinem Schicksal. Es ist vielmehr etwas ganz anderes gemeint: In der Entstehung der Krankheit finde in jedem Fall die lebensgeschichtliche Situation des erkrankenden Menschen ihren sinngemäßen Ausdruck, es müsse also in der Tendenz der erkrankenden Persönlichkeit gelegen sein, daß sie krank wird. In diesem Sinne sprechen die Autoren von seelischer Krankheitsentstehung. Wenn ein Mensch krank wird, dann soll es nach dieser Auffassung eigentlich immer richtig sein anzunehmen, daß der betreffende Mensch in irgendeinem Sinne krank werden will und daß dieses Wollen eine für die Krankheitsentstehung wesentliche Tatsache ist. Am deutlichsten wird dies in WEIZSÄCKERs Ausführungen über den Gefäßtod.

Die meisten Kranken würden es wohl ablehnen, die Krankheit als Folge einer eigenen Tendenz anzusehen, auch wenn sie in ihren Folgen mit einer Tendenz übereinstimmen mag. Allerdings birgt ein Mensch in jedem Zeitpunkt seines Lebens viele, zum Teil auch widersprechende Tendenzen in sich, ohne daß jede dieser Tendenzen ihm jeweils klar bewußt zu sein braucht, und die Interpretation eines menschlichen Wesens kann sicherlich mehr über dieses Wesen enthüllen, als dem Betreffenden selbst bekannt ist. Glaubt man z. B. bei einer solchen Interpretation das Vorhandensein eines dauernden Todestriebes annehmen zu müssen, dann versteht es sich von selbst, daß jede Krankheit auch als Wirkung dieses Triebes gedacht werden kann.

Allein: Bei der Interpretation des menschlichen Wesens muß man besonders sorgsam die Argumente prüfen, die die jeweilige Interpretation zu stützen geeignet sind. Denn: *Denkbar* ist unendlich Vieles. Das Denkbare ist in gewissem Sinne aber auch möglich, es braucht deshalb weder wahrscheinlich, geschweige denn wirklich zu sein. Die reine Denkbarkeit ist lediglich ein spekulativer Ansatz, dessen Bestätigung oder Verwerfung durch die Erfahrung entscheidend ist für seine wirkliche Bedeutung.

Daß „die vegetativen Funktionen psychischen Einflüssen zugänglich" sind, ist bekannt und wird auch in der vorliegenden Schrift wieder betont: Diese Funktionen seien der Persönlichkeit verhaftet, heißt es, die vitale Person sei „gestimmt". Stimmung aber sei immer körperlich und seelisch zugleich. Zum Beleg wird an den bekannten Heyerschen Versuch erinnert, an die Versuche von MARX u. a., wobei durch Trink-, Wärme- und Kältesuggestionen Blutverdünnung, Harnflut, Wärmeabgabe erzielt werden konnte, wie in der gleichen wirklichen Situation.

Zu diesen Versuchen ist zweierlei zu sagen: Erstens besagen sie grundsätzlich — zur Frage der psychischen Beeinflußbarkeit vegetativer Funktionen nur was wir auch schon durch die Erfahrung wissen, daß uns beim Anblick köstlicher Speisen das „Wasser im Munde zusammenläuft" oder daß Angst uns zur Schweißsekretion bringen kann. Gewiß ist es interessant zu zeigen, welche weiteren, schwerer kontrollierbaren Funktionen in gleicher Weise vom Psychischen her in Gang gesetzt werden können, und insbesondere der Marxsche Versuch zeigt eine Wirkung, die man ohne diesen Versuch nicht ohne weiteres für glaubhaft hielte. Wenn aber nach Erwähnung dieser Versuche gesagt wird, es handle sich nur um einige eindrucksvolle Beispiele, „das gleiche ließe sich auf allen Gebieten vegetativer Funktionen zeigen", so muß dieser Verallgemeinerung widersprochen werden. An Stelle einer solchen unberechtigten Verallgemeinerung wäre eigentlich die Frage aufzuwerfen, *bis zu welcher Grenze* die psychischen Einwirkungen auf vegetative Funktionen gehen. Es wäre zu fragen:

Welche Bereiche erweisen sich als unzugänglich, bis zu welcher Intensität läßt sich die Wirkung steigern und wie lange dauert diese Wirkung an? Es ist nicht uninteressant zu sehen, daß die Auffindung dieser doch zweifellos vorhandenen Grenzen die Ärzte, die sich um dieses Problem bemühten, kaum zu interessieren scheint. Dabei ist es doch wohl außer Zweifel, daß die Wirkung von Leberinjektionen auf eine perniziöse Anämie durch Suggestion nicht ersetzt werden kann und daß solche Injektionen ihre Wirkung nicht verlieren, wenn man dem Kranken sagt, er bekomme Traubenzucker. Niemand wird ernstlich glauben, daß auf psychischem Wege etwa das Wachstum eines Menschen gehemmt oder gefördert würde. Denkbar natürlich ist auch dies, der Zusammenhang: Erlebnis — Vasomotorium — Endokrinium — Funktion ist ja bekannt. Hier handelt es sich aber doch wohl um vegetative Funktionen, die jenseits der Grenze psychischer Beeinflußbarkeit liegen.

Der weitergehenden Annahme gegenüber, daß die seelische Tendenz im Wandel der körperlichen Funktion gewissermaßen ihren symbolischen Ausdruck finde, daß diese Funktion gleichsam einen physiognomischen Gehalt habe, verhält sich Siebeck ablehnend, während Schultz-Hencke — allerdings in Form vorsichtigster Hinweise — solche Beziehungen anzunehmen scheint. Weizsäcker aber sagt ausdrücklich, daß in der Krankheit das psychische Geschehen einen körperlichen „es darstellenden Ausdruck" finde.

Nehmen wir einmal an, es wäre so, wie die Autoren sagen: Psychische Tendenzen zeigten sich in jedem Krankheitsvorgang als die Erkrankung wesentlich mitkonstituierende Faktoren. Die Menschen würden also im allgemeinen von der Krankheit nicht „befallen", wobei eine seelisch bedingte Nachlässigkeit gegen hygienische Regeln oder eine aus allgemeiner Lebensunlust entspringende Achtlosigkeit gegen leichte Beschwerden eine Rolle spielen mag, sondern es wäre berechtigt in jedem Falle zu sagen: Jetzt will der betreffende Mensch krank sein. Um uns die Tragweite einer solchen Behauptung klarzumachen, sehen wir zu, in welche Lage durch sie notwendigerweise der Arzt gerät: Er hat nunmehr sein Urteil über die Berechtigung ganz allgemeiner Lebenstendenzen des Kranken abzugeben oder über Entscheidungen in Lebenskonflikten. Und dabei bleibt sein Urteil ausgerichtet nach den Begriffen *gesund* und *krank*. In dieser Sphäre der Lebenstendenzen und moralischen Entscheidungen sind aber Begriffe wie krank, gesund, bekömmlich, schädlich der dieser Sphäre immanenten Problematik gar nicht mehr angemessen. Wenn z. B. ein Herzkranker mit seinem Schicksal sich nicht zurechtfinden kann, wenn er vor Gespanntheit und Zerrissenheit auch bei ausgeglichenem Kreislauf nicht zur Ruhe kommt, wenn Angst und Pein ihn in qualvollen Nächten keinen Schlaf finden lassen, so kann dieser Zustand nach Siebecks Meinung vom Arzt als krankhaft (neurotisch) bezeichnet werden. Dieser Auffassung ist nur sehr bedingt zuzustimmen. Er *kann* krankhaft sein, nämlich dann, wenn er aus dem Lebensschicksal des Menschen *nicht* ableitbar ist, ihn vielmehr „sinnlos" als etwas Krankhaftes befallen hat. Ist dieser Zustand der Pein und Qual und Zerrissenheit aber die lebensgeschichtliche Konsequenz des bisherigen Schicksals des Kranken, dann kann die hygienische Bedenklichkeit des Zustandes für seine eigengesetzliche Bewertung völlig belanglos sein. Es kann eben der Fall eintreten, daß es auf die Gesundheit nicht mehr ankommt, nicht anders wie wenn ein Mensch sich bei der Rettung seines Kindes eine Lungenentzündung zuzieht. Es kann wohl sein, daß einer uneins ist mit sich selbst und der Welt, darum ist er aber nicht krank. Daß der Gesunde „harmonisch" ist, eins mit sich selbst und der Welt, ist eine in der psychotherapeutischen Literatur häufige Behauptung, Ausdruck einer ungemein primitiven Anthropologie. Darauf kann hier nur hingewiesen werden.

Wir verdeutlichen uns das Gesagte durch Einbeziehung der Tatsache der Epidemie in diese Überlegungen. Wenn die Behauptung der Autoren zutrifft, daß jede Krankheit eine Episode in der Lebensgeschichte der Individuen ist, dann ist eine Epidemie eine Episode in der Geschichte der befallenen Menschheit. Dies ist eine ganz unvermeidbare Konsequenz. Ganz abgesehen von der Absurdität einer solchen Annahme etwa für eine Poliomyelitisepidemie, bedenke man, in welche eigenartige überraschende Position nunmehr der Arzt gerät, wenn er den Standpunkt der Autoren beibehält. Z. B. bei der Encephalitisepidemie 1918—1924 wäre es Aufgabe der Ärzte gewesen zu überlegen, welche kollektive Tendenz gerade in diesen Jahren die westeuropäische Menschheit veranlassen konnte, durch diese ungewöhnliche Erkrankungsform, die Tausende von Krüppeln zurückgelassen hat, ihr Schicksal zu gestalten. Zieht man solche Überlegungen aber wirklich *ernst* in den Kreis der Überlegungen (und nicht nur als spekulative Denkmöglichkeit und Anlaß zur raschen Berichtigung des Ansatzes), dann muß unsere Bereitschaft zur ärztlichen Hilfe von unserer Stellungnahme zu der in der Epidemie sich zeigenden Tendenz abhängen. Der Arzt muß also in solchem Falle die welthistorische Situation mitbedenken. Wir sehen, wie sich solche Spekulationen ins Uferlose verlieren.

Wir können die Richtigkeit des Standpunktes, daß jede Erkrankung eine Episode in der Lebensgeschichte der erkrankten Person in dieser allgemeinen Formulierung aber auch als unrichtig zurückweisen, indem wir auf gesicherte klinische Erfahrungen, nämlich auf solche der *psychiatrischen Klinik* hinweisen. So gehört es z. B. mit zu den grundlegenden und sichersten Erkenntnissen der psychiatrischen Wissenschaft, daß es endogene Erkrankungen gibt. Gerade im Gebiet manisch-depressiver Krankheitszustände ist diese Erkenntnis von niemandem bezweifelt und von entscheidender Bedeutung. Das heißt, diese Zustände höchster Daseinsfreude oder tiefster Verzweiflung befallen den Menschen erfahrungsgemäß ohne jeden verständlichen Zusammenhang mit seiner Lebensgeschichte. Was von diesen Erkrankungen gilt, gilt von der Mehrzahl der psychiatrischen Erkrankungen. Bei den genannten endogenen Verstimmungen liegen die Dinge nur besonders deutlich und eindrucksvoll, weil ihre zumeist führenden Symptome: Freude und Trauer (Stimmungen!) doch eher Episoden in der Lebensgeschichte von Menschen sein könnten, als eine entzündliche Erkrankung der Mandeln oder ein Gefäßkrampf. Die Phasen dieser Verstimmungen stellen *auch* etwas „Ereignishaftes" dar, und es ist gar kein Zweifel, daß körperliche Störungen Eintritt und Abklingen der Phasen bestimmen. „Warum gerade jetzt" die Phase, „das Ereignis", auftritt, ist bei der Unklarheit der Pathophysiologie der Erkrankung nicht zu beantworten. Es ist darum aber gar nicht einzusehen, warum das Ereignishafte nicht aus patho-physiologischer Forschung heraus zu verstehen sein soll. Nicht anders ist es mit dem Zeitpunkt des Eintritts einer Thrombose, einer Embolie oder Herzinsuffizienz.

Allerdings ist man zu dieser Erkenntnis nicht nur durch das Studium des Einzelfalles gekommen. Nur die klinische Erfahrung in ihrer ganzen Breite kann uns diese Einsichten vermitteln. Nur wenn man eine große Zahl von Fällen überblickt, erweist es sich, daß die psychologische Situation für die Entstehung der melancholischen und manischen Verstimmung, wie für die meisten anderen Psychosen, eine geradezu erstaunlich geringe Rolle spielt. Ja man kann sagen, daß der entscheidende Schritt, den die psychiatrische Wissenschaft getan hat zu der Erkenntnis, daß die uns begegnenden psychischen Wesensveränderungen und sonderbaren Erlebnisweisen „krankhaft" sind, eben nichts anderes bedeutet, als daß diese Zustände psychologisch aus der Lebensgeschichte nicht ableitbar sind, daß es psychotische Einbrüche sind. Im Einzelfall kann natürlich einmal ein eindrucksvolles Zusammentreffen zu beobachten sein, z. B. von schweren Erlebnissen und Einsetzen einer Depression. Wir finden aber ebenso häufig das Gegenteil, und in den meisten Fällen werden von den psychiatrisch unerfahrenen Laien Anlässe angeschuldigt, die bei näherer Prüfung sowohl nach dem Zeitpunkt des Auftretens als auch nach ihrer Schwere und Bedeutung als Ursache für die „Reaktion" nicht ernstlich in Frage kommen.

Wenn man aber „sammelt", oder gar wie WEIZSÄCKER nicht einmal in der Klinik, wo man genau explorieren kann, sondern in Geschichte, Politik und Literatur, z. B. Fälle, in denen der Gefäßtod biographisch sinnvoll war, so verbürgt diese Methode natürlich, daß man findet, was man sucht, zugleich aber, daß man sich irrt. Wer sich aber z. B. die vielen schweren, langdauernden, von Selbstmordtendenzen erfüllten Depressionen vergegenwärtigt, bei denen nichts von einer besonderen Häufung der Todesfälle an interkurrenten Infektionen bekannt ist, auch nichts von gehäuften Gefäßtodesfällen, obschon diese Kranken konstitutionell gar nicht selten zum Habitus apoplecticus gehören und oft im höheren Lebensalter stehen, wird man nicht auf den Gedanken kommen, daß Gefäßtod und überhaupt Tod durch Krankheit, besonders häufig der Tendenz, dem Verlangen, der Sehnsucht nach dem Tode entspricht.

Zwei der Autoren haben mir in persönlichen Gesprächen gesagt, daß ihre Auffassung gerade unter den Psychiatern wenig Verständnis finde. Dies ist kein Zufall. Der Grund ist darin gelegen, daß die psychiatrische Erfahrung zur Auffassung der Autoren von der lebensgeschichtlich begründeten Krankheitsentstehung im Widerspruch steht. Und die Schwierigkeit des Verständnisses ist darin gelegen, daß der psychiatrische Erfahrungsbereich, in dem diese Auffassung ihre Korrektur durch die Tatsachen findet (während sie sich doch hier in erster Linie bewähren müßte), daß dieser Bereich von den Autoren gemieden wird. Sonst wäre es nicht möglich, daß in einem Buche über seelische Krankheitsentstehung das Problem der endogenen Psychose überhaupt nicht Erwähnung findet. Es erscheint aber wichtig, auf dieses Versäumnis hinzuweisen; denn eine wirklich fruchtbare, zu allgemeingültigen Ergebnissen hinführende Diskussion eines so grundlegenden und *allgemeinen* Themas, wie das der Krankheitsentstehung, ist nicht möglich, ohne daß man alles das aus dem Bereich der ärztlichen Erfahrung zur Urteilsbildung mit heranzieht, was für das Thema von Wichtigkeit ist. Sonst führen die ernstesten Bemühungen auf Wege, von denen aus man einen vielleicht reizvollen, sicherlich aber allzu einseitigen und somit unrichtigen Anblick der Tatsachen gewinnt.

4. Psychotherapeutische Probleme *

Interpretation oder Heilung. Die besondere Nosologie

Vor 12 Jahren habe ich in einer Betrachtung über die damalige Situation der Psychotherapie gesagt, daß Gegenstand der psychotherapeutischen Behandlung — im engeren Sinne der verschiedenen psychotherapeutischen Schulen — nicht mehr eigentliche Krankheiten seien, sondern irgendwelche seelischen Leidenszustände, irgendwelche seelische Not. In Übereinstimmung mit Äußerungen von C. G. Jung habe ich dargelegt, daß diese Leidenszustände eigentlich die Seelsorger in viel höherem Maße angingen als den Arzt. Insofern hat sich die Situation auch nicht geändert.

Psychotherapeutische Möglichkeiten haben im Grunde zur Voraussetzung, daß der Zustand, der behandelt wird, psychogen entstanden ist, d. h. die Meinung, daß ein Zustand durch Psychotherapie gebessert werden könne, schließt ein, daß dieser Zustand durch psychische Ursachen entstanden sei. In dieser Hinsicht sind wir um Erfahrungen reicher. Die Jahre größter psychischer Belastung, die hinter uns liegen, haben frühere Erfahrungen, insbesondere die des ersten Weltkrieges bestätigt, daß eine Vermehrung psychischer Krankheiten, und man kann hinzufügen auch körperlicher Krankheiten, durch die unerhörten seelischen Belastungen verschiedenster Art, denen die Menschen im letzten Jahrzehnt ausgesetzt waren, nicht eingetreten ist. Wo es einmal zu psychisch verursachten krankhaften Störungen kommt, handelt es sich um seltene Ausnahmen. Im allgemeinen haben wir Grund, uns über diese Anpassungsfähigkeit des menschlichen Organismus an schwerste Belastungen seelischer Art immer wieder zu wundern.

Vielleicht ist etwas als neue Erfahrung zu buchen: Die Demonstrationen der Hilfsbedürftigkeit, die wir am Ende des letzten Krieges so häufig zu sehen bekamen, sind jetzt viel seltener. Auch haben sich die Bilder gewandelt. Wir sehen nicht mehr die Zitterneurose von 1918. Die damalige Erkenntnis, daß solche Zustandsbilder nicht Folge einer vorausgegangenen Erschütterung waren, ihre Ursache überhaupt nicht in der Vergangenheit, sondern in einem auf Gegenwart und Zukunft gerichteten Wunsch hatten, scheint mir dadurch noch zu ergänzen, daß ein Milieu vorhanden sein muß, das Bereitschaft zeigt, solchen Demonstrationen Gehör zu schenken. Zeitlich muß die Bekundung der Hilfsbereitschaft den Demonstrationen der Hilfsbedürftigkeit vorausgehen. Heutzutage ist die allgemeine Not groß, die Möglichkeit zu helfen gering. Die Teilung in Menschen, die durch Schwerstes hindurchgegangen und solche, die gut davon gekommen sind, ist unübersichtlich. Es ist zunächst nicht klar, wer hilfsbedürftig, wer zu helfen verpflichtet ist. Das war nach dem letzten Kriege anders. Es gab damals den Frontsoldaten, der gelitten hatte und die Heimat, die durch sein Leiden bewahrt geblieben war. Die heutige Situation bringt es mit sich, daß wir psychogen-demonstrative Bilder in der überwiegenden Mehrzahl so wie auch in Friedenszeiten sehen, wenn es sich um irgendwelche Versicherungsfragen handelt, Unfallfolgen, Invaliditätsansprüche. Die Institution der Versicherung schafft durch ihre erklärte Verpflichtung zur Hilfe die Vor-

* Nervenarzt, 19, 1 (1948).

aussetzung für die Entstehung psychogen-demonstrativer Zustände. Hier besteht immer die Gefahr, daß auch versucht wird, zwar verständliche aber unberechtigte auf Sicherung und Besserung der Existenz gerichtete Tendenzen durch Krankheitsdemonstrationen durchzusetzen.

Vielleicht ist als neue Erfahrung auch noch folgendes nachzutragen: Der Anpassungsfähigkeit des Organismus vergleichbar, haben wir eine erstaunliche Anpassungsfähigkeit der geistigen Persönlichkeit kennen gelernt, die wir wohl in diesem Ausmaß früher auch nicht für möglich gehalten hätten. Hier sehen wir die geringe Bedeutung des Vergangenen auch für die Gesamthaltung des Menschen und im Gegensatz dazu die große Bedeutung der auf die Zukunft gerichteten Tendenzen. Den meisten gerät doch das Vergangene, soweit es in ihre Bestrebungen für die Zukunft nicht paßt, einfach in Vergessenheit oder erfährt unter der Wirkung auf die Zukunft gerichteter Tendenzen eine entsprechende Umdeutung. Diejenigen, die unter dem Zusammenbruch ihrer Welt wirklich leiden, so daß ihr Leben durch dieses Leiden wesentlich bestimmt wird, sind schon Ausnahmen. Solche, bei denen es dadurch zu Störungen kommt, sind vereinzelte Ausnahmen. Das ist die Erfahrung. Es wird notwendig sein, die sich hieraus ergebenden anthropologischen Konsequenzen zu ziehen und darzustellen. Auch die Psychiatrie ist an diesem Thema naturgemäß interessiert. Die Erfahrung des ersten Weltkrieges, wie gesagt, ist aber durch unsere neueren Erfahrungen bestätigt worden. Die Bedeutung psychischer Faktoren als Krankheitsursache muß vielleicht noch geringer veranschlagt werden, als man das damals glaubte.

Von der Bedeutung psychischer Faktoren als wesentliche Krankheitsursache ist zu unterscheiden deren Bedeutung für das Wohlbefinden, Schlaf und Appetit der Kranken, ihren Genesungswillen, Lebensmut, ihre Gesundungshoffnung. Daß es erstrebenswert ist, die psychische Gesamtverfassung in dieser Richtung zu heben, versteht sich von selbst, wenngleich man sich davon eine allzugroße therapeutische Wirkung nicht versprechen darf. Es sterben zu viele, die am Leben hängen, und es bleiben viele am Leben, die es müde sind. Aber schon die Minderung des Leidens ist eine ärztliche Aufgabe, die ein verständnisvolles Eingehen auf die psychische Situation des Kranken gebietet. Das ist aber etwas anderes als kausale Therapie.

Mit der erneut bestätigten Erkenntnis von der geringen Bedeutung des Psychogenen als Ursache seelischer und körperlicher Krankheiten hätte man erwarten können, daß sich der ärztlichen Kreise, die sich besonders für die psychotherapeutischen Möglichkeiten interessieren, eine gewisse Resignation bemächtigt hätte. Davon ist nichts zu sehen. Zwar besteht unter psychiatrisch Erfahrenen im allgemeinen ziemliche Einmütigkeit des Urteils. Die besonders psychologisch Interessierten haben manche Vorstellung vom Wesen des Menschen nicht ohne Enttäuschungen korrigieren müssen. Man hat es getan. Es ergaben sich daraus neue Gesichtspunkte. Daneben gibt es aber psychotherapeutisch interessierte Kreise, vereinzelt auch wissenschaftlich-klinisch erfahrene Ärzte, die nicht müde werden, noch immer und immer wieder die Bedeutung psychischer Faktoren als Krankheitsursachen entscheidend wichtig hinzustellen und durch die Lebendigkeit, insbesondere auch die publizistische Lebendigkeit dieser Kreise gibt es eine große Zahl von Laien und in der Praxis stehenden

Ärzten, die geneigt sind, schon aus Mangel an eigener Erfahrung unter dem Eindruck der publizistischen Aktivität und vieler Unklarheiten unter den Krankheitsfällen, die sie zu sehen bekommen, an die Richtigkeit der psychotherapeutischen Darlegungen zu glauben.

In diesen Auseinandersetzungen spielt immer wieder der Begriff der „Neurose" eine Rolle, auf dessen unheilvolle Unklarheit ich schon einmal hingewiesen habe [1]. Es scheint mir wichtig, darauf immer wieder aufmerksam zu machen. Nach C. G. JUNG [2] ist eine Neurose „im letzten Verstande ein Leiden der Seele, die ihren Sinn nicht gefunden hat". Daher ist für JUNG die Heilung auch ein religiöses Problem. SCHULTZ definiert Neurose als eine Funktionsstörung im gesamten lebendigen Organismus, in deren Erscheinung der nervöse Faktor für den Erfahrenen deutlich ist [3]. Unter den schwersten Neurotikern, den Kern- oder Charakterneurotikern, deren Neurosen aus einem autopsychischen Konflikt entspringen, findet SCHULTZ „Menschen, die sich, mit Hermann Lotze zu sprechen, nicht entschließen können, jene hohen Träume des Herzens aufzugeben, die den Lauf dieser Welt anders und schöner gestaltet wissen möchten, als ihn der nüchterne Blick unbefangener Beobachter zu sehen vermag; Menschen, die Liebe verlangen, ohne Opfer bringen zu wollen; Menschen, die Macht um der Macht willen erstreben, die mehr scheinen wollen, als sie sein können, weniger opfern wollen, als sie dulden können; Menschen, die weder mit der Wirklichkeit des Lebens noch mit der Wirklichkeit ihres eigenen Wesens in lebendige Fühlung und harmonischen Einklang kommen können; Karikaturen ihrer selbst, Verkrampfte, Zerrissene, Verängstigte, Verlogene und sonstige Verbildete jeder Art". Nach KEMPER [4] und LUNGWITZ ist die Neurose eine Volksseuche, die durch großzügige therapeutische Maßnahmen bekämpft werden muß. Bei LUNGWITZ [5] ist zu lesen: „Ohne Neurose wäre z. B. Entstehung, Ausbruch, Durchführung und Ende des zweiten Weltkrieges nicht möglich gewesen" oder „die Befreiung des Volkes von der Neurose ist die oberste Aufgabe einer Regierung". Die Beispiele mögen genügen, um die Verwirrung zu demonstrieren.

Es ist für uns heutige gewiß an sich nichts Verwunderliches, daß eine Bewegung nach eigenen Gesetzen und im Widerspruch zu den Argumenten, die die Erfahrung liefert, abläuft. Es hat aber einen Sinn nach dem Grund einer solchen Entwicklung zu fragen. Es interessiert uns: Woher kommt die Lebendigkeit der psychotherapeutischen Bewegung? Zwei Gründe scheinen mir dabei unter anderen von wesentlicher Bedeutung, die gesondert besprochen werden sollen: 1. Ein Irrtum, nämlich die Verwechslung einer wohlgelungenen Interpretation mit einer therapeutischen Wirkung und 2. weltanschauliche Zeitströmungen begünstigen die den psychotherapeutischen Tendenzen zugrunde liegende Auffassung vom Wesen und Sinn des Krankseins, die psychotherapeutische Nosologie.

---

[1] Über seelische Krankheitsentstehung. Klin. Wschr. 1940 und diese Sammlung S. 488.
[2] JUNG, C. G.: Die Beziehungen der Psychotherapie zur Seelsorge. Zürich 1932.
[3] SCHULTZ: Neurose, Lebensnot, S. 17. Leipzig: Georg Thieme 1936.
[4] KEMPER: Die Seelenheilkunde in unserer Zeit. Stuttgart: Klett-Verlag 1947.
[5] LUNGWITZ: Erkenntnistherapie für Nervöse. Berlin-Leipzig: de Gruyter & Co. 1946.

Die psychotherapeutische Psychologie geht davon aus, daß der Mensch über sich selbst, über sein Wesen und die Motive seines Handelns nur unzureichend und bruchstückhaft orientiert ist, daß er sich mit seinen bewußten Überlegungen über die wahren Grundlagen seines Wesens und seiner Motive täuscht. Aus diesen Widersprüchen zwischen unbewußten Wesenszügen und Absichten entstehen Konflikte. Diese Konflikte zeigen sich auch in krankhaften Störungen. Gelingt es, die Grundlagen dieser Konflikte bewußt zu machen, so ist der Kranke geheilt.

Um zunächst zum ersten Satz dieser Auffassung Stellung zu nehmen, der Mensch sei mehr als er von sich weiß: Wer möchte bezweifeln, daß das richtig ist? Wer möchte bezweifeln, daß das menschliche Wesen etwas anderes und mehr ist, als die Menschen wissen und sagen können? Wer möchte bezweifeln, daß, um nur einzelne Seiten des Problems herauszugreifen, die Sprache, in der wir leben und die in uns lebt, unendlich vieles enthält, das in einer langen Geschichte entstanden ist, wovon der einzelne Sprechende kaum etwas und der Sprachforscher nur Bruchstücke weiß? Wer möchte bezweifeln, daß Freude, Trauer und Angst mehr bedeuten als das, was der Freudige, Trauernde und Geängstigte im Einzelerlebnis weiß und darüber zu sagen vermag? Ist es andererseits nicht selbstverständlich, daß im alltäglichen Sprechen und im alltäglichen Sichfreuen, Trauern und Sichängstigen alles das Wirklichkeit ist, was jemals Richtiges über das Wesen der Sprache, über Freude, Trauer und Angst ausgesagt wurde. Und bei allem, was wir aussagen können, bleiben wir uns doch stets bewußt, daß es unvollkommen ist und niemals über eine partikulare menschliche Erkenntnis hinausreicht. Schließlich ist ja jeder Mensch nicht nur er selbst, sondern wie es KIERKEGAARD ausgedrückt hat, „er selbst und die Menschheit". Wesen und Geschichte eines einzelnen Menschen sind nur zu begreifen als Teil des Wesens und im Zuge der Geschichte der Menschheit. Wer kann bezweifeln, daß wir das meiste nicht wissen und daß wir nur versuchen können, möglichst vieles zu wissen und daß dieses uns nur in einer sorgsamen Interpretation zugänglich ist?

So kann es uns nicht wundern, wenn C. G. JUNG die anthropologisch interessante und wertvolle Feststellung gemacht hat, daß die Gleichheit von Symbolen in Mythen, Träumen und in Phantasien Gesunder und Geisteskranker auf ein allgemein menschliches, d. h. kollektives Unbewußtes schließen läßt. Wir können darin nur einen Beweis mehr dafür sehen, daß der Einzelne nicht nur er selbst, sondern eben auch die Menschheit ist. In ähnlicher Weise muß wohl die Häufigkeit religiöser Erlebnisse bei Geisteskranken zu verstehen sein, in denen dieses Grundthema des menschlichen Lebens auffallend häufig vorkommt, auch wenn der erkrankte Mensch in seinen gesunden Tagen religiösen Gedanken recht fern stand.

Wer will ferner bezweifeln, daß wir vieles nicht wahr haben wollen, was in unserer Natur liegt? Wer will bezweifeln, daß unsere Sympathien und Antipathien oft Gründe in unserer Lebensgeschichte haben, wobei uns die Zusammenhänge im einzelnen unklar, ja unbekannt sein können; daß uns unangenehm, ja peinlich sein kann, wenn solche Zusammenhänge offenbar werden, kurz, daß es das gibt, was FREUD als erster die Verdrängung genannt hat? Aber hat man nicht zu allen Zeiten gewußt, daß Selbsterkenntnis schwer ist?

Dem unbefangenen Beobachter ist es oft leichter, Zusammenhänge zu sehen und aufzudecken.

Das Streben nach Interpretation liegt ja jedem psychologischen Interesse zugrunde. Jeder psychologisch Interessierte, soweit er sich nicht einfach mit dem, was der Andere ihm mitteilt, begnügt, geht auf eine Interpretation des Mitgeteilten aus, d. h. darauf, zunächst verborgene, aber verstehbare innere Zusammenhänge aufzudecken und klarzulegen. Will man die Grenze der psychologischen Verstehbarkeit aufsuchen, eine Grenze, die für die psychiatrische Diagnostik von größter Bedeutung ist, muß man besonders sorgfältig darauf achten, wie die Erlebnisse auseinander hervorgehen. Nur so wird ja die Grenze des Verstehbaren deutlich. Man kann sich eigentlich für einen Menschen gar nicht interessieren, ohne daß die Frage auftaucht, wie kommt es zu dem oder jenem Erlebnis, zu dem oder jenem Urteil oder Verhalten. Wir kennen mancherlei, fast regelmäßige Zuordnungen: Wir wissen, daß übertriebener Kult um einen Verstorbenen den Verdacht auf ein schlechtes Gewissen ihm gegenüber rechtfertigt, ebenso wie übertriebene Empfindsamkeit gegen Vorwürfe deren Berechtigung, übertriebene Ängstlichkeit ein geheimes Verlangen verraten können. Ähnliche verstehbare psychologische Zusammenhänge können dem Beobachter offenbar sein, aber auch sehr verborgen. Die psychologischen Gründe können weit zurückliegen. Die Zusammenhänge können sich ergeben aus dem, was ein Mensch sagt, aber auch aus dem, was er tut, auch aus den Widersprüchen, in die er gerät, auch aus dem, was er verschweigt, was ihm nicht einfallen will.

Natürlich gibt es viele Interpretationsmöglichkeiten des menschlichen Wesens. Es gibt Interpretationen, die sich damit begnügen festzustellen, daß ein Mensch eine Tendenz nicht wahr haben will, weil sie seinem Stolz widerspricht, während tiefer gehende Interpretationen den Menschen in seinem Wesen oder in Teilen seines Wesens erfassen wollen. Man liebt es heute, den Menschen zu interpretieren unter dem Gesichtspunkt seiner triebhaften Tendenzen und Strebungen oder in seiner historischen oder biologischen Gebundenheit (der Mensch ist im Grunde schlecht, ein Raubtier). Man kann den Menschen aber auch interpretieren aus seiner Freiheit und aus den Möglichkeiten dieser Freiheit (der Mensch ist nach dem Bild des Schöpfers geschaffen). So wie man in den sublimsten Interessen und Entscheidungen noch eine Beziehung aufzeigen kann zu triebhaften, etwa sexuellen Motiven und zur Entwicklung dieser Triebe im Leben des betreffenden Menschen, so kann man natürlich auch noch in der schlimmsten Verkommenheit wesentliche, die Verkommenheit konstituierende Beziehungen zur Freiheit erkennen. Das heißt nur, daß Freiheit ein konstituierender Wesenszug des Menschen überhaupt ist.

Auch gibt es natürlich richtige und falsche Interpretationen. Die Subjektivität des jeweils Interpretierenden spielt eine Rolle. Derselbe Zustand kann von Psychotherapeuten verschiedener Richtung verschieden interpretiert werden, und jeder kann „Heilung“ erzielen. Eine scheinbar richtige Interpretation kann durch tieferes Eindringen wieder in Frage gestellt werden und sich als vorläufig und schließlich unrichtig erweisen.

Für den interpretierenden Psychologen ist es jeweils ein eindrucksvolles und angenehmes Erlebnis, wenn es ihm gelingt, verborgene Zusammenhänge ans Licht zu bringen und sie in Gesprächen und Beobachtungen zu bestätigen. Es ist jeweils die Bestätigung für die Richtigkeit einer gehegten Vermutung. Es ist immer angenehm, etwas zu finden, wenn man gesucht hat. Alles das schließt natürlich einen Irrtum nicht aus, im Gegenteil, es ist nur verständlich, daß man geneigt ist, die gefundenen Zusammenhänge in ihrer Bedeutung zu überschätzen. Das gilt gewiß nicht nur für die Psychotherapeuten. Für den Interpretierten gibt es zwei Möglichkeiten: Er nimmt die dargebotene Interpretation an oder lehnt sie ab. Das letztere nennt man in der Fachsprache der Psychotherapeuten den Widerstand. Menschen, die nicht bereit sind, die Interpretationen ihres Psychotherapeuten anzunehmen, was verschiedene Gründe haben kann, auch den, daß die Interpretation falsch ist, entziehen sich der weiteren Psychotherapie. Viele bleiben schon weg, weil sie eine Abneigung gegen die technifizierte Distanzlosigkeit haben, die mit der Methode verbunden sein kann. Für andere mag darin ein besonderer Reiz liegen. Die Annahme der Interpretation durch den zu Interpretierenden führt im allgemeinen zu einer freudigen Reaktion lebhafter Interessenzuwendung, die in der Erweiterung des Selbstverständnisses und in dem angenehmen Erlebnis wurzelt, verstanden zu sein. Das Gefühl verstanden zu sein, bringt den Verstehenden und denjenigen, der sich verstanden fühlt außerdem in einen innigeren, wenn auch meist ungleichmäßigen Kontakt, der dem unbeteiligteren und aktiven Therapeuten eine ziemliche Überlegenheit und damit auch suggestive Möglichkeit einräumt. Wer sich einordnet, empfindet die Erweiterung des Selbstverständnisses und, wenn nicht nur persönliches Erleben geklärt, sondern auch grundsätzliche Einsichten dabei gewonnen werden können, die Erweiterung des Verständnisses der Welt wohltuend und ebenso die besondere Kommunikationsweise mit demjenigen, der zu diesen erweiterten Erkenntnissen verhilft. Was sich in solchen Fällen ereignet, ist eine Art der Erlösung aus der Enge einer subjektiven Betrachtung ins Weitere, Allgemeinere, ein Umdenken und Umdeuten der eigenen Situation, woraus sich neue Möglichkeiten ergeben. Dieser Vorgang der Erlösung ist aber keineswegs auf die psychotherapeutische Situation beschränkt. Es ist eigentlich überall das gleiche, wo ein Mensch dem anderen durch seinen Rat helfen kann. Neue Wege ergeben sich aus neuen Gesichtspunkten und aus der Erweiterung des subjektiven Horizonts. Und gleichwohl bleibt stets zu bedenken, daß diese wohltuende, befreiende Wirkung nichts bedeutet für die Frage, ob die neue Ansicht der Lage zutreffend sei und der neue eingeschlagene Weg richtig. Die Möglichkeit der Verführung zum Schlechten und die frohe Überzeugtheit, mit der Irrwege eingeschlagen werden, beruht auch darauf, daß die Eröffnung neuer Möglichkeiten an sich wohltuend und befreiend wirkt.

Das alles hat nichts mit Heilung zu tun. Die Befreiung aus einem Konflikt, die Befreiung aus einer Enge und Eröffnung neuer Wege durch einen guten Rat ist wohltuend für Gesunde und für Kranke. Darum, weil ein Mensch in einen Konflikt gerät und den Rat eines Anderen brauchen kann (er braucht es noch nicht einmal zu wissen), ist er nicht krank. Wir wissen nämlich nach wie vor nichts davon, daß bestimmte krankhafte Zustände bestimmten psychischen Konfliktsituationen zugeordnet werden können als deren Folge und daß durch zutreffende Interpretation dieser Situation die Krankheit behoben werden kann. Wir finden nur, daß Kranke so wie die Gesunden auch in Konflikten leben und daß es für die meisten wohltuend ist, angehört zu werden und sich aussprechen zu können. In der ärztlichen Situation wird eine natürliche anfängliche Verschlossenheit leichter überwunden. Daß ein Wandel der Stimmung, wie ihn eine verständnisvolle Anteilnahme des Arztes an der Gesamtlage des Patienten zur Folge haben kann, für das Befinden des Kranken unter Umständen große Bedeutung hat, ist schon ausgeführt woren; auch daß das nichts mit kausaler Therapie zu tun hat. Um diesen Wandel zu erzielen, bedarf es aber wie gesagt keiner besonderen Psychotherapie, sondern nur einer natürlichen, verständnisvollen Anteilnahme, Erfahrung und geduldiger Bereitschaft, die Sorgen des Kranken anzuhören und zu besprechen.

Leider aber sind die Wirkungen, die die beschriebene wohltuende Umstimmung auf den Krankheitsverlauf hat, recht begrenzt, unbegrenzt die Möglichkeiten sich zu täuschen. Untersuchungen, die mögliche Täuschungen sorgfältig vermeiden und zu klaren Ergebnissen geführt haben, sind mir nicht bekannt. Zu denken wäre z. B. an Untersuchungen an chronisch Infektionskranken, etwa an Lungentuberkulösen, wo der Körper sich in jahrelangem Kampf mit dem Erreger befindet. Hier könnte man erproben, ob durch systematische Psychotherapie Wesentliches zu erreichen ist, ob an der Hypothese von der psychogenen Infektionskrankheit etwas Richtiges ist. Solche Untersuchungen, die systematisch und sorgfältig darauf gerichtet sind, die Behauptung von der Heilwirkung psychotherapeutischer Bemühungen zu erweisen, fehlen. Es fehlen auch sorgfältige überzeugende Katamnesen.

Die Interpretation des Einzelfalles aber mit dem Ergebnis einer wohltuenden und angenehmen Wirkung auf den Kranken und dem Zurücktreten mancher Symptome, die vom psychischen Gesamtzustand abhängig sind, wird im Eifer des Therapeuten leicht mit kausaler Therapie verwechselt und dabei müßte einen doch schon die einfache Erfahrung warnen, daß jeder eifrige Therapeut Erfolge sieht. Das ist eben leider eine Täuschung. Jede Suggestion ist Täuschung und dort, wo Suggestion nicht bewußt als Methode geübt wird, wo sie sich unbemerkt einschleicht, ist die Täuschung beiderseitig.

Eine Krankheit, bei der besonders deutlich ist, daß Interpretationsmöglichkeit nichts mit Heilung zu tun hat, ist die Zwangsneurose. Hier ist oft besonders klar, daß uneingestandene Wünsche in der krankhaften Form von Zwangsimpulsen in Erscheinung treten können. Diese Durchsichtigkeit des Zustandsbildes war es, die in den ersten Zeiten der Psychotherapie gerade bei Zwangsneurosen große therapeutische Hoffnungen erweckte. Diese Hoffnungen sind enttäuscht worden. Die echten Zwangsneurosen haben sich als völlig unbeeinflußbar erwiesen. (Anders steht es natürlich mit zwangsneurotischen Symptomen im Verlauf depressiver Phasen, die von selbst abklingen.) Es ist bezeichnend für den Wandel der Zeiten, wie für die fehlende Heilwirkung einer noch so gelungenen Interpretation, daß gerade jetzt bemerkenswerte therapeutische Erfolge bei Zwangsneurosen berichtet werden durch das neue chirurgische Verfahren der Leukotomie.

Und nun zum zweiten Grund: Weltanschauliche Zeitströmungen begünstigen die Nosologie, die der Psychotherapie zugrunde liegt. Welche Nosologie liegt der Psychotherapie zugrunde? Was ist Wesen und Sinn des Krankseins, das psychotherapeutischer Bemühung zugänglich ist? Bei jeder Erkrankung wird als ursächlich bedeutsam eine wenn auch unbewußte Tendenz des Subjekts angenommen. Daher gilt es in einer Auseinandersetzung mit diesem Subjekt, eben in der psychotherapeutischen Arbeit ihm klar zu machen, daß es sich hier um eine falsche Verwirklichung seiner Tendenz handelt. Hier sehen wir den für hysterische Reaktionen richtigen und fruchtbaren Gesichtspunkt der Tendenz, der Flucht in die Krankheit, ausgedehnt auf viele, nach Ansicht mancher Autoren, auf die meisten Krankheiten. Man wird also nicht mehr von einer Krankheit befallen, sondern man ruft eine Krankheit, wenn auch unbewußt, hervor. Man weiß vielleicht nicht was man will, aber man will die Krankheit in irgend einem Sinn. *Der Sinn der Krankheit ist also verstehbar aus dem Sinn des individuellen Lebens, aus der Biographie des erkrankten Subjekts als dessen Tendenz.* Die Krankheit befällt nicht den Kranken und wirkt als Schicksal auf seine Biographie, sondern die Biographie führt in die Krankheit, das Subjekt der Biographie findet in der Krankheit den angemessenen Ausdruck seiner biographischen Situation. Das ist das Wesen der Krankheitsdeutung, wie sie uns in der psychotherapeutischen Nosologie entgegentritt.

Es gibt nicht beliebig viele Nosologien. Eine andere ist die Nosologie, die sich aus einem radikal verabsolutierten naturwissenschaftlichen Standpunkt ergibt. Dort ist *Krankheit Zeichen des Verfalls.* Das Kranke ist irgendwie als schwach, lebensunfähig, vom Tode gezeichnet, lebensunwert, dem Gesunden, Wertvollen gegenübergestellt. Wir haben miterlebt, was sich aus einer solchen Sinndeutung der Krankheit ergibt, wenn sie entscheidend wird für die praktische politische Wirklichkeit. Aufgabe des Arztes wird es dann, das Gesunde zu fördern und den Kranken, soweit er heilbar ist, zu heilen, soweit er unheilbar ist, unschädlich zu machen, schließlich ihn zu töten. Die praktischen Folgerungen, die sich daraus ergeben haben, sind zu frisch in unserem Gedächtnis, als daß heute dieser Standpunkt noch offen vertreten oder Konsequenzen daraus gezogen werden könnten. Machtlos über das Denken der Menschen ist er darum noch nicht. Man wird sich sehr zu prüfen und zu hüten haben.

Neben den beiden genannten gibt es nur noch die Nosologie, d. h. die Sinnhaftigkeit des Krankseins aus religiöser Weltdeutung. Hier ist Krankheit weder ein Zeichen des Lebensunwertes, noch erklärbar aus der Lebensgeschichte des Individuums, hervorgerufen durch dessen Tendenzen. *Krankheit befällt den Menschen wie irgend ein anderes Leid,* und wenn das Leid der Krankheit einem Menschen widerfährt, so ist in einer religiös bestimmten Weltdeutung der *Sinn dieses Krankseins nicht beschlossen in der individuellen Biographie des Kranken.* Die Erkrankung des Kindes ist auch ein Schicksal der Mutter. Diese, das individuelle Leben übersteigende Sinndeutung ist gleich, ob der unerforschliche Ratschluß eines allmächtigen Gottes die Krankheit schickt oder ein unerbittliches Schicksal. Die Solidarität der Hilfsbereitschaft, nicht nur der Familie und der Nachbarn, sondern aller wird aufgerufen. Sie ergibt sich aus einer solchen Deutung des Krankseins. Der Unheilbare ist nicht ein Gezeichneter, Lebensunwerter, sondern ein Bruder, der ein besonders schweres Los zu tragen hat.

Die religiöse Sinndeutung der Krankheit ist einbezogen in die Krise des religiösen Lebens unserer Zeit. Viele moderne Menschen nehmen die religiöse Deutung nicht mehr eigentlich ernst, höchstens im Sinn des sogenannten gesunden Menschenverstandes, wonach schließlich alles für möglich gehalten und auch in Betracht gezogen wird. Für sehr viele Menschen bleiben aber nur drei ernste Möglichkeiten der Deutung: Entweder das Kranksein kommt aus blindem Zufall. Hier wird alles weitere Fragen sinnlos. Jede mögliche Antwort ist unbefriedigend, vor allem für philosophisch interessierte Menschen, die sich zu Fragen nach dem Sinn der Erscheinungen gedrängt fühlen. Oder das Kranksein ist Zeichen des biologischen Verfalls. Die Enge auch dieser Deutung ist fühlbar. Auch hier bleiben viele Fragen offen und können keine Antwort finden. Warum wird gerade dieser Mensch krank? Vor allem aber ist diese Deutung durch das vor kurzem Vorgefallene verpönt. Und schließlich bleibt die Deutung des Krankseins als verborgene Tendenz des Subjekts. Sie ist weder verpönt noch uninteressant und gerade der psychologisch Interessierte wird natürlich von ihr angezogen. Sie entspricht einer Tendenz der Zeit, denn in einer säkularisierten Welt steigt die Machtfülle des Menschen, je mehr der Glaube an die Wirklichkeit transzendenter Mächte im Bewußtsein der Menschen an Lebendigkeit verliert. So steht diese Deutung im Einklang mit einer starken Tendenz der Zeit und darin liegt zum nicht geringen Teil ihre lebendige Kraft.

Eine besonnene Kritik wird über allen diesen Einwendungen nicht verkennen dürfen, wie viel an wirklich wertvollen Erweiterungen unseres psychologischen Verständnisses durch die sog. Tiefenpsychologie seit FREUD erreicht worden ist und auch in unseren Tagen durch Arbeiten aus diesem Kreise erreicht wird. Ich erwähne als Beispiel die einfallsreichen, auf breiter Erfahrungsgrundlage aufgebauten instinktpsychologischen Untersuchungen von RUDOLF BILZ. Es ist kein Zufall, daß gerade er auch die Grenze psychotherapeutischer Möglichkeiten richtig sieht, z. B. wenn er darauf hinweist, daß hinter der Lehre vom Trauma die Forderung nach einer Anthropologie stehe. Auf die besondere Anlage des Menschen komme es an, nicht auf das traumatische Ereignis. Es wird aber weiter darauf ankommen, Interpretationen, auch wenn sie neu und einleuchtend sind, auch wenn sie sich als zutreffend erweisen, nicht mit therapeutischen Wirkungen zu verwechseln und die psychotherapeutische Bewegung nicht nach der publizistischen Aktivität, sondern nach den Ergebnissen zu beurteilen, die durch Erfahrung belegt sind.

5. Psychoanalyse und Medizin *

Über die Möglichkeiten und Grenzen der psychoanalytischen Methode

FREUD, der Schöpfer der Psychoanalyse, war Arzt. Er hat 1856 bis 1939 gelebt. Seine, die Psychoanalyse begründenden Arbeiten erschienen in den ersten Jahren unseres Jahrhunderts. So kann man im angemessenen zeitlichen Abstand eines halben Jahrhunderts fragen, was die Psychoanalyse FREUDs für

* Frankfurter Allgemeine, 131 (1960).

die Medizin — für Diagnose, Pathogenese und für Therapie bedeutet. Wir wollen versuchen eine Antwort zu geben.

Freud war Arzt. Aber: Gegenstand seiner die Psychoanalyse begründenden Arbeiten, seines forschenden Denkens und ärztlichen Handelns waren weder die schweren Körperkrankheiten, auch nicht die Geisteskrankheiten, mit denen es der Psychiater in erster Linie zu tun hat, sondern die sogenannten Psychoneurosen, das heißt ein medizinisches Grenzgebiet. Solche Psychoneurosen zeigen sich in Störungen des Befindens, in unbegründeter Ängstlichkeit, in Schlafstörungen, in Störungen der Leistungsfähigkeit und des Zurechtfindens mit anderen Menschen in Beruf und Familie — ohne daß sich krankhafte Körperveränderungen finden lassen. Es ist Freuds Verdienst, gezeigt zu haben, daß solchen Störungen in der lebensgeschichtlichen Entwicklung der Menschen motivierte Fehlhaltungen zugrunde liegen können, die in ihrem Wesen und in ihrer lebensgeschichtlichen Begründung dem betreffenden Menschen selbst verborgen sind.

In der Beschäftigung mit solchen Fällen hat Freud eine anthropologische Theorie und eine therapeutische Methode entwickelt. Die der Psychoanalyse zugrunde liegende Anthropologie war in der Zeit, in der Freud sie aussprach, im Hinblick auf das Selbstverständnis der Menschen um die Jahrhundertwende revolutionär. Freud versetzte dem im damaligen Selbstverständnis gegründeten Selbstbewußtsein seiner Zeitgenossen einen harten Stoß. Nicht so, wie die Menschen sich damals sahen und verstanden, sollten sie sein, nicht vernunftbegabt und vernunftbestimmt, nicht von Natur zum Guten strebend, nicht sich selbst durchsichtig und fähig mit starkem Willen im inneren und äußeren Leben mit Entscheidung und Handeln dem Fortschritt der Menschheit zu dienen.

Freuds anthropologische Konzeption lautete anders: Der Mensch ist ein Triebwesen, im Grunde genommen von maßlosen Triebansprüchen bewegt, getrieben und beherrscht, deren gefährliche Maßlosigkeit gebändigt wird durch die Einschränkungen, die er von seiten machtvollerer, stärkerer Menschen erfährt und deren Tendenz er dann selbst teilweise übernimmt, sie zu Tendenzen seines eigenen „Über-Ichs" macht. So können und müssen Triebregungen, aus dem Bewußtsein ins Unbewußte verdrängt, auch zu kulturellen Leistungen sublimiert werden. Natürlich ist Freuds anthropologische Konzeption nicht als etwas ganz Neues aus dem Boden geschossen. Im Werk der Zeitkritiker des 19. Jahrhunderts, wir denken vor allem an Kierkegaard und Nietzsche, war vieles vorbereitet und vorweggenommen.

Nun hat sich im Verlauf eines halben Jahrhunderts Entscheidendes geändert. Die skizzierte Anthropologie Freuds, dieses Bild vom Menschen, das ihn als gefährliches Triebwesen zeigt, ist für die Menschen unserer Zeit keineswegs mehr revolutionierend, im Gegenteil, in Variationen ist dieses Bild des Menschen das Selbstverständnis unserer Zeitgenossen. Darin hat es auch seinen Grund, daß sich die Psychoanalyse heute im Stadium der Popularisierung befindet. Der Fortschrittsglaube, der optimistische Zukunftsglaube unserer Väter und Großväter ist enttäuscht worden, er ist zerbrochen. Der Anschauungsunterricht eines halben Jahrhunderts mit für unmöglich gehaltenen Ausbrüchen des Hasses und der Zerstörung hat seine Wirkung getan. Skepsis gegen alles Hoffen, Ungewißheit darüber, wohin die Menschheit treibt, das ist die Stimmung der Zeit. Zukunftssichere, vereinfachende Parolen, der Hinweis auf technischen Fortschritt und höheren Lebensstandard können die Angst nur übertönen, nicht wahrhaft beruhigen und heilen. Glauben und Hoffen der Menschen, sollen sie diese Stimmung überwinden, müssen sich gegen sie aufrichten und halten. Nur so ist es wahrer Glauben und echtes Hoffen.

Die geisteswissenschaftliche Anthropologie unserer Zeit hat die Erfahrungen der Geschichte, die prophetische Stimme der Kulturkritiker wie die psychoanalytischen Lehrsätze in sich aufgenommen, diese im Gang ihres Denkens in ihrer Zeitbedingtheit erkannt und so relativiert. Auch eine medizinische Anthropologie hat sich entfaltet. Sie nahm zum Teil ihren Ausgang von den Sätzen der Psychoanalyse. Sie fragt insbesondere danach, was im rein naturwissenschaftlichen Denken, das die Medizin unserer Zeit trägt und beherrscht und ihre grandiosen Erfolge herbeigeführt hat, unbeachtet bleibt zum Beispiel dieses: Der Mensch ist nicht nur funktionierender Organismus, dessen Funktionen gestört und dessen Einzelorgane der Zerstörung verfallen können. Er ist immer auch ein geschichtliches Wesen, seine individuelle Geschichte und die Geschichte seiner Zeit vollbringend und erfahrend. Der Kranke bietet nicht nur Symptome dar sondern er leidet, wehrt sich gegen das Leiden oder erliegt ihm. Fragen tauchen auf wie diese: Gibt es Zusammenhänge zwischen dem Schicksal des Menschen als geschichtlichem Wesen, insbesondere zwischen krisenhaften Zuspitzungen dieses Schicksals und dem Auftreten von Krankheiten? Zeigen sich Zusammenhänge, die es erlauben, die Krankheit als Ausdruck der Situation des Kranken zu begreifen? Das sind die Fragen, die die psychosomatische Medizin sich stellt. Im Bereich der psychiatrischen Forschung hat solches Fragen eine besondere Bedeutung, weil eine große Zahl sogenannter psychischer Krankheiten (Psychosen) theoretisch auf einen körperlichen Krankheitsvorgang zwar bezogen wird, ein solcher aber trotz jahrzehntelanger Bemühungen nicht erwiesen werden konnte.

Medizinische Anthropologie stellt sich aber auch die viel umfassendere Frage, was Krankheit, was die verschiedenen Weisen des Krankseins als Beitrag für eine Lehre vom Menschen bedeuten. Es versteht sich, daß diese Bewegung des Denkens zeitgenössisch verwandt ist der machtvollen sich entfaltenden philosophischen Anthropologie unserer Tage. Das entspricht nur der natürlichen Gesetzmäßigkeit, der Gemeinsamkeit nämlich des Denkens kultureller Epochen. Anthropologische Medizin stellt sich auch die Frage, was medizinische Wissenschaft, insbesondere die naturwissenschaftliche Medizin, im Ganzen der Wissenschaften bedeutet, wo ihre unvergleichlichen Werte liegen, aber auch ihre Grenzen und Einseitigkeiten.

Man sieht: Modernes medizinisch-anthropologisches Fragen ist zunächst ein zweckfreies, auf allgemeine Einsichten abzielendes Fragen. Es geht ihm nicht zunächst um die Gewinnung solcher Einsichten, die unmittelbar zu praktikablen Methoden führen, zur Beherrschung der Natur im therapeutisch wirksamen, heilsamen Eingriff. (Im Bereich der Psychosen liegen vielleicht solche Ansätze vor!) Das trägt ihr viel Kritik ein. Man kann solcher Kritik nur dieses entgegenhalten: Anthropologischer Medizin geht es zunächst nur um die Wahrheit, um Weitung des Horizonts. Sie bildet ein Gegengewicht gegen die in unserer Zeit gelegene — von unerhörten Erfolgen gekrönte — Gefahr der Spezialisierung. Damit ist nicht nur die Spezialisierung in medizinische Spezialfächer und -fächlein gemeint, sondern ebenso die in die Fakultäten einer Universität! Wann aber „nur“ Wahres auch einmal praktisch bedeutsam wird, das können wir nie wissen. Die heute so viel besprochene Alternative, Universität alten Stils in alter Freiheit oder Fachschule mit Stundenplan und Kontrolle, hängt ja auch damit zusammen, welchen Wert man zweckfreiem Forschen beimißt.

Fassen wir zusammen: FREUDs anthropologische Konzeption, seine Lehre vom Menschen, ist in einer machtvollen Bewegung zeitgenössischen, anthropologischen Denkens aufgenommen und fortentwickelt worden. Es gibt Anhänger der Psychoanalyse, die das nicht so sehen können. Diese betrachten die Fortentwicklung der Freudschen anthropologischen Konzeption im weiteren Horizont modernen anthropologischen Denkens als Abfall von der reinen Freudschen Lehre. Es gelte die ursprüngliche Konzeption von solchen Verfälschungen zu bewahren. Es kann, so scheint es, dabei sogar geschehen, daß solches starres Festhalten an den Lehrsätzen FREUDs, ein solcher Widerstand gegen die natürliche Bewegung des Denkens sich als fortschrittlich mißversteht und von Laien als fortschrittlich verstanden wird.

FREUD hat nun aber nicht nur die Psychoanalyse als Wissenschaft und damit auch eine Lehre vom Menschen geschaffen. Er ist auch der Erfinder einer therapeutischen Methode. Das Kernstück dieser Methode ist eine besonders verabredete Regelung des Gesprächs zwischen dem analysierenden Arzt und dem Patienten. Der Patient hat nach dieser verabredeten Regel alles auszusprechen, was ihm durch den Kopf geht — nichts ist zu nebensächlich — nichts ist zu peinlich —, im klassischen therapeutischen Stil liegt hierzu der Analysand vom Analytiker abgewandt, um sich möglichst frei dem Spiel seiner Gedanken zu überlassen und diese ungestört durch das Gegenüber des Arztes auszusprechen. Der Analytiker seinerseits braucht gar nichts zu sagen, er spricht nur, um das, was der Analysand ausspricht zu deuten, um aus dessen manifesten Gedanken die ihm unbewußten Regungen und Tendenzen seiner Triebhaftigkeit bewußt zu machen und diese damit in die Sphäre des vom Menschen Beherrschbaren zu heben, sie ihrer pathogenen, krankmachenden Kraft zu berauben.

In dieser Methode ist zur Regel erhoben, daß der Patient rückhaltlos offen sein muß, soll man ihm wirklich raten und helfen können, daß er sich selbst nicht durchsichtig ist, daß ein Zuhörer daraus, wie und in welchem Zusammenhang er seine Gedanken äußert, ihm über ihn mehr zu sagen vermag, als er selbst weiß. Vor allem ist zur Regel erhoben, daß der Helfende vor allem ein Hörender, ein Zuhörender sein muß. Überall, wo heute Psychotherapie geübt wird, ist diese Methode mehr oder weniger im Spiel. In ganz reiner Form unterzieht sich als Analysand aber nur eine Auswahl von Menschen solcher Regel. Das muß kritisch bedacht sein, denn: die andern sind auch hilfs- und ratbedürftig. Man kann ihnen nicht die Schuld dafür aufladen, daß sie sich der geschilderten Prozedur nicht unterziehen.

Natürlich gewinnt der Analytiker, vor allen Dingen dann, wenn sich der Analysand der methodischen Regel unterwirft, über diesen eine ungeheure suggestive Macht. Das hat die frühe Psychoanalyse übersehen. Später hat man mit Recht immer mehr die Beziehung des Analysanden zum Analytiker in den

Mittelpunkt einer Theorie der therapeutischen Wirkung gestellt. Nicht mehr das Bewußtmachen unbewußter Regungen war das Wirksame, sondern die Erhellung des Wesens des Analysanden am Beispiel seiner Beziehung zum Analytiker im Verlauf der Behandlung.

Die suggestive Kraft, die der Analytiker gewinnt, birgt nun für beide, den Analytiker und den Analysanden, eine Gefahr, die Gefahr einer Selbsttäuschung, wie überall, wo Suggestion im Spiele ist. Daß die Deutungen des Analytikers verschieden sind, je nachdem, wer dieser selber ist, ob er Christ ist oder Atheist, ob er mehr oder weniger erfahren ist, auch jung oder alt, daß die Deutungen verschieden sind, je nach der psychoanalytischen Schule, in der er geschult ist, versteht sich von selbst. Jede Deutung aber wird schließlich auf dem Weg einer gelungenen Analyse, wenn auch gegen inneren Widerstand, zögernd angenommen, was nicht nur daran zu liegen braucht, daß sie richtig ist, sondern an der Wirkung der suggestiven Macht, die der Analytiker gewonnen hat. Das Angenommenwerden der Deutung halten Analytiker und Analysand aber leicht für die Bestätigung der Richtigkeit seiner anthropologischen Konzeption.

Trotz dieser Einwendungen, trotz dieser Gefahren: Was im Laufe der Jahrzehnte an neurosenpsychologischer und methodisch therapeutischer Erfahrung gesammelt wurde, enthält ein wertvolles Wissen und Können, das um so erfolgreicher angewandt wird, je mehr sich der Therapeut der Beschränktheit seines Wissens und der Gefahren seines Tuns bewußt ist. Sicher geschieht so viel Heilsames im Gebiet der sogenannten Neurosen im Sinne der Erlösung solcher Menschen aus ihrer Befangenheit in ungelösten, undurchschauten Konflikten und Tendenzen, im Sinne der Selbsterhellung, im Sinne der Erweiterung ihres Horizonts.

Was ist nun der eigentliche praktische heilende Wert der Psychoanalyse innerhalb der Medizin? Um die Situation richtig in den Blick zu bekommen, muß man zunächst von den ungeheueren Triumphen berichten, die die naturwissenschaftliche Medizin errungen hat in den Jahrzehnten seit dem Erscheinen FREUDs grundlegender Schriften: Die meisten Infektionskrankheiten haben ihre Schrecken verloren. Ein Beispiel: Ein an Hirnhautentzündung Erkrankter, wie er im Jahre 1930 in Wochen dahinsterben mußte, feierte 1950 Weihnachten in seiner Familie, obschon er erst Mitte Dezember erkrankt war. Die Syphilis ist nahezu ausgerottet, die Tuberkulose durch Antibiotica heilbar. Zuckerkranke, perniziös Anämische finden Hilfe.

Fragen wir dem gegenüber: Sind die Neurosen seltener geworden? Hat ein halbes Jahrhundert Psychoanalyse ihre heilende Kraft erwiesen? Sind die Neurosen seltener geworden etwa in einem Lande wie den Vereinigten Staaten, wo die psychoanalytische Behandlungsweise eine außerordentliche Verbreitung gefunden hat? Jeder Erfahrene und Vorurteilslose wird eine solche Frage nur lächelnd verneinen. Dies schon deshalb, weil eine Neurose eben gar keine Krankheit ist wie Tuberkulose, Diabetes und Anämie oder eine Psychose. Eine Neurose ist vielmehr — wiederholen wir — das Leiden an Störungen der Entfaltung des geschichtlichen Lebens nach Maßgabe der eigenen Möglichkeiten und der Möglichkeiten, die andere Menschen freigeben. Das was man Neurose nennt hat streng genommen mit Krankheit im naturwissenschaftlichen Sinne nichts zu tun, ist streng genommen ein Zug jeden menschlichen Lebens. Jeder ist auch ein Neurotiker. So ist ebenso klar, daß die Neurose keine Volksseuche werden, wie daß sie nicht beseitigt werden kann.

Nur wenn wir diese anthropologische Einsicht berücksichtigen, sehen wir das Neuroseproblem im rechten Licht und die Möglichkeiten psychoanalytischer Therapie in der richtigen Proportion. Man wird vor einer Überschätzung der therapeutischen Möglichkeiten bewahrt. Das ist wichtig. Ebenso wichtig, daß man angesichts der offensichtlichen Begrenztheit der psychotherapeutischen Möglichkeiten den therapeutischen Impuls nicht verliert. Denn darüber ist auch kein Zweifel: Die im vergangenen halben Jahrhundert von Psychoanalytikern und verwandten psychotherapeutischen Richtungen erarbeiteten Erfahrungen von möglichen neurotischen Verwicklungen eines Lebens zusammen mit den Erfahrungen im psychotherapeutischen Umgang mit Neurotikern, mit leidenden Menschen überhaupt, sind wertvoll, vor allem als Ergänzung der naturwissenschaftlichen Medizin, ihrer technifizierten Verfahren zum sinnvoll angemessenen ärztlichen Umgang mit Kranken. Im Idealfall moderner naturwissenschaftlich-medizinischer Heilung braucht der Arzt ja gar nicht zu wissen wer der Kranke ist. Er erkennt den Fall als typischen Fall an seinen Symptomen und verordnet das entsprechende Medikament. So geht es bei einer bakteriellen Infektion zu. Im Vergleich zu früheren nicht lange zurückliegenden Zeiten geschieht hier ein wahres Wunder. Indessen: Der Arzt ist als solcher Wundertäter zugleich in die Distanz eines sachverständigen technischen Beraters gerückt. Der Stilwandel vom befreundeten Hausarzt zum hastigen Tablettenverordner unserer Zeit hat auch in diesen eindrucksvollen Möglichkeiten seinen Grund. Aber schon bei einer Schlafstörung genügt der sachverständige technische Berater nicht. Es bedarf des Arztes im wahren Sinne des Wortes, des geduldig Zuhörenden, des vorurteilsfrei Verstehenden, des behutsam Ratenden und so Helfenden. In alledem ist, was seit FREUDs Initiative erarbeitet wurde für uns Ärzte von unschätzbarem Wert.

Nicht nur die technifizierte Kunst des naturwissenschaftlichen Mediziners bedarf so der Ergänzung. Die Psychoanalytiker sind im allgemeinen vorwiegend auf Erfahrungen im Umgang mit Neurotikern beschränkt. Eine solche Beschränkung ist für die Behandlung von Kranken nicht unbedenklich. Es bedarf daher der Ergänzung ihrer Erfahrungen im Umgang mit Kranken, insbesondere auch mit psychisch Kranken und intern Kranken in unseren Kliniken. In dieser Begegnung der Psychoanalyse mit den Problemen der Klinik, die seit Jahren im Gang ist, wird gewiß manche Resignation gefordert, eine Resignation aber, die eine notwendige Voraussetzung sein kann für fruchtbaren Fortschritt.

Was das Thema Psychoanalyse und Medizin angeht, scheint mir das Gebot der Zeit: Nicht die Entwicklung eines neuen Spezialfachs Psychoanalyse, nicht Festhalten an dogmatischen Lehrsätzen, sondern freie Begegnung und Auseinandersetzung mit den naturwissenschaftlichen und geisteswissenschaftlichen Strömungen unserer Zeit. Es geht um die Eingliederung der bleibenden Werte aus dem Werk FREUDs im Wissen und Können der Ärzte, um eine auch institutionelle Eingliederung in die medizinische Fakultät. Damit würde sich auch etwas vom Sinn seines Lebens erfüllen. Denn FREUD war ein Arzt.

6. Der Arzt und der Kranke, der Mediziner und der Fall *

Berufe gehören zu dem Geordneten, das der Mensch in sein Leben hineinwachsend vorfindet, antrifft. Sie sind in der kulturellen Geschichte geworden. Man spricht von Berufsbildern. Der junge Mensch muß sich für einen Beruf entscheiden, er kann einen Beruf wählen, ergreifen. Damit begibt er sich auf den Weg, etwas zu werden, z. B. ein Arzt. So ist der Beruf des Arztes, „das Arzttum", gleichsam eine traditionell gefestigte Institution, in die der einzelne Mensch eintreten kann. Er kann dem Berufsbild entsprechen, seine berufliche Aufgabe erfüllen, er kann versagen und er kann das Berufsbild modifizierend zu denjenigen gehören, die den jeweils zeitgemäßen Wandel dieses Berufsbildes verwirklichen.

Wir bedenken im folgenden die Situation des Arzttums unserer Zeit, jedenfalls entscheidende Probleme desselben, indem wir versuchen, klarzumachen, was in unserer heutigen Situation der kranke Mensch für den Arzt ist. Das Wesen einer Beziehung zwischen Menschen können wir klären, indem wir zeigen, was der Eine — in diesem Falle der Kranke — für den Anderen — in diesem Falle für den Arzt — ist. Wir übergehen dabei kurz oberflächliche Lösungsversuche wie z. B. diesen: zwischen dem Arzt und dem Kranken bestehe das Verhältnis von Freundschaft. Der Arzt sei der Freund des Kranken. Eine solche Aussage gehört zu dem heute häufigen Mißbrauch des Begriffs Freundschaft. Dieser sollte beschränkt bleiben auf die im Leben eines Menschen im allgemeinen seltenen Begegnungen, die zu einer individuellen, dauerhaften und unvertauschbaren Beziehung zwischen den betreffenden Menschen geführt haben. Daß die Beziehung zwischen dem Arzt und den Kranken keine echte Freundschaft sein kann, ergibt sich einfach schon aus dem Verhältnis der Zahlen: Ein Arzt hat Hunderte, ja Tausende von Patienten. Man kann aber nicht mit Hunderten, ja Tausenden befreundet sein. Hier leuchtet nebenbei eine Tatsache auf, die oftmals in der Begegnung zwischen Arzt und Kranken sich problematisch auswirkt, daß nämlich der Arzt viele Kranke hat, der Kranke aber oft nur einen oder vereinzelte Ärzte. Der verständliche Anspruch des Kranken auf wahre Freundschaft von seiten des Arztes führt, wie sich leicht denken läßt, gar nicht selten zu Enttäuschungen, Mißverständnissen und Verstimmungen.

In erster Linie und zu allen Zeiten wird das Verhältnis zwischen Arzt und Patient dadurch bestimmt, daß der Kranke ein Ratsuchender ist. Er sucht den sachverständigen Rat des Arztes. Diese Situation unterscheidet sich grundsätzlich zunächst in nichts von vielen anderen, in denen gleichfalls ein Ratsuchender einen Sachverständigen um seinen Rat angeht. Das besondere, auszeichnende ethische Gewicht bekommt die Situation zwischen Arzt und Kranken dadurch, daß die Sorge, die den Ratsuchenden bewegt, Sorge um seine Gesundheit ist. Die Gefahr, in der er schwebt oder zu schweben glaubt, ist immer die von Krankheit, und damit von Leiden und Tod. Im Hintergrund der Szene zwischen Arzt und Kranken steht sichtbar oder verborgen, jedenfalls den Ernst der Situation bestimmend, immer der Tod. Daß es auf Leben

* Studium Generale, 6, 443 (1953).

und Tod geht, dieser spezifische Ernst, den dadurch die Begegnung zwischen dem Arzt und dem ratsuchenden Kranken bekommt, rückt diese Situation ihrem Wesen nach in die Nähe aller solcher Situationen, in denen der Ratsuchende in einer ernsten Bedrohung seiner Existenz steht. Innerhalb der ärztlichen Tätigkeit bestimmt die Todesgefahr die ethische Ordnung. Man kann unter diesem Gesichtspunkt leicht erkennen, wie oberflächlich und falsch die Meinung ist, die Beziehung zwischen dem Arzt und dem Kranken sei Freundschaft. Denn nicht dort muß der Arzt nach dem Ethos seines Berufes zuerst sein, wo ihn Liebe und Freundschaft rufen, sondern dort, wo der Tod am bedrohlichsten ist. Freundschaft ist so nicht das die Beziehung zwischen Arzt und Kranken begründende, sondern wie sich leicht denken läßt, sogar die mögliche Ursache für einen ernsten ethischen Konflikt im Leben des Arztes.

Der Kranke ist für den Arzt aber nicht nur ein seinen Rat Suchender in der Situation gesundheitlicher Gefährdung, sondern gleichzeitig Partner einer wirtschaftlichen Beziehung, Schuldner und, was bei der heutigen mächtigen Entfaltung der naturwissenschaftlichen Medizin von höchster Bedeutung ist, er ist gleichzeitig Gegenstand der wissenschaftlichen Forschung und Erkenntnis.

Das Gläubiger-Schuldner-Verhältnis, das im Verlauf der letzten hundert Jahre einen entscheidenden Wandel durchgemacht hat und von dessen befriedigender Ordnung wir weit entfernt sind, stellt im Alltag eine starke Belastung der Situation dar. Ziel müßte sein, daß der Arzt seine angemessene Existenz findet, indem er sich den Ratsuchenden, ganz unabhängig von wirtschaftlichen Gesichtspunkten, nur nach Schwere und Behandlungsbedürftigkeit der Krankheit zuwenden kann und daß in der Art der Honorierung das individuelle Verhältnis zwischen dem Arzt und dem Kranken auch als Dankbarkeit des letzteren seinen Ausdruck finden kann. Sieht man unter diesem Gesichtspunkt unsere heutigen Gebührenordnungen an, worin man nachlesen kann wofür, für welche „Leistungen“ vom Kranken etwas zu entrichten ist, so erkennt man deutlich die Gefahren unseres heutigen technifizierten, medizinischen Apparates. Man findet dort z. B. in der Allgemeinen Deutschen Gebührenordnung als Mindestsatz für eine „Blutentnahme mittels Spritze oder Kanüle“ 3,— DM. Es handelt sich dabei um eine alltägliche Verrichtung, die der Geübte in wenigen Augenblicken ausführt. Spritzt er dieses entnommene Blut wieder in einen Muskel, eine sogenannte Eigenblutinjektion, so gilt als Mindestsatz 6,— DM. Man vergleiche damit den Mindestsatz für eine „eingehende Untersuchung und Behandlung eines Nerven- oder Geisteskranken“ 5,— DM, und man hat eine eindrucksvolle Illustration, wie hoch technische Verrichtungen im Vergleich zu andern Leistungen heutzutage im Kurs stehen. Die Beispiele ließen sich beliebig vermehren. Wo bleibt die Bewertung so entscheidender Imponderabilien des ärztlichen Tuns wie Geduld, Gewissenhaftigkeit oder das Streben, Klarheit zu schaffen, auch mit Hilfe anderer im Bewußtsein der Grenzen des eigenen Wissens. Wie anders war dies zu einer Zeit, als es der freien Entscheidung des Patienten überlassen war, das Honorar des Arztes in Anerkennung seiner Hilfe selbst zu bestimmen. Menschliche Einrichtungen sind gewiß immer unvollkommen. Man kann sich gleichwohl zuweilen des Eindrucks nicht erwehren, daß unsere gegenwärtigen Einrichtungen, wie sie in den

Gebührenordnungen sich am deutlichsten zeigen, ganz besonders unvollkommen sind.

Der Kranke ist aber, wie wir gesagt haben, nicht nur der Ratsuchende, er ist nicht nur der Schuldner, er ist gleichzeitig Gegenstand der wissenschaftlichen Forschung und das heißt in der Sprache unserer Zeit: er ist „ein Fall". Bei der faszinierenden, unsere Jugend so sichtbar in ihren Bann ziehenden Entwicklung der naturwissenschaftlichen Medizin kann diese Seite des Problems gar nicht klar genug hervorgehoben und dargestellt werden. Vergleichen wir die Situation mit der eines anderen Berufes, z. B. des Flugzeugkonstrukteurs: der Ratsuchende ist dort der Mensch, der im Dienste der weit über Erdteile gespannten kulturellen, politischen und wirtschaftlichen Organisation einer neu entstehenden Welt nach immer rascheren Möglichkeiten verlangt, objektive Entfernungen zu überwinden. Forschungsgegenstand ist aber die Maschine. Der Ratsuchende, seine nach Befriedigung drängenden Wünsche sind völlig getrennt von dem Gegenstand der Forschung, sie liegen in einem anderen Bereiche. Man kann ruhig sagen, daß der Flugzeugkonstrukteur von den in der Technik gelegenen Problemen selbst so ergriffen ist, daß ihm der Wunsch des Passagiers, schnell da und dort zu sein, daneben fast gleichgültig sein kann und wahrscheinlich oftmals auch gleichgültig ist. In einem Raume für sich entstehen die bewunderswerten Leistungen unserer hochspezialisierten technisch-wissenschaftlichen Forschung. Hier werden die objektivierten Dinge immer erneut befragt, es wird experimentiert, Ergebnisse werden gesammelt und gewogen. Die Forschung schreitet fort. Das gehört zu ihrem Wesen. Unsachliche, d. h. nicht zur Sache der Forschung gehörige Gesichtspunkte werden als Störung empfunden und zurückgedrängt. Wir wissen, daß schon das Tierexperiment zu Meinungsverschiedenheiten führt, weil gegen die Interessen der Forschung der Gesichtspunkt der Achtung des Lebendigen zur Geltung gebracht wird.

Dadurch aber, daß der kranke Mensch nicht nur der in gesundheitlicher Gefährdung sachverständigen Ratsuchende ist, sondern gleichzeitig Forschungsobjekt, „Fall", und der Arzt nicht nur durch das Leiden und die Gefährdung des Kranken aufgerufener Helfer, sondern gleichzeitig medizinischer Forscher, ergibt sich ein innerer Widerspruch, der nicht aus der Welt zu schaffen ist. Für die ethische Überwindung dieses Problems ist Voraussetzung, daß man den Widerspruch klar sieht und ihn ehrlich bekennt. Um deutlich zu machen, was gemeint ist, eine alltägliche Situation: Ein Kranker wird mit großer und ernster Sorge um sein Leben von seinen Angehörigen in die Klinik gebracht. Der ihn untersuchende Arzt erkennt bald, daß es sich um eine Krankheit handelt, für die es keine Hilfe gibt. Er erkennt aber gleichzeitig, daß es sich bei diesem hoffnungslos Kranken um ein wertvolles „Experiment der Natur" handelt, um einen wichtigen ergänzenden Beitrag zu seiner Forschungsarbeit, also um einen höchst interessanten Fall. Als Arzt hat er das hilflose Unvermögen der ärztlichen Kunst zu bekennen und bedrückt einzugestehen, dem Kranken sein Leiden zu erleichtern. Als medizinischer Forscher, kurz als Mediziner, freut er sich aber über den wertvollen Fund. Hier liegt ein unlösbarer, antinomischer, anthropologischer Gegensatz, in unserem Zeitalter von außerordentlicher Bedeutung auf die kürzeste Formel gebracht in der Überschrift dieses Aufsatzes als der „Gegensatz" zwischen dem Arzt und dem Mediziner, zwischen dem Kranken und dem Fall.

Diesen Gegensatz begründen verschiedene anthropologische Wirklichkeiten. Das kann am deutlichsten werden, wenn wir zeigen, daß der Leib des Ratsuchenden ein anderer Leib ist als der Leib des Falles, des Gegenstandes der medizinisch-naturwissenschaftlichen Forschung. Die beiden Leiber gehören verschiedenen Wirklichkeiten an, sie sind dem menschlichen Bewußtsein unvereinbar. Diese Unterscheidung zwischen den verschiedenen Wirklichkeiten des Leibes habe ich in anderen Zusammenhängen eingehend erörtert [1]. Es ist der Unterschied zwischen dem Leib als Physiognomie und dem Leib als anatomische Struktur, in dem physiologische Funktionen ablaufen, zwischen dem Leib, der ich bin, dem Leib, der mein Bruder, mein Freund, kurz jedes mir begegnende menschliche Wesen ist und dem Leib als anatomisch gegliederte Substanz. Der Leib im ersten Sinne offenbart das mir begegnende menschliche Wesen, also auch den meinen Rat suchenden Kranken, der Leib als Anatomie aber, der Gegenstand meiner Untersuchung, ist ein Gebilde von differenzierter anatomischer Struktur, innerhalb dessen sich physiologische Funktionen vollziehen. Wichtig ist: der Leib als Physiognomie ist nur Oberfläche, deren Form, Farbe und Bewegtheit. Das „Innere" dieses Leibes ist das Wesen des sich offenbarenden Menschen. Das Innere des anatomischen Leibes aber sind die typischen anatomischen Strukturen, die den Ablauf differenzierter physiologischer Funktionen ermöglichen. Am physiognomischen Leibe ist gleichsam nur die Oberfläche substantielle Wirklichkeit, am anatomischen Leib bedeutet diese Oberfläche wenig, sie ist zu einem topographischen Hinweis auf die darunter liegenden Strukturen entwertet.

Vielleicht läßt sich am eindruckvollsten am Auge darlegen, was hier gemeint ist: das Auge hat als Träger des menschlichen Blicks gleichsam die größte physiognomische Dichte. Auf engem Raum offenbart sich hier etwas vom Wesen des anderen, das eminente physiognomische, wesensoffenbarende Bedeutsamkeit hat. Es ist nicht eine Minderung dieser physiognomischen, wesensoffenbarenden Bedeutsamkeit, daß vom Auge nur ein Teil seiner anatomischen Struktur, ein Stück seiner Oberfläche sichtbar ist. Im Gegenteil: alles weitere Sichtbarmachen natürlicherweise nicht sichtbarer Teile des Auges zerstört oder stört mindestens die Offenbarung des Menschen im Blick. Was so sichtbar gemacht wird, ist für die Offenbarung des menschlichen Wesens belanglose Anatomie, und es ist am Auge nicht anders als überall am Leib. Jede Zerstörung der Oberfläche zerstört die Physiognomie und enthüllt anatomische Gebilde. So wie der Blick nur vollendet getragen wird von der sichtbaren Oberfläche des Auges und seiner Umgebung, so wird jeglicher physiognomischer Gehalt vollendet getragen von der Oberfläche des Leibes. (Auf das Problem der Bekleidung und ihrer physiognomischen Bedeutung soll hier nicht eingegangen werden.) So wie für den Anatom und den Physiologen der Blick belanglos, ja keine Wirklichkeit ist, denn es gibt nichts Anatomisch-Physiologisches, das dem uns begegnenden, uns treffenden Blick entspricht, ist für den naiven Menschen und für den Künstler die anatomische Struktur und die

[1] Der aesthetische Erlebnisbereich. Nervenarzt 23, 163 (1952) und diese Sammlung S. 298.

physiologische Funktion belanglos, ja keine Wirklichkeit. Für den Augenarzt in seiner spezialistischen Tätigkeit spielt das Besondere des Blicks eines Menschen, z. B. ob er Stolz, Aufrichtigkeit oder Mißtrauen verrät, keine Rolle. Für den naiven Menschen und den Künstler ist in gleicher Weise belanglos, ja unwirklich, nicht vorhanden, in welcher Weise die Sehnerven sich im Inneren des Körpers verzweigen. Man mache sich eindringlich klar, wie weit wir davon entfernt sind, im naiven Zusammensein mit anderen Menschen deren Leib als körperlich-anatomische Struktur zu erleben. So kommt es, daß der junge Mensch, der in diesen Dingen unerfahren die Anatomie betritt, eine Anwandlung von Grauen und Ekel erfährt. Was er dort sieht, ist zunächst nichts anderes, als in ihrer Zerstörung ekelhafte Leiber, entstellte und entwürdigte Physiognomie. Der Weg, den dort der junge Mediziner betritt, führt ihn allmählich auch zu einem neuen Bilde des menschlichen Leibes, das dann sogar in der differenzierten Mannigfaltigkeit der anatomischen Strukturen einen eigenen Wert, ja eine eigene Schönheit gewinnen und besitzen kann. Fern und wesensverschieden von der Schönheit eines im Leibe sich offenbarenden menschlichen Wesens entsteht hier ein neuer differenzierter Bereich mit seinen eigenen auch ästhetischen Gesetzlichkeiten, die „Anatomie", konkretisiert in wohlgelungenen Einzelgebilden, die dann „schöne Präparate" genannt werden, an denen man sich freuen kann.

Wenn der leidende Mensch zum Arzt kommt, wenn er ihm seine Sorgen und Beschwerden mitteilt, wenn dieser ihn ruhig anhört und anblickt und ihm beruhigend die Hand auf die Schulter legt, dann ist dieser Leib des Kranken für den Arzt das Wesen dieses individuellen Kranken offenbarende Physiognomie. Im Augenblick aber, wenn der Arzt sich der Untersuchung zuwendet oder gar einen Eingriff vornimmt, modifiziert sich der Leib für ihn zur Anatomie. Vom physiognomischen Gehalt „sieht er ab". Seine Phantasie bemächtigt sich des Körpers als anatomischer Struktur, er dringt fragend ins Innere. Aber nicht fragend nach dem Wesen, das in der leiblichen Oberfläche sich auszudrücken, sich zu offenbaren vermag, sondern nach dem Inneren, das ihm als anatomische Struktur aus seiner besonderen wissenschaftlichen Erfahrung heraus vertraut ist. Wenn dann die Hand des untersuchenden Arztes die Oberfläche des Körpers des Kranken betastet, palpiert, so ist dies bei aller äußeren Ähnlichkeit etwas Grundverschiedenes vom gegenseitigen Sich-Anfassen und zärtlichen Streicheln vertrauter Menschen, in dem diese die Form der wesensoffenbarenden Physiognomie erneut und inniger zu erleben streben. Der tastenden Hand des Arztes kommt es auf die Erkenntnis der Besonderheit anatomischer Strukturen an, in deren Tiefe sie gleichsam fragend eindringt.

Der Leib als anatomische Struktur und die darin sich abspielenden physiologischen Funktionen, das ist in weiten Bereichen der naturwissenschaftlichen Medizin der Gegenstand dieser Wissenschaft. Er ist das körperliche Substrat des Falles. Den wissenschaftlichen Mediziner und den Fall umfängt eine Atmosphäre eigener Art, die in ihrem Wesen nur zu verstehen ist, wenn wir die Unterscheidung zwischen den verschiedenen Wirklichkeiten des Leibes uns klargemacht haben und im Auge behalten. Gemütsregungen, die in der naiven zwischenmenschlichen Begegnung einen breiten Raum einnehmen, treten zurück,

Liebe und Haß, Unterschiede des Standes spielen keine Rolle, Scheu und Scham kommen nur auf, wenn die Situation nicht richtig verstanden und erlebt werden kann. Das der natürlichen Scham Unmögliche, die Entkleidung vor dem Fremden, wird zum Alltäglichen. Der einzig angemessene Affekt, der die Szene beherrscht, ist das sachliche Interesse[2]. In ihm gründet die kühle, unpersönliche Atmosphäre, in der sich die Auseinandersetzung zwischen dem Mediziner und dem Fall abspielt. Von dem zur anatomischen Struktur vergegenständlichten Leib wird man nicht wie von einem begegnenden Menschen sympathetisch angezogen oder abgestoßen, er weckt in uns keine anderen Gefühle als wissenschaftliches Interesse, oder er läßt uns gleichgültig.

Und das ist wie gesagt gut so. Dieser absonderlichen Weise, uns selbst dem anderen gegenüber in die Verfassung des wissenschaftlichen Beobachters zu bringen und aus dieser Weise unseres Seins heraus die Erscheinungsweise des begegnenden Leibes zum anatomischen Gebilde zu wandeln, verdanken wir die heilsame Möglichkeit des modernen wissenschaftlich-medizinischen Wirkens. Wenn es als Regel gilt, daß der Arzt die Behandlung nächster Angehöriger meiden soll, so hat diese in der Erfahrung begründete Regel ihren Grund in der Gefahr, daß dem behandelnden Arzt die notwendige vergegenständlichende Verwandlung des Leibes des leidenden Menschen zum Fall, wenn es ein nächststehender Mensch ist, nicht gelingt. Wenn Angehörige der Kranken während der körperlichen Untersuchung den Raum verlassen und im entscheidenden Augenblick einer Operation auf Leben und Tod nicht dabei sein dürfen, weil der für ein höheres Bewußtsein gleiche Leib für den handelnden Mediziner etwas ganz anderes als für die sorgenden Angehörigen ist, für die Angehörigen ist und bleibt dieser Leib eben wesensoffenbarende Physiognomie, Träger, Inkarnation eines individuellen, dem eigenen verwandten Schicksals in der Gefahr des Todes. Für den handelnden Arzt ist es ein Fall. Andere ähnliche Fälle seiner eigenen Erfahrung und aus der Literatur schweben ihm vor. Daraus ergeben sich die Regeln und Gesetze für sein Handeln, daraus ergibt es sich auch, ob es sich um etwas Alltägliches oder etwas Spannendes und Aufregendes handelt. An dieser Spannung und Aufregung kann sich ein ganzer Kreis interessierter Mitarbeiter beteiligen, die von dem individuellen Wesen und Schicksal des Kranken überhaupt nichts zu wissen brauchen. Ja es kann bei einer interessanten Operation sein, daß viele, die sie gespannt und mit sachverständigem Interesse verfolgen, nicht wissen, ob es sich um einen Mann oder um eine Frau handelt. Wie gesagt, das muß so sein nach den inneren Gesetzen der naturwissenschaftlichen Medizin und es ist gut so. Nur in dieser Atmosphäre des durch den wissenschaftlichen Fall geweckten Interesses gelingen die bewundernswerten spezialistisch-hochentwickelten Leistungen der modernen Medizin. Teilnahme am Schicksal des einzelnen, echtes Miterleben der Gefahr, in der der Kranke und die Seinigen schweben, würde den handelnden Mediziner, den Untersuchenden und den Eingreifenden, von seiner hochdifferenzierten Aufgabe ablenken, ihm das eindringliche Bedenken und Behandeln des Falles nur erschweren.

---

[2] Über Interesse als Affekt siehe: Über die polare Struktur des Bewußtseins.

Aber natürlich liegen hier Gefahren wie überall dort, wo der Mensch den Menschen nicht als begegnende individuelle Person aufgeschlossen erlebt, sondern ihn zum Objekt degradiert, davon absehend, daß solche Objektivierung immer zugleich auch eine Verstümmelung des anderen bedeutet. Es ist die Gefahr, daß der den anderen Menschen objektivierende Mensch seine Abstraktion als solche vergißt und in dieser Vergessenheit den Menschen behandelt, als wäre er „nur dies", „nichts als das", was die jeweilige Abstraktion zeigt. Heilsames, Nützliches, Gefährliches und Bedenkliches liegen hier also nahe beieinander.

Dies spielt im modernen Leben auch außerhalb des medizinisch-ärztlichen Bereichs eine große Rolle. Ein Beispiel: die Organisation des weitverzweigten, modernen Industrie- und Wirtschaftbetriebs erfordert die statistische Erfassung und Lenkung der Menschen als Arbeitskräfte. Wird aber übersehen und vergessen, daß der Mensch nicht nur Arbeitskraft ist, mit der man alles anstellen kann, was dem Arbeitsprozeß dient, so entstehen schlimme, den Menschen entwürdigende Folgen: Die Arbeitskraft wird erfaßt, auf ihre Brauchbarkeit getestet, sie wird geschult, umgeschult, eingesetzt, eingegliedert, ihre Freizeit wird in einer die Arbeitskraft fördernden Weise gestaltet. Alte und kranke Menschen, die keine Arbeitskräfte mehr sind, werden als nutzlos und wertlos, als Last empfunden. Es sind die totalitären Staaten, in denen dieses Spiel auf die Spitze getrieben ist. Solche Staaten gliedern sich in autonome Subjekte und deren Objekte, die irgendwelchen Zwecken zu dienen haben. So wundert es nicht, daß bei uns in den Jahren der totalitären Durchorganisation unseres Lebens auch im Bereiche der medizinischen Forschung sich mancherorts die Gefahr verwirklichte, von der oben die Rede war. In MITSCHERLICHs Buch vom „Diktat der Menschenverachtung" sind jedem die Berichte zugänglich, die zeigen, wohin der Weg führt, wenn der Mensch den Menschen durch die Verabsolutierung einer Abstraktion entwürdigt. Wer diese Berichte aufmerksam und unbefangen von Vorurteilen liest, erkennt, daß die objektiven Grausamkeiten nicht etwa der Befriedigung unmittelbaren Hasses oder einer perversen Sinnlichkeit dienten, sondern auch in solcher Entartung erkennt man noch deutlich die kühle, sachliche Atmosphäre des medizinischen Forschungsbetriebes. Jene Opfer waren nichts als Fälle. Man hatte für sie Interesse, sonst keinerlei Gefühl.

Es gibt nichts auf der Welt, was nicht auch sein Gutes hätte, und es gibt nichts, was nicht zum Schlechten mißbraucht werden könnte. Das Bewundernswerte und Faszinierende der modernen medizinischen Wissenschaft ist ohne die Abstraktion des Menschen zum Fall nicht möglich. Und gleichzeitig ist überall, wo dies geschieht, die Gefahr, gegen die Gesetze der Achtung vor dem Menschen zu verstoßen. Es ist dies nicht immer so offensichtlich und augenfällig wie in den medizinischen Folterkammern des Dritten Reiches. Die Gefahren verwirklichen sich überhaupt nicht nur im Tun, sondern ebenso im Ton und im Takt. Vom Fall redet man anders als mit dem Kranken. Man muß sich schon hüten, vor dem Kranken vom Fall zu reden.

Nicht erst wenn der konkrete Mensch in ärztliche Behandlung und somit auch in das Blickfeld medizinischer Forschung tritt, erfolgt die Abstraktion des menschlichen Wesens aus einer Schicksal bildenden und Schicksal tragenden

Person zum anatomischen Gebilde. Als Möglichkeit ist der Fall schon überall im Lauf des menschlichen Lebens gegeben: Die werdende menschliche Person wird von der Mutter „unter dem Herzen“ getragen, der Fall hat eine bestimmbare Lage in der Gebärmutter. Die Person erblickt das Licht der Welt, der Fötus durchläuft die Ausstoßungsperiode des Geburtsaktes. Von der Geburt bis zum Tode bildet und trägt die Person Schicksal. Mit dem Leibe, der sie ist, steht sie im Raume dieser Welt, als Individualität begrenzt, aber auch verbunden mit Menschen und Dingen. Der Leib als Anatomie aber, das körperliche Substrat des Falles hat kein eigentliches Schicksal im menschlichen, lebensgeschichtlichen Sinn. Dieser Leib ist Organismus, er besteht aus Organen, die reifen, funktionieren, involvieren und der Nekrose verfallen. Eindrucksvoll heben sich die beiden Wirklichkeiten am Ende eines menschlichen Lebens voneinander ab. Die Person stirbt, sie durchschreitet das geheimnisvolle Tor des Todes. Der Fall wird zum Exitus. Beim Sterbenden schließen sich die Lippen für immer, der Mund verstummt. Am Exitus bildet sich die Totenstarre aus. In der traditionellen Form der Bestattung nehmen die Nächsten Abschied von dem Leibe, der der Tote war. Der Fall wird seziert. Die individuelle Person lebt fort im Gedächtnis der Menschen, die mit ihrem Schicksal über den Tod hinaus verbunden bleiben, sie lebt fort in Aufzeichnungen, Zeugnissen ihres Geistes, in Bildern, die ihr sichtbares Wesen in der nachgestalteten Oberfläche des Leibes festhalten. Der Fall lebt fort als die Besonderheit seiner pathologischen Strukturen und Funktionen, seiner Befunde, als Nummer, in einer Präparatensammlung unter „verwandten“ Fällen, in wissenschaftlichen Werken als Illustration.

Es begründet die Sonderstellung der Psychiatrie innerhalb der Medizin, daß Gegenstand der psychiatrischen Forschung in ganz besonderem Maße nicht nur der Leib als anatomische Struktur und Träger physiologischer Funktionen, sondern auch die in einem lebensgeschichtlichen Schicksal stehende Person ist. Dies tritt deutlich zutage in der psychiatrischen Syndromlehre, wo wir nicht nur von Veränderungen am Körper, von Störungen seiner Funktionen hören, nicht nur von Mattigkeit und Schmerzen, sondern wo ganz andere Kategorien auftauchen und von Bedeutung werden: Die Verständlichkeit des Verhaltens eines Menschen wird zum diagnostischen Problem, das Verständliche oder Richtige seines Urteilens, seine Zuverlässigkeit, seine Selbsteinschätzung, sein Lebensmut und sein Gewissen. Wir sehen deutlich, hier ist ein anderer Bereich mit einbezogen. Hier sind Feststellungen zu treffen, zu denen man nicht durch Perkussion, Auskultation und Palpation kommt, sondern durch Betrachtung und Befragung der menschlichen Erscheinung des unseren Rat suchenden Kranken. Auch da, wo die sogenannte psychosomatische Medizin lebensgeschichtlichen Zusammenhängen in ihrer Bedeutung für die Entstehung körperlicher Krankheiten nachspürt, bewegt sie sich in diesem Bereich. Es ist kein Zweifel: der Gegenstand der psychiatrischen Forschung und der psychosomatischen Medizin ist nicht wesentlich nur der anatomische Leib. Der psychiatrische Fall und der Fall als Gegenstand der psychosomatischen Medizin hat als körperliches Substrat auch den Leib als Physiognomie. Es kommt so unzweifelhaft mehr vom Menschen ins Blickfeld der wissenschaftlichen Forschung. Es wäre aber, glaube ich, ein verhängnisvoller Irrtum, zu glauben, daß es sich hier nicht mehr um eine Abstraktion handle, sondern um die Zuwendung des medizinischen Forschers zur individuellen Person. All unser wissenschaftliches Fragen nach dem Wesen des anderen, nach seinen Eigenschaften und Schicksalen, bringen noch nicht das individuelle Wesen des anderen zum Vorschein. Wir erreichen niemals das Individuelle, sondern nur jeweils das Typische. Dementsprechend sind unsere Aussagen immer allgemeine. Wir diagnostizieren *eine* Manie, *eine* Paralyse, *eine* Melancholie, Psychopathie oder *eine* Neurose. Der eine psychiatrische Fall mag ein psychopathologisches Phänomen deutlicher darbieten als der andere. Gewiß gleicht auch kein Fall dem anderen genau, was bei der ungeheueren Vielfalt der Komponenten, die im Spiele sind, nicht wundernehmen kann. Solcherlei Tatsachen bedeuten aber natürlich keineswegs, daß man nunmehr die individuelle Person ins Blickfeld der psychiatrischen Forschung gebracht hätte. Die individuelle Person ist die Trägerin eines je einmaligen Schicksals. Sie entzieht sich der Einordnung in Typisches und bleibt somit außerhalb jeder möglichen medizinisch-wissenschaftlichen Erkenntnis und Aussage. W. STERN sagt vom Individuum: „An ihm bestätigen sich wohl gewisse Gesetzmäßigkeiten, in ihm verkörpern sich wohl gewisse Typen, aber es geht nicht restlos auf in diesen Gesetzmäßigkeiten und Typen. Stets bleibt noch ein Plus, durch welches es sich von anderen Individuen unterscheidet, die den gleichen Gesetzen und Typen unterliegen. Und dieser letzte Wesenskern, der da bewirkt, daß das Individuum ein Dieses und ein Solches, also andern durchaus Heterogenes vorstellt, er ist in fachwissenschaftlichen Begriffen unausdrückbar, unklassifizierbar, inkommensurabel." „Individuum est ineffabile" (LEIBNIZ).

Auch die Manie, auch der Psychopath und der Melancholische sind daher jeweils auch noch mehr als nur dieses. Dieses Mehr, das sich dem erkennenden Zugriff ebenso entzieht wie der wissenschaftlichen Aussage, eben die Schicksal tragende, historisch einmalige Person offenbart sich überhaupt nicht dem erkennenden Forscher, sondern nur den liebenden Nächsten. Fälle, auch psychiatrische Fälle, mögen sie noch so interessant sein, bleiben vertauschbar und können durch andere ersetzt oder durch noch interessantere übertroffen werden. Der Sohn ist aber für die Mutter nicht vertauschbar oder durch einen besseren ersetzbar, der wahre Freund nicht für den Freund. Das, was in der liebenden Begegnung gemeint ist und sichtbar, ist die individuelle Person. In diesem Sinne macht Liebe sehend, und reine Erkenntnis bleibt blind.

Die kühle wissenschaftliche Atmosphäre, durchwaltet vom reinen wissenschaftlichen Interesse, kann gerade auch hier in der psychiatrischen Forschung und psychotherapeutischen Betätigung besondere Gefahren in sich tragen. Man könnte sagen, es ist besonders schlimm, wenn die Verzweiflung eines Melancholischen und die Verwahrlosung eines Manischen, die hilflosen lebensgeschichtlichen Verstrickungen eines abnormen Menschen nur mit Interesse gesehen werden, als wissenschaftlich bemerkenswerte Beiträge zur Lehre von solchen krankhaften seelischen Zuständen, Reaktionen und Entwicklungen. Vielleicht liegt in der menschlichen Fragwürdigkeit dieser eigentümlichen zwischenmenschlichen Beziehung auch ein Grund für die Ablehnung und Scheu mancher Menschen gegen psychiatrische und psychotherapeutische Ärzte. Jedenfalls hoffe ich klar gezeigt zu haben, daß die Gefahren, die in der antinomischen Gegensätzlichkeit zwischen dem Kranken und dem Fall gelegen sind, sich nicht aufheben im Augenblick, in dem der Bereich rein körperlicher Krankheiten verlassen wird. Es gibt auch den psychiatrischen und psychotherapeutischen „Fall". Und man hüte sich vor Selbsttäuschungen, der Arzt und der Kranke!

Die innere antinomische Gegensätzlichkeit, die so dargelegt worden ist, ist für jeden tätigen Arzt eine Aufgabe. Sicher gibt es viele Ärzte, die, ohne diese Zusammenhänge klar zu durchschauen, die hier gelegenen Aufgaben, so gut es einem Menschen möglich ist, lösen, der Gefahr nicht erliegen. Nützlich scheint es mir gleichwohl für die allermeisten, diese Dinge durchzudenken und sich der Gefahren bewußt zu sein. Auch Patienten werden gegen manches im Stil des ärztlichen Handelns nachsichtiger sein, wenn sie den Sinn dieses Stils bedenken und verstehen. Dabei übersehe ich auch nicht die bedenkliche Möglichkeit eines Versuchs, gleichsam die menschliche Seite der Begegnung mit entsprechenden mimischen und sprachlichen Gewohnheiten zu erledigen. Bedenkt man diese Problematik und fragt sich ernstlich nach dem richtigen Weg, nach einer praktischen Lösung, so drängen sich immer wieder die Gefühle der Unvollkommenheit des menschlichen Wesens auf. Das eine kann man aber hervorheben und klar aussprechen: In der Begegnung zwischen dem Arzt und dem Kranken darf das Ausschlaggebende und den Gang der Dinge Bestimmende nicht allein der Gesichtspunkt der medizinischen Wissenschaft sein, sondern die lebensgeschichtliche Situation des Kranken und sein Wohl. Es ist eine einfache Anweisung: Der Arzt wird nicht den Gefahren verfallen, die hier aufgezeigt worden sind, wenn er sich im Augenblick solcher Konflikte frägt, wie er handeln würde, wenn der Kranke einer der geliebten Nächsten wäre. Das heißt: Man muß im Andern immer auch noch den Bruder sehen. Der gelegentliche Verzicht auf Erkenntnis wird, davon bin ich überzeugt, reichlich aufgewogen durch Einsichten, die dem in dieser Weise gewissenhaften und geduldig aufgeschlossenen Arzt zufallen. Die sorgfältige liebevolle, anteilnehmende Vertiefung in das Schicksal des einzelnen Kranken, die Bereitschaft dazu ist auch wissenschaftlich fruchtbar. Das meint PARACELSUS, wenn er sagt: „Wo keine Liebe ist, ist keine Kunst."

7. Zur Frage der praktischen Betätigung der Psychologen *

Vorwissenschaftliche Menschenkenntnis und objektivierende Methoden

Wenn man in einer kurzen Diskussionsbemerkung zu einer weitreichenden Frage Stellung nehmen will, dann bringt es die Kürze mit sich, daß man die Dinge vielleicht zugespitzt formulieren muß. Das möge man den nachfolgenden Zeilen zugute halten.

Es ist kein Zweifel: um die Frage der praktischen Betätigung der Psychologen ist ein gewisser Lärm entstanden. Es handelt sich dabei nicht um einen

* Aus der Universitätsnervenklinik in Würzburg. (Direktor: Prof. Dr. J. Zutt). — Nervenarzt 21, 375 (1950).

neuen Ideengehalt, der sichtbar wird, sondern um ein Verlangen nach Praxis, nach Anerkennung, nach Schaffung von Institutionen, Stellen, Prüfungen, Berechtigungen. Man will anerkannt und gehört werden in den verschiedensten Bereichen des Lebens. Es handelt sich um einen geschichtlichen Vorgang, in dem geistige Gehalte, die in den letzten Jahrzehnten zum Teil im Bereich psychiatrischer Forschung Gestalt gewonnen haben, ihre Auswirkung im praktischen Leben zu gewinnen suchen. Zu diesem offenbar notwendigen geschichtlichen Prozeß der Eingliederung solcher vor Jahrzehnten geborenen Ideen im Leben alltäglich praktischer Aufgaben gehört nicht nur das Drängen, Fordern und Lärmen, sondern ebenso berechtigt gehört zu diesem Prozeß das zurückhaltende Mahnen zur Besonnenheit und Vorsicht. Die kleine Aussprache, die sich im Nervenarzt entwickelt hat, ist ein Spiegel dieser Vorgänge.

Eine naheliegende Mahnung ist zunächst die folgende: Eines schickt sich zweifellos nicht für alle. Was in Amerika gut ist, braucht es nicht in Europa zu sein. Ja, nicht einmal, was in Berlin gut ist, ist es in Hamburg und München. Was in der Großstadt gilt, braucht nicht auf dem Lande zu gelten und umgekehrt. Das hat mit einem Werturteil, die Verhältnisse seien da oder dort besser oder schlechter, gar nichts zu tun, sondern nur mit einer allerdings entschiedenen Abneigung gegen voreilige, simplifizierende Verallgemeinerungen.

Grundsätzlicher und wesentlicher scheint mir aber dieses: Hört man das viele Sprechen von Psychologie, das heute Kongresse, Zeitschriften und Zeitungen füllt, so kann man wohl auf den Gedanken kommen, wir lebten nicht nur in einer Zeit lebhaften Interesses für psychologische Fragen, sondern auch in einer Zeit besonderer psychologischer Begabung. Das braucht aber gar nicht so zu sein. Sogar das Gegenteil ist möglich. Vom Sehen wird nämlich wenig gesprochen so lange man gute Augen hat und so lange keine unangemessenen Aufgaben gestellt werden. Es wird verständlicherweise mehr vom Sehen gesprochen, wenn die Augen schwach werden, nicht ausreichen und wenn man eine Brille braucht. Gerade so kann es mit der psychologischen Begabung sein. Die Menschen scheinen im psychologischen Urteil unsicher geworden. Ein Versuch, allen Gründen dieser Unsicherheit nachzugehen, würde zu weit führen. Sicher spielt auch eine Rolle, daß dem Umfange nach für das natürliche psychologische Urteil unangemessene Aufgaben gestellt werden. In einer Zeit, in der die Verhältnisse leicht überschaubar sind und es erlauben, daß Menschen sich in natürlicher Weise kennenlernen können, in der zum Urteil über einen Menschen auch angemessene Zeit zu Gebote steht, also auch mengenmäßig nichts Unangemessenes verlangt wird, in einer solchen Zeit werden die Menschen im allgemeinen ihrem Blick und ihrem Urteil vertrauen dürfen und vertrauen. Die Unsicherheit muß sich einstellen, wenn die Aufgaben in einer Zahl gestellt sind, die ruhige angemessene Vertiefung nicht mehr gestattet. Das Natürlichste von der Welt, daß man von einem begegnenden Menschen eine Meinung hat, daß man ihm vertraut oder mißtraut, ihn bewundert oder verachtet, wird problematisch. Der Blick wird unsicher. Man verlangt nach dem optischen Instrument, der stützenden objektivierenden psychologischen Methodik. Kommt es schließlich so weit, daß man sich in seinem eigenen Urteil auch noch auf das Urteil anderer verläßt, dann erst recht erwächst das Bedürfnis nach diesen sog. objektiven Methoden, kommt es doch vor, daß auch die, auf deren Urteil man sich verlassen muß, so zahlreich sind, daß man auch sie nicht wirklich gut kennt. Die entwickelten psychologischen Regeln und Methoden ermöglichen es, in solchen Aufgabenbereichen eine gewisse vorläufige Ordnung zu erzielen. Der Optimismus vieler Psychologen überschätzt aber die methodische Objektivierbarkeit der Menschenbeurteilung. Man glaubt, einen *besseren* Weg für die Beurteilung eines Menschen gefunden zu haben, ein objektives, allgemein verbindliches Urteil abgeben zu können. So glaubt man nicht nur in „soziologisch ausgezeichneten Punkten" für die Bewältigung zahlenmäßig großer Aufgaben, sondern ganz allgemein überall dort sein Urteil in die Waagschale legen zu müssen, wo es überhaupt um die Beurteilung eines Menschen geht. Das Selbstbewußtsein, mit dem viele Psychologen diese Meinung vertreten, die auf dem von WAGNER treffend formulierten Irrtum beruht, ein gelernter Psychologe sei ein Menschenkenner, bleibt nicht ohne Wirkung. Manche Vertreter der vielen Berufe, deren Berufsaufgabe die Beurteilung von Menschen selbstverständlich einschließt, werden unsicher und bedienen sich fachmännisch psychologischen Rates, vielleicht oft auch aus einer gewissen Bequemlichkeit. Hier zeigt sich eine Entwicklung, vor der entschieden gewarnt werden muß. Es handelt sich eigentlich um die Frage, bedarf z. B. der Arzt, der Richter, der Seelsorger des methodisch geschulten Psychologen als Ratgeber, wenn er im Rahmen seines Berufes Menschen zu beurteilen und auf Grund dieses Urteils zu beraten hat? Bedarf er dieses sachverständigen Ratgebers auch dann, wenn die Verhältnisse seiner Tätigkeit es ihm möglich machen, sich mit dem einzelnen Fall angemessene Zeit zu befassen?

v. BAEYER scheint dies zu meinen, wenn er sagt, es sei eine Entwicklung nachzuholen, die Intuition, „Instinkt", vorwissenschaftliche Menschenkenntnis durch Bewußtheit und Vernunft ersetzt. Jedenfalls sagt v. BAEYER nicht ausdrücklich, woran hier erinnert werden muß: Vorwissenschaftliche, intuitive Menschenkenntnis ist nicht etwas Unvollkommenes, das überwunden werden muß, sondern sie ist und bleibt die ursprüngliche und wesentliche Quelle aller Urteile und Aussagen über andere Menschen. Objektivierende Methoden mögen wertvolle Ergänzungen und Bestätigungen bringen, aber nicht mehr. Menschenkenntnis hat alle Befunde aber schließlich zu wägen und zu werten. Sie ist nicht methodisch lehrbar und erlernbar. Erfahrung spielt natürlich eine Rolle. Im wesentlichen sind die Menschen aber als gute oder schlechte Menschenkenner geboren.

Um ins rechte Licht zu rücken, was vorwissenschaftliche Menschenkenntnis eigentlich ist und bedeutet, muß man daran erinnern, daß sie es ist, die die Menschen in Liebe und Freundschaft zusammenführt und sie in Haß und Mißtrauen trennt. Sie ist es, die uns befähigt, die unendlichen Differenzierungen des menschlichen Wesens unmittelbar zu erfahren lange bevor wir in der Lage sind und auch wenn wir niemals in der Lage wären, diese differenzierte Erfahrung in Worte zu fassen. Vorwissenschaftliche Menschenkenntnis ist es, die allen Gestaltungen der Geschichtsschreibung und der Dichtkunst zugrunde liegt. Es gibt kaum einen Bereich des Lebens, in dem sie nicht die Beziehungen der Menschen untereinander ordnend, im Spiele ist. Mit Recht setzen sich daher Ärzte, Seelsorger und Richter und andere, die mit Menschen zu tun haben, zur Wehr gegen die Behauptung, ihre Bemühungen um das Verständnis der

Mitmenschen sei von geringerem Wert, als das Ergebnis psychologischer Methoden, die man erlernen kann, Testuntersuchungen usw. Die innere Sicherheit vieler solcher Menschen hat gute Gründe. Sie kennen auch, wenn sie erfahren sind, ihre Grenzen und die unvermeidbaren Irrtümer. Erfahrene werden darum vorsichtig und bescheiden. Vorsichtig und bescheiden werden ist aber etwas anderes als unsicher werden. Die Unsicherheit im psychologischen Urteil führt als Folge leicht zur Bevorzugung objektivierender Methoden. Diese sind dann aber gleichsam ein Symptom dieser Unsicherheit, nicht wie viele glauben, deren Überwindung. Einem in der Beurteilung von Menschen erfahrenen Arzt, Richter oder Seelsorger, der seinem Urteil traut und es in der Erfahrung seines Lebens bewährt hat, den Rat des Fachpsychologen aufdrängen, ist falsch. Es ist gut und wichtig im Lärm, der um diese Dinge entstanden ist, solche Menschen in ihrem Selbstvertrauen zu ermutigen und zu stärken. Wer gute Augen hat, braucht keine Brille und er weiß auch, wann er das Fernglas oder das Vergrößerungsglas braucht. Jedenfalls braucht er es nicht, um die Physiognomie eines Menschen in ihrer Individualität zu begreifen.

Daß es etwas ganz anderes ist, wenn ein Psychiater vor Nicht-Psychiatern sein Urteil abgibt, das habe ich an anderer Stelle [1] ausführlich dargelegt. Der Psychiater berichtet aus einem besonderen Erfahrungsbereich, der dem anderen nicht zugänglich ist, aus der psychiatrischen Klinik. Daß er darüber hinaus zurückhaltend sein muß, wenn allgemein psychologische Urteile von ihm verlangt werden, habe ich betont. So ist es nicht richtig, wenn man die Hilfe des Psychologen beim Arzt, ja sogar beim Psychiater, der Zuziehung eines anderen Spezialisten vergleicht. Der Augenarzt verfügt über Erfahrungen aus einem Bereich, der dem anderen nur unzureichend bekannt ist. Der Psychologe, z. B. der Lebensberater, hat aber keinen besonderen Erfahrungsbereich, aus dem er berichtet wie der Chirurg, der Augenarzt, der Psychiater. Er beurteilt Menschen und berät sie. Das tun wir alle. Der Psychologe sagt, er könne es besser.

Was sollen wir tun? Selbstverständlich sollen wir bereit sein nicht nur zu brüderlicher Zwiesprache, sondern auch zur brüderlichen Zusammenarbeit. Aus dieser Zusammenarbeit muß und wird sich ergeben, ob sie fruchtbar ist. Die Ergebnisse konkreter Erfahrungen müssen zeigen, welche Form der Zusammenarbeit die beste ist. Was die Psychiatrie angeht, so glaube ich, daß die ärztlichen Aufgaben hier weit in das Gebiet einer allgemeinen Lebensberatung und Fürsorge hineinreichen müssen und es bestehen an den meisten Orten, in der Form vielleicht unvollkommen, aber doch recht lebendige Beziehungen zu den Stellen, die sich mit Krankenfürsorge beschäftigen und mit der Aufgabe, geheilte oder gebesserte Kranke wieder in angemessener Beschäftigung unterzubringen. Hier gibt es viele natürliche Möglichkeiten, mit Pädagogen, Heilpädagogen, Berufsberatern, Fürsorgeorganisationen und Fürsorgern zusammenzuarbeiten. Im Felde dieser Zusammenarbeit wird sich zeigen, wo der Psychologe fruchtbar helfen kann. Daraus werden sich auch die besten Entscheidungen ergeben, welche formalen Ordnungen geboten sind. Man sollte aber nicht ohne solche konkrete Erfahrungsgrundlage Institutionen und Stellen schaffen, nur um den Lärm zu beschwichtigen.

---

[1] Zutt, J.: Mschr. Psychiatr. 99, 399 (1938).

8. Zur gesetzlichen Neuregelung der Einweisung psychisch Kranker in geschlossene Krankenanstalten *

Auf Grund der Art. 2 und 104 des Grundgesetzes kann die persönliche Freiheit eines Menschen nur beschränkt werden, wenn dafür eine besondere gesetzliche Grundlage besteht, und nur durch richterliche Anordnung. Damit stimmen unsere Regelungen für die Einweisung psychisch Kranker in geschlossene Krankenanstalten nicht überein. Hier ist eine Aufgabe erwachsen, die fruchtbar nur gelöst werden kann, wenn dem ärztlichen Standpunkt, der sich aus der alltäglichen Erfahrung mit psychisch Kranken ergibt, ebenso Rechnung getragen wird, wie der Sorge der Juristen, daß der Grundsatz der persönlichen Freiheit, wie er im Grundgesetz verankert ist, nicht verletzt wird. Es ist das nächstliegende Ziel, zwischen diesen beiden sachverständigen Personengruppen, den Ärzten und den Juristen, eine Verständigung zu erzielen. Gegenseitiges Verständnis für die verschiedenartigen leitenden Gesichtspunkte ist Voraussetzung für das Gelingen einer zeitgemäßen vorbildlichen Regelung, wie wir sie anstreben.

Einleitend gilt es, einem möglichen Irrtum zu begegnen: man könnte nämlich glauben, die neue gesetzliche Regelung sei deshalb notwendig geworden, weil die Schöpfer des Bonner Grundgesetzes und der im wesentlichen damit übereinstimmenden Länderverfassungen das Bedürfnis empfunden hätten, die psychisch Kranken aus ihrer bisherigen Rechtslage zu befreien, also Mißstände abzustellen, die angetastete Freiheit dieser Kranken wiederherzustellen. Ich glaube, so war es nicht. Es scheint vielmehr ziemlich sicher, daß die Schöpfer dieser gesetzlichen Bestimmungen die psychisch Kranken vergessen und ihre Sonderstellung nicht bedacht haben. So, durch dieses Vergessen kommt es, daß man nach Jahren sich umsehen muß, wie man die entstandene Lücke ausfüllt, wie man durch gesetzliche Regelungen der durch das Grundgesetz geschaffenen Lage gerecht werden kann.

In diesem Zusammenhang ist es wichtig, sich darauf zu besinnen und darauf hinzuweisen, daß in Deutschland die Einrichtungen für die Behandlung und Pflege psychisch kranker Menschen nicht etwa schlecht, sondern sehr gut waren. Es kann ohne selbstbewußte Übertreibung gesagt werden: in mancher Beziehung und an vielen Orten vorbildlich. Vor allem brauchten sie den Vergleich mit anderen Staaten in keiner Weise zu scheuen. Es kann sich also — das mag für den mit den Verhältnissen nicht Vertrauten erstaunlich klingen — im Grunde genommen nur darum handeln, die praktischen Verfahrensweisen wieder zu ermöglichen, die sich in der Vergangenheit entwickelt und auch bewährt haben.

An diesen Tatsachen wird auch nichts geändert durch das, was im „Dritten Reich" an Geisteskranken gesündigt worden ist. Daß auch einzelne Ärzte damals gefehlt haben, ist bekannt. Manche sind zur Verantwortung gezogen worden. Das hat aber mit Wert und Rang unserer Kliniken und Anstalten im allgemeinen gar nichts zu tun. In welchem Lebensbereich ist im „Dritten

* Nach einem am 11. 11. 1950 in der psychiatrisch-forensischen Vereinigung Hessens gehaltenen Referat. Juristenzeitung, 6, 13 (1951).

Reich" nicht gefehlt worden? Was im KZ geschah, wird man nicht dem deutschen Strafvollzug im allgemeinen zur Last legen, und die Verhandlungen des Volksgerichtshofes waren nicht typisch für deutsche Rechtspflege.

Es wäre sehr reizvoll, durch einen historischen Überblick und durch einen Vergleich mit den Verhältnissen in anderen Ländern und Kulturkreisen unsere eigenen Verhältnisse ins rechte Licht zu setzen. Im Nachfolgenden will ich aber versuchen, einen anderen Weg zu gehen, nämlich aus dem Wesen der Sache heraus zu erklären, was notwendig ist. Ich will versuchen, die Lage des psychisch Kranken zu interpretieren und auf Grund dieser Interpretation darzutun, weshalb und in welcher Weise es besonderer gesetzlicher Regelungen für ihn bedarf. Ich stelle also die Frage: Weshalb bedarf es einer gesetzlichen Sonderregelung für psychisch Kranke, für ihre Unterbringung in besonderen, sogenannten geschlossenen Krankenabteilungen? Eingesehen wird vom psychiatrischen Laien zumeist leicht, daß es nötig ist, die Allgemeinheit vor einem gefährlichen Geisteskranken zu schützen. Die Zahl gefährlich Kranker ist aber unter der Gesamtzahl der psychisch Kranken sehr gering. Uns Ärzten liegt es daher aus unserer alltäglichen Erfahrung viel näher und es scheint uns viel wichtiger, Regelungen zu schaffen, die es ermöglichen, den Kranken selbst vor den Folgen seiner Krankheit zu schützen. Wir bedürfen gesetzlicher Regelungen im wohlverstandenen Interesse zum Schutze und zum Wohle der psychisch Kranken. Die Verständigung, die unser Ziel ist, soll also eine gesetzliche Regelung vorbereiten, die den Grundsatz der Freiheit der Person einschränkt, einerseits um Schaden der Allgemeinheit durch psychisch Kranke zu verhüten, andererseits aber auch, um Nachteile und Schäden der Kranken selbst, die ihnen infolge ihres Krankseins drohen, zu verhüten.

Wie ist nun die Lage des psychisch Kranken? Inwiefern verlangt sie eine Beschränkung seiner Freiheit in seinem eigenen Interesse zu seinem Wohl? Ich will versuchen, das an einem repräsentativen Beispiel eines psychischen Kranken, gleichsam an einem Modell, zu erläutern. Ein solches Beispiel, das geeignet ist, dem psychiatrischen Laien das Grundsätzliche der Lage eines krankhaft psychisch Gestörten näher zu bringen, ist der Mensch im Zustand der schweren alkoholischen Trunkenheit. Wir wissen, daß die Mehrzahl der Menschen durch Alkohol in einer charakteristischen Weise in ihrem Wesen verändert werden. Sie werden heiter, gesprächig, aufgeschlossen, sie verlieren Hemmungen und verstoßen gegen die Gesetze der Distanz. Sie überschätzen den wirklichen Gehalt ihrer Einfälle. Sie werden leichtsinnig und befinden sich in Gefahr, ihre Gesundheit, vor allen Dingen aber ihr soziales Ansehen, ihren Ruf zu schädigen. Und wichtig ist: Im Rauschzustande fehlt diesen Kranken, wie wir wissen, oft das Bewußtsein, zumindest für das Ausmaß ihrer Berauschtheit. Sie bedenken nicht die Folgen ihres Verhaltens. Man braucht sich nur vorzustellen, diese eigentümliche Wesensänderung wäre nicht durch freiwillige Einverleibung alkoholischer Getränke, sondern etwa durch eine krankhafte Störung des Stoffwechsels hervorgerufen und man hat in der Tat ein zutreffendes Modell einer psychischen Krankheit. Hinzuzufügen ist noch, daß psychische Krankheiten natürlich nicht so rasch vorübergehen wie der Alkoholrausch, daß sie ohne Behandlung lange fortbestehen, zum geistigen Siechtum, ja zum Tode führen können. In vielen Fällen ist das schlimme Ende durch eine geeignete Behandlung zu verhüten.

Was ist nun das Wesentliche an einem solchen krankhaften Zustand in Beziehung auf unser Problem? Der so erkrankte Mensch ist in gewissem Sinne sich selbst entfremdet, d. h. er verstößt gegen das, was er sich selbst grundsätzlich vorgenommen, gegen die Gesetze, die er sich selbst freiverantwortlich gegeben hat. Er vernachlässigt seine familiären und beruflichen Interessen und Pflichten, verstößt gegen übernommene Verantwortungen, vernachlässigt Aufgaben und Pläne. Der gleiche Mensch, aus dem Rausche erwacht, verurteilt, was er im Rausch getan hat. Es ist ihm peinlich, unangenehm, er verurteilt sein eigenes Verhalten, sich selbst. Was bedeutet das? Es bedeutet, daß der Mensch in einer solchen krankhaften Wesensveränderung in einer entscheidenden Weise unfrei geworden ist. Die personale Instanz, die im Leben des psychisch Gesunden im Rahmen der gegebenen Möglichkeiten verantwortliche Entscheidungen fällt, freie Entscheidungen, diese persönliche Instanz selbst ist in der psychischen Krankheit geschwächt, verändert oder aufgehoben. Wenn nun ein Freund den Betrunkenen mit Gewalt, d. h. gegen sein augenblickliches Wollen, von einem leichtsinnigen Weg abbringt oder von einem bedenklichen Vorhaben abhält, wie falsch wäre es dann, wie widersinnig, ihm den Vorwurf zu machen, daß er die persönliche Freiheit seines Freundes antastet. Das Gegenteil ist doch der Fall: der Freund gewährt dem Unfreigewordenen, im eigentlichen Sinne Hilfsbedürftigen, Hilfe. Er bewahrt ihn vor Schaden. Grundsätzlich völlig das gleiche ist es, was der Arzt tut, wenn er dem psychisch Kranken, d. h. dem Unfrei- und Hilfsbedürftiggewordenen gegen seine Willensäußerung Hilfe bringt. Es ist also nicht der Freie, der seiner Freiheit beraubt wird, sondern der Unfreie, der vor Schaden bewahrt werden soll. Es soll das geschehen, was der Betreffende selbst wünschte, eben wenn er nicht unfrei, krank wäre. Aus unserem Beispiel ist leicht zu sehen: Es ist zweierlei Schaden, der dem psychisch Kranken droht und vor dem er bewahrt werden muß. Erstens droht ihm Schaden an seiner Gesundheit. Es kann um das Leben, um die geistige Existenz gehen. Darüber ist eigentlich kein Wort zu verlieren. Es droht dem Kranken aber ein weiterer schwerer Schaden, der von psychiatrisch Unerfahrenen zumeist übersehen oder weit unterschätzt wird: der Schaden des sozialen Rufes. Der Wert des Alkoholrausches als Modell einer psychischen Krankheit kann gerade in dieser Hinsicht besonders zur Geltung kommen. Wer einen betrunkenen Freund mit Gewalt aus einer Gesellschaft bringt, tut dies, um zu vermeiden, daß der Berauschte sich lächerlich macht, sich der Verachtung preisgibt, in peinliche Situationen gerät.

Wie wichtig es ist, den psychisch Kranken vor solchem diffamierendem Urteil seiner Mitmenschen zu schützen, vermag folgende Überlegung zu veranschaulichen: Einer oberflächlichen Betrachtung könnte es gerade heute so scheinen, als ob die Allgemeinheit von verständnisvoller Fürsorge für die psychisch Kranken erfüllt wäre, um sie vor der Eigenmächtigkeit der psychiatrischen Ärzte zu schützen. Es ist sicher ein Irrtum, die Dinge so zu sehen. Wohl gibt es gleichsam „theoretisch" bei allen Menschen ein Mitleid für die in psychische Krankheit Verfallenen. Vergessen wir darüber aber doch ja nicht, daß die Allgemeinheit den psychisch Kranken nicht liebt, schon weil sie ihn gar nicht kennt, sondern, wenn sie ihn nicht wie etwas Fremdes, Unheimliches fürchtet und von sich fernhält, so verachtet sie ihn, verlacht und verspottet ihn. Darauf, auf solcher Mißachtung beruht es, daß Kranke und Angehörige oft zögern und sich sträuben, die Hilfe psychiatrischer Ärzte und geschlossener Krankenabteilungen in Anspruch zu nehmen. Wer an dieser Tatsache glaubt zweifeln zu können, der sei auf die Sprache verwiesen: Es gibt kein Wort für psychisch Kranke, es mag in seinem Ursprung noch so gut und verständnisvoll ersonnen sein, der Sprachgebrauch wandelt alle diese Worte zu Schimpfworten: so „der Irre", „der Irrsinnige" (der Mensch, der in die Irre gegangen ist, dem Irrtum verfallen), „der Verrückte" (der, dessen Standpunkt verrückt ist), „der Schwachsinnige". Beim Begriff des „Psychopathen" erleben wir es gerade, daß man zögert, ihn zu gebrauchen, weil er allmählich etwas Mißachtendes bekommt, sich zum Schimpfwort wandelt. Es ist eine Ausnahme, daß in Laienkreisen das Thema der psychiatrischen Aufgaben mit angemessenem Ernst und Verständnisbereitschaft behandelt werden kann. Etwas die Mischung von Verständnislosigkeit und Spott bekommen auch wir Psychiater in vielen Gesprächen zu fühlen. Es ist das ganze Gebiet der psychischen Krankheiten, die Kranken selbst, ihre Ärzte und ihre Krankenhäuser, die diesem mangelnden Verständnis ausgesetzt sind. Alles umgibt eine gewisse Heimlichkeit. Das ist nicht die Schuld der Ärzte. Es wird selten einmal einer von den vielen Tausenden, die es erlebt haben, erzählen, er sei psychisch krank gewesen und habe in einer geschlossenen Abteilung Behandlung und Heilung gefunden. Wenn von dem Aufenthalt in einer geschlossenen Abteilung öffentlich gesprochen wird, dann kaum jemals anders als in dem Sinne, man sei zu Unrecht da gewesen, man habe nicht dazu gehört, wobei dann die Verachtung deutlich wird in der Behauptung, mit „Irren" und „Tobenden" zusammen eingesperrt gewesen zu sein. Dieses verständnislose Mißtrauen richtet sich auch gegen die Ärzte und liegt leicht den Überlegungen zugrunde, wenn heute an den Schutz der Freiheit der psychisch Kranken gedacht wird. Man mißtraut den Ärzten, ihrer ärztlich hilfreichen Tendenz. Man fürchtet, sie könnten die Macht, die ihnen im Schicksal der Kranken zufällt, mißbrauchen. Ein ähnliches Mißtrauen hat man gegen die Familie, die Angehörigen. Wir Ärzte sind also gleichsam in bester Gesellschaft: Angehörige und Ärzte sind es doch wohl, die nach der natürlichen Ordnung der Dinge berufen und bereit sind, zu helfen. Aber man fürchtet — wahrhaft ein eindringlicher Beleg für die Absonderlichkeit dieses Mißtrauens —, daß häufiger als im Ausnahmefalle des kriminellen Verstoßes Angehörige und Ärzte sich gegen den Kranken verbünden könnten, um ihm zu schaden, sich zu bereichern oder sich seiner zu entledigen. Man soll aber doch gewiß die gesetzlichen Bestimmungen für den Regelfall nicht so gestalten, als ob gerade die kriminelle Ausnahme die Regel wäre.

Diese Klarstellung ist nötig, damit für den in psychiatrischen Dingen nicht erfahrenen Laien deutlich sichtbar wird, welcher Art die Aufgabe ist, die durch eine besondere gesetzliche Regelung gelöst werden muß. Aus diesen Darlegungen ergibt sich aber doch wohl auch klar, daß und weshalb ein Vergleich mit einem nur körperlich Kranken, aber seelisch gesunden Menschen nicht gerechtfertigt ist. Ihm steht es natürlich frei, ob er auf Grund seiner Lebenserfahrung ärztliche Hilfe in Anspruch nehmen will oder nicht. Er kann verantworten, was er entscheidet und kann die Folgen, soweit es einem Menschen möglich ist, übersehen. Ein zweites Wichtigeres hoffe ich durch meine Darstellungen auch klar gemacht zu haben: Eine gesetzliche Regelung, die nur auf die wenigen Kranken zuträfe, die für andere durch ihre psychische Störung gefährlich werden, entspricht nicht dem wohlverstandenen Interesse der Mehrzahl der Kranken. Sie bedeutet, im Grunde genommen, einen Rückfall in die Zeit des Narrenturms. In jenen gefängnisartigen Unterbringungen hat man eben diejenigen psychisch Kranken untergebracht, die im Zusammenleben mit den anderen gestört haben und nicht mehr tragbar waren.

Die Texte der Gesetze und Verordnungen, auf Grund deren bisher die besonderen Maßnahmen im Interesse der psychisch Kranken getroffen werden konnten, waren z. T. wenig ausführlich und enthielten nur summarische Bestimmungen. Die verständnisvolle Zusammenarbeit hat aber überall dazu geführt, daß die zum Schutze, zur Fürsorge und Behandlung psychisch Kranker notwendigen besonderen Maßnahmen getroffen werden konnten. Wir werden in der heutigen Lage, nachdem sich das allgemeine Interesse diesen Fragen in besonderem Maße zugewandt hat, an eine Ausarbeitung eines differenzierten, allen Gesichtspunkten Rechnung tragenden Gesetzestextes herangehen müssen. Nun gibt es in Deutschland seit dem Jahre 1910 einen (also in 40 Jahren) bewährten, hervorragenden Gesetzestext: das badische Irrenfürsorge-Gesetz vom 25. 6. 1910. Es ist mir kein ähnliches Gesetz des In- oder Auslandes bekannt und jeder Interessierte wird es zur Kenntnis nehmen müssen. Gerade, daß es ein *Fürsorgegesetz* ist, in dem nebenbei natürlich auch die notwendigen Maßnahmen für gemeingefährliche Fälle eingeschlossen sind, zeigt ganz den Charakter eines im Interesse der Kranken aus ärztlicher Erfahrung erwachsenen Gesetzes [1]. Um der durch das Bonner Grundgesetz und die entsprechenden Länderverfassungen geschaffenen Rechtslage zu entsprechen, wäre es offenbar nur notwendig, dem Richter — in Frage käme natürlich in erster Linie der Vormundschaftsrichter — eine Mitentscheidung, ein Einspruchsrecht und die Entgegennahme von Beschwerden gegen eine Entscheidung einzuräumen.

Tragen wir diesen Gesichtspunkten Rechnung, so werden die jetzigen Bemühungen dazu führen, daß für die psychisch Kranken gesetzliche Regelungen getroffen werden, die dem hohen Stande der deutschen psychiatrischen Einrichtungen und dem Stande der heutigen wissenschaftlichen Erkenntnis entsprechen.

9. Grenzen der Psychochirurgie *

Meine Ausführungen sollen eine Abhandlung ergänzen, die sich mit den Möglichkeiten der Psychochirurgie beschäftigt hat. Man kann aber über Grenzen nur sprechen, wenn man auch über das spricht, was diese Grenzen begrenzen,

---

[1] Nach § 5 des Gesetzes kann von Amts wegen die Unterbringung in einer Anstalt für statthaft erklärt werden, wenn der Betreffende für sich selbst oder andere Personen oder deren Eigentum gefährlich oder für die öffentliche Sittlichkeit anstößig oder in bezug auf *Aufsicht, Schutz, Verpflegung oder ärztlicher Beistand verwahrlost oder gefährdet* ist.

* Aus: Umstrittene Probleme der Medizin. Stuttgart u. Zürich: Medica-Verlag, 1954, S. 37.

und das eben sind die Möglichkeiten. Gewisse Wiederholungen lassen sich also nicht vermeiden. Die Betonung allerdings soll auf der Begrenztheit liegen. Unter den Möglichkeiten, die das psychochirurgische Verfahren eröffnen, muß man trennen zwischen den Möglichkeiten, die unseren heutigen Kenntnissen und unserem technischen Können entsprechen, und denjenigen Möglichkeiten, die für eine Zukunft vorausgesehen werden können, auch ohne daß man in das Gebiet utopischer Phantasien gerät.

Im allgemeinen versteht man unter Psychochirurgie operative Eingriffe am Gehirn, die ausgeführt werden in der Absicht, seelische Störungen, die durch Krankheiten des Gehirns hervorgerufen sind, zu beseitigen oder zu bessern. In diesem Sinne kann es durchaus als Psychochirurgie gelten, wenn eine Geschwulst aus dem Schädelinnern entfernt wird, deren Einwirkung auf das Gehirn die Leistungsfähigkeit eines Menschen erheblich beeinträchtigt hat, ja unter Umständen eine Veränderung seines Wesens, eine Herabsetzung seiner Initiative, ein Gleichgültigwerden gegen wesentliche Werte seines Lebens zur Folge hatte. In solchen Fällen handelt es sich um eine klare legitime ärztliche Aufgabe, zumal ein solcher Kranker, wenn er nicht durch die Operation gerettet wäre, im weiteren Verlauf seiner Krankheit an dieser sicher sterben müßte.

Wie gesagt, bei Tumoren ist die Situation klar, die Indikation zum chirurgischen Eingriff selbstverständlich gegeben. Ähnlich liegt es dann, wenn andere krankhafte Prozesse im Gehirn sicher vorliegen, die neben körperlichen Störungen auch zu psychischen Beeinträchtigungen führen. In solchen Fällen — im wesentlichen handelt es sich um Narbenzustände im Gehirn nach Entzündungen, Blutungen oder Verletzungen — kann ein operativer Eingriff am krankhaften Gewebe zu einer Verminderung der Beschwerden, auch zu einer Besserung krankhafter Wesensveränderungen, vor allen Dingen zur Beseitigung der oft für die Kranken selbst und für die Umgebung sehr störenden Reizbarkeit führen. Hochinteressante Ergebnisse hat man im Laufe der letzten Jahre dadurch erzielt, daß man bei schwer hirngeschädigten Jugendlichen, die in ihrer intellektuellen Entwicklung zurückgeblieben und durch epileptische Krämpfe beeinträchtigt waren, Operationen am Gehirn vornahm in einem Ausmaß, das man früher als mit dem Leben nicht vereinbar gehalten hatte. Man entfernt in solchen Fällen einen großen Teil der Gehirnsubstanz der kranken Seite und erreicht dadurch neben der Besserung des Krampfleidens nach den bisher vorliegenden Berichten auch eine Besserung der intellektuellen Entwicklung. Das besonders Interessante daran ist, daß in einem so gestörten Gehirn auch verbliebene gesunde Gewebereste offenbar eine ungünstige Wirkung auf das gesamte Gehirn auszuüben vermögen. Bei allen Operationen am geschädigten Gehirn ist natürlich eine Wiederherstellung der normalen Verhältnisse, wie sie bei der Tumorexstirpation geschieht, nicht möglich. Durch jede Operation an einer Narbe wird auch eine neue Narbe gesetzt.

Eine ganz andere Situation ist gegeben, wenn am gesunden Gehirn operiert wird mit der Absicht, einen seelischen Krankheitszustand durch diesen Eingriff zu bessern oder zu beheben. Solche Versuche gründen in unserer relativ differenzierten Kenntnis der Bedeutung verschiedener Gehirnregionen für das seelische Leben. Die psychiatrisch-neurologische Wissenschaft hat in dieser

Hinsicht im Laufe der vergangenen 150 Jahre erstaunliche Einzelheiten ans Licht gebracht. Wir wissen von eng umschriebenen Bezirken innerhalb des Gehirns, vor allem der Rinde, deren normale Funktion eine entscheidende Bedeutung hat für bestimmte seelische Leistungen, z. B. für Bewegung bestimmter Gliedmaßen, für das normale Empfinden unseres eigenen Körpers, für das Sehen, das Hören, das Sprechen, das Lesen, Rechnen, Zeichnen, Schreiben. Man kann in sogenannten Gehirnkarten alle diese unsere Kenntnisse eintragen, deren allgemeine Gültigkeit und weitgehende Zuverlässigkeit immer wieder in der klinischen Erfahrung durch Krankheitsfälle, die die betreffende Region ergreifen, bestätigt werden.

Hier ist aber gleich auf eine Grenze hinzuweisen. Auch heute noch gibt es viele Strukturen innerhalb des Gehirns, über deren Bedeutung wir nichts Bestimmtes sagen können, und es gibt Bereiche des Seelischen, über deren Correlation zum Gehirn zu bestimmten Arealen des Gehirns wir lediglich auf mehr oder weniger begründete Vermutungen angewiesen sind, oder gar nichts wissen. Es ist aber wohl kein Zweifel, daß unsere wachsenden Kenntnisse über die Bedeutung der einzelnen Strukturen des Gehirns ganz neue Möglichkeiten für die Zukunft eröffnen können, die heute noch jenseits der Grenze unseres Könnens liegen.

Wenn trotzdem heute schon in einer sehr großen Zahl operative Eingriffe am gesunden Gehirn ausgeführt worden sind, um psychische Krankheitszustände zu heilen oder zu bessern, über deren Verursachung wir nichts Sicheres wissen, so ist es ganz selbstverständlich, daß der Entscheidung des einzelnen Arztes im Hinblick auf die relative Unsicherheit der Grundlagen eine große Bedeutung zukommt. So ist es wohl zu erklären, daß in verschiedenen Ländern, ja an verschiedenen Kliniken in dieser Hinsicht in ganz verschiedener Weise aktiv vorgegangen oder zurückhaltend gearbeitet wurde. Ich selbst habe mich bisher nur in ganz vereinzelten Fällen entschließen können, den psychochirurgischen Eingriff anzuraten und durchführen zu lassen, obwohl ich Gelegenheit hatte, an anderen, auch ausländischen Kliniken die Ergebnisse psychochirurgischer Operationen kennen zu lernen. Ich glaube, daß man besonders zurückhaltend sein wird, wenn man auf eine lange psychiatrisch-neurologische Erfahrung zurückgreifen kann, auf die oft unerwarteten Besserungen und Heilungen schwerer Krankheitszustände und wenn man weiß, daß die durch die psychochirurgischen Operationen gesetzten Gehirnschädigungen immer die Gefahr in sich bergen, spätere krankhafte Störungen, etwa epileptischer Art, hervorzurufen. Es sträubt sich etwas in einem, gesundes Gewebe zu verletzen und zu zerstören. Man wird sich dazu natürlich nur bereit finden, wenn man mit Sicherheit zu wissen glaubt, daß dieses an sich gesunde Gewebe mit dazu beiträgt, daß ein Krankheitszustand aufrecht erhalten wird und wenn man diese Zusammenhänge wirklich genau und im einzelnen durchschaut. Von einem solchen Ziel sind wir aber gewiß weit entfernt: Wir wissen, wie gesagt, von vielen lokalabgegrenzten Strukturen des Gehirns, Correlationen zu körperlichen Leistungen und zum seelischen Leben. So wissen wir z. B., daß in der Tiefe des Gehirns gelegene graugefärbte Ganglienzellkerne mit der funktionellen Verarbeitung sensorischer Eindrücke, also des Gesehenen, des Gehörten, des Gefühlten und Geschmeckten etwas zu tun haben und mit den automatischen Bewegungsreaktionen, die solche Eindrücke zur Folge haben. Wir wissen, daß das Stirnhirn für die höhere Initiative von Bedeutung ist, wir wissen von Stirnhirnkrankheiten, d. h. solchen, die die Funktion des Stirnhirns stören, daß solche Kranken von einer eigentümlichen Initiativelosigkeit, Kritiklosigkeit und Gleichgültigkeit gegen höhere Lebensinteressen werden können, zuweilen absinken in einen eigentümlichen, auf primitive Bedürfnisse eingeschränkten Verblödungszustand. Sicher sind unsere Kenntnisse in dieser Hinsicht im Vergleich zu den wirklichen Verhältnissen noch undifferenziert und primitiv. Gleichwohl dürfen wir glauben, daß wesentliche menschliche Leistungen beeinträchtigt werden können, wenn die Stirnhirnfunktionen ausfallen. Nebenbei sei gesagt, daß Teile des Stirnhirns zu denjenigen Gehirnteilen gehören, in denen nach einer wohlbegründeten phylogenetischen Theorie das Gehirn des Menschen noch in einer Weiterentwicklung begriffen ist. Nun hat die klinische Erfahrung gezeigt, daß bei einer mehr oder weniger starken Ausschaltung des Stirnhirns eine veränderte Verarbeitung innerer Spannungen stattfindet, daß Schmerzen und Ängste, sich aufdrängende Gedanken leichter ertragen werden als vom Gesunden. Auf diese Erfahrung und auf solche Theorie gründet sich das psychochirurgische Verfahren. Durch den operativen Eingriff trennt man die Bahnen, die von den erwähnten, in der Tiefe des Gehirns liegenden Ganglienzellmassen zum Stirnhirn führen und erreicht so in der Tat in einer großen Zahl der Fälle eine geringere Wirksamkeit von Schmerzen, Ängsten und quälenden krankhaften Ideen. Man verletzt aber das an sich gesunde Gehirn, und darin liegt die medizinische Problematik.

Wenden wir uns nun einzelnen Krankheiten zu, die unter den eigentlichen psychischen Krankheiten überhaupt heutzutage für eine psychochirurgische Behandlung in Frage kommen, so würde ich glauben, daß zunächst die ganz große Zahl periodisch verlaufender Krankheiten von vornherein für eine psychochirurgische Therapie nicht in Betracht kommen sollte. Periodisch verlaufende Krankheiten nennen wir in der Psychiatrie solche, die in mehr oder weniger häufigen Perioden im Laufe des Lebens auftreten, aber jede einzelne Krankheitsperiode oder Krankheitsphase heilt jeweils wieder ab, ohne eine Veränderung des Wesens des betreffenden Kranken zurückzulassen. Bei kurz dauernden Perioden ist das für jeden wohl eine Selbstverständlichkeit, und bei solchen Fällen, die ihren periodischen Charakter an den Krankheitserscheinungen ohne weiteres und deutlich erkennen lassen. Anders ist es bei lange dauernden Krankheitsperioden, ausnahmsweise kann es sich auch einmal um Jahre handeln, auch bei solchen Fällen, in denen man den Verdacht haben muß, auf Grund der Symptome, daß vielleicht etwas nicht Periodisches, sondern Progressives, zu einer dauernden seelischen Wesensveränderung führendes im Gange sei. Hier hilft nur eine hochdifferenzierte psychiatrisch-psychopathologische Diagnostik, damit nicht in Fällen mit guter Prognose, in denen die Spontanheilung in Wochen oder Monaten möglich ist, ein chirurgisch-therapeutischer Eingriff gemacht wird. Wichtig ist hier neben der psychiatrischen Kenntnis und Erfahrung aber auch Geduld. Es gibt einen eigentümlichen, nicht zu übersehenden inneren Gegensatz zwischen Geduld und technischem Tun. Im Wesen der Technik liegt es an sich nicht abzuwarten, bis etwas von selbst sich wieder gibt und gut wird. Im Wesen der Technik liegt es vielmehr, immer neue Wege und Methoden zu suchen, um einen unerwünschten Zustand zu beheben, eine experimentierende Rastlosigkeit. Schon die heute so viel geübte Schockbehandlung bringt, so scheint es mir, an vielen Orten eine gewisse Ungeduld mit sich, die für die Behandlung gerade periodischer, prognostisch sicher günstiger psychischer Störungen nicht gut ist. Man hört dann oft, der Zustand — etwa eine Melancholie — verändere sich schon jetzt einige Monate nicht, es müsse nunmehr endlich etwas geschehen. Da ist es geradezu eine Aufgabe in der Behandlung der Kranken und in der Beratung der Angehörigen, vor solchen ungeduldigen durch die Technifizierung der Medizin irgendwie geförderten Schlußfolgerungen zu bewahren und zur Geduld zu mahnen. Was man unter „endlich" versteht, hängt auch von der Geduld ab.

Es gibt eine große Zahl psychischer Krankheiten, die die Gefahr in sich bergen, chronisch zu werden. Dies sind die Krankheiten, die man wissenschaftlich unter dem Begriff „Gruppe der Schizophrenien" zusammenfaßt. Bis vor kurzem war man ziemlich einmütig der Meinung, daß diesen sogenannten schizophrenen Krankheiten ein organischer Gehirnprozeß zugrunde liege, wenn man auch das Wesen dieses Prozesses und die Gehirnregionen, in denen er sich abspielt, nicht kennt. Sicher gibt es unter den sogenannten Schizophrenien solche organischen Krankheitsprozesse. Daneben gibt es aber manches andere: z. B. sicher periodisch verlaufende schizophrene Krankheitszustände, ein Scheitern in Reifungskrisen, das unter dem Bilde einer sogenannten Schizophrenie verlaufen kann und auf dem Lebensweg disponierter Menschen kritische Situationen, die vorübergehend zum Auftreten schizophrener Symptome führen können. Auch hier wieder kann „vorübergehend" einmal eine Zeitspanne von vielen Monaten bedeuten, und man muß vorsichtig mit „endlich" sein. Also auch in diesem Bereich werden wir mit operativen Eingriffen um so zurückhaltender sein, je mehr wir eine differenzierte Diagnostik betreiben und die Möglichkeit spontaner oder psychotherapeutisch bewirkter Heilungen im Auge behalten.

Unter den sogenannten chronisch gewordenen schizophrenen Defektzuständen, zumeist Anstaltspatienten, gibt es nun solche, bei denen alle therapeutischen Versuche fehlgeschlagen sind, die sich im Lauf von Jahren therapeutisch als unbeeinflußbar erwiesen haben, sowohl gegenüber psychischen Behandlungsmethoden als auch gegenüber der Insulin-Komatherapie und den verschiedenen Krampftherapien. Unter diesen Kranken gibt es nun wiederum solche, die fast dauernd unter ihren krankhaften Erlebnissen offensichtlich schwer leiden, ohne daß man — wie gesagt — die Möglichkeit hat, sie von diesem Leiden zu befreien oder dieses Leiden auch nur wesentlich zu mildern. Das sind die Fälle, für die ich selbst glaube, daß die Psychochirurgie nach dem Stande unseres Wissens und Könnens das geeignete Verfahren sein kann. Nach der psychochirurgischen Behandlung solcher Kranker gewinnt man in einer erheblichen Zahl den Eindruck, daß ihr Leiden gemildert ist, daß sie dadurch auch in der Lage sind, mit ihrer Familie Kontakt aufzunehmen. So ist es gar nicht selten möglich geworden, durch die psychochirurgische Behandlung solche Kranke aus der Anstalt und in die Familie zu entlassen.

Man hat nun aber die psychochirurgische Methode nicht nur bei eigentlichen psychischen Krankheiten zur Anwendung gebracht, sondern auch bei leichteren seelischen Abweichungen und Leidenszuständen, wie man sie unter den Begriffen „angeborene Psychopathien" oder „lebensgeschichtlich erworbene Neurosen" zusammenfaßt. Insbesondere die sogenannte Zwangsneurose hat in diesem Zusammenhang Bedeutung gewonnen. Es handelt sich dabei um Zustände, in denen sich dem betreffenden Menschen Gedanken oder Impulse aufdrängen, die er selbst für unsinnig hält, deren Auftreten im Bewußtsein er aber nicht verhindern kann. Sehr bekannt ist z. B. der Waschzwang. Solchen Kranken drängt sich der Gedanke der Beschmutzung zwanghaft auf, evtl. auch der bakteriellen Beschmutzung, so daß sie den Tag mit unentwegten Reinigungsprozeduren hinbringen. Es kann sein, daß solche Menschen vollkommen unfähig werden, ihren beruflichen und familiären Verpflichtungen nachzukommen infolge der dauernden zwangsneurotischen Betätigung, die sie selbst für unsinnig halten. Man hat solche Kranke psychochirurgisch operiert und tatsächlich eine Abnahme des Zwanges erzielt. Ich kenne aber selbst einen derartigen Fall, der rückfällig geworden ist, und außerdem ist das Folgende zu bedenken: Wenn man dem psychochirurgischen Eingriff gegenüber überhaupt zurückhaltend eingestellt ist, wird man immer sorgfältig erwägen, ob die durch die Zwangskrankheit bewirkte Behinderung wirklich so erheblich ist, daß man sich zu dem chirurgischen Eingriff entschließt. Und wenn auch die sogenannten Zwangskrankheiten oder zwangsneurotischen Krankheiten in den meisten Fällen chronisch sind, d. h. nie mehr ganz verschwinden, so ist gleichwohl gar kein Zweifel, daß es im Verlauf auch chronischer Zwangskrankheiten periodische Verschlimmerungen und Besserungen gibt. Nur ein sorgfältiges Studium des Einzelfalles kann erlauben zu beurteilen, ob wir mit einer Spontanbesserung rechnen können, ob es sich nur um eine periodische, also vorübergehende Verschlimmerung des Leidens handelt, die an den psychochirurgischen Eingriff denken läßt. Schließlich ist interessant: Als ich von den psychochirurgischen Erfolgen bei Zwangskrankheiten hörte, dachte ich, es müßte wichtig sein, solche Fälle aufzusuchen, die schon viele Jahre unter ihrem Zwangssymptom leiden, bei denen man also eine spontane Besserung wohl nicht mehr erwarten dürfte. Ich habe damals solche Kranke, bei denen vor Jahrzehnten die Diagnose gestellt wurde, aufgesucht und zu meiner Überraschung die klinische Erfahrung bestätigt gefunden, daß Zwangsneurosen nach jahrelangem Bestehen ihren quälenden Charakter zumeist verlieren. Diese Erfahrung und die Berücksichtigung gelegentlicher periodischer Verläufe legen es nahe, auch bei den zwangsneurotischen Krankheiten äußerst zurückhaltend zu sein.

Wir wissen, daß es unter den abnormen Menschen auch solche gibt, die auf Grund ihrer abnormen Wesensart zu Verbrechen neigen. Dabei kann eine abnorme Haltlosigkeit, Reizbarkeit und Neigung zu Gewalttätigkeiten eine Rolle spielen. Und es ist verständlich, daß man auch auf den Gedanken gekommen ist, die im Wesen eines Menschen gelegenen verbrecherischen Neigungen durch psychochirurgische Eingriffe zu beheben, d. h. also den Menschen zu bessern. So verständlich es ist, daß ein solcher Gedanke auftaucht, vor allen Dingen in der Auseinandersetzung mit solchen Fällen, in denen Gewohnheitskriminelle von einem Vergehen oder Verbrechen in das andere geraten, wobei sie ihr eigenes leicht erkennbares Interesse aus dem Auge verlieren. Das sind also Fälle, in denen man den Eindruck hat, daß nicht eine erworbene psychische

Krankheit, sondern eine vererbte psychische Anlage das Entscheidende sei, daß man diese ererbte krankhafte Wesensart durch einen operativen Eingriff möglicherweise zum Besseren modifizieren könnte. Eine solche Idee müssen wir, so glaube ich, weit von uns weisen. Erstens deshalb, weil wir im Gebiet der abnormen Konstitutionen, der ererbten Psychopathien und lebensgeschichtlich gewordenen Neurosen noch weniger über die körperlichen Grundlagen wissen als im Bereich der eigentlichen psychischen Krankheiten. Denn bei vielen Konstitutions- und Wesensvarianten der Menschen haben wir gute Gründe anzunehmen, daß es sich überhaupt nicht um Abnormitäten der Entwicklung des Gehirns handelt. Es können z. B. durchaus auch Abnormitäten der in der Körperperipherie gelegenen Drüsen innerer Sekretion sein, die beim Zustandekommen einer abnormen Wesensart eine wesentliche Rolle spielen. In diesem Zusammenhang kann an einen psychochirurgischen Eingriff erinnert werden, der nicht am Gehirn ausgeführt wird und das Gesagte illustrieren kann: Ich meine die Kastration bei rückfälligen Sexualdelinquenten. Es ist im Gesetz vorgesehen, daß verschiedene Arten von Sexualdelinquenten, wenn sie im Rückfall straffällig geworden sind und wenn sie es selbst wollen, einer therapeutischen Kastration unterworfen werden können. Die Erfahrung hat gezeigt, daß durch diesen Eingriff, durch den Ausfall an Sexualhormonen bei dem betreffenden Menschen allmählich eine zunehmende Gleichgültigkeit sexuellen Erlebnissen gegenüber eintritt, und daß sie diese Gleichgültigkeit als eine Befreiung von einer vorher erlebten inneren Bedrohung empfinden. Denn gerade bei Sexualdelinquenten ist es ja häufig so, daß sie in Zeiten, in denen sie sich nicht in sexueller Erregung befinden, eine gute Kritik haben für das Abwegige ihres Verhaltens, daß sie durchaus ernst gemeinte Vorsätze fassen, künftig Versuchungen zu widerstehen und daß sie dann trotzdem der von außen herangetragenen oder innerlich wachsenden Versuchung erneut erliegen. Das Interessante an diesem — man kann es nicht anders nennen — psychochirurgischen Eingriff ist, daß hier wie bei vielen psychochirurgischen Eingriffen am Gehirn die medizinische Problematik offensichtlich ist: es wird gesundes Gewebe entfernt, zerstört nur deshalb, weil das Wesen des Menschen so ist, daß die an sich gesunden Funktionen sich im Sinne des abnormen Unheils auswirken. Auch bei diesen in der Indikation so klaren Fällen liegen die Dinge oft nicht so einfach wie es bei oberflächlicher Betrachtung scheinen könnte. Man wird sich bei einem älteren Menschen leichter für einen solchen Eingriff entschließen als beim jüngeren, der dadurch eine schwere Beeinträchtigung seiner zukünftigen Lebensmöglichkeiten in Kauf nimmt. In den Gesprächen mit solchen Menschen ist man immer wieder bewegt von dem Eindruck des inneren Konfliktes, den diese auszutragen haben. Sie sind ernstlich bestrebt, ihre inneren Schwierigkeiten im Sinne der Idee ihres Lebens zu überwinden und man möchte ihnen dazu verhelfen, daß dies gelingt.

Und so sind wir bei den durch das psychochirurgische Verfahren aufgeworfenen ethischen Fragen angelangt: Der Mensch ist das einzige Lebewesen, das eigentümlicherweise und bemerkenswerterweise den Gedanken fassen kann, er möchte anders sein als er wirklich ist. Auf dieser inneren Möglichkeit gründet auch echtes Leiden an sich selbst und an dem eigenen Unvermögen, sich zu ändern. Sicher gehört dieses Leiden oft zu dem besonders Schweren, das ein

Mensch in seinem Leben zu tragen hat. Wir dürfen aber nicht vergessen, daß in einem solchen Leiden als wesentlicher Faktor für sein Zustandekommen ein anthropologisch hoher Wert zu finden ist; nämlich das Bestreben, seine eigene Unvollkommenheit, seine eigenen Fehler zu überwinden und sich selbst zu übertreffen. Von PASCAL stammt das Wort „Der Mensch ist dasjenige Wesen, das in der Lage ist, sich selbst immer wieder zu übertreffen". Wenn wir einem Menschen von einem solchen Leiden unter sich selbst, von einer solchen Bedrohung durch in seinem Wesen gelegene Gefahren weghelfen, wenn wir einen solchen Leidenszustand heilen wollen, müssen wir uns der Gefahr bewußt sein, daß dies möglicherweise dadurch geschieht, daß sein Streben vermindert, daß seine Selbstkritik beruhigt, kurz daß das ethische Bedürfnis des betreffenden Leidenden gemindert wird. Und darin liegt natürlich eine große Gefahr. Es ist ja nicht damit getan, daß einem Menschen dazu geholfen wird, daß er sich wohlfühlt. Ein einfaches Beispiel kann dies zeigen: Ein Mensch, der Schuld auf sich geladen hat, die ihn nicht zur Ruhe kommen läßt, kann in einen Zustand echten Leidens geraten. In unserer Zeit kann es auch sein, daß er schließlich den Rat eines Nervenarztes aufsucht. Gewiß wäre es falsch, ihm einfach zu zeigen, daß seine Unruhe, seine Schlaflosigkeit und seine gequälte Gemütsverfassung Folgen seiner Schuld sind und damit die Vorwürfe, die er sich selbst macht, noch zu verschärfen. Es wäre aber gewiß auch falsch, ihm medizinisch technisch, etwa medikamentös, ohne auf das Thema Schuld und Sühne einzugehen, zu Wohlbefinden, gutem Schlaf und gutem Appetit zu verhelfen.

In dieser Richtung liegen natürlich auch die Gefahren des psychochirurgischen Eingriffs. Zwei Einwänden ist zu begegnen: Im Rahmen chirurgischer Eingriffe ist zweifellos der ausgeübte chirurgische Eingriff ein relativ einfacher, kleiner. Ein technisch kleiner Eingriff ist aber nicht ein anthropologisch kleiner Eingriff. Dem allgemeinen Verständnis wird man diesen Gegensatz leicht nahe bringen durch den Hinweis auf die Unterbrechung einer Schwangerschaft. Auch dort ein technisch kleiner Eingriff, und doch zeigen die Kämpfe, die moralischen und die forensischen, die sich an das Problem der Schwangerschaftsunterbrechung angeknüpft haben, deutlich: Der technisch kleine Eingriff ist nur scheinbar klein. Anthropologisch handelt es sich um eine der schwersten Entscheidungen, die nur der leicht nehmen kann, der oberflächlich denkt und handelt. Angewandt auf das Problem der Psychochirurgie heißt das: Hüten wir uns vor der Simplifikation und der Banalisierung anthropologisch so wesentlicher Eingriffe am Menschen, deren wirkliche Reichweite wir ja doch nicht übersehen. Hüten wir uns davor, unter der suggestiven Bezeichnung, es sei nur ein kleiner Eingriff, die Größe des Problems zu übersehen, das im Spiele ist.

Ein zweiter Einwand gegen ethische Bedenken ist folgender: Man könnte sagen, im psychochirurgischen Eingriff habe man ja nicht die Tendenz, das menschliche Wesen im ganzen zu ändern, sondern man sei bestrebt, Schmerzen, unbegründete Ängste, quälende Vorstellungen, wahnhafte Befürchtungen, das Gefühl wahnhafter Verfolgung in dem betreffenden Kranken zu beseitigen. Aber dagegen muß man sagen: Wir wissen wirklich zu wenig davon, was geschieht, d. h. wir wissen eben nicht, womit die gelegentlich erreichte heilsam beruhigende Wirkung erkauft wird. Es ist nicht einfach, sondern unmöglich, das Wesen eines Menschen im ganzen wirklich zu überblicken. Und für die Psychochirurgie gilt in erhöhtem Maße, was RILKE einem Freund (E. v. GEBSATTEL) geschrieben hat, der ihm zu psychotherapeutischer Behandlung riet: „So viel, wie ich mich kenne, scheint mir sicher, daß, wenn man mir meine Teufel austriebe, auch meinen Engeln ein kleiner, ein ganz kleiner (sagen wir) Schrecken geschähe — und — fühlen Sie — gerade darauf darf ich es auf keinen Preis ankommen lassen. [1]"

Zum Schluß dieser Ausführungen möchte ich einen entscheidend wichtigen Grundsatz für alles ärztliche Handeln hervorheben: Man kann nichts generell entscheiden, sondern immer nur auf Grund einer subtilen Kenntnis des einzelnen, individuellen Falles. Darin liegt ja gerade der Charakter einer Entscheidung, daß das Ergebnis sich nicht aus den Voraussetzungen zwangsläufig ergibt, wie bei einer Rechenaufgabe, sondern daß immer noch ein Moment der freien Entscheidung mit im Spiele ist. Ich glaube, daß vor eine solche Entscheidung gestellt, jeweils verschiedene Ärzte, verschiedene Kranke und verschiedene Angehörige auch verschiedene Entscheidungen treffen werden. Die einen werden dabei mehr die Möglichkeiten, die anderen mehr die Grenzen und Gefahren des psychochirurgischen Verfahrens im Auge haben.

10. Über das psychiatrische Krankenhauswesen

Rückblick und Ausblick *

Das Nachfolgende ist eine Skizze, eine kurze Rückschau, eine etwas genauere Betrachtung der heutigen Situation und ein kurzer Ausblick in die Zukunft. Man sagt, man könne den zivilisatorischen Rang einer Nation auch danach beurteilen, wie sie für ihre psychisch Kranken Sorge trägt. Daran ist sicher etwas Wahres, und es ist für den, der die Dinge bei uns kennt, wohl auch kein Zweifel, daß im ganzen gesehen die Einrichtungen bei uns gut sind und, was ihren inneren Wert angeht, den Vergleich mit den Einrichtungen in anderen Ländern durchaus bestehen können, wenn auch bei uns selbstverständlich manches in bescheidenerem Rahmen sich abspielen muß als anderswo. Die besonderen Probleme, von denen im nachfolgenden die Rede sein soll, sind wohl auf der ganzen Welt von einer gewissen Aktualität. Es wird sich zeigen, daß sie bei uns in Deutschland bis zu einem gewissen Grade eine günstigere Entwicklung genommen haben als anderwärts.

Die ursprünglichste Krankenhausfürsorge für psychisch Kranke waren die Absonderungsräume für Tobende, Gewalttätige, Schädliche, eben für asoziale Geisteskranke in einzelnen Zellen, Tobzellen oder ähnlich genannt. Im 18. Jahrhundert entwickelten sich aus diesen da und dort befindlichen Zellen

[1] Der Brief enthält auch sonst zu unserem Thema entscheidend wichtige Gedanken. Rainer Maria Rilke: Briefe, Insel-Verlag 1950, S. 349/350.

* Das Krankenhaus, 48, 469 (1956).

kleine, meist abgesondert gelegene Häuser, d. h. aus den Zellen für Tobende und Gewalttätige, asoziale Irre wurden Häuser für solche Kranke, Tobhaus oder Haus für Wahnsinnige genannt. Aus Sinn und Zweck dieser frühesten „Spezialkrankenhäuser für psychisch Kranke“, nämlich der Asozialität der Insassen Rechnung zu tragen, resultierte die Abgelegenheit dieser Häuser. Es war eine vernünftige Wohltat für diese Kranken und für die unter ihrer asozialen Nähe leidenden psychisch Gesunden, daß man abgelegene Orte wählte, um sie zu errichten. Dabei ist es nun im allgemeinen bis heute geblieben, obschon sich inzwischen vieles, ja fast alles, geändert hat. Auch heute ist noch die Mehrzahl der Betten für psychisch Kranke in ländlicher Abgeschiedenheit gelegen, zumindest in der weiteren Umgebung von den Städten. Ursprünglich hießen diese im 19. Jahrhundert entstandenen großen Gebäudekomplexe mit Bettenzahlen von vielen Hundert, ja oft tausend und mehr Kranken: Irrenanstalten, später: Heil- und Pflegeanstalten. Wir erleben heute, wie sich die Tendenz durchsetzt, diese Anstalten Krankenhäuser zu nennen, insbesondere Nervenkrankenhäuser. Zu diesem Sprachwandel ließe sich einiges sagen; das würde hier zu weit führen. Ein vergleichender Hinweis mag ein Licht auf die Situation werfen: Man spricht auch nicht mehr von Siechen- und Krüppelanstalten, sondern lieber von Krankenabteilungen für chronisch Kranke und von orthopädischen Krankenhäusern. Das alles ändert aber nichts an der zumeist abgeschiedenen isolierten Lage der meisten — nunmehr Nervenkrankenhäuser genannten — früheren Irrenanstalten. Bedenken wir zunächst, was sich geändert hat, seitdem man in Abgeschiedenheit diese Anstalten errichtet hat.

Die Zahl der zu betreuenden Kranken hat sich ungeheuerlich vermehrt. Die Tobhäuser waren gewöhnlich für etwa 20 Kranke eingerichtet, die heutigen Anstalten, wie gesagt, für viele Hunderte, ja einige Tausende. Es wäre aber ein schwerer Irrtum, zu glauben, die Zahl der Tobenden hätte sich in den beiden letzten Jahrhunderten in solchem Maße vermehrt. Die Vermehrung der zu Betreuenden hat ihren Grund vielmehr in erster Linie darin, daß die fortschreitende psychiatrisch-wissenschaftliche Erkenntnis dazu geführt hat, den Begriff der krankhaften psychischen Störung weit über die ursprünglich unter diesem Gesichtspunkt Erfaßten hinaus auszudehnen. Nicht Irre, Tobende und Verrückte sind die Patienten der modernen Nervenärzte. Nur auf wenige aus der Zahl der Patienten, die nervenärztlichen Rat einholen, können solche Bezeichnungen noch zutreffen. Weitaus die Mehrzahl sind leichtere, gleichwohl aber ernste und behandlungsbedürftige Fälle. Es sind Besorgte, Ängstliche, Verzweifelte oder solche, die ihren Angehörigen Sorge bereiten wegen Auffälligkeiten des psychischen Verhaltens, weil Konflikte entstehen, denen sie nicht gewachsen sind. Viele leichte Depressionen sind unter ihnen, Phobien und mißtrauisch-wahnhafte Episoden. Oft spielt die Frage gesund oder nicht gesund bezeichnenderweise eine wichtige Rolle. Oft spielen Fragen eine Rolle wie diese: Liegt eine Krankheit des Herzens vor oder „nur“ die Angst, herzkrank zu sein? Das sind natürlich nur Beispiele. Sie zeigen aber, in welcher Richtung sich der Personenkreis erweitert hat, der psychiatrischen Rates bedarf. Noch ein weiteres kommt hinzu: Die Menschen sind heutzutage empfindlicher geworden gegen das Zusammenleben mit Abnormen und Gestörten. Der Dorftrottel stört den Ferien- und Fremdenverkehr; man ist lieber unter fröhlich-originellen, aber gesunden Landleuten. Hinzu kommt, daß die engeren Wohnverhältnisse das Zusammenleben mit schwierigen Menschen auch objektiv erschweren und den Wunsch wach werden lassen, die Betreffenden in ein Krankenhaus zu bringen. Das ist mit anderen Krankheitsarten nicht viel anders. Vieles, was früher im Hause behandelt wurde, wird heutzutage ins Krankenhaus eingeliefert. Wer nicht mittun kann an der Erledigung der täglichen Aufgaben, stört eben. Die Geduld mit solchen Hilfsbedürftigen ist — so scheint es — heutzutage rascher am Ende als früher. Wo ist am besten für ihn gesorgt? Im Krankenhaus. Es ließe sich schon ein Kapitel darüber schreiben, wie oft in unsere psychiatrische Klinik hilfsbedürftige, verwahrloste Greise beiderlei Geschlechts verbracht werden, man muß sagen nicht eingeliefert, sondern abgeliefert werden, ohne daß die zur geduldigen Fürsorge Berufenen sich zeigen, ja es macht oft Mühe, sie ausfindig zu machen. Dies nur am Rande unseres Themas zur ergänzenden Begründung, warum auch die Krankenanstalten, in denen psychisch Kranke Rat und Hilfe finden, immer größer geworden und meist zu klein geblieben sind.

Aber trotz dieses Wandels, obwohl die weit überwiegende Mehrzahl der Fälle ihrem Wesen nach nichts mit denjenigen zu tun hat, die ehemals Anlaß waren, Tobhäuser und Irrenanstalten jenseits der Stadtgrenzen oder in ländlicher Abgeschiedenheit, jedenfalls nicht in geschlossener Räumlichkeit mit den Krankenhäusern für andere Kranke zu bauen, hält die Organisation des psychiatrischen Krankenhauswesens im großen und ganzen — von in die Zukunft weisenden Ausnahmen ist gleich die Rede — an den überkommenen Formen und damit an der weiten räumlichen Trennung von anderen Krankenhäusern und an der gemeinsamen Unterbringung vieler Hunderte in einer Anstalt fest. Sehr zum Nachteil der Kranken. Und damit sind wir am entscheidenden Punkt dessen, was ich hier zur Sprache bringen und zur Diskussion stellen möchte, damit im Laufe der Zeit in zeitgemäßer, vernünftig-wohltätiger Weise Abhilfe geschaffen werden kann.

Wer Grund hat, an seiner psychischen Gesundheit oder an der psychischen Gesundheit eines seiner Nächsten zu zweifeln, schämt sich dessen oder legt zum mindesten Wert darauf, daß von dieser Sorge und der eventuellen Behandlung kein Aufsehen entsteht. Daran wird sich wohl nie etwas ändern, denn es hat tiefe Gründe. Es sind die gleichen, die auch dazu führen, daß alle Bezeichnungen für psychisch Kranke und Abnorme, seien sie in ihrem ursprünglichen Wortsinn noch so sorgfältig ersonnen, wie etwa der Irre (der Irrende!) oder der Verrückte (dessen Standpunkt ver-rückt ist, so daß er die Dinge anders sieht als die anderen) allmählich wieder gemieden werden müssen, weil sie Schimpfworte geworden sind. Das zeigt unwiderleglich, daß der normale Durchschnittsmensch den psychisch Kranken im Grunde verachtet. Mit dieser Sorte trotz aller Aufklärung verachteter Menschen, will man auch von ferne nichts zu tun haben. Bedarf man psychiatrischen Rates, so hält man das im allgemeinen geheim. Gelingt die Geheimhaltung nicht, so erklärt man das Ganze gern für einen Irrtum oder ein Unrecht, zum mindesten wäre die Behandlung in einer psychiatrischen Klinik „nicht nötig“ gewesen.

Daraus erklären sich viele Ärgernisse. Wer täglich, so wie wir Nervenärzte, mit diesen Sorgen zu tun hat, der weiß, daß es ein berechtigtes und wichtiges Anliegen der Kranken und ihrer Angehörigen ist, daß sie in einer unauffälligen Weise zu den Sachverständigen gelangen können, deren Rat und Hilfe sie bedürfen. Denn es bedeutet für den einzelnen und seine Angehörigen und Freunde einen aus den angeführten Gründen berechtigt schweren Entschluß, den Hilfsbedürftigen in eine Krankenanstalt zu bringen, wenn schon der Taxichauffeur, dem man das Ziel der Reise sagt, oder irgendeiner, den man nach dem Wege fragt, ein mitleidiges, mit Spott gemischtes Lächeln nicht ganz zu unterdrücken vermag und wenn man Ausreden ersinnen muß, um zu verbergen, wo der Kranke sich wirklich aufhält. Da bedeutet es natürlich eine große Erschwerung der Situation, eine unsachliche Belastung und ein Hemmnis für die sachlich gebotene Entscheidung, wenn das Krankenhaus, das man aufsuchen muß, oder die Ambulanz durch eine isolierte abgesonderte Lage den Weg dahin, den Schritt hinein — ganz abgesehen von den Sorgen, die eine solche Hilfsbedürftigkeit an sich schon bedeutet — die besondere Art von Schande enthüllt, von der gerade die Rede war.

Wie soll man dem abhelfen? Wir sagten oben, daß die aus der historischen Entwicklung zwar verständliche, den heutigen Verhältnissen aber nicht mehr entsprechende isolierte Abgelegenheit psychiatrischer Krankenhäuser im großen und ganzen auch heute noch bestehe. Es gebe aber in die Zukunft weisende Ausnahmen. Welche sind dies? Unsere Universitätskliniken. Nicht in allen Ländern ist es das gleiche. Nicht überall hat sich in gleicher Weise die Tendenz durchgesetzt, daß zu dem Komplex der Universitätskliniken auch räumlich die psychiatrische Klinik gehört. Aber abgesehen von der mehr oder weniger geglückten architektonisch-räumlichen Lösung: Zum Komplex der Universitätskliniken gehört die psychiatrische Klinik als ein wesentliches Glied. Es hat wohl diese Entwicklung begünstigt, daß sich die deutsche psychiatrische Wissenschaft in enger Verbundenheit mit der Neurologie entwickelt hat, so daß die Ordinarien für Psychiatrie zugleich solche für Neurologie sind und die dazugehörigen Kliniken psychiatrisch-neurologische, heute zumeist kurz „Nervenkliniken" benannt. An den Orten, an denen sich für diesen Zustand auch eine angemessene räumlich-architektonische Lösung gefunden hat, hat sich diese Lösung in jeder Weise bewährt. Zu den vorbildlichen Lösungen, die mir aus eigener jahrelanger Erfahrung bekannt sind, ist das Charité-Krankenhaus in Berlin zu rechnen, heute die Universitätsklinik der Humboldt-Universität. Dort liegt die Nervenklinik mitten unter den anderen Spezialkliniken innerhalb des gesamten inmitten der Stadt innerhalb einer Mauer abgegrenzten Bezirks. Mit großer Dankbarkeit denken alle, die dort gearbeitet haben, zurück an die durch solche räumliche Verbundenheit sich ganz natürlich ergebende persönliche und wissenschaftliche Verbundenheit der dort Tätigen. Für die Nervenkranken aber war es, gemessen an den Verhältnissen anderswo, eben eine ganz große, wohltuende Erleichterung, zunächst und in erster Linie „in die Charité" zu gehen, d. h. in ein allgemeines Krankenhaus, das nicht schon den Ruf einer Verrücktenanstalt trug. Was das bedeutet, das habe ich so recht erst erfahren, als ich im Jahre 1950 die Würzburger Universitätsnervenklinik in einem von den anderen Kliniken (dem Luitpoldkrankenhaus) getrennt gelegenen Bau übernahm, in der „Füchsleinstraße". In die Füchsleinstraße zu gehen, war für die Kranken ein schwerer Gang. Als z. B. eine Kranke aus dem Luitpoldkrankenhaus zu mir zur Untersuchung kommen sollte, rief mich die Schwester an, sie könne die Kranke nicht dazu überreden. Eine Poliklinik in der Füchsleinstraße abzuhalten, bedeutete fast das gleiche, wie gar keine Poliklinik zu haben. Wir halfen uns, verlegten die Poliklinik in andere Räume in der Stadt, in die Nähe der internen Poliklinik. Seitdem kommen täglich dort so viele Kranke, wie früher in Monaten. Man plant heute in Würzburg, in Konsequenz dieser Erfahrungen, einen Neubau der Nervenklinik in unmittelbarer Nachbarschaft des Luitpoldkrankenhauses, d. h. in enger räumlicher Verbundenheit mit den anderen Spezialkliniken.

Wer so an einem Beispiel selbst den Unterschied miterlebt hat zwischen einer räumlich abgeschiedenen und einer räumlich mit den anderen Spezialabteilungen verbundenen Nervenklinik, der weiß, welch entscheidende Vorteile die enge Verbundenheit bedeutet in jeder Hinsicht, nicht zuletzt auch für die Kranken selbst, denen so der Weg zu Rat und Hilfe erleichtert, ja für viele überhaupt erst innerlich ermöglicht wird. So ist es kein Wunder, daß überall dort, wo die räumliche Verbundenheit verwirklicht worden ist, sie als vernünftig und als Wohltat empfunden wird. So ist es auch nicht anders in den wenigen städtischen Krankenanstalten, nicht Universitätskliniken, die eine solche fortschrittliche Lösung der psychiatrischen Krankenversorgung verwirklicht haben, wie z. B. in Nürnberg und Essen. Sie bewähren sich, haben großen Zuspruch und sind, wie gesagt, eine Wohltat für die Kranken. Als unerträgliche Notlösungen müssen aber Einrichtungen betrachtet werden, die es an verschiedenen Orten gibt, wo im allgemeinen Krankenhaus ohne Spezialnervenabteilung Einzelzellen für psychisch Kranke eingerichtet werden oder ganz kleine geschlossene Abteilungen, versorgt von psychiatrisch wenig erfahrenen Ärzten. Man kann solche Einrichtungen nur als Rückfälle in die Zeit der Tobzellen oder Tobhäuser bezeichnen. Handelt es sich bei den Insassen solcher fragwürdigen Einrichtungen um gesetzlich eingewiesene Kranke, so handelt es sich auch um einen rechtlich bedenklichen Zustand, wenn keine psychiatrische Spezialbehandlung sichergestellt ist. Es ist wohl nur eine Frage der Zeit, daß sich einmal forensische Konsequenzen aus einem solchen Zustand ergeben werden. Zu erwähnen ist in diesem Zusammenhang auch, daß an vielen Orten die internen Abteilungen übergroße Krankenzahlen haben, über 300, die ja von einem Chefarzt kaum noch überblickt, geschweige denn betreut werden können. In solchen Abteilungen sind denn auch viele Kranke, die, genau besehen, in eine Nervenklinik gehören.

Aber — so ist zum Schluß zu fragen — sind denn die psychisch Kranken nicht doch störende, oftmals lärmende Nachbarn, ist es nicht heute wie ehedem wohlbegründet, sie räumlich abzusondern? Ist das hier Vorgetragene nicht eine einseitige, die Schwierigkeiten verharmlosende Darstellung? Ich bin überzeugt, daß das nicht so ist. Man bedenke: Wenn es schon im Jahre 1900 möglich war, eine psychiatrische Krankenabteilung mitten unter den anderen Spezialabteilungen — nämlich in der Berliner Charité — zu haben, in einer Zeit also, in der die Möglichkeiten, erregte Kranke zu beruhigen, erregte Psychosen wenigstens symptomatisch zu heilen, mit unseren heutigen Möglichkeiten gar nicht verglichen werden konnten, wie anders und besser muß das heute möglich sein! Gewiß wird die nächtliche Aufnahme eines pathologischen Rausches einmal störenden Lärm machen. Aber das sind doch Ausnahmen. Und ausnahmsweise schreit auch ein Verunfallter bei der Aufnahme in die chirurgische Klinik, und auch heute noch hören zuweilen Schwangere die Schmerzäußerungen der Gebärenden. Alles das zu verhüten, ist eine Aufgabe der architektonischen Organisation eines Krankenhauses. Es wäre traurig, wenn man im Zeitalter der Technik gerade solche Ausnahmen nicht berücksichtigen und Abhilfe schaffen könnte. Wer an solchen Fragen interessiert ist, überzeuge sich durch Augenschein! Er besuche eine moderne Universitätsnervenklinik oder eine andere Nervenklinik in enger räumlicher Verbundenheit mit den übrigen Spezialkliniken. Er wird sehen, daß zu einer kilometerweiten Absonderung keinerlei Grund ist.

Zusammengefaßt: Es liegt im Interesse der psychisch Kranken, und das ist der entscheidende Gesichtspunkt, daß diese Kranken für ihre ambulante und stationäre Behandlung Abteilungen für Nervenkranke innerhalb der allgemeinen Krankenhäuser aufsuchen können. Solche Spezialnervenabteilungen müssen errichtet werden. Für die Leitung solcher Abteilungen hervorragend ausgebildete Ärzte stehen in großer Zahl zur Verfügung. Sie sind in den Universitätskliniken ausgebildet, und es können nur wenige wieder in Universitätskliniken oder den wenigen entsprechenden Spezialkliniken an städtischen Krankenhäusern für die Kranken zur Anwendung bringen, was sie gelernt haben. Die meisten von ihnen lassen sich als Nervenärzte nieder und müssen auf die Möglichkeit, ihre Kranken selbst auch stationär zu behandeln, verzichten. (Wo ein niedergelassener Nervenarzt schon Betten in einem Krankenhaus hat, sollte das zur Errichtung einer Abteilung für Nervenkranke führen.) Oder sie werden Anstaltsärzte in einer der Anstalten, die heute zumeist Nervenkrankenhäuser genannt werden. Aber auch da ist ihre Betätigungsmöglichkeit im Vergleich zur Ausbildung in einer modernen Universitätsnervenklinik beschränkt. Es handelt sich in diesen Anstalten naturgemäß im wesentlichen um die Behandlung schwerer, zumeist auch chronischer Krankheitsfälle. Leichte Fälle und Grenzfälle zu anderen Spezialgebieten, wie sie jährlich zu Tausenden z. B. die Frankfurter Nervenpoliklinik aufsuchen, fallen in den Anstalten nahezu völlig weg. Das ist natürlich kein Werturteil etwa gegen die Anstalten. Sie haben an den ihnen anvertrauten Kranken Sonderaufgaben, im wesentlichen therapeutischer und fürsorgerischer Art, zu erfüllen. Wir wissen, wie gerade aus diesem Aufgabenbereich aus unserer Anstaltspsychiatrie wichtige Impulse von allgemein wissenschaftlicher Bedeutung hervorgegangen sind. Es wäre aber falsch, über der Pflege dieses Aufgabenbereichs zu übersehen, daß es für die sinngemäße und zeitgemäße Erfüllung der nervenärztlichen Aufgaben, die durch die Nöte und Wünsche unserer Kranken an uns herangebracht werden, geboten ist, nicht neue Anstalten zu schaffen oder die bestehenden zu vergrößern, sondern psychiatrisch-neurologische Krankenabteilungen, moderne Nervenabteilungen in allgemeinen Krankenhäusern zu errichten.

11. Wissenschaftliche Psychiatrie und Fürsorge *

Es sind etwa 25 Jahre her, daß ich mit einer in der Krankenhausfürsorge der Berliner Charité tätigen Dame eine kleine Kontroverse hatte. Das Charité-Krankenhaus in Berlin war in damaligen Zeiten ein besonders glücklich organisierter Komplex von Universitätskliniken, so daß die zusammen Tätigen sich nicht nur beruflich begegneten, sondern auch auf den Gängen, in den Gärten und bei den Mahlzeiten. Die Dame, mit der ich die Kontroverse hatte, hatte kurz zuvor die fürsorgerische Betreuung der psychiatrisch-neurologischen Klinik übernommen, in der ich damals Assistent war. Ich vertrat ihr gegenüber damals den Standpunkt, daß in einer psychiatrischen Klinik eigentlich eine besondere Fürsorge nicht notwendig sei, denn wenn ein psychiatrischer Arzt nicht selbst Fürsorge betriebe, dann mache er seine Sache schlecht und falsch. Obwohl ich selbst in späteren Jahren, sogar bald danach, meine Meinung geändert habe, so war an meiner damals vertretenen Auffassung doch etwas richtig, nämlich, daß zweifellos zwischen der psychiatrischen Betreuung eines Falles und der Betreuung eines z. B. chirurgischen Falles ein grundsätzlicher Unterschied besteht. In der Chirurgie — und bis zu einem gewissen Grade in jeder anderen medizinischen Spezialklinik mit Ausnahme der Psychiatrie — bedarf der Kranke fürsorgerischer Betreuung, weil er eben krank und leistungsunfähig und oft aus eigener und aus der Kraft seiner Familie und Freunde nicht in der Lage ist, der entstandenen Not zu steuern, in die er durch die Krankheit, durch den Ausfall seiner Leistungsfähigkeit geraten ist. Da gibt es in immer steigendem Maße die Notwendigkeit der Beratung der Kranken und der Angehörigen, welche Wege zu gehen sind, welche Vorschriften zu beachten, welche Anträge zu stellen und welche Stellen und Quellen zu mobilisieren sind, um die gesetzlich gegebenen Möglichkeiten zu Gunsten des Kranken auszuschöpfen. Die Kranken selbst oder ihre Angehörigen sind heutzutage wohl nur ganz ausnahmsweise noch in der Lage, diese Dinge alle richtig zu übersehen und selbst zu bearbeiten, ganz ähnlich wie viele Menschen heute nicht mehr in der Lage sind, ihre steuerlichen Angelegenheiten bestimmungsgemäß selbst zu erledigen, sondern dazu einen fachmännischen Berater brauchen. In den meisten Fällen des außerpsychiatrischen Bereichs ergibt sich eine fast klare Trennungslinie zwischen der ärztlichen und fürsorgerischen Aufgabe. Es wäre z. B. für den chirurgischen Arzt eine gegenüber seinem medizinischen Tun ganz andersartige Aufgabe, sich darum zu kümmern, wie die wirtschaftliche Existenz der Familie während einer langen Krankheitsdauer gesichert wird. Natürlich gibt es auch außerhalb der Psychiatrie gewisse Verflechtungen von ärztlichen und fürsorgerischen Aufgaben. Man denke etwa an die Tuberkulose, wo ungünstige Wohnverhältnisse eine Teilursache sein können und die Besserung der Wohnverhältnisse die Verhütung von weiteren Infektionen ein ärztliches Anliegen und eine fürsorgerische Aufgabe zugleich sein kann.

---

* Vortrag auf einer Tagung der „Deutschen Vereinigung für den Fürsorgedienst im Krankenhaus“ in der Universitäts-Nervenklinik Frankfurt/Main am 7. Februar 1955. Krankenhaus, 47, 381 (1955).

Lebensgeschichte und Krankheitsgeschichte

Ganz anders aber liegen die Dinge in der Psychiatrie! Viel inniger sind hier die Verflechtungen zwischen medizinisch-ärztlichen und fürsorgerischen Aufgaben. Das eben war es, was ich damals mit der Bemerkung zum Ausdruck bringen wollte, daß ein psychiatrischer Arzt gleichzeitig Fürsorge treiben müsse, sonst mache er seine Sache falsch und schlecht. Nämlich: Bei der Mehrzahl der psychiatrischen Krankheitsfälle kann der Arzt sich nicht mit der Geschichte der Krankheit begnügen, sondern er muß sich mit der Geschichte des Kranken beschäftigen. Es ist eine bekannte Tatsache, daß psychiatrische Krankengeschichten gewöhnlich viel umfangreicher sind als die anderer medizinischer Disziplinen. Das hat seinen Grund darin: Der Inhalt ist ein anderer, weil — wenn die Sache gut gemacht wird — in dieser Krankengeschichte die Geschichte des Lebens dieses Kranken im Überblick oder auch bis ins einzelne beschrieben sein muß. Das hat seinen Grund im folgenden: Für die psychiatrische Wissenschaft ist die Frage von ganz entscheidender Bedeutung, ob die seelische Auffälligkeit, deretwegen der Kranke in die Klinik gebracht wird, eine verständliche Folge seiner lebensgeschichtlichen Situation ist, oder ob hier ein sinnloser Einbruch erfolgt ist, etwa lebensgeschichtlich sinnlose körperliche Krankheitsvorgänge Ursache der seelischen Auffälligkeiten sind. Es handelt sich hier um die bekannte Unterscheidung zwischen psychologisch Verstehbarem einerseits und nur kausal Erklärbarem auf der anderen Seite.

Bei der Wichtigkeit dieser Unterscheidung lassen Sie mich am Beispiel erläutern, was gemeint ist: Nehmen wir an, ein Mann lebt in einer beruflich sehr gespannten Situation. Er fühlt sich von seinem Vorgesetzten ungerecht behandelt, was ihn bedrückt und mißtrauisch macht. Er weiß aber sehr wohl, daß sein Interesse gebietet, daß er in dieser Situation ausharrt und seinen Unmut nicht zeigt. Durch eine körperliche Krankheit gerät er in eine schlechte Allgemeinverfassung, Schlaf und Appetit lassen nach, und damit steigt seine Reizbarkeit, seine Gereiztheit und vermindert sich die Fähigkeit der Selbstbeherrschung. Kommt es nun an einem Vormittag gegen sein eigenes Vorhaben zu einem Herausplatzen, zu einer Explosion, in der er dem Vorgesetzten alles, was er gegen ihn hat einschließlich seiner Vermutungen, entgegenschleudert, so sind zwei Komponenten im Spiel: die psychologisch verstehbare Spannung, die lebensgeschichtlich geworden ist, wobei mißachteter guter Wille, enttäuschte Hoffnungen und erfolgloser Ehrgeiz eine Rolle spielen mögen. Die gesteigerte Reizbarkeit aber, die Herabsetzung der Explosionsschwelle ist von ganz anderer Art. Sie ist nicht lebensgeschichtlich abzuleiten, sondern nur aus dem Biologischen zu erklären.

Diese Trennung spielt in der psychiatrischen Diagnostik eine außerordentlich große Rolle. Nicht immer liegt es so offensichtlich wie in unserem Beispiel einer feststellbaren körperlichen Krankheit mit der Reduktion des allgemeinkörperlichen Zustandes. Deshalb ist für diese grundsätzlich wichtige psychiatrische Entscheidung, gleichgültig wie sie letzten Endes ausfallen mag, das Studium der Lebensgeschichte, das Nachzeichnen des Lebensweges, den der Kranke gegangen ist, für den Psychiater eine in fast allen Fällen unerläßliche Aufgabe. Aus diesem Grunde muß er schließlich die Lebenssituation in all ihren Bezügen persönlich-familiärer, öffentlich-beruflicher Art genau kennen, denn die hier ins Spiel kommenden Kategorien, wie Selbsteinschätzung, Lebensmut, Zuverlässigkeit bilden ja die Symptomatologie eines psychiatrischen Falles. Der Psychiater muß wissen, inwiefern der Kranke in Not ist. Er kann und darf sich nicht darauf beschränken, irgendwelche objektivierbaren Symptome festzustellen, ohne sich um den Sinn der Symptome in der Situation des Kranken zu kümmern.

Hier nun begegnet sich der psychiatrische Arzt in der Tat mit dem Fürsorger. Die thematisch-sachlich aufzuklärende und zu erhellende Situation, von der einerseits psychiatrisches Diagnostizieren und Helfen und anderseits fürsorgerische Überlegungen und Maßnahmen ausgehen, ist genau dieselbe. Der psychiatrische Arzt muß wissen, warum und worüber einer verzweifelt ist. Auch der Fürsorge Treibende muß genau das gleiche wissen. Hier besteht eine innige Verflechtung der beiden Aufgaben, und natürlich wäre es schön, wenn die ärztliche und fürsorgerische Hilfe in einer Hand sein könnten. Das ist sicher einmal in glücklicheren Zeiten so gewesen. Wenn heute so oft und mit Wehmut das Bild des alten Hausarztes beschworen wird, so lag sein Zauber ja gerade darin, daß er seine Tätigkeit nicht auf das Ärztlich-Medizinische beschränkte, sondern wußte, daß sein Rat und seine Hilfe weit über das enge Medizinisch-Ärztliche hinausgehen mußte, wollte er mit seiner Hilfe nicht an einer unverständlichen Grenze unvermittelt Halt machen. Es sind die Differenzierung und Technisierung der Medizin und die Entwicklung zu den großen Patientenzahlen, die dazu geführt haben, daß der Hausarzt weithin verschwand und daß der Arzt in der Klinik ohne die Hilfe des Fürsorgers oder der Fürsorgerin einfach zeitlich nicht in der Lage ist, die Gespräche, Telefongespräche und Korrespondenzen zu führen, die Wege zu kennen, die notwendig sind, heute auf Ämtern, Wohnungsämtern, Arbeitsämtern, Arbeitsstellen usw. Hindernisse wegzuräumen, um den Erkrankten den Weg ins Leben zurück zu ebnen.

Stellung und Aufgabe der Fürsorgerin

So bin ich mir längst klar darüber, daß zumindest in der psychiatrischen Klinik die Hilfe des Fürsorgers auf keinen Fall eine nebensächliche Ergänzung unseres psychiatrischen Tuns ist, sondern eine entscheidend wichtige, übrigens durch ihre eigene Erfahrung uns auch bereichernde, unumgänglich notwendige Hilfe. Wir verdanken dem verständnisvollen Entgegenkommen der Stadtverwaltung, daß wir seit zwei Jahren eine eigene Fürsorgerin an der Frankfurter Klinik haben; sie ist aus dem Leben dieser Klinik nicht mehr wegzudenken. Sie führt nicht ein abgeschiedenes Dasein, sondern ist selbstverständliche Teilnehmerin an unseren Konferenzen und Colloquien. Sie ist auf den Stationen und berät mit den Ärzten über die Fälle, die beide gemeinsam studieren.

Nur nebenbei sei bemerkt, daß die fürsorgerische Aufgabe einer Klinik von der Größe der hiesigen von einem Menschen nicht bewältigt werden kann und daß ich mit Neid auf die Wiener Klinik blicke, die auch nicht größer ist als die unsere und fünf Fürsorgerinnen hat. Gleichfalls am Rande soll hier erwähnt werden, daß auch heute noch, obwohl in dieser Hinsicht in letzter Zeit eine entscheidende Besserung eingetreten ist, die Aufgaben ärztlich psychotherapeutischer Betreuung, die in einem solchen Hause erwachsen und mit den fürsorgerischen eng verwandt sind, von der Zahl der vorhandenen Ärzte niemals wirklich erfüllt werden können. Man denke nur an Fälle, die unsere Poliklinik besuchen, bei denen man im Sinne einer präventiven Medizin Änderungen ihrer Lebenssituation für wichtig halten muß, damit sie nicht aus dem Gleichgewicht geraten, und man denke, daß die meisten Kranken nicht wieder richtig auf den Weg ihres Lebens gebracht sind, um ihn selbständig zu beschreiten, wenn sie aus der Klinik entlassen sind. Man nennt das heute Rehabilitation, und oft empfindet man schmerzlich, daß es einfach unsere Kräfte übersteigt, all das zu tun, was sich hier als notwendig zeigt. Daß immerhin das Vorhandensein *einer* Fürsorgerin eine große Hilfe und auch eine Entlastung der Ärzte auch für ihre wissenschaftlichen Aufgaben bedeutet, ist selbstverständlich. Aber: Man wende nicht ein, es sei eben die Aufgabe anderer, z. B. niedergelassener Ärzte, die Weiterbetreuung solcher Kranker zu übernehmen, und andere Fürsorgestellen könnten hier ergänzend eingreifen und das Angefangene zu Ende führen. Das mag in manchen Fällen möglich sein. In vielen Fällen ist es unzureichend und mißlingt. Und damit kommen wir zu einem wichtigen Punkt dessen, was ich in meinen heutigen Ausführungen über psychiatrische Wissenschaft und Fürsorge noch entwickeln möchte, indem ich kurz eingehe auf moderne, auch von uns vertretene wissenschaftliche Auffassungen, die — wie mir scheint — gerade den Zusammenhang zwischen psychiatrischer Wissenschaft, Psychiatrie überhaupt, und Fürsorge noch eindringlicher beleuchten können.

Über Vertrauen und Mißtrauen

Natürlich kann das nur in Andeutungen geschehen, an Beispielen, die sichtbar machen, was wir meinen. Ein Hinweis als Exempel: Es kann sein, daß ein Kranker in schwerer Angst und schwerem krankhaftem Mißtrauen auf eine unruhige psychiatrische Station eingeliefert wird. Es kann sein, daß es dem betreffenden Stationsarzt gelingt, durch die Wirkung von Medikamenten und seiner Persönlichkeit den Kranken zu beruhigen und ihn in ein fruchtbares beruhigendes Gespräch zu ziehen. Der Kranke ist nun ruhiger, und es ist fast die natürliche Folge, daß er auch auf eine ruhigere Station verlegt wird. Damit wechselt er die Räume, die um ihn bemühten Pfleger und Pflegerinnen und den Arzt. Schon das ist eine Schwierigkeit, denn viele Kranke gewinnen Vertrauen zu einzelnen dieser Personen, und dieses Vertrauen ist die wichtigste Voraussetzung für die Möglichkeit der heilsamen psychischen Einwirkung. Natürlich sind wir nicht in der Lage, das zu ändern. Es ist aber schon ein großer Gewinn, wenn man es weiß und berücksichtigt. Und wir glauben die Erfahrung gemacht zu haben, daß, wenn sich aus dieser Einsicht heraus wenigstens um vereinzelte besondere Fälle einzelne Ärzte fortlaufend bemühen und auch noch Kontakt mit ihnen draußen nach der Entlassung behalten, daß es dann doch gelingt, allerdings mit Stetigkeit und mit Geduld und mit sorgfältiger Beachtung der günstigen und ungünstigen Faktoren, manche Kranke vor dem Versinken in hoffnungslose Vertrauenslosigkeit und Krankheit zu bewahren.

So scheinen uns Vertrauen, Vertrauenslosigkeit und Mißtrauen wesentliche Erlebniskategorien und einmal erwecktes Vertrauen kann nicht einfach übertragen werden auf einen anderen Menschen, der nach der Regel der Bürokratie den Fall weiter zu bearbeiten hat, jedenfalls nicht ohne Gefahr, daß das gewonnene Vertrauen wieder verloren geht. Vertrauen wird gerade von unseren Kranken nicht selbstverständlich jedem psychiatrischen Funktionär entgegengebracht oder jeder Pflegeperson, vielmehr besteht es zu individuellen Personen, Dingen und Situationen. Das muß bedacht werden. Denn wir glauben in der Tat, daß die Weckung, die Herstellung von Vertrauen von entscheidender Wichtigkeit ist für die Behandlung und Betreuung unserer Kranken und für das Verständnis ihrer Störungen und Symptome.

Hier ist einem naheliegenden Einwand zu begegnen. Man könnte nämlich sagen, die Betonung der Wichtigkeit des Vertrauens für Behandlung und Betreuung unserer Kranken sei eigentlich eine primitive Banalität. Daß zwischen dem Kranken und dem Arzt Vertrauen herrschen solle, nicht Vertrauenslosigkeit oder gar Mißtrauen, sei eigentlich selbstverständlich, und deshalb so alt wie alles ärztliche Tun, jedenfalls so alt wie die Psychiatrie. Es sei doch wohl nicht möglich, daß man etwas Derartiges einfach übersehen habe. Nun, um zunächst den Einwand beim Wort zu nehmen: Vertrauen und Mißtrauen hat man, glaube ich, in den letzten Jahrzehnten unserer Wissenschaft wirklich übersehen. Sonst wäre es nicht denkbar, daß in einem so wichtigen Werk über Psychopathologie, wie in dem von JASPERS, im Schlagwortverzeichnis weder das Wort „Vertrauen“ noch das Wort „Mißtrauen“ vorkommen, während jeder unbefangene Besucher einer psychiatrischen Krankenabteilung zugeben wird, daß Mißtrauen eine der häufigsten seelischen Verfassungen unserer Kranken ist. Wenn der Einwand aber besagt, wir bieten eine primitive Lösung an, indem wir Vertrauen, Vertrauenslosigkeit und Mißtrauen so in den Vordergrund stellen, so ist darauf folgendes zu entgegnen: daß diese Fragen nur fruchtbar bedacht werden können, wenn man sich Gedanken darüber macht, was Vertrauen eigentlich ist, und das ist keineswegs einfach, wie es scheinen könnte und keineswegs selbstverständlich, wenngleich von großer Bedeutung.

Man hat in der Psychiatrie davon gesprochen, Vertrauen sei ein Affekt, Mißtrauen ein Mischaffekt. Vertrauen ist aber wesentlich kein Affekt, denn man spricht nicht von ihm so, wie man von Affekten spricht, die einen ergreifen, fortreißen, bedrücken wie etwa ein Zorn. Vertrauen ist weithin ein Tun, man faßt Vertrauen, man schenkt Vertrauen, der andere gewinnt es, man stellt Vertrauen her, man entzieht Vertrauen. Und erst daraus kann sich ergeben, daß schließlich Vertrauen unter Vertrauten — Menschen und Dingen — herrscht. Eben die Sprache zeigt in Ausdrücken wie wir schenken, wir fassen und entziehen Vertrauen, daß hier nicht wesentlich affektiv Unwillkürliches, sondern ganz wesentlich freie Entscheidung mit im Spiel ist. Natürlich ist diese Freiheit nicht unbegrenzt. Alle menschliche Freiheit ist begrenzt, während zumeist auch noch in Unwillkürlichem ein Rest von Freiheit sichtbar gemacht werden kann. Ferner: Vertrauen hängt mit unserer Fähigkeit zusammen, einen Menschen zu durchschauen, und es gerät leicht an seine Grenze, weil der andere die Möglichkeit hat, sich zu verstellen. Hier ist vieles sorgfältig und neu zu bedenken, vielleicht auch zu lernen im Umgang mit Kranken. Und hier wird uns das Zusammengehen mit den Fürsorgern und Fürsorgerinnen eine selbstverständliche, keineswegs nebensächliche, sondern wichtige Aufgabe.

Wohnen und Wohnung

Lassen Sie mich nur noch an einem Beispiel versuchen zu zeigen, wie wichtig und empirisch bedeutsam diese Dinge sind. So wie das Vertrauen als Lebenskategorie entscheidende Bedeutung hat, so das Vertraute, das uns Vertraute. Jeder Mensch lebt mit vertrauten Menschen und Dingen. Sie umgeben ihn, und dort, unter den vertrauten Menschen und Dingen, ist er geborgen und hat seinen Frieden. Das Vertraute grenzt gleich einem Horizont ab gegen das Fremde und Feindliche. Der Mensch wächst in einer solchen Geborgenheit in seinem Elternhause auf, mit seinem Selbständigwerden schafft er sich eine eigene Geborgenheit, indem er neue Menschen und neue Dinge zu seinen Vertrauten macht. Diese grundsätzliche menschliche Ordnung, durch die das eigene Vertraute vom fremden Gleichgültigen oder Feindlichen getrennt wird, habe ich als Wohnordnung, als Daseinsordnung des Wohnens herausgehoben. Folgende Erfahrungen hatten uns belehrt:

Nachdem wir Nervenärzte uns im Kriege sehr darüber zu wundern hatten, was alles Menschen an Not, Entbehrung, Qualen, Angst und Schande ertragen können, ohne die Nerven zu verlieren, vielmehr in erstaunlicher Geduld und Sachlichkeit, haben wir uns nach dem Kriege ebenso darüber gewundert, wie schwer die gleichen Menschen, der Todesgefahr kaum entronnen, sich damit abfinden konnten, Zwangsmieter, Untermieter zu haben. Wir sahen eine Fülle von Konflikten aus solchen Störungen des privaten Wohnens entstehen. Die verschiedenen Arten solcher Störungen zu schildern, wäre hier nicht möglich. Jedenfalls konnte man daraus die Lehre ziehen, daß, so wie der Mensch nun einmal geartet ist, 100 Bombennächte besser zu ertragen sind als der Zwang, mit einem Fremden die Küche zu teilen. Eine andere empirische Tatsache: Wir finden bei den Tieren, ja schon bei relativ niedrigen Lebewesen, daß sie sich Herrschaftsbereiche abgrenzen, innerhalb deren sie mit ihren Tierfamilien zusammen leben und die sie gegen Eindringlinge erbittert verteidigen, eine Tatsache, der die andere korrespondiert, daß fremde Tiere diese Herrschaftsbereiche weitgehend zu achten pflegen.

Sie sehen zwei Erfahrungen, die beide uns darauf hinweisen, daß das Wohnen des Menschen, d. h. daß der Mensch sich einen privaten Raum ergrenzt, der sein vertrauter Raum, seine Wohnung ist, wo er mit Vertrauten lebt, eine empirische Grundkategorie des menschlichen Daseins ist. Und an dieser Stelle eine wichtige wissenschaftliche Bemerkung: Zerlegen wir in der Deskription das menschliche Seelenleben in Funktionen etwa des Denkens, des Vorstellens, des Wahrnehmens, Ausdrückens, der Willkürbewegungen, teilen wir auf in optische, akustische und sonstige Sinne, dann entgeht uns trotz aller Sorgfalt der Beschreibung im einzelnen ein so wichtiger anthropologischer Sachverhalt wie das Wohnen. Zerlegt man das menschliche Wesen in Funktionen, dann wird man mancherlei Abwandlungen dieser Funktionen feststellen können, das menschliche Wesen selbst aber mit den für sein Dasein wichtigsten Kategorien wird man so nicht in den Blick bekommen.

Es handelt sich nämlich beim Wohnen weder um etwas Intellektuelles noch um etwas Affektives, noch läßt es sich begreifen aus Wahrnehmungen verschiedener Sinnesgebiete. Als empirische Tatsache und als grundlegende einheitliche Daseinsstruktur ist das Wohnen hinzunehmen. Wir müssen darüber nachdenken, und wir werden finden, daß Wohnen mit Gewohnheit verwandt ist, und daß das Gewohnte und das Vertraute gleichfalls eng verwandt sind. In der Beachtung der Wohnordnung, in der Beachtung ihrer Bedeutung für jedes konkrete menschliche Dasein, sehe ich einen wichtigen Schritt für das Verständnis menschlichen Wesens und seiner pathologischen Abwandlungen.

Folgendes ist von Wichtigkeit: man muß sich hüten, wiederum — wie beim Vertrauen — das Alltägliche für banal zu halten. Auch hier beim Wohnen wie beim Vertrauen könnte man einwenden, es handele sich um eine Banalität. Selbstverständlich seien die Menschen gern in ihren vier Wänden für sich mit ihrer Familie zusammen. Sie möchten nicht, daß Fremde durch ihre Stube gehen. Ich meine: Die Psychiater sollten sich hüten, daß sie nicht von den Philosophen beschämt werden, indem diese, die Philosophen, die Empirie besser und fruchtbarer befragen als die Psychiater. Das Entscheidende, das HEIDEGGER über das Wohnen sagt, und was für unsere psychopathologischen Überlegungen von entscheidender Wichtigkeit ist, ist folgendes: Wir wohnen nicht, weil wir Wohnungen gebaut haben, sondern wir haben Wohnungen gebaut, weil der Mensch ein wohnendes Wesen ist. Und deshalb, weil er ein wohnendes Wesen ist — d. h. sich einen eigenen Raum ergrenzt und die Menschen und Dinge von sich in Distanz hält —, hat er Wände errichtet, die ihm zur Wohnung dienen. Es findet sich hier eine auch in anderen Bereichen wichtige Umkehr: Wir sind nicht Wohnende, weil wir Wohnungen haben, sondern wir haben Wohnungen, weil wir Wohnende sind. Bedenken wir aber, daß es eine Kraft ist, sich in der Welt selbständig zu behaupten und die anderen in angemessener Distanz zu halten, keine Muskelkraft, überhaupt nichts physikalisch Meßbares, nicht die Kraft einer affektiven Erregung, auch nicht die zwingende Kraft einer intellektuellen Schlußfolgerung, vielmehr eine physiognomische Kraft (für jeden fühlbar in der Begegnung mit einem menschlichen Blick), dann begreifen wir, daß beim Erlahmen dieser Kraft die Fremden trotz der Festigkeit der Mauern und der Unversehrtheit der Tapeten nicht mehr ferngehalten werden können, sondern mit Blicken, Gerüchen und Hörapparaten an den Kranken herandringen. Wie alltäglich sind solche Berichte und Schilderungen bei unseren Wahnkranken. Wir glauben, daß solches Erleben anthropologisch richtig interpretiert wird als eine Schwäche oder ein Verlust des selbständigen Standes und damit als Verlust der Geborgenheit, als Entgrenzung und als ein Hereindringen des Fremden, als Überwältigung. Unter diesem Gesichtspunkt gesehen — es handelt sich, wie gesagt, um einen kleinen exemplarischen Ausschnitt —, ist der Kranke erst dann gesund, wenn er wieder in seiner eigenen Wohnung mit den Seinen vertrauensvoll seinen Frieden gefunden hat. Dies gilt für viele unserer Kranken, und das Beispiel kann zeigen, wie innig sich hier thematisch Wissenschaft und Fürsorge verbinden können.

12. Psychotherapie in der psychiatrischen Klinik, auf Grundlage einer verstehenden Anthropologie *

Es bestand lange Zeit ein Gegensatz zwischen klinischer Psychiatrie und Psychotherapie, sicher zum Schaden beider. Die Psychotherapeuten tadelten mit Recht — so muß man sagen — den therapeutischen Nihilismus und die starre Theorie, *alle* eigentlichen Psychosen seien organische Krankheiten — grob gesagt nach dem Vorbild der Paralyse. Die Kliniker ihrerseits tadelten — gleichfalls mit Recht — den therapeutischen, durch keinen Mißerfolg zu beschwichtigenden Optimismus und die theoretische Einseitigkeit der ursprünglichen psychoanalytischen triebdynamischen Konzeption und den Versuch, die Psychosen einfach als Psychoneurosen zu deuten.

Dieser bedauerliche — für alle Beteiligten unfruchtbare, immer langweiliger werdende — Kampf geht zu Ende. Für unsere Generation kann es eine große Freude sein, dieses Ende noch mitzuerleben. Der Kampf endigt nicht mit dem Sieg einer wissenschaftlichen Partei. Jede der beiden Parteien hat recht behalten, muß aber auch Unrecht eingestehen. Seien wir gute Sieger und gute Verlierer. Dies besonders deshalb, weil wir im Grunde genommen alle zusammen Verlierer sind: Es zeigt sich nämlich immer mehr, daß das Denken unserer Generation, das triebdynamische ebenso, wie das deskriptiv-psychologische zum Problem der Psychosen nicht im rechten Verhältnis stand.

Exemplifizieren wir im Nachfolgenden mit den sogenannten schizophrenen Psychosen: Wir wissen, daß für ihr Zustandekommen die Erblichkeit eine bedeutsame Rolle spielt. Nach der für die Erblichkeitsfrage entscheidend wichtigen Zwillingsforschung sind es ungefähr 90% der Schizophreniefälle, in denen die Erblichkeit die entscheidende Rolle spielt, während in ungefähr 10% der Fälle eine außererbliche Bedingung hinzukommen muß, damit die Psychose ausbricht. Das heißt für die klinische Praxis, daß unter 10 Fällen immer einer wäre, der nicht als einfache Erfüllung des in der Erbmasse gegründeten Schicksals anzusehen, sondern durch irgend welche andere Belastungen mitbedingt ist.

Die Bedeutung dieser Tatsache kann ins rechte Licht gerückt werden durch den Hinweis, daß diese Zahlen sich nicht wesentlich von denen bei der Tuberkulose unterscheiden. Wir wissen ja, daß jeder Mensch mit dem Tuberkelbazillus in Kontakt kommt. Ungefähr 90% der Tuberkulosen verfallen der Krankheit offenbar infolge einer ererbten Resistenzschwäche, während beim Rest der Kranken zusätzliche Bedingungen für die Erkrankung eine Rolle spielen. Es ist eine in der klinischen Erfahrung sicher gut begründete Hypothese, daß es im Bereich der sogenannten Schizophrenien nicht klimatische Einflüsse oder solche der Ernährung oder andere körperliche Krankheiten sind, die als zusätzliche Bedingungen, so wie bei der Tuberkulose zur erblichen Veranlagung hinzukommen müssen, damit es zum Auftreten der Psychose kommt, sondern Krisen auf dem Lebensweg der betreffenden Menschen, d. h. für diese nicht tragbare, ihre Selbstbehauptungsfähigkeit übersteigende Spannungen und Be-

* Aus: Aktuelle Fragen der Psychotherapie, Hrsg. v. B. Stokvis, Vol. 3. Basel, New York: Karger, 1960, S. 96 ff.

lastungen in ihrer lebensgeschichtlichen Situation. Diesen Fragen sich zuzuwenden, der Versuch, das besondere solcher Krisensituationen aufzudecken, ist im Bereich der Schizophrenieforschung so wichtig wie im Bereich der Tuberkuloseforschung das Wissen um den Tuberkelbazillus, seine wechselnde Virulenz und ihre Beziehung zur Abwehrlage des Organismus. Und erst das Verständnis für das eigentümliche, das krisenhafte solcher Krisensituationen, ermöglicht den Psychotischen zu helfen. Alle solche verständnisvolle Hilfe, alles was über die Anwendung sogenannter körperlichen Behandlungsmethoden ergänzend hinausgeht, kann Psychotherapie genannt werden.

So viel wissen wir über das Krisenhafte der als zusätzliche Bedingungen für das Schizophrenwerden wirksamen Situationen, daß es sich nicht um Katastrophensituationen handelt, deren Schwere einfach am Grade der Lebensbedrohtheit gleichsam gemessen und abgelesen werden kann. Es handelt sich nicht um Schrecken aller Art wie Blitz, Donner, Feuersbrünste, Bombeneinschläge, Kriegsgefahr, Seuchen oder Hungersnot. Das war die Meinung als wir aus der unveränderten Häufigkeit schizophrener Psychosen in Kriegszeiten glaubten schließen zu dürfen, die Lebenssituation sei für das Auftreten solcher Psychosen überhaupt ohne Bedeutung. Als wesentlich erweist sich vielmehr, um es einfach zu sagen: In welchem geordneten und festen Vertrauensverhältnis der betreffende Mensch mit seinen Nächsten lebt und wie sicher geordnet auch die Beziehungen zu den ferneren Menschen sind, mit denen er in einer konkreten Gemeinschaft zu leben hat. Nicht Kriegsgefahren und Bombennächte sind für solche Psychotischen die Hölle. Kurz gesagt: Die „Anderen“ sind es. Nur im angemessenen Wohnraum findet der Mensch mit seinen Nächsten die Möglichkeit des Alleinseins und der Ruhe, in klarer rangmäßiger Einordnung unter den Menschen, in der Abgrenzung von ihnen seinen Frieden. In diesem Sinne spreche ich von den anthropologisch wichtigen Daseinsordnungen: Der Wohnordnung und der Rangordnung als Strukturen des gelebten Lebens. In den Krisensituationen, die in schizophrene Psychosen hineinführen, spielen demgemäß Spannungen mit anderen Menschen die entscheidende Rolle. Böse Nachbarn, Untermieter in engen Räumen, gemeinsame Küchen, die Flüchtlinge ablehnende Einheimische, Außenseitertum durch das Zusammenhalten der „Anderen“ im Beruf, Enttäuschung und Beschämung in Liebe und Freundschaft, durch Zurückweisung versuchter Annäherung, Eindringen eines Fremden in eine Ehe auch durch Schuld eigenen Verliebtseins, Eintritt eines Schwiegerkindes mit seinem Anhang in eine Familie oder anders bedingte Wandlungen der konkreten Rangordnung im Familienkreis, wobei das Heranreifen des jungen Menschen eine Rolle spielt, die Aufgabe einen neuen Stand im Sinne der Selbständigkeit losgelöst vom alten zu Hause zu finden, während der Alternde seinen Stand in einer Welt, in der er immer überflüssiger und einsamer wird, zu wahren hat. Der Bedeutung des Anderen entspricht es, daß in dem so häufigen Syndrom des paranoiden Verfolgungswahns dieser Andere als der überwältigende erlebt wird, der mit Blick und Stimme andrängend, zuweilen durch alle Grenzen, ja sogar bis ins Reich der Gedanken und Gefühle eindringt.

Diese Psychotischen können kein Vertrauen mehr haben. Das fühlen sie zumeist selbst und sagen es spontan oder auf Befragen. Mehr oder weniger sind sie in typischen Fällen vom Mißtrauen gehetzt. (Wie oft erscheinen ihnen harmlose Passanten als Kriminalbeamte oder sonst bestellte Aufpasser.) Hier an dieser Einsicht hat eine verständnisvolle Psychotherapie einzusetzen. Dazu allerdings müssen wir wissen, was Vertrauen ist. Obwohl Mißtrauen bei unseren Kranken so häufig ist, ist über die Frage, was Vertrauen ist, nicht gerade viel von Psychiatern nachgedacht worden. Vertrauen ist nichts Intellektuell-Rationales, es ist auch nichts rein Affektives. Wie die Rede zeigt vom Vertrauen, das man faßt, das man in einen Anderen setzt, das man entgegenbringt oder entzieht, das einem auch entgegengebracht und entzogen werden kann, ist Vertrauen eine Weise der Begegnung. Damit ist es auch eine Weise unseres willkürlichen Tuns. Vor allem: Vertrauen kann man auch gewinnen. Dazu allerdings genügt nicht immer die noch so wohlwollende, im Grunde neutral korrekte Haltung des behandelnden Arztes. Es bedarf einer persönlicheren Anteilnahme. Das Mißtrauen, die Ängste, auch der Wahn muß behutsam ernst genommen werden. Der Hinweis auf das rational Unsinnige oder gar Krankhafte der Befürchtungen und Wahrnehmungen muß — jedenfalls zunächst — peinlichst vermieden werden, weil dieser Widerspruch aus dem Rationalen trennt und so den Psychotischen in seine einsame Vertrauenslosigkeit zurückstößt. Der Psychotische muß das Gefühl der persönlichen Anteilnahme der Umgebung haben, des Arztes und des Pflegers oder der Schwester. Ein Wechsel dieser Personen kann eine schwere Belastung der Situation sein. Ich halte es für ein gutes Zeichen, wenn ein beruhigter Unruhiger auf der Station für Unruhige bleiben will, weil zu Arzt und Pfleger ein Vertrauensverhältnis entstanden ist. Ich halte es für einen prognostisch günstigen Erfolg, wenn ein Rückfälliger zurück in die Klinik verlangt, weil er sich dort geborgen fühlt. Alles dieses muß sorgfältig beachtet und es müssen soweit es im Rahmen einer Klinik möglich ist, Folgerungen daraus gezogen werden. Vertrauen zu gewinnen kann gelingen, auch wenn die Aufnahme zunächst gegen den Willen des Psychotischen erfolgte. Man muß mit dem Kranken im Gespräch bleiben und dabei kommen dann dem Arzt seine psychiatrische Erfahrung, anthropologisches Verständnis und tiefenpsychologisches Wissen und Erfahrungen zugute. Das Entscheidende ist aber das in der persönlichen Begegnung hergestellte Vertrauen.

Einem Psychiater, der auf Grund schizophrener Symptome einen Prozeß annimmt, fehlt der Glaube an den Erfolg solcher viel Geduld auch über Enttäuschungen hinweg erfordernder Bemühungen. Ein Psychotherapeut, der die zur Psychose führende Lädierbarkeit auf ihre lebensgeschichtlichen Ursprünge zurückführen will und den Psychotischen durch eine Form der Analyse von dieser Lädierbarkeit befreien, verfolgt ein utopisches Ziel und scheitert, von seltenen Ausnahmefällen abgesehen. Ein vergleichendes Beispiel mag erklären, wie das gemeint ist: Ein großer Teil der Menschen wird an Abgründen von rational unsinniger Angst, von sogenanntem Höhenschwindel befallen. Es scheint mir durchaus möglich, daß diese typische Angstbereitschaft ihre lebensgeschichtlichen typischen Ursachen hat. Gleichwohl kann es mühsam und zeitraubend sein, die Angstbereitschaft durch Aufdeckung und Behebung der lebensgeschichtlichen Gründe zu beheben. In vielen Fällen wird es mißlingen. Einfacher ist es, wenn solche Menschen den Abgründen fern bleiben. Die geschilderten krisenhaften Lebenssituationen, die in sogenannte schizophrene Psychosen hineinführen, sind Abgründen vergleichbar. Fester Boden und Abgrund sind aber nicht so leicht zu erkennen und zu unterscheiden wie beim Höhenschwindligen. Wo Vertrauen herrscht, ist für den Schizophrenen fester Boden. Hier kann der ganz oder zum Teil eingebüßte Stand wieder gewonnen werden und darauf kommt es an. Denn nur dem im anthropologischen Sinne Standfesten ist es möglich, Vertrauen aufzubringen, entgegenzubringen, in andere Vertrauen zu setzen. Dazu muß man sein Vertrauen gewinnen.

Für viele mag diese Hervorhebung des Vertrauens enttäuschend sein, wie ein Hinweis auf etwas Selbstverständliches, fast Primitives. Das rührt daher, daß zu wenig bedacht worden ist, was Vertrauen und Mißtrauen im Zusammenleben der Menschen, in jeder Begegnung sind und bedeuten. Auch das Problem der Übertragung gehört in den weiteren Horizont der Vertrauensproblematik und Begegnungsproblematik. Viele Versuche Psychotische nach der Methode der klassischen Analyse zu behandeln scheiterten einfach so, daß der Analytiker zwar alles richtig machte, der Psychotische machte aber nicht *mit*, blieb von der Behandlung fern. Man schloß daraus, er sei der Übertragung nicht fähig. Die moderne Psychotherapie der Psychosen hat erwiesen, daß das nicht richtig ist. Nicht der Psychotische war unfähig, die Methode war untauglich.

Die Berichte der modernen psychotherapeutischen Versuche an Psychosen stimmen alle darin überein und unsere eigenen Versuche bestätigen das, daß vom Psychotherapeuten eine ganz ungewöhnliche Zuwendung zum Psychotischen geleistet werden muß. Ungewöhnlich was die dem Psychotischen gewidmete Zeit angeht und ungewöhnlich, was die Bereitschaft des Therapeuten angeht, seinerseits mitzumachen, was der Psychotische in seiner psychotisch gewandelten Welt lebt und tut. Alles von vornherein distanzierende muß vermieden werden. Es muß Vertrauen entgegengebracht, gewonnen, hergestellt und gefestigt werden. Danach ist unser Tun, danach sind unsere klinischen Einrichtungen auszurichten. Alles ist gut, was diesem Ziel dient. Dabei kann die Aufnahme primitiver frühkindlicher Begegnungsweisen, wie das liebevolle Nahrungspenden, auch symbolische Wunscherfüllungen, auch ein Hineinziehen des Psychotischen in ein psychodramatisches Spiel von Wert sein. Alles dieses aber dient doch zuerst und zuletzt dem Ziel Vertrauen zu wecken, zu erwerben, herzustellen und zu festigen.

Schließlich ein Wort über das Ziel unserer therapeutischen Bemühungen. Gewiß soll es unser therapeutisches Ziel sein, wenn möglich, dem Psychotischen seine ganze ursprüngliche Begegnungsfreiheit wieder zu geben. Wir können und müssen aber in vielen Fällen auf eine solche völlige Beseitigung der Störungen verzichten, wir müssen uns mit einem bescheidenen Ziel begnügen. Man kann dieses bescheidene Ziel unter Berufung auf vorher Gesagtes umschreiben als ein „Fernbleiben von Abgründen".

Jedem Psychiater ist es bekannt, wie erzielte therapeutische Erfolge nach Rückkehr ins Leben zunichte und die Psychotischen rückfällig werden. Genaueres Zusehen zeigt, daß mit der Rückkehr ins Leben die Rückkehr in die die lebensgeschichtliche Krise konstellierenden Umstände von entscheidender Bedeutung sind. Natürlich wäre hier das Wesen solcher Krisen genauer zu bedenken und eingehend darzustellen. Dazu fehlt hier die Zeit. An Stelle dessen kurz ein Beispiel:

Ich lernte einen etwa 60jährigen Studienrat kennen, weil ich mich für ihn als Verwandten einer vorübergehend Psychotischen interessierte. Die Exploration ergab, daß er selbst als junger Mensch dreimal wegen paranoid-katatoner Zustände in der Münchner Klinik behandelt wurde, wo KRAEPELIN eine beginnende Dementia praecox diagnostizierte. Die Katamnese ergab, daß er seit den Krankheitsschüben in den Entwicklungsjahren mit keinen Störungen mehr zu tun hatte, nie mehr des Rats und der Hilfe eines Nervenarztes bedurfte. Indessen die Katamnese ergab auch, daß er, von seinem ganz erfolgreichen Berufsleben und den damit verbundenen Begegnungen mit Kollegen und Schülern abgesehen, das Leben eines Einsiedlers geführt hatte. Er war Junggeselle geblieben, hatte keine Freundinnen und Freunde, lebte im Grunde genommen allein und zufrieden mit seinen Büchern. Nur selten ließ er sich bei seinen Verwandten sehen. Man könnte sehr wohl die Gestaltung eines solchen Lebens als Ausdruck eines schizophrenen Defekts ansehen, als eine leichte Form des Autismus. Man kann aber auch an die Auswirkung einer Selbstbewahrungstendenz denken und das wird durch die Erfahrung mit vielen derartigen Verläufen nahegelegt, an eine Begegnungsscheu, ein Ausweichen vor den Begegnungsmöglichkeiten, die sich in der Psychose als gefährlich erwiesen haben, im Sinne dieser Ausführungen also als ein Sich-Fernhalten von Abgründen.

Alles hier Vorgetragene wäre mißverstanden, würde man glauben, dieses Zurückweichen vor Abgründen wäre ein bewußt-absichtlich-vorsätzliches Zurückweichen vor Situationen und Begegnungen, deren Abgründigkeit durchschaut und erkannt wäre. Es handelt sich hier um Modifikationen des praereflexiv-gelebten Lebens, man könnte auch sagen um Unbewußt-instinktives. Es ist nicht so, daß dieser einsiedlerische Studienrat im menschlichen Sinne *weiß*, wovor er ausweicht und warum er es tut. Im Rückblick auf sein Leben mag er eine Ahnung davon haben, im aktuellen Tun aber ist er sich selbst undurchschaubar und undurchsichtig. Es handelt sich um einen Freiheitsverlust, der in einer Defizienz der Entfaltungsmöglichkeiten des gelebten, welthaften Leibes gegründet ist, in diesem Sinne im Unbewußten.

Dieser Studienrat hat in dieses ihn vor psychotischen Rückfällen bewahrende Leben von sich aus hingefunden. Könnte eine solche offensichtlich ungewöhnliche Begrenzung des Lebensweges nicht auch Ziel einer verständnisvollen Therapie sein? Muß unsere Therapie immer — wenn auch unausgesprochen — darauf gerichtet sein, aus dem Psychotischen einen glücklichen Familienvater, Hausbesitzer, einen im Beruf erfolgreichen und kontaktfreudigen Menschen zu machen, kurz einen Menschen, für den es im zuvor erörterten Sinne keine Abgründe gibt? Es scheint mir bescheidener und wirklichkeitsgerechter, weniger wundergläubig und mehr der Erfahrung entsprechend, den Psychotischen zu einem in der Art des einsamen Studienrats sich selbst beschränkenden Daseins sachverständig hinzuführen. Das ist weder für den Arzt noch für den Psychotischen etwa einfach und leicht. Der Arzt muß in erster Linie die Situation anthropologisch verstehen. Ihm muß klar sein, wo die Abgründe sind. In geduldiger Anteilnahme muß soviel Vertrauen hergestellt werden, daß der Psychotische die zur selbstbeschränkenden Resignation erforderliche Kraft aufbringt. Denn es erfordert Kraft des Selbstbewußtseins soll Resignation, soll Selbstbeschränkung gelingen.

Eine solche Betrachtung macht auch begreiflich, daß Alle, die mit dem Psychotischen zu tun haben, verständnisvoll mithelfen können und müssen, daß dieser sich ins Leben zurückfinden und in seiner Weise dort wieder einrichten und zurechtfinden kann. Pfleger, Schwestern, Fürsorgerinnen können entscheidend mitwirken, das Gefühl der Degradierung des Psychotischen infolge seiner Psychose zum Schwinden zu bringen und es in einer vertrauensvollen Verbundenheit mit den Helfenden aufzuheben. Natürlich sind die Nächsten, die Angehörigen zumal, die Verbundenheit mit ihnen und die Stellung zu ihnen von größter Bedeutung. Auch von ihnen, zumal z. B. von Eltern eines in eine Psychose geratenen Heranwachsenden, muß Resignation, wenn auch nur in Form behutsamer Zurückhaltung, gefordert werden. Mir scheint die Prognose um so ungünstiger, je mehr die Nächsten, d. h. eben diejenigen, die die konkrete Lebenssituation entscheidend konstituieren, die den Ort bilden, an dem der Psychotische erstmalig seinen Weg wieder aufnehmen muß, wenn diese Nächsten selbst „abgründig" geworden sind, d. h. wenn sie selbst zu den das Krisenhafte der Situation ausmachenden Lebensgehalten gehören. Die Prognose ist günstiger, wenn die das Krisenhafte der Situation ausmachenden Orte und Menschen gemieden werden können. Das eben setzt voraus, daß es im geschichtlich gewordenen Leben des Psychotischen Orte und Menschen gibt, zu denen bereits Vertrauen besteht, von wo aus der Psychotische einen, wenn auch beschränkten Weg ins Leben wieder antreten kann. Diese Situation auf dem Lebenswege des Psychotischen mitzugestalten, ihm solche Möglichkeiten zu eröffnen, in diese Situation selbst mit einzutreten, das scheint mir die psychotherapeutische Aufgabe des Psychiaters bei Psychosen auf Grund einer verstehenden Anthropologie.

Zusammenfassung

Eine verstehende Anthropologie ermöglicht es, die lebensgeschichtlichen Bedingungen zu erkennen, die zur Erbanlage hinzukommen müssen, um eine endogene Psychose manifest werden zu lassen. Solche lebensgeschichtlichen Bedingungen sind Besonderheiten der Ordnung des Zusammenlebens mit anderen Menschen, insbesondere Besonderheiten der vertrauten Verbundenheit mit ihnen. In kritischen Lebenssituationen kann vertraute Verbundenheit und Geborgenheit in ihr fragwürdig werden, in Mißtrauen, Angst und wahnhaftes Ausgeliefertsein an die Andern sich wandeln. Dadurch daß der Arzt in diese Situation als vertrauenswürdiger, Vertrauen gewinnend eintritt, ändert sich die Situation, und der Psychotische kann so auf einen für ihn begehbaren Weg geführt werden.

13. Psychiatrie und Neurologie *

Das Gutachten des Wissenschaftsrates [1] ist von epochaler Bedeutung. Es erhellt die Situation. Die rasch sich entwickelnden und differenzierenden Wissenschaften zusammen mit der wachsenden Zahl der Studierenden lassen

* Aus der Nervenklinik der Stadt und der Universität Frankfurt a. M. (Direktor: Prof. Dr. J. Zutt). — Nervenarzt, 33, 1 (1962).

[1] Empfehlungen des Wissenschaftsrates zum Ausbau der wissenschaftlichen Einrichtungen. Mohr Tübingen 1960.

erkennen, daß eine Lösung der gestellten organisatorischen Aufgaben nur mit einer die Zeit bejahenden Initiative und mit einem Aufwand erheblicher Mittel geleistet werden kann. Was diese Initiative angeht, schlägt eine Stunde der Bewährung für die Fakultäten. Daß die wirtschaftliche Kraft der Bundesrepublik ein großzügiges Planen ermöglicht, stellt eine fast überraschende Tatsache dar. Man sollte — dies nebenbei — darüber nicht vergessen, daß Sparsamkeit nicht ein Zeichen der Armut sondern eine Tugend ist, und daß das sorgfältige Planen, das sie erzwingt, auch der Sache zugute kommt.

In einer solchen Situation ist es an sich gut, über die Zukunft des eigenen Faches, auch in organisatorischer Hinsicht, nachzudenken. Ein weiterer Anlaß zu einer solchen Besinnung kann es sein, daß in letzter Zeit zwei Lehrstühle (Gießen und Göttingen), nachdem sie durch frühen Tod ihrer Inhaber verwaist waren, in einen psychiatrischen und einen neurologischen getrennt wurden. Die Motive für diese Trennung sind mir im einzelnen nicht bekannt. Man darf aber wohl unterstellen, daß die entscheidenden Fakultäten der Überzeugung waren, eine solche Trennung sei das von der Sache Gebotene. Einer Besinnung über diese Frage sollen die nachfolgenden Ausführungen dienen. Es kommt mir dabei nicht darauf an, eine bestimmte Lösung als die richtige anzupreisen. Meine Darlegungen stehen vielmehr unter dem Leitgedanken, daß alles zwei Seiten, d. h. seine Vorteile und Nachteile hat.

Geschichtliches

Es ist fast 50 Jahre her, daß Bonhoeffer 1915 in einem Aufsatz über „Psychiatrie und Neurologie" seine Meinung zu unserem Thema zusammenfaßte angesichts der Gegebenheiten der damaligen Zeit. Er nahm die „temperamentvollen Angriffe" von Erb, der sich für eine völlige Selbständigkeit der Neurologie ausgesprochen hatte, die Beschäftigung der Psychiater mit der Neurologie eine nebenamtliche nannte, zum Anlaß, „wieder einmal die sachliche Seite der psychiatrischen Ansprüche zu prüfen". Erb hatte sich mit diesen Fragen wiederholt befaßt und seine Ansichten ausgesprochen, ein erstes Mal wohl in seiner Leipziger Antrittsvorlesung im Jahre 1880. Es ist auch heute noch von Interesse, in seinem historischen Rückblick aus der damaligen Zeit, aus dem Jahre 1880, zu lesen, daß keiner einen mächtigeren Einfluß auf die wissenschaftliche und akademische Gestaltung der Nervenpathologie ausgeübt hat als der Psychiater Griesinger. Dieser habe den Gedanken, daß die Psychiatrie nichts anderes als ein Teil der Nervenpathologie sei, und daß nur ein eingehendes Verständnis der letzteren eine gedeihliche wissenschaftliche Arbeit auf dem Gebiet der ersteren ermögliche, mit Energie verfochten und verwirklicht. Er, als erster, habe ins Werk gesetzt, daß die Psychiatrie ebenso wie andere Fächer der speziellen Pathologie an den Universitäten nicht nur theoretisch sondern in einer eigenen Klinik gelehrt wurde. Er sei es auch gewesen, der die große Aufgabe löste, eine klinische Psychiatrie und Nervenpathologie, die untrennbar zusammengehörten, „mit glänzendem Erfolg zu leiten, in beiden Zweigen unseres Wissens bahnbrechend und tonangebend zu sein".

Ich zitiere diesen Bericht Erbs über Griesingers Wirken keineswegs, um nun simplifizierend diesen historischen Bericht als billiges Argument dafür vorzutragen, daß auch heute die Verbindung der beiden Fächer in einer Klinik die einzig gegebene Lösung sei. Dies schon darum nicht, weil schon ERB 1880 meinte, daß diese Aufgabe, beide Fächer zu vertreten, „allerdings die Kräfte eines einzelnen im Hinblick auf die Zunahme und Differenzierung unseres Faches wohl überstiege". Der historische Hinweis hat einen anderen Sinn, nämlich diesen, ein Licht zu werfen auf die Bedeutung der Verbindung von Psychiatrie und Neurologie auch für die Entwicklung einer selbständigen Neurologie. Hierfür kann ein Blick auf die Entwicklung in einem anderen Lande ganz lehrreich sein. Bedenken wir die bemerkenswerte und auffällige Tatsache, daß in der Schweiz, die das Glück hat, auf eine durch Katastrophen ungestörte Entwicklung vieler Jahrzehnte zurückzuschauen, die Entwicklung der Neurologie als selbständiges Fach in selbständigen Kliniken und Krankenhausabteilungen über Ansätze nicht hinauskam, hinter der Entwicklung bei uns jedenfalls sehr, sehr weit zurückgeblieben ist. Männer wie MONAKOW und BING hatten keine Bettenabteilungen. An dem Zustand, den ERB vor fast 50 Jahren beklagt hat, daß in der Schweiz nirgends eine selbständige Nervenklinik ist, hat sich bis heute kaum etwas geändert. Mir schien diese auffällige Differenz schon immer daran zu liegen, daß der lebhafte Auftrieb, den die Psychiatrie in Deutschland gerade in der Art, wie GRIESINGER und seine Schüler sie in engster Verbundenheit mit der Neurologie betrieben, infolge der geistvollen und kraftvollen Wirksamkeit dieser Männer genommen hat, auch der Entwicklung einer selbständigen Neurologie zugute gekommen ist. Diese meine Meinung wird nur bestätigt durch das, was ERB 1914 sagt, „daß das erhöhte Interesse, welches der Staat neuerdings für die Verallgemeinerung und Vertiefung der psychiatrischen Kenntnisse zeigt, dem Unterricht in diesem Zweige an fast allen deutschen Hochschulen einen Impuls gegeben hat, *welcher rückwirkend auch der Nervenpathologie in engerem Sinne zugute kommen muß* (vom Ref. hervorgehoben!)". Man darf wohl ergänzend hinzufügen, daß diese Rückwirkung nur deshalb möglich war, weil GRIESINGER der Überzeugung war, Geisteskrankheiten seien Gehirnkrankheiten, die Neurologie sei der Grund, auf dem auch die psychiatrische Wissenschaft ruht. Man mag zum Wahrheitsgehalt des Griesingerschen Satzes, zu seiner Gültigkeit innerhalb der ganzen psychiatrischen Problematik stehen wie man will, eines ist sicher: Die Neurologie ist durch diese wissenschaftliche Konzeption und durch die Initiative, die aus ihr erwuchs, bei uns nicht mehr ausschließlich Domäne der intern-medizinischen Klinik geblieben und diese Tatsache begünstigte eben zugleich ihre Entwicklung zu einem selbständigen Fach. Man kann also sagen, die ausschließlichen Neurologen verdanken die Erfüllung ihres so sehnlichen Wunsches nach völliger Selbständigkeit auch einer psychiatrischen Forschungsrichtung, und es ist eine Ironie der Geschichte, daß gerade diese Richtung von der Neurologie später bekämpft wurde, so, wenn ERB 1914 sagte, innere Medizin und Psychiatrie müßten darauf verzichten, „eine zweite gewaltig heranwachsende Disziplin wie die Neurologie quasi ‚im Nebenamt' zu vertreten".

Ich erwarte gewiß nicht, daß die Kenntnis dieser Zusammenhänge Gefühle der Dankbarkeit gegenüber der organischen Forschungsrichtung in der Psychiatrie weckt. Daß ich auf diese Zusammenhänge hingewiesen habe, geschah aus dem Grunde, weil ich glaube, man kann an diesem Beispiel sehen, wie kompliziert die Dinge liegen und wie schwierig es sein kann, die eine Entwicklung bebestimmenden Motive und Ursachen zu durchschauen und in ihren Folgen zu überblicken. Ich denke, man könne vielleicht stürmische Naturen, die glauben, alles sei klar und entscheidungsreif und es gäbe für alles eine einzig richtige Lösung, etwas nachdenklich stimmen und vorsichtig machen.

Faßt man zusammen, was ERB 1914 als ungenügend beklagt und für die Zukunft fordert, so in erster Linie selbständige neurologische Abteilungen, die von neurologischen Spezialisten geleitet sein sollten. Insbesondere beklagt er, daß auch hervorragende Neurologen keine klinischen Institute hatten. Der Unterricht in Neurologie würde nur mit ungenügender Stundenzahl von Internisten und Psychiatern eben im Nebenamt erteilt. Für die wissenschaftliche Weiterentwicklung der Neurologie müßten eigene Arbeits- und Forschungsstätten geschaffen werden, wie sie viel weniger umfangreichen Spezialgebieten längst zugebilligt wären. Die selbständigen Nervenkliniken sollten zwischen innerer und psychiatrischer Klinik eingegliedert werden mit Berücksichtigung der Grenzgebiete, auf die die Angrenzer weitgehend Ansprüche haben. Das sollte bei „einigem guten Willen und freundnachbarlichem, neidlosem Entgegenkommen leicht durchzuführen" sein. Auch an allen großen kommunalen Krankenhäusern müßten solche neurologischen Abteilungen errichtet werden. Die in solchen besonderen Nervenabteilungen geleistete Ausbildung setze die ausgebildeten Ärzte instand, den Aufgaben der Unfallbegutachtung, den forensischen Fragen besser gewachsen zu sein. Spezielle Ausbildung in der Neurologie sei nötig für die zahlreichen Nervenärzte, Leiter von Nervensanatorien und Ärzte an den „Irrenanstalten".

Das sind ungefähr die Klagen und Wünsche von ERB. Diese nahm BONHOEFFER damals zum Anlaß, „wieder einmal die sachliche Seite der psychiatrischen Ansprüche zu prüfen". Der Forderung von ERB, daß neurologische Abteilungen unter Leitung von Spezialisten in den größeren allgemeinen Krankenhäusern eingerichtet werden sollten, stimmt BONHOEFFER im wesentlichen zu, weicht nur insofern davon ab, als er es „gleichzeitig für erforderlich oder wenigstens für sehr wünschenswert" hält, daß diese neurologischen Spezialisten gleichzeitig eine ausreichende klinisch-psychiatrische Schulung haben, so daß sie auch der Beurteilung und Behandlung psychischer Fälle gewachsen sind. Was die Lehre angeht, so meint er, und das gäben ja auch die strengsten Vertreter der Loslösung der Neurologie von der Psychiatrie zu, daß der Lehrstoff der beiden Fächer sich in einem weiten Bereich überschneidet. Um festzustellen, in welchem Bereich diese Überschneidung stattfindet, genüge es nicht, sich „an die anatomische Einteilung der peripheren, spinalen usw. Erkrankungen" zu halten. Die Erfahrung in Nervenpolikliniken wie in Sprechstunden von Neurologen in großen Städten besagten, daß „das weitaus überwiegende Krankenmaterial, das den Neurologen zufließt, nicht die organischen Fälle, sondern funktionell neurotische Zustände und Psychopathien" sind. „Eigentliche Geisteskrankheiten und organische Nervenkrankheiten sind in der Minderzahl." „Der überwiegende Teil dessen, was dem Neurologen in seiner praktischen Tätigkeit zufällt, sind Fälle, die das psychiatrische Gebiet zum mindesten stark berühren oder ihm ganz zugehören." Daß aber die Kenntnis dieses Grenzgebietes der psychopathischen Konstitution im weitesten Sinne

„dem Studierenden durch den Psychiater, d. h. von der psychiatrischen Betrachtungsweise her zu vermitteln ist", das sei ernsthaft wohl von niemandem zu bestreiten. Allerdings müsse man die Psychiatrie und ihre Lehraufgaben richtig sehen. Der Psychiater sei nicht „celui qui enferme". In den Lehraufgaben, die der Psychiatrie zufallen, seien die internierungsbedürftigen Geisteskrankheiten, ihre differenzierte Psychopathologie, nicht von vordringlicher Bedeutung. In dieser Hinsicht sieht BONHOEFFER die Lehraufgaben also enger als es viele meinten. Andererseits sieht er sie aber auch weiter; er sagt: „Die Psychopathologie, die die Lehre von den gesetzmäßigen Zusammenhängen in der Pathologie der psychischen Vorgänge ist" — die eigentliche, besondere Lehraufgabe der Psychiatrie — „ist mehr als jede andere medizinische Disziplin geeignet, ein Gegengewicht zu bilden gegenüber den — der Ausdruck sei erlaubt — Disziplinen des objektiven Befundes". BONHOEFFER meint, daß in dieser Hinsicht die Ausbildung des künftigen Arztes einer Ergänzung bedürfe. „Das Streben nach exakten, objektiven Befunden gehört so zu den Grundlagen der ärztlichen Ausbildung in den Hauptfächern der Chirurgie und inneren Medizin, daß es kaum vermeidbar ist, daß der Blick des Studierenden an dem psychologisch und psychopathologisch Bedingten vorbeigleitet, obwohl dieses oft wichtiger ist als der vermeintliche objektive Befund." Er gibt einen veranschaulichenden Hinweis: Man hätte das Wesen der Rentenneurose früher erkannt, wenn der Blick der Ärzte „nicht lange Zeit in übertriebener Weise durch die sogenannten objektiven Symptome gebannt gewesen wäre". Die psychiatrische Klinik soll für den Studierenden der Ort sein, wo ihm die Augen geschärft werden „für die mannigfache Durchdringung der dem allgemeinen Arzte und dem Nervenarzte zufließenden Klientel mit psychopathologischen Faktoren".

Zu dem Argument, ein einzelner sei nicht mehr wie GRIESINGER, zu GRIESINGERs Zeiten, in der Lage, das ganze Gebiet der Psychiatrie und Neurologie in Lehre und Forschung zu vertreten, meint BONHOEFFER, dieses Argument scheine einleuchtend, halte aber genauer Prüfung nicht stand. Denn es sei eine Täuschung, zu glauben, daß der Psychiater und der Neurologe, jeder für sich allein, in seinem Fach auf allen Gebieten wissenschaftlich führend wirken kann. Dafür sei die Spezialisierung auch innerhalb dieser Einzelfächer schon eine viel zu große. „Die Spezialisierung bringt es mit sich, daß die Ergebnisse großer Arbeitsgebiete innerhalb des einzelnen Faches auch von Fachgenossen nicht in eigener Forschung überprüft, sondern übernommen werden müssen." Das ist aber nur natürlich und kein Fehler, denn: „Das spezielle Forscherinteresse des einzelnen gräbt sich nach Begabung und Interesse oder nach der übernommenen Schulrichtung an dieser oder jener Stelle ein und die Neuorientierungen über das Gesamtgebiet pflegen nicht aus Arbeiten, die von vornherein das Gesamtgebiet im Auge haben, sich zu ergeben, sondern aus der Vertiefung in eine einzelne Frage hervorzugehen." Es ist eine Aufgabe der Kliniken, ebenso der chirurgischen und inneren, wie der psychiatrischen, gegenüber dieser spezialisierenden Wirkung, die im Wesen der Forschung liegt, gleichzeitig die gemeinsame Grundlinie der Disziplin festzuhalten. Es ist gewiß kein Nachteil, „wenn an der Klinik jeder klinische Assistent sowohl auf der psychiatrischen wie auf der Nervenabteilung als Stationsarzt tätig ist". „Es ist vielmehr das, was den praktizierenden Neurologen am besten auf seine spätere Tätigkeit im Leben vorbereitet." In einer Klinik, die Psychiatrie und Neurologie verbindet, könne sich „am besten ganz von selbst die Differenzierung in der Arbeitsrichtung entwickeln". Bei dieser Wahl einer Arbeitsrichtung — ob diese mehr nach der psychopathologischen oder organneurologischen hingehe, richte sich in letzter Instanz nach Anlagegesetzen. Bonhoeffer sagt, ihm sei kein Zweifel, daß Erb und Kraepelin, die gern als Beispiele reiner Neurologen und Psychiater genannt würden, wären sie beide von einer Klinik ausgegangen, die zugleich psychiatrisches und neurologisches Material umfaßte, so wäre Kraepelin nach der psychiatrischen, Erb nach der neurologischen hingegangen. „Aber man könnte sich denken, daß bei Kraepelin eine Zugabe Neurologie und bei Erb etwas Großhirn- und Psychopathologie von der Ausgangsklinik her, nicht notwendig einen Mangel bedeutet hätte".

In den 46 Jahren, die verflossen sind, seit Bonhoeffer diese Gedanken niederschrieb, haben die vorgebrachten Argumente nichts an Gewicht eingebüßt. Der ganze Aufsatz ist überhaupt von erstaunlicher Nähe zu unserer heutigen Zeit.

Gegenwart

Wie haben sich nun im letzten halben Jahrhundert bei uns diese Dinge entwickelt, sind die damaligen Wünsche und Forderungen inzwischen erfüllt worden?

Man kann eigentlich sagen, im ganzen haben sich an den Universitäten die Dinge recht glücklich, vielgestaltig und unsystematisch entwickelt nach örtlichen und personellen Gegebenheiten. An vielen Universitäten gibt es außer neurologischen Abteilungen an den psychiatrischen und Nervenkliniken auch selbständige neurologische Abteilungen oder Kliniken und Polikliniken; es gibt innere Kliniken, die von auch und sogar vorwiegend neurologisch interessierten Forschern geleitet werden. Man denke dabei, daß auch das Vegetativum zum Nervensystem gehört. Es gibt Leiter psychiatrisch-neurologischer Kliniken, die selbst als neurologische Forscher hervorgetreten und sich als solche einen Namen gemacht haben. Man wird bei aller Verschiedenheit der Einrichtungen nicht sagen können, daß neurologische Krankheitsfälle nicht in geeigneten Spezialkliniken untergebracht werden können; man wird auch nicht sagen können, daß hervorragende Neurologen noch ohne eigene Bettenabteilungen und Polikliniken sich behelfen müssen. Es sind auch eine ganze Reihe neurologischer Krankenhausabteilungen in allgemeinen Krankenhäusern außerhalb der Universität eingerichtet worden, vereinzelt psychiatrisch-neurologische. Diese Entwicklung ist noch im Fluß und daß es nicht schneller damit geht, liegt nicht an den Vertretern der Psychiatrie und Neurologie, sondern an der geringen Neigung der Krankenhausträger von der herkömmlichen Krankenhauseinteilung in chirurgische, medizinische und gynäkologische, ergänzt zuweilen durch kleinere, meist operative Spezialfächer abzugehen und der Bedeutung der nervenärztlichen Aufgabe auch in der Schaffung psychiatrisch-neurologischer Krankenhausabteilungen gebührend Rechnung zu tragen. In dieser Hinsicht sind die von Bonhoeffer und Erb vor einem halben Jahrhundert erhobenen Forderungen auch heute noch nur unvollkommen erfüllt. Für die moderne Psychiatrie ist dieser Mangel besonders bedauerlich, weil so immer noch eine große Zahl auch akut und episodisch Kranker in großen Anstalten auf dem Lande untergebracht werden müssen, die heute zwar zumeist psychiatrische Krankenhäuser heißen, mit dem für die Kranken und ihre Familien peinlichen Makel der Verrücktenanstalt aber behaftet bleiben. Dieser Umstand fiele weg, wenn mehr Krankenhausabteilungen mit leistungsfähigen Ambulanzen in allgemeinen Krankenhäusern eingerichtet würden.

Daß an einer unserer Universitäten die Lehre auf dem Gebiet der Psychiatrie und Neurologie im argen läge, wird man nicht sagen können, jedenfalls wird dem Studierenden überall die Möglichkeit geboten, in Hauptvorlesungen, Einführungen, ergänzenden Vorlesungen und Kursen sich auf dem Gebiet der Psychiatrie und Neurologie Kenntnisse und Fähigkeiten zu erwerben und diese als Famulus zu vertiefen. Daß die verschiedenen Universitäten sich im einzelnen in ihren Einrichtungen unterscheiden, versteht sich von selbst. Dies ist in anderen Fächern auch nicht anders. Es ist kein Mangel sondern Zeichen lebendiger Entwicklung. Ein günstiges Zeichen der Zeit scheint es mir zu sein, daß der Fakultätentag empfohlen hat, Psychiatrie-Neurologie und Pädiatrie, neben innerer Medizin, Chirurgie und Frauenheilkunde zu „großen Fächern" zu erklären. Das kann dazu beitragen, daß die Bedeutung des Faches im Bewußtsein weiterer Kreise — vielleicht auch der Krankenhausträger — gehoben wird.

Was die Forschung angeht, so ist deren gedeihliche Entwicklung natürlich auch von der Schaffung entsprechender Institutionen, also von organisatorischen Maßnahmen abhängig, aber doch in erster Linie davon, ob einfallsreiche Forscher unter uns leben und heranwachsen. In der Pflege und Förderung der Forschung, insbesondere auch der Grundlagenforschung, sind sich im übrigen Psychiatrie und Neurologie, wie mir scheint, einig und auch im ganzen erfolgreich. Neuroanatomie, Neurohistopathologie, Neurophysiologie werden an manchen Orten in eigenen Forschungsinstituten gepflegt. Die Bedeutung der Biochemie für die Psychiatrie — hier besonders auch für die pharmakopsychiatrischen Fragen — und Neurologie ist unbestritten. Wo es an eigenen Instituten und an geeigneten Persönlichkeiten fehlt, kann die Forschung auch durch die Zusammenarbeit mit den benachbarten Physiologen und Pharmakologen Gewinn haben. Gerade in der Forschung muß ja das Bewußtsein wachgehalten werden, daß die Universität nicht nur äußerlich unter einem Dach sein sollte, daß Pflege der Verbindungen unter Spezialfächern einer Fakultät, aber auch unter den Fakultäten, eine wichtige akademische Aufgabe ist. In dieser Hinsicht — so scheint mir — liegt Vieles im Argen. Es fehlen die akademischen Institutionen, in denen Gespräche über gemeinsam interessierende Fragen und Aufgaben — etwa in Form von Symposien — stattfinden. Gerade darum aber wäge man sorgsam die Argumente, bevor man sich entschließt etwas zu trennen, was zusammen lebt, wie an vielen Orten Psychiatrie und Neurologie.

Dem bisher Dargelegten ist Wichtiges hinzuzufügen, will man die heutige Situation richtig sehen, insbesondere inwiefern sie sich von der Situation vor 50 Jahren unterscheidet. Es sind nicht nur Forderungen und Wünsche erfüllt worden, es haben sich inzwischen auch Entwicklungen vollzogen, die man in dieser Weise vor 50 Jahren noch nicht voraussehen konnte und nicht voraussah. Ich meine die Entwicklung der Neurochirurgie, der Kinderpsychiatrie und der Psychotherapie.

Die Neurochirurgie ist ein selbständiges Fach geworden mit einer besonders differenzierten Indikationsstellung und operativen Technik. Die Entwicklung zu einem selbständigen Fach hat sich bei uns, im Vergleich zu anderswo, insbesondere zu den angelsächsischen Ländern, gegen mancherlei Widerstände verspätet vollzogen, gefördert durch das Verlangen der Nervenärzte nach einer zeitgemäß differenzierten operativen Behandlung ihrer Patienten. Daß die Neurochirurgie in engen organisatorischen Zusammenhang zur Nervenklinik gehört, ergibt sich als eine Selbstverständlichkeit aus dem Interesse für Symptomatologie, Indikationsstellung, Zustandsänderung durch den operativen Eingriff und Beobachtung des Verlaufes, das dem Nervenarzt und dem Neurochirurgen gemeinsam ist, dem Allgemeinchirurgen schon im Hinblick auf seine anderweitigen neuen großen Aufgaben ferner liegt. Die Neurochirurgie als Fach hat eine große Zukunft. Man denke nur an die Entwicklung der stereotaktischen Operationen. Daß auch der vorwiegend psychiatrisch ausgerichtete Nervenarzt an allen operativen Eingriffen am Gehirn aufs lebhafteste interessiert ist und daß er von den psychischen Wesens- und Leistungsänderungen auf Grund seiner breiten psychopathologischen Erfahrungsgrundlage im allgemeinen auch am meisten versteht, liegt auf der Hand. Hinzu kommt, daß manche Neurochirurgen selbst Neurologen oder neurologisch interessiert und erfahren sind, so daß sie in der Zusammenarbeit mit den Neurologen nicht immer nur die Nehmenden zu sein brauchen. Man kann sagen, je besser das wissenschaftliche Niveau des Neurochirurgen, desto mehr ist er auch Neurologe. Die enge Zusammenarbeit mit dem nicht operierenden Nervenarzt kann und soll ihn davor bewahren, einseitig auf Indikation und Operationstechnik eingestellt, die differenzierten wissenschaftlichen und auch therapeutischen Probleme des Falles zu übersehen. Immerhin, es sind neurochirurgische Kliniken entstanden, in denen auch Neurologie getrieben, geforscht und gelehrt wird, wenn auch ausgerichtet auf eine operative Therapie. Das bedeutet aber auch eine Änderung der Situation, wenn es einem auf die Pflege der Neurologie in Lehre und Forschung ankommt.

Die Kinderpsychiatrie fängt da und dort an, ein selbständiges Fach zu werden. Eigene Kliniken, Krankenhäuser und Ambulatorien sind im Entstehen begriffen. Die endgültigen Organisationsformen sind wohl noch nicht gefunden. Die Verbindung mit Pädiatrie, Entwicklungspsychologie und Heilpädagogik ist unerläßlich. Für unser Thema interessant ist die Tatsache, daß dort, wo die Kinderpsychiatrie sich lebhaft entwickelt hat, zumeist die Verbindung mit der Kinderneurologie eine Selbstverständlichkeit ist. Das ergibt sich einfach daraus, daß bei vielen Störungen die Frage mit auftaucht, ob eine progrediente Gehirnkrankheit, ein Defekt nach einer durchgemachten Gehirnkrankheit, z.B. bei den vielen Anfallskranken, im Spiele ist, oder ein Milieuschaden, eine neurotische Fehlentwicklung oder Anlagemängel im Sinne psychopathischer Konstitutionen oder im Sinne der Gefährdung für endogene Psychosen vorliegt. Offensichtlich ist, daß in diesem neuen, aus der Psychiatrie erwachsenen Spezialgebiet, die Verbindung von Psychiatrie und Neurologie sich als natürlich und notwendig erwiesen hat. Für den Kinderpsychiater bewährt sich ebenso natürlich wie zwingend der weite Horizont des psychiatrisch-neurologischen Fachgebietes. Zur Veranschaulichung genügt für den Erfahrenen der Hinweis auf die verschiedenartigen pathogenetischen Möglichkeiten, an die bei einer Entwicklungsstörung der Sprache zu denken ist. Ganz im hier vorgetragenen Sinne hat der neben dem verstorbenen VILLINGER führende deutsche Kinderpsychiater v. STOCKERT (1953) in dieser Zeitschrift sich über ganzheitliche Betrachtungsweise in der Psychiatrie geäußert, unter Hinweis auf die „durch geistvollste symptomanalytische Untersuchung gewonnene Hirnpathologie", die aus der Symbiose der Neurologie mit der Psychiatrie erwachsen ist.

Nun zur Psychotherapie. Erinnern wir uns der Ausführungen von BONHOEFFER, des Psychiaters und Neurologen, der aus der Klinik von WERNICKE hervorgegangen war, dessen, was er über die notwendige Ergänzung des objektiven Befundes durch Beobachtung des Psychologischen und Psychopathologischen sagte, das oft wichtiger sei, „als der vermeintliche objektive Befund", so korrigiert diese Erinnerung zunächst die heute noch verbreitete und wiederholt geäußerte Meinung, die Beachtung des Psychischen sei durch die Psychoanalyse in die Medizin gekommen. Man sieht weiter an den Ausführungen BONHOEFFERS, daß im Jahre 1915 die unheilvolle Trennung von Psychiatrie und Psychotherapie noch nicht erfolgt war, die Trennung, an der, wie immer wenn ein Streit entsteht, beide Seiten Schuld hatten. Das läßt man am besten auf sich beruhen. Das für unsere Zeit erfreulicherweise Charakteristische ist die Tatsache, daß Trennung und Streit zu Ende gehen. Es ist die psychiatrische Wissenschaft selbst, die im Fortschreiten ihres Denkens zur Entwicklung kräftiger wissenschaftlicher Impulse hinführt, die psychotherapeutische Aufgaben als selbstverständliche mit einschließen und das in psychotherapeutischen Schulen Erarbeitete in sich aufnehmen. Psychotherapeutische Forscher arbeiten in enger Verbindung mit psychiatrischen Kliniken. Psychotherapeutische Abteilungen, Lehrstühle für Psychotherapie sind im Entstehen.

Es sind die anthropologischen und verwandte Richtungen innerhalb der Psychiatrie, die diesen Wandel erwirken. Die Herausarbeitung fundamentaler Daseinsordnungen der menschlichen Welt, worin der Mensch, selbst welthafter Leib, seinen Stand hat und seinen Weg geht, lassen Psychosen als Abwandlungen dieser fundamentalen anthropologischen Strukturen verstehen. Die Bedingungen, unter denen Psychosen, zumal sog. endogene Psychosen, zustande kommen, können und müssen neu durchdacht werden. Die genannten anthropologischen Strukturen sind von Bedeutung als wissenschaftliche Grundlage einer im Entstehen begriffenen soziologischen Psychiatrie, die psychotherapeutische, psychohygienische und fürsorgerische Aufgaben einschließt, neue Formen der ambulanten Betreuung, Einrichtungen wie Tag- und Nachtklinik mit sich bringt. Der Wandel, der sich in alledem vollzieht, mag kurz daran verdeutlicht werden, daß eine frühere Psychiatrie auch in ihren Einrichtungen darauf abzielte, die psychisch Gestörten abzusondern, während moderne Psychiatrie Absonderung verhüten, geringhalten und wiederaufheben möchte. Daß gerade im Praktisch-Fürsorgerischen nicht völlig Neues sich ereignet, sei zur Verhütung von Mißverständnissen hier angefügt. Immerhin, der Wandel im wissenschaftlichen Denken ist außerordentlich, die erwachsenden Forschungsaufgaben, z. B.

im soziologischen Bereich, sind groß. Ihre Förderung und Entfaltung ist auch für die Medizin im Ganzen von Bedeutung. Wer einen Begriff von der Bedeutung und Größe der Aufgaben hat, die hier jetzt und in Zukunft anfallen, der allerdings kann sehr wohl auf den Gedanken kommen, es wäre der Entwicklung und Entfaltung einer modernen Psychiatrie auch förderlich, wenn sie sich auf diese ihre eigensten psychiatrischen Probleme und Aufgaben beschränkte, dafür auf Neurologie — wenigstens auf weite Bereiche der Neurologie — verzichtete. Für eine solche Auffassung läßt sich zweifellos manches ins Feld führen, z.B. die Tatsache, daß die moderne anthropologische Psychiatrie nicht in gleicher Weise wie die Neurologie auf Anatomie und Physiologie als Grundlagenwissenschaften ruht sondern in erster Linie auch auf der zeitgenössischen philosophischen Anthropologie und Soziologie. Das ist anders als zu Zeiten GRIESINGERS. Für die psychiatrischen Forscher bedeutet das eine neue, schöne und große Aufgabe in wissenschaftlicher Forschung und praktischer Wirksamkeit.

Am deutlichsten zeigt sich wohl in unserer Zeit die Berechtigung auch dieser Betrachtungsweise in psychiatrischen Landeskrankenhäusern, wie heute die bisherigen Heil- und Pflegeanstalten heißen. Deren Hauptaufgabe kann nur eine therapeutische, auch psychotherapeutisch-fürsorgerische sein. Ich kenne solche Anstalten, in denen kaum Psychotherapie oder gar keine getrieben wird, die auch nicht *eine* Fürsorgerin haben, aber: ein Encephalographie-Gerät. Das scheint mir in der Tat eine Fehlentwicklung, hervorgerufen durch den sachlich nicht begründeten Wunsch, auch Neurologie im Sinne und in der Art einer psychiatrisch-neurologischen Klinik zu treiben. In solchen neurologischen Abteilungen liegen fast nur chronisch-invalide Kranke, für die die ländliche Abgeschiedenheit im allgemeinen schmerzliche Trennung von der Familie bedeutet und im übrigen sinnlos ist. Von der Sache her gesehen, wäre die Unterbringung neurologisch chronisch Kranker zusammen mit anderen Invaliden in Allgemeinkrankenhäusern für chronisch Kranke in oder in unmittelbarer Nähe von Städten, wo sie für Angehörige leicht erreichbar sind, das Gegebene.

Die Frankfurter Lösung als Exempel

Daß die Größe der neuen psychiatrische Aufgaben nicht notwendig einen Verzicht auf die Verbindung der Psychiatrie mit der Neurologie in einer Klinik fordert, das zeigt, wie mir scheint, unsere Frankfurter Lösung des klinisch-organisatorischen Problems. Ich bin nicht der Meinung, daß diese Frankfurter Lösung, *die* Lösung sei, ich bin aber der Meinung, es sei eine gute Lösung. Darum stehe sie hier als ein Exempel: Psychotherapie, Psychiatrie, Kinderpsychiatrie, Neurologie, Neuroradiologie, Neurochirurgie, Neuropathologie und Neuroanatomie sind in enger räumlicher Verbundenheit oder Nachbarschaft in eigenen Abteilungen oder Instituten vertreten[2]. Der psychiatrisch-neurologischen Klinik, der Nervenklinik der Stadt und Universität Frankfurt zugehörig sind die psychiatrischen Abteilungen mit der nachtklinischen Ab-

[2] Der Lehrstuhl für Psychotherapie ist errichtet, ein Ruf ergangen. Das Institut für Neuroanatomie steht vor der baulichen Vollendung.

teilung, die Abteilung für Kinderpsychiatrie, die neurologischen Abteilungen, die Abteilung für Neuroradiologie einschließlich EEG, die neurochirurgische Abteilung und die zu allen diesen Abteilungen gehörigen Ambulanzen. Die Psychotherapie ist ein selbständiges planmäßiges Extraordinariat mit eigener Abteilung und Ambulanz im Gebäude unserer Klinik. Die Max-Planck-Institute für Neuroanatomie und Neuropathologie befinden sich in eigenen Gebäuden in unmittelbarer Nähe der Klinik. Innerhalb des Gesamtkomplexes — von uns das Frankfurter Nervenzentrum genannt — bestehen die natürlichsten Verbindung zwischen den verschiedenen Abteilungen durch regelmäßige Konferenzen, Besprechungen, Colloquien und Vorlesungen, ergänzt durch die von mir für wichtig gehaltenen Privatgespräche in gemeinsamem Assistentenkasino und auf den Gängen der Klinik.

Wir sind mit dem Erreichten zufrieden, einfach deshalb, weil unsere organisatorisch-architektonische Lösung Möglichkeiten eröffnet. Möglichkeiten eröffnen ist aber das, was man organisatorisch-architektonisch und durch Schaffung von Institutionen leisten kann. Was von solchen institutionell-organisatorisch vorhandenen Möglichkeiten verwirklicht wird, das ist eine andere Frage jenseits des Organisatorischen. Es ist eine Frage der Persönlichkeiten, die sich zusammenfinden, deren Bereitschaft von den Möglichkeiten verständnisvoller Zusammenarbeit Gebrauch zu machen. Der Erfolg des Ganzen hängt davon ab, was für Ideen und Einfälle die einzelnen haben und was für produktive Initiativen sie entwickeln. Als besonders wertvoll erweisen sich unsere Einrichtungen auch für junge, in der Ausbildung begriffene Mitarbeiter. Es ist interessant und erfreulich zu sehen, wie diese ihren Weg suchen und schließlich finden. Diejenigen, die in die Praxis gehen, können eine so vielseitige Ausbildung erfahren, wie sie für den Nervenarzt im Sinne der Facharztordnung erstrebenswert ist.

Es ist natürlich auch eine besonders schöne Aufgabe, hier an einer der leitenden Stellen, an der Koordinierung der Interessen und Tendenzen mitzuwirken. Dabei handelt es sich nicht nur um die Pflege des Bestehenden, es geht auch um die künftige Entwicklung. Es geht um die Frage, was werden soll und was verkümmern wird, was zu seinem Wachstum der Förderung oder größerer Selbständigkeit bedarf. Auch in dieser Hinsicht finden sich wichtige Anregungen allgemeiner Art in den Empfehlungen des Wissenschaftrates bezüglich der Schaffung von Abteilungsleiterstellen und der Errichtung neuer Ordinariate. Wir glauben, daß unsere Frankfurter Situation Möglichkeiten entsprechend diesen Anregungen einschließt. Ob und was in dieser Hinsicht verwirklicht wird, das hängt im einzelnen von der Entwicklung unserer Wissenschaft ab und von den einleuchtend berechtigten Wünschen und Anregungen beteiligter Persönlichkeiten. Daß unsere Frankfurter vielgestaltige Lösung nichts zu tun hat mit dem Bestreben, alles unter einer einzigen verantwortlichen Leitung zu behalten, wobei die heranwachsenden Spezialgebiete abhängig und unselbständig verbleiben, was, wie wir glauben, dem Zeitgeist nicht entspricht, das ist schon daran zu sehen, daß die Psychotherapie in Frankfurt durch ein eigenes Ordinariat vertreten ist, die Errichtung eigener Lehrstühle für Neurochirurgie und Kinderpsychiatrie nahe bevorsteht. Das bedeutet keineswegs ein Auseinanderfallen des „Frankfurter Nervenzentrums", wenn alles sich in der Weise eines natürlichen Wachstums vollzieht, wenn keine gewaltsamen, die komplizierte Situation störenden Eingriffe erfolgen und wenn alle Verantwortlichen und Beteiligten den „guten Willen" und das „freundnachbarliche, neidlose Entgegenkommen" aufbringen, von dem ERB 1914 sprach und den Gedanken beherzigen, den BONHOEFFER 1915 formulierte, daß es „nicht unbedingt einen Mangel bedeutet", wenn man sich auch von den wissenschaftlichen Nachbarn anregen und so seinen Horizont erweitern läßt.

Daß die Verbindung von Psychiatrie und Neurologie zusammen mit den Grundlagenwissenschaften und kleineren Spezialgebieten einem lebendigen Verlangen unserer Zeit entspricht, das zeigt ja auch der Zusammenschluß aller dieser Gebiete bzw. der sie vertretenden Gesellschaften im Gesamtverband deutscher Nervenärzte, der alle 2 Jahre einen gemeinsamen Kongreß veranstaltet. Es zeigt dieses lebendige Verlangen, last not least, auch unsere Zeitschrift, die sich seit 3 Jahrzehnten, anscheinend nicht ganz ohne Erfolg, bemüht, den an allen Gebieten seines Faches interessierten Nervenarzt durch Originalarbeiten und Referate auf dem laufenden zu halten.

Mir scheint, wir haben keinen Grund, die Entwicklung, die die Dinge bei uns in Deutschland genommen haben, zu beklagen. Wir haben auch keinen Grund, Psychiatrie und Neurologie dort, wo sie zusammenleben, zu trennen. Die Gegenwart und die Zukunft stellt uns vor andere Aufgaben.

Literatur

ERB, WILHELM: Über die neuere Entwicklung der Nervenpathologie und ihre Bedeutung für den medizinischen Unterricht. Leipzig: Vogel 1880; — Neurol. Cbl. **33**, H. 21 (1914). — BONHOEFFER, KARL: Mschr. Psychiat. Neurol. **27**, 94 (1915); **83**, 180 (1932). — STOCKERT, F. G. v.: Nervenarzt **24**, 313 (1953).

C. Schriftenverzeichnis

Zur Frage des Zusammenhanges zwischen Homosexualität und Körperbau. Von Rudolf Mair und Jürg Zutt. Mschr. Psychiat. Neurol. **52**, 54 (1922).

Beitrag zur Frage der Senkungsgeschwindigkeit der roten Blutkörperchen bei Geisteskranken, insbesondere bei den Schizophrenien. Von A. Glaus und Jürg Zutt. Z. Neur. **82**, 66 (1923).

Ein Fall von Leuchtgasvergiftung. — Berliner Ges. f. Psychiat. Ref.: Zbl. Neur. **47**, 696 (1927).

Choreapsychose. (Demonstrationen.) — Berliner Ges. f. Psychiat. Ref.: Zbl. Neur. **49**, 734 (1928).

Migräne bei Zwangslachen und Zwangsweinen. — Berliner Ges. f. Psychiat. Ref.: Zbl. Neur. **52**, 403 (1929).

Choreapsychose. (2. Demonstration eines in d. Sitzung v. 13. 2. 1928 demonstrierten Falles.) — Berliner Ges. f. Psychiat. Ref.: Zbl. Neur. **52**, 663 (1929).

Die innere Haltung. Eine psychologische Untersuchung und ihre Bedeutung für die Psychopathologie, insbesondere im Bereich schizophrener Erkrankungen. Mschr. Psychiat. Neurol. **73**, 52 (1929).

Affektivität, Affekt und innere Haltung. — Jahresvers. Dtsch. Vereins f. Psychiatrie in Danzig 1928. Ref.: Zbl. Neur. **53**, 667 (1929).

Über das Wachträumen. — Jahresvers. Dtsch. Vereins f. Psychiat. in Stuttgart 1930. Ref.: Zbl. Neur. **56**, 448 (1930).

Über das Wachträumen. Mschr. Psychiat. Neurol. **76**, 188 (1930).

Über einen Fall von halbseitigen Halluzinationen im hemianopischen Gesichtsfeld bei einer Herderkrankung im Occipitallappen. — Berliner Ges. f. Psychiat. Ref.: Zbl. Neur. **56**, 477 (1930).

Demonstration eines Falles von postencephalitischen Blickkrämpfen mit psychischen Ausnahmezuständen. — Berliner Ges. f. Psychiatrie. Ref.: Zbl. Neur. **57**, 846 (1930).

Sobre el sonar despierto. Arch. Neurobiol. (Madr.) **1**, 1 (1931).

Tremor beim Schreiben. — Berliner Ges. f. Psychiat. Ref.: Zbl. Neur. **59**, 263 (1931).

Demonstration von zwei Fällen mit einem eigenartigen Symptom pathologischen Lidschlusses. — Berliner Ges. f. Psychiat. Ref.: Zbl. Neur. **59**, 699 (1931).

Rechts-Links-Störung, konstruktive Apraxie und reine Agraphie. Mschr. Psychiat. Neurol. **82**, 253 (1932).

Über die Gefahr peripherer Nervenschädigungen bei intravenöser Injektion und ihre Vermeidbarkeit. Dtsch. med. Wschr. **1932**, 1321.

Statistisches zur Frage der psychiatrisch-neurologischen Abteilungen. — Vortrag Versammlg. d. Dtsch. Verein f. Psychiatrie, Würzburg 1933. Ref.: Zbl. Neur. **68**, 284 (1933).

Zur Behandlung der Hysterie. Fortschr. Therapie **9**, 15 (1933).

Über den Geisteszustand des Reichstags-Brandstifters Marinus van der Lubbe. Von K. Bonhoeffer und J. Zutt. Mschr. Psychiat. Neurol. **89**, 185 (1934).

Demonstration eines Parietallappen-Syndroms. — Vortr. Berlin. Ges. Psychiat. am 12. 3. 1934. Ref.: Zbl. Neur. **73**, 255 (1934).

Zur gegenwärtigen Situation der Psychotherapie. — Vortr. Versammlg. d. Dtsch. Verein f. Psychiatrie, Münster i. W. 1934. Ref.: Zbl. Neur. **73**, 408 (1934).

Demonstration eines ungewöhnlichen Zustandsbildes nach Gehirnerschütterung. — Berlin. Ges. f. Psychiat. u. Neur. 1934. Ref.: Zbl. Neur. **75**, 240 (1935).

Über die gegenwärtige Situation der Psychotherapie. Nervenarzt **8**, 1 (1935).

Einseitige reflektorische Pupillenstarre nach schwerem Herpes zoster im Gebiet des 1. und 2. Trigeminusastes (einschließlich der Cornea). Mschr. Psychiat. Neurol **93**, 305 (1936).

Beitrag zur Differentialdiagnose zwischen angeborenem und erworbenem Schwachsinn. — Berlin. Ges. f. Psychiat. und Neur. 1935. Ref.: Zbl. Neur. **80**, 526 (1936).
Was ist — schwerer Alkoholismus —? Aus: Die Erbkrankheiten. Klinische Vorträge im 2. erbbiol. Kurs. Berlin 1936, S. 82 ff.
Ein Fall von isolierter Störung der Rechenfähigkeit als Folge einer Hirnverletzung. — Berlin. Ges. f. Psychiat. und Neur. 1936. Ref.: Zbl. Neur. **83**, 708 (1937).
Über den Geltungsbereich und die Bedeutung des psychiatrischen Urteils. Mschr. Psychiat. Neurol. **99**, 399 (1938).
Aus welchen Gründen wird in vielen Fällen die zur Verhütung der — progressiven Paralyse — notwendige vorbeugende Behandlung der Lues verabsäumt? Öff. Gesundh.-Dienst **4**, 672 (1938).
Labiles Persönlichkeitsbewußtsein und Wahnbildung. Eine ungewöhnliche Psychose. — Berlin. Ges. f. Psychiat. und Neurologie. Ref.: Zbl. Neur. **93**, 711 (1939).
Über das Lachen, das Weinen und das Gähnen. Allg. Z. Psychiat. **110**, 224 (1939).
Über die therapeutische Reduktion hoher Atropindosen. Nervenarzt **12**, 71 (1939).
Über seelische Krankheits-Entstehung. — Überlegungen zu dem gleichnamigen Buch von R. Siebeck, H. Schultz-Hencke und V. von Weizsäcker. Klin. Wschr. **19**, 36 (1940).
Antwort zu der Entgegnung von R. Siebeck. Klin. Wschr. **19**, 41 (1940).
Ein Fall von „halbseitigen" akustischen Halluzinationen. Berliner Ges. f. Psychiat. u. Neurol. 1939. Ref.: Zbl. Neur. **102**, 191 (1942).
Subcortikale Anfälle bei Vater und Sohn. — Berliner Ges. f. Psychiat. und Neur. 1940. Ref.: Zbl. Neur. **102**, 502 (1942).
Suchtgefahr bei Dolantin. — Berlin. Ges. f. Psychiat. und Neur. 1940. Ref.: Zbl. Neur. **102**, 508 (1942).
Über Psychosen bei chronischem Pervitin-Mißbrauch. Von F. Kalus, L. Kucher und Jürg Zutt. Nervenarzt **15**, 313 (1942).
Zur Pathologie des Lidschlusses, einem striären Symptom. — Berlin. Ges. f. Psychiat. u. Neur. 1941. Ref.: Zbl. Neur. **103**, 45 (1943).
Über die polare Struktur des Bewußtseins. Durch psychiatrische Erfahrungen mit Pervitin angeregte Gedanken. Nervenarzt **16**, 145 (1943).
Zur gegenwärtigen Zunahme des Morphinismus. Ärztl. Wschr. **1**, 59 (1946).
Psychiatrische Betrachtungen zur Pubertätsmagersucht. Klin. Wschr. **24/25**, 21 (1946).
Über den seelischen Gesundheitszustand der Berliner Bevölkerung in den vergangenen Jahren und heute. Ärztl. Wschr. **1**, 248 (1946).
Psychotherapeutische Probleme. Interpretation oder Heilung. Die besondere Nosologie. Nervenarzt **19**, 1 (1948).
Über das Wesen der Sucht nach den Erfahrungen und vom Standpunkt des Psychiaters. Studium Generale **1**, 253 (1948).
„Heilung" durch den Schock? (Brief an Jaspers über einen Artikel von W. Leibbrand). Die Wandlung **3**, 57 (1948).
Symposium über die Grundlage der Hirnpathologie. Nervenarzt **19**, 529 (1948).
Das psychiatrische Bild der Pubertätsmagersucht. Arch. Psychiat. **180**, 776 (1948).
Erwiderung zur Arbeit „Für und wider die Psychotherapie" von Kurt Kolle. Nervenarzt **20**, 7 (1949).
Psychomomatische Medizin. — Aus: Verhandl. d. dtsch. Ges. f. inn. Medizin. 55. Kongreß Wiesbaden 1949, S. 46 ff. Dass.: Psyche **3**, 363 (1949).
„Karl Bonhoeffer". Nervenarzt **20**, 241 (1949).
„Kurt Beringer". Nervenarzt **20**, 529 (1949).
Der Arzt und die Not unserer Zeit. In: Missionsärztliche Gedanken zum Laienapostolat. Augsburg: Naumann 1949.
Zur Frage der praktischen Betätigung der Psychologen. Nervenarzt **21**, 375 (1950).
Über die Unfähigkeit, die Augen geschlossen zu halten. Apraxie des Lidschlusses oder Zwangsblicken? Nervenarzt **21**, 339 (1950).
Zur gesetzlichen Neuregelung der Einweisung psychisch Kranker in geschlossene Krankenanstalten. Juristen-Zeitung **6**, 13 (1951).
Psychologie als Beruf. DUZ, Nr. 8 v. 27. 4. 1951.
Über Psyche und Kreislauf. Nauheimer Fortbildungslehrgänge. **17**, 131 (1951).

Der ästhetische Erlebnisbereich und seine krankhaften Abwandlungen. Nervenarzt **23**, 163 (1952).
„Außersichsein“ und „auf sich selbst zurückblicken“ als Ausnahmezustand. (Zur Psychopathologie des Raumerlebens.) Nervenarzt **24**, 24 (1953).
Über Daseinsordnungen und ihre Bedeutung für die Psychopathologie. Versammlg. Südwestdt. Neurol. u. Psychiater, 1952.
Ref.: Zbl. Neur. **123**, 187 (1953).
Über Daseinsordnungen. Ihre Bedeutung für die Psychiatrie. Nervenarzt **24**, 177 (1953).
Über den Höhenschwindel (Acrophobie). Die am weitesten verbreitete Phobie. In: Neurological problems in the world in 1953. In honor of Robert Wartenberg, San Francisco, on the occasion of his sixty-fifth birthday. Ed. by WEBB HAYMAKER. J. nerv. ment. Dis. **116**, 789 (1953).
Der Arzt und der Kranke, der Mediziner und der Fall. Studium Generale **6**, 443 (1953).
Entwicklungstendenzen in der modernen Psychiatrie. Ges. dtsch. Neurologen u. Psychiater, Kongreß in München 26.—29. Aug. 1953. Ref.: Zbl. Neurol. **128**, 342 (1954).
Diskussionsbemerkung zu „Der Höhenschwindel“ von Franz Baumeyer, Berlin. Der Nervenarzt **25**, 473 (1954).
Der Lebensweg als Bild der Geschichtlichkeit. Über Krisen auf dem Lebensweg. — Vortrag auf d. 70. Versammlg. südwestd. Neurologen u. Psychiater in Baden-Baden, Juni 1954. Ref.: Zbl. Neurol. **130**, 8 (1954). Dass. in: Nervenarzt **25**, 426 (1954).
Die Grenzen der Psychochirurgie. In: Umstrittene Probleme der Medizin. Stuttgart u. Zürich: Medica-Verlag 1954, S. 37.
Sexualität, Sinnlichkeit und Prägung. Beitr. Sexualforsch. **6**, 1 (1955).
Vom ästhetischen im Unterschied zum affektiven Erlebnisbereich. Wien. Z. Nervenheilk. **10**, 285 (1955).
Diskussion zu Vorträgen auf dem Kongreß Bayerischer Psychiater. Nervenarzt **26**, 395 (1955).
Wissenschaftliche Psychiatrie und Fürsorge. Krankenhaus **47**, 381 (1955).
„Werner Wagner †“. Nervenarzt **27**, 86 (1956).
Das Schizophrenieproblem. Nosologische Hypothesen. Klin. Wschr. 1956, S. 679.
Über das psychiatrische Krankenhauswesen. Krankenhaus **48**, 469 (1956).
Gedanken über die menschliche Bewegung als mögliche Grundlage für das Verständnis der Bewegungsstörungen bei Geisteskranken. Nervenarzt **28**, 7 (1956).
Zwei Fälle von Paralyse. — Medizin. Gesellsch. Sitzg. v. 4. Mai 1955, Frankfurt/M. Klin. Wschr. **35**, 315 (1957).
Blick und Stimme. Beitrag zur Grundlegung einer verstehenden Anthropologie. Nervenarzt **28**, 350 (1957).
Blick und Stimme. — H. DITFURTH u. J. ZUTT. Nervenarzt **29**, 226 (1958).
Viktor E. Freiherr von Gebsattel 75 Jahre. Nervenarzt **29**, 233 (1958).
Vom gelebten welthaften Leibe. — In: Das paranoide Syndrom in anthropologischer Sicht. Symposion auf d. 2. internat. Kongreß f. Psychiat. i. Sept. 1957 in Zürich. Veranst. v. J. Zutt mit C. Kulenkampff. Berlin, Göttingen, Heidelberg: Springer 1958.
Über den tragenden Leib. Jb. Psychol. Psychother. **6**, 166 (1958).
Zur Anthropologie der Sucht. Nervenarzt **29**, 439 (1958).
Über den Stand des in Erscheinung stehenden Menschen. Zu Schrenks Anmerkungen zum Symposion über „Das paranoide Syndrom in anthropologischer Sicht“. Nervenarzt **30**, 415 (1959).
Psychiatrie. — In: Medizin. Hrsg. v. Fritz Hartmann u. a., Bd. 3 (Das Fischer Lexikon 18). Frankfurt/M.: Fischer-Bücherei 1959.
Zur Anthropologie des Vegetativen. Med. Klin. **1960**, 1582.
Bemerkungen zu Conrads Aufsatz über Daseinsanalyse und Gestaltanalyse. Nervenarzt **31**, 273 (1960).
„Hubert Jantz“ †. Nervenarzt **31**, 283 (1960).
Psychoanalyse und Medizin. Frankfurter Allgemeine **131** (1960).
Psychotherapie in der psychiatrischen Klinik, auf Grundlage einer verstehenden Anthropologie. In: Aktuelle Fragen der Psychiatrie. Hrsg. v. Berthold Stokvis. Vol. 3. Basel, New York: Karger 1960, S. 96 ff.

Über die psychischen Grundlagen der menschlichen Haltung. Ref.: Ärztl. Mitt. **35**, 1958 (1961).

Psychiatrie und Neurologie. Nervenarzt **33**, 1 (1962).

Psychiatrie und Neurologie. Stellungnahme zur Diskussion. Nervenarzt **33**, 6 (1962).

Was lernen wir aus den Bewußtseinsstörungen über das Bewußtsein. Nervenarzt **33**, 11 (1962).

Über verstehende Anthropologie. Versuch einer anthropologischen Grundlegung der psychiatrischen Erfahrung. Forschung und Praxis. Springer 1962.

Zur Anthropologie der Pubertätsmagersucht. Vortrag, gehalten auf dem II. Int. Symposion in Turin vom 11. 6. bis 15. 6. 1961. Acta neurovegetativa 1963.

Der Leib der Tiere. In: Anthropologische und naturwissenschaftliche Grundlagen der Pharmakopsychiatrie (Starnberger Gespräche 1961). Stuttgart: Thieme 1963.

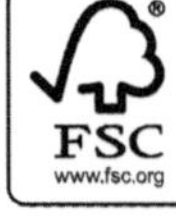

MIX
Papier aus verantwortungsvollen Quellen
Paper from responsible sources
FSC® C105338

If you have any concerns about our products,
you can contact us on
ProductSafety@springernature.com

In case Publisher is established outside the EU,
the EU authorized representative is:
Springer Nature Customer Service Center GmbH
Europaplatz 3, 69115 Heidelberg, Germany

Printed by Libri Plureos GmbH
in Hamburg, Germany